主编
Scott L. Spear

副主编
Shawna C. Willey　Geoffrey L. Robb
Dennis C. Hammond　Maurice Y. Nahabedian

总主译
李　赞　韩宝三　穆　籣　穆大力　刘真真　宋达疆

乳腺外科学

原则与技术

Surgery of the Breast

Principles and Art

Third Edition

第1卷

肿瘤学与肿瘤整形外科

Oncology and Oncoplastic Surgery

主译
张　斌　张景华

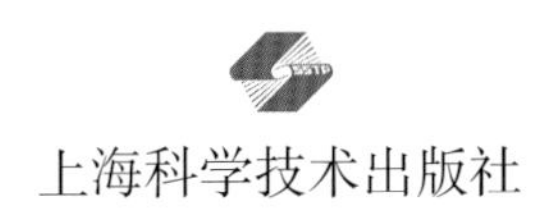

上海科学技术出版社

图书在版编目（CIP）数据

乳腺外科学 : 原则与技术 / （美）斯科特·L.斯皮尔（Scott L. Spear）主编 ; 李赞等主译. -- 上海 : 上海科学技术出版社，2023.1
书名原文：Surgery of the Breast：Principles and Art(Third Edition)
ISBN 978-7-5478-5770-0

Ⅰ. ①乳… Ⅱ. ①斯… ②李… Ⅲ. ①乳房疾病－外科手术 Ⅳ. ①R655.8

中国版本图书馆CIP数据核字(2022)第133595号

乳腺外科学：原则与技术

主　编　Scott L. Spear
副主编　Shawna C. Willey　Geoffrey L. Robb　Dennis C. Hammond　Maurice Y. Nahabedian
总主译　李　赞　韩宝三　穆　蘭　穆大力　刘真真　宋达疆

上海世纪出版（集团）有限公司
上海科学技术出版社　出版、发行
（上海市闵行区号景路159弄A座9F-10F）
邮政编码201101　www.sstp.cn
浙江新华印刷技术有限公司印刷
开本889×1194　1/16　印张112.25
字数3 100千字
2023年1月第1版　2023年1月第1次印刷
ISBN 978-7-5478-5770-0/R · 2536
定价：998.00元

内容提要

本书原著由Scott L. Spear博士组织全球150多位乳腺外科和乳腺肿瘤学相关专家编撰而成，历经三版，书中很多内容已经成为了乳房整形领域的“金标准”。

本书共分4卷、132章，以外科学的视角，跨越了从乳腺肿瘤治疗、整形与修复重建到隆乳术的整个学科领域，涵盖了几乎所有乳房整形手术治疗的策略和方法。本书详细介绍了乳房整形手术的术前设计、手术技巧、术后并发症的处理以及重要原则和注意事项，通过临床病例的分析和图片展示，直观地呈现了乳房整形手术各个环节的关键技术，适合整形外科、乳腺外科、普外科医生阅读和参考。

献　词

致我的老师们，他们是我的榜样，给我的思想和行为带来巨大的变化：来自芝加哥大学的Bob Replogle from，他指引我开始了外科生涯，让我成长为一名医生；来自哈佛大学贝斯以色列女执事医疗中心的两位普外科医生Bill Silen和Don Glotzer，他们是正直和医德的楷模，让我谦逊、恭谨，并延续至今；来自迈阿密大学的Ralph Millard，他拥有非凡的手术技巧、创造力，以及对美的无尽追求；还有分布在全国各地的同事们，他们和我一样努力，激励我不断思考，辛勤工作，从而不断进步，并取得现有的成就。

感谢那些让我照顾她们，“修复”她们，使她们的生活变得更加愉快、舒适甚至喜悦的女性患者。帮助她们的过程丰富了我的生命，就如同我丰富了她们的生活一样。

感谢我的妻子Cindy，她总能让我惊叹，她似乎充满无限的精力，她体贴、慷慨、智慧、忠诚并充满爱，感染着身边的每个人，包括我。

译者名单

总主审

侯春林 海军军医大学第二附属医院（上海长征医院）

章一新 上海交通大学医学院附属第九人民医院

周　晓 湖南省肿瘤医院

总主译

李　赞 湖南省肿瘤医院

韩宝三 上海交通大学医学院附属新华医院

穆　籣 海南医学院第二附属医院

穆大力 中国医学科学院整形外科医院

刘真真 郑州大学附属肿瘤医院

宋达疆 湖南省肿瘤医院

副总主译

刘德权 云南省肿瘤医院（昆明医科大学第三附属医院）

李文涛 河南省人民医院

葛　新 郑州大学第一附属医院

王　坤 广东省人民医院

屈　翔 首都医科大学附属北京友谊医院

杨红茹 西南医科大学附属医院

范培芝 湖南省人民医院

何乐人 中国医学科学院整形外科医院

王　蕾 山东中医药大学附属医院

薛　峰 新疆伊犁哈萨克自治州妇幼保健院

翻译委员会

（按姓氏笔画排序）

丁艳妮　马　杰　马世红　马祥君　王　华　王　昕　王　相　王　海　王　锦　王子鸣
王克华　王鸥晨　王洪江　王艳梅　王晓晨　王爱武　韦长元　车拴龙　牛凤玲　毛大华
邓英蕾　左文述　卢静华　卢衡凭　叶　萍　田　璨　史京萍　白俊文　印国兵　吕鹏威
岂怀华　朱丽萍　伍招云　华　彬　刘　兵　刘　洋　刘卫霞　刘江波　刘和荣　刘泽明

刘高明 刘祥厦 刘继全 刘博文 闫田田 牟国煜 严 晟 苏卫国 苏鹏程 李 建
李 靖 李宁宁 李志宇 李建文 李媛媛 李满秀 杨华伟 杨庄青 杨季涛 杨晓民
何 林 邹双发 宋小花 宋向阳 张 强 张小丽 张远起 张青虹 张钢龄 张喜平
张德才 陆 森 陈 茹 陈 亮 陈文艳 陈佩贤 陈祖锦 陈德波 邵 军 邵 楠
林全坤 周 玥 周 婕 周文斌 郑 彪 郑武平 孟旭莉 赵 吉 赵亚婷 赵华栋
赵洪猛 胡 跃 胡 震 胡小波 胡金辉 胡清林 钟晓飞 侯念宗 俞 乔 洪士开
祝旭龙 费哲为 袁松林 聂建云 贾红燕 贾葆青 徐 滔 徐树建 高照华 郭日昌
郭如琪 唐 亮 唐园园 唐振宁 姬传磊 姬逸男 黄志坚 黄胜超 黄晓琴 黄晓曦
崔乃鹏 康 强 章乐虹 彭 韡 彭翠娥 董华英 蒋威华 韩 靓 韩丕华 韩思源
傅芳萌 童 菲 曾 昂 曾志强 路平华 蔡振刚 蔡海峰 廖晓明 谭宇彦 薛会朝

第1卷译者名单

主 译

张 斌 天津市肿瘤医院
张景华 唐山市妇幼保健院

副主译

禹正杨 南华大学附属第一医院
孙正魁 江西省肿瘤医院
崔 乐 武汉大学人民医院
李娟娟 武汉大学人民医院
柴 筠 南京医科大学附属苏州医院
王慧玲 湖南省人民医院

学术秘书

黄 珊

参译人员

（按姓氏笔画排序）

万 毅 牛瑞洁 孔令禹 邓呈亮 卢 海 卢莉群 白辉凯 冯 光 邢 华 吕海通
华占强 庄 莹 刘 鹏 刘玉男 刘晓安 许瀚元 孙子渊 孙培伟 李 放 李 慧
李国鹏 吴高松 沈立启 张 松 张玉倩 张成雷 张思明 陈少君 陈翰翰 武赞凯
周济春 屈洪波 赵 斌 钟 锐 秦少杰 袁宏钧 袁宗怀 贾国丛 顾筱旻 高国璇
曹亚丽 龚喜龙 梁 博 扈杰杰 彭 慧 覃舒婷 路晓庆 颜 鹏

第2卷译者名单

主　译

胡学庆　浙江大学医学院附属第二医院
张　研　吉林大学第二医院

副主译

王海平　华中科技大学同济医学院附属同济医院
刘洁琼　中山大学孙逸仙纪念医院
王子函　北京大学人民医院
曾　健　广西医科大学第一附属医院
周　波　湖南省肿瘤医院
和　靖　永州市第一人民医院
钱　军　安徽省蚌埠医学院第一附属医院

学术秘书

杨　琼

参译人员

（按姓氏笔画排序）

丁泊文　王　峰　王　磊　王新昭　王慧玲　牛兆河　毛煌兴　丘　海　付明刚　朱　莉
任　杰　刘　丹　刘志勇　江　榕　孙庆颖　孙思敬　阳　跃　远　丽　苏幸阁　李　政
李　静　时光喜　何文菲　张　乐　张明帅　张建军　陈凯旋　陈炬莹　陈祥锦　苗永民
林宇凤　欧阳志　罗　涛　金泉秀　周　鑫　赵筱倩　侯晓克　姜　涛　祝东升　夏成德
夏明智　徐广琪　徐曙光　高　强　曹　钢　曹　鋆　曹中伟　彭　文　彭莉娜　蒋　奕
冀　宇

第3卷译者名单

主　译

龚益平　武汉大学人民医院
武　彪　南昌大学第一附属医院

副主译

牛钊峰　山西省运城市中心医院
何劲松　北京大学深圳医院
王　殊　北京大学人民医院
陈　莉　陆军军医大学西南医院
赵　鹏　甘肃省第三人民医院

李天石　北京大学深圳医院

学术秘书

唐鲜丽

参译人员

（按姓氏笔画排序）

马兆生　王少华　王本忠　王建东　王蕾蕾　仇永锋　尹昭伟　龙　晔　叶朝辉　刘宝胤
刘祥伟　许　敬　李　广　李永平　李永峰　李宏烨　李贤勇　李德俊　杨　琼　杨红健
吴　楠　吴传城　何　悦　余　恒　宋　东　宋　波　张　佳　苑　博　罗振华　赵　徽
赵琳莎　查小明　钟少文　姜大庆　秦　岭　贾琳娇　徐　泰　郭路齐　黄　磊　曹腾飞
崔　蕾　韩兴海　程　凯　程晓明　谢　丽　廖志宣　潘爱华　魏建伟

第4卷译者名单

主　译

于志勇　山东省肿瘤医院
欧江华　新疆维吾尔自治区肿瘤医院

副主译

马　骥　四川大学华西医院
林　颖　中山大学附属第一医院
涂　毅　湖北省人民医院
朱敬军　包头市肿瘤医院
吕春柳　湖南省肿瘤医院

学术秘书

许瀚元

参译人员

（按姓氏笔画排序）

王　伟　邓宏武　龙　承　田　博　吕能文　朱阿珍　任　敏　刘　蜀　刘兆芸　刘奇伦
严文辉　李　武　李　杰　李　科　李宇飞　杨　亮　杨正军　杨武略　吴　剑　余进松
邹天宁　邹许夏子　宋传贵　张乃千　张立峰　张亚男　张晨光　陆新颜　陈　阔
陈一衡　陈佳毅　陈晓艳　邵　清　欧　延　周　健　赵　辉　胡　泓　柳泽洋　姚永忠
高　晨　高晋南　郭旭辉　唐一吟　黄元夕　黄晓波　彭　喆　彭汉伟　董　磊　韩　夫
熊凌云

编者名单

William P. Adams, Jr., MD
Associate Clinical Professor
Department of Plastic Surgery
UT Southwestern Medical Center
Dallas, Texas

Jamal Ahmad, MD
Staff Plastic Surgeon
The Plastic Surgery Clinic
Mississauga, Ontario, Canada

Ali Al-Attar, MD
Department of Plastic Surgery
Georgetown University Hospital
Washington, DC

Wafa Alkhayal, MD
Georgetown University Hospital
Division of Breast Surgery
Washington, DC

Robert J. Allen, MD, FACS
Louisiana State University Health Sciences Center
New Orleans, Louisiana

Rebecca Cogwell Anderson, PhD
Professor
Department of Surgery
Medical College of Wisconsin
Frodfert Memorial Lutheran Hospital
Milwaukee, Wisconsin

Matthew B. Baker, MD, PhD
Baker Center for Plastic Surgery
Staff Surgeon
Division of Plastic Surgery
Littleton Adventist Hospital
Littleton, Colorado

Elisabeth K. Beahm, MD, FACS
The University of Texas M.D. Anderson Cancer Center
Department of Plastic Surgery
Houston, Texas

Michael Beckenstein, MD
Birmingham, Alabama

Hilton Becker, MD, FACS, FRCS
Division of Plastic Surgery
University of Miami Miller School of Medicine
Boca Raton, Florida

Louis C. Benelli, MD
Department of Surgery
Bichat Hospital
University of Paris
Paris, France

Bradley P. Bengtson, MD, FACS
Bengtson Center for Aesthetics and Plastic Surgery
Department of Plastic Surgery
Spectrum Health
Grand Rapids, Michigan

Thomas Biggs, MD
Clinical Professor of Plastic Surgery
College of Medicine
Baylor University
Houston, Texas

Jay Boehmler, MD
Assistant Professor
Division of Plastic Surgery
The Ohio State University

Columbus, Ohio

Mitchell H. Brown, MD
Associate Professor
Department of Surgery
Program Director
Division of Plastic Surgery
University of Toronto
Toronto, Ontario, Canada

Klaus E. Brunnert, MD
Chief
Department of Senology
Klinik Fur Senologie
Osnabruck, Germany

Edward P. Buchanan, MD
Fellow in Plastic Surgery

Celia Byrne, MD
Cancer Genetics and Epidemiology
Lombardi Cancer Center
Georgetown University Hospital
Washington, DC

Paul R. Callegari, MD, FRCS
Private Practice
South Crest Hospital
Tulsa, Oklahoma

Giuseppe Catanuto, MD
Instituto Nazionale per lo Studio e la Cura dei Tumori
Scuola di Oncologia Chirurgica Ricostructtiva
Milan, Italy

Therese Soballe Cermak, MD
Department of Pathology
Georgetown University Hospital
Washington, DC

David W. Chang, MD, FACS
Professor of Plastic Surgery
Department of Surgery
University of Texas M.D. Anderson Cancer Center
Houston, Texas

Constance M. Chen, MD
New York, New York

Pierre M. Chevray, MD, PhD
Adjunct Associate Professor
Department of Surgery
Baylor College of Medicine
The Methodist Hospital
Plastic Surgeon
Houston, Texas

Armando Chiari, Jr., MD
Brazil

Minas T. Chrysopoulo, MD
Plastic, Reconstructive, and Microsurgical
Associates of South Texas
San Antonio, Texas

Mark W. Clemens, MD
Department of Plastic Surgery
Georgetown University Hospital
Washington, DC

Costanza Cocilovo, MD
Assistant Professor of Surgery
Department of Plastic Surgery
Georgetown University Hospital
Washington, DC

Mark A. Codner, MD
Clinical Associate Professor
Department of Plastic Surgery
Emory University
Atlanta, Gerogia

Hiram S. Cody, III, MD
Attending Surgeon, Breast Service
Department of Surgery
Memorial Sloan-Kettering Cancer Center
Professor of Clinical Surgery
The Weill Medical College of Cornell University
New York, New York

Michael Cohen, MD
Department of Plastic Surgery
Georgetown University Medical Center
Washington, DC

Sydney R. Coleman, MD
Assistant Clinical Professor
New York University Medical Center

Director, Tribeca Plastic Surgery
New York, New York

Lawrence B. Colen, MD
Professor Department of Surgery
Eastern Virginia Medical School
Norfolk, Virginia

Melissa A. Crosby, MD
Assistant Professor
Department of Plastic Surgery
The University of Texas M.D. Anderson Cancer Center
Houston, Texas

Laurie W. Cuttino, MD
Associate Professor
Department of Radiation Oncology
Virginia Commonwealth University Health System
Richmond, Virginia

Steven P. Davison, MD
DAVinci Plastic Surgery
Washington, DC

Emmanuel Delay, MD, PhD
Department of Plastic and Reconstructive Surgery
Léon Bérard Center
Lyon, France

Daniel Del Vecchio, MD, MBA
Back Bay Plastic Surgery
Boston, Massachusetts

Albert De Mey, MD
Professor
Department of Plastic Surgery
Free University, Brussels
Brussels, Belgium

Richard V. Dowden, MD
Department of Plastic Surgery
Cleveland Clinic Hillcrest Hospital
Mayfield Heights, Ohio

Ivica Ducic, MD, PhD
Professor
Chief, Peripheral Nerve Surgery
Department of Plastic Surgery
Georgetown University Hospital
Washington, DC

Jennifer Eng-Wong, MD, MPH
Assistant Professor
Department of Internal Medicine
Lombardi Comprehensive Cancer Center
Medical Oncologist
Georgetown University Hospital
Washington, DC

Karen Kim Evans, MD
Division of Plastic Surgery
Georgetown University Medical Center
Washington, DC

Elizabeth D. Feldman, MD
Division of Breast Surgery
Georgetown University Hospital
Washington, DC

Neil A. Fine, MD
Clinical Associate Professor
Department of Plastic Surgery
Northwestern University Feinberg School of Medicine
Northwestern Memorial Hospital
Chicago, Illinois

Diane Franck, MD
Resident
Department of Plastic Surgery
Brugmann University Hospital
Brussels, Belgium

Marianne A. Fuller, RN
Clinical Manager
Cleveland Clinic
Cleveland, Ohio

Allen Gabriel, MD
Director of Research
Department of Plastic Surgery
Loma Linda University Medical Center
Loma Linda, California

Onelio Garcia, Jr., MD, FACS
Voluntary Assistant Professor
Division of Plastic Surgery
University of Miami, Miller School of Medicine
Miami, Florida

Chief, Division of Plastic Surgery
Palmetto General Hospital
Hialeah, Florida

Caroline A. Glicksman, MD
Associate Clinical Professor
Department of Plastic Surgery
Jersey Shore University Medical Center
Neptune City, New Jersey

João Carlos Sampaio Góes, MD, PhD
Instituto Brasileiro de Controle do Cancer
São Paulo, Brazil

Jesse A. Goldstein, MD, MPH
Resident
Department of Plastic Surgery
Georgetown University Hospital
Washington, DC

Ruth Maria Graf, MD
Assistant Professor
Department of Plastic Surgery
Federal University of Paraná
Curitiba, Brazil

James C. Grotting, MD
Clinical Professor of Plastic Surgery
University of Alabama at Birmingham
Grotting Plastic Surgery
Birmingham, Alabama

Geoffrey C. Gurtner, MD, FACS
Professor
Department of Surgery
Stanford University
Stanford, California

Elizabeth J. Hall-Findlay, MD, FRCSC
Private Practice
Banff, Alberta, Canada

Moustapha Hamdi, MD, PhD
Professor
Department of Plastic and Reconstructive Surgery
Gent University Hospital
Gent, Belgium
Edith Cavell Medical Institute
Brussels, Belgium

Dennis C. Hammond, MD
Clinical Assistant Professor
Department of Surgery
Michigan State University College of Human Medicine
East Lansing, Michigan
Associate Program Director
Plastic and Reconstructive Surgery
Grand Rapids Medical Education Partners
Grand Rapids, Michigan

Neal Handel, MD, FACS
Associate Clinical Professor
Division of Plastic Surgery
David Geffen School of Medicine
University of California at Los Angeles
Los Angeles, California
Santa Barbara Cottage Hospital
Santa Barbara, California

Catherine M. Hannan, MD
Resident
Department of Plastic Surgery
Georgetown University Hospital
Washington, DC

Barbara B. Hayden, MD
Santa Monica, California

Per Hedén, MD
Associate Professor
Karolinska Instiutet
Chief
Department of Plastic Surgery
Akademikliniken
Stockholm, Sweden

Christopher L. Hess, MD
Division of Plastic Surgery
Georgetown University Medical Center
Washington, DC

Saul Hoffman, MD
Fifth Avenue Center for Aesthetic Surgery
New York, New York

Karen M. Horton, MD
Division of Microsurgery and Department of Plastic Surgery
California Pacific Medical Center
San Francisco, California

Michael A. Howard, MD
Clinical Assistant Professor
Section of Plastic Surgery
University of Chicago Pritzker School of Medicine
Chicago, Illinois
North Shore University Health System
Northbrook, Illinois

Dennis J. Hurwitz, MD
Clinical Professor of Plastic Surgery
University of Pittsburgh Medical School Center
Attending Plastic Surgeon
Magee-Women's Hospital
Pittsburgh, Pennsylvania

Matthew L. Iorio, MD
Department of Plastic Surgery
Georgetown University Hospital
Washington, DC

Claudine J. D. Isaacs, MD
Associate Professor of Medicine
Lombardi Comprehensive Cancer Center
Georgetown University
Washington, DC

F. Frank Isik, MD, FACS
Seattle, Washington

Jeffery M. Jacobson, MD
Department of Plastic Surgery
Georgetown University Hospital
Washington, DC

M. Renee Jespersen, MD
Georgetown University Medical Center
Washington, DC

Mark Jewell, MD
Eugene, Oregon

Marwan R. Khalifeh, MD
Assistant Professor
Department of Surgery
Johns Hopkins University School of Medicine
Baltimore, Maryland
Senior Partner
Ivy Plastic Surgery Associates
Chevy Chase, Maryland

Roger K. Khouri, MD, FACS
Chief Director
Miami Breast Center
Key Biscayne, Florida

R. Michael Koch, MD
Assistant Professor
Department of Surgery
New York Medical College
Attending Surgeon
Division of Plastic Surgery
West Chester Medical Center
Valhalla, New York

Steven J. Kronowitz, MD, FACS
Professor
Department of Plastic Surgery
The University of Texas M.D. Anderson Cancer Center
Houston, Texas

Ethan E. Larson, MD
Department of Plastic Surgery
Georgetown University Hospital
Washington, DC

Claude Lassus, MD
Attending Plastic Surgeon
University Hospital NICE
Saint Paul France

Peter Ledoux, MD
Plastic Reconstructive and Microsurgical Associates of South Texas
San Antonio, Texas

Valerie Lemaine, MD
Memorial Sloan-Kettering Cancer Center
New York, New York
Jason C. Levine, MS
University of Wisconsin, Milwaukee
Milwaukee, WI

Joshua L. Levine, MD
Center for Microsurgical Breast Reconstruction
New York, New York

Joan E. Lipa, MD, MSc, FRCS
Associate Professor
David Geffen School of Medicine at UCLA

Division of Plastic & Reconstructive Surgery
University of California, Los Angeles
Los Angeles, California

Frank Lista, MD
Medical Director
The Plastic Surgery Clinic
Mississauga, Ontario, Canada

J. William Little, MD
Clinical Professor of Surgery
Department of Surgery
Georgetown University Medical Center
Washington, DC

Minetta C. Liu, MD
Associate Professor
Director, Translational Breast Cancer Research
Lombardi Comprehensive Cancer Center
Georgetown University
Washington, DC

Albert Losken, MD, FACS
Associate Professor
Division of Plastic and Reconstructive Surgery
Emory University
Atlanta, Georgia

Maria M. LoTempio, MD
New York, New York

Daniel P. Luppens, MD
Atlantic Plastic Surgery
Salisbury, Maryland

Antonio Luiz V. Macedo
Hospital Israelita Albert Einstein
São Paulo, Brazil

Erini Makariou, MD
Associate Professor and Chief, Breast Imaging
Department of Radiology
Georgetown University Hospital
Washington, DC

Donna-Marie E. Manasseh, MD
Breast Surgery
Betty Lou Ourisman Breast Health Center
Georgetown University Medical Center
Washington, DC

Daniel A. Marchac, MD
Ancien Chef de Clinique a la Faculte
Chirurgien attendant Consultant de l'Hopital Necker
Professeur Associe au College de Medecine des Hopitaux de Paris
Paris, France

Alessandra Marchi, MD
Regional Center for Breast Reconstruction
Verona, Italy

Derek L. Masden, MD
Resident
Department of Plastic Surgery
Georgetown University Hospital
Washington, DC

G. Patrick Maxwell, MD
Baptist Medical
Nashville, TN

James W. May, Jr., MD
Department of Plastic Surgery
Massachusetts General Hospital
Department of Surgery
Harvard Medical School
Boston, Massachusetts

Colleen M. McCarthy, MD
Assistant Professor of Surgery
Plastic and Reconstructive Surgery
Weill Cornell Medical Center
Memorial Sloan-Kettering Cancer Center
New York, New York

John McCraw, MD
Professor of Surgery
Department of Surgery
University of Mississippi Medical Center
Jackson, Mississippi

Juan Diego Mejia, MD
Private Practice
Medellin, Colombia

Nathan G. Menon, MD
Department of Plastic Surgery

Georgetown University Hospital
Washington, DC

Ali N. Mesbahi, MD
Division of Plastic Surgery
Georgetown University Medical Center
Washington, DC

Joseph Michaels V, MD
Monarch Aesthetic and Reconstructive Plastic Surgery
North Bethesda, Maryland

Michael J. Miller, MD
Professor
Division of Plastic Surgery
The Ohio State University
Chief, Division of Plastic Surgery
The Ohio State University Medical Center
Columbus, Ohio

Martin Jeffrey Moskovitz, MD
Image Plastic Surgery
Paramus, New Jersey

Antonio Aldo Mottura, MD
Associate Professor of Surgery
Universidad de Cordoba
Cordoba, Argentina

Jefferson E. C. Moulds, MD
Associate Professor of Clinical Radiation Medicine
Georgetown University
Washington, DC
Radiation Oncologist
Reston Hospital Center
Reston, Virginia

Alexandre Mendonça Munhoz, MD
Assistant Professor
Department of Plastic Surgery
University of Sao Paulo
Sirio-Libanes
São Paulo, Brazil

Maurice Y. Nahabedian, MD, FACS
Associate Professor
Department of Plastic Surgery
Georgetown University
Washington, DC

Farzad R. Nahai, MD
Assistant Clinical Professor
Division of Plastic Surgery
Emory University School of Medicine
Department of Surgery
Piedmont Hospital
Atlanta, Georgia

Foad Nahai, MD, FACS
Clinical Professor of Plastic Surgery
Department of Plastic Surgery
Emory University
Atlanta, Georgia

James D. Namnoum, MD
Atlanta Plastic Surgery
Atlanta, Georgia

Chet Nastala, MD, FACS
Plastic Reconstructive and Microsurgical Associates of South Texas
San Antonio, Texas

Maurizio Nava, MD
Instituto Nazionale per lo Studio e la Cura dei Tumori
Milan, Italy

Maria Cecília Closs Ono, MD
Plastic Surgeon
Member of the Brazilian Society of Plastic Surgery
Curitiba, Brazil

Kristina O'Shaughnessy, MD
Plastic Surgery Chief Resident
Department of Surgery
Northwestern University Feinberg School of Medicine
Chicago, Illinois

David Otterburn, MD
Division of Plastic and Reconstructive Surgery
Emory University Hospital
Atlanta, Georgia

Joseph Ottolenghi, MD
Instituto Nazionale per lo Studio e la Cura dei Tumori
Milan, Italy

Pranay M. Parikh, MD
Department of Plastic Surgery

Georgetown University Hospital
Washington, DC

Julie E. Park, MD
Assistant Professor of Surgery
Section of Plastic and Reconstructive Surgery
The University of Chicago
The University of Chicago Medical Center
Chicago, Illinois

Ketan M. Patel, MD
Resident Physician
Department of Plastic Surgery
Georgetown University Hospital
Washington, DC

Christopher Vincent Pelletiere, MD
Private Practice
Barrington Plastic Surgery, LTD.
Inverness, Illinois
Chief, Division of Plastic Surgery
Northwest Community Hospital
Arlington Heights, Illinois

Angela Pennati, MD
Instituto Nazionale per lo Studio e la Cura dei Tumori
Milan, Italy

Beth N. Peshkin, MS, CGC
Associate Professor
Department of Oncology
Georgetown University
Washington, DC

Steven M. Pisano, MD
Plastic Reconstructive and Microsurgical Associates of South Texas
San Antonio, Texas

Jason K. Potter, MD
Southwestern Medical Center
Dallas, Texas

Christian A. Prada, MD
Division of Plastic Surgery
Georgetown University Medical Center
Washington, DC

Julian J. Pribaz, MD, FRCS
Professor Department of Surgery
Harvard Medical School
Department of Surgery
Brigham and Women's Hospital
Boston, Massachusetts

Andrea Pusic, MD
Memorial Sloan-Kettering Cancer Center
New York, New York

Samir S. Rao, MD
Georgetown University Medical Center
Washington, DC

Elan Reisin, MD
Reisin West Institute
Chevy Chase, Maryland

Neal R. Reisman, MD
Clinical Professor of Plastic Surgery
Baylor College of Medicine
Chief, Plastic Surgery
St. Luke's Episcopal Hospital
Houston, Texas

Egidio Riggio, MD
Instituto Nazionale per lo Studio e la Cura dei Tumori
Milan, Italy

Gino Rigotti, MD
Director
Plastic Surgery, Burn Unit, Regional Center for Breast Reconstruction
Azienda Ospedaliera Universitaria di Verona
Verona, Italy

Geoffrey L. Robb, MD
Professor and Chair
Department of Plastic Surgery
The University of Texas M.D. Anderson Cancer Center
Houston, Texas

Julia H. Rowland, MD
Director, Office of Cancer Survivorship
National Institutes of Health
Bethesda, Maryland

J. Peter Rubin, MD
Director, Body Contouring Program
Associate Professor of Surgery
Division of Plastic Surgery
University of Pittsburgh
Pittsburgh, Pennsylvania

James J. Ryan, MD
Cockeysville, Maryland

Amer Saba, MD
Division of Plastic Surgery
Georgetown University Medical Center
Washington, DC

Alesia P. Saboeiro, MD
Attending Physician
Department of Surgery
New York Downtown Hospital
New York, New York

Michael Saint-Cyr, MD
Assistant Professor
Southwestern Medical Center
Dallas, Texas

C. Andrew Salzberg, MD
Associate Professor
Department of Surgery
New York Medical College
Chief, Division of Plastic Surgery
Westchester Medical Center
Valhalla, New York

Anousheh Sayah, MD
Department of Radiology
Georgetown University Medical Center
Washington, DC

Adam D. Schaffner, MD
Clinical Assistant Professor of Otorhinolaryngology
Weill Cornell Medical College
New York, New York

Michael Scheflan, MD
Atidim Medical Center
Tel Aviv, Israel

Jamie Schwartz, MD
Department of Plastic Surgery
Georgetown University Hospital
Washington, DC

Mitchel Seruya, MD
Resident
Department of Plastic Surgery
Georgetown University Hospital
Washington, DC

Minal Shah, MD
Hematologist/Medical Oncologist
St. Mary's Hospital
Leonardtown, Maryland

Kenneth C. Shestak, MD
Associate Professor of Plastic Surgery
Department of Surgery
University of Pittsburgh School of Medicine
Magee-Women's Hospital
Pittsburgh, Pennsylvania

Melvin J. Silverstein, MD
Professor of Surgery
Department of Surgical Oncology
Keck School of Medicine
University of Southern California
Los Angeles, California
Director, Hoag Breast Program
Hoag Memorial Hospital Presbyterian
Newport Beach, California

Baljit Singh, MD, MBBS
Associate Professor
Director of Breast Pathology
Department of Pathology
New York University Langone Medical Center
New York, New York

Navin K. Singh, MD, MBA, PACS
Clinical Assistant Professor
Department of Plastic Surgery
Johns Hopkins University
Sibley Memorial Hospital
Chevy Chase, Maryland

Sumner A. Slavin, MD
Department of Surgery

Beth Israel Deaconess Medical Center
Brookline, Massachusetts

David H. Song, MD, MBA
Professor of Surgery
Section of Plastic Surgery
University of Chicago
Chief, Department of Surgery
University of Chicago Medical Center
Chicago, Illinois

Andrea Spano, MD
Instituto Nazionale per lo Studio e la Cura dei Tumori
Milan, Italy

Scott L. Spear, MD, FACS
Professor and Chairman
Department of Plastic Surgery
Georgetown University Hospital
Washington, DC

Louis L. Strock, MD, FACS
Fort Worth, Texas

Simon G. Talbot, MD
Department of Plastic Surgery
Brigham and Women's Hospital
Boston, Massachusetts

André Ricardo Dall'Oglio Tolazzi, MD
Plastic Surgeon of the Plastic Surgery Unit of Federal University of Paraná
Curitiba, Brazil

Koenraad Van Landuyt, MD, PhD
Associate Professor
Department of Plastic Surgery
Gent University Hospital
Gent, Belgium

Julie V. Vasile, MD
Associate Adjunct Surgeon
Department of Plastic Surgery
New York Eye and Ear Infirmary
New York, New York
Attending Surgeon
Department of Surgery
Stamford Hospital
Stamford, Connecticut

Mark L. Venturi, MD
McLean, Virginia

Frank A. Vicini, MD, FACR
Clinical Professor
Oakland University William Beaumont Hospital School of Medicine
Chief of Oncology
William Beaumont Hospital
Royal Oak, Michigan

Robert L. Walton, MD
Plastic Surgery Chicago
Chicago, Illinois

Justin E. West, MD
Department of Plastic Surgery
Breast Care and Imaging Center
Orange, California

Pat Whitworth, MD
Private Practice
Nashville, Tennessee

Shawna C. Willey, MD
Director, Betty Lou Ourisman Breast Health Center
Associate Professor of Clinical Surgery
Department of Surgery
Georgetown University Medical Center
Washington, DC

Victor W. Wong, MD
Postdoctoral Research Fellow
Stanford University
Stanford, California

Michael R. Zenn, MD
Vice Chief
Department of Plastic and Reconstructive Surgery
Duke University Medical Center
Durham, North Carolina

Christophe Zirak, MD
Resident
Department of Plastic Surgery
Brugmann University Hospital
Brussels, Belgium

中文版前言

乳腺癌在女性恶性肿瘤中发病率位列第一，严重危害了女性身心健康。随着人们对乳腺癌的深入研究，乳腺肿瘤的治疗手段不断发展，患者的生存率越来越高。在有效治疗的前提下，如何修复因手术带来的功能和外观上的残缺以及自身乳房畸形带来的不完美，成为当今乳腺外科、整形外科等领域的研究热点。现今有很多关于乳腺肿瘤的书籍，大多是包括基础理论和内外科综合治疗在内的综合性书籍，而乳腺外科医生、整形外科医生希望可以接触到目前最先进的、高质量的关于乳房整形和重建的方法，需要一本从外科学角度编写，涵盖整个乳房整形和重建外科领域的参考书。因此，我们组织了国内在乳腺肿瘤外科及乳房整形外科领域富有经验的中、青年专家，翻译了这部结构合理、实用价值颇高的乳腺外科专业领域的杰出著作。

在过去20年里，乳腺肿瘤术后重建工作已有了很大进展，如何能重建完美的乳房包含了很多方面的问题：患者的选择、手术时机、手术方式及术后并发症的处理，都是临床医生要面对和思考的。另外，在临床工作中，我们不仅面对乳腺肿瘤患者的诉求，还要面对因乳房外形不理想而就诊的患者的需求，如巨乳的缩小成形、下垂乳房的上提及小乳房的隆乳等，其方案制订、切口设计、假体选择和术后处理，以及如何能为患者带来更好的诊疗服务，让她们获得更高的满意度，都是我们日常工作所要解决的问题。本书英文原著历经三版，从乳腺癌的筛查、管理和预防到术后患者的心理调适，从乳腺肿瘤切除到乳房再造，从乳房畸形的相关处理到隆乳术，将乳腺外科和肿瘤整形外科完美结合，系统涵盖了几乎所有乳腺疾病的外科治疗，从多学科、多角度深入阐述了复杂乳房问题的相关处理原则，为乳腺外科医生、整形外科医生的临床工作提供了很好的参考。

本书共4卷、130多章，汇集了150多位世界各地乳腺肿瘤整形相关学科专家的临床经验，跨越了从乳腺肿瘤、整形与修复重建以及隆乳术的整个学科领域，其很多内容是本专业领域世界公认的“金标准”。本书通过临床病例讲解和图片展示，详细介绍了乳房整形手术的要点及注意事项，从解剖到术前设计，从手术技巧到术后并发症的处理，都做了详细的阐述，为我们呈现了乳房整形手术各个环节的关键性技术。本书将临床中最实用的乳腺手术技术以最直观的方式展现给大家，希望可以帮助临床医生提高手术技巧，改善手术结果和降低并发症，并最终使患者获益。

我们相信，本书会受到乳腺外科和整形外科等领域专业人员的广泛欢迎，成为他们的必备工具书。我们希望通过本书能帮助读者了解最新的乳腺肿瘤整形技术和发展前景，以进一步提高乳房整形手术的质量,造福广大患者。

感谢本书200多位译者在繁忙的临床和教学工作之余,认真翻译和润色,精益求精地将最准确的信息传达给每位读者。本书虽然经数次审校,但依旧难免存在疏漏及翻译欠妥之处,希望各位专家及广大读者在阅读的过程中能够多提宝贵意见,我们将及时改进。

译者

英文版第三版序

Scott L. Spear博士写了一本关于乳腺疾病全方位综合管理的书，从肿瘤到乳房再造手术、乳房整形手术和乳房缩小手术等各个方面，内容堪称一流。本书的经典之处在于，其第三版出版时，书中的许多内容已演变为"金标准"。通过使用多学科的方法来处理复杂的乳房疾病问题，本书超越了目前大部分外科专著所能做到的。早在十多年前，Spear博士就很有远见，编撰此书，开始了这一"旅程"。1998年，他与优秀的副主编、乔治敦大学医学中心乳腺健康中心主任Shawna Willey博士共同出版了此书的第一版。此后，他们一起编撰了第二版，共同参编的还有得克萨斯大学安德森癌症中心整形科主任Geoffrey L. Robb教授，密歇根州大急流城乳房和体形塑造中心的Dennis C. Hammond，以及乔治敦大学医学中心整形外科副教授Maurice Y. Nahabedian。

这本书中的很多内容已经成为乳房整形外科领域的"金标准"，从乳腺癌的筛查、管理和预防，到乳腺肿瘤的手术方法、乳房重建及乳腺外科的进展。这本书揭示了乳腺癌患者管理模式的转变，即其不再是由一个专科单独完成。乳腺癌患者管理的多学科方法必然能改善乳腺癌患者的疗效和预后。Spear博士是一位才华横溢的外科医生，他拥有高超的组织能力和人际交往能力，能够为本书汇集全世界从乳腺癌到乳房整形手术的各个领域的众多知名专家。

我和Spear博士相识已近20年了，他是我的朋友和同事，我对他的职业生涯很熟悉，他是乔治敦大学医院整形外科主任，凭借其独特的管理技巧和外科手术能力，建立了一个一流的科室。在整形外科专业，他为我们展示了在"创新、技巧和发现"都很重要的环境下，整形外科如何追求卓越、走向繁荣。Spear博士为我们所有人树立了榜样。

本书内容涵盖了乳腺癌全程管理中最新的、效果显著的辅助疗法，包含了从穿支皮瓣乳房重建术到乳房整形的微创手术，再到不断演变的隆胸模式的技术革新，也包含了乳房植入材料的改良、脂肪移植隆乳的技术潜力和展望。现在，本书已成为经典，今后的许多著作都可能将其作为对照和参考。

我以及整个整形外科专业领域，都要为Spear博士和其他编者所写的这本乳腺外科学著作的第三版鼓掌。

Rod J. Rohrich, MD, FACS
Professor and Chairman
Crystal Charity Ball Distinguished Chair in Plastic Surgery
Warren and Betty Woodward Chair in Plastic and Reconstructive Surgery
Department of Plastic Surgery
University of Texas Southwestern Medical Center
Dallas, Texas

英文版第二版序

十年前，当Spear博士要求我作为副主编为一本关于乳房手术的新书撰稿时，我表示反对。首先，那时候的国际学术界真的需要另一本关于乳房整形外科的教科书吗?而且，对于他而言，这将又是一项艰辛的工作。他有没有准备好应付那些总是拖延的编者?他们必须被催促甚至哄骗才能按期交稿。其次，我能贡献什么?在我的职业生涯中，我正从乳腺外科向当时非常风靡的面部年轻化领域转型。幸运的是，Spear博士坚持了下来，最后成书，这确实是对这一专业的巨大贡献。这是我们第一次将所有与乳腺疾病和畸形相关的内容纳入其中深入阐述，以供整形外科医生阅读。这里有全世界最受尊敬的权威专家，为我们呈现乳房整形手术各个环节的关键技术。所有这些内容都清晰简洁、整理成卷。

Spear、我和D. Ralph Millard, Jr.博士曾一起培训，后者曾为第一版写了前言。离开迈阿密后，Spear博士在巴黎跟随Daniel Marchac博士完成了颅颌面外科的专科医师学习。当我邀请他和我一起去乔治敦工作时，我的想法是他将有助于这一领域的发展。但是，即使在从业早期，我们就试图确定专科，却永远无法预测专业的需求将引我们去向何方，这就是我们所称的整形外科学的多元化特质。Stephen Kroll博士也是如此，尽管他过早离开，在与Spear博士和我一起在乔治敦做整形外科住院医师之前，他已经接受了全面的耳鼻喉科培训，但他最杰出的成就还是落在了乳腺外科领域。

Spear博士很快加入了医疗中心的乳房手术项目，并成为我们科室发表各种乳房相关论文的杰出贡献者和主要作者。例如，在我自学了乳头－乳晕的文身技术后，Spear博士便前往制造商处，帮助开发定制了一系列预制的混合色素，以便整形外科医生使用。20世纪90年代早期，在乳房硅胶假体植入物的危机席卷了整个行业后，看着医疗中心的状况一夜之间恶化，我对政策性因素的介入感到厌恶而失望。当然，这并非我一人的感受。因此，在这场争议之后，Rod Hester博士和我开始各自发展新的兴趣点(以及新的面中部提升技术)。但是，Spear博士在逆境中看到了机会，他继续在体制内奔忙，并充分地“利用”了逆境。他再次与制造商合作，帮助开发出更好的生理盐水假体，同时，他也促成了一些研究，以支持硅胶假体的“回归”，这个迫切需要却被推迟了的“回归”，最终将归功于他的个人努力。

事实上，我们很快对这本珍贵的著作进行了第二次修订，这反映了Spear博士的工作效率。在Spear博士于乔治敦接替我工作之后的十多年里，他以同样的效率给医疗中心整形外科带来了飞速的发展，并在最近的行业地位评级时达到顶峰，在美国的许多大学医疗中心，乔治敦大学的整形外科成为了一个由各位精英组成的成果令人震惊的科室。为了修订完成这个更“庞大”的版本，第二版的副主编，也就是直接参与编写所有乳房手术技术的外科医生，相应地增加到四位。三位整形外科医生Robb博士、Hammond博士和Nababedian博士都是业界的知名人士，每个人都为本书带来了专业的知识和独特的见解。普外科的Willey医生，带来了女性外科医生看待乳腺健康的独特视角。新版增加了一半篇幅，总章数超过了100章，其中1/3以上是全新的，反映了近十年来最新的理念和技术。其余大部分章节也被大量改写，以展现同期该领域的前沿进展。因此，需要扩增到两卷来容纳新的知识。我相信，这一扩增即将体现其价值，并证明其对任何从事乳房整形手术的外科医生都是不可或缺的瑰宝。当我凝视着这套漂亮、设计精良的专著，翻阅着他引人入胜的标题、美丽的临床插图和治疗效果图时，我必须承认——作为一名整形外科医生，如果临床实践“仅限于”面部的外科年轻化，那是令人伤感而又遗憾的。

J. William Little, MD

英文版第一版序

本书是独一无二的。本书的两位作者，主编 Scott L. Spear 和副主编 John William Little，在大学期间就展示了出色的领导才能、优异的学习成绩和身体素质，他们毕业于优秀的医学院，并在高级的医疗中心完成了扎实的普外科训练，因而受邀成为迈阿密大学医学院整形外科的住院医师。在参加我们的项目之前，Bill Little 还完成了 Cliff Kiehn 医院的整形外科住院医师培训。在担任住院医师期间，他们都擅长将整形外科原则应用于手术的计划制订和实施。很明显，两位注定要成为各自领域的明星。Bill Little 成为乔治敦医学中心整形外科的主任，并以优异的业绩工作了十年，之后，Scott L. Spear 接替了他的职务。

过去二十年，在各类论文、研讨会和教学会议中已经可以发现，乔治敦大学的 Little 博士和 Spear 博士在乳房整形手术方面拥有丰富的经验。尽管如此，我还是向 Spear 博士提出疑问，请他告诉我为何要特地编撰此书。下面是他的回答，让我们来洞察撰写这本书的真实动机和真正价值。

“作为你们的学员之一和 Gillies Millard 医学院整形外科专业的校友，我一直想要、希望并试图在其中发挥我的作用，把整形外科的核心原则传授给现在和将来的整形外科医生。我深有感触，在各式各样的整形手术中，只有极少数整形外科医生能够将原则和技术相结合，尤其是在重建手术中。目前开展的乳房手术需要更多的关注，正如唇裂和腭裂手术因为你们的书 *Cleft Craft* 而备受关注一样。此外，我还借用了你们第一本书的书名 *The Principles and Art of Plastic Surgery*，并希望把整形外科的原则融入有关乳腺外科的教科书中去，希望帮助外科医生胜任他们的工作，并最终使患者获益。

“此外，我深信乳腺外科领域需要一本教科书，从外科学角度涵盖整个乳腺手术领域。目前可以买到的书往往只聚焦于美容手术、重建手术或切除手术。没有人将三者融会贯通。所以，我们有不懂美学原理的肿瘤外科医生，有不懂肿瘤学或重建原理的美容外科医生，有不懂美学或肿瘤学原理的重建外科医生。因此，本书分为多个部分，包括肿瘤外科、重建外科和美容外科。这本书之所以是多编者编撰的，是因为据我所知，没有人能把这三个部分都写得很权威。我预计，在未来，乳腺外科将越来越专业化，一名外科医生将能擅长三个领域的工作，而不是由二三名外科医生共同参与。也就是说，同样的医生将能够开展诊断、活检、切除，并最后完成重建。这一趋势在美国已经开始，比如埃默里大学的 Grant Carlson。意大利、德国和欧洲其他各国也是如此。因此，我将这本书视为下一代乳腺外科医生培养的基础参考读物。

“Bill Wood，埃默里大学整形外科主任，乳腺肿瘤学专家，在帮助撰写肿瘤学相关的内容和组织编者方面发挥了重要作用。

“John W. Little撰写的许多重要章节，很少基于以往的文献记载和讨论，而是通过具体分析，展现外科‘艺术’，这些手术见解来自他个人丰富的经验积累。他对本书的贡献重大。

“Marc Lippman是世界上乳腺癌领域的权威人士之一，也是一名肿瘤学家，在来乔治敦大学管理隆巴迪癌症中心之前，曾在美国国立卫生研究院担任部门主管多年。他撰写的章节关注的是下一个千年乳腺癌管理的未来趋势。”

因此，你会发现这本书内容完整、描述详细、文笔风趣。

D. Ralph Millard, Jr., M.D., F.A.C.S., Hon. F.R.C.S. Ed, Hon. F.R.C.S. Eng., O.D. Ja.
Light-Millard Professor and Chairman Emeritus
University of Miami School of Medicine
Miami, Florida

英文版前言

医生的首要任务是帮助患者,医学教科书的最高使命是帮助医生从而帮助更多的患者。虽然我曾被要求写一些关于其他主题的书,但是,只有当某个主题需要添加真正有实质意义的内容时,我才愿意执笔,这样的书才能以前所未有的方式帮助外科医生。如前所述,过去二十年中,乳腺外科发生了巨大变化,越来越需要多学科合作,写书的“种子”就这样播下了。由此我看到了一个“机会”来编撰一本书,它包含了Gillesand Millard所信奉的整形外科原则,并且跨越了从乳腺肿瘤学到隆乳术的整个学科领域。同时,按照Millard的传统,我的目标是向人展示,美丽或正常的外观不仅是可以通过手术获得的,对学科本身的发展也至关重要。因此,本书是为整形外科医生、普外科医生、妇科医生、肿瘤学家及任何正在寻求一本关于乳腺外科实践与原则或标准的读者撰写的。除了肿瘤学部分以文字内容为主外,其余章节都富含彩图,便于读者学习和参考书中所提倡的外科学方法。本书共130多章,有150多位编者参与编写。为了尽可能多地获得多个领域的专业知识,我们采用了多作者辨析的方式,由此避免了单一作者的思想局限,也使得内容更显权威。以图为主的形式也旨在为各种手术提供“如何去做”的范例,配合的文字也都有关肿瘤、重建及其他方面的重要原则。本书的第一版是在亚特兰大埃默里大学医院外科主任Bill Wood 和乔治敦大学医院整形外科主任Bill Little的帮助下编写的,Bill Little也是我科的前任主任。第二版还有其他的编者加入,他们已加入了第三版的修订工作。感谢乔治敦大学医院乳腺肿瘤科主任Shawna Willey,密歇根州大急流城的整形外科医生Dennis Hammond,乔治敦大学医院的整形外科的同事Maurice Nahabedian,还有MD安德森癌症中心整形外科主任Geoff Robb,作为第三版的副主编,他们都给了我莫大的帮助。

在第一版的前言中,我提到了Ralph Millard提出的整形外科的原则,我希望能在本书中将之发扬光大。回顾一下本书中强调的一些至关重要的原则:

- 知晓美貌——认识何为正常的理想美貌。
- 有的放矢——明确诊断后再施以治疗。
- 同物相济——以相类似的组织修复缺损。
- 分而治之——按美学解剖分区进行修复重建。
- 周密设计——制订详细治疗计划、手术方案和挽救措施。
- 瞻前顾后——认真考虑次级供区缺损的修复。

- 严格随访——以批判的眼光随访患者。
- 热衷教学——积极传授我们的专业知识。

目前，已有很多乳腺外科领域的好书，但据我所知，尚没有一本能够涉及如此广泛的领域，并且努力解决每个领域的关键性问题。如果本书能帮助到医生，尤其是外科医生救治患者，那我会觉得它完成了使命。

致　谢

当第三版的编写工作接近尾声时，我们想对所有一路上帮助过我们的人表示感谢。需要感谢的人很多，从哪里开始好呢？就从我们的副主编开始吧。他们每个人都放弃了无数的时间，用他们的专业知识来撰写各自的章节，并在各自的章节中编撰和讨论与其他章节有关的内容。Hammond医生、Nahabedian医生、Robb医生和Willey医生都是各自领域备受尊敬的权威，他们也已经撰写了自己的著作。所以，我们想对你们每个人说：谢谢你们。

同样，我们想对150多位编者表示感谢，本书的字里行间都是他们的贡献，谢谢他们！只有那些曾致力于出版或撰写医学专业文字的人才能体会他们不计报酬的辛苦付出。

还有我的住院医师和研究员们，以及其他所有的编者助理。我毫不隐瞒：手术不是“一个人的表演”。我的患者都知道，我非常依赖住院医师团队和同事来帮助我进行手术、照顾患者，甚至协助完成一些学术工作，比如编书。谢谢大家！虽然并不会经常流露，但我确实一直充满感激。

我的专科护士、医生助理、行政助理以及行政管理人员Sonia Alexander、Lisa Grollman、Mary Beth Brubeck、Cathalene Blake、Joni Douglas、Karen Johnson、Benson Won和Mark Pollard，我也非常感谢你们。你们都知道，没有你们日复一日的不懈努力，我无法完成这项任务。

最后，请允许我提一下我的行业合作伙伴——他们经常遭受“不正确的对待”或被视作“理所当然”。不论是出版商、假体厂家、制药公司还是其他企业，他们创造并提供了产品，通过教育、补助和其他方式支持我们，使我们编撰此书成为可能。因此，特别感谢Hani Zeini、Lisa Colleran和Rene Snowden，他们一路上给予了我太多的帮助。

总目录

第1卷　肿瘤学与肿瘤整形外科 Oncology and Oncoplastic Surgery

第2卷　乳房重建 Breast Reconstruction

第3卷 乳房缩小成形术和乳房悬吊术 Reduction Mammaplasty and Mastopexy

第4卷　隆胸术与乳房成形术 Augmentation Mammaplasty

第1卷

肿瘤学与肿瘤整形外科

Oncology and Oncoplastic Surgery

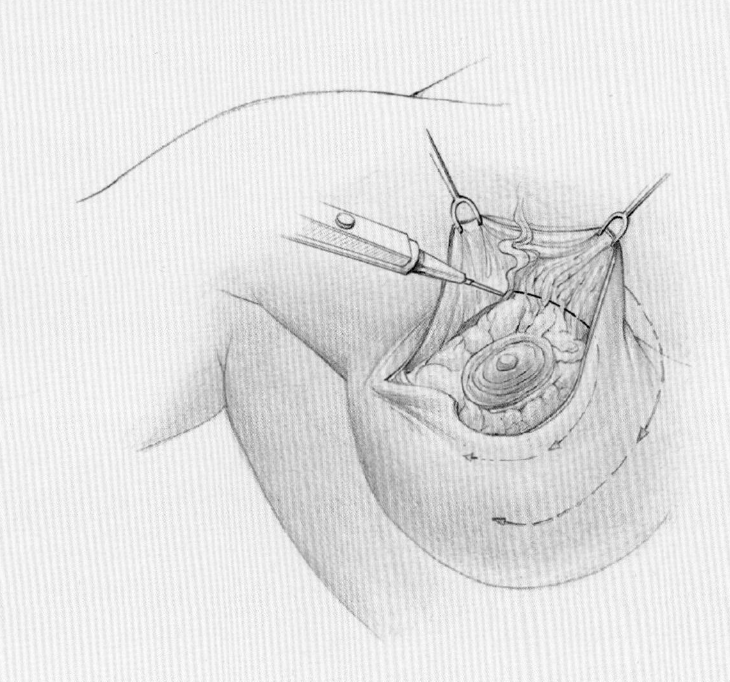

第1章

Celia Byrne

乳腺癌流行病学：发病率和危险因素

The Epidemiology of Breast Cancer: Incidence and Risk Factors

在美国，乳腺癌约占女性新发肿瘤的27%，是死亡率第六位的恶性肿瘤。乳腺癌是女性最常见的恶性肿瘤，是导致女性死亡第二位的恶性肿瘤，占女性恶性肿瘤死亡病例的15%[1]。2009年，约有192 370名美国女性被诊断为乳腺癌，其中40 170名死于乳腺癌[1,2]（图1.1）。乳腺癌发病率和死亡率有较大的种族差异（图1.2）。乳腺癌的发病率和死亡率呈上升趋势，需要深入了解疾病发生、发展的机制，开展筛查工作，实施预防措施，探索有效的治疗手段。将熟知的乳腺癌发病机制与近年来发病率和死亡率的变化有效联系起来是非常重要的。近年来，得益于大量多中心研究和循证医学证据的支持，我们更详尽地了解了乳腺癌的致病因素。尽管小部分研究结果存在差异，但纵观大部分研究结果的一致性，对危险因素有了更深入的了解，在不同暴露水平和女性群体中的危险因素随之发生了变化。大多数研究已详细阐述了浸润性乳腺癌的危险因素，普遍认为导管原位癌（DCIS）虽是一种非侵袭性疾病，属于癌前病变，却与浸润性癌有着共同的致病因素。因此，许多研究将乳腺癌分为原位癌和浸润性癌。

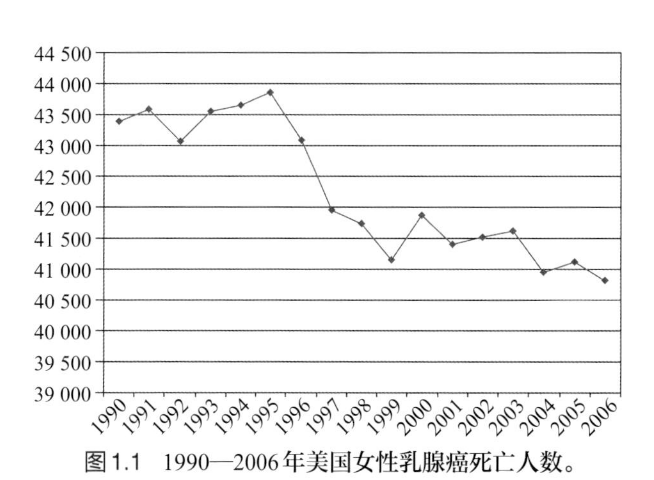

图1.1　1990—2006年美国女性乳腺癌死亡人数。

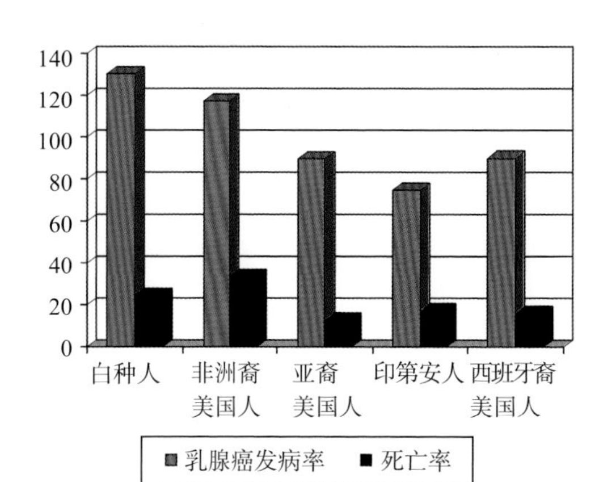

图1.2　2001—2005年美国不同种族的乳腺癌发病率和死亡率差异。

乳腺癌的危险因素

性别、年龄、人种/种族

性别、年龄与乳腺癌发生有密切关系。男性乳腺癌发病率大约是女性的1%[1]。在女性的一生中，85岁时以前罹患乳腺癌的概率为1/8，39岁之前罹患乳腺癌的概率仅为1/208，但40～59岁、60～69岁、70岁以上年龄组乳腺癌的发病率分别为1/26、1/29、1/16，随着年龄增大呈上升趋势。乳腺癌发病率因人种和种族而有所差别，美国白种人女性罹患乳腺癌的概率最高（130.6/10万），其次是非洲裔美国人（117.5/10万）、拉美裔（90.1/10万）、亚裔美国人（89.6/10万）和美国原住居民（75.0/10万）[2]。虽然美国白种人乳腺癌发病率最高，但不是所有年龄组发病率都高[3,4]。研究发现≤40岁年龄组非洲裔美国女性罹患乳腺癌的概率（15.5/10万）比美国白种人（13.1/10万）高，而>40岁年龄组，美国白种人女性罹患乳腺癌的概率比非洲裔更高（281.3/10万 vs. 239.5/10万）[3,4]。≤30岁年龄组的非洲裔美国女性罹患乳腺癌的概率是美国白种人女性的1.52倍（95%置信区间为1.34～1.73）[3]。患有乳腺癌的非洲裔美国人死亡率最高

(33.5/10万),其次是白种人(24.4/10万)、美国原住民(17.1/10万)、西班牙裔(15.8/10万)和亚洲人(12.6/10万)[2]。

早期生活事件

研究表明,乳腺癌的发生与早期生活事件密切相关,胎儿期、儿童期以及青少年时期容易暴露致癌基因,是乳腺癌发生的重要窗口期[5,6]。出生体重与母亲性激素和胰岛素样生长因子(IGF-1)的分泌水平成正比,而后者启动和促进了乳腺癌发生[7]。一项关于乳腺癌早期风险因素的荟萃分析显示,出生体重较重的女性的罹患乳腺癌的风险比(*RR*)增加了23%(95%置信区间为1.13～1.34)[8]。另外,有研究认为,出生身高越高,罹患乳腺癌的风险越大,其风险比为1.28(95%置信区间为1.11～1.48)[8,9]。相比之下,孕期患子痫前期或子痫的女性的后代患乳腺癌的风险较正常组下降,其风险比为0.48(95%置信区间为0.3～0.78)[8,9]。宫内暴露的其他因素,如双胞胎、胎龄和己烯雌酚暴露,这些因素的结论不一致[5,6,8]。

月经初潮年龄

人们普遍认为初潮年龄越小,罹患乳腺癌的风险越高[10]。然而,最近的一项筛查前列腺癌、肺癌、结直肠癌和卵巢癌(PLCO)的研究显示,初潮年龄并不是乳腺癌的重要危险因素。许多发达国家及发展中国家女性的初潮年龄都在渐渐提前,初潮年龄影响因素(如肥胖)的发生时间同样发生了变化[11]。

绝经年龄

自然绝经年龄越早相应罹患乳腺癌风险越低[10]。一项有关初潮年龄和绝经年龄的研究表明,行经时间越长,罹患乳腺癌的风险就越大,像初潮年龄提前一样,绝经年龄也在逐渐推迟[12]。最近来自PLCO的一项队列研究显示,绝经年龄≥55岁者患乳腺癌的风险是绝经年龄≤45岁者的1.29倍(95%置信区间为1.03～1.62)[11]。

生育史

初产年龄是预测乳腺癌的一个重要风险因素,20世纪八九十年代,无论是发达国家还是发展中国家,乳腺癌患病率的增加趋势与初产年龄晚密切相关[13]。与20岁前初次足月妊娠的女性相比,每晚一年妊娠,患乳腺癌的风险也相应增加。足月初产年龄≥30岁者与20岁前足月妊娠者相比,患乳腺癌的风险增加了近50%,但初产年龄早在不足月妊娠者中并没有表现出保护作用[10]。有研究显示,虽然每次妊娠期间会使患乳腺癌的风险短暂增加,但妊娠后的5～10年间患乳腺癌的风险大大降低[14,15]。足月妊娠期间的乳房组织的变化被认为是人体在对抗癌症的发生,但对于初产年龄晚的女性可能促进体内已存在癌细胞的生长。关于自然或人工流产是否会增加乳腺癌的患病风险,我们对53项研究结果的汇总分析后显示,自然或人工流产不会增加乳腺癌患病风险[16]。

经产状况

除初产年龄与降低乳腺癌患病风险有关以外,经产次数的增加也可降低乳腺癌的患病风险,其保护作用在年龄较大的绝经后妇女中尤为明显[10]。一项对1937年以后出生且至少生育5个孩子的芬兰女性的研究显示,生育间隔较短(1年)的女性比生育间隔较长(3年)的女性患乳腺癌的风险高[15]。先前关于生育次数与乳腺癌保护作用的研究主要是针对白种人女性,然而,对黑种人女性健康的大型研究显示45岁以下的女性生育次数越多,患乳腺癌风险越大,45岁以上的则相反。这些风险因素的不同可以解释部分美国非裔女性和白种人女性乳腺癌患病率的差异[17]。

母乳喂养

母乳喂养对乳腺癌是否具有独立保护作用,研究结果不尽相同。20世纪,美国母乳喂养的时间都有所减少,没有足够的证据评估母乳喂养是否为初产和经产女性罹患乳腺癌的独立保护因素[10]。其中,对47项来自30个不同国家的研究进一步分析发现,实验组50 302例乳腺癌患者和对照组

96 973例正常女性，母乳喂养12个月者罹患乳腺癌的相对风险下降4.3%，每次生育罹患乳腺癌的相对风险下降7.0%，结论是母乳喂养时间越长，患乳腺癌风险就越低，而发达国家长期缺乏母乳喂养，乳腺癌患病率随之上升[18]。因此，母乳喂养不仅对婴儿健康有益，也可降低女性罹患乳腺癌的风险。

乳腺癌家族史

乳腺癌家族史已被证实为罹患乳腺癌的独立危险因素，反映了一个家族共同的基因和相同暴露环境。虽然家族史被认为是罹患乳腺癌危险因素，但仅约11%的乳腺癌患者有乳腺癌家族史，若直系亲属患有乳腺癌，则罹患乳腺癌的风险增加1倍[19]。另外，患癌风险随着患癌亲属数量的增加而递增，如一个、两个、三个或更多患癌亲属，则患癌的相对风险分别为1.80（95%置信区间为1.69～1.91）、2.93（95%置信区间为2.36～3.64）、3.90（95%置信区间为2.03～7.49）[19]。罹患乳腺癌与复杂的家族史关系密切，这为家族中存在患癌风险的特定基因提供了研究背景。

迁移研究

世界各国乳腺癌的发病率差异很大，个体从低患病风险国家迁居至高患病风险国家后，1～2代人之间患病率上升，如从乳腺癌发病率较低的亚洲国家迁移到美国后，发病率在1～2代人之内上升，这种变化让人们认为环境因素特别是饮食因素与乳腺癌的患病风险关系密切[20]。在脂肪摄入量与乳腺癌的相关研究认为，高脂肪摄入量导致了发达国家乳腺癌发病率增加[20]。

营养因素

一项关于脂肪对患乳腺癌风险影响的大型研究，发现乳腺癌的患病风险与总脂肪的摄入量或脂肪类型没有明显关联（相对危险度为1.00，95%置信区间为0.98～1.93），与饱和脂肪酸的摄入量呈正相关[21]，但这项研究纳入对象绝大部分是绝经后女性，年轻患者的饮食摄入数据较少。最近，美国国立卫生研究院对绝经后妇女的一项队列研究表明，脂肪来源的能量超过总能量摄入的20%会增加患乳腺癌的风险，相对风险比为1.32（95%置信区间为1.11～1.58）[22]。在一项对护士健康研究Ⅱ（Nurses' Health Study Ⅱ，NHS Ⅱ）中发现，绝经前女性的动物脂肪摄入量与乳腺癌患病风险呈正相关，每多摄入20%动物脂肪，相对风险比分别为1.0、1.28（95%置信区间为1.00～1.64）、1.37（95%置信区间为1.07～1.75）、1.54（95%置信区间为1.20～1.97）和1.33（95%置信区间为1.02～1.73）。由于美国国立卫生研究院研究中暴露因素的范围比较广泛（40%的热量来自脂肪与20%的热量来自脂肪比较），以及NHS Ⅱ中充分地暴露了绝经前女性早期的脂肪摄入量对罹患乳腺癌的影响，这两项研究中得出的结论是可靠且真实的。经过8.1年的女性健康饮食试验跟踪调查发现，低脂饮食组的女性乳腺癌发病率比对照组女性降低了9%。与对照组相比，低脂饮食组还进行了低热量摄入、低体重控制以及增加水果和蔬菜、纤维和叶酸的摄入，因此很难将乳腺癌发病率的改变仅归因于饮食脂肪摄入的变化[23]。尽管肥胖与乳腺癌之间的关联仍存在争议，但为了身体的健康选择低热量、低脂、高纤维、大量水果蔬菜使体重下降是明智的。

饮酒

大量的研究已证实中度饮酒会增加罹患乳腺癌的风险。一项前瞻性研究为不同类型酒精及酒精摄入量对乳腺癌发病率的影响提供了充足的病例，研究发现乳腺癌患病风险与酒精类型无关，而每天酒精摄入量增加10 g，乳腺癌患病风险比将增加至1.09（95%置信区间为1.04～1.13）[24]。对53项相关研究进一步分析发现，每天酒精摄入量增加10 g，患乳腺癌的相对风险为7.1%（95%置信区间为5.5%～8.7%；P=0.000 01）[25]。尽管酒精摄入量的增加与乳腺癌患病风险升高呈正相关，但其致病机制尚未清楚。有研究认为酒精通过改变人体循环激素的水平，使乳腺癌的患病风险增加，或酒精代谢产物具有致癌性[26]。多项研究[27]发现饮食摄入较多叶酸的女性摄入酒精并不会使乳腺癌患病风险增加，但目前研究还未发现饮食中叶酸和酒精摄入的相互作用[28,29]。饮酒的女性减少饮酒可能有助于降低乳腺癌的患病风险。

吸烟

吸烟作为乳腺癌风险因素尚存在争议，因为吸烟会导致女性体内循环雌激素水平降低和较早的绝经，而后者可能降低患乳腺癌的风险。鉴于目前观点不一致，有人提出是否这些暴露因素需在女性的生命早期出现，可能在初次妊娠之前出现才有可能产生影响。对加利福尼亚州教师的研究发现，与未吸烟者相比，正在吸烟者罹患乳腺癌的危险比增加至1.32（95%置信区间为1.10～1.57）[30]。除了主动吸烟，被动吸烟同样是有害的，但一项对百万女性的研究和一项荟萃分析发现，被动吸烟与乳腺癌风险之间没有关联[31]；对53项关于乳腺癌流行病学研究数据汇总分析发现[25]，只有在饮酒的女性中，吸烟是患乳腺癌的风险因素。当然我们相信，某些女性患乳腺癌风险升高与主动吸烟或被动吸烟有关，只是我们目前不能具体分类而已。另外，吸烟危害身体健康，医生不必等到真正了解吸烟对患乳腺癌有明确风险之后再向所有患者建议戒烟。

体重指数

对7个前瞻性队列研究的综合分析发现，身高的变化与患乳腺癌有关，绝经后妇女身高变化5 cm，患乳腺癌的相对危险度为1.07（95%置信区间为1.03～1.12），而绝经前相对危险度更高[32]。同样的体重指数（BMI，kg/m^2）对患乳腺癌的相对危险度在绝经前后中也不同。与BMI为21的绝经前妇女相比，BMI为31的妇女的相对危险度为0.54（95%置信区间为0.34～0.85），而绝经后女性中较高的BMI与患乳腺癌的风险呈正相关[32]。绝经后女性体内循环激素的主要来源是脂肪的芳香化，一项关于体内循环激素水平的研究发现，BMI与雌激素酮、雌二醇、游离睾酮和催乳素呈正相关，与性激素结合球蛋白（SHBG）呈负相关[33]。一项关于BMI和体内循环激素水平的前瞻性研究发现，升高的体内循环性激素水平可以解释绝经后高BMI女性罹患乳腺癌的风险升高[34]。体重和BMI可能是乳腺癌最可控的风险因素，但随着年龄的增大，大多数女性在更年期时体重都会增加。一项护士健康研究报道对4 393例浸润性乳腺癌患者的分析发现，与成年后体重保持者相比，体重增加25.0 kg或更多的女性风险会升高，相对风险为1.45（95%置信区间为1.27～1.66）[35]。更重要的是，绝经后体重减轻的女性比体重保持不变的女性风险更低，相对风险为0.43（95%置信区间为0.21～0.86）[35]。因此，成年人保持合理的体重是降低患乳腺癌风险的另一因素。

体育运动

保持健康体重最有效的办法之一是增加运动。尽管低BMI很大程度上降低了体内循环激素的水平，但频繁的运动可进一步降低循环激素水平，说明增加体育运动比降低BMI更有意义[33]。但长期剧烈的体育运动是否还有其他益处，一项对加利福尼亚州教师的研究发现，患乳腺癌的风险与长期剧烈运动呈负相关[36]。另有研究也发现了剧烈运动者罹患乳腺癌的相对风险为0.87（95%置信区间为0.74～1.02），而非剧烈运动与乳腺癌并没有关联[37]。从生物学上来说，体育活动可能改变了乳腺癌的风险因素，好处远大于降低BMI[38]。

乳腺良性疾病

在未来十年，乳腺良性病变发展为乳腺癌的风险会上升[39]。梅奥诊所在一项乳腺良性病变队列的研究中根据组织学分类将乳腺良性病变分为非增殖性病变（67%）、典型性增生病变（30%）和非典型性增生病变（4%）。这些良性病变被认为是乳腺癌风险的一般标志而非前期病变，这种病变情况下对侧乳腺患癌概率与同侧乳腺患癌概率一样[40,41]。

乳腺密度

乳腺密度是乳腺癌高风险因素之一，乳腺密度越高，腺体越致密，患乳腺癌的风险越高，超过3/4腺体致密的女性患乳腺癌的风险比腺体密度低的女性增加了3～5倍[42]，虽然腺体密度是人体激素条件的反映，但却是乳腺癌相对独立的危险因素[43]。护士健康研究（Nurses' Health Study）对绝经后女性的研究显示，腺体密度最高的1/4女性罹患乳腺癌与腺体密度最低的1/4女性相比较，相对风险比是3.8（95%置信区间为2.2～6.6）。绝经后腺体密度高的女性的乳腺癌患病风险升高，原因不能用体内循环激素的水平来解释[43]。对同卵双胞胎腺体密度的研究发现，环境因素与遗传基因对其有同等影响[44]。高密度腺体可能通过细胞增殖和诱发增殖细胞潜在的损害来增加罹患乳腺癌的风险[45]。作为乳腺癌风险预测的间接指标，乳腺腺体密度可以作为易感性的标志帮助了解疾病的发生发展途径[45]。

内源性激素

卵巢分泌的激素是使乳腺发生癌变的主要因素。绝经早能降低乳腺癌患病风险，绝经后肥胖增加患病风险，这两项乳腺癌风险因素反映了乳腺癌与激素水平高有关[46]。从乳腺癌与发病年龄对数图显示绝经期乳腺癌发病率发生了变化，内源性激素水平可以解释BMI和绝经后乳腺癌风险之间的关联。高BMI患病风险增加与内源性激素增加有关，特别是与生物活性最强的雌二醇有关。对9项有关前瞻性研究分析发现，内源性性激素与乳腺癌发生有着密切关系[47]，内源性激素（包括雌二醇、游离雌二醇和SHBG）增加，患乳腺癌的风险随之增加。雌二醇每增加25%，患乳腺癌的相对风险度分别为1.42（95%置信区间为1.04～1.95）、1.21（95%置信区间为0.89～1.66）、1.80（95%置信区间为1.33～2.43）和2.00（95%置信区间为1.47～2.71），血清类固醇水平对患乳腺癌的风险影响一般在绝经前后。游离雌二醇水平高的绝经前女性患病风险增加至2.1倍（95%置信区间为1.1～4.1）[48]。同样，绝经后体内循环血清激素水平与乳腺癌发生紧密关联[49]。

生长因子

除类固醇激素外，其他激素与乳腺癌风险也有关，如血清泌乳素水平在绝经后女性中的患病风险比为1.93（95%置信区间为1.16～3.22）[50]，IGF-1已被证实与绝经前的乳腺癌患病有关，对绝经后患病没有影响[51]。了解循环激素水平与乳腺癌关系有助于建立乳腺癌预测模型，增进对疾病的认知。

外源性激素

口服避孕药

对54项口服避孕药的研究分析发现，口服避孕药对乳腺癌发生率的影响在服用10年后较小，但正在使用者患病的相对风险度增加了24%（95%置信区间为1.15～1.33）。停用10年之后，没有任何迹象表明有风险增加的迹象[52]。

绝经后的激素使用：单用雌激素，雌激素加孕激素

对51项相关研究分析发现，绝经后最近正在使用激素者患乳腺癌的风险增加至1.023（95%置信区间为1.011～1.036）[53]。该研究结果与先前众多关于绝经后使用激素与患癌风险的研究结果相似。鉴于女性健康计划曾报道，乳腺癌与心脏疾病等其他疾病有关联，开展了随机对照试验评估激素替代治疗的影响[54]。女性随机服用雌激素加孕酮或安慰剂。如果参与者之前做过子宫切除术，则被随机分为雌激素组和安慰剂组。而雌激素加孕激素组的研究在早期就终止了，因为接受这种治疗发生了很多问题：不仅增加了乳腺癌的风险，而且还增加了其他疾病的患病风险。

乳腺癌发病率的变化

1992年，Freuer和Wun建立了乳腺癌风险变化的模型，20世纪80年代至90年代初期乳腺癌患病的增加和之后轻微下降归因于的乳房X线的筛查应用[55]。自20世纪40年代以来，乳腺癌发病率每年以大约1%速度增长，其中最显著的增加发生在20世纪八九十年代[55]。自从妇女健康计划公布实施后乳腺癌的发病率迅速下降。

1980—2006年的乳腺癌发病率增加是由于绝经后口服雌激素(PMH)和乳房X线技术应用的综合结果[56]。应用雌激素的人群主要是白种人、城市知识分子、绝经后妇女以及雌激素受体(ER)阳性的乳腺癌患者,而这些人群的雌激素使用率在快速下降[57-59]。我们期望通过常规的筛查会发现老年妇女乳腺癌的发病率发生明显变化,但研究实际发现年轻的女性(40~49岁)的发病率发生了显著变化,并非归因于PMH或乳房X线检查的应用。许多研究对其发病率的变化做了分析[60-65],发现绝经后激素的使用对乳腺癌发病率的增加起到了重要作用。

预防试验:他莫昔芬和雷洛昔芬的研究

最初,乳腺癌预防性试验将他莫昔芬与安慰剂对比,发现他莫昔芬可显著降低乳腺癌的风险,但他莫昔芬有潜在的副作用,没有被普遍接受作为一种预防性药物应用于健康的高危妇女[66]。其次,国家乳腺外科和肠道P2项目(他莫昔芬和雷洛昔芬的研究,STAR)对雷洛昔芬与他莫昔芬进行了对比研究,发现雷洛昔芬有相似于他莫昔芬的抗癌作用,能有效地降低女性罹患浸润性乳腺癌的风险且副作用较低,同时发现可以有效预防乳腺癌,对有乳腺良性疾病、乳腺癌家族史及其他患病风险的女性亦有效[67,68]。

基因研究

乳腺癌风险基因的研究取得了巨大的进步,*BRCA1*和*BRCA2*基因已被确定为乳腺癌易感基因,使研究者更深入地了解其在DNA修复信号通路中的作用[69]。除了易感基因*BRCA1*和*BRAC2*基因外,全基因组学(GWAS)研究还确定了其他低风险基因,其中5个位点中有4个可能是致病基因(*FGFR2*、*TNRC9*、*MAP3K1*、*LSP1*)[70]。此外,还进一步研究了这些易感基因能否更好地预测乳腺癌的相关风险因素,如初潮和自然绝经年龄[71];另一项GWAS研究显示了与绝经后乳腺癌相关的*FGFR2*的等位基因[72]。GWAS研究发现基因相关的风险并不大,但我们应该重视基因–环境相互作用的重要性,而非一切都由基因决定[73]。

乳腺癌风险模型

已经建立了一系列模型评估个体是否为*BRCA1*和*BRAC2*基因突变携带者[74,75],发现大多数女性并没有携带高度浸润性乳腺癌的突变基因,表现为散发性地携带高浸润性乳腺癌的突变基因。Gail模型被广泛地用于了解女性患癌的风险预测以及纳入如他莫昔芬和STAR试验等随机试验的标准。虽然Gail模型简单明了,但最初的模型缺乏一些重要的风险因素,如乳腺密度。Chen等开发了一种新的模型,将乳腺密度纳入了Gail风险预测模型[76]。另有机构也建立了包括乳腺密度来预测个体患病风险的模型[77]。尽管这些模型声称提供个性化的风险预测,但是基于群体的模型,并且倾向于在群体中预测事件的发生,对个体预测的一致性并不高,Gail升级了原始模型,以更好地适应非洲裔美国人的风险预测[78]。在对WHI观察研究的盖尔模型进行评估发现该模型在预测ER乳腺癌方面优于ER相关疾病的预测[79]。这些模型在不断优化,且需要进一步地跟进优化[80]。另外有人指出可以将目前的研究信息付诸临床实践,尤其对于绝经后的妇女,若患病风险高,可以使用预防危险因素的药物降低发病风险[81]。

乳腺癌的异质性

我们经常将所有类型的乳腺癌看作同一种病,而不是根据不同的分子亚型定义。根据雌激素受体(ER)和孕激素受体(PR)状态分类,不同分子特征的乳腺癌在临床和病理上的表现不同[82]。生殖状态、酒精摄入和绝经后肥胖与乳腺癌ER阳性关系密切[83-87]。多中心系统评价研究显示,BMI不仅仅与ER/PR阳性的乳腺癌有关[88]。护士健康研究显示,乳腺癌风险因素因年龄、更年期状况、绝经后体重指数、初次妊娠时间、既往使用PMH治疗良性乳腺疾病、乳腺癌家族史、饮酒和身高的变化而改变[89]。除依据ER/PR状态分类外，还可根据不同的组织学类型分类[90-92]，三阴性乳腺癌在不同种族的人群中发病率不同，在年轻非西班牙裔的黑种人和西班牙裔中更为常见[93,94]。如同种族人群间的差异，乳腺癌ER/PR状态和组织学分类因不同年龄段而存在差异[95-97]。20世纪90年代，炎症性乳腺癌的发病率上升，而生存率则略有下降[98]。

在未来的研究中，需要将乳腺癌亚型分类为更同质的类别。无亚组分类研究结果的不同可能由亚组人群的分布不同所导致。高科技日新月异，将有助于我们更好地认识疾病，了解其病因学。在研究中我们还需要考虑到研究设计和样本人群对实验本身的影响。另外，乳腺癌分子分型的研究给患者带来了福音的同时，我们还面临着严峻的挑战[99]。在对现有乳腺癌风险因素认识的基础上，整合新技术和新方法，进一步拓展对乳腺癌病因学的认识。

编者评论

乳腺癌是女性中最常见的恶性肿瘤，因为涉及女性性征的器官，提起它时会引发一些情感上的反应，大多数人都曾通过家人或朋友以某种方式感受过乳腺癌的影响，因而乳腺癌的发病率和危险因素一直受到人们极大的关注。乳腺癌的风险似乎是多因素的，流行病学研究是困难的，因为那些对发育过程中乳房有影响的危险因素可能要通过几十年的实际疾病发展过程才能显现，而本章说明了乳腺癌风险评估的复杂性。

许多乳腺癌的风险因素都在患者的控制范围之外：遗传、家族史、月经史、分娩年龄和乳房密度，特别是在被诊断时乳腺癌患者总会质疑她们是怎样患上乳腺癌的，同样也会询问还能做些什么来改善她们的预后。尽管还没有单一作用或者因素可以用来预防乳腺癌，但一些危险因素是可以改变的，例如减少酒精摄入量、保持正常的体重和体育锻炼。

乳腺癌的风险是一个统一的整体。与患者打交道的难度之一就是回答关于具体风险程度的咨询。正如Byrne指出的那样，现在的许多模型都是基于人群的，不能准确地预测个体水平的风险。对这些高危人群的检测是具有挑战性的，虽然它是相当可靠的，但绝不是万无一失的。不幸的是，即使在经历过严密检测的女性人群中，诊断出晚期癌症的情况也很常见。个人风险评估结合检测的不断改善将对患者的预后产生有利的影响。

关于预防措施的决策制订很困难。健康的高危个体对他莫昔芬或雷洛昔芬的化学预防接受度并不高。许多患者关注于双侧乳房预防性切除的讨论，并最终选择接受手术，特别是当她们看到亲人死于乳腺癌时。这看起来是一个极端的措施，但是对于那些被告知真正有持续存在低患癌风险的患者来说，如果是自己深思熟虑做出的决定，并且也充分了解和选择自己的重建方案，那么双侧乳房预防性切除手术的接受度和满意度还是很高的。

(*S.C.W.*)

参考文献

[1] Jemal A, Siegel R, Ward E, et al. Cancer statistics, 2009. *CA Cancer J Clin* 2009;59:225-249.

[2] Ries LAG, Melbert D, Krapcho M, et al., eds. *SEER Cancer Statistics Review, 1975-2005.* Bethesda, MD: National Cancer Institute; 2008.

[3] Brinton LA, Sherman ME, Carreon JD, et al. Recent trends in

breast cancer among younger women in the United States. *J Natl Cancer Inst* 2008;100:1643-1648.

[4] Anderson WF, Rosenberg PS, Menashe I, et al. Age-related crossover in breast cancer incidence rates between Black and White ethnic groups. *J Natl Cancer Inst* 2008;100:1804-1814.

[5] Troisi R, Potischman N, Hoover RN. Exploring the underlying hormonal mechanisms of prenatal risk factors for breast cancer: a review and commentary. *Cancer Epidemiol Biomarkers Prev* 2007;16:1700-1712.

[6] Ruder EH, Dorgan JF, Kranz S, et al. Examining breast cancer growth and lifestyle risk factors: early life, childhood, and adolescence. *Clin Breast Cancer* 2008;8:334-342.

[7] Troisi R, Hatch EE, Titus-Ernstoff L, et al. Birth weight and breast cancer risk. *Br J Cancer* 2006;94:1734-1737.

[8] Xue F, Michels KB. Intrauterine factors and risk of breast cancer: a systematic review and meta-analysis of current evidence. *Lancet Oncol* 2007;8:1088-1100.

[9] Troisi R, Innes KE, Roberts JM, et al. Preeclampsia and maternal breast cancer risk by offspring gender: do elevated androgen concentrations play a role? *Br J Cancer* 2007;97:688-690.

[10] Kelsey JL, Gammon MD, John EM. Reproductive factors and breast cancer. *Epidemiol Rev* 1993;15:36-47.

[11] Lacey JV Jr, Kreimer AR, Buys SS, et al. Breast cancer epidemiology according to recognized breast cancer risk factors in the Prostate, Lung, Colorectal and Ovarian (PLCO) Cancer Screening Trial Cohort. *BMC Cancer* 2009;9:84.

[12] Nichols HB, Trentham-Dietz A, Hampton JM, et al. From menarche to menopause: trends among US women born from 1912 to 1969. *Am J Epidemiol* 2006;164:1003-1011.

[13] White E. Projected changes in breast cancer incidence due to the trend toward delayed childbearing. *Am J Public Health* 1987;77:495-497.

[14] Pike MC, Krailo MD, Henderson BE, et al. 'Hormonal' risk factors, 'breast tissue age' and the age-incidence of breast cancer. *Nature*.1983;303:767-770.

[15] Kauppila A, Kyyronen P, Hinkula M, et al. Birth intervals and breast cancer risk. *Br J Cancer* 2009;101:1213-1217.

[16] Beral V, Bull D, Doll R, et al. Breast cancer and abortion: collaborative reanalysis of data from 53 epidemiological studies, including 83,000 women with breast cancer from 16 countries. *Lancet* 2004;363:1007-1016.

[17] Palmer JR, Wise LA, Horton NJ, et al. Dual effect of parity on breast cancer risk in African-American women. *J Natl Cancer Inst* 2003;95:478-483.

[18] Collaborative Group on Hormonal Factors in Breast Cancer. Breast cancer and breastfeeding: collaborative reanalysis of individual data from 47 epidemiological studies in 30 countries, including 50302 women with breast cancer and 96973 women without the disease. *Lancet* 2002;360:187-195.

[19] Collaborative Group on Hormonal Factors in Breast Cancer. Familial breast cancer: collaborative reanalysis of individual data from 52 epidemiological studies including 58,209 women with breast cancer and 101,986 women without the disease. *Lancet* 2001;358:1389-1399.

[20] Ziegler RG, Hoover RN, Pike MC, et al. Migration patterns and breast cancer risk in Asian-American women. *J Natl Cancer Inst* 1993;85:1819-1827.

[21] Smith-Warner SA, Spiegelman D, Adami HO, et al. Types of dietary fat and breast cancer: a pooled analysis of cohort studies. *Int J Cancer* 2001;92:767-774.

[22] Thiebaut AC, Kipnis V, Chang SC, et al. Dietary fat and postmenopausal invasive breast cancer in the National Institutes of Health-AARP Diet and Health Study cohort. *J Natl Cancer Inst* 2007;99:451-462.

[23] Smith-Warner SA, Stampfer MJ. Fat intake and breast cancer revisited. *J Natl Cancer Inst* 2007;99:418-419.

[24] Smith-Warner SA, Spiegelman D, Yaun SS, et al. Alcohol and breast cancer in women: a pooled analysis of cohort studies. *JAMA* 1998;279:535-540.

[25] Hamajima N, Hirose K, Tajima K, et al. Alcohol, tobacco and breast cancer—collaborative reanalysis of individual data from 53 epidemiological studies, including 58,515 women with breast cancer and 95,067 women without the disease. *Br J Cancer* 2002;87:1234-1245.

[26] Dumitrescu RG, Shields PG. The etiology of alcohol-induced breast cancer. *Alcohol* 2005;35:213-225.

[27] Zhang S, Hunter DJ, Hankinson SE, et al. A prospective study of folate intake and the risk of breast cancer. *JAMA* 1999;281:1632-1637.

[28] Duffy CM, Assaf A, Cyr M, et al. Alcohol and folate intake and breast cancer risk in the WHI Observational Study. *Breast Cancer Res Treat* 2009;116:551-562.

[29] Tjonneland A, Christensen J, Olsen A, et al. Alcohol intake and breast cancer risk: the European Prospective Investigation into Cancer and Nutrition (EPIC). *Cancer Causes Control* 2007;18:361-373.

[30] Reynolds P, Hurley S, Goldberg DE, et al. Active smoking, household passive smoking, and breast cancer: evidence from the California Teachers Study. *J Natl Cancer Inst* 2004;96:29-37.

[31] Pirie K, Beral V, Peto R, et al. Passive smoking and breast cancer in never smokers: prospective study and meta-analysis. *Int J Epidemiol* 2008;37:1069-1079.

[32] van den Brandt PA, Spiegelman D, Yaun SS, et al. Pooled analysis of prospective cohort studies on height, weight, and breast cancer risk. *Am J Epidemiol* 2000;152:514-527.

[33] McTiernan A, Wu L, Chen C, et al. Relation of BMI and physical activity to sex hormones in postmenopausal women. *Obesity (Silver Spring)* 2006;14:1662-1677.

[34] Key TJ, Appleby PN, Reeves GK, et al. Body mass index, serum sex hormones, and breast cancer risk in postmenopausal women. *J Natl Cancer Inst* 2003;95:1218-1226.

[35] Eliassen AH, Colditz GA, Rosner B, et al. Adult weight change and risk of postmenopausal breast cancer. *JAMA* 2006;296:193-201.

[36] Dallal CM, Sullivan-Halley J, Ross RK, et al. Long-term recreational physical activity and risk of invasive and in situ breast cancer: the California teachers study. *Arch Intern Med* 2007;167:408-415.

[37] Leitzmann MF, Moore SC, Peters TM, et al. Prospective study of physical activity and risk of postmenopausal breast cancer. *Breast Cancer Res* 2008;10:R92.

[38] Neilson HK, Friedenreich CM, Brockton NT, et al. Physical activity and postmenopausal breast cancer: proposed biologic mechanisms and areas for future research. *Cancer Epidemiol Biomarkers Prev* 2009;18:11-27.

[39] Hartmann LC, Sellers TA, Frost MH, et al. Benign breast disease and the risk of breast cancer. *N Engl J Med* 2005;353:229-237.

[40] Cook MG, Rohan TE. Benign breast disease: the relationship between its histological features and risk factors for breast cancer. *Pathology* 1991;23:286-290.

[41] Hartmann LC, Ghosh K. Benign breast disease: emerging findings in a diverse population. *Breast J* 2007;13:113-114.

[42] Byrne C, Schairer C, Wolfe J, et al. Mammographic features and breast cancer risk: effects with time, age, and menopause status. *J*

Natl Cancer Inst 1995;87:1622-1629.

[43] Tamimi RM, Byrne C, Colditz GA, et al. Endogenous hormone levels, mammographic density, and subsequent risk of breast cancer in postmenopausal women. *J Natl Cancer Inst* 2007;99:1178-1187.

[44] Boyd NF, Dite GS, Stone J, et al. Heritability of mammographic density, a risk factor for breast cancer. *N Engl J Med* 2002;347:886-894.

[45] Martin LJ, Boyd NF. Mammographic density. Potential mechanisms of breast cancer risk associated with mammographic density: hypotheses based on epidemiological evidence. *Breast Cancer Res* 2008;10:201.

[46] Pike MC, Spicer DV, Dahmoush L, et al. Estrogens, progestogens, normal breast cell proliferation, and breast cancer risk. *Epidemiol Rev* 1993;15:17-35.

[47] Key T, Appleby P, Barnes I, et al. Endogenous sex hormones and breast cancer in postmenopausal women: reanalysis of nine prospective studies. *J Natl Cancer Inst* 2002;94:606-616.

[48] Eliassen AH, Missmer SA, Tworoger SS, et al. Endogenous steroid hormone concentrations and risk of breast cancer among premenopausal women. *J Natl Cancer Inst* 2006;98:1406-1415.

[49] Missmer SA, Eliassen AH, Barbieri RL, et al. Endogenous estrogen, androgen, and progesterone concentrations and breast cancer risk among postmenopausal women. *J Natl Cancer Inst* 2004;96:1856-1865.

[50] Hankinson SE, Willett WC, Michaud DS, et al. Plasma prolactin levels and subsequent risk of breast cancer in postmenopausal women. *J Natl Cancer Inst* 1999;91:629-634.

[51] Schernhammer ES, Holly JM, Pollak MN, et al. Circulating levels of insulin-like growth factors, their binding proteins, and breast cancer risk. *Cancer Epidemiol Biomarkers Prev* 2005;14:699-704.

[52] Breast cancer and hormonal contraceptives: collaborative reanalysis of individual data on 53 297 women with breast cancer and 100 239 women without breast cancer from 54 epidemiological studies. Collaborative Group on Hormonal Factors in Breast Cancer. *Lancet* 1996;347:1713-1727.

[53] Breast cancer and hormone replacement therapy: collaborative reanalysis of data from 51 epidemiological studies of 52,705 women with breast cancer and 108,411 women without breast cancer. Collaborative Group on Hormonal Factors in Breast Cancer. *Lancet* 1997;350:1047-1059.

[54] Rossouw JE, Anderson GL, Prentice RL, et al. Risks and benefits of estrogen plus progestin in healthy postmenopausal women: principal results from the Women's Health Initiative randomized controlled trial. *JAMA* 2002;288:321-333.

[55] Feuer EJ, Wun LM. How much of the recent rise in breast cancer incidence can be explained by increases in mammography utilization? A dynamic population model approach. *Am J Epidemiol* 1992;136:1423-1436.

[56] Glass AG, Lacey JV Jr, Carreon JD, et al. Breast cancer incidence, 1980-2006: combined roles of menopausal hormone therapy, screening mammography, and estrogen receptor status. *J Natl Cancer Inst* 2007;99:1152-1161.

[57] Hausauer AK, Keegan TH, Chang ET, et al. Recent trends in breast cancer incidence in US White women by county-level urban/rural and poverty status. *BMC Med* 2009;7:31.

[58] Jemal A, Ward E, Thun MJ. Recent trends in breast cancer incidence rates by age and tumor characteristics among U.S. women. *Breast Cancer Res* 2007;9:R28.

[59] Hausauer AK, Keegan TH, Chang ET, et al. Recent breast cancer trends among Asian/Pacific Islander, Hispanic, and African-American women in the US: changes by tumor subtype. *Breast Cancer Res* 2007;9:R90.

[60] Smigal C, Jemal A, Ward E, et al. Trends in breast cancer by race and ethnicity: update 2006. *CA Cancer J Clin* 2006;56:168-183.

[61] Zheng T, Holford TR, Chen Y, et al. Time trend of female breast carcinoma in situ by race and histology in Connecticut, USA. *Eur J Cancer* 1997;33:96-100.

[62] Eheman CR, Shaw KM, Ryerson AB, et al. The changing incidence of in situ and invasive ductal and lobular breast carcinomas: United States, 1999-2004. *Cancer Epidemiol Biomarkers Prev* 2009;18:1763-1769.

[63] Ravdin PM, Cronin KA, Howlader N, et al. The decrease in breast-cancer incidence in 2003 in the United States. *N Engl J Med* 2007;356:1670-1674.

[64] Berry DA, Ravdin PM. Breast cancer trends: a marriage between clinical trial evidence and epidemiology. *J Natl Cancer Inst* 2007;99:1139-1141.

[65] Verkooijen HM, Bouchardy C, Vinh-Hung V, et al. The incidence of breast cancer and changes in the use of hormone replacement therapy: a review of the evidence. *Maturitas* 2009;64:80-85.

[66] Fisher B, Costantino JP, Wickerham DL, et al. Tamoxifen for prevention of breast cancer: report of the National Surgical Adjuvant Breast and Bowel Project P-1 Study. *J Natl Cancer Inst* 1998;90:1371-1388.

[67] Vogel VG, Costantino JP, Wickerham DL, et al. Effects of tamoxifen vs raloxifene on the risk of developing invasive breast cancer and other disease outcomes: the NSABP Study of Tamoxifen and Raloxifene (STAR) P-2 trial. *JAMA* 2006;295:2727-2741.

[68] Wickerham DL, Costantino JP, Vogel VG, et al. The use of tamoxifen and raloxifene for the prevention of breast cancer. *Recent Results Cancer Res* 2009;181:113-119.

[69] Begg CB, Haile RW, Borg A, et al. Variation of breast cancer risk among BRCA1/2 carriers. *JAMA* 2008;299:194-201.

[70] Easton DF, Pooley KA, Dunning AM, et al. Genome-wide association study identifies novel breast cancer susceptibility loci. *Nature* 2007;447:1087-1093.

[71] He C, Kraft P, Chen C, et al. Genome-wide association studies identify loci associated with age at menarche and age at natural menopause *Nat Genet* 2009;41:724-728.

[72] Hunter DJ, Kraft P, Jacobs KB, et al. A genome-wide association study identifies alleles in FGFR2 associated with risk of sporadic postmenopausal breast cancer. *Nat Genet* 2007;39:870-874.

[73] Ambrosone CB. The promise and limitations of genome-wide association studies to elucidate the causes of breast cancer. *Breast Cancer Res* 2007;9:114.

[74] Marroni F, Aretini P, D'Andrea E, et al. Evaluation of widely used models for predicting BRCA1 and BRCA2 mutations. *J Med Genet* 2004;41:278-285.

[75] Parmigiani G, Chen S, Iversen ES Jr, et al. Validity of models for predicting BRCA1 and BRCA2 mutations. *Ann Intern Med* 2007;147:441-450.

[76] Chen J, Pee D, Ayyagari R, et al. Projecting absolute invasive breast cancer risk in White women with a model that includes mammographic density. *J Natl Cancer Inst* 2006;98:1215-1226.

[77] Tice JA, Cummings SR, Ziv E, et al. Mammographic breast density and the Gail model for breast cancer risk prediction in a screening population. *Breast Cancer Res Treat* 2005;94:115-122.

[78] Gail MH, Costantino JP, Pee D, et al. Projecting individualized absolute invasive breast cancer risk in African American women. *J Natl Cancer Inst* 2007;99:1782-1792.

[79] Chlebowski RT, Anderson GL, Lane DS, et al. Predicting risk of breast cancer in postmenopausal women by hormone receptor sta-

tus. *J Natl Cancer Inst* 2007;99:1695-1705.

[80] Santen RJ, Boyd NF, Chlebowski RT, et al. Critical assessment of new risk factors for breast cancer: considerations for development of an improved risk prediction model. *Endocr Relat Cancer* 2007; 14:169-187.

[81] Cummings SR, Tice JA, Bauer S, et al. Prevention of breast cancer in postmenopausal women: approaches to estimating and reducing risk. *J Natl Cancer Inst* 2009;101:384-398.

[82] Rosenberg LU, Einarsdottir K, Friman EI, et al. Risk factors for hormone receptor-defined breast cancer in postmenopausal women. *Cancer Epidemiol Biomarkers Prev* 2006;15:2482-2488.

[83] Althuis MD, Fergenbaum JH, Garcia-Closas M, et al. Etiology of hormone receptor-defined breast cancer: a systematic review of the literature. *Cancer Epidemiol Biomarkers Prev* 2004;13:1558-1568.

[84] Ma H, Bernstein L, Pike MC, et al. Reproductive factors and breast cancer risk according to joint estrogen and progesterone receptor status: a meta-analysis of epidemiological studies. *Breast Cancer Res* 2006;8:R43.

[85] Deandrea S, Talamini R, Foschi R, et al. Alcohol and breast cancer risk defined by estrogen and progesterone receptor status: a case-control study. *Cancer Epidemiol Biomarkers Prev* 2008;17:2025-2028.

[86] Suzuki R, Orsini N, Mignone L, et al. Alcohol intake and risk of breast cancer defined by estrogen and progesterone receptor status—a meta-analysis of epidemiological studies. *Int J Cancer* 2008; 122:1832-1841.

[87] Chu KC, Anderson WF. Rates for breast cancer characteristics by estrogen and progesterone receptor status in the major racial/ethnic groups. *Breast Cancer Res Treat* 2002;74:199-211.

[88] Suzuki R, Orsini N, Saji S, et al. Body weight and incidence of breast cancer defined by estrogen and progesterone receptor status—a meta-analysis. *Int J Cancer* 2009;124:698-712.

[89] Colditz GA, Rosner BA, Chen WY, et al. Risk factors for breast cancer according to estrogen and progesterone receptor status. *J Natl Cancer Inst* 2004;96:218-228.

[90] Reeves GK, Beral V, Green J, et al. Hormonal therapy for menopause and breast-cancer risk by histological type: a cohort study and meta-analysis. *Lancet Oncol* 2006;7:910-918.

[91] Couto E, Banks E, Reeves G, et al. Family history and breast cancer tumour characteristics in screened women. *Int J Cancer* 2008; 123:2950-2954.

[92] Phipps AI, Malone KE, Porter PL, et al. Body size and risk of luminal, HER2-overexpressing, and triple-negative breast cancer in postmenopausal women. *Cancer Epidemiol Biomarkers Prev* 2008; 17:2078-2086.

[93] Bauer KR, Brown M, Cress RD, et al. Descriptive analysis of estrogen receptor (ER)-negative, progesterone receptor (PR)-negative, and HER2-negative invasive breast cancer, the so-called triple-negative phenotype: a population-based study from the California Cancer Registry. *Cancer* 2007;109:1721-1728.

[94] Trivers KF, Lund MJ, Porter PL, et al. The epidemiology of triple-negative breast cancer, including race. *Cancer Causes Control* 2009;20:1071-1082.

[95] Anderson WF, Chu KC, Chang S, et al. Comparison of age-specific incidence rate patterns for different histopathologic types of breast carcinoma. *Cancer Epidemiol Biomarkers Prev* 2004;13:1128-1135.

[96] Anderson WF, Pfeiffer RM, Dores GM, et al. Comparison of age distribution patterns for different histopathologic types of breast carcinoma. *Cancer Epidemiol Biomarkers Prev* 2006;15:1899-1905.

[97] Reeves GK, Pirie K, Green J, et al. Reproductive factors and specific histological types of breast cancer: prospective study and meta-analysis. *Br J Cancer* 2009;100:538-544.

[98] Hance KW, Anderson WF, Devesa SS, et al. Trends in inflammatory breast carcinoma incidence and survival: the surveillance, epidemiology, and end results program at the National Cancer Institute. *J Natl Cancer Inst* 2005;97:966-975.

[99] Troester MA, Swift-Scanlan T. Challenges in studying the etiology of breast cancer subtypes. *Breast Cancer Res* 2009;11:104.

第2章

Costanza Cocilovo

乳腺癌筛查和诊断

Breast Cancer Screening and Diagnosis

2007年,大约有178 480例新发浸润性乳腺癌和62 030例原位乳腺癌患者被确诊,估计将有40 460名妇女死于乳腺癌,死亡率仅次于肺癌[1]。晚期乳腺癌5年生存率较低,乳腺原位癌、局部浸润癌和远处转移癌的5年相对生存率分别为98%、84%和27%[1]。早期发现是降低乳腺癌死亡率的最重要手段。虽然常规筛查发现了很多肿瘤,但仍有很多肿瘤被遗漏。近30年来,美国癌症协会已先后6次修改乳腺癌筛查推荐标准[2],乳腺钼靶X线检查一直是筛查的标准,其他影像学检查如数字化钼靶X线、计算机辅助检测(CAD)、磁共振成像(MRI)和PET/CT提高了早期检测率,并且它们的作用还在进一步探索中。

美国癌症协会(ACS)的乳腺癌筛查指南推荐,一般女性40岁时开始乳腺钼靶X线筛查,20～40岁的女性应每3年进行一次临床乳房检查。40岁以上的妇女每年应进行一次临床乳房检查,并告知女性乳房自我检查的好处和局限性,以及及时反馈乳腺新发症状的重要性。只要女性处于亚健康状态或可能需要治疗,就需要行乳腺钼靶X线检查。

对于高风险女性,更早期的筛查、较短的筛查间隔期以及其他进一步的影像学检查,可能带来好处。2007年,乳腺癌筛查指南附录推荐对*BRCA*突变携带者除了进行乳房摄片检查外,每年应行MRI成像检查;BRCAPRO及其他乳腺癌家族史相关模型研究得出,尚未发现*BRCA*基因突变者的直系亲属患病风险在20%～25%或更高。也推荐在10～30岁有胸部放射史、Li-Fraumeni综合征及其一级直系亲属、Cowden综合征和Bannayan-Riley-Ruvalcaba综合征及其一级亲属的患者常规进行乳房MRI检查[3]。

乳房自检

美国预防服务工作组认为,目前尚无足够的证据来推荐或反对单独临床检查来筛查乳腺癌[4]。之前,美国癌症协会建议定期进行临床乳房检查,鉴于10%～15%的乳腺癌是乳腺钼靶X线无法发现的,临床和自我乳房检查应作为乳腺癌筛查的补充。女性通常在洗澡或穿衣等不经意中发现乳房肿瘤,因此自我发现至关重要[4]。

乳房X线检查

来自瑞典、美国、加拿大和英国的8个临床随机试验研究,推荐乳腺钼靶X线检查作为乳腺癌筛查工具[4]。总体来说,筛查发现的乳腺癌比临床检查发现的更小,而且更有利于治疗。一项对39～74岁女性进行的乳腺钼靶X线筛查随机临床试验的荟萃分析发现,尽管不是所有试验都显示钼靶X线筛查在减少死亡率方面有统计学意义,但其总的死亡率下降了24%[4]。对于筛查间隔时间及对最大年龄和最小年龄上的标准制定,美国与加拿大和其他欧洲国家不同。2008年,英国国家健康服务乳房筛查项目(NHSBSP)在其20周年纪念日上发布,尽管大数据显示做合适的筛查间隔为18～24个月,但根据成本效益,计划每3年进行一次筛查。在美国,女性被鼓励从40岁开始每年接受一次乳腺钼靶X线检查,尽管80%的乳腺癌发生在50岁以上的女性,但数据表明对50岁以下的女性进行筛查有生存期的获益。40～49岁年龄组中,平均每筛查千人可避免0.8人死亡。NHSBSP鼓励年轻女性理解筛选该年龄段人口的年龄设定局限性,并指出私人机构可提供筛查服务[5]。加拿大卫生服务回顾分析研究认为,40～49

岁年龄段女性应通过钼靶X线筛查从而被告知风险和益处，自行决定何时开始筛查[6]。克利夫兰诊所的一项荟萃分析认为，对40多岁的女性进行筛查，其乳腺癌死亡率降低约20%[7]。美国的指南建议对于具有一般风险的女性，应该从40岁开始筛查。

人类的预期寿命在继续增加，发达国家75岁以上的妇女占比趋势逐渐增高[8]，而目前还缺乏基于充分证据的对于老年女性的定期筛查指南。回顾相关文献发现，在75～84岁的人群中，未进行乳腺钼靶X线筛查的女性死于乳腺癌的风险要高于定期筛查的女性，尽管差异在统计学上并不显著，但在85岁以上年龄组中也同样可以看到。预期寿命小于5年的患者不能从癌症筛查中获得生存效益[8]，年龄本身不应作为停止筛查的理由，应综合考虑患者健康状况、接受治疗的能力以及筛查的获益程度。

数字化钼靶X线

由于年轻女性乳腺组织的密度相对较高，常规胶片筛查效果欠佳，数字化钼靶X线检查提高了对致密乳房中低对比度病灶的检出，同时可以使用计算机辅助检测，实现电子传输、存储和检索图像。先前的研究表明乳房数字化钼靶X线检查获益不足，国家癌症研究所资助的一项大型多中心试验(DMIST)，旨在解决先前研究的许多不足之处。49 528名女性参加了美国和加拿大该项目中的33项研究，表明在50岁以下的女性中，乳腺密度高或极高及未绝经者，数字化钼靶X线明显优于普通胶片乳房摄影技术，敏感性显著提高[9]。如同其他技术一样，数字化钼靶X线的转换解读有一个学习曲线，这可能是早期的研究没有突出其优势的原因所在。

计算机辅助检测

据报道，乳房摄影检查的假阴性率在10%～30%。许多乳腺癌患者通过乳腺钼靶X线是检测不到的，特别是在致密腺体中，回顾性研究也发现假阴性是常见的。这些肿瘤被忽视或者不被发现是令人担忧的。双盲法对已行乳房X线检查者再次检查，有25%～41%的肿瘤被发现[10]。研究还发现由两名放射科医生进行乳腺钼靶X线检查的灵敏度与一名医生独自检查的灵敏度提高4.6%～15%[11]，可见重复检查可提高肿瘤在早期阶段的检出率，但重复检查带来的额外成本令人担忧。CAD程序能够识别异常图像，并标记出计算机认为的可疑区域，放射科医生对此区域进行再次检查，可以确保不遗漏病灶，数字乳房摄影技术提供的图像可以用于CAD检查[10]。一项对13 000名女性使用CAD筛查的研究发现，癌症的检出率提高了19%，每1 000名女性中癌症检出者增加了3.2～3.8人次[12]。CAD在原位癌(DCIS)中对导管原位癌的检查率增加了14.2%，同时活检率从26.3%降低到了21.9%[10]。CAD准确地发现了84%的肿块、98%的微钙化以及89%的混合性肿块/微钙化病变[13]。大量的研究已经证明了CAD对乳腺癌检测的重要作用，降低了漏诊率，尤其在致密腺体组织中对微钙化的发现具有潜在的意义。由于CAD也存在假阴性结果，因此对于CAD上未发现的可疑病灶应进一步检查[10]。

超声检查

超声波利用高频声波来检测靶区，没有电离辐射，尤其适用于年轻女性和孕妇。超声一次只能够观察乳房的一小块区域，准确性依据操作者熟练程度和患者乳房情况而定[4]。超声检查通常不用于筛查，可用来评估可明显触摸到的乳房肿块或乳腺钼靶X线或磁共振发现的病灶。超声可作为乳腺钼靶X线检查发现腺体致密者的辅助检查，以增加筛查的敏感度，但可能会增加乳房肿块活检的概率[14]。总的来说，超声不是一个有效的筛查工具。单中心回顾分析了1998年4月到2006年4月间34 694例乳腺超声图像，发现在所有被诊断出的癌症中，只有2.2%是通过超声检查发现的。超声检查发现所有恶性肿瘤占比大概是0.03%[15]。鉴于这些研究，应该有选择性地使用超声，超声检测乳腺囊肿的敏感性为96%～100%，但对实性肿块的诊断敏感性较差。Bassett研究发现超声仅能发现63%的实性肿块[16]。另外，乳房超声检查不能发现微钙化灶[17]。如果一个可触摸到的或两边明显不对称的临床低风险肿块接受检查，即使结果是钼靶X线和超声都证实为阴性的或恶性程度低的情况，也不能排除癌的可能，应进一步完成诊断性活检或密切随访。超声是乳房穿刺活检的辅助手段，可以比其他成像方式更简便地指导患者和辅助操作者完成细针抽吸穿刺细胞病理活检（FNA）、粗针穿刺组织病理活检或者局部手术切除组织病理活检。

磁共振成像

MRI通过强大的磁场、无线电波和计算机处理的结合产生图像。乳房MRI检查的研究证明其敏感度比钼靶和超声检查都要高，但特异性比钼靶X线检查低[17]。一项荷兰的研究发现，对1 909名女性行MRI筛查导致的其他额外检查和穿刺活检分别是钼靶X线的2倍和3倍[18]。因此目前研究认为MRI可应用于钼靶X线检查认为高危人群的筛查。MRI的局限性包括高成本，不适合肥胖、有心脏起搏器及肾功能衰竭人群，增加潜在的不必要的穿刺活检，不可轻易搬运，成像所需的时间较长。患者接受静脉注射，给予钆剂进行对比增强造影。随后20分钟的静态扫描[4]，会呈现三种不同的动态增强类型：Ⅰ型，持续上升型，肿块渐进性的持续强化，多提示良性病变；Ⅱ型，上升平台型，早期明显强化，中晚期维持在峰值上下，提示恶性病变可能介于Ⅰ型和Ⅲ型之间；Ⅲ型，快进快出型，早期迅速强化后迅速下降，多提示恶性病变[10]。诊断还必须对病灶进行形态学评估，病灶的边缘特征很重要，边缘呈分叶状和不规则形状，其恶性肿瘤的可能性为76%～91%。大多数良性肿瘤边缘光滑，边界清楚，其良性预测价值在90%左右[10,19]。DCIS是位于导管内未突破基底膜，呈聚集性的病变[20]。

MRI通常用来评估首次诊断乳腺癌的患者，更适用于对乳房多病灶和多中心肿瘤的评估[10]。纪念斯隆-凯特林癌症中心对70位女性行乳腺MRI检查，19名（27%）女性发现另有肿瘤病变[21]。还发现MRI检测到了5%乳腺癌患者对侧乳腺有肿瘤病变[21]。MRI在*BRCA*基因突变的患者中的价值更为重要[10]，可发现2%～7%隐匿性乳腺癌。最新的美国癌症协会指南明确指出哪些人群应接受MRI检查，但对于其他高风险人群没有明确的推荐。纪念斯隆-凯特林癌症中心回顾总结了MRI对不典型性增生（AH）和小叶原位癌（LCIS）筛查的经验，378例患者中有126例非典型性增生和252例小叶原位癌。182例年龄较小和乳腺癌家族史的患者进行MRI，其中55例穿刺组织活检是单独基于MRI的检查建议的，活检者为46例，6例（13%）病理提示为恶性肿瘤，均为小叶原位癌。这是一组被高度挑选的患者，因此很难推荐所有小叶原位癌患者行MRI检查[22]。MRI在筛查高危人群和新发乳腺癌的患者方面显示出了很大的前景，但其高假阳性率导致不必要的穿刺组织活检，因此MRI在乳腺癌筛查和诊断中的作用有待继续探索研究。

核素成像

大多数的乳腺恶性肿瘤新陈代谢较正常组织旺盛，18-氟脱氧葡萄糖（FDG）易于聚集，从而被广泛应用于临床正电子发射体层扫描（PET）检查[6]。由于全身PET扫描对乳房无空间分辨率，而PET/CT在肿瘤病灶的重建、对治疗反应的评估意义显著，可作为一种较好的临床手段[23]。小型专用的PET扫描仪是用于乳房成像的，其压力变化温和。Tafra的一项正电子发射乳房摄影（PEM）的前瞻性研究对44例乳腺病灶影像进行评估，发现89%的病变，17例“多灶肿瘤”被完全准确地排除[24]。Berg研究发现PEM联合乳房摄影术和超声检查对乳腺癌诊断的准确度达98%（47/48）[25]。致密型腺体乳房不会像乳腺钼靶X线检查一样对PEM产生负面影响，但低级别肿瘤更容易被忽略，因为PEM的技术是基于FDG浓度。

乳腺核素成像

对放射示踪剂功能性摄取的另一种乳房成像技术是核素成像，其示踪剂为锝-99，能被乳腺癌组织吸收。梅奥诊所6年内对900多例患者进行了该项研究，发现诊断的准确性不受腺体密度的影响，不需要外力压缩乳房，与97%的乳腺钼靶X线诊断结果一致，其敏感度超过90%，是乳腺钼靶X线的有效补充检查[26]。美国联邦医疗保险评估MRI的费用为1 029.69美元，核素成像的费用为292.12美元。作为新兴技术还没有得到广泛应用，临床数据仍然很匮乏。

诊断

对于一个临床不确定或可疑的病灶，有多种手段来明确其性质。若病灶为囊性，超声检查可明确是简单或复杂的病变，若是单纯囊肿则行FNA，超声引导下FNA既可证明是囊性成分，同时可以治疗。若穿刺液为非血性，抽完弃之即可，若对其性质有质疑或穿刺液为血性，则行细胞学检查，一般用22号针和10 mL注射器穿刺。若病灶为实质性肿块，细针穿刺获取细胞，行细胞病理学检查。

表2.1比较了细胞病理与组织学检查结果[27-36]，总敏感度为93.3%，特异性为96.6%，准确率为94.7%，假阴性率为6.7%，假阳性率为1.1%。细胞学不能区分原位癌是否浸润，但能迅速诊断是否是癌；假阴性率较高，若病灶临床高度可疑，而细胞学显示阴性结果，则行组织穿刺活检。

粗针穿刺组织病理活检

粗针穿刺组织病理穿刺活检是在X线引导下进行的，称为立体定向活体组织检查。根据肿块大小可选择8～11号穿刺针，皮肤局部麻醉后进行穿刺，其优势在于不像FNA仅取出单个细胞，而是少量肿瘤组织被完整地取出，用不同的病理染色技术进行分析，可以对乳腺癌相关的分子ER、PR、Her-2进行检测。在一项研究中，280例病灶通过立体定向或超声引导的粗针穿刺组织病理活检发现是良性的，但其中15例(4.3%)在手术切除后病理检查为恶性[37]。Dahlstrom等研究发现，116例立体定向活检被诊断为良性肿瘤患者中，仅有1例术后提示为恶性[38]。这些研究均未发现假阳性结果，这就是基于穿刺组织病理活检结果即可进行新辅助化疗或手术治疗的重要原因。对于仅在钼靶上显影的钙化灶，如何利用成对的立体定向数字图像确定靶区是极为重要的。

患者俯卧位，对乳房短暂施加轻微的外部压

表2.1　细针吸活检细胞学与组织学表现的相关性

参考文献	组织学恶性	组织学良性	真阴性	假阳性	假阴性
Knight等[27]	213	146	137	9	41
Smallwood等[35]	276	204	204	0	15
Painter等[29]	52	50	49	1	4
Smith等[30]	133	253	238	15	8
Vetrani等[31]	146	117	110	7	5
Zajdela等[28]	1 656	961	916	3	63
Bell等[33]	237	757	615	0	27
Kaufman等[34]	88	68	68	0	2
Palombini等[32]	492	178	178	0	15
总数	3 293	2 734	2 734	35	180

力，利用计算机定位活检方位的坐标，穿刺针进入坐标区域，真空辅助穿刺取出组织放入标本杯，穿刺位置放入银夹作定位用，然后行乳腺X线检查，钛夹定位点是否与病灶靶区吻合，上述操作过程必须有患者的密切配合。由于技术上的局限性，位置过于表浅或较深、体积较小的病灶难以开展此技术，另外大多数定位设备限重300 lb（约136 kg）以内[4]。定位穿刺活检后发生血肿和感染的概率非常低，6个月后要对良性病灶进行超声或钼靶X线检查，以排除肿块增大或钙化灶增多等可疑情况。如果穿刺组织标本提示为不典型增生，或认为穿刺样本不充分或与临床体征不符，则行外科手术切除活检组织病理检查。

手术切除病理活检

疾病诊疗的标准在不断精准化，无论何时都必须在手术前明确疾病诊断。当立体定向活检无法获取病灶，或穿刺组织病理活检不能定性，或穿刺后病理提示为不典型增生时，就需要手术切除更多的病灶组织来定性。一般外科手术活检大都在局部麻醉或静脉镇静下完成，若病灶恶性可能性大，应避免使用远距离隧道手术以免肿瘤种植，切口可选择在根治性手术范围内区域，这样美容和根治的效果都能兼顾。另外，不宜切除乳晕下方的乳房组织，会导致乳头挛缩内陷。活检结束后应仔细止血，若病灶为恶性应做切缘标记，切口可不选择美容缝合。手术活检的并发症包括出血、血肿、瘀斑、感染、麻木、感觉异常以及对母乳喂养的干扰，术前应充分告知患者其风险及漏诊的可能。

乳腺癌筛查和诊治水平在不断提升，随着科学技术的发展，更好、更早、更精准的诊治目标指日可待。在未来癌症将被更精确的影像图早期准确地诊断出来，诊断技术也会更加无创和精准，以便于外科医生制订诊疗计划和手术方案，对此我们翘首以盼。

编者评论

2009年11月，美国预防服务特别工作组提出建议，禁止对40～49岁女性进行乳腺X线检查，并建议对50～74岁女性进行两年一次的乳腺X线检查，公众对此表示强烈抗议。他们的结论是，没有足够的证据推荐对75岁以上的女性进行乳腺检查以评估临床乳腺检查、MRI和数字乳腺摄影的益处或危害。此外，他们还建议不要培训女性乳房自检。工作组的建议遭到了大多数专业组织的强烈反对，没有影响到美国癌症协会等组织对在一般风险人群中进行乳腺X线检查的指导方针改变。

尽管有人强烈建议在基因突变携带者中使用MRI，但对于新诊断为乳腺癌和非典型性增生和LCIS患者使用MRI仍存在争议。新的成像方式，如正电子发射乳腺摄影和闪烁乳腺摄影有令人兴奋的效果。与这些新的成像方式相关的额外费用可能会使我们的医疗系统对此推进缓慢，而且对于筛查处于一般风险的大人群可能永远不会有成本效益。很难证明乳腺钼靶X线摄影筛查是经济有效的，并且与所有年龄组的死亡率降低相关，用同样的方法证明MRI的效果将更加困难。

在Silverstein等[39]最近发表的一份报告中，专家组一致认为，经皮穿刺活检是“最佳做法”，应成为初步诊断的新“金标准”。它基本上应该取代开放式活检。乳腺超声已成为诊断乳腺异常重要的影像学手段。粗针穿刺活检减少了在芯针活检后进行切除活检时的占位率。目前正在开发一种新的设备来对病变进行活检，以保持样本的完整性并避免样本碎片化。这些设备可以提高我们对分期和边缘的评估能力。

如果我们要改进筛查和诊断，就需要一种完全不同的方法。我们现在寻找一种结构意义上的改变，这种改变可以通过影像学来看到。

在成像研究中等待可识别的组织变化限制了提供早期检测的能力。无论是粗针穿刺活检还是开放性外科活检，活检阳性率一直稳定在20%～25%，这说明需要有更高的特异性和成像分辨率，以及在分子水平上识别肿瘤变化的新方法。

(*S.C.W.*)

参考文献

[1] American Cancer Society. *Breast Cancer Facts and Figures 2007-2008.* Atlanta, GA: American Cancer Society; 2007.

[2] American Cancer Society. MRI's emerging role in breast cancer screening. The American Cancer Society now recommends MRI in addition to mammography for women at high risk for breast cancer. *Harv Women's Health Watch* 2007;15(2):1-3.

[3] Smith RA, Saslow D, Sawyer KA, et al. American Cancer Society guidelines for breast cancer screening: update 2003. *CA Cancer J Clin* 2003; 2007;53:141-169.

[4] Rim A, Chellman-Jeffers M. Trends in breast cancer screening and diagnosis. *Cleve Clin J Med* 2008;75(suppl 1):S2-S9.

[5] Hogben RK. Screening for breast cancer in England: a review. *Curr Opin Obstet Gynecol* 2008;20(6):545-549.

[6] Ringash J. Preventive health care, 2001 update: screening mammography among women aged 40- 49 years at average risk of breast cancer. *Can Med Assoc J* 2001;164(4):469-476.

[7] Nemec CF, Listinsky J, Rim A, et al. How should we screen for breast cancer? Mammography, ultrasonography, MRI. *Cleve Clin J Med* 2007;74(12):897-904.

[8] Galit W, Green MS, Lital KB, et al. Routine screening mammography in women older than 74 years: a review of the available data. *Maturitas* 2007;57(2):109-119.

[9] Tice JA, Feldman MD. Full-field digital mammography compared with screen-film mammography in the detection of breast cancer: rays of light through DMIST or more fog? *Breast Cancer Res Treat* 2008;107(2):157-165.

[10] Berman CG. Recent advances in breast-specific imaging. *Cancer Control* 2007;14(4):338-349.

[11] Yankaskas BC, Schell MJ, Bird RE, et al. Reassessment of breast cancers missed during routine screening mammography: a community-based study. *AJR Am J Roentgenol* 2001;177(3):535-541.

[12] Freer TW, Ulissey MJ. Screening mammography with computer-aided detection: prospective study of 12,860 patients in a community breast center. *Radiology* 2001;220(3):781-786.

[13] Brem RF, Rapelyea JA, Zisman G, et al. Evaluation of breast cancer with a computer-aided detection system by mammographic appearance and histopathology. *Cancer* 2005;104(5):931-935.

[14] Irwig L, Houssami N, Van Vliet C, et al. New technologies in screening for breast cancer: a systematic review of their accuracy. *Br J Cancer* 2004;90(11):2118-2122.

[15] Greene T, Cocilovo C, Estabrook A, et al. A single institution review of new breast malignancies identified solely by sonography. *J Am Coll Surg* 2006;203(6):894-898.

[16] Bassett LW, Kimme-Smith C, Sutherland LK, et al. Automated and hand- held breast US: effect on patient management. *Radiology* 1987;165(1):103-108.

[17] Elmore JG, Armstrong K, Lehman CD, et al. Screening for breast cancer. *JAMA* 2005;293(10):1245-1256.

[18] Kriege M, Brekelmans CT, Boetes C, et al. Efficacy of MRI and mammography for breastcancer screening in women with a familial or genetic predisposition. *N Engl J Med* 2004;351(5):427-437.

[19] Buadu LD, Murakami J, Murayama S, et al. Breast lesions: correlation of contrast medium enhancement patterns on MR images with histopathologic findings and tumor angiogenesis. *Radiology* 1996; 200(3):639-649.

[20] Nunes LW. Architectural-based interpretations of breast MR imaging. *Magn Reson Imaging Clin N Am* 2001;9(2):303-320.

[21] Liberman L, Morris EA, Dershaw DD, et al. MR imaging of the ipsilateral breast in women with percutaneously proven breast cancer. *AJR Am J Roentgenol* 2003;180(4):901-910.

[22] Port ER, Park A, Borgen PI, et al. Results of MRI screening for breast cancer in high-risk patients with LCIS and atypical hyperplasia. *Ann Surg Oncol* 2007;14(3):1051-1057.

[23] Rosen EL, Eubank WB, Mankoff DA, et al. FDG PET, PET/CT, and breast cancer imaging. *Radiographics* 2007;27(suppl 1):S215-S229.

[24] Tafra L, Cheng Z, Uddo J, et al. Pilot clinical trial of 18 F-fluorodeoxyglucose positronemission mammography in the surgical management of breast cancer. *Am J Surg* 2005;190(4):628-632.

[25] Berg WA, Gutierrez L, NessAiver MS, et al. Diagnostic accuracy of mammography, clinical examination, US, and MR imaging in preoperative assessment of breast cancer. *Radiology* 2004;233(3): 830-849.

[26] Hruska CB, Boughey JC, Phillips SW, et al. Scientific Impact Recognition Award: Molecular breast imaging: a review of the Mayo Clinic experience. *Am J Surg* 2008;196(4):470-476.

[27] Knight DC, Lowell DM, Heimann A, et al. Aspiration of the breast and nipple discharge cytology. *Surg Gynecol Obstet* 1986;163(5): 415-420.

[28] Zajdela A, Ghossein NA, Pilleron JP, et al. The value of aspiration cytology in the diagnosis of breast cancer: experience at the Fondation Curie. *Cancer* 1975;35(2):499-506.

[29] Painter RW, Clark WE II, Deckers PJ, et al. Negative findings on fine-needle aspiration biopsy of solid breast masses: patient management. *Am J Surg* 1988;155(3):387-390.

[30] Smith C, Butler J, Cobb C, et al. Fine-needle aspiration cytology in the diagnosis of primary breast cancer. *Surgery* 1988;103(2):178-183.

[31] Vetrani A, Fulciniti F, Benedetto G, et al. Fine-needle aspiration biopsies of breast masses. An additional experience with 1153 cases (1985 to 1988) and a meta-analysis. *Cancer* 1992;69(3):736-740.

[32] Palombini L, Fulciniti F, Vetrani A, et al. Fine-needle aspiration biopsies of breast masses. A critical analysis of 1956 cases in 8 years (1976-1984). *Cancer* 1988;61(11):2273-2277.

[33] Bell DA, Hajdu SI, Urban JA, et al. Role of aspiration cytology in the diagnosis and management of mammary lesions in office prac-

tice. *Cancer* 1983;51(7):1182-1189.

[34] Kaufman M, Bider D, Weissberg D, et al. Diagnosis of breast lesions by fine needle aspiration biopsy. *Am Surg* 1983;49(10):558-559.

[35] Smallwood J, Herbert A, Guyer P, et al. Fine needle aspiration cytology and the diagnosis of breast disease. *Br J Surg* 1983;72:841-843.

[36] Patel JJ, Gartell PC, Smallwood JA, et al. Fine needle aspiration cytology of breast masses: an evaluation of its accuracy and reasons for diagnostic failure. *Ann R Coll Surg Engl* 1987;69(4):156-159.

[37] Parker SH, Burbank F, Jackman RJ, et al. Percutaneous large-core breast biopsy: a multiinstitutional study. *Radiology* 1994;193(2):359-364.

[38] Dahlstrom JE, Sutton S, Jain S, et al. Histological precision of stereotactic core biopsy in diagnosis of malignant and premalignant breast lesions. *Histopathology* 1996;28(6):537-541.

[39] Silverstein MJ, Recht A, Lagios MD, et al. Special report: Consensus conference III. Imagedetected breast cancer: state-of-the-art diagnosis and treatment. *J Am Coll Surg* 209(4):504- 520, October, 2009.

第3章

Erini Makariou Anousheh Sayah

术后乳腺影像检查

Imaging of the Surgically Altered Breast

引言

过去数十年,乳腺影像检查日益增加,超声和MRI得以广泛应用。虽然乳腺X线仍然是筛查和初诊的首选检查手段,但超声和MRI可以更准确地显示病变特点。随着乳腺外科手术干预增多,乳腺癌检出率也在增加。乳腺外科医生和影像科医生必须熟悉手术后乳腺的正常表现,才能准确判断病变性质。活检、假体植入和重建技术的发展,也改变了乳腺的影像学表现。本章讲述了乳腺切除、良性活检、保乳治疗、隆乳术和缩乳术以及自体组织和非自体组织重建术后的乳腺影像学特点,包括乳腺X线、超声和MRI几个方面。

乳腺X线摄影检查:基本原则

为了评估乳腺术后的变化表现,我们必须先熟悉乳腺X线摄影基本原理。乳腺X线摄影在一个专用的低剂量X线摄影装置上进行,通过压缩乳腺使实质结构分离,提高对比度和分辨率,并尽量减少X线剂量。目前数字化乳腺摄影正在迅速取代胶片技术。数字乳腺X线摄影术以数字格式(没有胶片)获取X线透过乳腺后的信息,该信息可被查看、编辑,并以数字化形式被传输至显示器,进行图片归档和传导。

标准的乳腺X线检查投照体位包括头足位(CC)和内外侧斜位(MLO)(图3.1)。头足位视图乳腺自上而下被压缩,内外侧斜位从平行于腋窝和胸大肌走行的平面对乳腺侧面进行压缩。技术人员通过这些互补视图对可疑病灶进行三维定位,通常在乳腺上放置不透射线的标记指示皮肤病变、可触及的病变或瘢痕。

根据美国放射学会指南[1],对大于40岁的无症状患者进行筛查,当有可疑的症状体征或筛查发现异常时,需要进行诊断检查。在诊断检查过程中,放射科医生可能需要其他特殊摄影技术,如局部加压摄影或放大摄影,进一步评估可疑区域或病变,同时行超声检查以区分实性或囊性病变。与既往检查结果进行比较,对于放射科医生的诊断至关重要。通过比较可以显示其属于良性病变的稳定状态还是进展的活跃或恶性病变。在大多情况下,通过比较可以减少最终诊断所需放射摄影的量。乳腺X线摄影术的恶性征象包括伴有星芒状边缘的病变、结构扭曲、多形性、铸形或线样分布钙化和(或)不对称(图3.2)。

超声检查:基本原则

超声是检查可扪及的病灶及乳腺X线发现的病灶的重要手段。乳腺超声检查首先将声波发射到乳腺中,再由超声检测器接收反射波产生图像。乳腺超声检查的优点包括能够更好地检测乳腺实质的组成,确定乳腺病变是实性还是囊性(图3.3)。超声检查可用于病变定位,且特异性高、价格低廉,因此应用广泛。超声还特别适合进行影像引导下引流或病变活检。主要缺点是微钙化显示不佳,而微钙化往往是恶性肿瘤的标志。另外,超声耗费人力。即便如此,乳腺超声检查依然正在成为影像学检查的首选工具[2,3]。

磁共振成像:基本原则

随着乳腺MRI诊断适应证增加,MRI已经成为乳腺检查的重要工具。对比增强乳腺MRI的使用指征包括:①评估乳腺癌病变范围;②检查初诊乳腺癌患者的对侧乳腺是否存在可疑病灶;③高

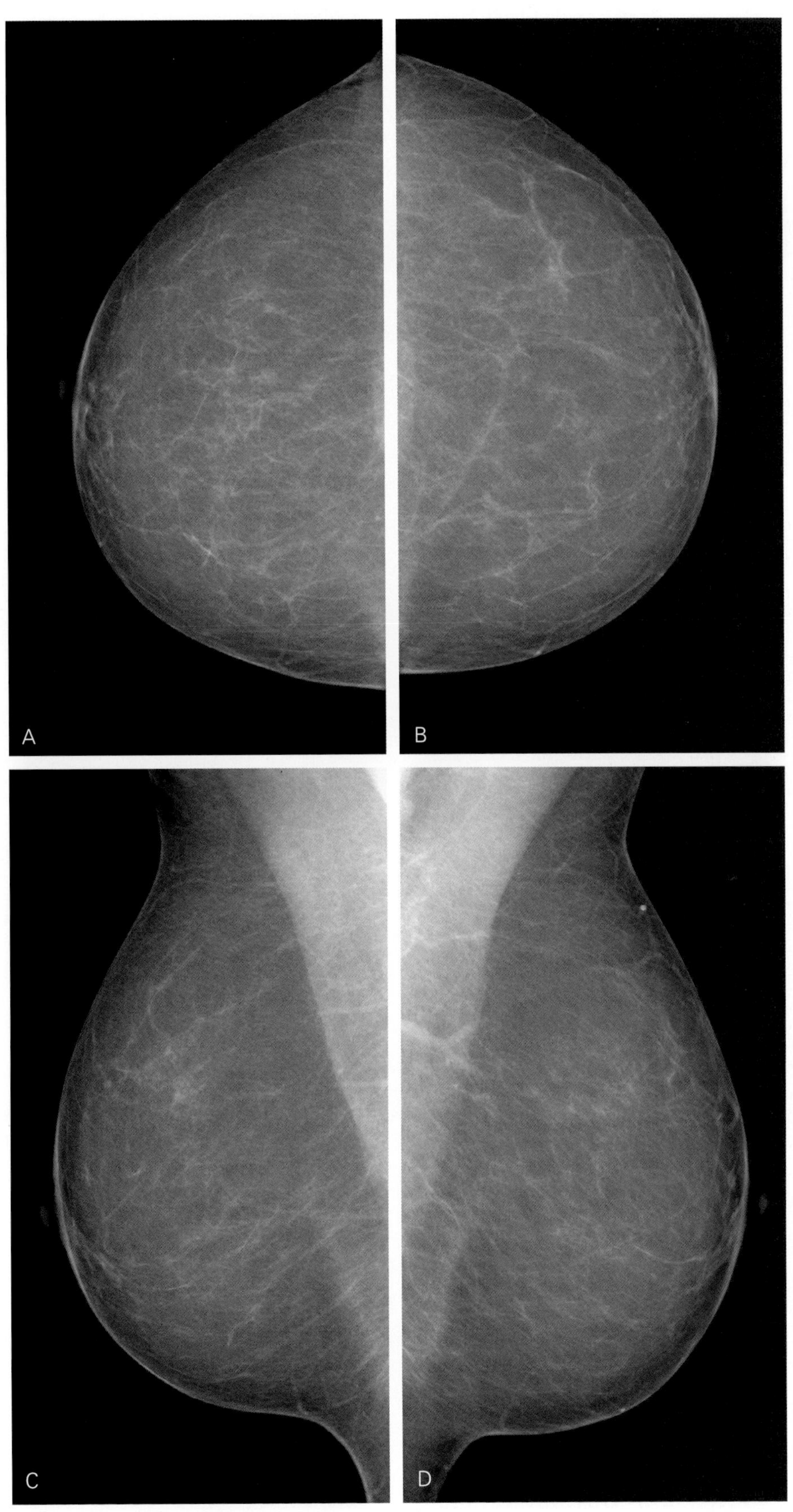

图3.1 乳腺钼靶X线筛查。A. 颅尾观，右乳腺。B. 颅尾观，左乳腺。C. 内外侧斜位，右乳腺。D. 内外侧斜位，左乳腺。

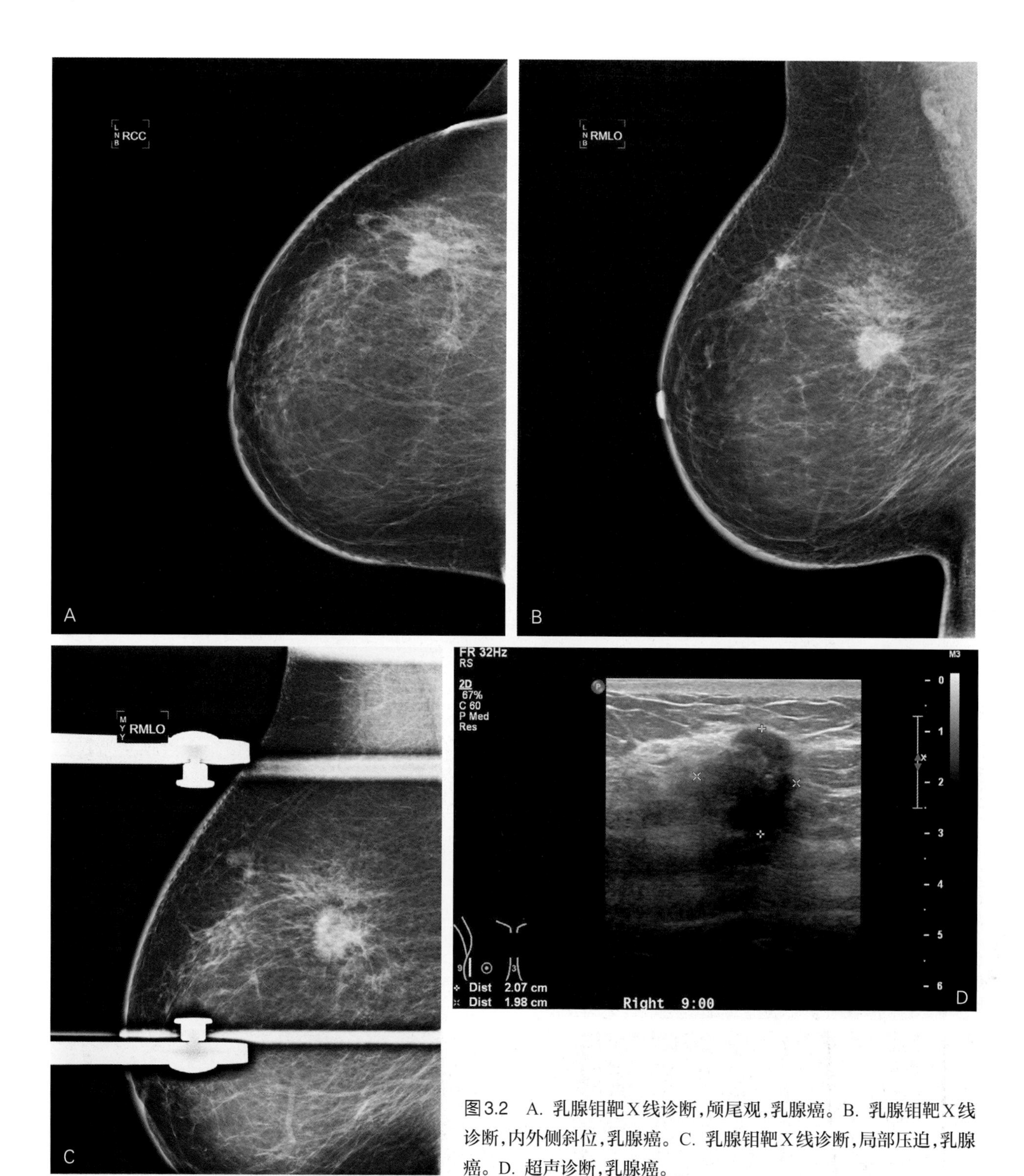

图3.2 A. 乳腺钼靶X线诊断，颅尾观，乳腺癌。B. 乳腺钼靶X线诊断，内外侧斜位，乳腺癌。C. 乳腺钼靶X线诊断，局部压迫，乳腺癌。D. 超声诊断，乳腺癌。

风险人群和(或)*BRCA1/2*基因突变女性的筛查；④评估新辅助化疗疗效；⑤显示和评价肿瘤对胸壁的浸润情况或乳腺切除部位的复发情况；⑥腋窝淋巴结转移而X线摄影未能明确原发灶时，乳腺MRI有助于发现乳腺内隐匿的癌灶[4-6]。

病变的形态学特征和动态增强模式在MRI解读中起重要作用。MRI高灵敏度和低特异性会产生许多假阳性结果，需要对患者进行二次超声检查和活检以进一步评估(图3.4)。尽管如此，对于X线摄影和超声检查可疑病灶，MRI有非常高的阴性预测价值以排除浸润性导管癌[7,8]。

最近发现MRI可能出现罕见的副作用——肾

源性系统性纤维化，与静脉注射MRI造影剂有关。肾功能受损或肾功能衰竭的女性需要特别注意[9]。

术前影像学

术前通过影像学检查评估肿瘤病变范围已经成为标准诊治流程，甚至也改变了部分病例的治疗策略（因超声或MRI检查改变治疗策略的病例分别占到18%和11%～30%）[10-12]。在诊断浸润性癌方面超声和MRI比乳腺X线更敏感，特别对于致密型和密度不均匀增高的乳腺组织。MRI常用于确诊为恶性肿瘤后排除多中心和多灶性病变（图3.5），大多数卫星灶（87%）与原发肿瘤位于同一象限[10]。还可以评估腋窝和内乳淋巴结情况，可疑淋巴结失去正常淋巴门结构，可较正常淋巴结明显强化[10]。

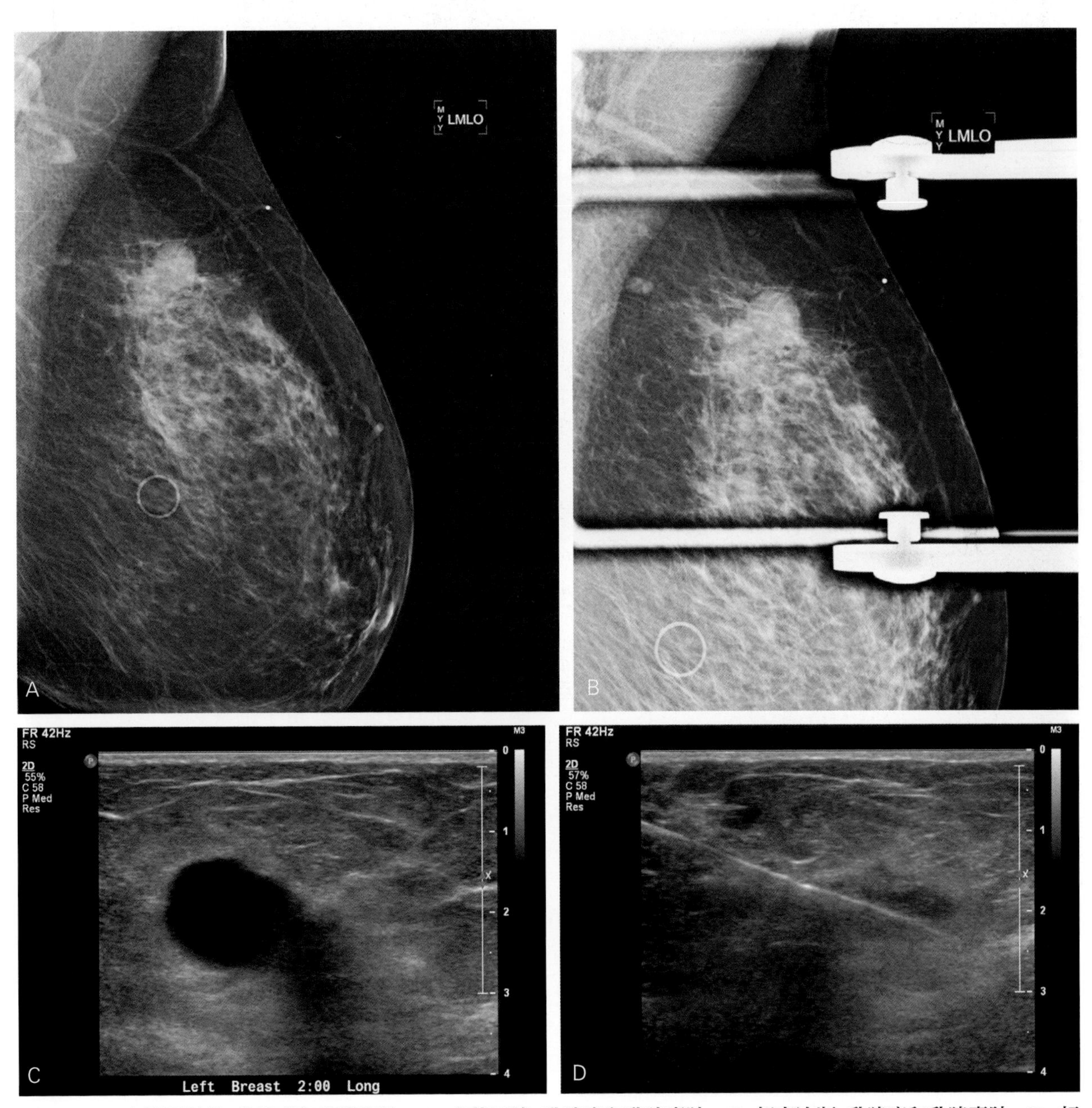

图3.3 A. 内外侧斜位，乳腺癌和乳腺囊肿。B. 点状压迫，乳腺癌和乳腺囊肿。C. 超声诊断，乳腺癌和乳腺囊肿。D. 超声下乳腺肿瘤和乳腺囊肿的穿刺活检。

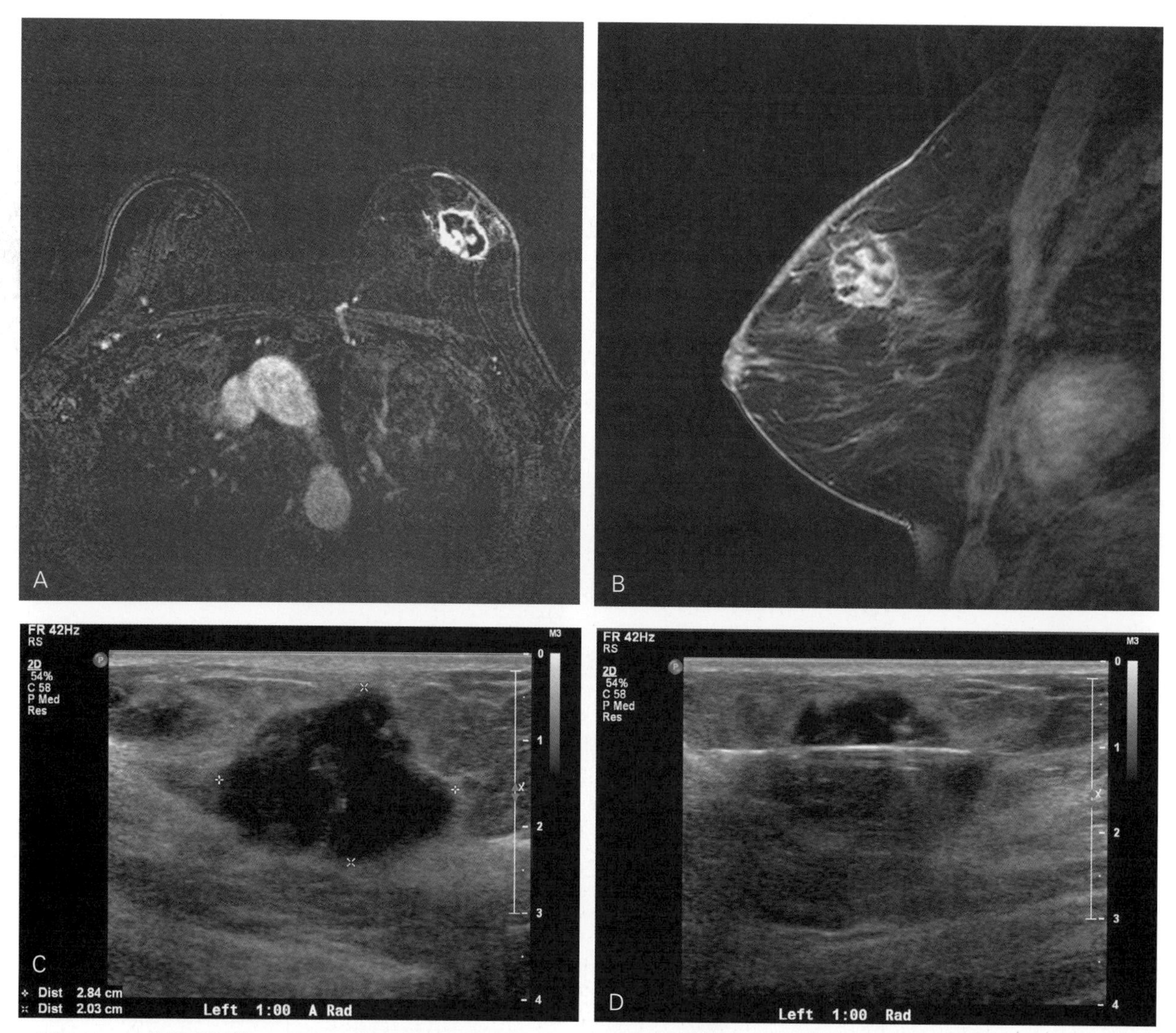

图3.4 A. 乳腺癌轴位MRI。B. 乳腺癌矢状位MRI。C. 超声复查乳腺癌。D. 超声下乳腺癌的穿刺活检。

乳腺良性病变活检后的变化

乳腺活检可以在放射科或由乳腺外科医生在手术室进行。通常采用弹簧加载或真空辅助装置的8～14号空心针，局部麻醉下进行X线摄影、超声或MRI引导下穿刺活检取样。大多数病例需要在活检部位放置定位夹标记并进行乳腺X线摄影，用于验证定位夹与活检床的关系并作为新基线。

粗针穿刺活检后乳腺X线影像改变很少也非常罕见。置入定位夹后在活检部位显现小的金属夹标记影，偶尔见到定位夹偏离原置入位置[13]。乳腺穿刺后如果出血，会在液体和血液潴留区域出现密度增加征象。在乳腺X线摄影中偶尔可以隐约显现11G穿刺针留下的穿刺针道影，未见报道14G穿刺针留下的任何异常影像[14]。气肿和血肿在真空辅助活检后常见，但是在2～4周内可以吸收[15]（图3.6）。总体而言，粗针穿刺针活检后的乳腺X线影像变化大约在6个月后消失，6个月之后的任何密度异常都应该进一步评估[16]。

乳腺肿物切除活检术后，由于切除了部分腺体组织，约50%病例的乳腺X线摄影呈现显著的影像学改变[17]。手术后的乳腺X线摄影最好在手术后的3～6个月内完成，并作为新的基线。然而，良性病变可能不需要术后检查，除非为了确认是否成功切除病变或为了评估术后并发症。

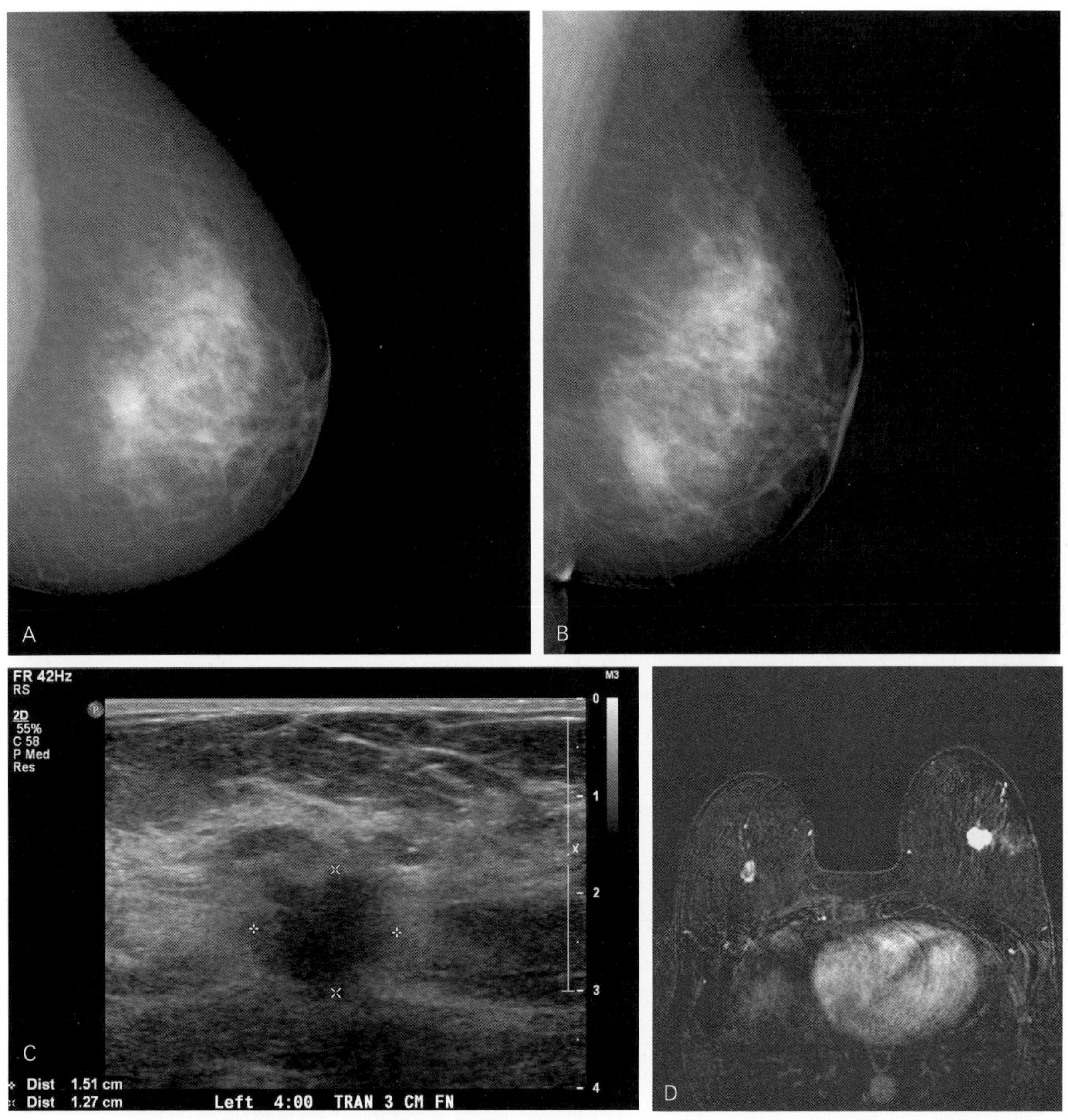

图3.5 A. 颅尾观，对侧左侧乳腺。B. 内外侧斜位，对侧左侧乳腺。C. 超声检查，左乳腺。D. 轴位MRI，对侧乳腺癌。

术后X线摄影时，在手术皮肤瘢痕上放置一个薄金属标记以指示其在乳腺X线摄影图像中的位置。最常见的影像学改变是结构扭曲，其次是局部皮肤增厚[17]（图3.7）。这些变化主要出现在手术后的6个月内[18]，其他改变包括钙化或脂肪坏死。

偶尔会在术后6个月或更长时间[18]出现手术区域钙化，大多数是营养不良性钙化，或与脂肪坏死或脂性囊肿相关。也有可能出现近似恶性肿瘤特征的细小不规则钙化，应密切监测随诊以排除恶性肿瘤。

标本成像

组织活检标本用X线摄影或超声检查以确认病变或钙化灶的切除，或评估手术切缘。由于周

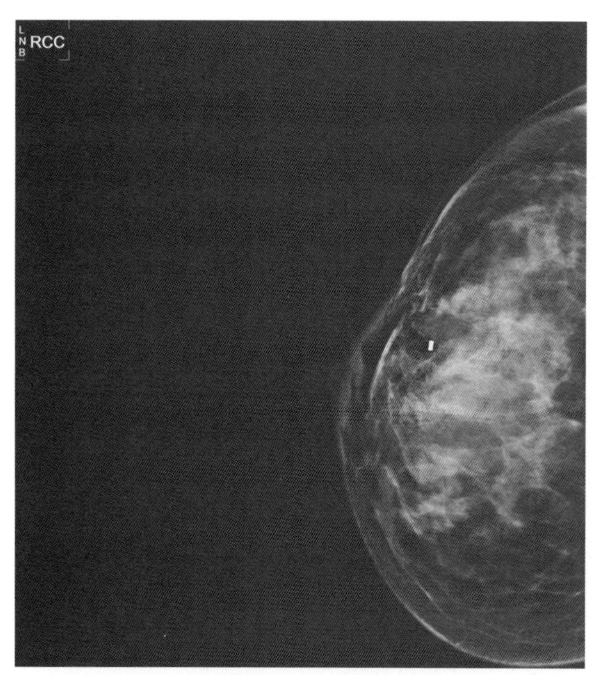

图3.6 颅尾侧位观，右侧乳腺穿刺活检。

围乳腺组织导致的射线衰减减少，分辨率提高，标本加压摄影穿透力增加，散射辐射减少，无须移动且可使用更高的放射剂量[19]，相比标本在体内的乳腺X线摄影成像，标本X线成像更敏感，可能会显示活检前未见的钙化[20]（图3.8）。

只有活检前超声检查显示的病灶才会在切除后复核超声。由于技术原因，MRI不能用于标本成像，而MRI定位针引导的切除标本通常利用乳腺X线摄影评估切除标本中金属丝的完整性。

缩乳成形术后乳腺成像

缩乳成形术后，X线的影像学改变主要在乳腺下极，包括皮肤增厚、结构变形。乳头上提导致乳腺导管聚集影低于乳头。脂肪坏死、脂性囊肿和表皮囊肿等常见的术后改变在缩乳术后也可见到。超声检查或MRI常见局部皮肤增厚。如果没有局灶病变，乳腺实质可能与正常乳腺无差异[21,22]（图3.9）。

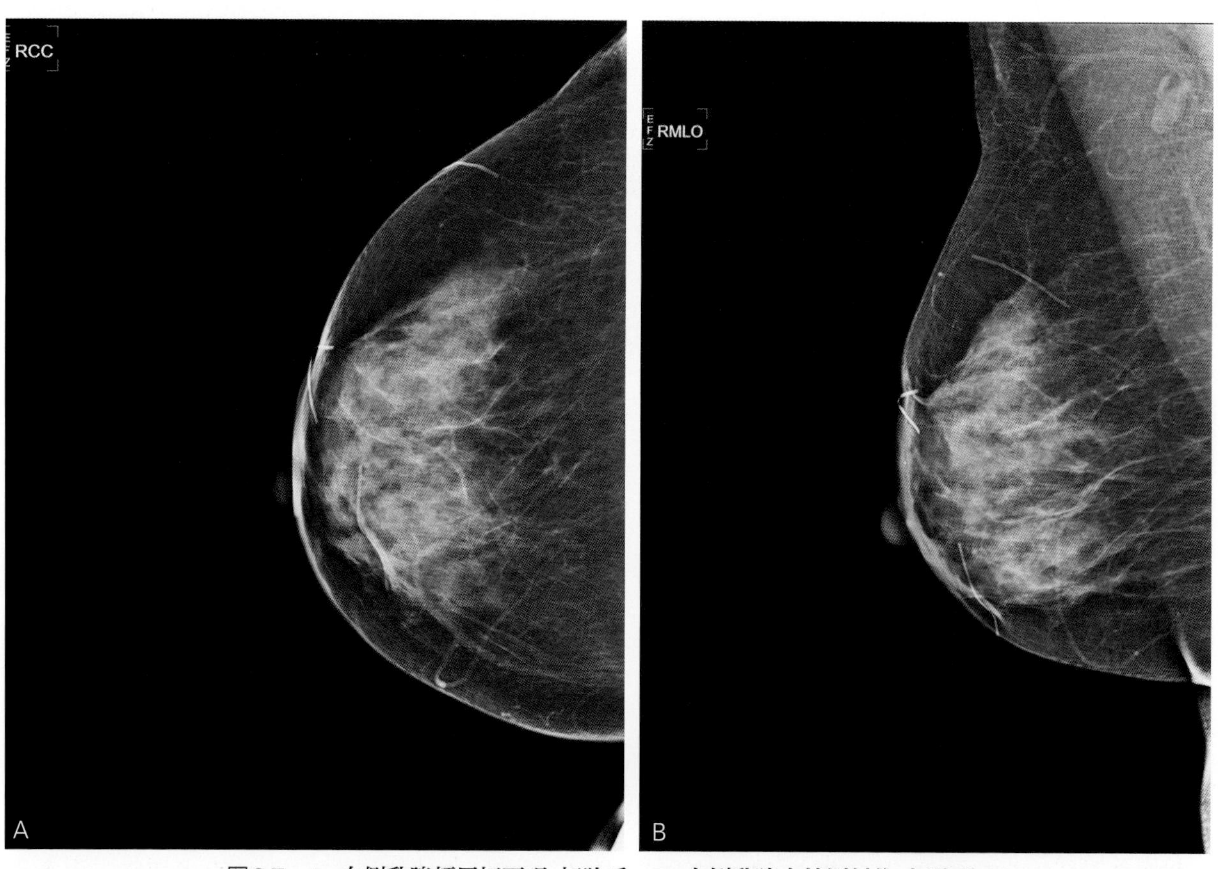

图3.7 A. 右侧乳腺颅尾切面观，切除后。B. 右侧乳腺内外侧斜位，切除后。

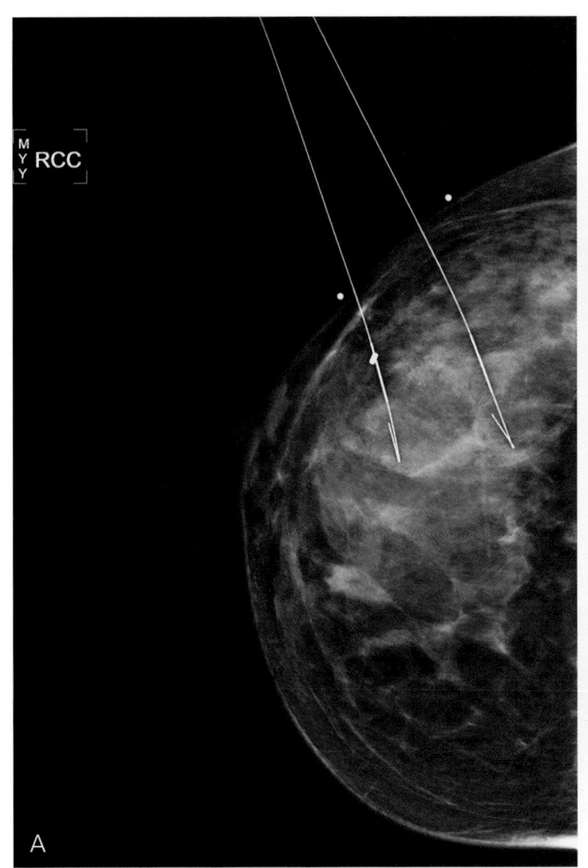

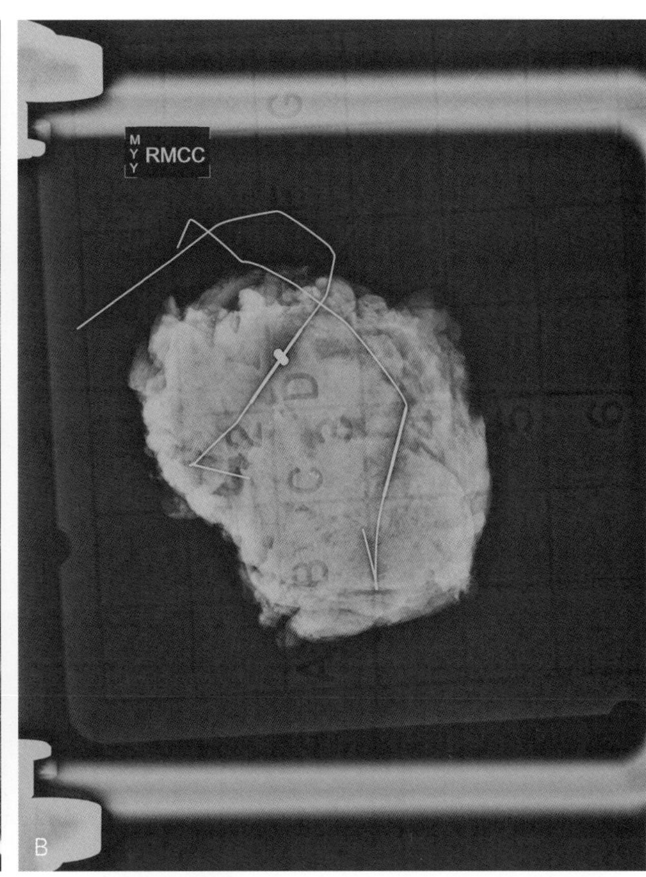

图3.8 A. 针头定位。B. 标本射线照片。

保乳治疗后乳腺成像

由于保乳治疗的广泛开展，熟悉保乳术后影像学改变日趋重要，其中最关键的因素是发现肿瘤残留或复发。保乳治疗包括乳腺肿瘤切除术，伴或不伴腋窝淋巴结清扫和(或)放疗，根据每位患者病情的个体化决策。保乳治疗后的随访包括在体格检查基础上联合乳腺X线检查、超声和(或)MRI检查。

尽管保乳术后乳腺组织结构变化导致X线摄影敏感性低于未行手术的乳腺，但乳腺X线摄影仍是保乳术后首选的影像学检查方法[23]。术后早期进行乳腺X线检查可以确认病灶切除、鉴别术后积液和肿瘤残留或复发，并筛查两侧乳腺中的异时性第二原发肿瘤。在手术后约2周、放射治疗之前进行检查，此时手术后疼痛和水肿减轻，血肿消失。标记手术瘢痕以识别手术平面，进行头足位和内外侧斜位摄影。将肿块切除部位局部加压放大，观察有无钙化残留情况，需特别注意原发肿瘤位置的钙化残留。

保乳治疗结束后6个月进行单侧乳腺X线检查以建立术后基线。此后每年进行双侧乳腺X线检查以监测肿瘤有无复发。在确诊后几年内最好确保每6个月进行一次体格检查。

术后第一年内影像学改变最为显著，尤其是术后第6～12个月最为明显[24]。随后5年中，术后改变(非钙化)显著减少[25]。术后影像学改变包括结构扭曲(82%)、局部密度增加(79%)、皮肤增厚(54%)和钙化(3%)；此外，还有脂性囊肿、血清肿和积液囊肿[25]。

保乳术后乳腺实质瘢痕在影像上常表现为结构扭曲和乳腺实质密度增加。与恶性肿瘤相比，保乳术后的瘢痕密度相对较低，其内含可透射线的脂肪区域。

术后积液也是局部乳腺密度增加的原因之一，50%的患者术后4周和25%的患者术后6个月

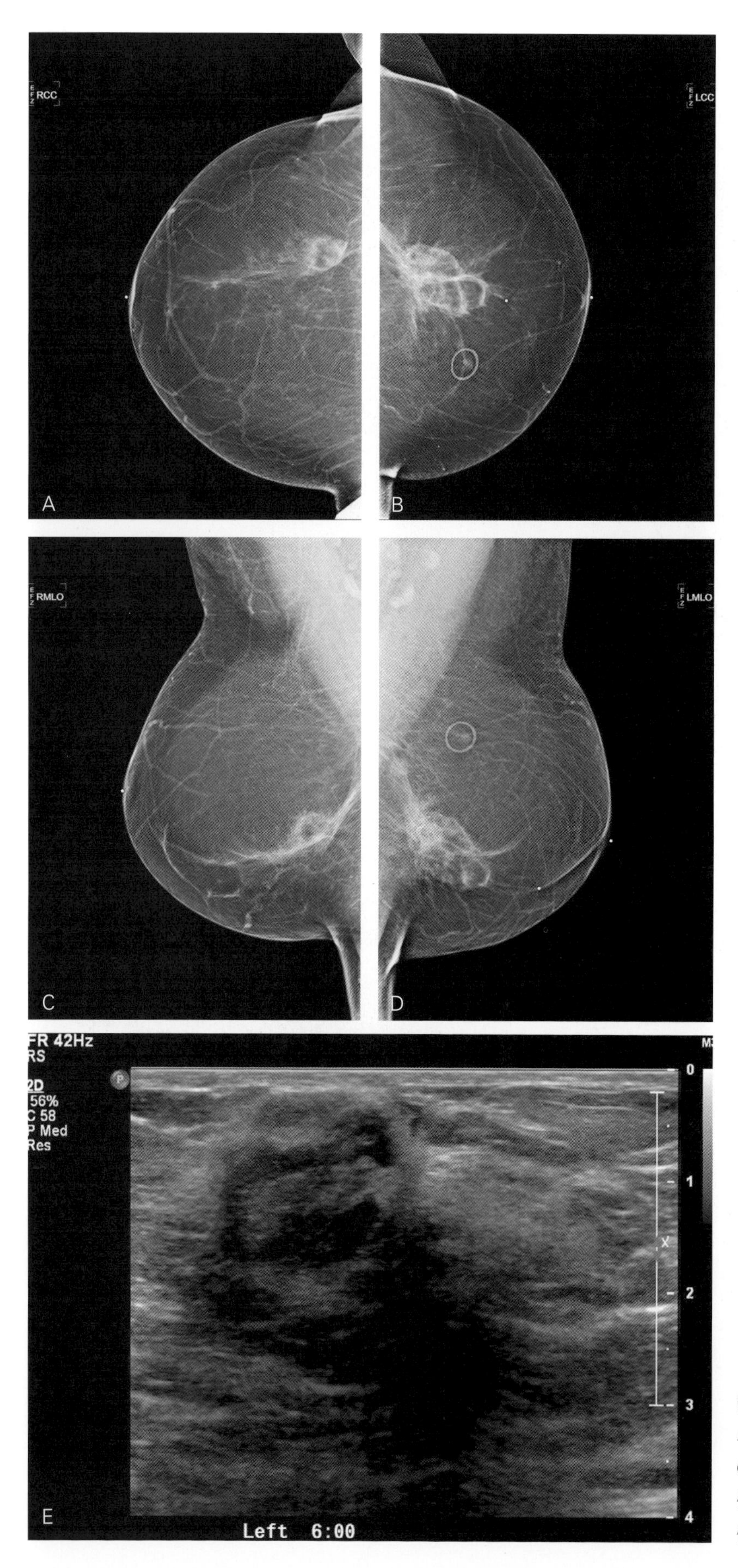

图3.9 A. 右侧乳腺颅尾侧位观，缩小。B. 左侧乳腺颅尾侧位观，缩小。C. 右侧乳腺内外侧斜位观，缩小。D. 左侧乳腺内外侧斜位观，缩小。E. 左侧乳腺超声检查，缩小伴脂肪坏死。

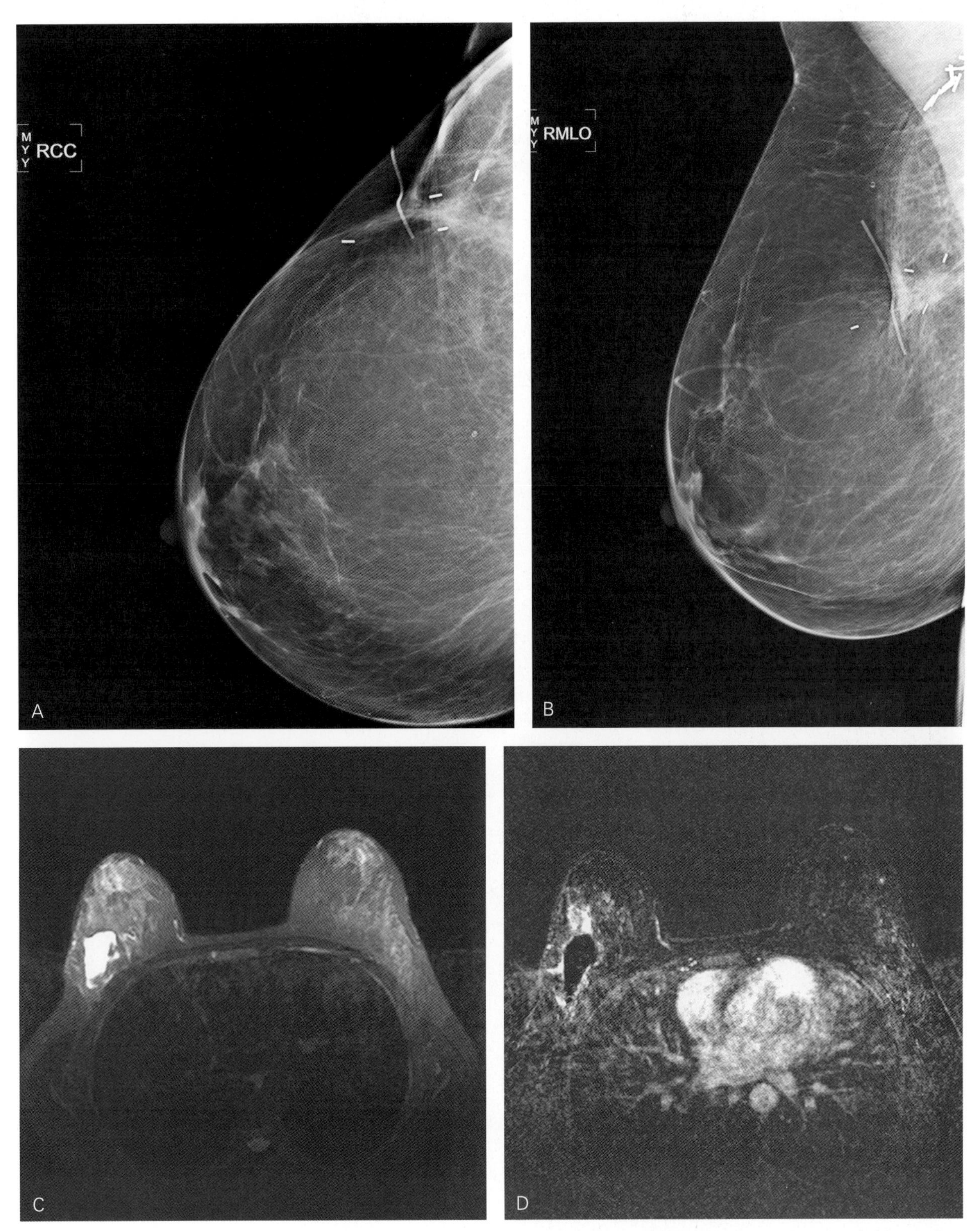

图3.10 A. 右侧乳腺颅尾侧位观，肿瘤切除术后。B. 右侧乳腺内外侧斜位观，肿瘤切除术后。C. 轴位造影，肿瘤切除术后伴血清肿。D. 轴位减影 MRI，右侧乳腺血清肿。

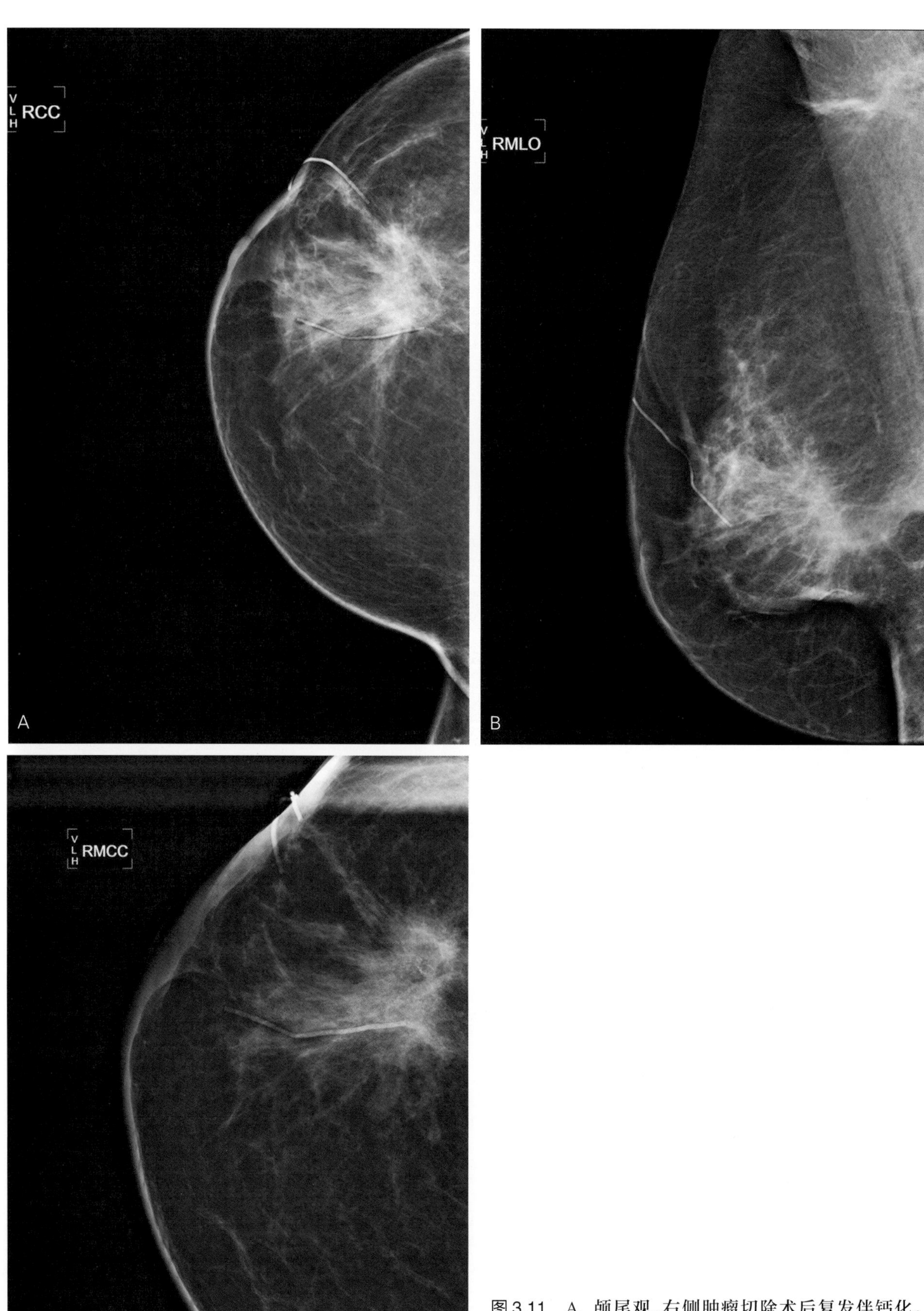

图 3.11 A. 颅尾观，右侧肿瘤切除术后复发伴钙化。B. 内外侧斜位观，右侧肿瘤切除术后复发伴钙化。C. 点状压迫，右侧肿瘤切除术后复发伴钙化。

可见密度增加[26]。术后积液虽然在影像上表现为肿块影，但是会逐渐缩小，直至稳定或完全吸收。与良性肿瘤切除术相反，外科医生在处理恶性肿瘤时可能特意保留残腔以便让液体填充获得更好的美容效果（图3.10）。

保乳治疗后的良性钙化包括脂性囊肿、营养不良性钙化和缝线钙化。脂肪坏死导致的钙化通常一般在治疗后2年出现，通常发生在乳腺肿瘤切除部位或附近[27]。

保乳术后复发常发生在保乳治疗2年以后[28-31]，5年复发率为5%～10%，10年为10%～16%。复发病例的2/3是由乳腺X线摄影检查发现的[32]。33%～50%的局部复发由乳腺X线而非体格检查发现，且浸润癌比例少于体检发现的复发[33,34]。

大多数情况下，肿瘤复发的乳腺X线表现与原发肿瘤相似，特别是同一象限复发[32]。术后1年出现的密度增加或肿块影需怀疑复发，因为此时术后非复发的影像学改变已经稳定。新发高密度肿块影可能是恶性肿瘤征象，特别是合并星芒状边缘、皮肤凹陷，和（或）缺少中心可透射线的脂肪影。细小多形性钙化高度提示复发或残余恶性肿瘤，特别是原发肿瘤合并钙化灶。乳腺X线摄影是目前唯一能检测到这些钙化的影像学检查（图3.11）。

超声检查对可疑微钙化不敏感，且术后瘢痕改变和肿瘤复发均表现为低回声和边界不清，超声难以鉴别，所以超声检查在保乳术后随访中的可靠性欠佳（图3.12）。然而，如果是无回声、边界清楚的囊性结构等典型的单纯性囊肿表现，超声可以排除恶性肿瘤。

MRI对体格检查难以鉴别的术后纤维化和肿瘤复发具有高度的特异性[35,36]。因此，MRI已成为保乳术后常规的影像学检查。此外，病变的形态学特点和动态增强曲线可以区分正常的术后改变和放射治疗后改变，包括纤维化和皮肤增厚。

MRI可用于切缘阳性患者的残留病灶评估，特别是适用于无钙化灶或致密型乳腺的患者。尽管以往研究显示切缘阳性的患者尽快完成补救手术可能获益，但MRI评估需要在术后28天后进行[6,37]。乳腺MRI影像学分析必须结合手术史，因为手术引起的结构扭曲和脂肪坏死增强影可能会被误读为复发。

良性肿瘤术后MRI检查影像学改变包括皮肤增厚、纤维化、脂肪坏死和血清肿。由于术后急性炎症反应，术后血清肿腔壁可见环形强化。1/3的病例表现不均匀、环形强化等一系列愈合征象[38]。因为术后反应、炎症或脂肪坏死等原因，未行放疗患者的手术区域可能会出现长达6个月的强化征象；行放疗患者的手术区域可能会出现长达18～24个月的强化征象[6]。

恶性表现包括血清肿囊壁增厚5 mm以上，瘤腔周围不规则或团块样强化[37]。恶性表现还包括早期及快速的造影剂增强，即造影剂早期快进快出现象。而术后的良性改变，例如纤维化或脂肪坏死则表现为逐渐的增强[35]。MRI还可用于查看临床或X线阴性的胸壁和腋窝的复发情况。转移性内乳淋巴结平均大小为6 mm，但是也可以小至4 mm[39,40]。

术后复发的恶性表现包括血清肿囊壁增厚大于5 mm和残腔周围不规则或团块样强化[37]。另外，恶性征象还表现为对比增强扫描的早期快速强化，常常伴随快速流出，即快进快出的动力学表现。而术后的良性改变，例如纤维化或脂肪坏死，则表现为逐渐缓慢增强的强化[35]。MRI还可用于证实临床或钼靶检查考虑胸壁和腋窝的复发情况。转移性的内乳淋巴结平均大小为6 mm，但是也可以小至4 mm[39,40]。

乳腺全切术后无重建者影像学检查

乳腺X线摄影在技术上依赖于显示乳腺实质，因此乳腺全切术后无重建的患者一般不采用X线摄影评估，通常利用超声和MRI评估胸壁。然而，这些方式并不常规使用，因为无乳房重建时的局部复发通常通过临床体检就可发现。

超声具有简便易行、廉价、无电离辐射和多维等优点，可以有效地评估皮肤附近的小病变。乳腺切除术后超声检查包括4个解剖层次：皮肤、皮下脂肪、胸肌和肋骨/肋间肌/肋软骨。

超声主要用于鉴别囊性和实性病变，可发现乳腺切除术后皮下积液。良性肿瘤术后的纤维化和恶性肿瘤均表现为不规则低回声和后方回声衰减。利用弹性成像可以进行鉴别诊断[41]。

偶尔使用CT评估乳腺切除术后胸壁情况。乳腺癌根治术后，没有皮下脂肪，在胸骨或肋骨附着处只能见到少量残留的胸肌。乳腺癌改良根治术后，残留胸大肌的量是不固定的。任何密度增加征象，特别是位于淋巴结管路附近者，应该进一步评估是否为恶性肿瘤[42]。

自体组织乳房重建者影像检查

关于自体组织乳房重建者影像学检查的观点近年来迅速发展。既往认为自体组织重建后不会

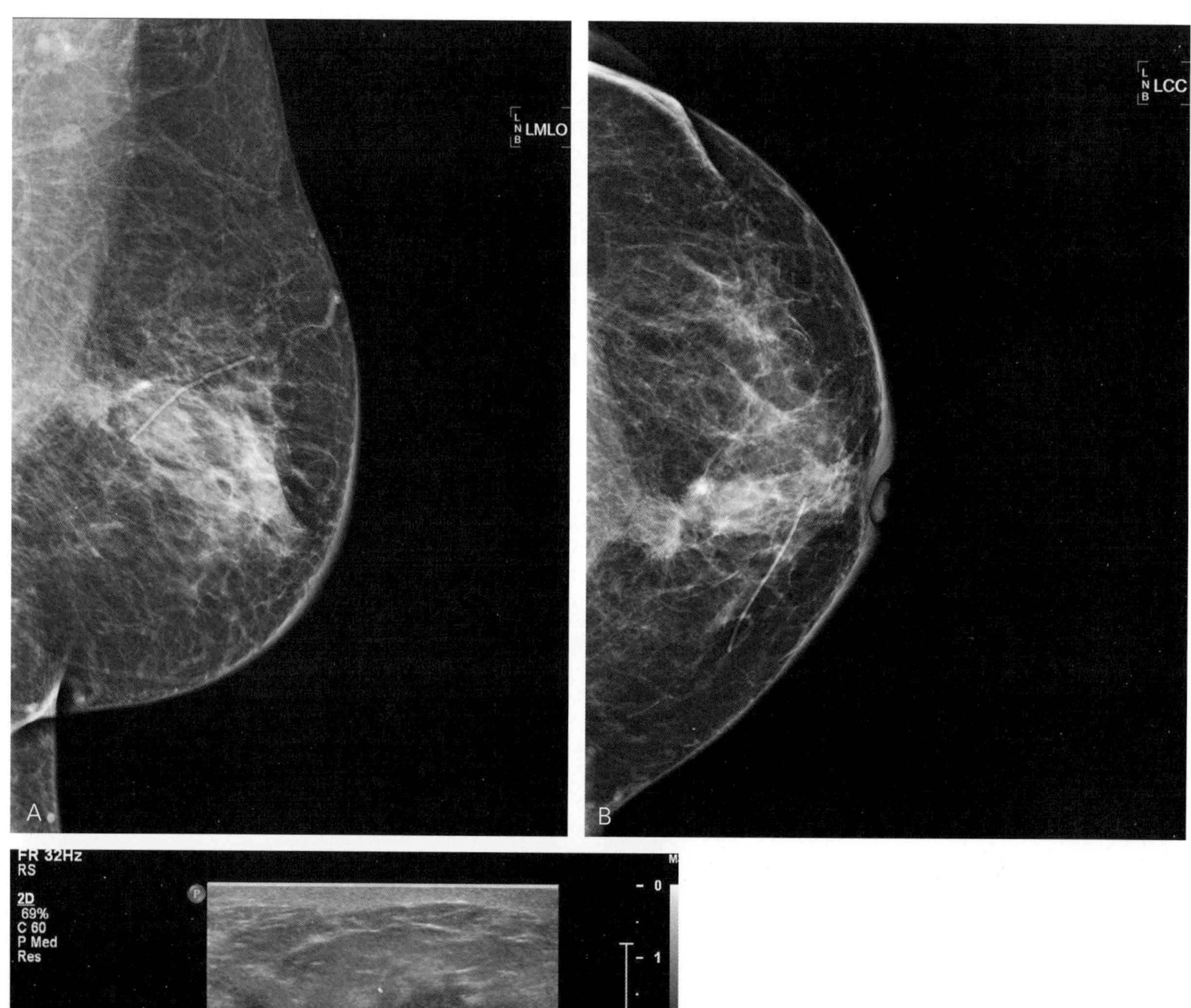

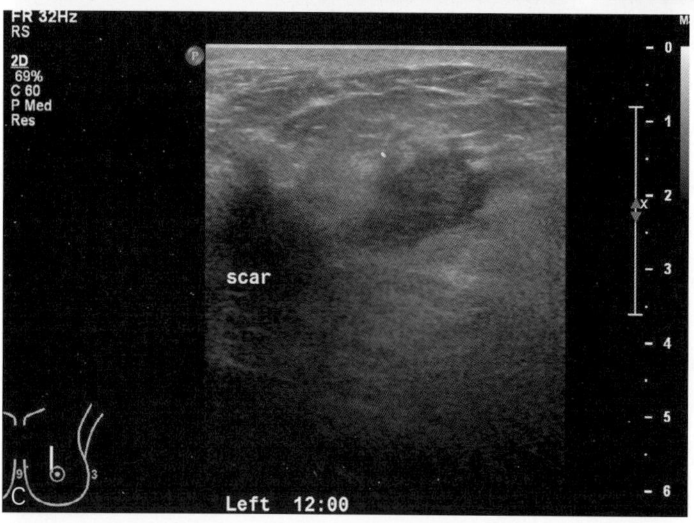

图3.12 A. 左侧乳腺内外侧斜位，肿瘤切除术后复发。B. 左侧乳腺颅尾位，肿瘤切除术后复发。C. 左侧乳腺超声，肿瘤切除术后复发。

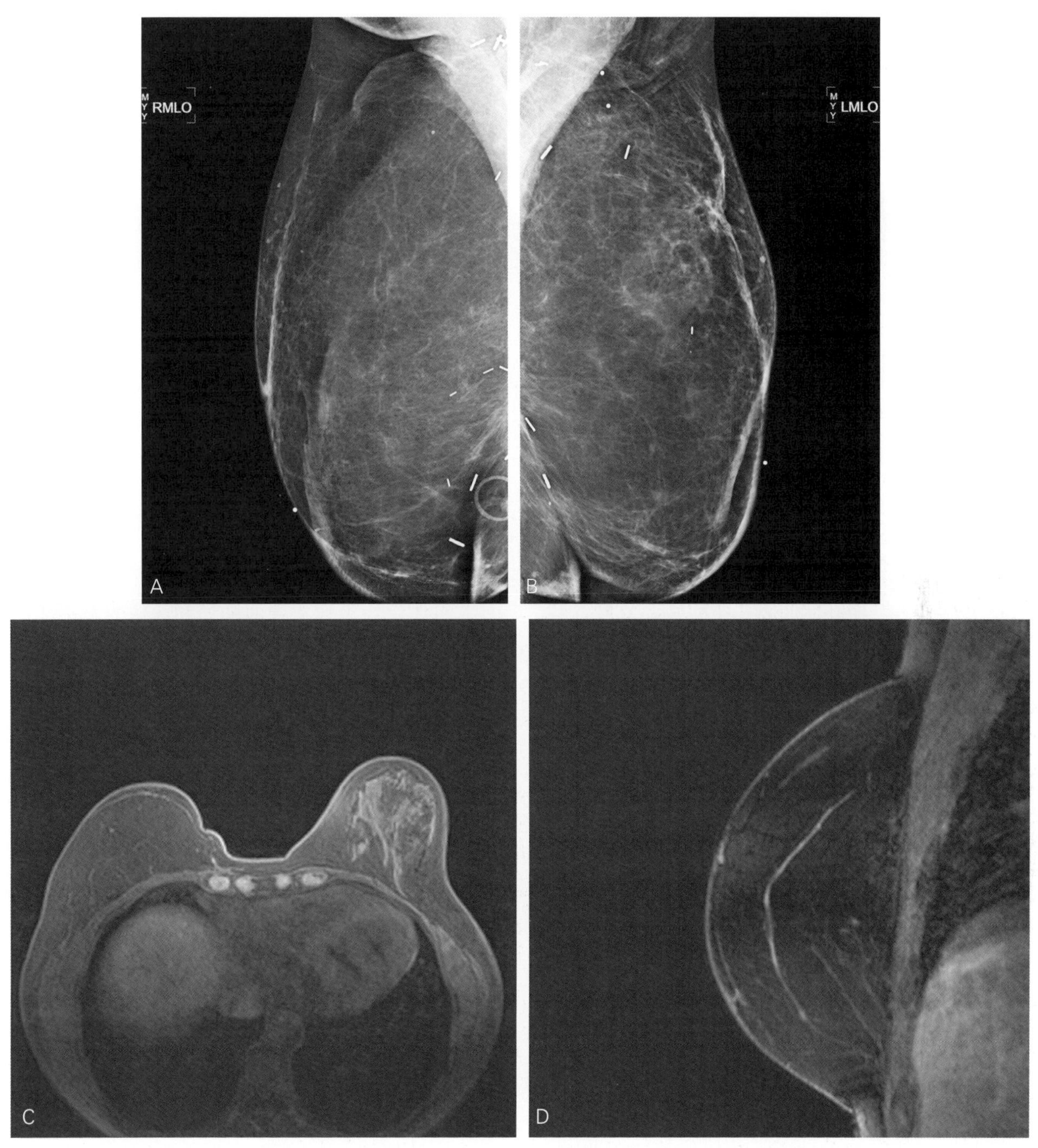

图3.13 A. 内外侧斜位，右腹直肌肌皮瓣（TRAM）。B. 内外侧斜位，左TRAM。C. 轴位MRI，右TRAM。D. 矢状位MRI，右TRAM。

发生局部复发，所以患者通常很少行影像检查。实际情况并非如此，自体肌皮瓣（AMF）重建乳房也会发生复发，包括横行腹直肌肌皮瓣（TRAM）、背阔肌和腹壁下动脉穿支皮瓣均可能有复发，尽管复发率非常低。目前，各中心对AMF的研究方式有所不同，包括体格检查和乳腺X线检查、超声检查和（或）MRI检查。

体格检查无异常时，虽然阳性率可能较低，但X线仍被用于复发的随访。在大多数诊疗中心，皮瓣重建乳腺与正常乳腺处理一致，因为每年的头尾位和侧斜位检查均可以成像。对于导管原位癌行TRAM重建者，因为微钙化与复发有关，所以钼靶检查可能有获益[43]。

自体肌皮瓣在X线摄影下表现为无腺体和导

管结构的低密度脂肪影，经常可以看到手术瘢痕和术野放置的标记夹联系在一起(图3.13)。血管蒂周围的较少软组织可能位于后中区域，MLO位置显示肌肉组织位于胸大肌前面。偶尔可见斑片状致密影，随访中往往会发展成脂肪坏死[44,45]。Loyer等详细描述了AMF的乳腺X线影像，描述了6条不透射线的线，这些线是特定类型的重建术后瘢痕[44]。

其他良性的病变表现包括脂肪坏死，无钙化或合并钙化的囊肿、钙化、淋巴结和表皮囊肿。10%~26%的游离或带蒂的TRAM[46,47]，以及2%的背阔肌皮瓣[48]可见脂肪坏死。TRAM中的良性表皮囊肿可表现为逐渐扩大的肿块(图3.14)[49]。

AMF的复发可表现为不规则或星芒状边缘的肿块、多形性钙化灶或伴有钙化的肿块。复发可以导致乳头回缩和深面胸肌牵拉[50]。乳腺X线检测小病灶或皮瓣周围的复发作用有限[51]。

超声发现AMF的复发，其中44%的患者乳腺X线检查不能发现，54%的患者临床隐匿。因此推荐采用超声对乳腺重建进行评估。通常复发的超声特征与原发肿瘤的超声特征相匹配。然而，一些恶性病变可能表现为脂肪坏死等良性征象(图3.15)[51]。

MRI通常用于鉴别其他检查发现的异常或确定复发病灶的范围。在MRI上，TRAM表现为从胸壁到胸壁皮下脂肪之间的腹部脂肪和萎缩的腹直肌，皮瓣皮肤显示为直达皮肤的弯曲细线条[52]。

TRAM的良性病变表现近似于乳腺良性病变：皮肤增厚、积液、纤维化、脂肪坏死、脂性囊肿和瘢痕。纤维化通常使邻近的腺体结构扭曲，有时可能呈尖刺状，但增强MRI通常很少或无增强征象，而延迟期通常显示纤维化强化的征象。需要强调的是，手术后12个月内肉芽组织的强化征象可能与恶性肿瘤难以区分。脂肪坏死时显示为外周增强的脂肪信号(图3.15)，还可能存在脂肪液化平面[52]。

基于对比度增强的特性，MRI检测AMF的肿瘤复发很可靠。星芒状边缘的团块，伴有造影剂快速摄取，尤其晕环征，应怀疑复发。腋窝附近或内乳结节链的复发，无论是体积增大还是数量增加，也可以清楚显示[52]。

TRAM皮瓣在CT上的表现相当一致。TRAM呈现正常乳腺的形状，但其内部呈匀质性脂肪低信号。与前相似，常可见腹部皮肤的软组织条带影延伸至皮肤。胸壁腹直肌附着点处可见标记夹。在第5~7肋软骨水平交叉区域腹直肌缺失[53]。

非自体组织乳房重建后的影像学检查

乳房切除术后假体植入可产生理想的美学效果。然而，随后出现影像效果不佳。在这种情况下，体格检查至关重要，因为皮肤下面缺乏乳腺实质，所以体检能发现大多数复发。不足之处是，乳腺X线摄影甚至超声的评估作用非常有限。目前，MRI是非自体组织乳房重建时随访和评估的金标准。

隆乳术后影像检查

乳腺X线内外侧斜位和颅尾位中，植入物遮盖了大部分乳腺腺体(22%~83%)[54]。植入物位移或Eklund技术摄影时，将植入物推向深面。Eklund技术并不能观察乳腺后半部分，所以也必须同时进行标准摄影(图3.16)。植入物置于胸大肌深面与置于腺体深面相比，通常更易于观察乳腺实质。

硅凝胶植入物在乳腺X线上表现为不透射线的椭圆结构。盐水植入物透射线的程度高，高穿透性检查可显示部分乳腺腺体。一些硅凝胶植入物的边缘模糊，这是预防挛缩的涂层纹理在影像检查中的表现。

有时可看到，甚至触摸到植入物突出或皱褶，此时不应将其当成肿物。植入物表面不透射线的量表示假体内硅凝胶容量(毫升数)[55,56]。

硅胶和盐水植入物超声声像类似，但植入物本身是无回声的。植入物与乳腺实质之间或植入物与胸肌之间可见反射性界面。有时也可以看到褶皱、内部阀门和定位环。超声用于评估体检或X线发现的病变、致密的乳腺或者不能进行位移

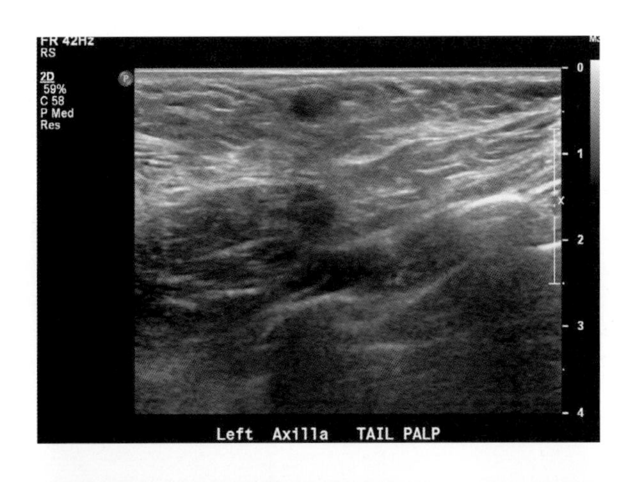

图3.14 超声检查，腹直肌横切面，包裹体囊肿。

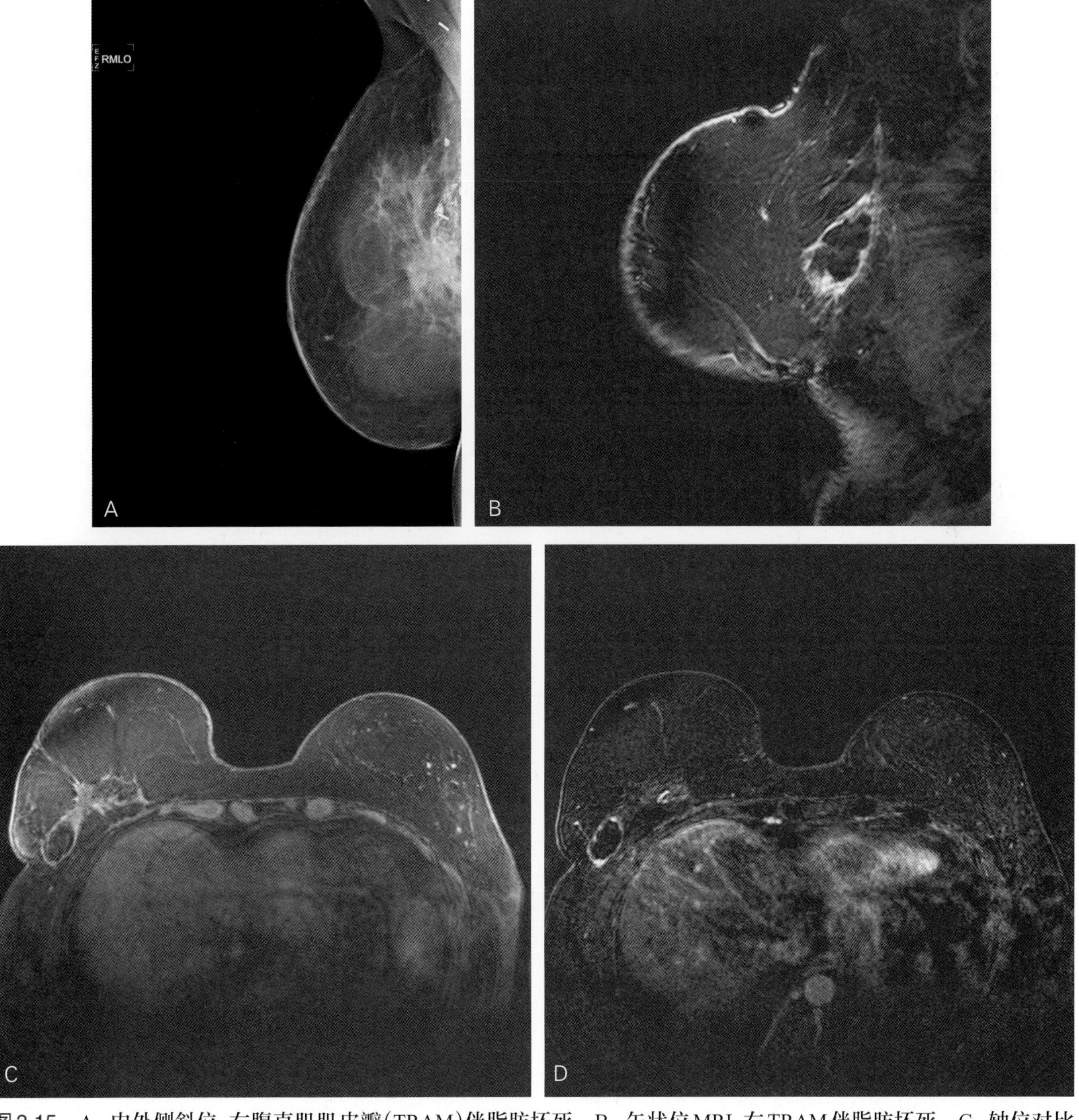

图3.15 A. 内外侧斜位，右腹直肌肌皮瓣（TRAM）伴脂肪坏死。B. 矢状位MRI，右TRAM伴脂肪坏死。C. 轴位对比MRI，右TRAM伴脂肪坏死。D. 轴位减影MRI，右TRAM伴脂肪坏死。

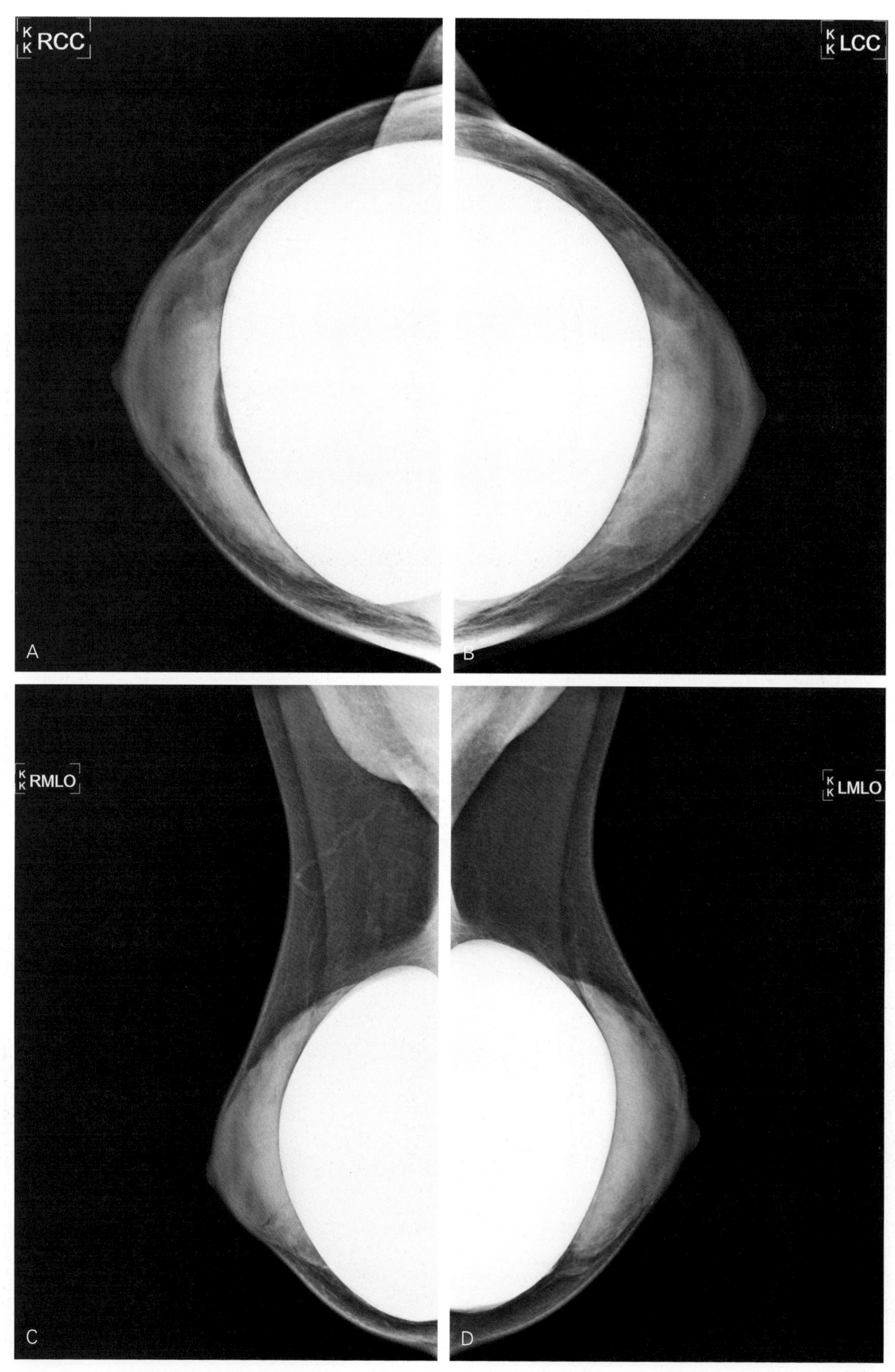

图3.16 A. 颅尾视图,右侧乳腺植入物。B. 颅尾视图,左侧乳腺植入物。C. 内外侧斜位视图,右侧乳腺植入物。D. 内外侧斜位视图,左侧乳腺植入物。

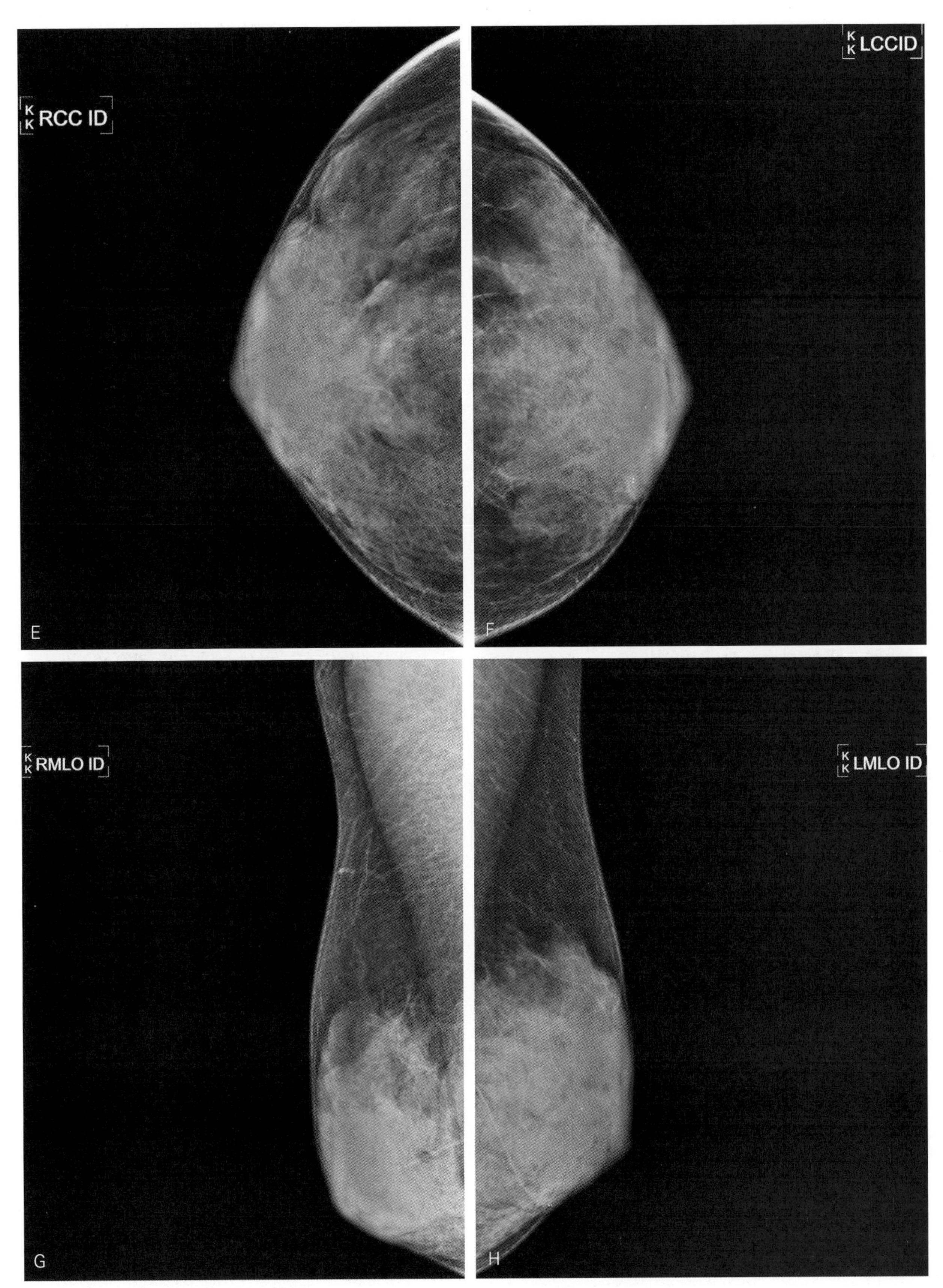

图3.16(续) E. 颅尾视图,右侧乳腺植入物移位。F. 颅尾视图,左乳腺植入物移位。G. 内外侧斜位视图,右侧乳腺植入物移位。H. 左乳腺移植移位。

摄影的情况。但是,由于受深度的限制,超声不能很好地显示植入物后方层面的情况[55]。

双腔植入物包括内部硅凝胶腔和外部盐水腔或内部盐水腔、外部硅凝胶腔。破裂时这种结构可以防止乳腺明显缩小和不对称。乳腺X线摄影可以区分这两个隔室,然而超声在这方面应用很受限。所以常应用X线评估外腔破裂。

MRI是假体隆胸术后检查的金标准。Middleton等展示了14种不同类型的植入物的MRI成像[58]。MRI对植入物并发症的诊断非常有用且多作为首选筛选手段。并发症包括包膜挛缩、凝胶渗漏、植入物破裂、感染和移位或疝出。

包膜挛缩是指植入物外膜周围的外层纤维囊收缩,是一种常见并发症,一般认为是增生性瘢痕或亚临床感染的结果[59]。通常,植入物变成球形并且触诊坚固。影像学表现为植入物呈圆形、边界不规则、折叠、压迫周围组织、包膜增厚。在乳头周围可能出现乳腺深面植入物隆起,还有可能出现植入物周围致密钙化或骨化影[55,56]。超声在评估植入物方面作用有限,而大多数情况下临床可见的挛缩在MRI上表现正常[59]。MRI上潜在的挛缩征象包括低信号边缘的增厚、轮廓变形以及较横径增大的前后径[57]。

硅凝胶破裂可能间接表现为包膜挛缩[56],但乳腺X线经常难以显示。MRI不能发现少量的硅凝胶渗漏,而严重的硅凝胶渗漏容易和囊内破裂所混淆[60]。

乳腺植入物感染并不常见,常常与植入物破裂相关。抗表皮葡萄球菌药物通常有效。如果发现以下征象提示感染:包膜增厚伴有积液,液体聚集或脓肿和(或)信号强化,首选MRI检查。随后的MRI检查如果积液持续存在意味着有持续感染,而在无菌性破裂的情况下,积液会随着时间的推移而吸收[59]。

植入物移位也较少见,有时发生在类固醇注射以减少包膜形成时。此时影像学检查均显示植入物的一部分朝向或低于乳房下皱襞[59]。

植入物破裂可能是囊内或囊外破裂。在囊内破裂时,植入物包膜破裂,而纤维囊则保持完整。植入物可能变薄或变平。所有的影像检查,特别是MRI显示植入物内"长S形链"征,这代表了塌陷的植入物外壳。这一表现被称为"面条征"[61]。MRI表现为植入物之外的高信号硅胶球,可能向侧方移位[59]。

在囊外破裂时,合并纤维外囊破裂,囊外常常合并有囊袋状的游离硅凝胶。这种囊外硅凝胶表现特异性强(97%),但敏感性弱(5%),出现在11%～23%的假体取出术中[62,63]。游离的硅凝胶是致密的球状物,可能位于乳腺的任何地方。硅凝胶注射的病例,可见沿胸大肌或区域淋巴结或向乳头方向的硅凝胶球形的钙化边缘[55,64]。由于植入物遮挡,常规乳腺X线摄影可能难以检测到少量的硅凝胶渗漏或塌陷的外壳。

MRI是唯一对囊内和囊外破裂高度敏感和高度特异性的检查方式[65]。游离硅凝胶在脂肪抑制T1上为低信号,在T2上被认为是高信号。在生理盐水植入物破裂时,生理盐水溶液被身体吸收,只剩下残存的塌陷外壳。在MRI影像上,双腔植入物的外腔破裂时,变化微小,此时植入物与单腔植入物相似。因此,如果不了解患者手术史,很可能漏诊[59]。

乳房植入物移除后影像

由于最近乳房植入物取出术增加,在常规检查中看到越来越多的相关术后变化。乳腺假体取出的原因包括最近的不当宣传、并发症的报道、游离硅凝胶和免疫相关疾病之间的关系,以及植入物降低了乳腺X线检查的效能。

乳腺X线检查异常通常位于乳腺的中后区域。常见情况包括实质变形、腺体向乳腺下半部分移位、脂肪坏死形成的脂性囊肿、皮肤增厚以及残留纤维囊形成的粗糙的斑片状钙化。还往往有残留硅凝胶充斥的淋巴结或硅凝胶肉芽肿,肉芽肿周围形成毛刺时可能被误认为是肿瘤[66,67]。在大多数情况下,与以前的乳腺X线摄影相比较,结合详细的手术史,对诊断是非常有帮助的。

因为残留的纤维囊会充满液体,植入物移除

手术后的早期会出现血清肿，也可能会持续许多年。乳腺X线摄影表现为完整的包裹或不规则的液性结构。血清肿的超声特征是平坦、光滑、无回声或不规则的低回声区域[68]。

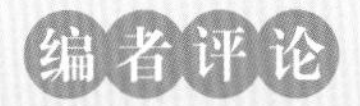

Makariou医生带来了关于“乳腺术后复杂的乳腺X线检查评估”的经验分享，并为患者进行X线检查的建议和间隔提供了如何使用的专业指导。乳房美容手术已经变得越来越普遍，接受乳腺外科手术后接受常规监测随访的女性人数正在增加，因此外科医生和乳腺影像专业医生都必须熟悉手术后可能发生的良性变化和恶性疾病。理论上说，非侵袭性疾病不应该导致患者死亡。然而，在接受保乳手术治疗的DCIS患者中，10%发生复发，5%发展为浸润癌。浸润性乳腺癌患者中有20%～25%将最终死于肿瘤。这些患者是具有挑战性的，因为术后和放疗后的变化使检测更加困难，风险极高，特别是对于那些初诊为非浸润癌其后又发展为浸润性癌的患者。

有数以百万计的妇女进行过隆胸、乳房悬吊和缩乳术，这一点很重要。本章介绍的信息应该是任何患者选择乳房美容手术改变乳房大小或轮廓时阅读知情同意书的一部分内容。大多数患者甚至许多外科医生都不知道有过隆胸史的患者乳腺组织体积会显著减少，特别是当植入物位于腺体后时。另外，包膜挛缩进一步减少了乳腺X线摄影可以显示的乳腺组织数量。隆胸患者需要了解的是：为了能在植入物遮盖的位置观察到更多的腺体组织，患者需要接受更多的乳腺X线摄影，造成更大辐射量；以及影像提示异常需进行活检等有创操作时，有损伤植入物的风险。

另一个有争议的问题是自体组织重建乳房的成像。这些患者的触诊比植入物重建的患者触诊更困难。关于采取哪些常规影像检查的决策，必须权衡复发的风险和可能复发的位置与常规影像检查的成本及误诊的可能性。避免对植入组织扩张器的患者进行MRI检查。如果植入组织扩张器的患者进行MRI检查可能会发生皮肤烧伤。确保患者以及医疗保健提供者认识到这一点是重要的，切勿在换用永久性植入物之前选择MRI检查。

也许其他方式比如MRI将最终成为检测乳腺复发的首选方法，但是乳腺X线检查不会被MRI所取代，因为目前判断复发的最佳指征是微钙化。

(*S.C.W.*)

参考文献

[1] Feig SA, D'Orsi CJ, Hendrick RE, et al. American College of Radiology guidelines for breast cancer screening. *AJR Am J Roentgenol* 1998;171:29-33.

[2] Berg WA. Rationale for a trial of screening breast ultrasound: American College of Radiology Imaging Network (ACRIN) 6666. *AJR Am J Roentgenol* 2003;180:1225-1228.

[3] Crystal P, Strano SD, Shcharynski S, et al. Using sonography to screen women with mammographically dense breasts. *AJR Am J Roentgenol* 2003;181:177-182.

[4] Orel SG, Schnall MD. MR imaging of the breast for the detection, diagnosis, and staging of breast cancer. *Radiology* 2001;220:13-30.

[5] Lehman CD. Role of MRI in screening women at high risk for breast cancer. *J Magn Reson Imaging* 2006;24:964-970.

[6] Lee CH. Problem solving MR imaging of the breast. *Radiol Clin N Am* 2004;42:919-934.

[7] Kelcz F, Santyr G. Gadolinium-enhanced breast MRI. *Crit Rev Diagn Imaging* 1995;36:287-338.

[8] Rankin SC. MRI of the breast. *Br J Radiol* 2000;73:806-818.

[9] Deo A, Fogel M, Cowper SE. Nephrogenic systemic fibrosis: a population study examining the relationship of disease development to gadolinium exposure. *Clin J Am Soc Nephrol* 2007;2:264-267.

[10] Berg WA, Gutierrez L, NessAiver MS, et al. Diagnostic accuracy of mammography, clinical examination, US, and MR imaging in preoperative assessment of breast cancer. *Radiology* 2004;233:830-849.

[11] Harms SE, Flamig DP, Hesley KL, et al. MR imaging of the breast with rotating delivery of excitation off resonance: clinical experience with pathologic correlation. *Radiology* 1993;187:493-501.

[12] Orel SG, Schnall MD, Powell CM, et al. Staging of suspected breast cancer: effect of MR imaging and MR-guided biopsy. *Radiology* 1995;196:115-122.

[13] Kass R, Kumar G, Klimberg VS, et al. Clip migration in stereotactic biopsy. *Am J Surg* 2002;184:325-331.

[14] Lamm RL, Jackman RJ. Mammographic abnormalities caused by percutaneous stereotactic biopsy of histologically benign lesions evident on follow-up mammograms. *AJR Am J Roentgenol* 2000; 174:753-756.

[15] Liberman L, Hann LE, Dershaw DD, et al. Mammographic findings after stereotactic 14-gauge vacuum biopsy. *Radiology* 1997; 203:343-347.

[16] Kaye MD, Vicinanza-Adami CA, Sullivan ML. Mammographic findings after stereotaxic biopsy of the breast performed with large-core needles. *Radiology* 1994;192:149-151.

[17] Brenner RJ, Pfaff JM. Mammographic changes after excisional breast biopsy for benign disease. *AJR Am J Roentgenol* 1996;167: 1047-1052.

[18] Sickles EA, Herzog KA. Mammography of the postsurgical breast. *AJR Am J Roentgenol* 1981;136:585-588.

[19] Gombos EC, Huszar M, Cernik H, et al. Two-view specimen radiography in assessing the surgical margins of breast carcinoma. *J Women's Imaging* 2004;6:16-22.

[20] Sadowsky NL, Semine A, Harris JR. Breast imaging. A critical aspect of breast conserving treatment. *Cancer* 1990;65:2113-2118.

[21] Miller CL, Feig SA, Fox JW. Mammographic changes after reduction mammoplasty. *AJR Am J Roentgenol* 1987;149:35-38.

[22] Brown FE, Sargent SK, Cohen SR, et al. Mammographic changes following reduction mammaplasty. *Plast Reconstr Surg* 1987;80: 691-698.

[23] Shin JH, Han BK, Choe YH, et al. Ultrasonographic detection of occult cancer in patients after surgical therapy for breast cancer. *J Ultrasound Med* 2005;24:643-649.

[24] Hassell PR, Olivotto IA, Mueller HA, et al. Early breast cancer: detection of recurrence after conservative surgery and radiation therapy. *Radiology* 1990;176:731-735.

[25] Brenner RJ, Pfaff JM. Mammographic features after conservation therapy for malignant breast disease: serial findings standardized by regression analysis. *AJR Am J Roentgenol* 1996;167:171-178.

[26] Mendelson EB. Evaluation of the postoperative breast. *Radiol Clin N Am* 1992;30:107-138.

[27] Dershaw DD. Breast imaging and the conservative treatment of breast cancer. *Radiol Clin N Am* 2002;40:501-516.

[28] Fowble BL, Solin LJ, Schultz DJ, et al. Ten year results of conservative surgery and irradiation for stage I and II breast cancer. *Int J Radiat Oncol Biol Phys* 1991;21:269-277.

[29] Recht A, Silen W, Schnitt SJ, et al. Time-course of local recurrence following conservative surgery and radiotherapy for early stage breast cancer. *Int J Radiat Oncol Biol Phys* 1988;15:255-261.

[30] Solin LJ, Kurtz J, Fourquet A, et al. Fifteen-year results of breast-conserving surgery and definitive breast irradiation for the treatment of ductal carcinoma in situ of the breast. *J Clin Oncol* 1996; 14:754-763.

[31] Harris KM, Costa-Greco MA, Baratz AB, et al. The mammographic features of the postlumpectomy, postirradiation breast. *Radiographics* 1989;9:253-268.

[32] Philpotts LE, Lee CH, Haffty BG, et al. Mammographic findings of recurrent breast cancer after lumpectomy and radiation therapy: comparison with the primary tumor. *Radiology* 1996;201:767-771.

[33] Dershaw DD. Mammography in patients with breast cancer treated by breast conservation(lumpectomy with or without radiation). *AJR Am J Roentgenol* 1995;164:309-316.

[34] Stomper PC, Recht A, Berenberg AL, et al. Mammographic detection of recurrent cancer in the irradiated breast. *AJR Am J Roentgenol* 1987;148:39-43.

[35] Muüller RD, Barkhausen J, Sauerwein W, et al. Assessment of local recurrence after breast-conserving therapy with MRI. *J Comput Assist Tomogr* 1998;22:408-412.

[36] Dao TH, Rahmouni A, Campana F, et al. Tumor recurrence versus fibrosis in the irradiated breast: differentiation with dynamic gadolinium-enhanced MR imaging. *Radiology* 1993;187:751-755.

[37] Frei KA, Kinkel K, Bonel HM, et al. MR imaging of the breast in patients with positive margins after lumpectomy: influence of the time interval between lumpectomy and MR imaging. *AJR Am J Roentgenol* 2000;175:1577-1584.

[38] Whipp EC, Halliwell M. Magnetic resonance imaging appearances in the postoperative breast: the clinical target volume-tumor and its relationship to the chest wall. *Int J Radiat Oncol Biol Phys* 2008;72: 49-57.

[39] Ojeda-Fournier H, Choe KA, Mahoney MC. Recognizing and interpreting artifacts and pitfalls in MR imaging of the breast. *Radiographics* 2007;27(suppl 1): S147-S164.

[40] Kinoshita T, Odagiri K, Andoh K, et al. Evaluation of small internal mammary lymph node metastases in breast cancer by MRI. *Radiat Med* 1999;17:189-193.

[41] Kim SM, Park JM. Normal and abnormal US findings at the mastectomy site. *Radiographics* 2004;24:357-365.

[42] Shea WJ, de Geer G, Webb WR. Chest wall after mastectomy. Part I. CT appearance of normal postoperative anatomy, postirradiation changes, and optimal scanning techniques. *Radiology* 1987;162: 157-161.

[43] Helvie MA, Wilson TE, Roubidoux MA, et al. Mammographic appearance of recurrent breast carcinoma in six patients with TRAM flap breast reconstructions. *Radiology* 1998;209:711-715.

[44] Loyer EM, Kroll SS, David CL, et al. Mammographic and CT findings after breast reconstruction with a rectus abdominis musculocutaneous flap. *AJR Am J Roentgenol* 1991;156:1159-1162.

[45] Leibman AJ, Styblo TM, Bostwick J. Mammography of the postreconstruction breast. *Plast Reconstr Surg* 1997;99:698-704.

[46] Banic A, Boeckx W, Greulich M, et al. Late results of breast reconstruction with free TRAM flaps: a prospective multicentric study. *Plast Reconstr Surg* 1995;95:1195-1204;discussion 1205-1206.

[47] Kroll SS, Gherardini G, Martin JE, et al. Fat necrosis in free and pedicled TRAM flaps. *Plast Reconstr Surg* 1998;102:1502-1507.

[48] Delay E, Gounot N, Bouillot A, et al. Autologous latissimus breast reconstruction: a 3-year clinical experience with 100 patients. *Plast Reconstr Surg* 1998;102:1461-1478.

[49] Helvie MA, Bailey JE, Roubidoux MA, et al. Mammographic screening of TRAM flap breast reconstructions for detection of nonpalpable recurrent cancer. *Radiology* 2002;224:211-216.

[50] Hogge JP, Zuurbier RA, de Paredes ES. Mammography of autologous myocutaneous flaps. *Radiographics* 1999;19(spec no):S63-S72.

[51] Edeiken BS, Fornage BD, Bedi DG, et al. Recurrence in autogenous myocutaneous flap reconstruction after mastectomy for primary breast cancer: US diagnosis. *Radiology* 2003;227:542-548.

[52] Devon RK, Rosen MA, Mies C, et al. Breast reconstruction with a transverse rectus abdominis myocutaneous flap: spectrum of normal and abnormal MR imaging findings. *Radiographics* 2004;24:

1287-1299.

[53] LePage MA, Kazerooni EA, Helvie MA, et al. Breast reconstruction with TRAM flaps: normal and abnormal appearances at CT. *Radiographics* 1999;19:1593-1603.

[54] Hayes H, Vandergrift J, Diner WC. Mammography and breast implants. *Plast Reconstr Surg* 1988;82:1-8.

[55] Ganott MA, Harris KM, Ilkhanipour ZS, et al. Augmentation mammoplasty: normal and abnormal findings with mammography and US. *Radiographics* 1992;12:281-295.

[56] Steinbach BG, Hardt NS, Abbitt PL, et al. Breast implants, common complications, and concurrent breast disease. *Radiographics* 1993;13:95-118.

[57] Berg WA, Caskey CI, Hamper UM, et al. Diagnosing breast implant rupture with MR imaging, US, and mammography. *Radiographics* 1993;13:1323-1336.

[58] Middleton MS, McNamara MP. Breast implant classification with MR imaging correlation. *Radiographics* 2000;20(3):E1.

[59] DeAngelis GA, de Lange EE, Miller LR, et al. MR imaging of breast implants. *Radiographics* 1994;14:783-794.

[60] Berg WA, Anderson ND, Zerhouni EA, et al. MR imaging of the breast in patients with silicone breast implants: normal postoperative variants and diagnostic pitfalls. *AJR Am J Roentgenol* 1994;163:575-578.

[61] Gorczyca DP, Sinha S, Ahn CY, et al. Silicone breast implants in vivo: MR imaging. *Radiology* 1992;185:407-410.

[62] Caskey CI, Berg WA, Anderson ND, et al. Breast implant rupture: diagnosis with US. *Radiology* 1994;190:819-823.

[63] Brown SL, Silverman BG, Berg WA. Rupture of silicone-gel breast implants: causes, sequelae, and diagnosis. *Lancet* 1997;350:1531-1537.

[64] Caskey CI, Berg WA, Hamper UM, et al. Imaging spectrum of extracapsular silicone: correlation of US, MR imaging, mammographic, and histopathologic findings. *Radiographics* 1999;19(spec no):S39-S51; quiz S261-S262.

[65] Everson LI, Parantainen H, Detlie T, et al. Diagnosis of breast implant rupture: imaging findings and relative efficacies of imaging techniques. *AJR Am J Roentgenol* 1994;163:57-60.

[66] Hayes MK, Gold RH, Bassett LW. Mammographic findings after the removal of breast implants. *AJR Am J Roentgenol* 1993;160:487-490.

[67] Stewart NR, Monsees BS, Destouet JM, et al. Mammographic appearance following implant removal. *Radiology* 1992;185:83-85.

[68] Soo MS, Kornguth PJ, Georgiade GS, et al. Seromas in residual fibrous capsules after explantation: mammographic and sonographic appearances. *Radiology* 1995;194:863-866.

第4章

Neal Handel

隆胸女性乳腺癌的诊断、预后和治疗

Breast Cancer Diagnosis, Prognosis, and Treatment in Augmented Women

引言

近年来，有关硅胶假体对乳腺癌发生、诊断、治疗和预后的影响逐渐引发越来越多的担忧。隆胸的普遍性使这些担忧非常合理。美国美容整形手术外科学会（ASAPS）近期公布的数据表明，隆胸是美国最受欢迎的整容外科手术，2008年实施了将近356 000例隆胸手术[1]，乳腺癌也非常普遍[2]。据美国癌症学协会估计，美国每七位女性中就有一位（13.4%）一生会罹患乳腺癌[3]，仅2008年就新诊断了182 460例浸润性乳腺癌[4]。从这些数据推断，每年将有50 000名隆胸女性确诊为乳腺癌。因此，了解移植假体对乳腺癌的发生、诊断、治疗和预后的潜在影响十分重要。

假体植入物和肿瘤风险

移植假体是否导致罹患乳腺癌或其他良性或恶性乳腺肿瘤的风险增加的这个疑问由来已久。啮齿类动物身上植入不同的外源性固体异物后常会诱发肉瘤[5,6]，导致了早期的担忧，但是这种被称为Oppen-heimer效应的现象未在人体上得到证实[7-9]。许多流行病学研究调查了隆胸与未隆胸的同龄群体乳腺癌的发生率，结果明确地显示乳房假体与不断增加的乳腺癌或其他各类良性与非良性肿瘤之间不存在关联[10-12]。事实上，近期公布的研究表明[13-16]，隆胸者患乳腺癌的发生率低于预期（表4.1）。隆胸女性患乳腺癌的风险较低的现象引起了一些猜测：乳房植入物可能具有抑制肿瘤发生的机制。已经提出的假说包括：植入物导致免疫反应的增强，从而在早期发现和消灭癌前病变；植入物对周围乳房腺体产生挤压导致细胞增殖率的改变；植入物发挥绝缘的作用，降低乳房环境的温度，导致局部组织代谢率的下降[13]。

尽管隆胸并不会增加乳腺癌风险，但由于许多隆胸女性最终会被诊断为乳腺癌，因此对植入物可能影响肿瘤的长期担忧也非常情有可原[17,18]。可以理解的是，植入物会影响乳房体检，减弱不同影像学检查的敏感性，甚至还会干扰可疑病变的充分的活检取材。

表4.1　隆胸术后患者乳腺癌的发病率

研究	国家	总随访人年数（患者数·年）	平均随访时间（年）	风险评估（95%置信区间）
Brinton等2000[49]	美国	96 675	12.9	0.89（0.8～1.1）
Pukkala等2002[81]	芬兰	18 014	8.3	0.5（0.2～1.0）
Brisson等2006[82]	加拿大	366 608	14.9	0.75（0.70～0.81）
Deapen等2007[83]	美国	42 314	15.5	0.69（0.50～0.93）
Lipworth等2009[84]	丹麦和瑞典	103 565	16.6	0.73（0.58～0.90）

隆胸后的乳腺检查

乳房植入物，无论在乳腺下还是肌肉下，或者双平面的深面，都位于乳腺实质的深面。因此，假体本身并不会干扰对病变的触诊。然而，植入物仍存在许多影响乳房体检的可能。有时候，隆胸（尤其同期行乳房提升手术时）会导致腺体瘢痕或者部分脂肪坏死。这会使体检时局部区域增厚，甚至触及明显肿物。如果临床体检可疑，就需要进一步检查诊断。

一部分隆胸患者会发生包膜挛缩。挛缩一般不会影响乳房触诊，但有时包膜破裂，会导致部分植入物疝入邻近软组织的实质组织，这可能会产生可触及（甚至可见）的乳房肿块（图4.1）。这样的肿块或者植入物的凸显对整形外科医生而言并不罕见，但是全科医生、妇科医生和实习护士可能并不熟悉这些肿块，发现这类不寻常的肿块需要与良性钙化进行病理性鉴别，必须与体检和钼靶摄影上的恶性微钙化区分开来（图4.2）。

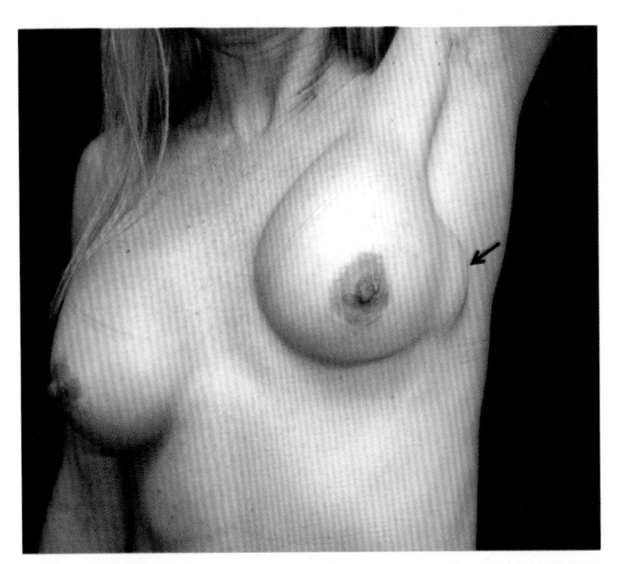

图4.1 **隆胸患者有突出的硅胶乳房植入物，表现为明显可见的乳房肿块。**

植入物渗漏是硅胶假体植入的并发症之一，可能是胶体渗出或者弹性外膜破裂。当硅胶从植入物中渗漏时可能引起异物性炎症反应，导致组织纤维化并且有时会形成硅胶肉芽肿。渗漏时可在植入物附近、乳房的其他区域或胸壁扪及肿物（图4.3），具体位置取决于硅胶移动方位。硅胶渗漏瘤通常表现为坚硬而分散的肿块，必须与其他病理性病变进行区分鉴别。如果硅胶植入物破裂，硅胶将会散布到乳腺腺体或者其他邻近组织中（囊外破裂），这种破裂在乳房X线照片上清晰可见（图4.4）。但如果植入物的硅胶在囊内破裂，就难以通过体检发现（隐匿破裂）。这种情况在新一代的高聚合硅胶假体植入物中更为常见。囊内破裂有时能够通过乳房X线照片摄影诊断（图4.5），而MRI能清晰显示。

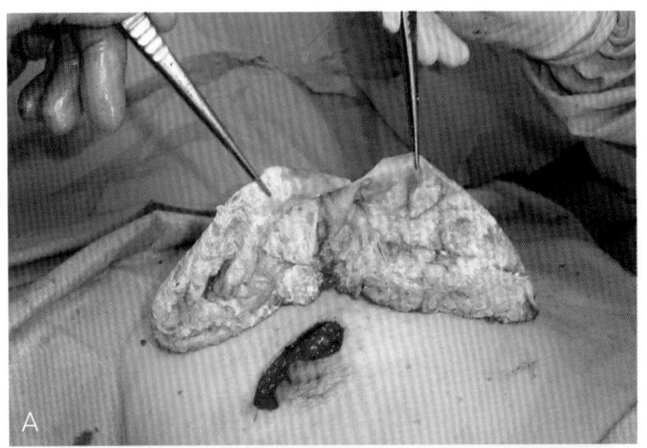

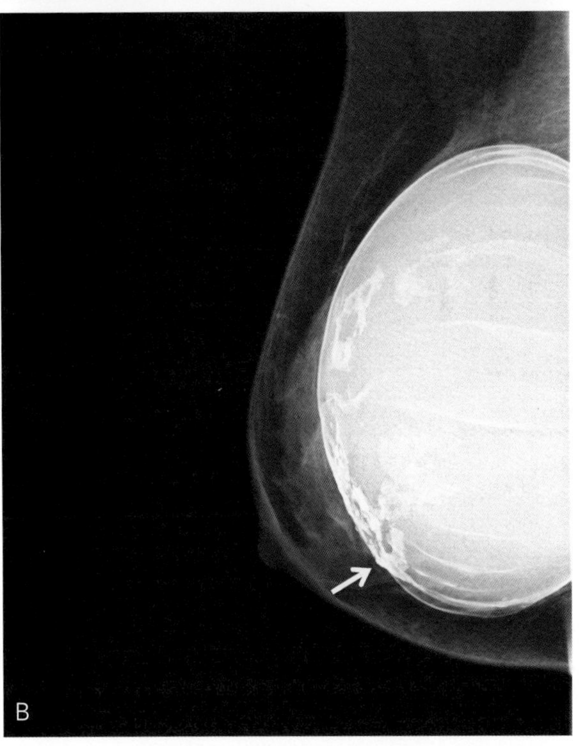

图4.2 **A. 硅胶假体周围瘢痕组织囊的致密钙化。B. 数字乳房X线片显示植入物周围包膜内弥漫的“卵壳”钙化。**

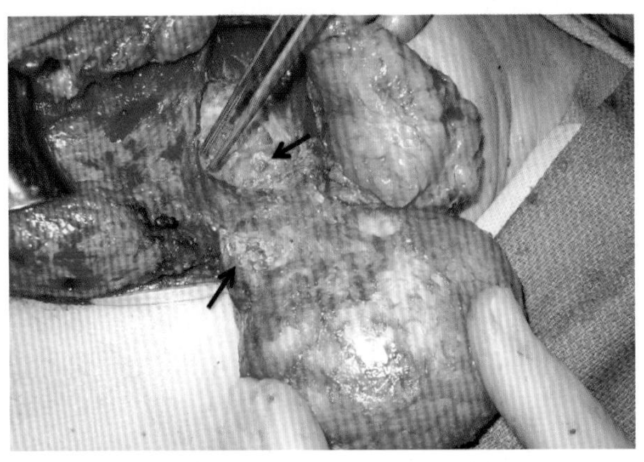

图4.3 **一例硅胶植入物破裂患者的乳腺实质和邻近软组织中的多发性硅胶瘤。**

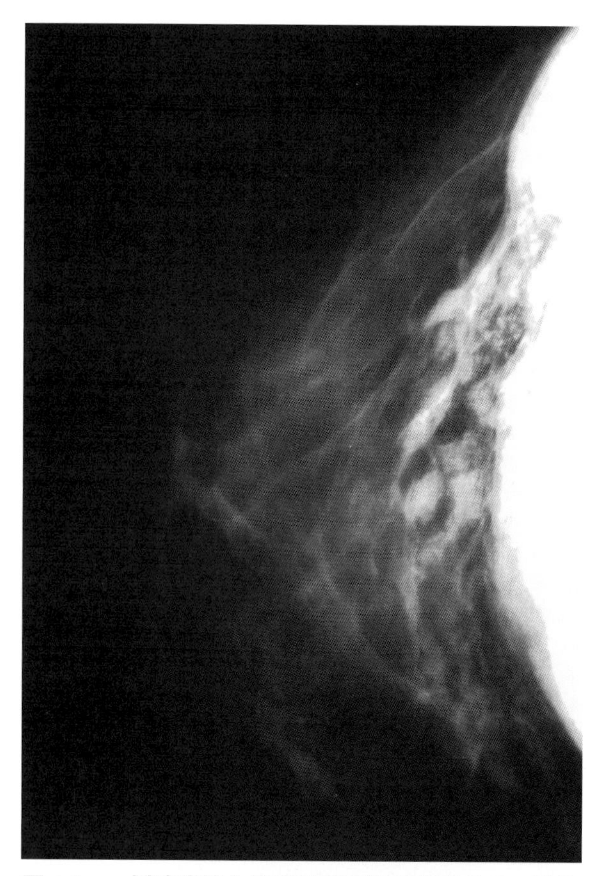
图4.4　一例硅胶植入物囊外破裂的患者的乳房X线片，显示游离硅胶外渗到导管和乳房实质。

生理盐水填充的植入物是通过注射管道填充的，植入物的浅面或深面有一自动阀门与其连通。在某些患者，尤其是乳腺组织较薄者，可以触摸到阀门。通常它位于乳房的中心部位或者乳头-乳晕复合体的下方。有些情况下，阀门虽然位于植入物深面，但由于位置翻转而被触及。偶尔，外科医生进行活检时发现所谓的“肿物”仅仅是注射阀门。

对可疑肿物进行外科手术或者穿刺活检时，必须非常小心以免损坏植入物。进行细针抽吸和空芯针活检时，针尖需远离植入物进行操作。如果病变紧邻植入物，最好选择开放性活检以免破坏假体（图4.6）。空芯针活检时为了获取足量组织样本需要多次反复穿刺，会增加假体损坏的风险。真空辅助活检（mammotome, MIBB）更适合在隆胸女性进行活检（图4.7）[19, 20]。通过这种技术，立体定向X线拍摄或者实时超声波显像可以

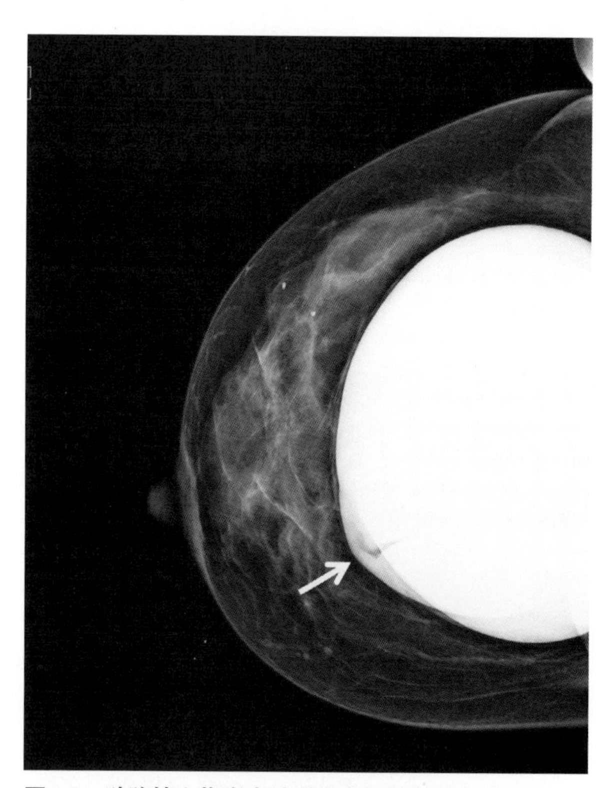
图4.5　硅胶植入物囊内破裂患者的数字乳房X线片。箭头表示硅胶从植入物中溢出但仍局限在囊内的异常轮廓。

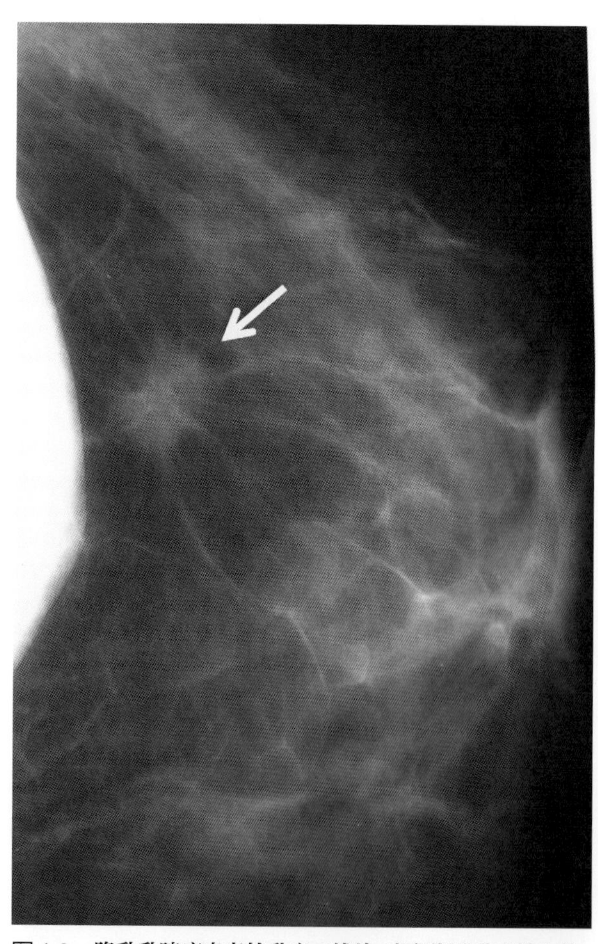
图4.6　隆乳乳腺癌患者的乳房X线片，病变靠近乳房植入物。

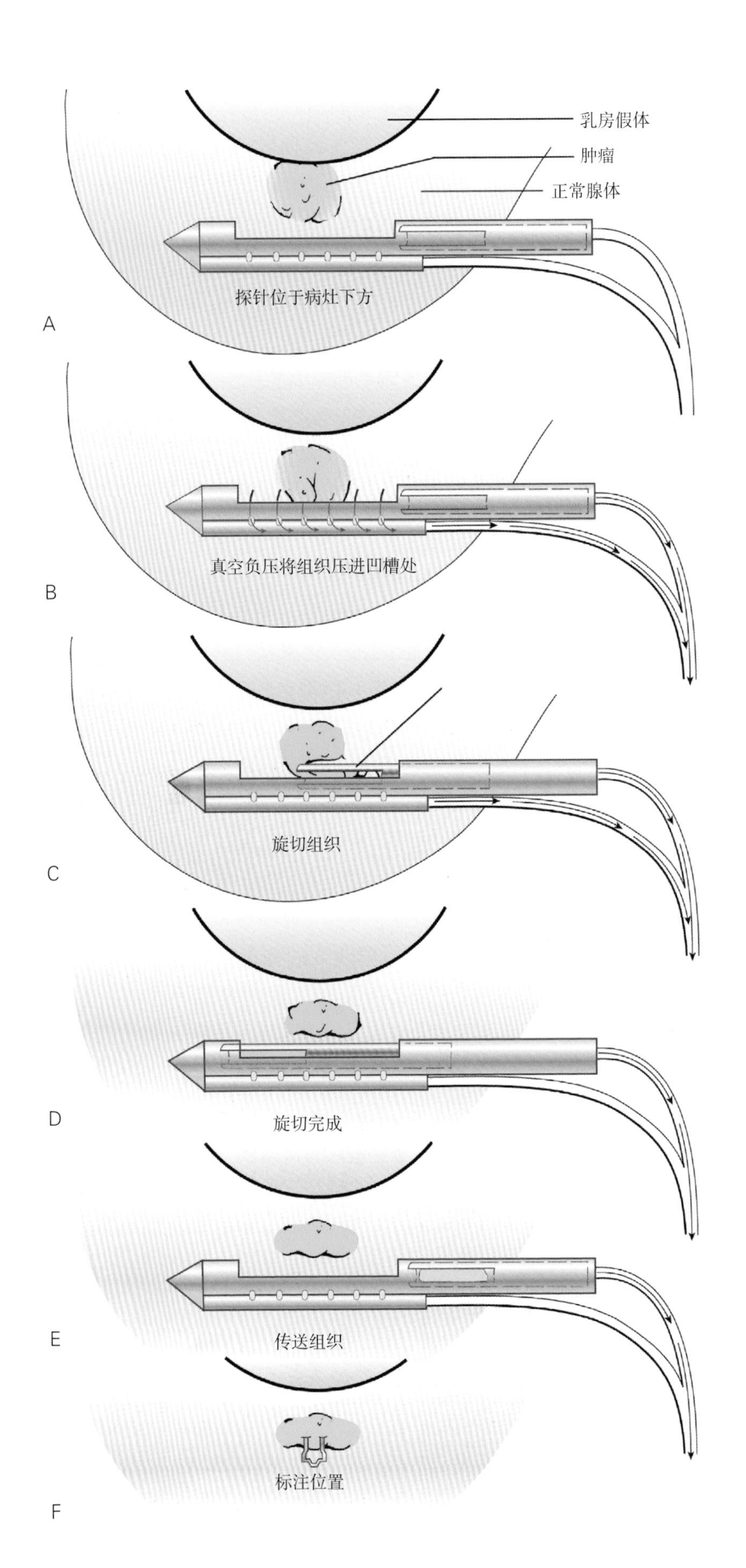

图4.7 隆胸患者的真空辅助活检(MIBB)图。A. 活检针针尖被引导到可疑区域附近。B. 真空负压将组织“吸入”活检针孔。C. 一个旋转的切割器推进并获取组织。D. 标本已被横切。E. 真空提取并运输标本。F. 可以在活检部位放置一个标记，以便于以后的放射学随访。

用来指引病变处的针芯移动。真空辅助活检针可以准确定位在病灶附近，避免破坏植入物。不同于空芯针活检，真空辅助活检只需要通过一个皮肤小切口插入乳房一次性完成，然后可通过转动的针孔在真空辅助下取出多条组织。真空辅助活检的精确度和定向功能使其成为对假体隆胸女性进行经皮穿刺活检的首选技术。

实施开放活检时会采取相应措施来减少破坏假体的风险。使用钝电烙钝头电刀切割进行操纵最为方便；邻近植入假体表面时的操作需要非常谨慎，以免锐器破坏假体外层。如果需要对囊壁进行活检，残留的囊壁无需修复，因为植入物表面会自然产生新的瘢痕组织。

隆胸乳房的放射成像

乳房X线照片

健康女性定期进行乳房X线照片筛查可及早发现乳腺癌。近几年关于隆胸患者X线检查的准确性的忧虑与日俱增[21,22]。植入物可能在几个方面影响X线显像。隆胸手术会形成瘢痕，从而导致影像画面结构扭曲、密度和钙化的显示。植入物（尤其是长期存在的植入物）挤压乳腺组织，增加放射密度，减小对比度，并且可能会干扰对微小病变的识别[23]。高质量的X线成像需要最大限度的挤压乳腺，使射线束能够穿透最薄的组织；挤压越小，每单位内组织体积将增大，导致重叠过厚而降低了灵敏度。由于植入假体与乳腺组织相比柔顺性差，它们很难达到理想的挤压效果。在X线照射过程中，未隆胸的乳房厚度平均能被压缩到4.5 cm，而隆过胸的乳房平均压缩到7 cm[24]。

影响隆胸乳房X线成像效果最重要的因素在于因假体阻挡导致的射线成像斑片阴影。早期的研究估算，隆胸后只有25%的乳房可显像[25]。Gumucio等[26]发现盐水和硅胶植入物可能掩盖微钙化等早期病变。Hayes等[27]报道22%～83%（平均38%）的乳腺组织由于植入物而显示不清。

植入物阴影干扰乳腺摄影的程度取决于其体积大小[28]和放射密度[29]，其密度主要由填充物的物理性状和放射特征决定。硅胶和生理盐水都会产生致密的斑片影，完全阻挡周围腺体的成像。近些年有了新的植入物填充材料（如Misti Gold假体、Trilucent假体），但是这些新的填充材料并不能提供非常满意的效果。而且，目前市场可买到的仅有硅胶和生理盐水填充两种。

笔者和同事调查过乳房植入物是如何影响射线照射下的组织数量[22,29]。对隆胸者进行术前和术后的一系列连续拍摄，再将每一张胶片上的可见组织数量进行测量。成像区域的变化与许多参数相关，包括包膜挛缩的程度、植入物的位置（乳腺下方还是肌肉下方）、乳腺X线照片法的方式（挤压或者位移）、术前乳腺大小、植入物大小以及

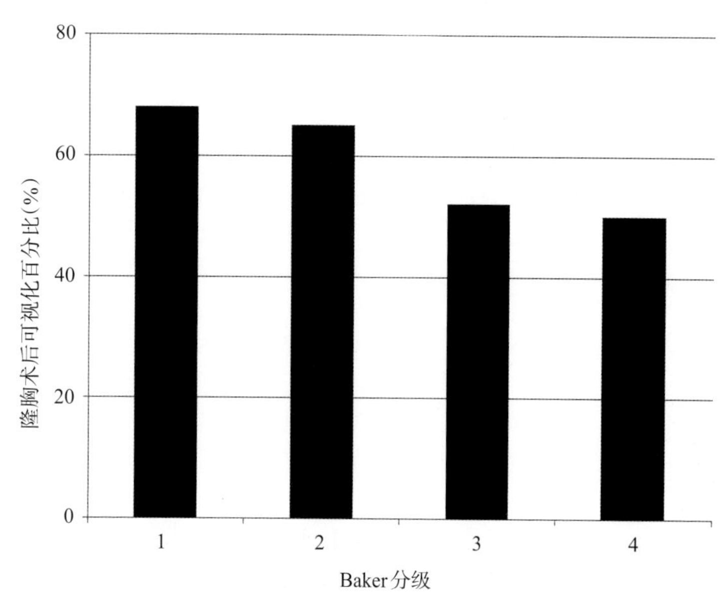

图4.8 挛缩对术后局部可视化的影响。轻微或无挛缩（Baker 1或2）可使所见面积减少约30%，而中度或重度挛缩（Baker 3或4）可使所见面积减少约50%。

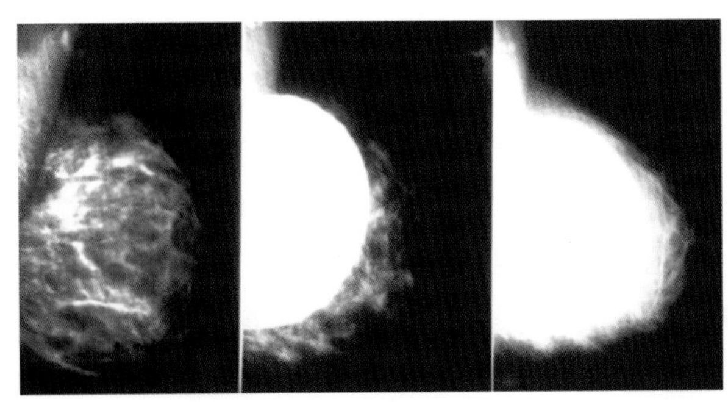

图4.9 挛缩恶化的影响。左图：隆乳术前患者的乳房压缩造影。中图：乳房X线造影术后，患者当时为术后Baker 1级包膜挛缩。右图：随后进行乳房X线检查，此时患者已出现Baker 4级包膜挛缩。

植入物种类。

我们的研究结果表明，大多数隆胸术后的胶片中可测量的乳腺组织数量有所减少。最重要的影响因素是包膜挛缩：轻微或无挛缩的乳腺显像范围会减少30%，而中度或重度挛缩者的显像范围会减少50%（图4.8）。对那些挛缩仍在进展的乳房连续检查会发现可显像的组织数量在逐步减少（图4.9）。植入物的位置（乳腺下方或者肌肉下方）也非常重要，一般来说，乳腺下方植入的患者可视范围会减少37%，而在肌肉下方植入的患者只会减少17%。

为了优化隆胸女性的乳腺X线检查，Eklund等[30]发明了一种叫位移或者回压技术（图4.10A和图4.10B），通过这种技术将植入物向后方挤压，以便于更大部分的乳腺组织能够被X线照射。Eklund等认为：标准的挤压式乳腺X线照片中，高达97%的乳腺组织因植入物存在而显像不佳，极大地增加了遗漏阳性病变的可能性。但位移技术

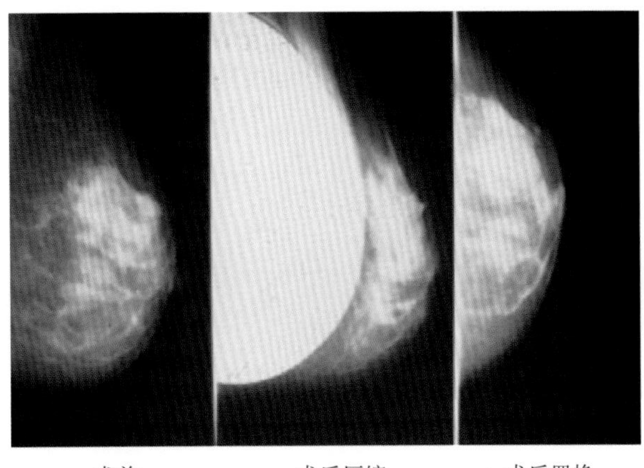

图4.11 压迫乳腺与移位乳腺摄影的比较。左图：隆胸前的乳房X线片。中图：术后压缩乳房X线片。右图：术后置换乳房X线片。与压缩法相比，移位法显示的组织略多，但与预扩张研究相比，两种方法显示的组织面积都有显著减少。

在99%的案例提升了成像效果。这种提升部分由于植入物的位移存在一个多达5 cm的挤压优势，从而提高了乳腺X线摄影的图像技术和灵敏度。随后的研究都证实了Eklund等的研究结果，发现通过植入物的位移能够取得更好的乳腺组织可视效果[31,32]。我们的研究[33]也证实通过位移技术获得的组织可视效果（平均会减少25%）稍微优于标准的挤压乳腺X线照片法（平均减少30%）。然而，不论使用哪一种技术，其可视范围都比隆胸前X线照片摄影法有显著减少（图4.11）。

虽然没有人反驳植入物投下的阴影会干扰乳腺组织的成像，但仍然存在关于其是否会导致X线照片法灵敏度下降的争论。毋庸置疑已经证实的是，未隆胸女性的X线照片灵敏度显然更高。对患有可触及肿瘤的未隆胸女性而言，X线照片

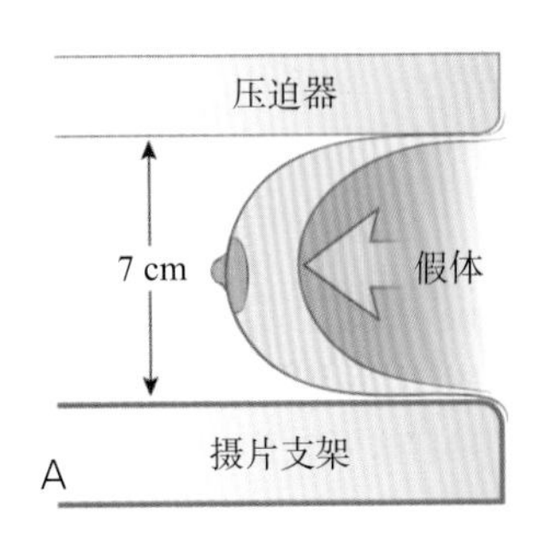

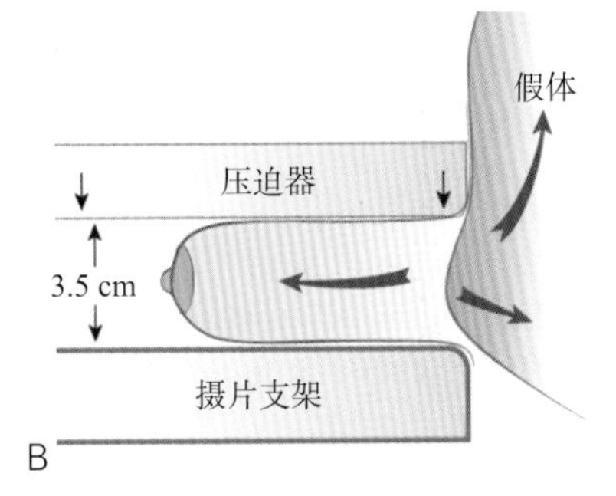

图4.10 A. 压迫式乳房摄影图。B. 位移图（Eklund技术）乳腺摄影。

摄影结果呈阳性的概率为90%,假阴性为10%。许多已发布的研究表明隆胸女性X线照片假阴性率相对来说更高[32,34,35]。近期我们回顾了23年来治疗的所有可触及肿瘤患者的乳房X线[36],在1 741名未隆胸的女性中,X线照片未能检查出肿瘤的有153人(假阴性率为8.8%),而在87名隆胸患者中,X线照片未能检查出病变的有36例(假阴性率为41.4%),两者有显著统计学差异($P<0.000\ 1$)(表4.2),表明植入物确实极大地减小了X线照片的灵敏度。

表4.2 可触及肿物的女性乳房X线摄影的敏感性

	未隆胸		隆胸	
	人数	比例(%)	人数	比例(%)
阴性	153	8.8	36	41.4
阳性	1 588	91.2	51	58.6
总数	1 741	100.0	87	100.0

注:$P<0.000\ 1$。

数字化X线成像

数字X线成像是一种将乳腺成像以电子照片存储在电脑的技术,通过将存储的数据进行放大、增强,或者通过其他操作来提升灵敏度。近期的一个临床试验将数字X线照片和胶片X线照片进行比对,表明数字化乳腺摄影和胶片乳腺摄影在检测乳腺癌的准确性方面没有差别[37]。尚无研究比较隆胸女性的数字X线和胶片X线效果。放射科医生发现,生理盐水作为填充物的假体阴影遮挡的乳腺组织在数字X线照片手段下观察得更清楚,尤其是采用手工操作而非使用自动设置时(图4.12A和图4.12B)。然而,乳房假体对传统X线照片的影响同样存在于数字X线照片技术上。

磁共振成像

MRI已被证明在诊断乳房植入物破裂和渗漏方面非常有效[38,39],还可作为胶片X线照片对隆胸

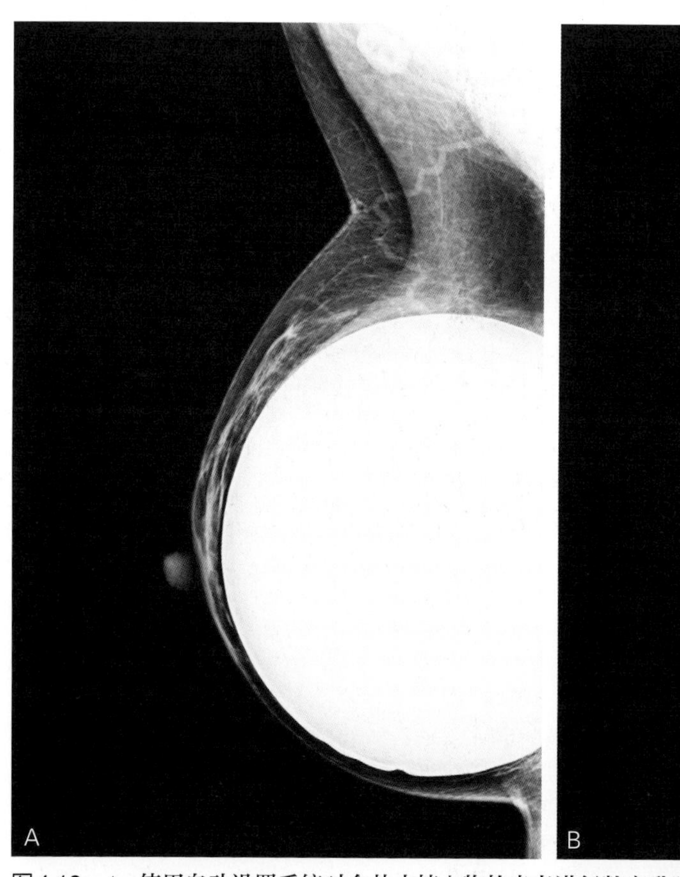

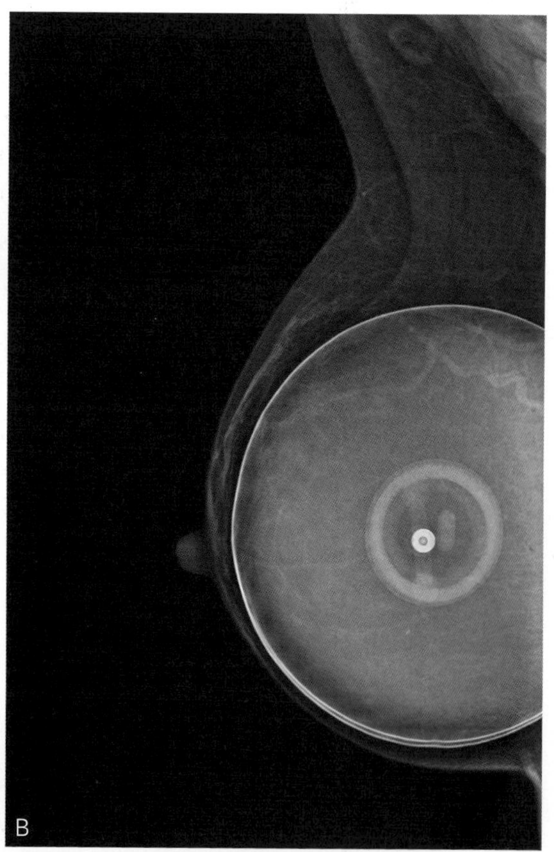

图4.12 A. 使用自动设置系统对含盐水植入物的患者进行数字乳腺摄影;植入物显示为致密、不透射线的阴影,有效地阻断了路径内所有乳腺组织的可视化。B. 使用手动技术对同一患者重复数字乳腺X线检查;植入物之前隐藏的结构现已可视化。

女性乳腺筛查的辅助手段。MRI不会受到不透射线的植入物的影响,并且可以清晰地显示附近的结构,比如肌肉和胸壁,甚至鉴别瘢痕和恶性肿瘤,因为恶性病变中造影剂表现为早期增强效果[40-42]。但是,MRI需要静脉注射造影剂,价格比传统X线照片高,并且在灵敏度和特异性上也存在限制。

最近发布了一份关于最新乳腺癌诊断和治疗的报告国际共识。专家组认为,MRI可作为隆胸女性初诊为乳腺癌时的术前评估,以及传统X线不能确定的患者,例如注射了硅胶的女性患者都适用[43]。但是,传统X线照片仍然是乳腺癌筛选和诊断的最佳手段,不推荐使用MRI对隆胸女性进行筛查。越来越多的数据表明,支持对年轻乳腺癌高危患者(比如*BRCA1*或*BRCA2*突变,显著高危家族史或个人乳腺癌病史)进行MRI筛查。然而,或许我们不应该鼓励这些高危人群选择隆胸,因为植入物可能干扰早期癌症筛查,并可能降低保乳治疗的机会[44]。

超声检查

乳房超声检查能够发现植入物破裂或渗漏[45,46],较MRI价格低廉[47]。然而,超声与乳腺X线照片和MRI相比,对检测腺体病变缺乏灵敏度和特异度[48]。现阶段,超声的优势包括肿物定性、测量病变大小以及常可发现易被忽略的表现为微钙化的浸润性病变。目前是否以超声作为隆胸女性筛查工具还没有得到公认。

植入物对疾病分期和预后的影响

虽然有大量的证据表明乳房植入物降低X线照片的灵敏性,但关于隆胸女性乳腺癌诊断时的分期争议较大。多年前我们的研究发现,在隆胸女性被诊断为乳腺癌时相对处于中晚期[18,23]。其他研究也报道了类似情况。

Brinton等[49]的一项多中心研究发现,隆胸后的乳腺癌患者比未隆胸患者原位癌和早期肿瘤的发生率少,但腋窝淋巴结转移和远处转移比率高。

Karanas等[50]报告在隆胸的乳腺癌患者中,早期病变(0期和1期)占比较低,进展期病变(3期和4期)发生率相对较高。然而,也有研究发现,隆胸女性和未隆胸女性初诊时的分期相似[51-54]。Carlson等[55]在1993年报道,隆胸与未隆胸女性乳腺癌患者的病理分期是相似的。Deapen等[56]也得出相同结论。Leibman和Kruse[31,32]发现隆胸后的初诊乳腺癌患者中,28%无症状,这意味着即使隆胸女性,也可在潜伏阶段进行乳腺癌筛查。

为了进一步研究这个问题,最近我们总结回顾了1981—2004年之间在加利福尼亚州的Van Nuys乳腺中心和洛杉矶的Kenneth Norris综合癌症中心4 082名乳腺癌患者的治疗经验[36]。为比较隆胸女性和未隆胸女性患者,仅入组了浸润性导管癌、浸润性小叶癌、导管原位癌和小叶原位癌患者(排除了罕见肿瘤如血管肉瘤和淋巴瘤等)。最终分析结果共纳入3 922例未隆胸患者和129例隆胸患者。

前瞻性登记所有患者数据,包括但不限于:肿瘤可扪及性,原发肿瘤大小(外科手术时记录)、细胞核分级、是否淋巴脉管侵犯以及腋窝淋巴结状态。随访追踪乳腺癌的复发率和死亡率。复核乳腺X线检查(可使用的)以比较X线在可扪及病变的隆胸和未隆胸患者间的灵敏度。通过合适的统计学方法进行两组间比较:平均肿瘤大小通过t检验进行比较;无复发生存率和总生存率采用Kaplan Meier生存分析和log-rank检验;对计数数值和百分比率进行卡方检验。

诊断时的平均年龄,无隆胸女性为53.5岁(22～95岁),隆胸者46.8岁(29～71岁)。隆胸组中资料完整的病例(N=104),植入物平均存在年限为10.5年(0.5～37年)。能够获得包膜挛缩程度的病例中(n=106),30%为Baker 1级,40%为2级,22%为3级,8%为4级。

隆胸组较之无隆胸组,隐匿性(不可触及)乳腺癌的比例明显更低(25%和46%,P<0.000 1)(表4.3),早期原位病变较少(27%和33%),有更多腋窝淋巴结转移(46%和35%)。总体而言,两组的分期没有显著性差异(表4.4)。

比较肿瘤大小时仅纳入浸润性导管病变的患

者(浸润性导管癌是最常见的类型,测量最可靠)。3 922例无隆胸患者中有2 235个浸润性导管癌,平均肿瘤大小23.8 mm。在120例隆胸患者中,86例浸润性导管病癌,平均23.2 mm(无显著性差异)(表4.5)。两组患者乳腺癌复发率(表4.6)和乳腺癌特异性生存率(表4.7)也一样。Kaplan Meier分析证实,随访两组的乳腺癌复发率(图4.13)和生存率(图4.14)无显著差异。

表4.3 诊断时肿物的可触及性

	未隆胸		隆胸	
	人数	比例(%)	人数	比例(%)
不可触及	1 756	45.6	32	24.8
可触及	2 096	54.4	97	75.2
总数	3 852	100	129	100

注:P=0.000 1;[a]70例非隆胸患者肿物可触及性数据不可用。

表4.4 诊断时肿瘤分期

	未隆胸[a]		隆胸[b]	
分期	人数	比例(%)	人数	比例(%)
0	1 272	33.3	35	27.3
1	1 206	31.7	37	28.9
2	1 092	28.7	48	37.5
3	225	5.9	8	6.3
总数	3 795	100	128	100

注:P=0.249 6(无统计学意义);[a]116例未隆胸患者数据不可用;[b]1例隆胸患者数据不可用。

表4.5 肿瘤的平均大小[a]

	人数	肿瘤平均大小
未隆胸	2 235	23.8
隆胸	86	23.2
总数	2 321	23.7

注:P=0.806 6(无统计学意义);[a]只统计浸润性导管癌患者。

表4.6 乳腺癌复发率

	未隆胸		隆胸	
	人数	比例(%)	人数	比例(%)
无复发证据	3 158	80.5	110	85.3
肿瘤复发	764	19.5	19	12.7

注:P=0.493 2(无统计学意义)。

表4.7 乳腺癌死亡率

	未隆胸		隆胸	
	人数	比例(%)	人数	比例(%)
存活	3 510	89.5	116	89.9
死亡	412	10.5	13	10.1

注:P=0.652 3(无统计学意义)。

我们的数据显示,隆胸的乳腺癌患者较少表现为隐匿性病变,乳腺X线假阴性率明显更高;然而,肿瘤大小和无隆胸者相似。一个可能的解释是,植入假体后可能会更积极进行体查。也有人认为隆胸后乳房更易于检查[9],有几个理由可以说明这一现象。乳腺肿块触诊依赖于与周围正常乳腺组织的异样手感。大乳房和深部肿瘤诊断困难就是因为其难以触及。乳房植入物压迫乳房实质,随着时间的推移,导致腺体萎缩。在隆胸患者中腺体实质(特别是当植入物已经存在多年)减少到一个薄层,往往只是1～2 cm的厚度,这一现象并不罕见。在我们的病例中,假体植入的平均时间超过10年,充足的时间使假体引起组织压缩,变薄,萎缩。这也许可以解释为什么相同大小的肿瘤在隆胸患者中更易扪及(图4.15)。

隆胸乳腺癌患者的治疗

目前公认的两种乳腺癌术式是全乳切除和保乳治疗(BCT)。没有理由认为假体会影响全乳房切除手术。全乳房切除时取出假体,切除瘢痕包囊,可进行即刻或延迟重建。事实上,乳房植入假体的存在可能促进愈合,因为全乳房切除的皮瓣在隆胸时就已经进行了分离。

BCT包括乳房肿瘤切除、腋窝淋巴结处理、全乳腺照射放疗、部分患者需要瘤床加量放疗[57]。已经证明在以下大部分乳腺癌患者中BCT和全乳房切除的疗效和生存率相同,包括1期(T1N0)、2A期(T0N1,T1N1,T2N0)和2B期(T2N1,T3N0)[58-64]。绝大多数保乳手术的美容效果都是优良[65-68]。因为生存率满意,美容效果好,BCT现阶段经常成为1或2期乳腺癌患者的首选治疗方法[69,70]。

有几项研究探讨了植入物的放射物理性状[71-73]。无论是硅胶或生理盐水填充植入物都不会引起X射线衰减,因此内科医生和放射肿瘤医生广泛接受这样的观念,就是植入物存在时也可有效地进行放射治疗;隆胸和非隆胸患者均可同等接受BCT,治愈率相似[74,75]。进一步研究还发现,由于电子束有限的渗透和快速的衰减,造成邻近正常

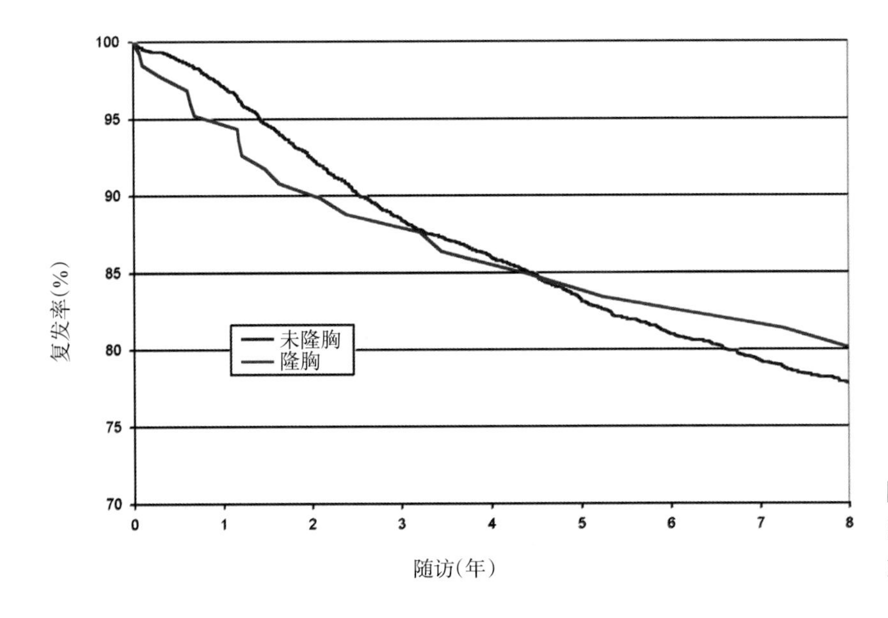

图4.13　乳腺癌复发。增强型和非增强型患者肿瘤累积复发的Kaplan-Meier图(无显著差异)。

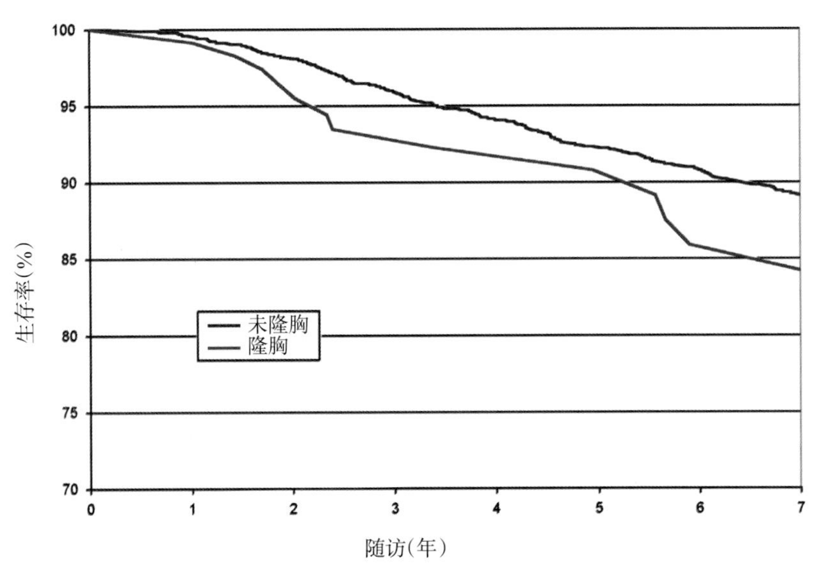

图4.14　乳腺癌死亡率。增强型和非增强型乳腺癌患者特定生存率的Kaplan-Meier图(无显著差异)。

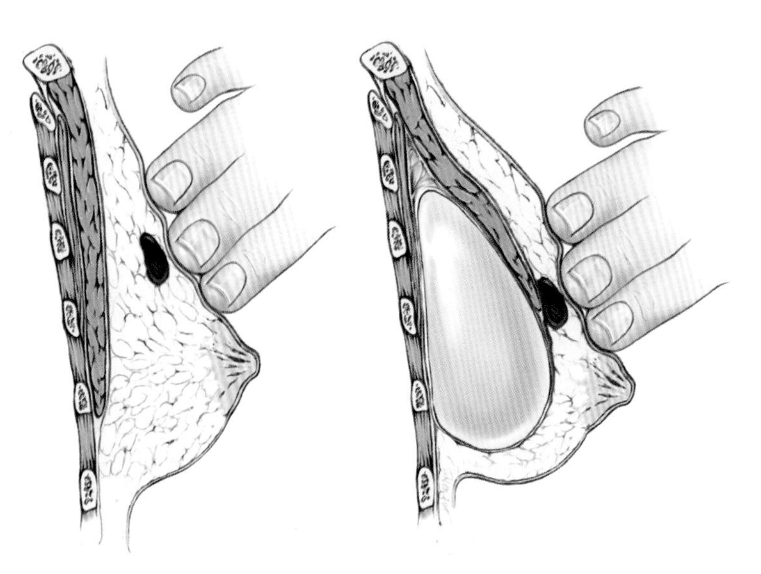

图4.15　长期植入可促进病变的触诊,导致乳房实质萎缩、变薄和压缩。

组织的损伤最小(如肺和心脏)。辐射剂量分布的研究提示在植入物的存在下,相邻结构的辐射量没有显著差异[73]。

其他重点关注的问题集中在隆胸女性使用BCT的美容效果和放射治疗相关并发症。有研究报道隆胸女性放疗后效果良好[76-78]。有的学者认为,包膜挛缩比例高且美容效果差[79]。几年前,我们回顾本单位接受BCT的隆胸后乳腺癌患者资料[80]:1981—1994年,共有66位隆胸女性诊断为原发性乳腺癌;27例接受乳腺癌改良根治术,3位(原位癌)仅接受保乳手术,3例接受其他的治疗,其余33例患者接受BCT。

接受BCT的患者,4例在放疗前取出假体,另3例未能获得治疗的详细资料,其余的26例患者纳入研究。患者接受假体植入时的年龄在22～55岁之间(平均年龄37岁),癌症诊断时的年龄在31～67岁(平均年龄45岁)。从隆胸到癌症的诊断时间间隔为0.5～20年(平均7.5年)。在确诊癌症时和完成放射治疗后定期随访时,分别对乳房的坚硬度(根据Baker分级)进行评分。同时收集BCT后进行二次植入物手术的比例和原因。

表4.8 保乳治疗后Baker分级的变化

	治疗前	治疗后
癌侧	1.19	3.08
对侧	1.15	1.73

注:28例隆胸的乳腺癌患者。

诊断时的平均Baker分级:患侧1.19级,健侧1.15级。放射治疗后的最新随访中,患侧3.08级,健侧1.73级(图4.14)。总体而言,隆胸后接受BCT患者中,17例(65%)患侧挛缩情况显著增加(显著增加的定义:Baker 1级或2级增加至3级或4级)。这17例发生放射性挛缩的患者,患侧的平均Baker等级从诊断时的1.06级增加至放射治疗后的3.71级。健侧的坚硬度也有所增加,平均Baker等级从1.06级上升到1.94级(表4.8)。从放射治疗结束到包膜挛缩的发生时间间隔平均为22.4周。图4.16展示了一位接受BCT的隆胸患者发生放射性包膜挛缩的情况。

8例放射性挛缩症患者需行修整手术。5例取出假体,切除包囊,更换新的植入物;2例取出单侧假体,进行自体(腹直肌肌皮瓣)重建。1例患者取出双侧假体,切除包囊,未行假体更换。根据这些

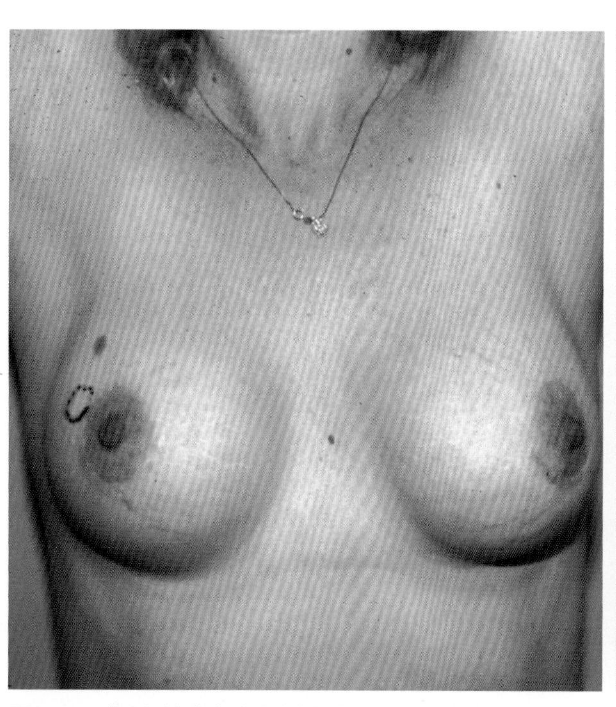

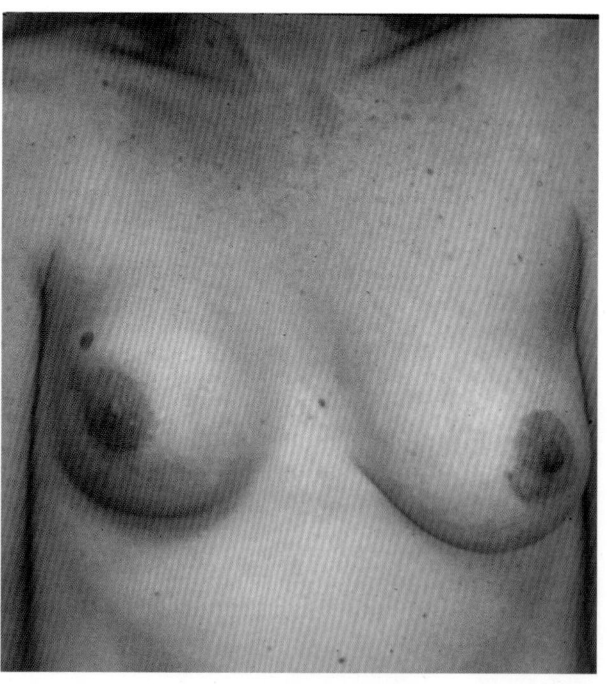

图4.16 左图:被诊断为右侧乳腺癌的隆乳患者(肿瘤的位置由靠近乳头－乳晕复合体的圆形标记指示)。右图:乳腺癌治疗后,患者出现放射性包膜挛缩(Baker 4级)。

数据显示,大多数接受BCT的隆胸患者美容效果不尽人意,许多人需要二次整形手术。

结论

由于总体人群乳腺癌发病率之高,不可避免会有相当一部分隆胸女性发展为乳腺癌。植入物对乳腺癌检测、治疗和预后的影响仍然会成为焦点。多个文献报道,植入物使乳房X线显示不清。数据表明隆胸女性X线检查的敏感性降低。由于植入物对乳腺组织成像可能产生的不利影响,乳房X线筛查并不适用于隆胸者,或许更适合进行诊断性乳房X线摄影。患者的诊断需要结合体格检查和X线表现综合考量。体检发现的异常应该进行超声检查。某些情况下可联合MRI检查。

一项大宗病例总结纳入历时23年收治的隆胸乳腺癌患者,结果显示隆胸患者更多表现为体检可触及的肿瘤并且有更高的乳腺X线假阴性率。除此之外,肿瘤大小、分期、复发率和乳腺癌特异性生存率在隆胸与非隆胸患者中相似。这些研究结果表明,相同大小的肿瘤在隆胸患者可能更易于体检发现,这种有益的影响可以弥补X线不足。

关于隆胸患者的乳腺癌治疗,可以确认植入物并不会影响全乳房切除或乳房重建。另一方面,有充分的证据表明,隆胸妇女的保乳治疗可能会受到影响。保乳患者更容易出现放射性包膜挛缩,经常需要再次手术,由于放疗对伤口愈合的不利影响导致容易出现术后并发症。除了美容效果受影响和再次手术外,隆胸乳腺癌患者进行保乳手术还可能有其他潜在的问题。因为植入物(尤其存在包膜挛缩时)可能妨碍X线随访,导致难以尽早发现局部复发。此外,这些患者对侧乳房第二原发癌的风险增加,因此对侧植入物可能会影响早期癌症筛查。基于这些考虑,除非治疗前取出假体,否则并不考虑优选BCT。

致谢

作者希望感谢他的同事们做出的贡献,在这一章内引用的几个研究的设计和执行归功于他们,包括 Melvin J. Silverstein、Parvis Gamagami、Bernard Lewinsky、James Waisman和 J. Arthur Jensen。

编者评论

我经常会被患者问及隆胸手术的建议。我希望患者能充分了解,对隆胸者即使采用Eklund的技术增加了2倍的X线乳腺腺体组织成像,但较之无隆胸者X线检查仍然只能显示部分组织。尽管如此,笔者做了一个令人信服的推论,即使植入物降低了X线检查的敏感性,但隆胸与无隆胸者癌症诊断分期一致。数据显示需要重视隆胸女性的体格检查。

没有理由怀疑植入物会诱发癌症或导致预后不良。然而,已明确的是植入物使诊断和治疗干预更困难。由于这个原因,我试图劝阻在高危乳腺癌风险的人群进行隆胸手术,不仅是因为影像学检查的不敏感,还因为活检方式更局限,原因是人们会担心损坏植入物。此外,乳腺癌保乳手术后的辅助放射治疗,可能会导致放疗靶区内植入物包囊挛缩,从而干扰随后的成像和复发或新发肿瘤的随访。整形外科医生在进行隆胸前应该基于年龄建议给予适龄的X线检查,如发现有任何可疑病灶应先予以处理。

隆胸乳房出现的癌症可能不具有恶性肿瘤的典型表现。由于植入物持续对腺体所施加压力使肿瘤生长模式发生改变,在实施这类乳腺癌手术时,肿瘤外科医生应该意识到植入物对乳房组织的改变,并相应改变手术方式根据具体情况选择手术操作。

(*S.C.W.*)

参考文献

[1] Reece EM, Ghavami A, Hoxworth RE, et al. Primary breast augmentation today: a survey of current breast augmentation practice patterns. *Aesthetic Surg J.* 2009;29(2):116-121.

[2] The American Cancer Society. *Breast Cancer Facts & Figures 2003-2004.* Atlanta, GA: The American Cancer Society; 2003.

[3] Leis HP. Epidemiology in breast cancer. In: Strombeck JO, Rosato FE, eds. *Surgery of the Breast—Diagnosis and Treatment of Breast Diseases.* Stuttgart, Germany: Georg Thieme Verlag; 1986.

[4] The American Cancer Society. *Cancer Facts & Figures 2008.* Atlanta, GA: The American Cancer Society; 2009.

[5] Turner FC. Sarcomas at sites of subcutaneously implanted Bakelite disks in rats. *J Natl Cancer Inst.* 1941;2:81-86.

[6] Oppenheimer BS, Oppenheimer ET, Stout AP. Sarcomas induced in rats by implanting cellophane. *Proc Soc Exp Biol Med.* 1948;67:33-38.

[7] Hoopes JE, Edgerton MT, Shelley W. Organic synthetics for augmentation mammoplasty: their relation to breast cancer. *Plast Reconstr Surg.* 1967;39(3):263-270.

[8] Brand KG, Johnson KH, Buon LC. Foreign body tumorigenesis. *CRC Crit Rev Toxicol.* 1976;4(4):353-394.

[9] Morgan RW, Elcock M. Artificial implants and soft tissue sarcomas. *J Clin Epidemiol.* 1995;48(4):545-549.

[10] Deapen DM, Pike MC, Casagrande JT, et al. The relationship between breast cancer and augmentation mammaplasty: an epidemiologic study. *Plast Reconstr Surg.* 1986;77(3):361-368.

[11] Brinton LA, Malone KE, Coates RJ, et al. Breast enlargement and reduction: results from a breast cancer case-control study. *Plast Reconstr Surg.* 1996;97(2):269-275.

[12] McLaughlin JK, Nyren O, Blot WJ, et al. Cancer risk among women with cosmetic breast implants: a population-based cohort study in Sweden. *J Natl Cancer Inst.* 1998;90(2):156-158.

[13] Deapen DM, Bernstein L, Brody GS. Are breast implants anticarcinogenic? A 14-year follow-up of the Los Angeles study. *Plast Reconstr Surg.* 1997;99(5):1346-1353.

[14] Hoshaw SJ, Klein PJ, Clark BD, et al. Breast implants and cancer: causation, delayed detection, and survival. *Plast Reconstr Surg.* 2001;107(6):1393-1407.

[15] Dreyfuss DA, Singh S, Dowlatshahi K. Silicone implants as an anticarcinogen. *Surg Forum.* 1987;38:587-592.

[16] Su CW, Dreyfuss DA, Krizek A. Silicone implants and the inhibition of cancer. *Plast Reconstr Surg.* 1995;96(3):513-518.

[17] Jakub JW, Ebert MD, Cantor A, et al. Breast cancer in patients with prior augmentation: presentation, stage, and lymphatic mapping. *Plast Reconstr Surg.* 2004;114(7):1737-1742.

[18] Silverstein MJ, Handel N, Gamagami P. The effect of silicone gel-filled implants on mammography. *Cancer.* 1991;68(5 suppl):1159-1163.

[19] Trevathan-Ramirez D. Innovations in breast disease diagnosis. *Radiol Technol.* 1998;70(2):197-203.

[20] Cangiarella J, Waisman J, Symmans WF, et al. Mammotome core biopsy for mammary microcalcification: analysis of 160 biopsies from 142 women with surgical and radiologic follow-up. *Cancer.* 2001;91(1):173-177.

[21] Rintala AE, Svinhufvud UM. Effect of augmentation mammaplasty on mammography and thermography. *Plast Reconstr Surg.* 1974;54(4):390-396.

[22] Handel N, Silverstein MJ, Gamagami P, et al. Factors affecting mammographic visualization of the breast after augmentation mammaplasty. *JAMA.* 1992;268(14):1913-1917.

[23] Silverstein MJ, Handel N, Gamagami P, et al. Breast cancer in women after augmentation mammoplasty. *Arch Surg.* 1988;123(6):681-685.

[24] Monsees BS, Destouet JM. Mammography in aesthetic and reconstructive breast surgery. *Perspect Plast Surg.* 1991;5:103-107.

[25] Wolfe JN. On mammography in the presence of breast implants [Letter]. *Plast Reconstr Surg.* 1978;62(2):286-288.

[26] Gumucio CA, Pin P, Young VL, et al. The effect of breast implants on the radiographic detection of microcalcification and soft-tissue masses. *Plast Reconstr Surg.* 1989;84(5):772-778.

[27] Hayes H Jr, Vandergrift J, Diner WC. Mammography and breast implants. *Plast Reconstr Surg.* 1988;82(1):1-8.

[28] Beisang AA, Geise RA, Ersek RA. Radiolucent prosthetic gel. *Plast Reconstr Surg.* 1991;87(5):885-892.

[29] Handel N, Silverstein MJ, Gamagami P. The effect of silicone implants on mammography and breast cancer detection. *Perspect Plast Surg.* 1993;7:1-14.

[30] Eklund GW, Busby RC, Miller SH, et al. Improved imaging of the augmented breast. *Am J Roentgenol.* 1988;151(3):469-473.

[31] Leibman AJ, Kruse BD. Breast cancer: mammographic and sonographic findings after augmentation mammoplasty. *Radiology.* 1990;174(1):195-198.

[32] Leibman AJ, Kruse BD. Imaging of breast cancer after augmentation mammoplasty. *Ann Plast Surg.* 1993;30(2):111-115.

[33] Silverstein MJ, Handel N, Gamagami P, et al. Mammographic measurements before and after augmentation mammaplasty. *Plast Reconstr Surg.* 1990;86(6):1126-1130.

[34] Silverstein MJ, Handel N, Gamagami P, et al. Breast cancer diagnosis and prognosis in women following augmentation with silicone gel-filled prostheses. *Eur J Cancer.* 1992;28(2-3):635-640.

[35] Fajardo LL, Harvey JA, McAleese KA, et al. Breast cancer diagnosis in women with subglandular silicone gel filled augmentation implants. *Radiology.* 1995;194(3):859-862.

[36] Handel N, Silverstein MJ, Breast cancer diagnosis and prognosis in augmented women *Plast Reconstr Surg.* 2006;118(3):587-593.

[37] Pisano ED, Gatsonis C, Hendrick E, et al. Diagnostic performance of digital versus film mammography for breast cancer screening—the results of the American College of Radiology Imaging Network (ACRIN) Digital Mammographic Imaging Screening Trial (DMIST). *N Engl J Med.* 2005;353(17):1773-1783.

[38] Ahn CY, Shaw WW, Narayanan K, et al. Definitive diagnosis of breast implant rupture using magnetic resonance imaging. *Plast Reconstr Surg.* 1993;92(4):681-691.

[39] Holmich LR, Fryzek JP, Kjoller K, et al. The diagnosis of silicone breast-implant rupture: clinical findings compared with findings at magnetic resonance imaging. *Ann Plast Surg.* 2005;54(6):583-589.

[40] Everson LI, Parantainen H, Detlie T, et al. Diagnosis of breast implant rupture: imaging findings and relative efficacies of imaging techniques. *AJR Am J Roentgenol.* 1994;163(1):57-60.

[41] Westerhof JP, Fischer U, Moritz JD, et al. MR imaging of mammographically detected clustered microcalcifications: is there any value? *Radiology.* 1998;207(3):675-681.

[42] Hickman PF, Moore NR, Shepstone BJ. The indeterminate breast mass: assessment using contrast enhanced magnetic resonance imaging. *Br J Radiol.* 1994;67(793):14-20.

[43] Silverstein MJ, Lagios MD, Recht A, et al. Image-detected breast cancer: state of the art diagnosis and treatment. *J Am Coll Surg.* 2005;201(4):586-597.

[44] Handel N, Lewinsky B, Silverstein M, et al. Conservation therapy

for breast cancer following augmentation mammaplasty. *Plast Reconstr Surg.* 1991;87(5):873-878.
[45] Azavedo E, Bone B. Imaging breasts with silicone implants. *Eur Radiol.* 1999;9(2):349-355.
[46] Shestak KC, Ganott MA, Harris KM, et al. Breast masses in the augmentation mammaplasty patient: the role of ultrasound. *Plast Reconstr Surg.* 1993;92(2):209-216.
[47] Peters W, Pugash R. Ultrasound analysis of 150 patients with silicone gel breast implants. *Ann Plast Surg.* 1993;31(1):7-9.
[48] Piccoli CW. Imaging of the patient with silicone gel breast implants. *Magn Reson Imaging Clin N Am.* 2001;9(2):393-408, vii-viii.
[49] Brinton LA, Lubin JH, Burich MC, et al. Breast cancer following augmentation mammaplasty. *Cancer Causes Control.* 2000;11(9):819-827.
[50] Karanas YL, Leong DS, Da Lio A, et al. Surgical treatment of breast cancer in previously augmented patients. *Plast Reconstr Surg.* 2003;111(3):1078-1083.
[51] Clark CP III, Peters GN, O'Brien KM. Cancer in the augmented breast: diagnosis and prognosis. *Cancer.* 1993;72(7):2170-2174.
[52] Friis S, McLaughlin JK, Mellemkjaer L, et al. Breast implants and cancer risk in Denmark. *Int J Cancer.* 1997;71(6):956-958.
[53] Birdsell DC, Jenkins H, Berkel H. Breast cancer diagnosis and survival in women with and without breast implants. *Plast Reconstr Surg.* 1993;92(5):795-800.
[54] Cahan AC, Ashikari R, Pressman P, et al. Breast cancer after breast augmentation with silicone implants. *Ann Surg Oncol.* 1995;2(2):121-125.
[55] Carlson GW, Curley SA, Martin JE, et al. The detection of breast cancer after augmentation mammaplasty. *Plast Reconstr Surg.* 1993;91(5):837-840.
[56] Deapen D, Hamilton A, Bernstein L, et al. Breast cancer stage at diagnosis and survival among patients with prior breast implants. *Plast Reconstr Surg.* 2000;105(2):535-540.
[57] Recht A, Harris JR. Selection of patients with early-stage breast cancer for conservative surgery and radiation. *Oncology.* 1990;4(2):23-30.
[58] Veronesi U, Saccozzi R, DelVecchio M, et al. Comparing radical mastectomy with quadrentectomy, axillary dissection, and radiotherapy in patients with small cancers of the breast. *N Engl J Med.* 1981;305(1):6-11.
[59] Harris JR, Hellman S. Primary radiation therapy for early breast cancer. *Cancer.* 1983;51(12 suppl):2547-2552.
[60] Montague ED, Ames FC, Schell SR, et al. Conservative surgery and irradiation as an alternative to mastectomy in the treatment of clinically favorable breast cancer. *Cancer.* 1984;54(11 suppl):2668-2672.
[61] Fisher B, Bauer M, Margolese R, et al. Five-year results of a randomized clinical trial comparing total mastectomy and segmental mastectomy with or without radiation in the treatment of breast cancer. *N Engl J Med.* 1985;312(11):665-673.
[62] Calle R, Vilcoq JR, Zafrani B, et al. Local control and survival of breast cancer treated by limited surgery followed by irradiation. *Int J Radiat Oncol Biol Phys.* 1986;12(6):873-878.
[63] Fisher B, Redmond C, Poisson R, et al. Eight-year results of a randomized clinical trial comparing total mastectomy and lumpectomy with or without radiation in the treatment of breast cancer. *N Engl J Med.* 1989;320(13):822-828.
[64] Rose MA, Olivotto I, Cady B, et al. The long-term results of conservative surgery and radiation therapy for early breast cancer. *JAMA.* 1991;265:391-398.
[65] Harris JR, Levene MB, Svensson G, et al. Analysis of cosmetic results following primary radiation therapy for stage I and stage II carcinoma of the breast. *Int J Radiat Oncol Biol Phys.* 1979;5(2):257-261.
[66] Clarke D, Martinez A, Cox RS. Analysis of cosmetic results and complications in patients with stage I and state II breast cancer treated by biopsy and irradiation. *Int J Radiat Oncol Biol Phys.* 1983;9(12):1807-1813.
[67] Rose MA, Olivotto I, Cady B, et al. Conservative surgery and radiation therapy for early breast cancer: long term cosmetic results. *Arch Surg.* 1989;124(2):153-157.
[68] Berrino P, Campora E, Leone S, et al. Correction of type II breast deformities following conservative cancer surgery. *Plast Reconstr Surg.* 1992;90(5):846-853.
[69] NIH Consensus Conference. Treatment of early stage breast cancer. *JAMA.* 1991;265(3):391-395.
[70] Schain WS, Fetting JH. Modified radical mastectomy versus breast conservation: psychosocial considerations. *Semin Oncol.* 1992;19(3):239-243.
[71] Ryu J, Yahalom J, Shank B, et al. Radiation therapy after breast augmentation or reconstruction in early or recurrent breast cancer. *Cancer.* 1990;66(5):844-847.
[72] McGinley PH, Powell WR, Bostwick J. Dosimetry of a silicone breast prosthesis. *Radiology.* 1980;135(1):223-224.
[73] Krishnan L, Krishnan EC. Electron beam irradiation after reconstruction with silicone gel implant in breast cancer. *Am J Clin Oncol.* 1986;9(3):223-226.
[74] Kuske RK, Schuster R, Klein E, et al. Radiotherapy and breast reconstruction: clinical results and dosimetry. *Int J Radiat Oncol Biol Phys.* 1991;21(2):339-346.
[75] Shedbalkar AR, Devata A, Padanilam T. A study of effects of radiation on silicone prosthesis. *Plast Reconstr Surg.* 1980;65(6):805-810.
[76] Stabile RJ, Santoro E, Dispaltro F, et al. Reconstructive breast surgery following mastectomy and adjunctive radiation therapy. *Cancer.* 1980;45(11):2738-2743.
[77] Der Hagopian RP, Zaworski RE, Sugarbaker EV, et al. Management of locally recurrent breast cancer adjacent to prosthetic implants. *Am J Surg.* 1981;141(5):590-592.
[78] Jacobson GM, Sause WT, Thompson JW, et al. Breast irradiation following silicone gel implants. *Int J Radiat Oncol Biol Phys.* 1986;12(5):835-838.
[79] Halpern J, McNeese MD, Kroll SS, et al. Irradiation of prosthetically augmented breasts: a retrospective study on toxicity and cosmetic results. *Int J Radiat Oncol Biol Phys.* 1990;18(1):189-191.
[80] Handel N, Lewinsky B, Jensen JA, et al. Breast conservation therapy after augmentation mammaplasty: is it appropriate? *Plast Reconstr Surg.* 1996;98(7):1216-1224.
[81] Pukkala E, Boice JD Jr, Hovi SL, et al. Incidence of breast and other cancers among Finnish women with cosmetic breast implants, 1970-1999. *J Long Term Eff Med Implants.* 2002;12(4):271-279.
[82] Brisson J, Holowaty EJ, Villeneuve PJ, et al. Cancer incidence in a cohort of Ontario and Quebec women having bilateral breast augmentation. *Int J Cancer.* 2006;118(11):2854-2862.
[83] Deapen DM, Hirsch EM, Brody GS. Cancer risk among Los Angeles women with cosmetic breast implants. *Plast Reconstr Surg.* 2007;119(7):1987-1992.
[84] Lipworth L, Tarone RE, Friis S, et al. Cancer among Scandinavian women with cosmetic breast implants: a pooled long-term follow-up study. *Int J Cancer.* 2009;124(2):490-493.

第5章

Baljit Singh

乳腺病理学

Pathology of Breast Disorders

乳腺病理学包括良性病变、癌前病变和恶性病变以及恶性潜能未定等一系列病变。各种感染和全身性疾病都可能会影响到乳房。本章乳腺病理学重点介绍乳腺常见疾病的病理、生物标记物和影响临床实践的新概念。

终末导管和与其相连的腺泡组成终末导管小叶单位，这是乳腺的基本结构和功能单位，具有分泌、输送乳汁至乳头的作用。乳腺小叶和导管均为典型的双层细胞结构，由内层的上皮细胞和外层的肌上皮细胞组成。乳腺癌通常指起源于内层上皮细胞的恶性肿瘤。病理学家通过免疫组化方法染色判断肌上皮细胞存在与否，以确定病变的恶性潜能。

良性病变

纤维囊性变是乳腺呈结节状改变的病理状态，见于多种乳腺良性病变。Dupont和Page[1,2]通过评估3 000位女性的良性的乳腺活检标本，根据其乳腺癌发生风险进一步将良性病变划分为3类：非增生性病变、普通型增生和非典型增生。该分类与临床预后相关，并得到美国病理学家协会的认可[3,4]。

非增生性病变

乳腺疾病最常见的病理类型，包括囊肿、乳头状大汗腺改变，轻度普通型增生和上皮钙化。乳房活检确诊上述病变的女性，其乳腺癌发病风险与未进行活检的女性相比无明显差异（相对风险0.89）。

在20世纪初期，Joseph Bloodgood提出乳房Bloodgood蓝顶囊肿概念[5]。Haagensen提出囊肿可能形成一个可触及的肿块，因此，他称它们为毛囊肿[6]。然而，大多数囊肿很小而且只能在显微镜中观察到（图5.1）。囊性变常伴随上皮细胞的顶浆分泌改变。嗜酸性变表现为胞浆内富含粉红的嗜酸性颗粒状物质。柱状顶浆分泌细胞通常以乳头状结构增生，或伴有纤维血管核心。顶浆分泌细胞的结构或者细胞的异型性并不会引起癌症风险的增加。其中轻度普通型增生为发生在导管内的上皮细胞增生小于四层且不累及整个管腔。

普通型增生

患有普通型增生病变的女性，其乳腺癌患病风险是普通人群的1.5～2倍。普通型增生病变包括中度或重度普通型增生、硬化性腺病、小导管乳头状瘤、纤维腺瘤[1,7]。

硬化性腺病是最常见的病变，扩张的小叶单位内腺泡和细胞间质增生。硬化性腺病中的微钙化常表现为X线摄影中的“良性钙化”（图5.2）。临床上可触及的肿块可以由大量的硬化性腺病小叶形成，被称为腺病瘤。中度或重度普通型导管增生为导管内的上皮细胞增生超过四层并伴导管扩张，管腔表现为特征性的裂隙状（图5.3），还可出现实性和乳头状结构。细胞可以重叠，形状和大小有轻微的差异性，呈旋涡样或流水样。小导管乳头状瘤出现在外周导管，往往多发，显微镜下可见内层上皮细胞和外层肌上皮细胞两种细胞类型的导管系统覆盖在纤维血管乳头上。

非典型增生

非典型增生的乳腺癌发病风险是参照人群的3.5～5倍。这一类包括非典型导管增生和非典型小叶增生[1,2]。

由于观察者之间可出现分歧，该病变的诊断具有争议性[8-10]。病理形态特征介于普通型增生

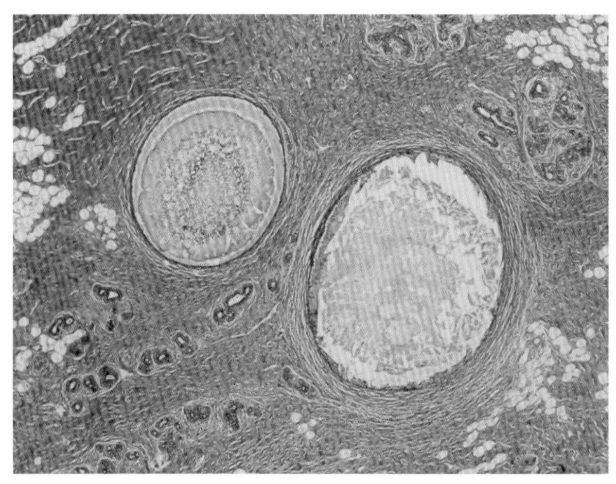

图5.1 纤维囊性改变，非增生型。两个囊肿内充满凝结分泌物，正常和萎缩小叶背景中见致密纤维化改变。

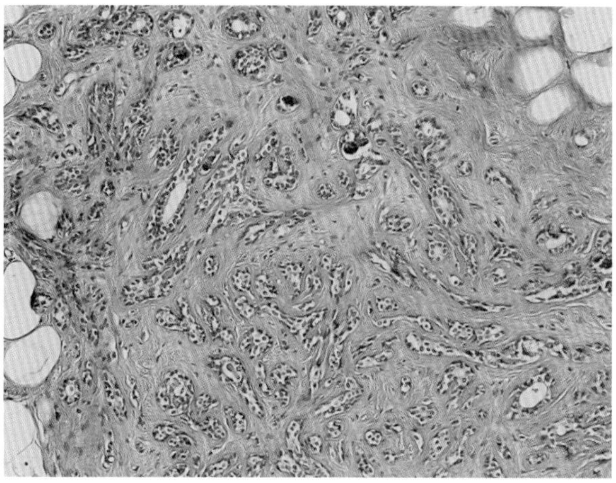

图5.2 硬化性腺病。扩张小叶中见大量腺泡，间质硬化致密，伴微钙化。

和原位癌之间。Page等提出的非典型导管增生（ADH）诊断标准得到了广泛的应用，包括细胞形态单一、排列均匀没有重叠、导管内圆形的筛孔（非裂隙）结构（图5.4）。非典型小叶增生（ALH）[11]是指腺泡扩张不超过一半小叶结构的小叶细胞增生，相邻乳管可能出现派杰样病变累及[12]。

此前的研究表明，非典型增生与癌之间并不呈线性相关，也不会增加乳腺癌患病风险[2,13]。因此，他们被认为是普通风险因素。

最近一项回顾性分析发现诊断为ALH的患者对侧乳腺患浸润性乳腺癌的风险增加了3倍[14]。这些数据表明ALH可能介于系统性进展和一般性风险之间。

典型或非典型柱状细胞增生（CCH）是一类新发现的病理形态。典型CCH是众多乳腺癌风险轻度增加的增生病变之中的一种，并被归类为纤维囊性增生类型[15]。CCH通常与微钙化有关联，也可能伴有轻度、中度或者重度的异型性。重度非典型增生通常有一个微乳头状结构，而且可能难以和导管原位癌区别开来。已发现CCH与ALH、小叶原位癌、小管癌相关[16]。与其他非典型增生病变一样，医生诊断非典型CCH中存在很大的主观差异性[17]。扁平上皮不典型增生也是一个

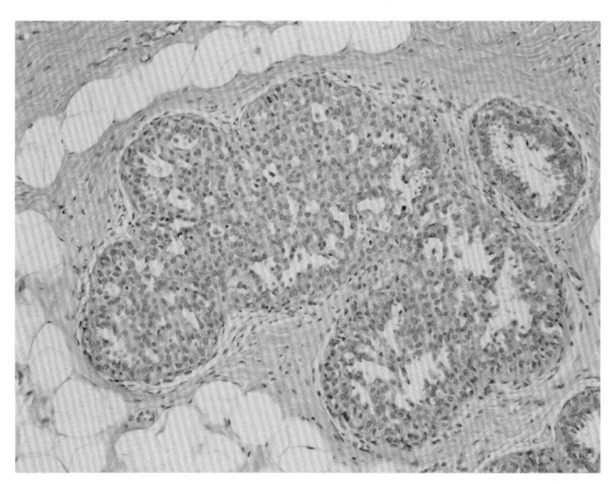

图5.3 普通型增生。导管内充满重叠的细胞，边界清晰，呈筛孔状。

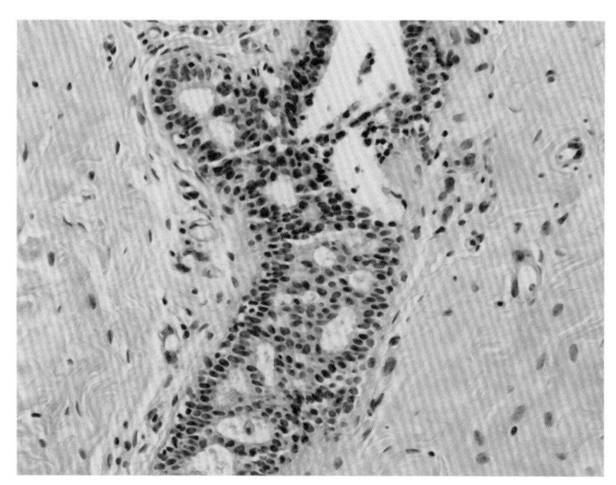

图5.4 非典型导管增生。导管内包含两种细胞：边界清晰的圆形空间整齐围绕着单一形态细胞，不规则空间围绕着重叠排列的细胞。

新认识的形态[16]。没有前瞻性或回顾性临床试验表明CCH或扁平上皮不典型增生有预后影响的价值。

空芯针穿刺活检诊断的任何类型的非典型病变都提示行进一步的手术活检。因乳腺X线摄影检出病变而进行空芯针活检的患者约4.3%～6.7%被确诊为非典型病变。而随后的手术活检会在12.5%～36%的患者中检测出导管内癌，0%～14%的患者中检测出浸润性癌[18-21]。乳腺癌高风险的女性推荐MRI筛查。越来越多的MRI引导下活检用于绝经前有致密性乳腺的女性[22]。MRI发现的不确定病变，尚缺乏高质量的影像学或病理学研究证据。

非典型乳腺病变的诊断对于病理科医生来说是一项挑战，而且存在主观差异性。Susan G. Kome出版的乳腺病理学白皮书中，建议通过专业培训、诊断第二意见和临床病理的整合来提高乳腺病变的诊断准确率[23]。

放射状瘢痕和复杂硬化性病变

放射状瘢痕病变中央为纤维瘢痕区（镜下，<1 cm），周围环绕排列不同状态的导管和小叶。在乳腺影像专家和病理学家看来，放射性瘢痕的星芒状形态和经典硬癌相似。典型病变组织学改变仅在镜下可见，病灶中央为瘢痕区，中央瘢痕区周围的增生性病变包括导管扩张、硬化性腺病和大汗腺化生（图5.5）。高倍镜下瘢痕中心的腺管可能与浸润癌相似，把握整体病变特点有助于避免误诊，尤其是冰冻切片。当众多的硬化病变没有放射状瘢痕经典形态却表现出不同程度的硬化和导管增生时，被称为复杂的硬化性病变。

一项病例对照研究显示，经活检证实的放射状瘢痕患者会有更高患乳腺癌风险。增生性病变伴有不典型性和放射状瘢痕时，患乳腺癌的相对危险度为3.0[24]。

良性肿瘤

纤维腺瘤

纤维腺瘤通常表现为无痛性、活动性的质韧肿块。常为单发肿物，偶见多发[25]，最常见于外上象限，左乳稍多见。纤维腺瘤在黑种女性中更为常见。

纤维腺瘤大体表现为界限清楚且切面膨出的肿块。少数纤维腺瘤切面呈凝胶状，常有肉眼可见的裂隙样腔隙。镜下病变含两种成分，由上皮和间质成分组成（图5.6）。纤维腺瘤中的腺体含有内层导管上皮和外层肌上皮细胞。基质由纤维组织和丰富的间质细胞组成。某些情况下，上皮细胞稀少，基质细胞减少呈致密硬化状态。透明变纤维腺瘤通常与微钙化有关，可干扰乳房影像人员的诊断。

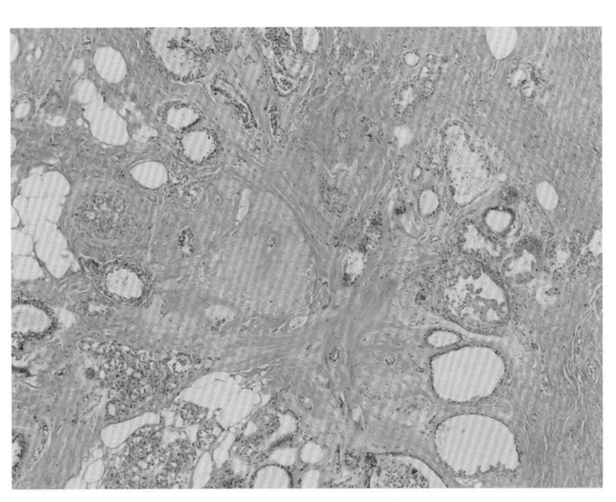

图5.5 放射性瘢痕。中间瘢痕区域见少许压缩导管，周围是扩张导管，部分导管内见普通型增生。

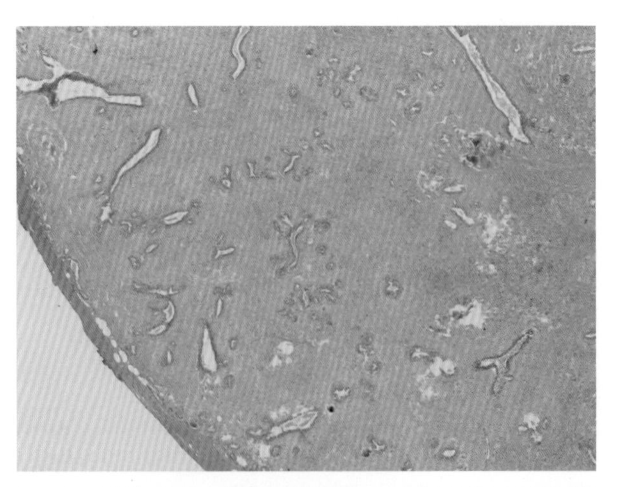

图5.6 纤维腺瘤。肿瘤边界清晰，覆有假包膜，间质细胞背景中见大量导管。

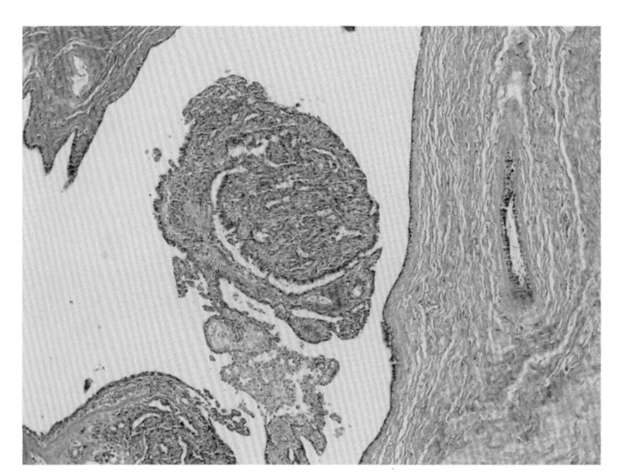

图5.7　导管内乳头状瘤。大导管内见乳头状结构，由导管和肌上皮细胞排列成的粗大的纤维血管轴心。

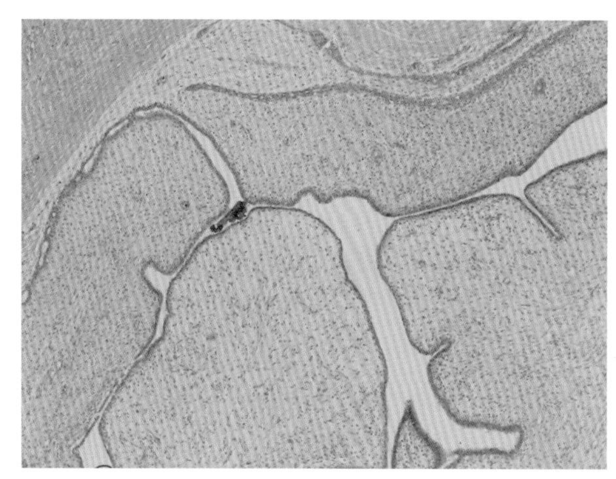

图5.8　叶状肿瘤。良性肿瘤呈分叶状结构，导管和肌上皮细胞形成的导管压缩（导管内模式）。

幼年性纤维腺瘤主要发生于年轻女性，镜下特征包括富于细胞的间质和上皮增生[26]。临床上表现为多发肿块，亦可单发，生长迅速，引起乳房皮肤浅表静脉扩张。管状腺瘤主要发生在年轻女性，镜下可见丰富的小腺管[27]。复杂型纤维腺瘤是指含有＞3 mm的囊肿、硬化性腺病、上皮钙化或乳头状顶浆分泌改变的纤维腺瘤。研究显示复杂型纤维腺瘤具有较高的乳腺癌患病风险[28]。

泌乳型腺瘤多发生在妊娠期和哺乳期妇女，可能是管状腺瘤或纤维腺瘤在哺乳期的改变。临床上表现为边界清楚的肿块，镜下可见分泌性腺泡样腺管和被覆上皮呈不同程度的分泌反应。在妊娠期和哺乳期，纤维腺瘤易发生梗死引起疼痛和压痛。

患有乳腺纤维瘤的女性患浸润癌的风险增高（相对风险为1.2～3.0）[28]。纤维腺瘤被一些研究者归类为非典型增生病变[29]。

单发（大导管）导管内乳头状瘤

单发导管内乳头状瘤通常发生在乳晕下的大导管内，临床表现为单侧血性乳头溢液。一组病例对照研究表明，乳头状瘤内的非典型导管增生的乳腺癌发生风险与周围乳腺组织中的非典型导管增生相似[30]。乳头状瘤表现为似珍珠、白色的小结节。镜下特征表现为一个突向管腔的，覆盖在纤维血管轴心上的上皮细胞和肌上皮细胞增生（图5.7）。这两种类型的细胞增生是一个良性过程。复杂的生长模式导致病理学家鉴别乳头状瘤和乳头状癌的困难。病灶应完整切除并送病理检查。乳头状瘤通常不伴有明显的多形性、核分裂象和坏死[31,32]。

叶状肿瘤

叶状肿瘤包括良性、交界性和恶性三类。以往叶状肿瘤被命名为有恶性行为意义的叶状囊肉瘤。叶状肿瘤大小不一，呈边界清楚、外观肉质样肿物。镜下可见间质细胞丰富，围绕导管上皮形成“袖套状”结构（管内型）（图5.8）。核分裂象、核多形性和间质过度增生是评估生物学行为的主要标准[33,34]。与所有间质来源肿瘤一样，充分取材非常必要的，因为肉瘤成分可能很小并且只局限于肿瘤内的一小部分。由于叶状肿瘤很容易局部复发，手术以局部扩大切除为主[35,36]。大多数转移的肿瘤可见明显的肉瘤区域。

乳头腺瘤

乳头腺瘤表现为乳头区域边界不清的肿物。镜下导管上皮增生出现小管样结构，呈假浸润的上皮可累及乳头，与Paget病的临床表现非常相似。病变处肌上皮和上皮层同时存在是良性的标志。有报道在少数情况下乳头腺瘤可伴有癌变，所以病变应完整切除送检[37,38]。

其他病变

小管腺病是一种少见的、易与小管癌相混淆的病变，常见于>40岁的女性，表现为边界不清的肿物。镜下可见小管散布在间质和脂肪组织内。小管仅衬覆单层腺上皮，无肌上皮，外周被基底膜包绕。很多研究者认为少数情况下该病变和癌症并存[39-42]。脂肪瘤是乳腺内的边界不清肿物。切除标本仅有脂肪组织，未见任何腺体成分而被诊断为脂肪瘤。纤维瘤病是一种全身均可发病、具有局部侵袭性的肿瘤性疾病，最为熟知的是腹壁韧带样纤维瘤病。镜下可见良性形态的梭形细胞增殖，并侵入到周围乳腺实质内。行广泛切除可治愈[43-46]。Rosen描述了黏液囊肿样病变，即黏液囊肿破裂致黏液外渗形成肿物[47]。假血管瘤样间质增生临床上表现为肿物。成纤维细胞广泛增生，其内可见不规则的裂隙样间隙（类似毛细血管）[48-50]。乳腺可见多种良性的间质来源肿瘤，包括平滑肌瘤、神经纤维瘤、肌纤维母细胞瘤和软骨脂肪瘤。

炎性病变

脂肪坏死

乳腺脂肪坏死最常见原因是医源性的，但其临床表现和影像学表现有时与乳腺癌非常相似。在早期阶段，镜下可见脂肪细胞坏死后崩解融合成大小不一的空腔，继而出现组织细胞和慢性炎症细胞浸润。随着时间的推移，出现异物巨细胞和纤维化，表现为钼靶X线的斑点状或大的不规则钙化，有经验的影像专家可识别该病变。

乳腺导管扩张症

乳腺导管扩张症好发于绝经前后女性。乳头及乳晕下可扪及边界不清的肿物，此区域的乳管扩张伴慢性炎症细胞浸润。有时可见以浆细胞浸润为主的炎症，即所谓的“浆细胞性乳腺炎”，还可出现一定变异，应被看作独立的病变[51]。常与乳腺癌混淆[52-55]。

肉芽肿性乳腺炎

肉芽肿性乳腺炎是一种原因不明的乳腺慢性炎症性疾病。乳腺结核较少见。该疾病偶尔影响乳房的发育，应排除所有感染因素后才可诊断为肉芽肿性乳腺炎[56]。特发性肉芽肿乳腺炎常出现小脓肿并且皮质激素治疗有效[51,57]。

小叶原位癌

Footed和Stewart在1941年介绍了小叶原位癌（LCIS）的概念[58]。LCIS是一种临床不易察觉、体检不易发现、少见的多中心病变。导管或小叶均有可能发展成浸润性癌。由于研究队列和诊断标准的不同，LCIS的发病率为0.5%～3.6%[59-62]。LCIS在年轻的绝经前女性常见较为常见，平均年龄为44～46岁。在美国白种人发病率是非洲裔美国妇女的10倍[56,63,64]。LCIS发病率在乳腺X线摄影技术出现后明显增加[65]。研究证明，LCIS的发病特点是双侧乳腺和多中心病变（位于不同象限）：双侧乳腺病变占23%～69%[66,67]，多中心病变占60%～85%[68-70]。

LCIS通常在乳腺X线摄影发现的病变进行活检时发现，可能表现为硬化性腺病或者其他增生病变邻近的钙化。经典LCIS的腺泡被实性增生的细胞充满而膨胀，镜下可见这些细胞呈单形性，大小一致，核分裂象极少见，可呈派杰样生长，细胞质内空泡多见（图5.9）。这些细胞可产生黏液（印戒样），呈现肌样或者马赛克特征。有时可见这些细胞核明显多形性，称之为多形性小叶原位癌。

ALH和LCIS病变细胞相同但病变范围（数量）不同。终末导管小叶单位中50%～75%的腺泡完全充满增生的单形性细胞并使腺泡膨胀扩大，可以诊断为小叶原位癌[61,71]。雌激素受体（ER）通常在LCIS过表达而无Her-2蛋白过表达或基因扩增[72]。E-cadherin对区分导管性或小叶性病变非常有价值，导管性病变一般E-cadherin染色阳性[73]。

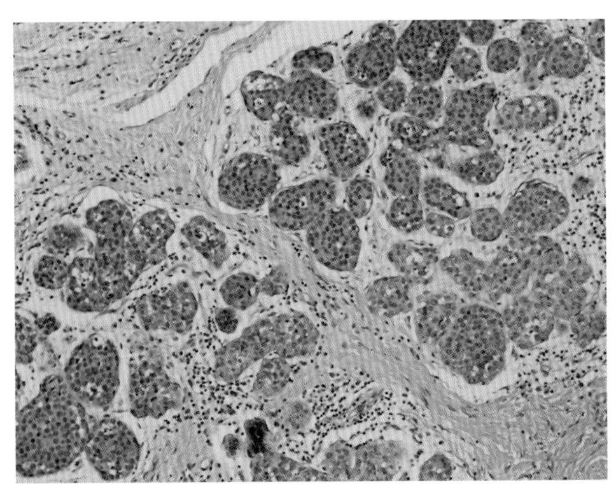

图5.9 小叶原位癌。由形态单一的低核级中等胞浆的细胞组成的小叶呈膨胀生长。

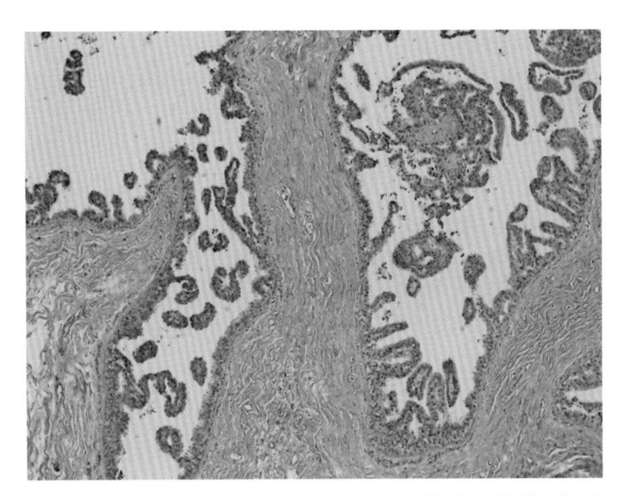

图5.10 微乳头状导管原位癌。导管呈微乳头状排列，不含纤维血管轴心。

大多数诊断为LCIS的女性在随访中并没有发展为浸润性癌。然而LCIS增加了双侧乳腺患癌的风险（相对风险：6.9～12）。与普通人群浸润性小叶癌发病率5%～10%相比，小叶原位癌患者可高达25%～37%。目前暂无形态学或分子学特征能够准确预测哪些LCIS患者会发展为浸润性癌。

数据表明，LCIS应该是浸润性癌的危险因素而不是癌前病变。获得阴性切缘并不是LCIS的手术治疗目的，无须进行放射治疗。NSABP的临床研究表明他莫昔芬可以显著降低LCIS发展为浸润癌风险。

乳腺导管原位癌

导管原位癌（DCIS）包括导管系统内导管细胞的肿瘤生长受限的病变。DCIS被认为是浸润性癌的直接前兆。支持这一研究的数据来自一小部分患者，他们的活检被错误分类为良性，并在回顾性研究中发现有DCIS。这些患者的肿瘤发病率从11%～53%不等[74-76]。所以，DCIS有发展为浸润性导管癌的倾向，但不是必然会发展为浸润性癌。不同于LCIS，所有的浸润性癌均发生在同侧乳房活检部位附近。

DCIS在乳房X线摄影中最常见的表现是微小钙化。临床上DCIS可表现为乳房肿块伴或不伴有乳头溢液。乳腺导管内癌的发病率在1973—1992年之间增加了587%[77]。单纯乳腺X线摄影筛查不能解释这一急剧增加。

肿瘤细胞表现不同程度的分化和结构性生长方式。肿瘤细胞侵犯小叶被称为小叶癌化。细胞生长模式呈实体状、乳头状、微乳头状、附壁状和筛状。微乳头状DCIS（80%）较其他类型DCIS（36%）表现为多中心性更常见[78]（图5.10）。导管内增生性病变中央区的坏死称为粉刺样坏死，其周围通常为低分化细胞。粉刺样坏死DCIS常见钙化（图5.11）。NSABP B-17试验表明在DCIS的9种组织学特点中，粉刺样坏死是唯一与同侧乳房局部复发相关的因素[79]。1997年的国际会议共识

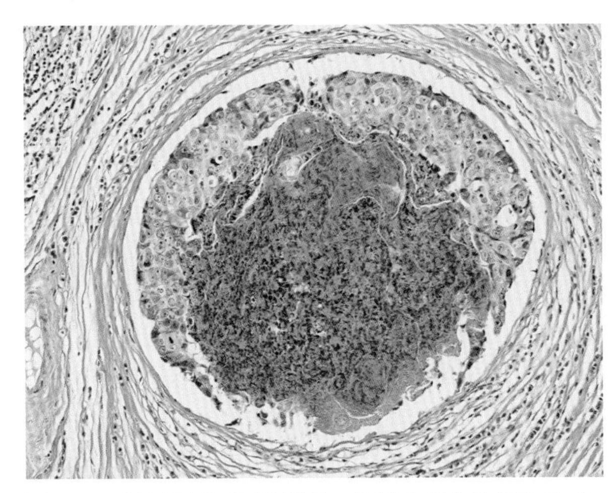

图5.11 导管原位癌，粉刺型。导管由低分化细胞构成，伴中心坏死。

将核级别（低、中、高）、坏死、细胞极向和结构类型用于诊断DCIS[80]。不同的病理学家对DCIS的诊断差异很大。ADH和低级别DCIS的鉴别诊断，对有经验的病理学家来说也很困难[8,9,81]。LCIS和DCIS的鉴别诊断相对比较容易，当两者鉴别诊断存在疑问时，可以利用免疫组化染色方法检测E-cadherin，因为在小叶增生中E-cadherin表达几乎为阴性[73]。

低级别DCIS的雌激素和孕激素受体一般为阳性（91%）且Her-2/neu阴性（18%），而高级别DCIS的雌激素和孕激素受体阳性占57%，Her-2阳性占69%[82,83]。导管内癌的生物标记物表达谱与浸润性相似。NSABP B-24试验显示他莫昔芬有效降低DCIS患者的复发，回顾性分析发现雌激素受体阳性的DCIS患者复发率降低了50%，而雌激素受体阴性患者未见明显下降[84]。

组织标本取材是评估DCIS切除范围非常重要的一个因素。理想情况下应该对整个标本取材进行镜下检查。对于大标本或者乳房切除标本很难实现，但推荐广泛取材。广泛取材的目的是寻找浸润性癌区域。DCIS出现腋窝淋巴结转移，应该是有未被发现的浸润性癌成分。

所有标本均应该进行切缘评估。在NSABP B-17试验中，墨染处出现充满肿瘤细胞的导管应归为切缘阳性[85]。Silverstein等将距DCIS边缘＞1 cm定义为切缘阴性[86]。

微小浸润的大小极限定义为1 mm。硬化性腺病和粉刺样坏死DCIS的复杂生长模式与微小浸润相似，这对于病理学家也是个挑战。大多数专家认为微小浸润的诊断，浸润区域应远离小叶和导管。不同研究采取不同的诊断标准和样本取材技术评估生物学行为，导致微小浸润癌的临床意义不明确。

乳头Paget病

James Paget报道了乳头湿疹样改变与乳腺癌的相关性[87]。乳头Paget病是指深面的乳腺癌蔓延至乳头和被覆的皮肤。临床上Paget病表现为

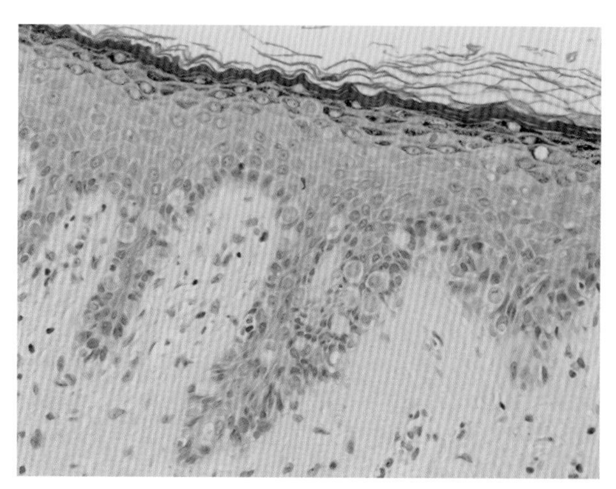

图5.12 乳头Paget病。表皮内见大的癌细胞。

乳头-乳晕复合体表面脱屑和红斑。免疫组化染色显示癌细胞位于表皮（图5.12）。刮片细胞学和皮肤取样均可获得诊断。95%的Paget病患者腺体内存在相关的浸润性癌，常为导管类型。免疫组化染色是区分Paget病、黑色素瘤和表皮内透明细胞（Toker细胞）。Paget病通常表达Her-2/neu、上皮膜抗原和癌胚抗原[88,89]。Toker细胞和Paget病均表达细胞角蛋白7。

浸润性癌

导管或非特殊类型（NST）癌是最常见类型，占所有乳腺癌的70%～80%[90-92]。乳腺癌的特殊类型包括小叶癌、小管癌、髓样癌和黏液癌，占所有乳腺癌的20%～30%。按此分类绝大多数乳腺癌（90%）必须具有特殊的组织学典型特征，与其生物学行为一致。

浸润性导管癌/非特殊型浸润性癌

临床上多数浸润性导管癌（IDC）患者可扪及乳腺肿物。钼靶摄影可显示乳腺结节等异常。中央区乳腺癌可引起乳头回缩凹陷。隐匿性乳腺癌仅可表现为腋窝淋巴结转移。大体检查可见切面边界不清的质硬肿物。组织学检查可见非典型细胞形态不一，缺乏规律性的结构特征，肿瘤细胞排列形成腺体、导管、巢状、小梁状或大片实性分布（图5.13）。在同一肿瘤内可观察到不同的结构特

征。在明显的纤维化背景中可见砂粒体。

浸润性导管癌分类可通过分期和分级预测生物学行为。详细描述各种结构特征而不预测肿瘤生物学行为的分类方法是无用的。肿瘤可有多种结构特征，生物学行为与浸润性导管癌无差别。DCIS通常与浸润性癌相关，两者的核级基本一致。高分化癌通常是激素受体阳性和Her-2/neu阴性，而低分化癌则相反。

炎性乳腺癌是癌细胞广泛侵犯真皮淋巴管，引起表面皮肤红斑，与炎症过程相似。腺体内肿物多为弥漫性。

浸润性小叶癌

浸润性小叶癌(ILC)占所有乳腺癌的5%～10%[93-95]。由于不同研究的诊断标准差异，所以浸润性小叶癌的发病率和生物学行为不同。研究认为小叶癌更易发生双侧浸润性癌和多灶癌[96]。然而，后续研究发现对侧乳腺患癌风险和导管癌相似[97]。临床上ILC表现为可以触及的肿块或乳腺影像学异常。但是，上述表现可以非常轻微以至于难于诊断。ILC的纤维化反应没有IDC显著，大体检查可见肿物弥散、无明确界限。组织病理显示肿瘤细胞小，和LCIS细胞相似；单个肿瘤细胞浸润间质呈细长线状排列(图5.14)；肿瘤细胞围绕导管和小叶周围排列形成靶环状结构通常提示LCIS。经典型浸润性小叶癌通常激素受体阳性，Her-2/neu阴性[98]。其他类型包括实性型、腺泡型、混合型和小管-小叶型。与经典型相比，多形性浸润性小叶癌具有较强的侵袭性生物学行为，肿瘤细胞较大，异型性明显[99]。10%以上肿瘤细胞为印戒细胞时称为印戒细胞样浸润性小叶癌，其预后欠佳[100]。

小叶癌较IDC易发生转移，多转移至软脑膜、腹膜、胃肠道和生殖器官，肺转移、肝转移和脑实质转移不常见[101]。转移到胃(皮革胃)和卵巢(Krukenberg肿瘤)时需要与这些器官的原发肿瘤相鉴别。通过充分的术前评估后进行保乳治疗，ILC与其配对的浸润性导管癌有相似的预后[102]。

浸润性小管癌

浸润性小管癌占所有乳腺癌的1%～4%，占乳腺X线摄影筛查人群的7.7%～27%[103,104]。单纯的浸润性小管癌很少发生转移。最常见于X线筛查中发现肿物或微钙化而诊断[105]。小管癌通常见于绝经后老年女性。

大体病理小管癌体积常常较小，直径大部分<1 cm，质硬，难以和浸润性导管癌相区分。镜检显示低核级的单层细胞排列成明确的小管，结构成角不规则(图5.15)。另一个特征是伴随小管结构的富细胞性纤维增生性间质。小管癌常合并低

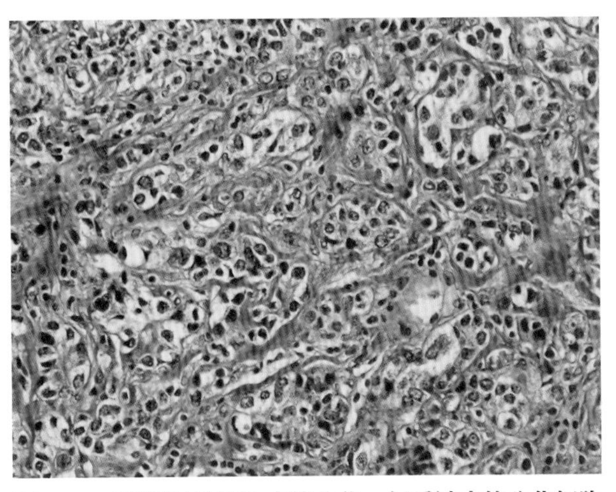

图5.13　浸润性导管癌，中等分化。间质被中等分化细胞簇浸润，改良Bloom-Richardson评分：腺管形成3分，核分级2分，核分裂计数1分，共7分(中等分化)。

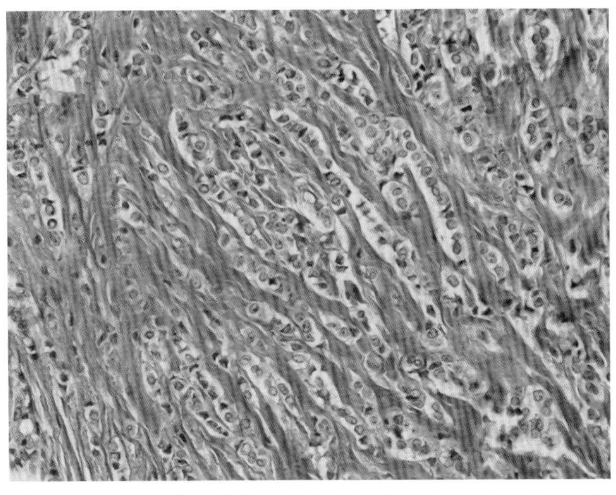

图5.14　浸润性小叶癌。单个肿瘤细胞浸润间质，呈细长线状排列。肿瘤细胞表现为低核级和胞质内黏液空泡。

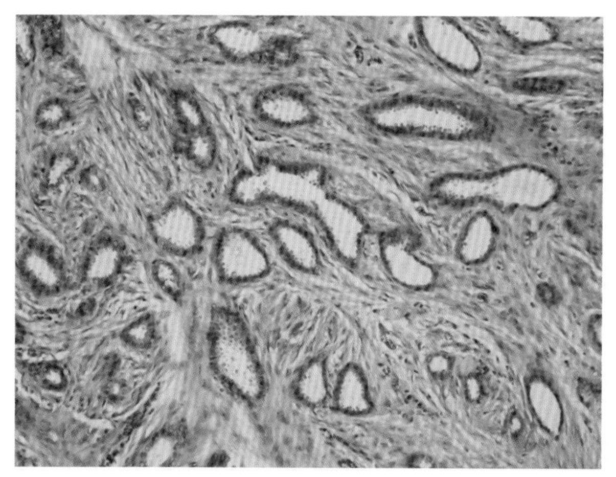

图5.15 小管癌。浸润性癌完全由角状小管组成，由伴有小突起的低级别细胞排列而成。

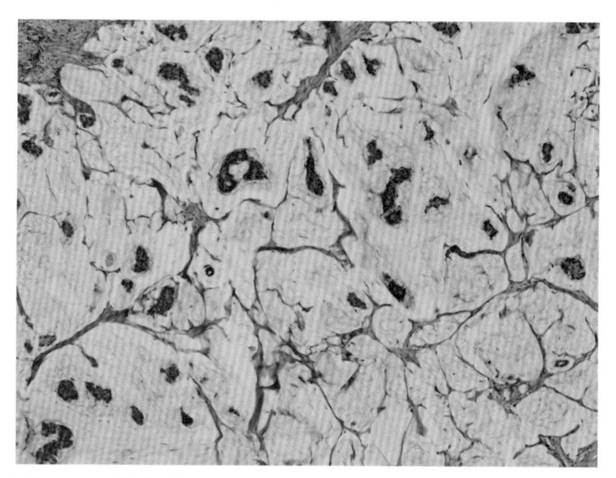

图5.16 黏液癌。黏液糊中漂浮少量成簇的分化好的癌细胞。

级别DCIS。通常是激素受体阳性和Her-2/neu阴性[106]。单纯的小管癌预后极佳，即使出现腋窝淋巴结转移，也不影响无病生存率和总体生存率[107]。

浸润性筛状癌

浸润性筛状癌（ICC）和小管癌一样预后极佳，两者常混合存在。乳房X线可能阴性[108]。大体病理难以与浸润性导管癌相区分。镜下，低级别肿瘤细胞排列成筛孔状结构[109]。Page等提出了浸润性筛状癌定义：完全呈筛状结构或50%以上的筛状结构，其余成分为小管癌。ICC中常常存在显著的纤维化反应，肿瘤细胞成簇无规则分布，无典型的导管或小叶结构。单纯型浸润性筛状癌很少发生淋巴脉管侵犯，腋窝转移也少见。1～2个低位腋窝淋巴结转移不影响整体生存率[110]。浸润性筛状癌5年生存率达100%，10年生存率达91%[110,111]。

黏液癌

以产生细胞外黏液为特征的乳腺癌，单纯的黏液癌预后极佳。老年女性（70岁左右）易患黏液癌，乳房X线摄影检查为边界清楚的肿物[112]。大体病理见肿块外观胶冻状，边界清楚。组织学形态特点是低级别肿瘤细胞呈簇状漂浮在黏液湖中（图5.16）。单纯型黏液癌全部由黏液癌组成。黏液癌周边常有DCIS成分。通常是激素受体阳性和Her-2/neu阴性[106]。黏液癌复发率较低，生存率较高，特别是在淋巴结阴性者中[113,114]。

髓样癌

髓样癌是一种低分化癌细胞组成的乳腺癌，但预后较好。*BRCA1*胚系突变的患者髓样癌的发病率较高，这也部分解释了髓样癌平均发病年龄小[115]。乳房X线摄影中很少见钙化。

大体检查髓质癌为质软、边界清楚的肿块。髓样癌的诊断标准包括合体细胞生长方式、弥漫的淋巴浆细胞浸润、低倍镜下更容易观察到肿瘤组织的完整边界、缺少腺样或小管样结构[116]。肿瘤细胞呈低分化，具有高有丝分裂率的染色质聚集（图5.17）。肿瘤组织推挤而非侵犯周围乳腺实质。肿瘤间质以及DCIS和正常小叶周围可见弥漫淋巴细胞、浆细胞浸润。当肿瘤有部分前述的组织学特点则通常诊断为非典型髓样癌。因不遵循诊断标准，髓样癌通常被过度诊断[117]。髓样癌通常是激素受体阴性[118]。Her-2/neu过表达也罕见[119]。

临床体检发现腋窝淋巴结肿大，但组织学检查并未发现淋巴结转移[120]。相比浸润性导管癌，髓样癌少见腋窝淋巴结转移[118]。一般认为髓样癌比常见的浸润性导管癌预后好；然而，这些试验结果未能重复[118,121]。不同的病理学家具有不同的髓样癌诊断标准[122]。

基底细胞样乳腺癌

乳腺癌DNA微阵列分析研究证实，不同的乳腺癌亚型与预后的关系密切。乳腺癌534基因微阵列分析将乳腺癌分为5个内生亚型：管腔型A（ER＋）、管腔型B（ER＋）、Her-2/neu过表达，正常乳腺样型和基底细胞样型[123]。基底样癌的无复发生存率低，预后差[124]。免疫组织化学染色发现基底样癌的Her-2/neu和雌激素受体均阴性，但基底细胞角蛋白和Her-1[125]呈阳性，细胞角蛋白表达谱与肌上皮细胞相似，因此命名为基底细胞样型乳腺癌。*BRCA1*突变携带者患基底细胞样乳腺癌风险较高[124]。

其他类型浸润性癌

其他类型的浸润性癌少见，占所有乳腺癌的比例＜2%[126]。更重要的是，与浸润性导管癌在生物学行为上无显著性差异，但是这些类型乳腺癌有着其各自的临床特点。

浸润性乳头状癌多见于绝经后、非白种人女性，临床表现为乳腺肿物[127]。镜下可见肿瘤界限清楚，中核级别肿瘤细胞排列成纤细乳头状，常合并微钙化。浸润性乳头状癌通常是激素受体阳性型，预后较好[113,127]。浸润性微乳头状癌平均发病年龄51～62岁。平均大小2～4.2 cm，约33%～67%的肿瘤是组织学Ⅲ级。绝大多数浸润性微乳头状癌合并DCIS。镜下可见肿瘤细胞簇状聚集成中空排列。15%～71%的病例存在淋巴脉管浸润。有限的随访研究发现，预后取决于分期、分级和受体状态[128]。

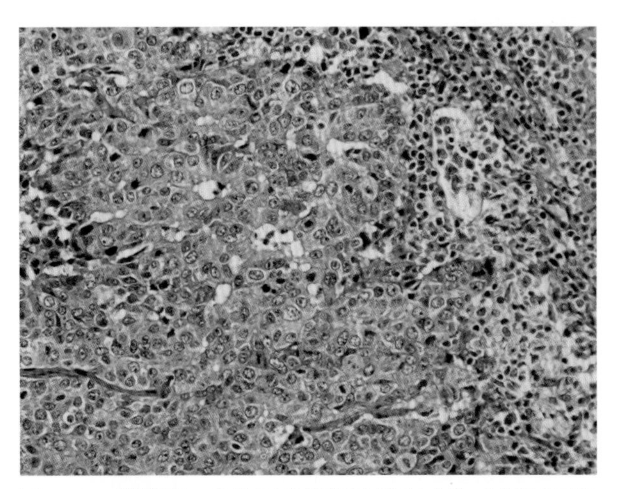

图5.17　髓样癌。分化不良的细胞排列成片，间质见密集的淋巴浆细胞浸润。

化生性癌是肿瘤的导管成分向其他上皮成分或间质成分分化的一组异质性肿瘤。最常见的化生是鳞状上皮化生。一些肿瘤向间质成分化生，以软骨分化或骨分化最常见。化生性癌往往是激素受体阴性。这些肿瘤的预后与浸润性导管癌相似[129]。

腺样囊性癌预后良好，和涎腺腺样囊性癌生物学行为完全相反，而组织学表现和涎腺常见肿瘤相似[130]。肿瘤细胞小而单一，通常排列成筛状或梁状架构。分泌性癌是边界清楚、体积较小的肿瘤，低级别肿瘤细胞排列成充满嗜酸性分泌物的腺体结构。分泌性癌的激素受体常呈阳性。

浸润性癌的预后和预测因素

预后因素是在没有系统辅助治疗的情况下与疾病自然病程相关的肿瘤特征。预测因素是指与某一治疗反应或缺乏反应的有关任何衡量标准[131]。

腋窝淋巴结状态

腋窝淋巴结转移是乳腺癌最重要的预后因素。淋巴结阴性患者10年无病生存率达70%～80%，而1～3个淋巴结转移者为60%，4个及以上淋巴结转移者仅为0%～40%。肿瘤越大淋巴结转移可能性越大。标准的腋窝淋巴结评估至少包括10个淋巴结。淋巴结清扫与乳腺癌死亡率密切相关。前哨淋巴结（SLN）是肿瘤引流的第一站淋巴结，对于临床评估腋窝淋巴结阴性者，前哨淋巴结活检已替代腋窝淋巴结清扫。研究显示前哨淋巴结活检的假阴性率为5%～10%。虽然细胞角蛋白免疫组化染色可以识别单个细胞，但未作为常规显微镜检查。美国癌症联合会（AJCC）将淋巴结免疫组化检查纳入最新的分期系统中[132]。在新版分期系统中，pN0（i＋）是指组织学检查或免疫组化检查淋巴结转移灶最大直径≤0.2 mm。pN1(mi)是指微小转移,转移灶最大直径>0.2 mm,但≤2 mm。淋巴结分期依据前哨淋巴结活检结果,无进一步腋窝淋巴结清扫结果时则应记为(sn)。ASCOG Z0011和NSABP B-31两大临床试验正在进行前哨淋巴结活检和腋窝淋巴结清扫的比较。

肿瘤大小

Carter等根据美国SEER数据库里的24 740例病例分析发现:肿瘤大小和生存率、淋巴结转移之间呈线性关系[133]。患者肿瘤大小<1 cm,在第20年随访时有12%的无病生存率[134]。然而,这部分患者可以从系统治疗中获益。非常大的肿瘤也可能有较好的预后[135]。AJCC分期系统中肿瘤大小指浸润灶的大小。对于一张玻片可以代表肿瘤整个横切面的肿瘤大小测量相对简单。由于活检技术的制约,小肿瘤的大小评估可能出现一定的误差。

组织学分级

Elston和Ellis改进了Bloom和Richardson提出的组织学分级方法并被美国病理学家协会和美国癌症联合会的癌症分期手册认可[136]。该系统对肿瘤的3项主要特征进行评判:腺管形成、核多形性和核分裂计数。应用1~3分计分系统对每个因素进行独立的评估。将3组数值加在一起,其相应的组织学级别如下:Ⅰ级——高分化:3~5分;Ⅱ级——中分化:6~7分;Ⅲ级——低分化:8~9分。组织学分级与无复发生存率和总生存率存在明显的关联。该分级系统已达成国际共识[137]。

组织学类型

特殊类型乳腺癌已在本章前面进行了探讨。小管癌、黏液癌、筛状癌和腺样囊性癌的预后极好。这些类型乳腺癌的诊断必须有严格的诊断标准。

激素受体

雌激素受体和孕激素受体均是预后和预测因素。它们通常在高分化的肿瘤中表达,并与肿瘤增殖呈负相关。常规使用免疫组化染色评估受体状态(图5.18)。激素受体是内分泌治疗的主要预测因素。ASCO/CAP指南最近公布了乳腺癌雌激素受体和孕激素受体的免疫组化检测指南[138]。早期乳腺癌临床试验协作组的荟萃分析发现雌激素受体状态与他莫昔芬疗效有关[139]。雌激素受体阳性的乳腺癌患者无病生存率每年下降40%~50%,而在雌激素受体阴性患者中未观察到生存率改善。孕激素受体并不能作为预测因子。初始内分泌治疗敏感的部分肿瘤会出现继发性耐药。对绝经后女性来说,芳香化酶抑制剂比他莫昔芬更有效[140]。

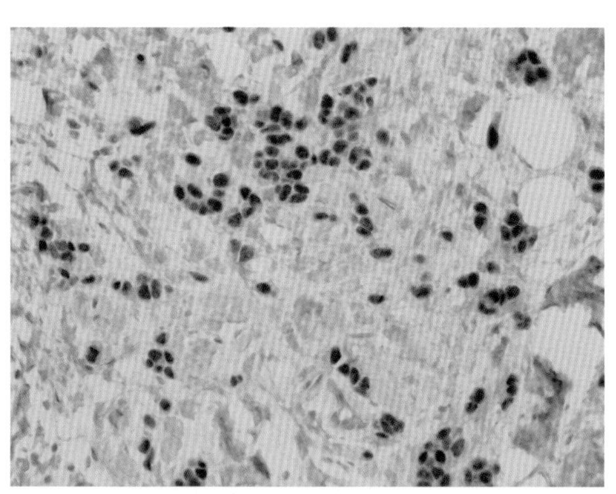

图5.18 雌激素受体免疫组化染色。浸润性小叶癌肿瘤细胞核强染色。

Her-2/neu

*Her-2/neu*是一种原癌基因,约10%~34%乳腺癌发生基因扩增,多见于高级别肿瘤。免疫组化染色常用于检测Her-2表达情况(图5.19);然而,一项中心实验室回顾性研究发现不同地区实验室之间的检测结果约有18%的病例存在差异[141]。为提高检测质量和减少不同实验室间的差异,ASCO/CAP指南制定了Her-2检测指南[142]。Her-2/neu在淋巴结阳性患者的预后意义最重要。Her-2/neu过表达预测患者对以环磷酰胺、甲氨蝶呤、氟尿嘧啶(CMF)为基础的化疗反应欠佳[143],也可能与内分泌治疗抵抗有关[140]。曲妥珠单抗

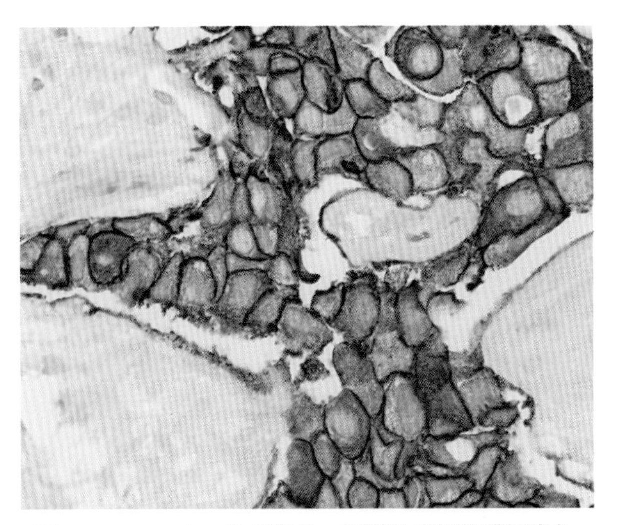

图5.19 Her-2/neu免疫组化。浸润性癌细胞膜强染色。

（人源化小鼠单克隆Her-2/neu抗体，赫赛汀）联合化疗可明显改善Her-2/neu过表达患者的无病生存率。

增殖指数

增殖活性可以通过许多方法评估，其中最简单的是有丝分裂指数。其他方法包括使用DNA流式细胞术检测S期指数（SPF）、胸苷嘧啶标记指数、溴脱氧尿苷指数和免疫组化染色检测Ki-67。有丝分裂指数是指特定区域内有丝分裂像数，尤其是10倍镜视野下有丝分裂像。有丝分裂指数是改良Bloom-Richardson评分系统的一部分。多因素分析和临床试验证实有丝分裂指数与临床预后密切相关[144]。有丝分裂指数在病理学家之间有较好的可重复性[145]。通过Ki-67免疫组化染色易于评估增殖。增殖指数是指在给定的区域内（至少包括200个肿瘤细胞），Ki-67染色阳性细胞的百分数。石蜡切片即可进行Ki-67检测。单因素和多因素分析显示Ki-67增殖指数是DFS和总生存的有意义的预后标记物[146]。但是由于检测技术和临界值不一致，不同研究之间并未得到一致的阳性结果。S期指数是通过流式细胞仪检测肿瘤细胞DNA倍体数和S期细胞比率。S期指数与肿瘤分级呈正相关，且是独立于腋窝淋巴结状态的预后指标。但在多因素分析中，当考虑肿瘤分级时，S期指数便失去了其临床预后意义[147]。SPF需要新鲜组织标本，小病变取材困难，另外无法确定取材分析的肿瘤细胞是浸润性癌部分还是原位癌部分。由于放射学技术的进步增加了微小病变的早期诊断，所以SPF上述问题逐渐引起重视。免疫组化检测Ki-67无上述缺点，在我们实验室已常规检测。

淋巴管侵犯

肿瘤周围淋巴管内出现肿瘤细胞，称为淋巴管侵犯。人工操作导致组织退缩引起细胞簇周围的空隙，常可导致淋巴管侵犯判读错误。仅在肿瘤周围的淋巴管内见肿瘤细胞方可诊断为淋巴管侵犯。淋巴管侵犯意味着腋窝淋巴结累及可能，是淋巴结阴性患者最重要的预后因素[148]。对于淋巴结阳性患者，淋巴管侵犯预后欠佳[149]。有研究发现淋巴管侵犯与预后无相关性，淋巴管侵犯的临床意义差异性可能与病理学家的诊断标准不一致有关。

乳腺癌分子分型

DNA微阵列研究根据乳腺肿瘤496个固有基因将乳腺癌分为不同亚型[150]。包括两个雌激素受体阳性型（luminal A和luminal B）和两种雌激素受体阴性型（基底细胞样和Her-2阳性）。Luminal A型乳腺癌*ER*和*GATA3*基因高表达并有良好的预后[123，124，151]。Luminal B型具有低至中度的管腔特异性基因的表达，同时表达人表皮生长因子受体-1（Her-1），Her-2和（或）细胞周期蛋白E1[123，124]。*P53*基因在Luminal B型中更易突变。Her-2阳性型可能是ER阴性或阳性。Her-2＋/ER－型乳腺癌的基因表达与基底细胞样乳腺癌相近。基底细胞样肿瘤Her-2、ER和PR均低表达，细胞角蛋白5、6和17高表达[150]。

Luminal A和B型乳腺癌的ER阳性，组织学分级低至中等级别，而基底细胞样乳腺癌的ER阴性，组织学分级高级别（91%）[152]。免疫组化界定的“三阴性”（ER－/PR－/Her-2－）乳腺癌与分子分型的基底细胞样乳腺癌相似，所以临床上常将两者归为一类。但是，基底细胞样乳腺癌包含其他亚型[125,152]。在前瞻性临床试验中常常利用免疫组化方法将ER－/PR－/Her-2－型乳腺癌分类为基底细胞样乳腺癌。三阴性乳腺癌常见于非洲血统的年轻女性,多见内脏转移,预后差。基底细胞样乳腺癌增殖率高且对化疗敏感。在一项Ⅱ期临床研究中,转移性三阴乳腺癌患者分为两组,一组接收多聚-ADP-核糖聚合酶-1抑制剂BSI-201联合标准吉西他滨和卡铂化疗,另一组仅接受化疗,研究结果显示联合组疗效明显优于单纯化疗组[153]。其他靶向药物的临床试验正在进行中,包括表皮生长因子受体和血管内皮生长因子。

多基因预测因子

近年来大量的多基因预测因子进入市场,包括免疫组化、荧光原位杂交、实时聚合酶链反应(RT-PCR)和基因组微阵列分析。其中Oncotype Dx和MammaPrint已广泛应用于临床。Oncotype Dx(Genomic Health, Inc., Redwood City, CA)从福尔马林固定石蜡包埋组织中提取RNA,通过RT-PCR进行基因组分析预测乳腺癌患者预后[154]。通过16个肿瘤相关基因和5个参考基因得出复发风险评分(RS)(≤17分,低风险;18～30分,中度风险;＞30分,高风险)。对NSABP B-14研究的组织标本进行Oncotype Dx基因检测,准确预测了正在接受他莫昔芬治疗的激素受体阳性、淋巴结阴性患者的远处复发的风险[154]。入组人群多为40岁以上女性。NSABP B-20研究的组织标本Oncotype Dx分析结果显示,低或中度RS的患者从他莫昔芬内分泌治疗中获益,高RS患者从化疗获益[155]。这一回顾性分析有其自身问题,化疗组同时接受了他莫昔芬内分泌治疗。Oncotype Dx对淋巴结阳性患者也有一定的预测作用:高RS患者从化疗中获益最大[156]。TAILORx前瞻性临床试验以RS指导治疗,由北美乳腺癌协助组发起,将RS(11～25分)患者随机分配到单独内分泌治疗或内分泌治疗联合化疗两个组,从而确定哪些患者可以从化疗获益。Oncotype Dx在美国已经广泛接受和应用,而且检测费用多数保险可以覆盖。

MammaPrint(Agendia BV, Amsterdam, Netherlands)已获得美国食品药品监督管理局批准用于ER阳性或阴性、淋巴结阴性、年龄＜61岁的乳腺癌患者预后评估的基因检测[157]。检测要求新鲜标本需要保存在RNA保护液中或冰冻标本。检测的70个基因集中与增殖、侵袭、转移、基质完整性和血管生成有关的基因。该基因检测将患者分为低风险或高风险,而且通过欧洲癌症中心的TANSBIG联盟认证[158]。由欧洲癌症研究和治疗组织发起的前瞻性临床试验——MINDACT试验,联合MammaPrint和标准的临床病理因素将患者分为高或低风险。MammaPrint评分和临床病理特征一致均为高风险的接受化疗,或均为低风险的接受内分泌治疗。不一致的病例随机分成基于MammaPrint评分进行治疗或基于临床病理特征进行治疗两组[159]。

编者评论

乳腺病理学家任重而道远。临床医生基于对组织形态学和生物标志物的研究从而预测肿瘤生物学行为,并为患者制订个体化治疗方案。医生和患者需要仔细阅读病理报告并提取所有有用信息。需要对患者进行宣教并告知,病理诊断可公开讨论甚至进行更详尽的检查。研究表明不同观察者之间的诊断差异明显,从而强调了组织学表现不是非黑即白,而是从良性到恶性的连续性变化,合并非典型和细胞起源问题最富有挑战性。未来通过对个体肿瘤进行基因芯片分析绘制基因图谱以获得明确的细胞起源标签。

Singh博士为我们详细讲解了乳腺良性和恶性疾病,重点集中在临床预后。Dupont和Page让我们对乳腺良性疾病有了更深一步的认识,大多数的纤维囊性改变与乳腺癌发病风险增高无关。

随着新的生物标记物和靶向治疗的出现，预后因素和预测因素之间的区别更加重要。其中ER既是预后指标又是预测指标。ER阳性乳腺癌预后较好，同时ER的存在预示抗雌激素的内分泌治疗有效。Oncotype Dx是第一个临床应用的基因组分析，该检测技术目前在乳腺癌特定类型患者中得到验证应用，期望类似的分析可以将适应证扩展至其他特定类型的乳腺癌患者，以进一步描述生物学行为和明确的靶向治疗。

(*S.C.W.*)

参考文献

[1] Dupont WD, Page DL. Risk factors for breast cancer in women with proliferative breast disease. *N Engl J Med* 1985;312(3):146-151.

[2] Page DL, Dupont WD, Rogers LW, et al. Atypical hyperplastic lesions of the female breast. A long-term follow-up study. *Cancer* 1985;55(11):2698-2708.

[3] Is 'fibrocystic disease' of the breast precancerous? A consensus report from the College of American Pathologists. *Indiana Med* 1986;79(9):753-754.

[4] London SJ, Connolly JL, Schnitt SJ, et al. A prospective study of benign breast disease and the risk of breast cancer. *JAMA* 1992;267(7):941-944.

[5] Bloodgood J. The pathology of chronic cystic mastitis of the female breast, with special consideration of the blue-domed cyst. *Arch Surg* 1921;3:445.

[6] Haagensen CD. The relationship of gross cystic disease of the breast and carcinoma. *Ann Surg* 1977;185(3):375-376.

[7] Jensen RA, Page DL, Dupont WD, et al. Invasive breast cancer risk in women with sclerosing adenosis. *Cancer* 1989;64(10):1977-1983.

[8] Rosai J. Borderline epithelial lesions of the breast. *Am J Surg Pathol* 1991;15(3):209-221.

[9] Schnitt SJ, Connolly JL, Tavassoli FA, et al. Interobserver reproducibility in the diagnosis of ductal proliferative breast lesions using standardized criteria. *Am J Surg Pathol* 1992;16(12):1133-1143.

[10] Bodian CA, Perzin KH, Lattes R, et al. Reproducibility and validity of pathologic classifications of benign breast disease and implications for clinical applications. *Cancer* 1993;71(12):3908-3913.

[11] Page DL, Schuyler PA, Dupont WD, et al. Atypical lobular hyperplasia as a unilateral predictor of breast cancer risk: a retrospective cohort study. *Lancet* 2003;361(9352):125-129.

[12] Page DL, Dupont WD, Rogers LW. Ductal involvement by cells of atypical lobular hyperplasia in the breast: a long-term follow-up study of cancer risk. *Hum Pathol* 1988;19(2):201-207.

[13] Marshall LM, Hunter DJ, Connolly JL, et al. Risk of breast cancer associated with atypical hyperplasia of lobular and ductal types. *Cancer Epidemiol Biomarkers Prev* 1997;6(5):297-301.

[14] Page DL. Breast lesions, pathology and cancer risk. *Breast J* 2004;10(Suppl 1):S3-S4.

[15] Hartmann LC, Sellers TA, Frost MH, et al. Benign breast disease and the risk of breast cancer. *N Engl J Med* 2005;353(3):229-237.

[16] Collins LC, Achacoso NA, Nekhlyudov L, et al. Clinical and pathologic features of ductal carcinoma in situ associated with the presence of flat epithelial atypia: an analysis of 543 patients. *Mod Pathol* 2007;20(11):1149-1155.

[17] Tan PH, Ho BC, Selvarajan S, et al. Pathological diagnosis of columnar cell lesions of the breast: are there issues of reproducibility? *J Clin Pathol* 2005;58(7):705-709.

[18] Brem RF, Behrndt VS, Sanow L, et al. Atypical ductal hyperplasia: histologic underestimation of carcinoma in tissue harvested from impalpable breast lesions using 11-gauge stereotactically guided directional vacuum-assisted biopsy. *AJR Am J Roentgenol* 1999;172(5):1405-1407.

[19] Moore MM, Hargett CW III, Hanks JB, et al. Association of breast cancer with the finding of atypical ductal hyperplasia at core breast biopsy. *Ann Surg* 1997;225(6):726-731; discussion 731-733.

[20] Gadzala DE, Cederbom GJ, Bolton JS, et al. Appropriate management of atypical ductal hyperplasia diagnosed by stereotactic core needle breast biopsy. *Ann Surg Oncol* 1997;4(4):283-286.

[21] Burbank F. Stereotactic breast biopsy of atypical ductal hyperplasia and ductal carcinoma in situ lesions: improved accuracy with directional, vacuum-assisted biopsy. *Radiology* 1997;202(3):843-847.

[22] Lehman CD, Gatsonis C, Kuhl CK, et al. MRI evaluation of the contralateral breast in women with recently diagnosed breast cancer. *N Engl J Med* 2007;356(13):1295-1303.

[23] Perkins C, Balma D, Garcia R, et al. Why current breast pathology practices must be evaluated. A Susan G. Komen for the Cure White Paper: June 2006. *Breast J* 2007;13(5):443-447.

[24] Jacobs TW, Byrne C, Colditz G, et al. Radial scars in benign breast-biopsy specimens and the risk of breast cancer. *N Engl J Med* 1999;340(6):430-436.

[25] Dent DM, Cant PJ. Fibroadenoma. *World J Surg* 1989;13(6):706-710.

[26] Pike AM, Oberman HA. Juvenile (cellular) adenofibromas. A clinicopathologic study. *Am J Surg Pathol* 1985;9(10):730-736.

[27] Hertel BF, Zaloudek C, Kempson RL. Breast adenomas. *Cancer* 1976;37(6):2891-2905.

[28] Dupont WD, Page DL, Parl FF, et al. Long-term risk of breast cancer in women with fibroadenoma. *N Engl J Med* 1994;331(1):10-15.

[29] Schnitt S, Connolly JL. *Pathology of Benign Breast Disorders in Diseases of Breast.* 2nd ed. Philadelphia, PA: Lippincott Williams & Wilkins; 2000.

[30] Page DL, Salhany KE, Jensen RA, et al. Subsequent breast carcinoma risk after biopsy with atypia in a breast papilloma. *Cancer* 1996;78(2):258-266.

[31] Azzopardi JG. *Problems in Breast Pathology.* Philadelphia, PA:

WB Saunders; 1979.

[32] Kraus FT, Neubecker RD. The differential diagnosis of papillary lesions of the breast. *Cancer* 1962(144):444.

[33] Norris HJ, Taylor HB. Relationship of histologic features to behavior of cystosarcoma phyllodes. Analysis of ninety-four cases. *Cancer* 1967;20(12):2090-2099.

[34] Page D, Anderson TJ, Johnson RL. *Sarcomas of the Breast.* Edinburgh, UK: Churchill Livingstone; 1987.

[35] Hajdu SI, Espinosa MH, Robbins GF. Recurrent cystosarcoma phyllodes: a clinicopathologic study of 32 cases. *Cancer* 1976;38(3):1402-1406.

[36] Lindquist KD, van Heerden JA, Weiland LH, et al. Recurrent and metastatic cystosarcoma phyllodes. *Am J Surg* 1982;144(3):341-343.

[37] Rosen PP, Caicco JA. Florid papillomatosis of the nipple. A study of 51 patients, including nine with mammary carcinoma. *Am J Surg Pathol* 1986;10(2):87-101.

[38] Gudjonsdottir A, Hagerstrand I, Ostberg G. Adenoma of the nipple with carcinomatous development. *Acta Pathol Microbiol Scand A* 1971;79(6):676-680.

[39] James BA, Cranor ML, Rosen PP. Carcinoma of the breast arising in microglandular adenosis. *Am J Clin Pathol* 1993;100(5):507-513.

[40] Joshi MG, Lee AK, Pedersen CA, et al. The role of immunocytochemical markers in the differential diagnosis of proliferative and neoplastic lesions of the breast. *Mod Pathol* 1996;9(1):57-62.

[41] Acs G, Simpson JF, Bleiweiss IJ, et al. Microglandular adenosis with transition into adenoid cystic carcinoma of the breast. *Am J Surg Pathol* 2003;27(8):1052-1060.

[42] Resetkova E, Flanders DJ, Rosen PP. Ten-year follow-up of mammary carcinoma arising in microglandular adenosis treated with breast conservation. *Arch Pathol Lab Med* 2003;127(1):77-80.

[43] Rosen Y, Papasozomenos SC, Gardner B. Fibromatosis of the breast. *Cancer* 1978;41(4):1409-1413.

[44] Rosen PP, Ernsberger D. Mammary fibromatosis. A benign spindle-cell tumor with significant risk for local recurrence. *Cancer* 1989;63(7):1363-1369.

[45] Ali M, Fayemi AO, Braun EV, et al. Fibromatosis of the breast. *Am J Surg Pathol* 1979;3(6):501-505.

[46] Hanna WM, Jambrosic J, Fish E. Aggressive fibromatosis of the breast. *Arch Pathol Lab Med* 1985;109(3):260-262.

[47] Rosen PP. Mucocele-like tumors of the breast. *Am J Surg Pathol* 1986;10(7):464-469.

[48] Vuitch MF, Rosen PP, Erlandson RA. Pseudoangiomatous hyperplasia of mammary stroma. *Hum Pathol* 1986;17(2):185-191.

[49] Powell CM, Cranor ML, Rosen PP. Pseudoangiomatous stromal hyperplasia (PASH). A mammary stromal tumor with myofibroblastic differentiation. *Am J Surg Pathol* 1995;19(3):270-277.

[50] Cohen MA, Morris EA, Rosen PP, et al. Pseudoangiomatous stromal hyperplasia: mammographic, sonographic, and clinical patterns. *Radiology* 1996;198(1):117-120.

[51] Fletcher A, Magrath IM, Riddell RH, et al. Granulomatous mastitis: a report of seven cases. *J Clin Pathol* 1982;35(9):941-945.

[52] Dixon JM, Anderson TJ, Lumsden AB, et al. Mammary duct ectasia. *Br J Surg* 1983;70(10):601-603.

[53] Bundred NJ, Dixon JM, Lumsden AB, et al. Are the lesions of duct ectasia sterile? *Br J Surg* 1985;72(10):844-845.

[54] Dixon JM. Periductal mastitis/duct ectasia. *World J Surg* 1989;13(6):715-720.

[55] Dixon JM, Ravisekar O, Chetty U, et al. Periductal mastitis and duct ectasia: different conditions with different aetiologies. *Br J Surg* 1996;83(6):820-822.

[56] Rosen PP, Kosloff C, Lieberman PH, et al. Lobular carcinoma in situ of the breast. Detailed analysis of 99 patients with average follow-up of 24 years. *Am J Surg Pathol* 1978;2(3):225-251.

[57] DeHertogh DA, Rossof AH, Harris AA, et al. Prednisone management of granulomatous mastitis. *N Engl J Med* 1980;303(14):799-800.

[58] Foote FWJ, Stewart FW. Lobular carcinoma in situ: a rare form of mammary carcinoma. *Am J Pathol* 1941;17:491.

[59] Wheeler JE, Enterline HT, Roseman JM, et al. Lobular carcinoma in situ of the breast. Long-term followup. *Cancer* 1974;34(3):554-563.

[60] Andersen JA. Lobular carcinoma in situ of the breast. An approach to rational treatment. *Cancer* 1977;39(6):2597-2602.

[61] Page DL, Kidd TE Jr, Dupont WD, et al. Lobular neoplasia of the breast: higher risk for subsequent invasive cancer predicted by more extensive disease. *Hum Pathol* 1991;22(12):1232-1239.

[62] Haagensen C, Bodian C, Haagensen DE. *Lobular Neoplasia (Lobular Carcinoma in Situ) Breast Carcinoma: Risk and Detection.* Philadelphia, PA: WB Saunders; 1981.

[63] Newman W. In situ lobular carcinoma of the breast: report of 26 women with 32 cancers. *Ann Surg* 1963;157:591-599.

[64] Rosner D, Bedwani RN, Vana J, et al. Noninvasive breast carcinoma: results of a national survey by the American College of Surgeons. *Ann Surg* 1980;192(2):139-147.

[65] Frykberg ER, Bland KI. In situ breast carcinoma. *Adv Surg* 1993;26:29-72.

[66] Barnes JP. Bilateral lobular carcinoma in situ of the breast; report of 2 cases. *Tex State J Med* 1959;55(7):581-584.

[67] Ringberg A, Palmer B, Linell F. The contralateral breast at reconstructive surgery after breast cancer operation—a histopathological study. *Breast Cancer Res Treat* 1982;2(2):151-161.

[68] Andersen JA. Multicentric and bilateral appearance of lobular carcinoma in situ of the breast. *Acta Pathol Microbiol Scand A* 1974;82:730-734.

[69] Benfield JR, Fingerhut AG, Warner NE. Lobular carcinoma of the breast-1969. A therapeutic proposal. *Arch Surg* 1969;99(2):129-140.

[70] Warner NE. Lobular carcinoma of the breast. *Cancer* 1969;23(4):840-846.

[71] Rosen P. *Rosen's Breast Pathology.* Philadelphia, PA: Lippincott Williams & Wilkins; 2001.

[72] Albonico G, Querzoli P, Ferretti S, et al. Biological profile of in situ breast cancer investigated by immunohistochemical technique. *Cancer Detect Prev* 1998;22(4):313-318.

[73] Moll R, Mitze M, Frixen UH, et al. Differential loss of E-cadherin expression in infiltrating ductal and lobular breast carcinomas. *Am J Pathol* 1993;143(6):1731-1742.

[74] Page DL, Dupont WD, Rogers LW, et al. Intraductal carcinoma of the breast: follow-up after biopsy only. *Cancer* 1982;49(4):751-758.

[75] Rosen PP, Braun DW Jr, Kinne DE. The clinical significance of pre-invasive breast carcinoma. *Cancer* 1980;46(4 suppl):919-925.

[76] Eusebi V, Foschini MP, Cook MG, et al. Long-term follow-up of in situ carcinoma of the breast with special emphasis on clinging carcinoma. *Semin Diagn Pathol* 1989;6(2):165-173.

[77] Ernster VL, Barclay J, Kerlikowske K, et al. Incidence of and treatment for ductal carcinoma in situ of the breast. *JAMA* 1996;275(12):913-918.

[78] Patchefsky AS, Schwartz GF, Finkelstein SD, et al. Heterogeneity of intraductal carcinoma of the breast. *Cancer* 1989;63(4):731-

741.

[79] Fisher ER, Dignam J, Tan-Chiu E, et al. Pathologic findings from the National Surgical Adjuvant Breast Project (NSABP) eight-year update of protocol B-17: intraductal carcinoma. *Cancer* 1999; 86(3):429-438.

[80] Consensus Conference Committee. Consensus Conference on the Classification of Ductal Carcinoma in Situ, April 25-28, 1997. *Cancer* 1997;80:1798-1802.

[81] Chen WY, Hankinson SE, Schnitt SJ, et al. Association of hormone replacement therapy to estrogen and progesterone receptor status in invasive breast carcinoma. *Cancer* 2004;101(7):1490-1500.

[82] Bur ME, Zimarowski MJ, Schnitt SJ, et al. Estrogen receptor immunohistochemistry in carcinoma in situ of the breast. *Cancer* 1992;69(5):1174-1181.

[83] Ho GH, Calvano JE, Bisogna M, et al. In microdissected ductal carcinoma in situ, HER-2/neu amplification, but not p53 mutation, is associated with high nuclear grade and comedo histology. *Cancer* 2000;89(11):2153-2160.

[84] Allred C, Bryant J, Land S, et al. Estrogen receptor expression as a predictive marker of the effectiveness of tamoxifen in the treatment of DCIS: findings from NSABP protocol B-24 [Abstract 31]. *Breast Cancer Res Treat* 2002;76(11):S36.

[85] Fisher B, Dignam J, Wolmark N, et al. Lumpectomy and radiation therapy for the treatment of intraductal breast cancer: findings from National Surgical Adjuvant Breast and Bowel Project B-17. *J Clin Oncol* 1998;16(2):441-452.

[86] Silverstein MJ, Gierson ED, Colburn WJ, et al. Can intraductal breast carcinoma be excised completely by local excision? Clinical and pathologic predictors. *Cancer* 1994;73(12):2985-2989.

[87] Paget J. On disease of the mammary areola preceding cancer of the mammary gland. *St Bartholomew Hosp Rep* 1874;10:87-89.

[88] Marucci G, Betts CM, Golouh R, et al. Toker cells are probably precursors of Paget cell carcinoma: a morphological and ultrastructural description. *Virchows Arch* 2002;441(2):117-123.

[89] Manavi M, Hudelist G, Schatten C, et al. Characteristics of clear cells and Toker cells in the epidermis of underlying nipple duct adenoma. *Anticancer Res* 2002;22(6B):3691-3700.

[90] Anderson TJ, Lamb J, Alexander F, et al. Comparative pathology of prevalent and incident cancers detected by breast screening. Edinburgh Breast Screening Project. *Lancet* 1986;1(8480):519-523.

[91] Anderson TJ, Lamb J, Donnan P, et al. Comparative pathology of breast cancer in a randomized trial of screening. *Br J Cancer* 1991; 64(1):108-113.

[92] Patchefsky AS, Shaber GS, Schwartz GF, et al. The pathology of breast cancer detected by mass population screening. *Cancer* 1977;40(4):1659-1670.

[93] Fisher ER, Gregorio RM, Fisher B, et al. The pathology of invasive breast cancer. A syllabus derived from findings of the National Surgical Adjuvant Breast Project (protocol no. 4). *Cancer* 1975; 36(1):1-85.

[94] Rosen PP. The pathological classification of human mammary carcinoma: past, present and future. *Ann Clin Lab Sci* 1979;9(2):144-156.

[95] Haagensen C. *Diseases of the Breast.* 2nd ed. Philadelphia, PA: WB Saunders; 1971.

[96] Dixon JM, Anderson TJ, Page DL, et al. Infiltrating lobular carcinoma of the breast. *Histopathology* 1982;6(2):149-161.

[97] Schnitt SJ, Connolly JL, Recht A, et al. Influence of infiltrating lobular histology on local tumor control in breast cancer patients treated with conservative surgery and radiotherapy. *Cancer* 1989; 64(2):448-454.

[98] Porter PL, Garcia R, Moe R, et al. C-erbB-2 oncogene protein in in situ and invasive lobular breast neoplasia. *Cancer* 1991;68(2): 331-334.

[99] Bentz JS, Yassa N, Clayton F. Pleomorphic lobular carcinoma of the breast: clinicopathologic features of 12 cases. *Mod Pathol* 1998;11(9):814-822.

[100] Frost AR, Terahata S, Yeh IT, et al. The significance of signet ring cells in infiltrating lobular carcinoma of the breast. *Arch Pathol Lab Med* 1995;119(1):64-68.

[101] Borst MJ, Ingold JA. Metastatic patterns of invasive lobular versus invasive ductal carcinoma of the breast. *Surgery* 1993;114(4): 637-641; discussion 641-642.

[102] Schnitt S. Morphologic risk factors for local recurrence in patients with invasive breast cancer treated with conservative surgery and radiation therapy. *Breast J* 1997;3:261.

[103] Rajakariar R, Walker RA. Pathological and biological features of mammographically detected invasive breast carcinomas. *Br J Cancer* 1995;71(1):150-154.

[104] McBoyle MF, Razek HA, Carter JL, et al. Tubular carcinoma of the breast: an institutional review. *Am Surg* 1997;63(7):639-644; discussion 644-645.

[105] Elson BC, Helvie MA, Frank TS, et al. Tubular carcinoma of the breast: mode of presentation, mammographic appearance, and frequency of nodal metastases. *AJR Am J Roentgenol* 1993;161(6): 1173-1176.

[106] Diab SG, Clark GM, Osborne CK, et al. Tumor characteristics and clinical outcome of tubular and mucinous breast carcinomas. *J Clin Oncol* 1999;17(5):1442-1448.

[107] Winchester DJ, Sahin AA, Tucker SL, et al. Tubular carcinoma of the breast. Predicting axillary nodal metastases and recurrence. *Ann Surg* 1996;223(3):342-347.

[108] Stutz JA, Evans AJ, Pinder S, et al. The radiological appearances of invasive cribriform carcinoma of the breast. Nottingham Breast Team. *Clin Radiol* 1994;49(10):693-695.

[109] Page DL, Dixon JM, Anderson TJ, et al. Invasive cribriform carcinoma of the breast. *Histopathology* 1983;7(4):525-536.

[110] Venable JG, Schwartz AM, Silverberg SG. Infiltrating cribriform carcinoma of the breast: a distinctive clinicopathologic entity. *Hum Pathol* 1990;21(3):333-338.

[111] Ellis IO, Galea M, Broughton N, et al. Pathological prognostic factors in breast cancer. II. Histological type. Relationship with survival in a large study with long-term follow-up. *Histopathology* 1992;20(6):479-489.

[112] Wilson TE, Helvie MA, Oberman HA, et al. Pure and mixed mucinous carcinoma of the breast: pathologic basis for differences in mammographic appearance. *AJR Am J Roentgenol* 1995;165(2): 285-289.

[113] Fisher ER, Anderson S, Redmond C, et al. Pathologic findings from the National Surgical Adjuvant Breast Project protocol B-06. 10-year pathologic and clinical prognostic discriminants. *Cancer* 1993;71(8):2507-2514.

[114] Avisar E, Khan MA, Axelrod D, et al. Pure mucinous carcinoma of the breast: a clinicopathologic correlation study. *Ann Surg Oncol* 1998;5(5):447-451.

[115] Eisinger F, Jacquemier J, Charpin C, et al. Mutations at BRCA1: the medullary breast carcinoma revisited. *Cancer Res* 1998;58(8): 1588-1592.

[116] Ridolfi RL, Rosen PP, Port A, et al. Medullary carcinoma of the breast: a clinicopathologic study with 10 year follow-up. *Cancer* 1977;40(4):1365-1385.

[117] Rubens JR, Lewandrowski KB, Kopans DB, et al. Medullary carcinoma of the breast. Overdiagnosis of a prognostically favorable neoplasm. *Arch Surg* 1990;125(5):601-604.

[118] Pedersen L, Zedeler K, Holck S, et al. Medullary carcinoma of the breast. Prevalence and prognostic importance of classical risk factors in breast cancer. *Eur J Cancer* 1995;31A(13-14):2289-2295.

[119] Somerville JE, Clarke LA, Biggart JD. c-erbB-2 overexpression and histological type of in situ and invasive breast carcinoma. *J Clin Pathol* 1992;45(1):16-20.

[120] Neuman ML, Homer MJ. Association of medullary carcinoma with reactive axillary adenopathy. *AJR Am J Roentgenol* 1996;167(1):185-186.

[121] Rapin V, Contesso G, Mouriesse H, et al. Medullary breast carcinoma. A reevaluation of 95 cases of breast cancer with inflammatory stroma. *Cancer* 1988;61(12):2503-2510.

[122] Gaffey MJ, Mills SE, Frierson HF Jr, et al. Medullary carcinoma of the breast: interobserver variability in histopathologic diagnosis. *Mod Pathol* 1995;8(1):31-38.

[123] Sorlie T, Perou CM, Tibshirani R, et al. Gene expression patterns of breast carcinomas distinguish tumor subclasses with clinical implications. *Proc Natl Acad Sci U S A* 2001; 98(19):10869-10874.

[124] Sorlie T, Tibshirani R, Parker J, et al. Repeated observation of breast tumor subtypes in independent gene expression data sets. *Proc Natl Acad Sci U S A*. 2003;100(14):8418-8423.

[125] Nielsen TO, Hsu FD, Jensen K, et al. Immunohistochemical and clinical characterization of the basal-like subtype of invasive breast carcinoma. *Clin Cancer Res* 2004;10(16):5367-5374.

[126] Page D, Sakamoto G. Infiltrating carcinoma: major histological types. In: Page D, Anderson TJ, eds. *Diagnostic Histopathology of the Breast*. Edinburgh, NY: Churchill Livingstone; 1987:206-210.

[127] Fisher ER, Palekar AS, Redmond C, et al. Pathologic findings from the National Surgical Adjuvant Breast Project (protocol no. 4). VI. Invasive papillary cancer. *Am J Clin Pathol* 1980;73(3):313-322.

[128] Nassar H. Carcinomas with micropapillary morphology: clinical significance and current concepts. *Adv Anat Pathol* 2004;11(6):297-303.

[129] Chhieng C, Cranor M, Lesser ME, et al. Metaplastic carcinoma of the breast with osteocartilaginous heterologous elements. *Am J Surg Pathol* 1998;22(2):188-194.

[130] Ro JY, Silva EG, Gallager HS. Adenoid cystic carcinoma of the breast. *Hum Pathol* 1987;18(12):1276-1281.

[131] Chang J, Hilsenbeck SG. *Prognostic and Predictive Markers*. 3rd ed. Philadelphia, PA: Lippincott Williams & Wilkins; 2004.

[132] Singletary SE, Allred C, Ashley P, et al. Revision of the American Joint Committee on Cancer staging system for breast cancer. *J Clin Oncol* 2002;20(17):3628-3636.

[133] Carter C, Allen C, Henson DE. Relation of tumor size, lymph node status and survival of 24,740 breast cancer cases. *Cancer* 1989;63(1):181-187.

[134] Fisher B, Dignam J, Tan-Chiu E, et al. Prognosis and treatment of patients with breast tumors of one centimeter or less and negative axillary lymph nodes. *J Natl Cancer Inst* 2001;93(2):112-120.

[135] Adair F, Berg J, Joubert L, et al. Long-term followup of breast cancer patients: the 30-year report. *Cancer* 1974;33(4):1145-1150.

[136] Elston CW, Ellis IO. Pathological prognostic factors in breast cancer. I. The value of histological grade in breast cancer: experience from a large study with long-term follow-up. *Histopathology* 1991;19(5):403-410.

[137] Frierson HF Jr, Wolber RA, Berean KW, et al. Interobserver reproducibility of the Nottingham modification of the Bloom and Richardson histologic grading scheme for infiltrating ductal carcinoma. *Am J Clin Pathol* 1995;103(2):195-198.

[138] Hammond E, Hayes DF, Dowsett M, et al. American Society of Clinical Oncology /College of American Pathologists guideline recommendations for immunohistochemical testing of estrogen and progesterone receptors in breast cancer. *Arch Pathol Lab Med*. Early online release 2010.

[139] Tamoxifen for early breast cancer: an overview of the randomised trials. Early Breast Cancer Trialists' Collaborative Group. *Lancet* 1998;351(9114):1451-1467.

[140] Ellis MJ, Coop A, Singh B, et al. Letrozole is more effective neoadjuvant endocrine therapy than tamoxifen for ErbB-1- and/or ErbB-2-positive, estrogen receptor-positive primary breast cancer: evidence from a phase III randomized trial. *J Clin Oncol* 2001;19(18):3808-3816.

[141] Paik S, Bryant J, Tan-Chiu E, et al. Real-world performance of HER2 testing—National Surgical Adjuvant Breast and Bowel Project experience. *J Natl Cancer Inst*. 2002;94(11):852-854.

[142] Wolff AC, Hammond E, Schwartz JN, et al. American Society of Clinical Oncology/College of American Pathologists guideline recommendations for human epidermal growth factor receptor 2 testing in breast cancer. *J Clin Oncol* 2007;25(1):118-145.

[143] Gusterson BA, Gelber RD, Goldhirsch A, et al. Prognostic importance of c-erbB-2 expression in breast cancer. International (Ludwig) Breast Cancer Study Group. *J Clin Oncol* 1992;10(7):1049-1056.

[144] Clayton F. Pathologic correlates of survival in 378 lymph node-negative infiltrating ductal breast carcinomas. Mitotic count is the best single predictor. *Cancer* 1991;68(6):1309-1317.

[145] van Diest PJ, Baak JP, Matze-Cok P, et al. Reproducibility of mitosis counting in 2,469 breast cancer specimens: results from the Multicenter Morphometric Mammary Carcinoma Project. *Hum Pathol* 1992;23(6):603-607.

[146] Dettmar P, Harbeck N, Thomssen C, et al. Prognostic impact of proliferation-associated factors MIB1 (Ki-67) and S-phase in node-negative breast cancer. *Br J Cancer* 1997;75(10):1525-1533.

[147] O'Reilly SM, Camplejohn RS, Barnes DM, et al. Node-negative breast cancer: prognostic subgroups defined by tumor size and flow cytometry. *J Clin Oncol* 1990;8(12):2040-2046.

[148] de Mascarel I, Bonichon F, Durand M, et al. Obvious peritumoral emboli: an elusive prognostic factor reappraised. Multivariate analysis of 1320 node-negative breast cancers. *Eur J Cancer* 1998;34(1):58-65.

[149] Davis BW, Gelber R, Goldhirsch A, et al. Prognostic significance of peritumoral vessel invasion in clinical trials of adjuvant therapy for breast cancer with axillary lymph node metastasis. *Hum Pathol* 1985;16(12):1212-1218.

[150] Perou CM, Sorlie T, Eisen MB, et al. Molecular portraits of human breast tumours. *Nature* 2000;406(6797):747-752.

[151] Sotiriou C, Neo SY, McShane LM, et al. Breast cancer classification and prognosis based on gene expression profiles from a population-based study. *Proc Natl Acad Sci U S A* 2003;100(18):10393-10398.

[152] Rouzier R, Perou CM, Symmans WF, et al. Breast cancer molecular subtypes respond differently to preoperative chemotherapy. *Clin Cancer Res* 2005;11(16):5678-5685.

[153] O'Shaughnessy J, O Osborne, Pippen J, et al. Efficacy of BSI-201, a poly (ADP-ribose) polymerase-1 (PARP1) inhibitor, in

combination with gemcitabine/carboplatin (G/C) in patients with metastatic triple-negative breast cancer (TNBC): Results of a randomized phase II trial [Abstract P3]. *J Clin Oncol* 2009;27:18S.

[154] Paik S, Shak S, Tang G, et al. A multigene assay to predict recurrence of tamoxifentreated, node-negative breast cancer. *N Engl J Med* 2004;351(27):2817-2826.

[155] Paik S, Tang G, Shak S, et al. Gene expression and benefit of chemotherapy in women with node-negative, estrogen receptor-positive breast cancer. *J Clin Oncol* 2006;24(23):3726-3734.

[156] Albain K, Barlow W, Shak S, et al. Prognostic and predictive value of the 21-gene recurrence score assay in postmenopausal, node-positive, ER positive breast cancer. *Breast Cancer Res Treat* 2008; 84(S8814).

[157] Glas AM, Floore A, Delahaye LJ, et al. Converting a breast cancer microarray signature into a high-throughput diagnostic test. *BMC Genomics* 2006;7:278.

[158] Buyse M, Loi S, van't Veer L, et al. Validation and clinical utility of a 70-gene prognostic signature for women with node-negative breast cancer. *J Natl Cancer Inst* 2006;98(17):1183-1192.

[159] Bogaerts J, Cardoso F, Buyse M, et al. Gene signature evaluation as a prognostic tool: challenges in the design of the MINDACT trial. *Nat Clin Pract Oncol* 2006;3(10):540-551.

第6章

Therese S. Cermak　Jennifer Eng-Wong

高风险患者的定义和管理

Defining and Managing the High-risk Patient

有许多因素会增加女性患乳腺癌的风险，大体可以分为3类：组织学病变、人口统计学因素和基因突变（参见第1章）。在本章中，我们将重点放在与良性乳腺组织学表现相关的风险因素定义，以及介绍组织学或人口学定义的高风险患者的临床处理。

基于组织学病变的风险定义

虽然近95%的乳房X线筛查异常的女性没有患乳腺癌，但对其组织的评估已经提高了对疾病变化谱和相关风险的科学认识[1]。乳腺病变与癌症风险之间的关系很复杂，但某些原则已经建立，可以为临床护理提供信息[2]。针芯活检样本的病理诊断已成为进一步干预的决定因素，病理学家已经在尝试将组织学疾病谱分为可重复的和相关的类别[3-5]。乳腺腺上皮的非侵袭性改变可以分为四类：非增生性、增生但无非典型性、非典型性增生和原位癌。这些乳房病变的精确分类得到证据支持，即乳腺癌风险因素的增加与病变增殖性相关。当增殖性变化包括异型性时，这种患乳腺癌的风险增加一倍以上并且可以在活检后持续10年或更长时间[6-10]。

非增生性病变

非增生性良性病变被认为属于正常范围，并且不会增加发展为乳腺癌的发病风险。非增生性病变包括囊肿、大汗腺化生、无异型性的柱状细胞变化、纤维腺瘤、非透明细胞性腺瘤和轻度增生（常见）。这些病变可能形成可触及的肿块和激素反应的变化，也可能与乳房X线摄影的钙化有关[11-13]。大汗腺化生没有异型性的柱状细胞变化，是腺管和小叶内衬的立方上皮细胞的良性改变。然而，纤维腺瘤、非透明细胞性腺瘤和轻度增生被定义为“非增殖性”并非完全准确。轻度（常见）增生和非透明细胞性腺瘤分别是腺上皮的生理性增生和腺泡增生组成。乳腺腺上皮增生的定义是基底膜上方有两层以上的细胞，即肌上皮和上皮。如果没有导管内空间的桥接或扩张，则增生进一步表征为“轻度”或“普通型”，并且这些变化被认为是非增生性的[3]。纤维腺瘤是激素反应性小叶间质的良性增殖。然而，这些良性病变中的增殖不是由于乳腺上皮的正常功能丧失或克隆性增殖而形成的。考虑到每个研究者可以在非增殖性病变的总体类别中纳入各种诊断，因此进行文献总结是比较困难的。总的来说，这些病变发生乳腺癌的风险仅轻微增加甚至没有增加[14-19]。来自Dupont和Page的早期系列报告显示，与健康调查队列相比，该类患者有乳腺癌的相对风险（*RR*）为0.9（*95%CI*：0.6～1.3）[17]。2005年，Hartmann等从1967—1991年在梅奥诊所接受诊断为良性乳腺疾病的妇女的长期随访结果[8]。其中包括9 087例，中位随访15年。与普通人群相比，患有非增生性病变的女性患乳腺癌的相对风险为1.3（*95%CI*：1.2～1.4）（表6.1）。

增生性病变

增生性乳腺病变提供了遗传改变的第一个形态学证据，例如雌激素受体增加表达，但他们缺乏恶性肿瘤中发现的全部细胞变化[20,21]。这些病变可能表现为乳房X线检测到的不规则的密度或钙化[22]。活检组织增殖的类型和程度是评估乳腺癌发病风险的主要因素。这类病变包括轻中度的导管增生、柱状细胞增生、小导管乳头状瘤、硬化性腺病和复杂性硬化病变(放射状瘢痕)[38]。中度至重度增生被认为是增生性的,并被定义为超过3个或4个细胞层,有管道和小叶的桥接、膨胀或填充[23,24]。乳头状瘤表现多样化,由纤维血管核周围的导管上皮增生组成。硬化性腺病和复杂的硬化病变由密集基质中所包埋的增加的腺泡等各种组合组成。在"放射状瘢痕"的情况下,术语"瘢痕"是指复杂硬化病变的出现,并不表示先前的创伤或手术。这些增殖性病变通常在同一活检标本中以各种组合形式存在,并且没有异型性的增殖性病变与发展中乳腺癌的相似风险(*RR*范围1.3~1.9)具有相关性[3,6,8-10,17]。例如,在护士健康研究(1976—1996年)和护士健康研究Ⅱ(1989—1995年)中,Collins等确定了1 000多例没有异型性的增殖性乳腺疾病病例,其中包括200例后来发展为乳腺癌的病例。与非异型性的增殖性变化相关的患乳腺癌的相对风险是1.5(*95%CI*:1.2~2.0)[9]。如果后期发生癌症,则50.3%发生在良性乳腺疾病的同侧。这支持了这些病变可作为增加癌症风险的标志,而不是癌前病变。

非典型病变

非典型病变具有增殖活性的单一性细胞,并表现出正常细胞功能丧失[25]。在大约10%的活检组织中可检测到微钙化或可触知的肿块,这些病变包括非典型的小叶增生(ALH)、小叶原位癌(LCIS)、非典型导管增生(ADH)、非典型柱状细胞变化、平坦型上皮非典型增生[22,26]。值得注意的是,术语"小叶瘤形成"(LN)包括非典型的病谱,起源于小叶的增殖,从ALH到LCIS,这很难区分[27]。世界卫生组织乳腺肿瘤病理学和遗传学工作组介绍了"平坦型上皮非典型增生"一词。2003年试图统一缺乏ADH的结构复杂性或柱状细胞变化特征的上皮非典型增生的诊断术语[25,28]。非典型增生(AHs)是缺乏诊断原位癌的定量的病变和(或)定性组织学标准,并经常出现诊断困境。观察者之间的诊断符合度只达到45%~53%[4,24,29-31]。非典型病变发展为乳癌的相对风险为4.2(范围为3.3~5.4)[7-9]。虽然ALH和ADH发生乳腺癌的风险方面通常被认为是等效的,但最近的证据表明ALH相关的风险高于ADH的风险。在一项报道中,ALH女性的相对风险为5.8,而ADH为3.1,如果女性在活检时处于绝经前,则ALH相关风险为7.3,而ADH则为2.7[9]。ALH和ADH有超过一半发生同侧浸润性乳腺癌(分别为61.3%和55.9%),仍应被视为一般风险增加的标志物[9,25]。

关注疾病的精确诊断有利于更明确地推广治疗指南。然而,诊断这些病变的不一致性仍然存在[4,24,31,32]。在最近的准确性评估中,来自22个机构的病理学家从本地多中心试验获得的样本回顾了2 004例乳房穿刺活检组织,然后对活检进行中

表6.1 基于乳腺良性疾病细胞形态的乳腺癌相关风险[a]

作者、发表年份	中位随访时间(年)	人数	无增生	增生不伴不典型增生	不典型增生
Dupont 1985[17]b,c	17	3 303	0.9(0.6~1.3)	1.9(1.2~2.9)	4.4(3.1~6.3)
Page 1985[3]b	17	268	1	NR	5.3(3.1~8.8)
Dupont 1993[10]d	10	95例,227例对照	1(ref)	1.3(0.7~2.2)	4.3(1.7~11)
Marshall 1997[6]d,e	10	51例,191例对照	1(ref)	1.7(1.2~2.6)	3.4(2.0~5.9)
Hartmann 2005[8]b,c	15	9 087	1.3(1.2~1.4)	1.9(1.7~2.1)	4.2(3.3~5.4)
Collins 2007[9]d,e	9	395例,1 610例对照	1(ref)	1.5(1.2~2.0)	4.1(2.9~5.8)

注:NR,未报道;ref,参考组。[a]所有作者使用诊断标准页的定义来定义乳腺病灶(95%置信区间);[b]回顾性队列研究;[c]与研究的正常人群比较;[d]巢式病例对照研究;[e]风险包括浸润性和非浸润性乳腺癌。

心审查，并比较地区和中心间的诊断。研究人员发现，对于良性病变和侵袭性癌症(97%)，观察者间的一致性很高(99%)。导管原位癌(DCIS)的诊断在83%的病例中是一致的。然而，非典型导管增生(ADH)(63%)和小叶内瘤变(53%)形成(包括非典型小叶增生和原位小叶癌)的一致性较低[31]。非典型病理诊断缺乏统一性，反映出来这些病变的复杂性和我们对其认知的不足。

形态学的局限性促使人们尝试特异性分子标记和轮廓，以区分这些病变，从而达到诊断目的，并确定AH是癌前病变还是反应性的背景。雌激素是公认的乳腺癌生长因子。与正常乳腺上皮细胞(7%)相比，AH(60%)的雌激素受体(ER)水平高于预期，这一结果与大多数DCIS和浸润性癌是ER阳性的观察结果一致。这提示了一种癌前病变关系[33]。许多研究者已经评估了癌前病变的等位基因失衡或杂合性缺失(LOH)。一份17例含有ADH和乳腺癌共存的癌标本的研究在显微切割样品上通过聚合酶链反应对LOH进行了评估。ADH和乳腺癌表现出一致性，即同一等位基因中的LOH出现于82%(9/11)的可评估病例[34]。然而，在7例患者的报道中，在浸润性癌诊断前2～16年出现非典型增生性病变，没有病例表现出一致性，这表明AH与癌症之间的路径不是直接途径[35]。显然，这方面需要进一步研究。随着科学知识的扩展，非典型病变的图谱将变得更加清晰直观。

其他因素对乳腺良性疾病和乳腺癌风险的影响

家庭史和绝经状态对良性乳腺疾病和乳腺癌风险的影响已经有研究报道。在Page和Dupont的回顾性队列分析中，如果一名女性的一级亲属患有乳腺癌或典型性以及非典型性增生，这名女性未来癌症的风险至少翻了一番，例如有非典型增生的女性，其患病风险为3.2～9.7[3,17]。在乳腺癌检测和示范项目(BCDDP)的巢式病例对照试验中，有乳腺癌家族史的女性，其不伴非典型性的增生性疾病的患病风险翻倍(1.3～2.6)，非典型增生疾病的患病风险为4.3～22[10]。值得注意的是，这些风险评估所依据的参与者人数很少，关键是没有报告获得家族史的方法。在最大和最近的系列报道中，Hartmann更加谨慎地定义有乳腺癌的家族史，未发现良性乳腺疾病与家族史之间存在相互关系[8]。

总之，尽管最近的分析并不支持相互作用关系，但有关乳腺癌家族史对增生性乳腺疾病的影响仍存在一些有争议的数据。关于年龄和风险，护士健康研究的初步和后续分析均发现，绝经前状态会增加患有非典型小叶增生的女性患乳腺癌的风险，但不会增加导管增生或非异型性的增殖性病变[6,9]。在Mayo队列研究中，年龄＜45岁且诊断为非典型增生的女性，其患乳腺癌的风险是年龄＞55岁的女性的2倍多[8]。在BCDDP分析中，Dupont等通过更年期状态报告类似的观察结果[10]。在Mayo或BCDDP分析中未单独研究ALH和ADH。诊断为非典型增生的年龄越小，患乳腺癌的风险越高(表6.2)。ALH与ADH相关的特定风险需要进行澄清。

高风险病理病变的外科治疗

在活检中诊断出的非增生性病变通常不需要进一步的外科手术，但是缺乏关于ADH和小叶瘤形成的管理共识，这种方法因机构不同而有所区别。活检确诊的DCIS或浸润性乳腺癌(IBC)的发病率报道范围较广，已发表的系列为0%～50%，尽管更大的系列报告更多地报道了癌症发病率为10%～20%[26,36-39]。这些发病率基于回顾性评价，其具有内在限制性。最大的病例系列中，32 420名妇女因影像异常而进行活检，发现小叶瘤形成率为0.9%(N=278)。其中，59%(N=164)继续进行切除活检，其中癌症发现率为23%(N=38)。ALH和LCIS的癌症发病率相同[39]。在另一系列的2 053例乳腺活检中，49例(46%)女性患有ADH，45例(42%)女性患有LN，12例(12%)女性患有ADH和LN。在继续进行切除活检的ADH

表6.2 基于乳腺良性疾病诊断修正的乳腺癌相关风险[9]

	相关风险	额外修正风险			
		诊断年龄		月经状态	
		10	10	绝经前	绝经后
非增生性改变					
囊肿,大汗腺化生,腺纤维瘤,腺病,柱状改变,轻度增生	1(ref)	1(ref)	1(ref)	1(ref)	1(ref)
增生性改变不伴不典型增生					
中度增生,硬化性腺病,小导管乳头状瘤	1.5	1.4	1.6	1.4	1.9
不典型增生改变					
导管不典型增生	3.1	2.4	4.8	2.7	4.0
小叶不典型增生	5.5	5.6	5.8	7.3	3.4

注:ref,参考组。

病例中,22%(41例中的9例)与DCIS或IBC相关;继续进行切除活检的LN病例中有14%与DCIS或IBC相关(21例中有3例:1例DCIS,2例IBC)[38]。关于何时进行切除活检目前还没有标准。并且尚未有明确的放射学检查或临床因素来进一步确定哪些LN患者并发DCIS或IBC的风险增加。根据目前的研究结果,对ADH和LN进行定位活检诊断后的切除活检是明智的。

乳腺癌风险模型

除了用于识别乳腺癌风险增加的女性组织学标准外,人口统计学信息也可以帮助确定风险并指导临床决策。乳腺癌风险评估工具,通常被称为Gail模型,源自BCDDP数据,该数据预测妇女发生乳腺癌的机会。危险因素包括年龄、初潮年龄、首次生育年龄、一级亲属患乳腺癌的数量、乳房活检次数、非典型增生和种族[40]。乳腺癌风险评估工具是一种开放式的,基于Web的在国家癌症研究所网上托管的工具(http//www.cancer.gov/bcrisktool)。Gail模型仅适用于35岁以上没有原位或浸润性乳腺癌个人史的女性。Gail模型的另一个限制是对乳腺癌和其他癌症家族史做了部分评估。因此,有乳腺癌和(或)卵巢癌的较多家族史的人应通过其他方式评估。

Gail模型已在大量进行年度筛查乳房X线片的人群中得到验证[41,42],并与观察到的结果吻合度非常一致。预期与观察到的乳腺癌病例的比率范围为0.84～1.03,并且对于预测乳腺癌筛查人群中乳腺癌的罹患风险提供了信息。在临床中使用Gail模型时,需要了解其局限性。在个人风险预测水平上,Gail模型的识别准确性较差,可归因风险为0.58,比确定风险的结果略好[42]。此外,Gail模型最初开发的临床试验数据仅包括白种人女性,因此该模型在其他种族中的实用性尚不清楚。最近,该模型通过增加女性避孕和生殖经验研究的数据进行了更新,其中包括3 200例非洲裔美国女性[43]。纳入更多非裔美国人导致45岁以上黑种人女性的风险评估更高。在努力提高个人水平的风险预测时,乳腺摄影密度也被添加到算法中[44]。在该模型中,乳房摄影密度定义为矢状位视图中两个乳房的密集区域的平均百分比。但是,此版本的Gail模型尚未经过独立验证。

为了准确预测ER阳性与ER阴性乳腺癌,一项研究仅对绝经后妇女进行了评估。在女性健康初步指导中,Gail模型预测ER阳性乳腺癌[曲线下面积(*AUC*)=0.60;*95%CI*:0.58～0.62]的效能比预测ER阴性乳腺癌(*AUC*=0.50;*95%CI*:0.45～0.54)的效能更优。女性年龄和绝经年龄与ER阴性乳腺癌无关[45]。

其他风险模型已经被开发用于评估具有较多乳腺癌和(或)卵巢癌家族史的个体。Claus和

Tyrer-Cuzick模型预测患有乳腺癌和(或)卵巢癌家族史的女性患乳腺癌的终生风险[46-48]。BRCAPRO和Couch模型预测成为*BRCA1/2*突变携带者的风险[49,50]。

乳腺X线摄影密度

乳腺摄影密度(MD)是公认的乳腺癌危险因素,可以用定量技术测量。与乳房密度较小的女性相比,乳房密度较高的女性患乳腺癌的风险范围为1.8～6.0,大多数研究的优势比为4.0或更高[51]。MD是受胰岛素样生长因子途径[52]、体重指数[53]、雌二醇和性激素结合球蛋白以及其他因素影响的动态值[54]。MD最近被证明是国际乳腺癌干预研究(IBIS-I)中有用的替代生物标志物;接受他莫昔芬治疗后MD降低10%的患者乳腺癌发病率降低了52%[55]。然而,MD通常不包括在标准乳房X线摄影的报告中,可作为研究工具。

乳腺癌预防药物

选择性雌激素受体调节剂:他莫昔芬和雷洛昔芬

目前,有两种药剂被美国食品药物监督管理局批准用于降低乳腺癌风险。他莫昔芬和雷洛昔芬均为选择性雌激素受体调节剂(SERMS),在一项Ⅲ期临床试验中,其被证实可降低乳腺癌的发生率。这些药物竞争性地与雌激素受体结合并表现出两种雌激素激动剂和拮抗剂活性。他莫昔芬是第一个在预防环境中进行广泛测试的药剂。应用形式从辅助治疗试验预测乳腺癌治疗转向预防乳腺癌,结果显示使用他莫昔芬可减少对侧乳腺癌的发生[56]。4项随机Ⅲ期安慰剂对照临床试验招募了约28 000名女性,结果发现他莫昔芬可以减少38%(*95%CI*:28%～46%)的乳腺癌和48%(*95%CI*:36%～58%)[57]的雌激素受体阳性乳腺癌;但并没有减少雌激素受体阴性乳腺癌的发生。"高风险"女性的定义因研究不同而异,考虑因素包括家族史、人口统计学风险因素、高风险组织学病变和Gail模型风险评估[58-61]。不管如何定义,接受他莫昔芬的女性患雌激素受体阳性的侵袭性和非侵袭性乳腺癌的病例较少。

最大的Ⅲ期试验,国家外科辅助乳腺和肠道项目(NSABP)P-1或乳腺癌预防试验,随机分配13 388名女性。该研究将高风险患者定义为60岁或以上,或35～59岁Gail模型的风险在5年内为1.66%,或者是有LCIS的病史。研究人员发现,他莫昔芬使浸润性乳腺癌的发病率降低了49%,非

表6.3 乳腺癌患者他莫昔芬和雷洛昔芬治疗发生事件的风险

	他莫昔芬	雷洛昔芬		
	每年事件率/1 000	每年事件率/1 000	风险比*	95%置信区间
浸润性乳腺癌	4.04	5.02	1.24	1.05,1.47
非浸润性乳腺癌	1.83	2.23	1.22	0.95,1.59
血栓栓塞事件	1.93	1.38	0.72	0.54,0.95
子宫内膜癌	2.25	1.23	0.55	0.36,0.83
脑卒中	1.39	1.33	0.96	0.64,1.43
白内障	14.58	11.69	0.80	0.72,0.89
骨质疏松骨折	2.73	2.51	0.92	0.69,1.22

注:*风险比是雷洛昔芬组对比他莫昔芬组。

侵袭性癌症的发病率降低了50%[58]。另外,经他莫昔芬治疗5年后,在治疗结束后其保护作用持续长达5年[62]。根据P-1结果,估计预防性使用他莫昔芬可使美国5年内乳腺癌病例减少70万以上[63]。在P-1的亚组研究中,有良性乳腺疾病史包括腺病、囊肿、导管扩张、纤维囊性纤维瘤、纤维腺瘤、纤维化、增生或化生的患者被纳入。他莫昔芬组的参与者随后的增殖、非增殖和非典型良性均减少。在69个月的随访中,乳腺疾病占28%,活检减少了29%;50岁以下的女性获益最多[64]。虽然,良性乳腺疾病的减少可能对临床结果影响不大,活检数量的减少肯定对患者有益,并且控制医疗保健成本。除此之外,他莫昔芬具有其他有益作用,它可以增加绝经后妇女的骨密度,减少骨质疏松症相关骨折的发生[65]。

尽管其在预防试验中并未发现存在心肌梗死的风险[66,67],但是他莫昔芬可降低总胆固醇和低密度脂蛋白。关于可能威胁生命的不良反应,他莫昔芬已被证明可增加子宫内膜癌(*RR*=2.4;*95% CI*:1.5～4.0)和静脉血栓栓塞事件(*RR*=1.9;*95% CI*:1.4～2.6)的风险[57]。这些不良事件的风险程度也随着年龄的增大而增加;然而,他莫昔芬在降低乳腺癌风险方面的有效性并没有因年龄而异[57,58]。非危及生命的副作用包括潮热、阴道分泌物和白内障(*RR*=1.14;*95%CI*:1.01～1.29)[58]。前瞻性生活质量分析显示在抑郁症发生方面无差异[68,69],5年时安慰剂和他莫昔芬组的体重增加无差异[60]。停用他莫昔芬后,不良事件立即减少。尽管取得了这些积极成果,但由于患者和医生的意愿,他莫昔芬作为预防剂的使用仍然受到限制[70,71]。

在NSABP P-2试验或他莫昔芬和雷洛昔芬(STAR)试验研究中,雷洛昔芬的有效性被证实。评价雷洛昔芬的基本原理是寻找一种与他莫昔芬具有相似疗效但具有更低副作用特征的药物。骨质疏松症妇女的前驱试验表明,雷洛昔芬降低了乳腺癌的发病率而不增加子宫内膜癌的风险[72]。雷洛昔芬试验的多重分析将骨质疏松症的绝经后妇女随机分为安慰剂或雷洛昔芬,每日60 mg或每日120 mg,连续4年。乳腺癌发病率被评估为次要终点。与安慰剂组相比,服用雷洛昔芬的女性乳腺癌发病率降低72%(*RR*=0.38;*95%CI*:0.24～0.58)(ER阳性乳腺癌降低了84%)。其中有4 000名妇女继续接受雷洛昔芬或安慰剂治疗,与雷诺昔芬相关的治疗效果可再持续4年。经过8年的治疗,与安慰剂相比,雷洛昔芬使浸润性乳腺癌减少了66%,雌激素受体阳性癌症减少了76%,雌激素受体阴性乳腺癌数量没有差异[73]。

P-2试验将19 747名患有乳腺癌风险增加的绝经后妇女随机分配至他莫昔芬或雷洛昔芬组治疗5年。初步的试验表明,他莫昔芬和雷洛昔芬在降低乳腺癌发病率方面效果相当[74],但随着81个月的中位随访,他莫昔芬在预防浸润性乳腺癌方面似乎比雷洛昔芬更有效(表6.3)[75]。雷洛昔芬组的浸润性乳腺癌发生率比他莫昔芬高24%(*RR*=1.24;*95%CI*:1.05～1.47)。根据这些数据推断,作者估计,与安慰剂相比,雷洛昔芬使浸润性乳腺癌的发病率降低了38%。而与安慰剂相比,他莫昔芬降低了50%。非侵袭性癌症风险之间没有差异(*RR*=1.22;*95%CI*:0.95～1.59)[74]。迄今没有证据表明降低乳腺癌发病率会降低乳腺癌死亡率。尽管雷洛昔芬组的血栓栓塞事件较少见(*RR*=0.75;*95% CI*:0.60～0.93)[75],但是卒中和缺血性心脏事件的发生率在两组之间没有差异[74]。另外,雷洛昔芬组的子宫内膜癌和白内障发病率显著降低。雷洛昔芬的非危及生命的副作用与他莫昔芬相似,包括潮热和腿部痉挛。作为降低风险的策略,应与患乳腺癌风险增加的女性讨论他莫昔芬和(或)雷洛昔芬的使用(表6.4)。

*BRCA*突变携带者的乳腺癌预防药物

有关*BRCA1/2*突变携带者预防因子的报道数量很少,规模也很小。在P-1试验中有一个小组进行*BRCA1/2*突变携带者的分析。288例乳腺癌中只有19例(6.6%)发生*BRCA1/2*突变,由于样本量小,结果尚无定论[76]。在一项病例对照分析(N=

表6.4 化学预防的临床决策

风险因素	月经状态	药物
Gail模型5年患乳腺癌风险超过1.66%	前 后	他莫昔芬 他莫昔芬或雷洛昔芬
小叶原位癌或 不典型增生	前 后	他莫昔芬 他莫昔芬或雷洛昔芬
明显的家族史[a]	前 后	他莫昔芬 他莫昔芬或雷洛昔芬

注:[a]*BRCA1/BRCA2*基因突变携带者的数据有限。

593)中,他莫昔芬对*BRCA1/2*突变携带者的研究表明,他莫昔芬在*BRCA1*突变携带者中将对侧乳腺癌的患病风险降低了62%,在*BRCA2*突变携带者中降低了37%[77]。*BRCA1*突变携带者更可能发展为激素受体阴性乳腺癌,而*BRCA2*突变携带者更可能发展激素受体阳性乳腺癌。因此,预期SERMs将在*BRCA2*突变携带者中产生更大的益处,尽管此结论尚未得到临床验证[78]。手术预防对这些高风险患者有效[79-82]。

芳香酶抑制剂

芳香酶抑制剂(AI)在乳腺癌的辅助治疗和乳腺癌转移治疗中被用作激素受体阳性侵袭性乳腺癌的一线治疗口服剂。这些药剂通过结合芳香酶并防止雌激素起作用。与他莫昔芬一样,在预防环境中评估AI的基本原理来自治疗试验。阿那曲唑、他莫昔芬单独或联合(ATAC)试验的结果比较了阿那曲唑、他莫昔芬以及这两种药物在辅助治疗中的表现,发现阿那曲唑相比单药他莫昔芬降低了58%的对侧乳腺癌患病风险[83]。类似的结果出现在其他第三代芳香酶抑制剂如依西美坦和来曲唑的治疗[84,85]。由于这些药物可以减少乳腺癌的发病率,并且比他莫昔芬耐受性好,他们正在积极开展多项随机的乳腺癌预防Ⅲ期试验。表6.5列出了关于预防和DCIS设置中AI的随机Ⅲ期试验,初期结果预计将在2011年报道[86]。与SERM一样,AI被期望来减少激素受体阳性的乳腺癌。治疗的已知副作用包括关节痛、潮热、骨矿物质密度降低和骨折风险增加。没有发现发生血栓栓塞事件的可能性或其他癌症的风险增加,这使得此药物使用更容易被接受。AI预防试验包括许多个次要终点(骨密度,生活质量,子宫内膜效应),将提供有关副作用的进一步信息。值得注意的是,这些药物仅在绝经后妇女中进行评估,因为绝经妇女可以克服AI的抑制作用。因此,他莫昔芬是目前唯一的和可预见的高风险绝经前妇女的选择。

手术降低风险

通常在具有已知*BRCA1/2*突变或较多家族史的患者中考虑手术降低风险时采用预防性乳房切除术对减少乳腺癌发生非常有效,约为90%。如果在50岁之前进行卵巢切除术,乳腺癌的风险也会降低50%[87,88]。为了降低卵巢癌风险还应考虑卵巢切除术,尽管我们认识到进行过卵巢切除术的患者仍然很可能有发展原发性腹膜癌的风险。此外,这些风险降低基于回顾性研究,并没有随机试验评估这个问题。

评估乳腺组织

为了在不进行活检的情况下评估乳房,已经开展了许多微创技术评估方法。导管灌洗是一种使用乳房导管内窥镜检查和盐水冲洗获得导管上皮细胞的技术。通过加热乳房,然后随机的抽吸乳头周围细小的细胞,可以获得抽吸液,针吸(RP-FNA)使用21号针从乳头周围获得周向细胞。这些技术在没有基质的情况下获得用于评估的细胞,并且许多已经在研究环境中进行了评估。初

表6.5 进行中芳香化酶抑制剂乳腺癌预防试验

研究	芳香化酶抑制剂	对照组	人群	人数	开始时间(年)
NSABP B-35[104]	阿那曲唑	他莫昔芬	导管内癌激素受体阳性(HR)	3 000	2003
IBIS-Ⅱ(DCIS)[105]	阿那曲唑	他莫昔芬	导管内癌HR	4 000	2003
CAN-NCIC-MAP3[106]	依西美坦	安慰剂	高风险	4 560	2004
IBIS-Ⅱ[107]	阿那曲唑	安慰剂	高风险	6 000	2003
Apres(意大利)[108]	依西美坦	安慰剂	*BRCA1*/*BRCA2*基因突变携带者	400	2004

注:Apres,依西美坦预防研究;CAN-NCIC-MAP3,绝经后患乳腺癌风险增加的妇女的骨质密度和接受依西美坦干预的临床试验;DCIS,导管内癌;HR,激素受体阳性;IBIS-Ⅱ,第二项国际乳腺癌干预研究;NSABP,美国国家乳腺和大肠癌外科辅助协作组。

始的研究表明有希望获得丰富的细胞含量[89];然而,随后的导管灌洗和乳头吸出液的研究表明它们对于乳腺癌高风险女性的细胞含量和细胞学再现性不可靠[90,91]。Patil等发现,即使使用相同的导管插管,他们也无法重现细胞学结果[91]。此外,研究发现在接受乳房切除术或后期转变为乳腺癌的患者中,非典型的细胞学改变与MRI变化或组织学无关[92,93]。与导管灌洗相比,RPFNA可能更可靠,可获得足够数量的细胞[94]。一项针对高风险女性的RPFNA研究(定义为乳腺癌家族史,既往乳腺癌史或高危病理性病变)发现增生且非典型和Gail风险评分升高可预测3年后患乳腺癌的风险为15%[95]。迄今为止这些技术仅限于研究,并未达到纳入常规临床的基准来管理高危患者。

降低风险的潜在生物标志物

正在研究的其他领域包括退化及小叶消退和乳腺癌风险的关系,与衰老相关的小叶变化包括腺泡数量和大小的减少,小叶内置换伴有致密胶原的基质,脂肪组织代替小叶间基质。有假说认为腺泡数量的减少可能会降低患乳腺癌的风险。2006年,Milanese等确认了良性乳腺疾病患者小叶退化程度与乳腺癌发病风险呈负相关的关系[96]。最近,Vierkant等发现小叶退化似乎是一个同质的过程,衡量标准可能有助于评估乳腺癌风险[97]。然而,到目前为止,还没有统一的形态学标准评估小叶退化。

有前景的预防干预措施

还有许多药物都在进行早期研究,类维生素A有希望成为预防剂,但其功效尚未得到证实。最有说服力的证据来自Ⅲ期辅助治疗试验,女性在接受乳腺癌局部治疗后随机接受观察或芬维A胺治疗5年。一个计划外亚组分析显示绝经前服用芬维A胺的妇女不太可能患有第二次乳房癌症。这一发现持续了15年,60%的患者获得了随访[98,99]。然而没有关于第二次乳腺癌的激素受体状态的数据。其他药剂包括维生素D、他汀类、COX-2抑制剂、胰岛素调节剂等。生活方式干预也越来越重要,有越来越多的流行病学数据证实保持健康的体重、定期运动、限制饮酒量与乳腺癌发病率的降低有关[100-103]。另外,激素替代疗法对比低剂量他莫昔芬降低乳腺癌风险的研究正处于Ⅲ期试验评估阶段[104]。

结论

增生性乳腺病变与乳腺癌风险的适当增加有关,具有异型性的增生性乳腺病变导致乳腺癌的高风险,其在诊断后持续长达10年。除组织学病变外,人口统计学因素可用于确定风险,有效降低风险的药物用于绝经前和绝经后妇女的他莫昔芬和用于绝经后妇女的雷洛昔芬可降低50%的激素受体阳性的发生率。芳香酶抑制剂正在研究用于预防乳腺癌,需要新的模型和新的药物去预防和预测激素受体阴性乳腺癌。

编者评论

一提到乳腺癌就会引起情绪上的反应。它是女性最常见的恶性肿瘤，涉及一个象征女性气质的器官。大多数人通过家庭成员或朋友以某种方式受到乳腺癌的影响。因此，其发病率和危险因素备受关注。乳腺癌的风险似乎是多因素的，流行病学研究是困难的，因为增加风险的因素可能是在青春期对发育中的乳腺施加的，而疾病实际已经发展了几十年。

乳腺癌的风险是一个连续体，与患者打交道的难度和挑战之一是评估其在连续体上的位置。在平均风险人群中，患乳腺癌的终生风险为13%，而在基因突变携带者中，这一风险高达85%。组织学特征、乳腺密度、家族史、辐射史，特别是年轻时的辐射史、激素和生殖因素以及基因突变状况都必须纳入风险评估。我们还没有一种可靠的方法来预测任何风险类别中的哪一个人会患上这种疾病。

监督管理很有挑战性，虽然相当可靠，但并非万无一失。不幸的是，在接受严密监督管理的妇女中依然有许多确诊为晚期疾病的例子。个人风险评估和监测的改善将对患者的预后产生有利的结果。

大多数与乳腺癌发病率增加相关的危险因素都不在患者的控制范围内，仅仅确定风险增加的患者而不提供降低风险的策略，只会增加患者患乳腺癌的焦虑。理想的情况是在恶性转化发生之前确定那些患者的风险增加并阻止疾病的发展。目前他莫昔芬是唯一被批准用于绝经前妇女乳腺癌的化学预防药物。雷洛昔芬现在被批准用于降低绝经后妇女的风险。根据正在进行的临床试验，预计芳香化酶抑制剂也将有助于绝经后妇女的化学预防。然而，正如Cermak博士指出的那样，这些绝经后妇女对化学预防的接受程度很低。许多患者开始讨论双侧预防性乳房切除术，并最终选择手术，特别是当他们看到心爱的人死于乳腺癌时。这似乎是一个极端的措施，但是对于那些已经被告知患乳腺癌的风险很小但确有风险的患者来说，她有时间做出自己的决定，并且完全了解她的重建选择，接受度和满意度都很高。

(*S.C.W.*)

参考文献

[1] Elmore JG, Armstrong K, Lehman CD, et al. Screening for breast cancer. *JAMA* 2005;293:1245-1256.

[2] Page DL. Breast lesions, pathology and cancer risk. *Breast J* 2004; 10(suppl 1):S3-S4.

[3] Page DL, Dupont WD, Rogers LW, et al. Atypical hyperplastic lesions of the female breast. A long-term follow-up study. *Cancer* 1985;55:2698-2708.

[4] Schnitt SJ, Connolly JL, Tavassoli FA, et al. Interobserver reproducibility in the diagnosis of ductal proliferative breast lesions using standardized criteria. *Am J Surg Pathol* 1992;16:1133-1143.

[5] Masood S. Cytomorphology of fibrocystic change, high-risk proliferative breast disease, and premalignant breast lesions. *Clin Lab Med* 2005;25:713-731.

[6] Marshall LM, Hunter DJ, Connolly JL, et al. Risk of breast cancer associated with atypical hyperplasia of lobular and ductal types. *Cancer Epidemiol Biomarkers Prev* 1997;6:297-301.

[7] Schnitt SJ. Benign breast disease and breast cancer risk: morphology and beyond. *Am J Surg Pathol* 2003;27:836-841.

[8] Hartmann LC, Sellers TA, Frost MH, et al. Benign breast disease and the risk of breast cancer. *N Engl J Med* 2005;353:229-237.

[9] Collins LC, Baer HJ, Tamimi RM, et al. Magnitude and laterality of breast cancer risk according to histologic type of atypical hyperplasia: results from the Nurses' Health Study. *Cancer* 2007;109: 180-187.

[10] Dupont WD, Parl FF, Hartmann WH, et al. Breast cancer risk associated with proliferative breast disease and atypical hyperplasia. *Cancer* 1993;71:1258-1265.

[11] Vogel PM, Georgiade NG, Fetter BF, et al. The correlation of histologic changes in the human breast with the menstrual cycle. *Am J Pathol* 1981;104:23-34.

[12] Longacre TA, Bartow SA. A correlative morphologic study of human breast and endometrium in the menstrual cycle. *Am J Surg Pathol* 1986;10:382-393.

[13] Kushwaha AC, O'Toole M, Sneige N, et al. Mammographic-pathologic correlation of apocrine metaplasia diagnosed using vacuum-assisted stereotactic core-needle biopsy: our 4-year experience. *AJR Am J Roentgenol* 2003;180:795-798.

[14] Farrow JH. Fibroadenoma of the breast. *CA Cancer J Clin* 1961;

11:182-190.

[15] Murad TM, Greider MH, Scarpelli DG. The ultrastructure of human mammary fibroadenoma. *Am J Pathol* 1967;51:663-679.

[16] London SJ, Connolly JL, Schnitt SJ, et al. A prospective study of benign breast disease and the risk of breast cancer. *JAMA* 1992; 267:941-944.

[17] Dupont WD, Page DL. Risk factors for breast cancer in women with proliferative breast disease. *N Engl J Med* 1985;312:146-151.

[18] Carter CL, Corle DK, Micozzi MS, et al. A prospective study of the development of breast cancer in 16,692 women with benign breast disease. *Am J Epidemiol* 1988;128:467-477.

[19] Ashbeck EL, Rosenberg RD, Stauber PM, et al. Benign breast biopsy diagnosis and subsequent risk of breast cancer. *Cancer Epidemiol Biomarkers Prev* 2007;16:467-472.

[20] Allred DC, Mohsin SK, Fuqua SA. Histological and biological evolution of human premalignant breast disease. *Endocr Relat Cancer* 2001;8:47-61.

[21] Shoker BS, Jarvis C, Clarke RB, et al. Estrogen receptor-positive proliferating cells in the normal and precancerous breast. *Am J Pathol* 1999;155:1811-1815.

[22] Rubin E, Visscher DW, Alexander RW, et al. Proliferative disease and atypia in biopsies performed for nonpalpable lesions detected mammographically. *Cancer* 1988;61:2077-2082.

[23] Kumar V, Abbas AK, Fausto N. The breast. In: *Robbins and Cotran Pathologic Basis of Disease*. 7th ed. Philadelphia, Saunders; 2004:1119-1154.

[24] Page DL, Rogers LW. Combined histologic and cytologic criteria for the diagnosis of mammary atypical ductal hyperplasia. *Hum Pathol* 1992;23:1095-1097.

[25] Tavassoli FAH, Rosai H, Holland J, et al. Intraductal proliferative lesions. In: Tavassoli FA, Devilee P. eds. *World Health Organization Classification of Tumours. Pathology and Genetics of Tumours of the Breast and Female Genital Organs*. Lyon, France: IARC Press; 2003:63-73.

[26] Liberman L, Cohen MA, Dershaw DD, et al. Atypical ductal hyperplasia diagnosed at stereotaxic core biopsy of breast lesions: an indication for surgical biopsy. *AJR Am J Roentgenol* 1995;164: 1111-1113.

[27] Haagensen CD, Lane N, Lattes R, et al. Lobular neoplasia (so-called lobular carcinoma in situ) of the breast. *Cancer* 1978;42: 737-769.

[28] O'Malley FP, Mohsin SK, Badve S, et al. Interobserver reproducibility in the diagnosis of flat epithelial atypia of the breast. *Mod Pathol* 2006;19:172-179.

[29] Elston CW, Sloane JP, Amendoeira I, et al. Causes of inconsistency in diagnosing and classifying intraductal proliferations of the breast. European Commission Working Group on Breast Screening Pathology. *Eur J Cancer* 2000;36:1769-1772.

[30] Palli D, Galli M, Bianchi S, et al. Reproducibility of histological diagnosis of breast lesions: results of a panel in Italy. *Eur J Cancer* 1996;32A:603-607.

[31] Collins LC, Connolly JL, Page DL, et al. Diagnostic agreement in the evaluation of imageguided breast core needle biopsies: results from a randomized clinical trial. *Am J Surg Pathol* 2004;28:126-131.

[32] Rosai J. Borderline epithelial lesions of the breast. *Am J Surg Pathol* 1991;15:209-221.

[33] Schmitt FC. Multistep progression from an oestrogen-dependent growth towards an autonomous growth in breast carcinogenesis. *Eur J Cancer* 1995;31A:2049-2052.

[34] Larson PS, de las Morenas A, Cerda SR, et al. Quantitative analysis of allele imbalance supports atypical ductal hyperplasia lesions as direct breast cancer precursors. *J Pathol* 2006;209:307-316.

[35] Tsuda H, Takarabe T, Akashi-Tanaka S, et al. Pattern of chromosome 16q loss differs between an atypical proliferative lesion and an intraductal or invasive ductal carcinoma occurring subsequently in the same area of the breast. *Mod Pathol* 2001;14:382-388.

[36] Middleton LP, Grant S, Stephens T, et al. Lobular carcinoma in situ diagnosed by core needle biopsy: when should it be excised? *Mod Pathol* 2003;16:120-129.

[37] Renshaw AA, Cartagena N, Derhagopian RP, et al. Lobular neoplasia in breast core needle biopsy specimens is not associated with an increased risk of ductal carcinoma in situ or invasive carcinoma. *Am J Clin Pathol* 2002;117:797-799.

[38] Arpino G, Allred DC, Mohsin SK, et al. Lobular neoplasia on core-needle biopsy: clinical significance. *Cancer* 2004;101:242-250.

[39] Brem RF, Lechner MC, Jackman RJ, et al. Lobular neoplasia at percutaneous breast biopsy: variables associated with carcinoma at surgical excision. *AJR Am J Roentgenol* 2008;190:637-641.

[40] Gail MH, Brinton LA, Byar DP, et al. Projecting individualized probabilities of developing breast cancer for White females who are being examined annually. *J Natl Cancer Inst* 1989;81:1879-1886.

[41] Costantino JP, Gail MH, Pee D, et al. Validation studies for models projecting the risk of invasive and total breast cancer incidence. *J Natl Cancer Inst* 1999;91:1541-1548.

[42] Rockhill B, Spiegelman D, Byrne C, et al. Validation of the Gail et al. model of breast cancer risk prediction and implications for chemoprevention. *J Natl Cancer Inst* 2001;93:358-366.

[43] Gail MH, Costantino JP, Pee D, et al. Projecting individualized absolute invasive breast cancer risk in African American women. *J Natl Cancer Inst* 2007;99:1782-1792.

[44] Chen JB, Pee D, Ayyagari R, et al. Projecting absolute invasive breast cancer risk in White women with a model that includes mammographic density. *J Natl Cancer Inst* 2006;98:1215-1226.

[45] Chlebowski RT, Anderson GL, Lane DS, et al. Predicting risk of breast cancer in postmenopausal women by hormone receptor status. *J Natl Cancer Inst* 2007;99:1695-1705.

[46] Claus EB, Risch N, Thompson WD. Autosomal dominant inheritance of early-onset breast cancer. Implications for risk prediction. *Cancer* 1994;73:643-651.

[47] Claus EB, Risch N, Thompson WD. The calculation of breast cancer risk for women with a first degree family history of ovarian cancer. *Breast Cancer Res Treat* 1993;28:115-120.

[48] Tyrer J, Duffy SW, Cuzick J. A breast cancer prediction model incorporating familial and personal risk factors. *Stat Med* 2004;23: 1111-1130.

[49] Parmigiani G, Berry D, Aguilar O. Determining carrier probabilities for breast cancersusceptibility genes *BRCA1* and *BRCA2*. *Am J Hum Genet* 1998;62:145-158.

[50] Couch FJ, DeShano ML, Blackwood MA, et al. *BRCA1* mutations in women attending clinics that evaluate the risk of breast cancer. *N Engl J Med* 1997;336:1409-1415.

[51] Boyd NF, Rommens JM, Vogt K, et al. Mammographic breast density as an intermediate phenotype for breast cancer. *Lancet Oncol* 2005;6:798-808.

[52] Byrne C, Colditz GA, Willett WC, et al. Plasma insulin-like growth factor (IGF), IGFbinding protein 3, and mammographic density. *Cancer Res* 2000;60:3744-3748.

[53] Boyd NF, Lockwood GA, Byng JW, et al. The relationship of an-

thropometric measures to radiological features of the breast in premenopausal women. *Br J Cancer* 1998;78:1233-1238.
[54] Boyd NF, Stone J, Martin LJ, et al. The association of breast mitogens with mammographic densities. *Br J Cancer* 2002;87:876-882.
[55] Cuzick JW, Pinney J, Warren L, et al. Change in breast density as a biomarker of breast cancer risk reduction; results from IBIS-1, abstract 61. *Cancer Res Suppl* 2008;69:77s.
[56] Tamoxifen for early breast cancer: an overview of the randomised trials. Early Breast Cancer Trialists' Collaborative Group. *Lancet* 1998;351:1451-1467.
[57] Cuzick J, Powles T, Veronesi U, et al. Overview of the main outcomes in breast-cancer prevention trials. *Lancet* 2003;361:296-300.
[58] Fisher B, Costantino JP, Wickerham DL, et al. Tamoxifen for prevention of breast cancer: report of the National Surgical Adjuvant Breast and Bowel Project P-1 study. *J Natl Cancer Inst* 1998;90:1371-1388.
[59] Powles T, Eeles R, Ashley S, et al. Interim analysis of the incidence of breast cancer in the Royal Marsden Hospital tamoxifen randomised chemoprevention trial. *Lancet* 1998;352:98-101.
[60] Cuzick J, Forbes J, Edwards R, et al. First results from the International Breast Cancer Intervention Study (IBIS-I): a randomised prevention trial. *Lancet* 2002;360:817-824.
[61] Veronesi U, Maisonneuve P, Costa A, et al. Prevention of breast cancer with tamoxifen: preliminary findings from the Italian randomised trial among hysterectomised women. Italian Tamoxifen Prevention Study. *Lancet* 1998;352:93-97.
[62] Cuzick J, Forbes JF, Sestak I, et al. Long-term results of tamoxifen prophylaxis for breast cancer: 96-month follow-up of the randomized IBIS-I trial. *J Natl Cancer Inst* 2007;99:272-282.
[63] Fisher B. National Surgical Adjuvant Breast and Bowel Project breast cancer prevention trial: a reflective commentary. *J Clin Oncol* 1999;17:1632-1639.
[64] Tan-Chiu E, Wang J, Costantino JP, et al. Effects of tamoxifen on benign breast disease in women at high risk for breast cancer. *J Natl Cancer Inst* 2003;95:302-307.
[65] Powles TJ, Hickish T, Kanis JA, et al. Effect of tamoxifen on bone mineral density measured by dual-energy x-ray absorptiometry in healthy premenopausal and postmenopausal women. *J Clin Oncol* 1996;14:78-84.
[66] Braithwaite RS, Chlebowski RT, Lau J, et al. Meta-analysis of vascular and neoplastic events associated with tamoxifen. *J Gen Intern Med* 2003;18:937-947.
[67] Love RR, Wiebe DA, Feyzi JM, et al. Effects of tamoxifen on cardiovascular risk factors in postmenopausal women after 5 years of treatment. *J Natl Cancer Inst* 1994;86:1534-1539.
[68] Day R, Ganz PA, Costantino JP, et al. Health-related quality of life and tamoxifen in breast cancer prevention: a report from the National Surgical Adjuvant Breast and Bowel Project P-1 study. *J Clin Oncol* 1999;17:2659-2669.
[69] Day R, Ganz PA, Costantino JP. Tamoxifen and depression: more evidence from the National Surgical Adjuvant Breast and Bowel Project's breast cancer prevention (P-1) randomized study. *J Natl Cancer Inst* 2001;93:1615-1623.
[70] Port ER, Montgomery LL, Heerdt AS, et al. Patient reluctance toward tamoxifen use for breast cancer primary prevention. *Ann Surg Oncol* 2001;8:580-585.
[71] Tchou J, Hou N, Rademaker A, et al. Acceptance of tamoxifen chemoprevention by physicians and women at risk. *Cancer* 2004;100:1800-1806.
[72] Ettinger B, Black DM, Mitlak BH, et al. Reduction of vertebral fracture risk in postmenopausal women with osteoporosis treated with raloxifene: results from a 3-year randomized clinical trial. Multiple Outcomes of Raloxifene Evaluation (MORE) investigators. *JAMA* 1999;282:637-645; Erratum, *JAMA* 1999;282:2124.
[73] Martino S, Cauley JA, Barrett-Connor E, et al. Continuing Outcomes Relevant to Evista: breast cancer incidence in postmenopausal osteoporotic women in a randomized trial of raloxifene. *J Natl Cancer Inst* 2004;96:1751-1761.
[74] Vogel VG, Costantino JP, Wickerham DL, et al. Effects of tamoxifen vs raloxifene on the risk of developing invasive breast cancer and other disease outcomes: the NSABP Study of Tamoxifen and Raloxifene (STAR) P-2 trial. *JAMA* 2006;295(23):2727-2741.
[75] Vogel, VG, Costantino, J P, Wickerham, D L, et al. Update of the National Surgical Adjuvant Breast and Bowel Project Study of Tamoxifen and Raloxifene (STAR) P-2 Trial: Preventing Breast Cancer. *Cancer Prev Res* (Phila Pa).
[76] King MC, Wieand S, Hale K, et al. Tamoxifen and breast cancer incidence among women with inherited mutations in *BRCA1* and *BRCA2*: National Surgical Adjuvant Breast and Bowel Project (NSABP-P1) breast cancer prevention trial. *JAMA* 2001;286:2251-2256.
[77] Narod SA, Brunet JS, Ghadirian P, et al. Tamoxifen and risk of contralateral breast cancer in *BRCA1* and *BRCA2* mutation carriers: a case-control study. Hereditary Breast Cancer Clinical Study Group. *Lancet* 2000;356:1876-1881.
[78] Lakhani SR, Van De Vijver MJ, Jacquemier J, et al. The pathology of familial breast cancer: predictive value of immunohistochemical markers estrogen receptor, progesterone receptor, her-2, and p53 in patients with mutations in *BRCA1* and *BRCA2*. *J Clin Oncol* 2002;20:2310-2318.
[79] Meijers-Heijboer H, van Geel B, van Putten WL, et al. Breast cancer after prophylactic bilateral mastectomy in women with a *BRCA1* or *BRCA2* mutation. *N Engl J Med* 2001;345:159-164.
[80] Kauff ND, Satagopan JM, Robson ME, et al. Risk-reducing salpingo-oophorectomy in women with a *BRCA1* or *BRCA2* mutation. *N Engl J Med* 2002;346:1609-1615.
[81] Rebbeck TR, Levin AM, Eisen A, et al. Breast cancer risk after bilateral prophylactic oophorectomy in *BRCA1* mutation carriers. *J Natl Cancer Inst* 1999;91:1475-1479.
[82] Hartmann LC, Schaid DJ, Woods JE, et al. Efficacy of bilateral prophylactic mastectomy in women with a family history of breast cancer. *N Engl J Med* 1999;340:77-84.
[83] Baum M, Budzar AU, Cuzick J, et al. Anastrozole alone or in combination with tamoxifen versus tamoxifen alone for adjuvant treatment of postmenopausal women with early breast cancer: first results of the ATAC randomised trial. *Lancet* 2002;359:2131-2139.
[84] Coombes RC, Hall E, Gibson LJ, et al. A randomized trial of exemestane after two to three years of tamoxifen therapy in postmenopausal women with primary breast cancer. *N Engl J Med* 2004;350:1081-1092.
[85] Goss PE, Ingle JN, Martino S, et al. Randomized trial of letrozole following tamoxifen as extended adjuvant therapy in receptor-positive breast cancer: updated findings from NCIC CTG MA.17. *J Natl Cancer Inst* 2005;97:1262-1271.
[86] Dunn BK, Ryan A. Phase 3 trials of aromatase inhibitors for breast cancer prevention following in the path of the selective estrogen receptor modulators. In: Bradlow HL, Carruba G, eds. *Steroid Enzymes and Cancer.* Blackwell, London; 2008:141-161.
[87] Lostumbo L, Carbine N, Wallace J, et al. Prophylactic mastectomy for the prevention of breast cancer. *Cochrane Database Syst Rev* 2004:CD002748.

[88] Rebbeck TR, Lynch HT, Neuhausen SL, et al. Prophylactic oophorectomy in carriers of *BRCA1* or *BRCA2* mutations. *N Engl J Med* 2002;346:1616-1622.
[89] Dooley WC, Ljung BM, Veronesi U, et al. Ductal lavage for detection of cellular atypia in women at high risk for breast cancer. *J Natl Cancer Inst* 2001;93:1624-1632.
[90] Visvanathan K, Santor D, Ali SZ, et al. The reliability of nipple aspirate and ductal lavage in women at increased risk for breast cancer: a potential tool for breast cancer risk assessment and biomarker evaluation. *Cancer Epidemiol Biomarkers Prev* 2007;16:950-955.
[91] Patil DB, Lankes HA, Nayar R, et al. Reproducibility of ductal lavage cytology and cellularity over a six month interval in high risk women. *Breast Cancer Res Treat* 2008;112:327-333.
[92] Alberg AJ, Visvanathan K, Helzlsouer KJ. Epidemiology, prevention, and early detection of breast cancer. *Curr Opin Oncol* 1998;10:492-497.
[93] Carruthers CD, Chapleskie LA, Flynn MB, et al. The use of ductal lavage as a screening tool in women at high risk for developing breast carcinoma. *Am J Surg* 2007;194:463-466.
[94] Arun B, Valero V, Logan C, et al. Comparison of ductal lavage and random periareolar fine needle aspiration as tissue acquisition methods in early breast cancer prevention trials. *Clin Cancer Res* 2007;13:4943-4948.
[95] Fabian CJ, Kimler BF, Zalles CM, et al. Short-term breast cancer prediction by random periareolar fine-needle aspiration cytology and the Gail risk model. *J Natl Cancer Inst* 2000;92:1217-1227.
[96] Milanese TR, Hartmann LC, Sellers TA, et al. Age-related lobular involution and risk of breast cancer. *J Natl Cancer Inst* 2006;98:1600-1607.
[97] Vierkant RA, Hartmann LC, Pankratz VS, et al. Lobular involution: localized phenomenon or field effect? *Breast Cancer Res Treat* 2009;117:193-196.
[98] Veronesi U, De Palo G, Marubini E, et al. Randomized trial of fenretinide to prevent second breast malignancy in women with early breast cancer. *J Natl Cancer Inst* 1999;91:1847-1856.
[99] Veronesi U, Mariani L, Decensi A, et al. Fifteen-year results of a randomized phase III trial of fenretinide to prevent second breast cancer. *Ann Oncol* 2006;17:1065-1071.
[100] Calle EE, Rodriguez C, Walker-Thurmond K, et al. Overweight, obesity, and mortality from cancer in a prospectively studied cohort of U. S. Adults. *N Engl J Med* 2003;348:1625-1638.
[101] Reeves GK, Pirie K, Beral V, et al. Cancer incidence and mortality in relation to body mass index in the million women study: cohort study. *Br Med J* 2007;335:1134-1139.
[102] McTiernan A, Kooperberg C, White E, et al. Recreational physical activity and the risk of breast cancer in postmenopausal women: the Women's Health Initiative Cohort study. *JAMA* 2003;290:1331-1336.
[103] Allen NE, Beral V, Casabonne D, et al. Moderate alcohol intake and cancer incidence in women. *J Natl Cancer Inst* 2009;101:296-305.
[104] Decensi A, Galli A, Veronesi U. HRT opposed to low-dose tamoxifen (HOT study): rationale and design. *Recent Results Cancer Res* 2003;163:104-111; discussion 264-266.
[105] Vogel VG, Costantino JP, Wickerham DL, et al. National Surgical Adjuvant Breast and Bowel Project update: prevention trials and endocrine therapy of ductal carcinoma in situ. *Clin Cancer Res* 2003;9:495S-501S.
[106] Cuzick J. Aromatase inhibitors for breast cancer prevention. *J Clin Oncol* 2005;23:1636-1643.
[107] Richardson H, Johnston D, Pater J, et al. The National Cancer Institute of Canada Clinical Trials Group MAP.3 trial: an international breast cancer prevention trial. *Curr Oncol* 2007;14:89-96.
[108] Cuzick J. Aromatase inhibitors in prevention: data from the ATAC (Arimidex, Tamoxifen Alone or in Combination) trial and the design of IBIS-II (the Second International Breast Cancer Intervention Study). *Recent Results Cancer Res* 2003;163:96-103; discussion 264-266.
[109] Marchetti P, Di Rocco CZ, Ricevuto E, et al. Reducing breast cancer incidence in familial breast cancer: overlooking the present panorama. *Ann Oncol* 2004;15(suppl 1):I27-I34.

第7章

Melvin J. Silverstein

一种肿瘤整形手术的治疗导管原位癌方法

Ductal Carcinoma In Situ: An Oncoplastic Treatment Approach

简介

乳腺导管原位癌(DCIS)是一组异质性病变，具有多种恶性潜能和一系列治疗选择。它是乳腺癌疾病家族中增长最快的亚群，2008年美国有超过67 000例新诊断病例(占所有新发乳腺癌病例的27%)[1]。大多数新病例(>90%)的病灶是不可触及的，在乳房X线摄影中被发现。

DCIS是肿瘤连续体中的一个阶段，其中浸润性乳腺癌的大多数分子变化已经被研究发现了[2]。在侵袭过程中已经改变的基因表达持续保持数量变化。基因可能在侵袭过程中发挥作用，控制着许多功能，包括血管生成、黏附、细胞运动、细胞外基质的组成等。迄今为止，尚未鉴定出与侵袭有关的基因。DCIS显然是大多数浸润性乳腺癌的癌前病变，但并非所有DCIS病变都会随时间进展或由于遗传原因进展成为浸润性乳腺癌[3-5]。

DCIS的治疗从简单切除到各种形式的更广泛切除(节段切除、象限切除、肿瘤切除术等)，所有这些都可以选择性接受放射治疗。当保乳手术不可行时，通常进行全乳房切除术，并可选择重建乳房。

由于DCIS是一组异质性病变而非单一实体[6,7]，并且由于患者在治疗选择过程中需要考虑广泛的个人需求，因此没有一种方法适用于所有形式的疾病或所有患者。目前，治疗决策是基于各种可测量的参数(肿瘤范围、边缘宽度、核级别、是否存在粉刺、年龄等)、医生经验和偏好以及随机试验数据，所有接受保乳手术治疗的患者都应进一步接受手术后放射治疗。

导管原位癌性质的变化

在过去20年中，对DCIS的认识发生了巨大变化。在乳房X线检查成为常规检查之前，DCIS很罕见，占所有乳腺癌的不到1%[8]。现如今，DCIS很常见，占所有新诊断病例的27%，并且通过乳房X线摄影诊断出乳腺癌病例的比例高达30%～50%[1,115-119]。

以前，大多数DCIS患者出现临床症状，如乳房肿块、血性乳头溢液或Paget病[9,10]。而现在大多数病变是不可触及的，通常仅通过乳房X线摄影检测得到。

直到大约20年前，大多数DCIS患者的治疗方法依然还是乳房切除术。今天，几乎75%新诊断的DCIS患者接受了保乳治疗[11]。在过去，当乳房切除术很常见时，重建并不常见；如果进行重建，则通常作为二期手术完成。今天，重建在通过乳房切除术治疗的DCIS患者中开展得很常见，通常在乳房切除术后即刻进行。过去，进行乳房切除术时丢弃了大量的皮肤；而现在对于进行保留皮肤的乳房切除术被认为在DCIS患者中是非常安全的，并且在某些情况下，乳头-乳晕保留的乳房切除术也是可取的。在过去，乳腺癌的治疗方式单一，所有乳腺癌被认为基本相同，乳房切除术是唯一的治疗方法。而今天，所有乳腺癌都不同，每种病变都有一系列可选择的治疗方法。对于那些选择保乳的人来说，在每种情况下是否都需要放射治疗仍然存在争议。这些变化是由许多因素造成的。最重要的是增加乳房X线摄影的使用和接受了保乳方法治疗侵袭性乳腺癌。

乳房X线摄影的广泛使用改变了发现DCIS的检测方法。此外，它允许我们在更早的时间进入肿瘤连续发展阶段干预，从而改变了检测到的疾病的性质。加利福尼亚州Van Nuys的乳腺中心进行乳腺X线摄影对DCIS病例的诊断数量和诊断方式的影响值得注意[12]。

1979—1981年，Van Nuys仅治疗了15例DCIS患者，每年5例。只有2个病灶(13%)是不可触及的，并且是通过乳房X线摄影检测到的。换句话说，13例患者(87%)出现临床上明显的疾病。1982年增加了两个最先进的乳腺X射线摄影装置和一个经验丰富的全职放射科医生，新的DCIS病例数量每年急剧增加到30多个，其中大多数病灶是不可触及的。当1987年增加第三台机器时，新病例数增加到每年40台。1994年，Van Nuys小组增加了第4台乳房X线检查机和俯卧位立体定位活检单元。1998年，笔者搬到了南加州大学(USC)的诺里斯综合癌症中心，并继续累积DCIS患者；2008年3月，笔者成为加利福尼亚州纽波特海滩霍格纪念医院长老会的乳房项目主任，DCIS系列继续进行。

截至2008年12月，对整个系列的1 411例患者的分析显示，1 242个病灶(88%)是不可触及的(亚临床)。如果我们只查看过去5年中在南加州大学/诺里斯癌症中心诊断出的那些人，那么95%的病灶是不可触及的。

改变我们对DCIS看法的第二个因素是对浸润性乳腺癌患者进行保乳治疗(乳房肿瘤切除术、腋窝淋巴结清扫术和放射治疗)。直到1981年，对大多数患有任何形式乳腺癌患者的治疗通常是乳房切除术。从那时起，许多前瞻性随机试验显示，选择保乳治疗的乳腺癌患者的生存率与切除患者的生存率相当[13-18]。基于这些结果，继续按照治疗侵袭性较强的浸润性乳腺癌的方法，用乳房切除术治疗侵袭性较小的DCIS是没有意义的。

目前的数据表明，许多DCIS患者可以成功保留乳房，选择进行放射治疗。本章将阐述如何使用容易获得的数据来帮助进行复杂的治疗选择过程。

病理学

分类

尽管还没有普遍接受的组织病理学分类，但大多数病理学家将DCIS划分为5种主要的结构亚型(乳头状、微乳头状、筛状状、实性和粉刺状)，通常将前4种(非粉刺)和粉刺型进行对比[6,19,20]。粉刺状DCIS常常和高核级[6,19-21]、非整倍性、更高的增殖率[22]、*Her-2/neu*基因扩增或蛋白质过度表达[23-27]以及临床上更具侵袭性的行为[28-31]相关，非粉刺病变往往恰恰相反。

如果分组的目的是将患者分类为局部复发风险较高和风险较低的患者，仅仅按照结构区分为粉刺和非粉刺型的方法则过于简单化，而且不起作用。高核级非粉刺型病变表达类似于高级粉刺病变的标记情况并不少见，并且具有类似于粉刺病变的局部复发风险。令人困惑的是，在单个活检标本内各种结构亚型相互混合是比较常见的。在笔者的系列中，超过70%的病变具有两种或更多种的结构亚型，使得分裂成为主要的结构亚型存在问题。

关于粉刺型DCIS，病理学家之间没有统一的标准确定需要有多少粉刺DCIS来才可以将病变定性为粉刺型DCIS。虽然很明显的证据表明，表现出主要的高核级粉刺DCIS的病变通常更具侵袭性，并且如果保乳手术治疗，则比低核级非粉刺型病变更容易复发，但是结构亚型并不反映目前的生物学行为。相反，更加重要的是核分级的概念。核级是比结构更好的生物预测因子，因此它已成为识别侵袭行为的关键组织病理学因素[28,31-35]。1995年，Van Nuys小组根据是否存在高核级和粉刺型坏死(Van Nuys分类)引入了新的病理性DCIS分类[36]。

Van Nuys团队选择了高核级别作为分类的最重要因素。因为人们普遍认为高核级病变的患者在保乳后比低核级病变的患者更有可能以更快的速度在更短的时间内复发[28,31,34,37-39]。选择粉刺型坏死因为其存在也提示预后较差[40,41]并且易于识别[42]。

病理学家采用如下所述的统一化标准，首先确定病变是高核级（核级3）还是非高核级（核级1或2级）。然后，在非高级病变中评估是否存在坏死。这可以分为3组（图7.1）。

通过先前描述的方法对核等级进行评分[36]。低级细胞核（1级）被定义为核1～1.5个直径的红细胞，具有弥漫性染色质和不明显的核仁。中间核（2级）被定义为直径为1～2个红细胞核，具有粗染色质和不常见的核仁。高级细胞核（3级）定义为直径大于2个红细胞的核，具有囊泡染色质和一个或多个核仁。

在Van Nuys分类中，没有要求最低或特定数量的高核级DCIS，也没有要求最小量的粉刺型坏死。偶尔脱落或单独坏死的细胞被忽略，并且没有被评为粉刺型坏死。

大多数病理分类中最困难的部分是核分级，特别是中等级别的病变。中级病变的细微差别对Van Nuys分类并不重要，只有核分级3级需要被确认。细胞必须大而多形，缺乏结构分化和极性，具有突出的核仁和粗糙的，成簇的染色质，并且通常显示有丝分裂[36,40]。

Van Nuys分类是有用的，因为它将DCIS分为3个不同的生物学分组，在保乳治疗后具有不同的局部复发风险（图7.2）。这种病理分类与肿瘤大小、年龄和边缘状态相结合，是USC/Van Nuys预后指数（USC/VNPI）的一个组成部分，该系统将会被详细讨论。

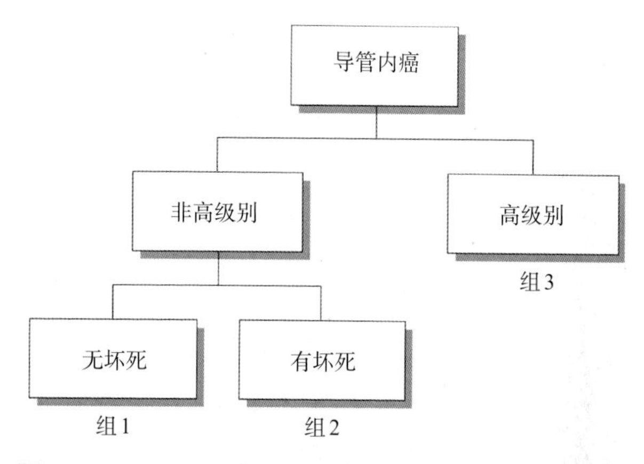

图7.1 Van-Nuys导管原位癌（DCIS）分型。DCIS患者分为高核级（3级）和非高核级（1级和2级）。非高核级病例则根据有无坏死而分组。第3组（高核级）病变可能显示坏死，也可能不显示坏死。

侵袭性乳腺癌的进展

哪些DCIS病变会成为侵入性的，何时会发生？大量分子遗传学研究认为正常乳腺上皮细胞通过增生和非典型增生性而转变为DCIS，然后变成浸润性乳腺癌。浸润性乳腺癌中存在的大多数遗传和表观遗传变化已经存在于DCIS中。现在并没有鉴定出与侵袭性乳腺癌唯一相关的基因[2,11]。随着DCIS进展到侵入性乳腺癌，可能发生与血管生成、黏附，细胞运动和细胞外基质组成相关的基因表达的定量变化[2,11]。利用基因阵列技术，研究人员正在尝试识别高风险病患，这些患者需要更快、更积极的临床治疗。

因为大多数DCIS患者已接受过乳房切除术，对这种疾病的病史情况了解相对较少。在一项对110例20～54岁的年轻和中年女性进行的法医尸检研究中，14%被发现患有DCIS[43]，这表明DCIS的亚临床患病率明显高于临床患病率。

Page[44,45]和Rosen[46]等研究报道了对DCIS的不进行治疗的病例情况。在这些研究中，患有非粉刺型DCIS的患者最初被误诊为良性病变，因此未得到治疗。随后，约25%～35%的患者在10年内发生了侵袭性乳腺癌[44,45]。如果病变是高级粉刺DCIS，浸润性乳腺癌的发生率可能会高于35%，并且侵入性复发的时间会缩短。在这两项研究中，除了少数例外，浸润性乳腺癌都是导管型，位于原始DCIS的部位。这些发现以及尸检系列显示DCIS发病率高达14%。这一事实表明并

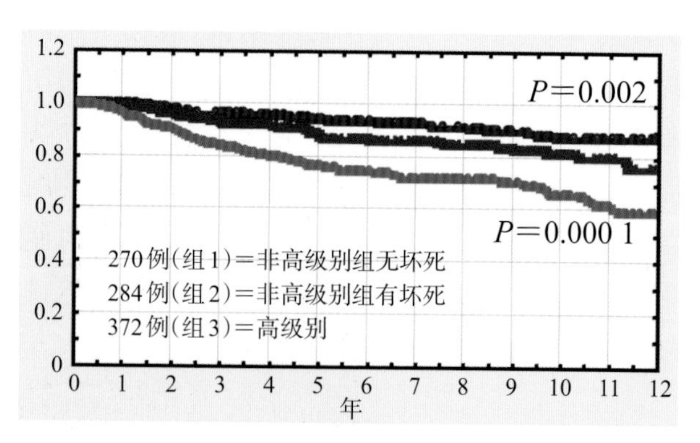

图7.2 采用Van-Nuys导管癌原位病理分类的926例乳腺癌保乳患者局部无复发生存率。

非所有DCIS病变都发展为浸润性乳腺癌，具有一定的临床意义[43,47]。镜下DCIS的数目远远超过有临床症状的DCIS。

Page和同事最近更新了他们的病例系列报道[44,45,48]。在1950—1968年期间，28例低级别DCIS经活检被误诊为良性病变的女性中，11名患者因局部复发而患有浸润性乳腺癌（39%）。8例患者在最初的12年内出现复发。其余3人在23～42年后被确诊。5例患者发生乳腺癌转移（18%）并在发生浸润性乳腺癌的7年内死于该疾病。初看这些复发和死亡率似乎高得惊人，但是，它们只是略差于可以预见患有原位小叶癌的患者的长期随访，这是一种大多数临床医生愿意通过系统治疗和仔细的临床随访来处理的疾病。此外，这些患者仅接受活组织检查。没有尝试以明确的手术切缘切除这些病变。低等级DCIS的自然历史可以延续40多年，与高级别DCIS的转归明显不同。

微浸润

微浸润的发生率难以统计，因为直到最近还没有正式和普遍接受的定义指出什么构成了微浸润。1997年版的AJCC癌症分期手册（第5版）对现在归类的内容进行了第一次正式定义，具体如下[114]：

微浸润是癌细胞超出基底膜进入邻近组织的延伸，其中心最大尺寸没有超过0.1 cm。当存在多个微浸润病灶时，仅使用最大病灶的大小来对微浸润进行分类（不要使用所有个体病灶的总和）。应注意存在多个微浸润病灶，因为它存在多个较大的浸润性癌。

据报道，隐匿性侵袭（DCIS活检诊断患者的乳房切除术中的侵袭性疾病）发生率差异很大，从2%～21%不等[49]。这个问题在Lagios等的研究中得到了解决[28]。

Lagios等进行了与标本射线摄影相关的细致连续的解剖。在最初接受DCIS切除活检的111例乳房切除标本中，有13例发现隐匿性侵袭。所有隐匿性浸润性癌症均与直径大于45 mm的DCIS相关；DCIS大于55 mm时，隐匿性侵袭的发生率接近50%。在Gump等[50]的研究中，11%的可触及DCIS患者发现了隐匿性侵袭灶，患有临床隐匿性DCIS的患者没有发现隐匿侵袭灶。这些结果表明DCIS病变的大小与隐匿性侵袭的发生率之间存在相关性。显然，随着DCIS病变的大小增加，微浸润和隐匿性入侵的可能性更大。

尽管发现最小量的浸润，也不应将病变归类为DCIS。它是一种T1mic（如果最大侵入病灶为1 mm或更小），具有广泛的导管内成分（EIC）。如果侵入性成分为1.1～5 mm，则为具有EIC的T1a病变。

如果只有一个浸润病灶，这些患者的预后确实会好一些。当存在许多微小的浸润灶时，这些患者的预后比预期的差[51]。不幸的是，TNM分期系统没有完全反映具有多个浸润灶的恶性潜能的T分类，因为它们都被其最大的单一病灶进行分类。

导管原位癌的多中心性和多灶性

多中心性通常被定义为除了诊断出原始DCIS（标记象限）的象限之外的象限中存在DCIS。必须有正常的乳房组织分开两个病灶。但是，多中心性的定义在各研究者之间有所不同。因此，报告的多中心发病率也有所不同。从0%～78%[7,46,52,53]均有，30%的平均多中心率被外科医生用作DCIS患者乳房切除术的基本依据。

Holland等通过每5 mm取一个全标本切片评估了82个乳房切除术标本。每个部分都进行了射线摄影，对每个放射线片可疑斑点都进行了石蜡块的制作。此外，从含有标记肿瘤的象限中平均取出25个区块；随机样本取自所有其他象限、中央亚区和乳头。在X线片上验证每个病变的微观延伸。该技术允许每个病变的三维重建。这个研究表明，大多数DCIS病变大于预期（50%大于50 mm），通过连续延伸（23%）涉及多个象限，但最重要的是大部分都是单中心（98.8%）。82例乳房切除标本中只有一例（1.2%）具有“真正的”多中心分布，并且在不同的象限具有单独的病变。该研究表明，由于单中心性，完全切除DCIS病变是可能的，但由于大于预期的肿瘤大小，切除可能非常困难。

在最近的一次更新中，Holland和Faverly报道了119例患者的乳腺标本研究，其中118例患有单中心疾病[55]。这一信息与大多数局部复发在原始DCIS处或附近的事实相结合，表明多中心问题本身在DCIS治疗决策过程中并不重要。

多灶性被定义为同一导管系统内的DCIS的独立病灶。Holland[54,55]和Noguchi等[56]表明，大量的多病灶可能是人为的，因为是从玻片上二维观察转化为三维的肿瘤实体。如果分支在一个平面上切割，单独放置在载玻片上，并且在横截面中观察[44]，则类似于说树的分支没有连接。如Faverly等所述，多焦点可能是由于DCIS的小间隙或管道内的跳过区域[39]。

检测和诊断

高质量乳房X线摄影的重要性怎么强调都不过分。目前，大多数DCIS患者（超过90%）出现不可触及的病变。在活检中发现乳房增厚或其他良性纤维囊性改变时，仅有百分之几是被偶然发现的；然而，大多数病变是通过乳房X线摄影检出的。最常见的乳房X线检查结果是微钙化，经常聚集并且通常没有相关的软组织异常。超过80%的DCIS患者表现出微钙化。这些微钙化的影像学表现可以是焦点、弥漫性或导管，具有可变的尺寸和形状。粉刺型DCIS的患者倾向于“固定的钙化”。这些是线性的、分支的和异型的，并且对于粉刺型DCIS几乎是特有的[57]（图7.3）。几乎所有的粉刺病变都有钙化，可以在乳房X线摄影中观察到。

我们的病例系列中32%的非粉刺型病变没有乳房X线摄影钙化，使其难以被发现，患者更难以发现病变。当发生非粉刺型病变钙化时，它们往往具有细小、颗粒状、粉状钙化或碎石状钙化等变化特征（图7.4）。

外科医生面临的一个主要问题涉及这样的事实，即钙化并不总是能反映整个DCIS病变，特别是非癌症类型的病变。即使去除了所有钙化，在某些情况下，可能会遗留未钙化的DCIS。相反，在一些患者中，大多数钙化是良性的，并且有比真实DCIS病变更大的病变。换句话说，DCIS病变可以小于、大于或等于其识别的钙化的大小。与低级别无组织病变相比，高级别粉刺病变的大小更接近钙化[54]。

在乳房X线检查可见且清晰展现之前，大多数DCIS通常在临床上有明显表现，通过触诊或检查可诊断，它是一种大体上的疾病。Gump等[50]通过诊断方法将DCIS分为大体疾病和微观疾病。同样，Schwartz等[29]将DCIS分为两组：临床和亚临床。两组研究人员都认为患有可触及肿块、乳头溢液或乳头Paget病的患者需要更积极的治疗。Schwartz认为可触及的DCIS应该被视为侵

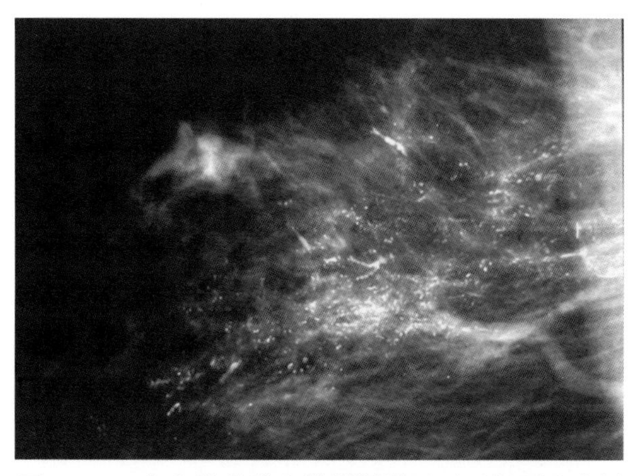

图7.3　43岁女性乳腺内外侧摄影显示不规则分支钙化。组织病理学表现为高级别的原位粉刺导管癌，Van Nuys 3组。

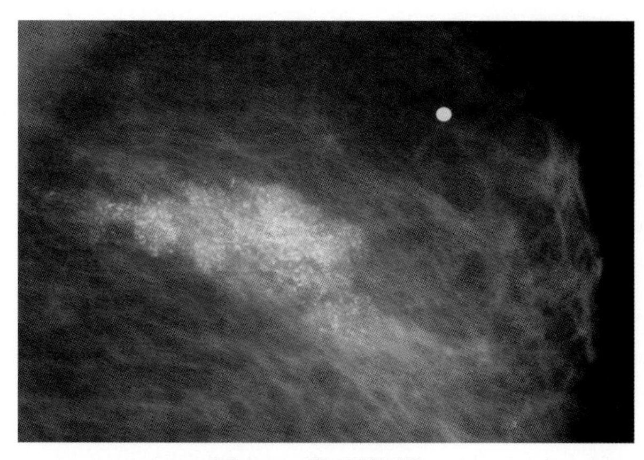

图7.4　碎石型钙化。

袭性病变。他认为这只是病理学家没有找到浸润区域。尽管认为从不可触及到可触及疾病的变化是一个不良的预后信号是完全合理的,但我们的小组还未能证明这一点对于DCIS的适用性。在我们的系列中,当比较具有可触知和不可触及的DCIS的等效患者(按大小和核级别)时,他们在局部复发率或死亡率方面没有差异。

如果患者的乳房X线片显示异常,很可能是微钙化,但可能是不可触及的肿块或微妙的结构扭曲。此时,另外需要进行放射学检查。这可能包括压缩乳房X线摄影、放大视图或超声波检查。MRI越来越受欢迎,可以绘制出尺寸和形状经活检证实的DCIS病变或浸润性乳腺癌。笔者本人对每位诊断为乳腺癌的患者都会进行术前MRI检查。

活检和组织处理

如果放射学检查显示需要进行组织活检,则有多种方法:细针穿刺活检(FNAB),定位活检(具有各种类型和大小的针),以及使用导丝或放射性的定向手术活检。对于不可触及的DCIS, FNA通常没什么帮助。使用FNA,可以获得癌细胞,但由于组织不足,没有结构,因此尽管细胞病理学家可以说存在恶性细胞,但细胞病理学家通常不能说病变是否伴有浸润。

立体定向核心活组织检查在20世纪90年代早期开始广泛使用,现在已被普及广泛使用。专用数字表使其成为经验丰富的专家手中的精确工具。目前,大规格(11号或更大)真空辅助针是诊断DCIS的首选工具。超声引导下的活检也成了20世纪90年代非常流行的方式,但对DCIS的诊断价值较低,因为大多数DCIS病变并不存在可通过超声可视化的肿块。所有可疑的微钙化都应该通过超声评估,因为在5%~15%的病例中会发现肿块[58]。

只有在不能使用微创技术对病变进行活检时,才使用开放式手术活检。目前使用影像引导活检技术的大环境下这应该已经是罕见情况[58,59],并且发生率低于5%。针定位节段切除应该是治疗的关键部分,而不是诊断。

无论何时进行针头定位切除,无论是诊断还是治疗,都应进行术中标本射线摄影和与术前乳房X线摄影相关的检查。边缘应涂上墨水或染色,并且样品应以3~4 mm的间隔连续切片。组织切片应按顺序排列和处理。病理报告应包括所有结构亚型的描述、核等级的确定、坏死存在与否的评估、病变的测量大小或范围以及最近边缘测量的边缘状态。

肿瘤大小应通过直接测量或用于较小病变的染色载玻片进行肉眼微量测定来确定。对于较大的病变,应使用基于序列系列载玻片中病变分布的直接测量和估计的组合。DCIS与墨水边缘的接近度应通过直接测量或肉眼微测量来确定。包含DCIS的导管和墨水边缘之间的最小距离应被记录。

如果病变很大并且诊断未经证实,立体定向或超声引导的真空辅助活检应该是第一步。如果患者有保留乳房的意愿,可以计划多线指导的肿瘤切除术。这将为患者提供两个矛盾目标之中的最佳选择:彻底切除和美容效果。完全切除大病灶的最佳选择是进行大的初始切除。获取良好美容效果最好的机会是初始切除量少。优化两个矛盾目标是外科医生的工作。除非有恶性组织学的证据,否则不应进行大象限切除术。这种类型的切除可能导致乳房畸形,如果诊断证明是良性的,患者将不满意。

去除不可触及的病变最好由外科医生、放射科医生和病理学家的综合团队进行。放置导线和解读标本射线照片时放射科医生必须参与,移除病变的外科医生和处理组织的病理学家也必须参与。

治疗

对于大多数DCIS患者,没有一种唯一正确的治疗方法。通常面临治疗方法的选择。这些选择虽然看似简单,却并非如此。随着选择的增多和变得更加复杂,患者与其医生都会迷茫[60,61]。

活检导管原位癌患者的咨询

告诉患者患有乳腺癌并不是容易的事，但DCIS真的是癌症吗？从生物学的角度来看，DCIS是明确的癌症。然而，当我们想到癌症时，我们通常会想到一种疾病，如果不加以治疗，将会逐步走向死亡。DCIS[45]肯定不是这样。我们必须向患者强调，她有一个交界性肿瘤病变，一种癌前病变，此时不会对她的生命构成威胁。在我们的1 411例DCIS患者系列中，相关类型的乳腺癌死亡率为0.5%。大量的DCIS病例[62-67]证实了该病具有极低的死亡率。

如果DCIS确实是非浸润性病变，患者常常会问为什么会有死亡率。如果DCIS作为侵袭性病变复发并且患者继而死于转移性乳腺癌，则转移的来源是明确的。但是，接受乳房切除术并且稍后发展为转移性疾病的患者，或者接受了保乳手术从未发生局部侵袭性复发但仍然死于转移性乳腺癌的患者呢？这些患者可能在接受初始治疗时有确定的转移浸润性病灶，但在常规组织病理学评估期间忽略了浸润性病灶。无论检查样本多么仔细和彻底，它仍然是一个采样过程，并且可能漏诊了1～2 mm的浸润病灶。

一旦诊断出乳腺癌，患者最常见的关注之一是担心癌症已经扩散。我们能够向患有DCIS的患者保证，在显微镜下看不到任何浸润，并且系统性传播的可能很小。

患者需要接受教育，术语"乳腺癌"包括具有不同程度的进展侵袭性和致命潜力的多种病变。患有DCIS的患者需要确保她的病变很小并且她可能需要一些额外的治疗，其中可能包括手术、放射治疗、抗雌激素或一些组合治疗方案。需要保证她不需要化疗，她的头发不会脱落，并且她不太可能死于这种病变。当然，她需要细致的临床随访。

导管原位癌患者的结局

在评估乳腺癌患者的治疗结果时，必须考虑各种终点。重要的终点包括局部复发（侵袭性和DCIS）、区域复发（如腋窝）、远处复发、乳腺癌特异性存活、总生存期和生活质量。每个终点的重要性取决于患者是否患有DCIS或浸润性乳腺癌。

当治疗浸润性癌症时，最重要的终点是远处复发和乳腺癌特异性生存，换句话说，与乳腺癌共存或死于乳腺癌。对于浸润性乳腺癌，已显示多种不同的全身治疗能显著改善存活。这些具体包括广泛的化疗方案和内分泌治疗。认为局部治疗的变化不会影响生存是不正确的[18,68]。实际上它们会影响局部复发。最近文献表明，每预防4例局部复发，就会预防一例乳腺癌死亡[69]。

DCIS类似于浸润性乳腺癌，因为局部治疗的变化会影响局部复发，但没有研究显示生存的显著差异，无论是任何治疗（全身或局部），远期无病生存期或乳腺癌特异性生存期，因为单纯DCIS患者中因为乳腺癌死亡的人数很少。无论采用何种局部或全身治疗，最重要的结果指标都基本相同，即乳腺癌特异性生存。因此，局部复发已成为评估DCIS患者治疗时最常用的终点。

2007年，4项随机DCIS试验的meta分析发表，比较了切除加放射治疗与单独切除治疗的方法。它包含3 665例患者，放射治疗使局部控制显著降低了60%，但放疗组总体生存率略差，相对风险为1.08[66]。这些数据与早期乳腺癌试验者协作组的数据不同，值得进一步分析[69]。meta分析中有一半的复发是DCIS，不可能影响生存。在剩余的浸润性复发病例中，80%～90%通过早期检测和治疗得以治愈。这应该导致单独切除组的生存率略有下降趋势，但恰好相反，这是一种不太显著的生存趋势。meta分析的作者认为，随着随访时间的延长，单独切除局部复发率较高可能会导致某些时间点的总生存率降低。然而，目前尚未发生这种情况，必须考虑继发于放射治疗的不良影响。

局部复发对于预防DCIS治疗的患者显然非常重要。他们往往失去治疗信心，继而选择乳房切除术。理论上，如果DCIS复发是浸润性的，将会增加患者疾病的分期并对生命构成威胁。然而，保护DCIS患者免受局部复发必须与所给予治疗的潜在有害影响相平衡。

在治疗DCIS后，所有局部复发的40%～50%

是浸润性的。发生局部侵袭性复发的DCIS患者中约有10%～20%发生远处转移并死于乳腺癌[70,71]。从长远来看,这可能转化为接受乳房切除术的患者死亡率约为0%～0.5%,接受放射治疗的保守治疗患者的死亡率为1%～2%(如果没有与放射治疗相关的死亡率),单独切除治疗的患者为2%～3%。为了保留她们的乳房,许多患者愿意接受这种理论。但从目前统计学上尚未证实保乳治疗具有相对小的绝对风险。

治疗选择

乳房切除术

如果我们的目标只是防止局部复发,那么到目前为止,乳房切除术是DCIS最有效的治疗方法。大多数乳房切除术的病例系列显示局部复发率约为1%,死亡率接近于零[72]。在笔者的病例系列中,485例接受乳房切除术的患者中只有1例因乳腺癌死亡(0.2%)。

然而,乳房切除术是DCIS患者的一种积极治疗形式。它显然减少了局部复发,但只有理论上的生存获益。因此,在浸润性乳腺癌保乳手术率增加的时代,对于乳房切除术,特别是对于具有筛选检测的DCIS的其他健康女性来说,通常很难证明乳房切除术的合理性。乳房切除术适用于真正的多中心(多发性疾病)和单中心DCIS病变太大而无法切除达到边缘清晰,且切除后具有可接受的美容效果的情况。

对其中一个乳腺癌相关基因(*BRCA1*, *BRCA2*)的遗传阳性不是保乳的绝对禁忌证,但许多遗传阳性并且发展为DCIS的患者都认真考虑双侧乳房切除术和卵巢切除术。

保乳手术

最新的监测流行病学和最终结果(SEER)数据显示,74%的DCIS患者接受了保乳治疗。虽然保乳治疗现已被广泛接受为DCIS的治疗选择,但并不是所有患者都适用。当然,有些DCIS患者保乳后局部复发率很高(基于本章后面将讨论的因素),乳房切除术对于这些患者显然是一种更合适的治疗方法。然而,目前大多数患有DCIS的女性都被诊断具有保乳手术的适应证,临床试验表明,阴性边缘患者的局部切除和放射治疗可以提供良好的局部控制率[62,65-67,73-76]。许多DCIS病例可能无法单纯切除[28,45,77-80]。然而,即使放射治疗也可能过于激进。

考虑单纯切除的原因

有许多原因表明,对于选定的DCIS患者,单独切除可能是一种可接受的治疗方法。

(1) 切除术的普遍使用。尽管随机数据表明所有保乳治疗的患者都受益于放射治疗,但单独切除已经很常见。2003年的SEER数据表明,35%的DCIS患者仅使用切除术作为DCIS的完全治疗。美国医生和患者已经接受了单独切除的理念。

(2) 解剖学考虑。使用连续组织切片处理技术评估乳房切除术标本显示大多数DCIS是单中心的(涉及单个乳房区段并且在其分布中是径向的)[35,39,54,55,81,82]。这意味着在许多情况下,可以通过分段或象限切除来切除整个病变。因为根据定义,DCIS不是侵入性的并且没有转移,所以可以采用Halstedian术式。完全切除应该可以治愈患者,无需任何额外的治疗。Faverly等表明如果在所有方向上实现10 mm的切缘无瘤,则残留DCIS的可能性小于10%[39]。

(3) 生物学因素。一些DCIS根本就没有侵袭性,例如,非典型导管增生中的小的、切除良好的低级别病变。像这样的病变发展为侵袭性病变的可能性很小,每年大约为1%[44,45,48,77,83,84]。这仅仅是小于原位的小叶癌(LCIS),这是一种通过仔细的临床随访进行常规治疗的病变。

(4) 病理学错误的可能性。非典型导管增生与低度DCIS之间的差异可能很微妙。非典型导管增生被称为DCIS并不罕见。这些患者接受放射治疗确实“治愈了他们的DCIS”。

(5) 来自前瞻性随机对照试验数据的证据。前瞻性随机DCIS试验显示无论在乳房切除后是否进行放射治疗,乳腺癌特异性生存率或总体生存率无差异。如果这是真的,何不进行最小化的治疗?

(6) 放射治疗的潜在危害。大量研究表明,乳腺癌的放射治疗可能会增加肺癌和心血管疾病的死亡率[85-89]。目前使用CT计划的放射治疗技术使得每次操作都能避免心脏和肺部受到辐射照射,但是没有长期数据。如果没有证据表明DCIS患者的乳房放疗照射可以提高生存率并且有证据表明放射治疗可能会造成伤害,那么尽可能让患者远离这种有潜在危险的治疗是完全合理的。

(7) 放射治疗的缺点。放射治疗费用昂贵耗时,并且在一小部分患者(心脏、肺部等)中伴有显著的副作用[90]。辐射纤维化相继发生,但与现有技术相比,它在20世纪80年代不太常见。放射性纤维化改变了乳房和皮肤的质地,使得乳房X线摄影术的随访更加困难,也可能导致局部复发诊断延迟。

(8) 复发问题。一些系列研究显示受照射患者的侵袭性复发多于未照射患者。在我们的病例系列研究中,仅进行切除的患者中,34%存在侵袭性疾病复发,而接受放射治疗的患者中,53%发生复发($P<0.01$)。在Schwartz[80]和Wong等[91]的系列中也是如此。在我们的系列中,单独切除后复发的中位时间为23个月,而在切除和照射后则为58个月($P<0.01$)。这种复发诊断的延迟可能部分导致了接受放射治疗患者的复发率的增加。

(9) 展望。如果对初始DCIS给予放射治疗,那么对于小的侵袭性的复发,则不能在以后再次给予放射治疗。一般来说,在获益的患者中,笔者倾向于最初停止放射治疗,并且仅将其给予最终复发并具有侵袭性疾病的少数患者。放射疗法及其伴随的皮肤和血管变化使得保留皮肤的乳房切除术(如果将来需要的话)更难以执行。

(10) 患者选择。使用常用的组织病理学参数,我们可以做得比前瞻性随机试验确定的局部复发的金标准更好。放射治疗的"黄金标准"是12年16%的局部复发率。这是由NSABP B-17试验[62,73-75]确定的。使用诸如USC/Van Nuys预后指数之类的工具,可以选择4~6分患者。这些患者在没有放射治疗的情况下在12年时复发率为10%或更低。

(11) 普遍接受。最后,2008年国家综合癌症网络(NCCN)指南增加了无放射治疗切除(单独切除)作为复发风险低的选定患者的可选择治疗[92]。现在,单独切除术被大多数DCIS患者所接受并成为主流。

远处转移和死亡

当先前通过任何方式治疗的DCIS患者发生局部侵袭性复发,然后由于乳腺癌导致远处疾病和死亡,这种逐步的Halstedian进展过程是有道理的。因局部侵袭性复发,患者的疾病等级会提高。侵袭性复发成为转移性疾病的来源,可能会导致死亡。

相反,当先前治疗的DCIS患者发展为远处转移并且没有侵入性局部复发时,必须假定一个完全不同的疾病事件顺序。该顺序表明侵袭性疾病存在于原始病变内,但从未被发现,并且在原始诊断时已经转移。避免遗漏浸润性癌的最佳方案是在治疗原始病变时进行完整的连续组织切片处理。尽管如此,即使是最广泛的评估也可能会错过一小部分病变。

在组织病理学评估期间即使发现最微小的浸润性成分,该患者也不能再被归类为患有DCIS。她患有浸润性乳腺癌,如果保守治疗,应当接受放射治疗并接受适当的肿瘤内科咨询和后期护理。

前瞻性随机试验

所有前瞻性随机试验显示,与单纯切除相比,接受放射治疗的患者局部复发率显著降低,但没有一项试验报告考虑到治疗会有生存获益[62,65,66,73-76,93,94]。

只有一项试验将DCIS患者进行乳房切除术与保乳相比较,数据也不尽详实。NSABP执行了B-06方案,这是一项针对浸润性乳腺癌患者的前瞻性随机试验[52,95]。有3个治疗组:全乳房切除术组、切除肿瘤加放射治疗组、单独切除组。无论治疗分配如何，都切除腋窝淋巴结。

在切片复核时，78 名患者的亚组被证实具有纯 DCIS 而没有任何浸润迹象[52]。随访 83 个月后，局部复发患者的百分比如下：乳房切除术为 0%，切除加放射治疗为 7%，单独切除为 43%[96]。尽管每种不同治疗的局部复发率存在这些巨大差异，但 3 个治疗组在乳腺癌特异性存活率方面没有差异。

与缺乏乳房切除术与保乳手术相比较的试验情况相反的是，许多前瞻性随机试验正在比较切除加放射治疗与单纯切除治疗 DCIS 的患者效果[90]。目前已发表 4 篇论著：NSABP（B-17 协议）[73]，欧洲癌症研究和治疗组织（EORTC）协议 10 853[76]，英国、澳大利亚、新西兰 DCIS 试验（英国试验）[65]和瑞典的试验[67]。

NSABP B-17 的结果在 1995 年[94]、1998[75]、1999[74]和 2001[62]更新。在这项研究中，800 多例 DCIS 患者达到了明确的手术切缘，随机分为两组：单独切除与切除加放射治疗。该研究的主要终点是局部复发、浸润性或非浸润性（DCIS）。彻底切除边缘的定义中未对 DCIS 进行横断面切片。换句话说，在 DCIS 和着墨边缘之间只需要存在脂肪或纤维细胞，以使边缘清晰。当然，许多边缘的范围可能要更广。

经过 12 年的随访，放射治疗患者 DCIS 和浸润性乳腺癌局部复发率均下降 50%，有统计学意义；单独切除治疗的患者的局部复发率在 12 年时，为 32%。对于接受切除加乳房照射治疗的患者，其为 16%，相对益处为 50%[62]。在各组中无远处转移的患者生存情况无差异。这些更新的数据使 NSABP 确认放射治疗在 1993 年在综合治疗中的位置，并推荐为所有选择保乳手术的 DCIS 患者进行术后放射治疗。该建议显然主要基于放射治疗患者的局部复发率下降，其次是可能给予的潜在生存优势。

B-17 的早期结果有利于 DCIS 患者的放射治疗，导致 NSABP 执行方案 B-24[74]。在该试验中，超过 1 800 例 DCIS 患者接受了切除和放射治疗，然后随机接受他莫昔芬或安慰剂治疗。经过 7 年的随访，11%接受安慰剂治疗的患者局部复发，而接受他莫昔芬治疗的患者仅有 8%复发[62]。差异尽管很小，但对于侵袭性局部复发具有统计学意义，对于非侵袭性（DCIS）复发则无统计学意义。2002 年圣安东尼奥乳腺癌研讨会上提供的数据表明，同侧受益仅见于雌激素受体阳性患者[97]。同样，B-24 中两组之间的无疾病或总体生存率没有差异。

EORTC 的结果发表于 2000 年[76,93]。这个研究在设计和切缘定义方面与 B-17 基本相同。纳入了 1 000 多名患者。数据于 2006 年更新[98]。经过 10 年的随访，15%接受切除加放射治疗的患者局部复发，而仅接受单纯切除治疗的患者为 26%，其结果与 NSABP 在试验中同时获得的结果相似。与 B-17 试验一样，EORTC 试验的任何一组在无疾病或总体生存率方面没有差异。在初始报告中，随机接受放射治疗的患者的对侧乳腺癌有统计学意义上的显著增加。更新数据时未保留此项。

英国的试验于 2003 年发表[65]。该研究有 2 项，涉及超过 1 600 例患者，其中患者可以在一项试验中随机分为两个独立的试验组。患者及其医生选择是否在一项或两项研究中随机分组。在切除边缘清晰（与 NSABP 相同的非切除定义）后，患者随机接受放疗（是或否）和（或）接受他莫昔芬与安慰剂治疗。这产生了 4 个亚组：单独切除组、切除加放射治疗组、切除加他莫昔芬组以及切除加放射治疗加他莫昔芬组。接受放射治疗的患者同侧乳腺肿瘤复发率显著降低，NSABP 和 EORTC 显示结果相似。与 NSABP 的结果相反的是，他莫昔芬没有显著的益处。与 NSABP 和 EORTC 一样，在英国 DCIS 研究中，患者生存方面都没有获益。

瑞典 DCIS 试验将 1 046 例患者随机分为两组：单独切除组与切除加放射治疗组。显微镜下彻底切除边缘不是强制性的。22%的患者在显微镜下未得到肿瘤干净边缘。放射治疗使局部复发率降低 67%，中位随访时间为 5.2 年。远处转移或死亡没有差异[67]。

总体而言，这些试验支持相同的结论。它们都表明，放射治疗减少了相对50%的局部复发，无论治疗如何，它们都没有显示出生存获益。唯一的区别是NSABP B-24试验显示出由于他莫昔芬引起的局部复发显著减少，而英国试验没有。

随着所有试验和治疗量的增加，局部复发率下降，但无论治疗量增加多少，生存率都没有改善。事实上，如果放射治疗产生负面影响，生存率可能略有下降[66]。

前瞻性随机试验的局限性

随机试验旨在回答一个广泛的问题：放射治疗是否会减少局部复发？他们完成了这个目标。所有这些都清楚地表明，总体而言，放射治疗可以减少局部复发，但是他们无法确定哪些亚组的获益很小，以至于患者可以单独使用切除术进行安全治疗。

在随机DCIS试验期间，许多被认为对于预测局部复发（肿瘤大小、边缘宽度、核等级等）重要的参数未被前瞻性地收集。此外，试验并未特别要求标注边距或边距宽度的测量。边缘宽度的精确测量仅出现在EORTC病理学报告的5%中[93]。NSABP不需要进行大小测量，其许多病理数据是通过回顾性切片检查确定的。在最初的NSABP报告中，超过40%的患者没有测量尺寸[73]。不幸的是，如果没有标记边距并且没有完全采样和顺序提交组织，那么这些预测数据永远无法通过回顾性评估来准确确定。

在所有4项试验中，局部复发的相对减少率几乎相同：各亚组在任何时间点均减少约50%。这种复发率相对减少意味着什么？如果单独切除治疗的给定亚组患者10年时绝对局部复发率为30%，则放射治疗将使该比率降低约50%，使一组患者在10年时局部复发率为15%。放射治疗似乎适用于具有如此高的局部复发率的亚组。然而，亚组情况更加理想的是一组患者在10年时绝对复发率为6%～8%。目前这些患者仅获得3%～4%的绝对获益。我们对100名女性进行放射治疗，肯定会使局部复发率下降3%～4%。在这里，我们必须询问这些益处是否值得所涉及的风险和成本，我们应该尽一切可能确定低风险的亚群。

放射治疗费用昂贵且耗时，并且在一小部分患者（心脏、肺等）中有显著的副作用[90]。辐射纤维化继续发生，但现有技术与20世纪80年代的技术不太相同。放射性纤维化改变了乳房和皮肤的质地，使得乳房X线摄影的随访更加困难，并且如果发生局部复发可能延迟诊断。如果在以后发生浸润性复发，则使用DCIS放射治疗可以排除其使用。放射治疗及其伴随的皮肤和血管变化的使用，使得保留皮肤的乳房切除术（如果将来需要的话）更难以执行。

最重要的是，如果我们为DCIS提供放射治疗，我们必须承担所有这些风险和成本，而没有任何已证实的长期无疾病或乳腺癌特异性生存获益。唯一可靠的好处是减少局部复发。因此在所有保乳治疗的DCIS患者中慎重选择放射治疗是很重要的。NSABP认为所有DCIS患者可能不需要进行切除后放射治疗[62]。问题是如何准确识别这些患者。如果我们能够确定DCIS患者的亚组，其中单独切除后局部复发的可能性较低，则这些患者可能是放射治疗的成本、风险和副作用超过其益处的患者。

尽管随机试验数据表明所有保守治疗的患者都受益于放射治疗，但美国医生和患者仅接受了切除术的概念。2003年的SEER数据显示，74%的DCIS患者接受了保乳治疗。几乎一半保守治疗的患者仅接受切除治疗。当统计所有DCIS患者情况时，26%接受乳房切除术，39%接受切除加放射治疗，35%接受单独切除治疗。很明显，美国医生和患者都不会盲目地追踪结果和前瞻性试验的建议。根据数据和治疗趋势，2008年NCCN添加单纯切除术作为有利于DCIS患者的可选治疗方法[92]。

导管原位癌患者经保乳手术治疗后局部复发的预测

现在有足够的容易获得的信息可以帮助临床医生区分鉴别出切除乳房后从放射治疗中获益的患者。这些相同的数据可以表明进行乳房切除术是更好的，因为即使加上放射治疗，保乳的复发率也高得令人无法接受。

我们的研究[36,99-102]和其他研究[28,31,34,40,41,78,79,84,94,103]表明，不同核等级的混合、粉刺型坏死的存在、肿瘤尺寸、边缘宽度和年龄都是可用于预测保守治疗的DCIS患者局部复发概率的重要因素。

原始的Van Nuys病例索引以及其更新版本，南加州大学/Van Nuys预后指数

1995年，基于核等级和是否存在粉刺坏死的Van Nuys DCIS病理分类被进一步发展扩充[36]（图7.1）。核级和粉刺型坏死反映了病变的生物学，但它们既不是单独也不是一起作为治疗决策过程的指导。肿瘤大小和边缘宽度反映疾病的程度以及手术治疗的充分性和残留疾病的可能性，并且是最重要的指标。

目前面临的挑战是设计一个使用这些变量的系统（多变量分析都非常重要），这些变量在临床上是有效的，治疗上有用的，并且是易于使用的。最初的Van Nuys预后指数（VNPI）[33,104]是在1996年通过结合肿瘤大小、边缘宽度和病理分类（由核级别和是否存在粉刺型坏死确定）设计的。所有这些因素都是基于前瞻性地收集系列选择性治疗（非随机）的DCIS患者资料[105]。

对于3种预后预测因子中的每一种给出对于具有最佳预后的病变为1的评分，对于具有最差预后的病变的评分为3。所有3个预测因子的目标是使用局部复发作为治疗失败的标记，从而为每个预测因子创建3个统计学上不同的亚组。使用具有最佳*P*值方法的对数秩检验，统计确定截止点（例如，大小或边缘宽度构成局部复发的低、中或高风险）。

大小评分

15 mm及以下的小肿瘤得1分，16～40 mm的中型肿瘤得2分，41 mm及以上的大肿瘤得3分。尺寸的确定需要完整和顺序的组织处理以及相关的乳房X摄影/病理学。大小是通过一系列完整测量而不是通过单个切面确定的，并且是最难再评估的参数。如果将3 cm的样品切成10块，则估计每块厚3 mm。如果在一个载玻片上最大直径为5 mm的病变出现在7个连续的块中，则估计最大尺寸为21 mm（3 mm×7），而不是5 mm。在前瞻性随机试验中，单个载玻片上的最大直径用于大多数患者的尺寸测量。

边缘评分

对于10 mm或更大的广泛清晰的无肿瘤边缘，给予1分。这通常通过重新检查来实现，其中发现在活检腔的壁中没有残留的DCIS或仅有局部残留的DCIS。对于1～9 mm的中间边缘给出2分，对于小于1 mm（涉及或接近边缘）的边缘给出3分。

病理学分类评分

分类为第3组（高级病变）的肿瘤评分为3分，对于分类为第2组的肿瘤（具有粉刺型坏死的非高级别病变）评分为2分，对于归类为第1组（非高级别病变，无粉刺型坏死）的肿瘤评分为1分。分类如图7.1所示。原始VNPI的公式变为：VNPI＝病理分类评分＋边缘评分＋大小评分[36,106]。

南加州大学/Van Nuys预后指数

到2001年初，南加州大学的一项多变量分析显示，年龄也是我们数据库中一个独立的预后因素，应该将其加入到VNPI中，其权重等于其他因素[101,102,107]。

按年龄分析我们的局部复发数据显示，最合适的断点是年龄在39～40岁之间，年龄在60～61岁之间（图7.5）。基于此，对所有39岁或以下的患者给予3分，对40～60岁的患者给予2分，对61岁或以上的患者给予1分。USC/VNPI的新评分系

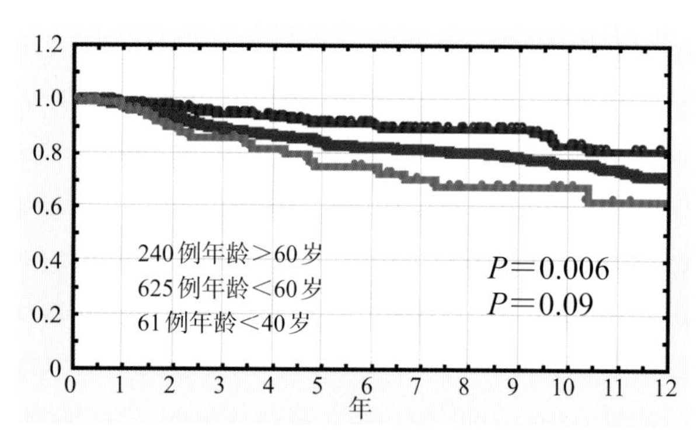

图7.5 926例保乳患者按年龄分组的局部无复发生存率。

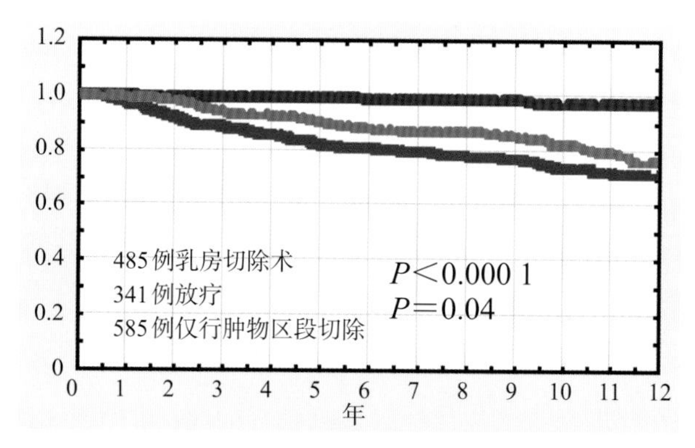

图7.6 1 411例导管原位癌患者局部无复发生存率的研究。

统如表7.1所示。USC/Van Nuys预后指数的公式变为:US/VNPI=病理分类评分+边缘评分+大小评分+年龄评分;分数范围为4～12分。

保守治疗后最不可能复发的患者得分为4(小,老年患者,切除良好的病变)。最可能复发的患者得分为12分(年轻女性、大、切除不良、高级病变)。随着USC/VNPI评分分数的增加,复发的可能性增加。

应用南加州大学/Van Nuys预后指数的更新结果

截至2008年12月,我们小组治疗了1 411例患有单纯DCIS的患者。总共485名患者接受了乳房切除术,并且未包括在使用局部复发作为终点的任何分析中。共有926名患者接受了保乳治疗,单独切除585例,切除加治疗组341例,乳房切除术85个月。切除加放射治疗111个月,单独切除76个月。

有165例局部失败,其中74例(45%)是浸润性的。如果给予放射治疗,局部失败的概率总体上降低了60%,结果与前瞻性随机试验几乎相同。图7.6显示了局部无复发生存率。正如预期所料,在哪些时间点乳房切除术的局部复发概率最低,单独切除的概率最高,都详细显示。

接受放射治疗的7例患者(2.5%)出现局部复发和远处转移,其中6人死于乳腺癌。单独切除治疗的1名患者(0.2%)发生局部侵袭性复发和转移疾病并死于乳腺癌。2例乳房切除术患者在发生局部侵袭性复发后发生了远处转移。一人死于乳腺癌。

当比较接受单独乳房切除、切除加放射或乳腺改良根治术的患者时,乳腺癌特异性存活率(图7.7)或总体存活率(图7.8)没有统计学差异。

另有70例患者死于其他原因而没有复发性乳腺癌的证据。12年精算总体生存率,包括所有原因造成的死亡,为90%。它实际上在所有3个治疗组和所有3个USC/VNPI组均相同(图7.9)。所有926例乳腺保留患者的局部无复发生存率通过肿

表7.1 南加利福尼亚大学USC/VNPI评分系统

分值	1	2	3
大小(mm)	≤15	16～40	≥41
边缘(mm)	≥10	1～9	<1
病理分级	非高级别,无坏死	非高级别,有坏死	高级别,有或无坏死
年龄	≥61	40～60	≤39

注:乳腺癌局部复发有4个不同的预测点(大小、边缘、病理分级、年龄),每个点1～3分,相加后得出VNPI分值,4～12分。

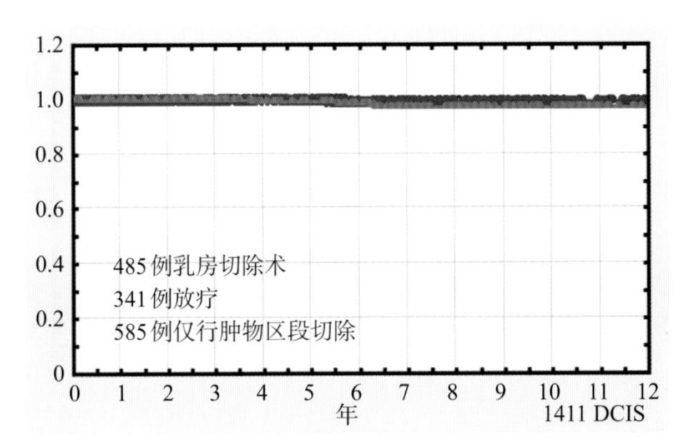

图7.7　1 411例乳腺导管原位癌患者的乳腺癌特异性生存率。

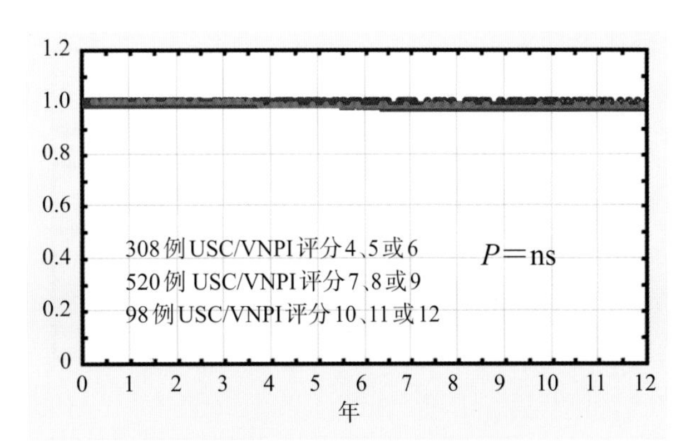

图7.9　926例乳腺癌保乳患者的乳腺癌特异性生存率，按改良的USC/VNPI评分分组(4、5、6 vs. 7、8、9 vs. 10、11或12)。

瘤大小(图7.10)、边缘宽度(图7.11)、病理分类(图7.2)和年龄(图7.5)来显示。

图7.12分组患者具有低(USC/VNPI=4、5或6)、中(USC/VNPI=7、8或9)或高(USC/VNPI=10、11或12)复发风险。这3组中的两两之间的差异均具有统计学意义。

USC/VNPI评分为4、5或6的患者未显示乳房放射治疗的局部无复发生存获益(图7.13)(P=NS)。具有中等局部复发率的患者，USC/VNPI为7、8或9，通过放射治疗得到获益(图7.14)。对于中等USC/VNPI评分的放射治疗患者，与仅通过切除治疗的患者相比，放射治疗局部复发概率在统计学上显著降低，平均为15%(P=0.004)。图7.15将USC/VNPI为10、11或12的患者分为接受切除加放射治疗的患者和单独切除治疗的患者。尽管两组之间的差异非常显著(P<0.000 5)，但保守治疗的USC/VNPI为10、11或12的DCIS患者即使采用放射治疗也会以极高的比率复发。

当前的治疗趋势

在目前的循证医学时代，前瞻性随机试验研究数据支持所有保守治疗DCIS的患者应该接受切除后的放疗。即使如此，单独切除治疗的DCIS患者数量继续增加。2003年的SEER数据显示，美国大约1/3的DCIS患者仅接受了乳房切除治疗[11]。

作为复杂治疗决策过程的辅助手段，在局部复发的数据支持下，USC/VNPI有助于合理治疗方案的制订。USC/VNPI将DCIS患者分为3组，在保乳手术后具有不同的局部复发概率。虽然每组有明显的治疗选择(表7.2)，对于评分为4～6的患

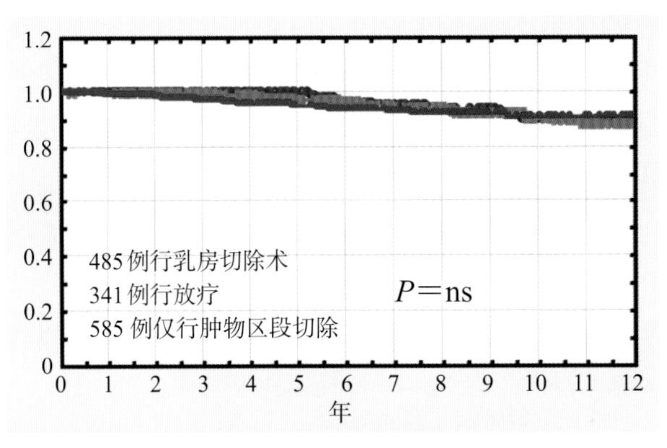

图7.8　1 411例导管原位癌患者经治疗的总生存率。

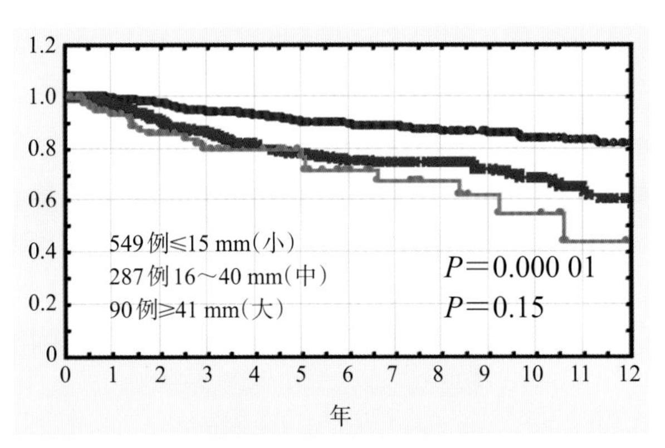

图7.10　926例乳腺癌保乳患者局部无复发生存率(按肿瘤大小)。

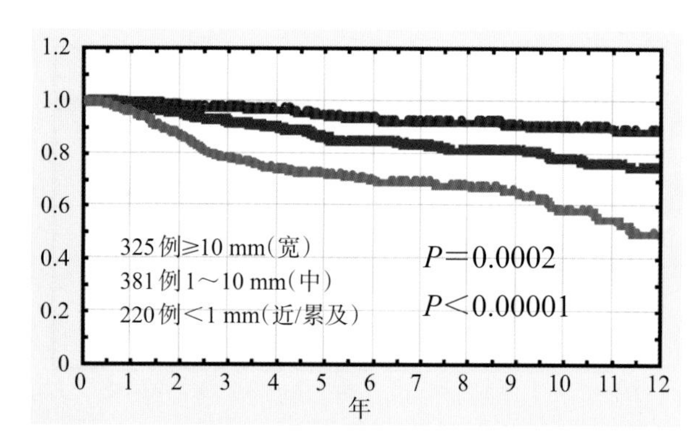

图7.11 926例保乳患者按边缘宽度计算的局部无复发生存率。

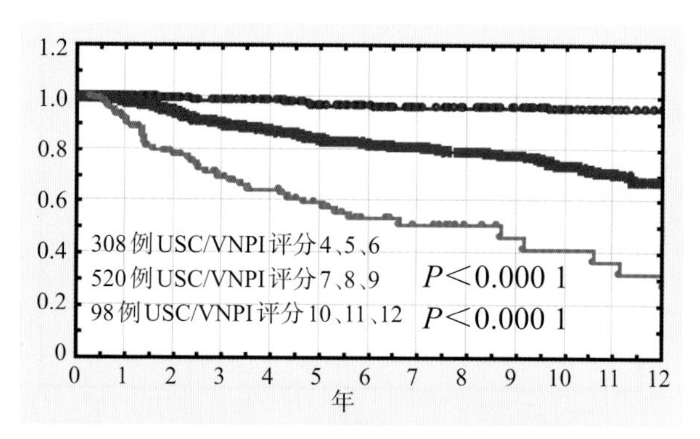

图7.12 926例保乳患者的局部无复发生存率按USC/VNPI评分分组(4、5、6 vs. 7、8、9 vs. 10、11、12)。

者进行单纯肿块切除治疗,对于评分为7～9的患者进行肿块切除加放射治疗,对于评分为10～12的患者进行乳腺改良根治术。USC/VNPI仅作为指南,目前仅通过与患者讨论方可实施。

利用手术切缘宽度作为局部复发的唯一预测因子

确定切除范围大小一直是USC/VNPI中最困难的部分。我们的方法计算一系列切片(整体范围)的大小,而不是单个切片(除非单个切片上的测量值更大),并将其与乳腺X线摄影结果相关联。例如,如果一个6 mm×4 mm的DCIS出现在7个连续的横截面部分中,并且这些部分的平均宽度为3 mm,则在我们的数据库中该病变的直径将被记录为21 mm DCIS(7个块×平均宽度3 mm)。在许多其他数据库中,它仅记录为一个6 mm DCIS,即单个横截面的最大直径。

举例来说,当NSABP审查其用于B-17研究的病理材料时,75%～90%的病例的测量值≤10 mm[62,108]。NSABP报道肿瘤大小为单个载玻片上的最大直径。虽然这显然是测量DCIS的最简单、最可重复的方法,但通常难以准确评估。将NSABP大小与我们的病例进行比较,其中只有45%(365/806)的保守治疗患者的DCIS病变≤10 mm。NSABP的小病灶病例不可能比用于诊断和治疗DCIS的单组小一半。相反地,合理的解释可能在于组织的处理方式和用于评估肿瘤大小的方法有所不同。在所有可能性中,两组治疗的肿瘤最可能具有类似的范围大小。

由于难以估计大小,在1997年,我们开始评估使用肿瘤边缘宽度作为USC/VNPI的局部复发的独立预测因子的可能性[100]。其基本原理是基于多变量分析,其中边缘宽度＜1 mm的患者与边缘宽度≥10 mm的患者相比,局部复发的概率是其9倍。较窄的肿瘤边缘是局部失败的最有力预测因素。

在目前的数据集中,有325例患者的边缘宽度≥10 mm,其中19例(5.8%)发生局部复发(放疗组2例,仅切除肿块组17例)(图7.16)。放射治疗的预防局部复发益处是显著的($P<0.05$)。尽管如此,单独切除治疗的患者在12年后的实际局部复发率仅为14%,与所有接受切除加放射治疗的患者在12年后报告的NSABP几乎完全相同[62]。

表7.2 USC/VNPI治疗指南

USC/VNPI分值	推荐治疗
4、5、6	只肿物区段切除
7、8、9	肿物区段切除+放疗
10、11、12	乳房切除

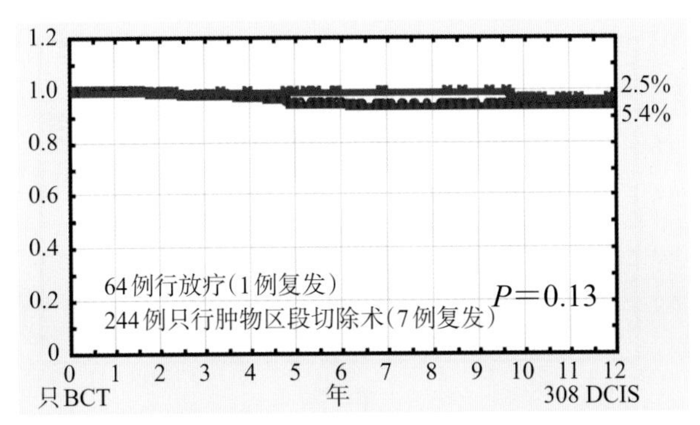

图7.13　308例USC/VNPI评分为4、5、6的乳腺癌保乳患者治疗后局部无复发生存率。

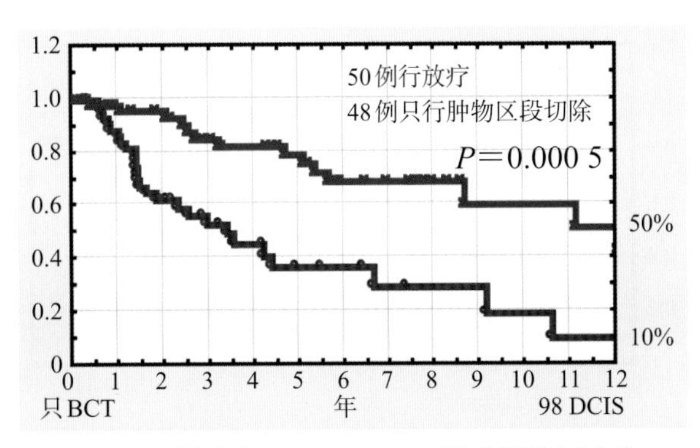

图7.15　98例改良USC/Van Nuys预后指数评分为10、11、12的乳腺癌保乳患者治疗后局部无复发生存率。

有308名患者的USC/VNPI评分分别为4、5或6,其中8例(3%)发生局部复发(放疗组1例,仅切除组7例)(图7.13)。USC/VNPI应该是局部复发的一个更好的预测因子,要优于单独采用边缘宽度进行预测,因为它基于5个预测因素,包括边缘宽度。然而,边缘广泛切除的患者复发很少,实际上,边缘宽度可以单独代替USC/VNPI。

图7.17～图7.20以各种参数评估了边缘宽度≥10 mm的患者的局部复发情况。图7.17显示,如果获得广泛清晰的边缘,则粉刺坏死的存在不会显著增加局部复发率。图7.18显示,如果获得广泛清晰的边缘,高核级(3级)不会显著增加局部复发率。图7.19显示,如果获得广泛清晰的边缘,年龄较轻也不会显著增加局部复发率。图7.20显示,如果获得广泛清晰的边缘,则大范围肿物切除不会增加局部复发率,尽管有极少部分病灶>40 mm且边缘≥10 mm的情况下表明该结论并不确切。

导管原位癌患者的腋窝淋巴结治疗

1986年,我们小组建议放弃腋窝淋巴结清扫术治疗DCIS[109]。1987年,NSABP根据外科医生的判断为DCIS患者做了腋窝淋巴结清扫术。从那时起,我们发表了一系列论文,继续表明腋窝淋巴结清扫不适用于DCIS患者[99,110]。我们小组已经进行了673例淋巴结评估,其中3例(0.4%)含有苏木精和苏木素的阳性淋巴结曙红(H&E)染色。其中两名大体转移的患者接受了辅助化疗。在初次手术后8年和10年时,两者都存活并且没有局部或远处复发(均进行了乳房切除术,并且在其标本的连续切片期间可能遗漏了浸润性癌)。第三名患者通过免疫组织化学染色发现了40个细胞簇,然后在HE上也回顾性地观察到。该患者的分期未增加且并未接受化疗。

Frykberg等在对DCIS管理的回顾中,汇总了9项研究的数据,总共754名患者。DCIS患者腋

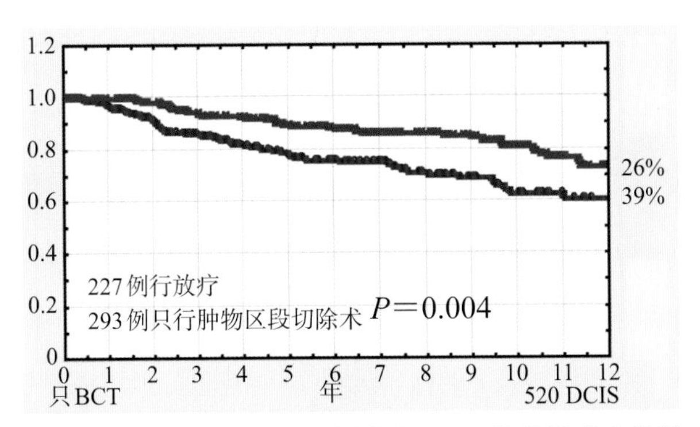

图7.14　520例USC/VNPI评分为7、8、9的乳腺癌患者接受治疗后局部无复发生存率。

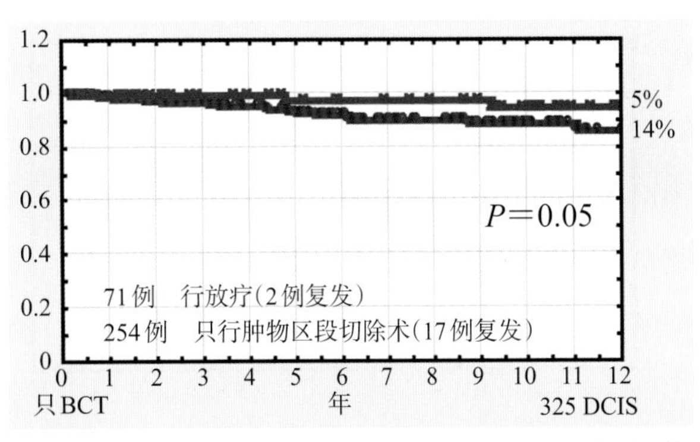

图7.16　325例边缘宽度为10 mm的保乳患者治疗后局部无复发生存率。

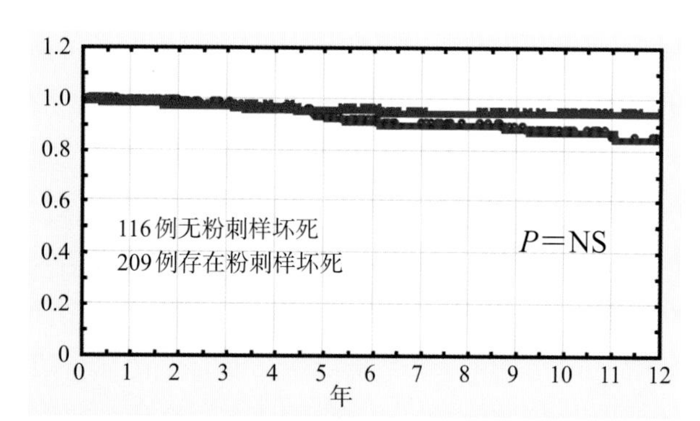

图7.17　325例边缘宽度为10 mm有或无粉刺的乳腺癌保乳患者的局部无复发生存率。

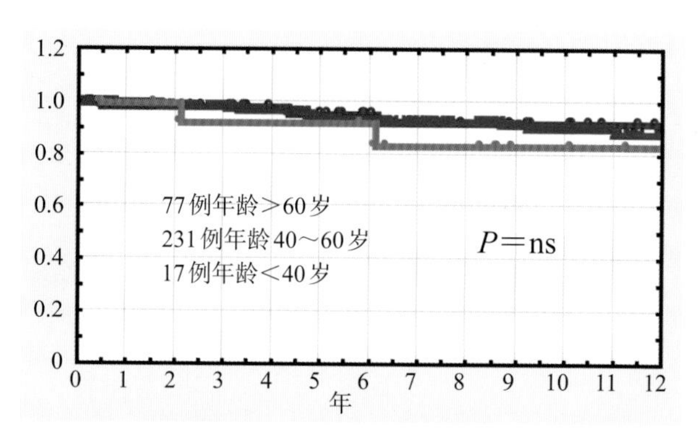

图7.19　按年龄分组的325例边缘宽度为10 mm的保乳患者局部无复发生存率。

窝淋巴结转移的发生率为1.7%[111]。

导管原位癌前哨淋巴结活检

到2008年，笔者为DCIS患者进行了281例前哨淋巴结活检。12例(5%)仅通过免疫组织化学(IHC)呈阳性，1例通过IHC和HE(40细胞)呈阳性，其余(268例)通过IHC和HE均为阴性。

在每种情况下，只有少数细胞呈阳性(范围4～93)。在任何情况下，任何患者都不会进入Ⅱ期，也不会接受化疗。所有人都长期生存并且没有远处复发，随访时间为0.7～10.4年(平均4.4年)。

并非所有IHC阳性细胞都是癌细胞。有些可能仅仅是细胞角蛋白阳性碎片。这些碎片的形态应该被密切评估。

笔者对DCIS患者的前哨淋巴结活检的策略如下。笔者为所有正在接受乳房切除术的DCIS患者进行治疗。如果DCIS是上外象限病变，可以进行淋巴结活检，并且可以通过相同的切口轻松进行前哨淋巴结活检。如果DCIS可触及或在乳房X线和(或)MRI上直径>4 cm，或者存在可疑的微浸润，也会进行前哨淋巴结活检。

乳腺肿瘤整形外科手术

肿瘤整形保乳手术将肿瘤学原理与整形手术技术相结合。然而，它不仅仅是两个学科的结合。这是一种哲学，需要视觉、热情、解剖学知识以及对称性和美学的欣赏和理解，同时还需考虑乳房功能。肿瘤整形外科医生必须不断思考：“我怎样才能在保证有足够正常组织切缘的情况下彻底切除肿瘤，同时使患者看起来像现在一样好或更好?”

同时对浸润性和非浸润性乳腺癌患者进行肿瘤整形外科手术治疗，对DCIS患者尤为重要。现在，不伴放射治疗的切除术是国家公认的DCIS患者的治疗方法[92]，确保广泛清晰的边缘比以前更

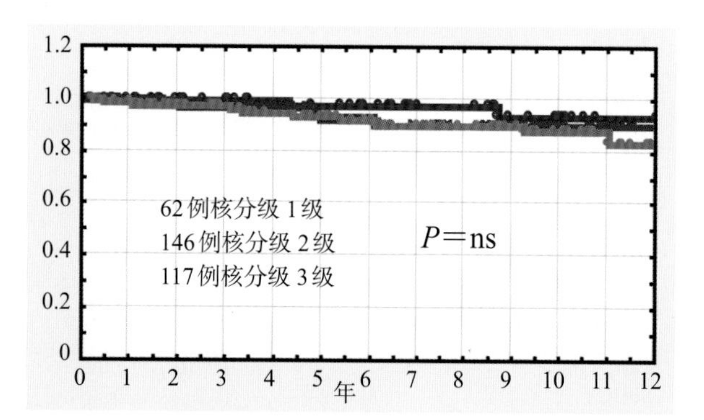

图7.18　325例切除边缘宽度为10 mm的乳腺癌保乳患者的局部无复发生存率。

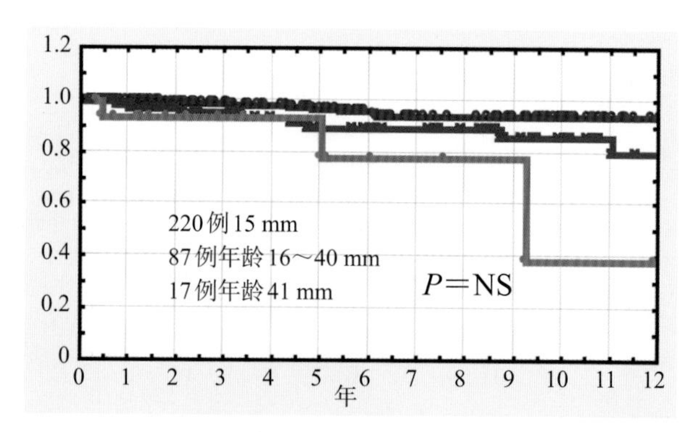

图7.20　325例正常组织切缘宽度为10 mm的乳腺癌保乳患者局部无复发生存率。

加重要。

乳腺肿瘤整形保乳手术的目标包括：

（1）完全彻底切除病灶。

（2）清晰的边缘距离：越大越好。

（3）良好至极佳的美容效果。

（4）手术室进行的一次性手术。

肿瘤整形切除术

当治疗经活检证实的乳腺癌患者时，外科医生通常在要移除的区域上做一个小的美容设计的曲线切口（图7.21）。他们没有切除任何皮肤，仅切取相对较少的乳房组织，接受了不以切片作为清晰边缘的定义，不需要完整和按照顺序的组织处理，并且常规使用放射治疗。

乳腺癌治疗的趋势正在发生变化。在过去的25年中，笔者和同事开发了一种全面的多学科肿瘤切除术治疗乳腺癌[12, 112, 113]。它需要与病理学家、放射科医生以及整形外科医生进行手术协商。

肿瘤外科手术结合了良好的外科肿瘤学原理和整形外科技术。两个外科学科的协调可能有助于避免广泛切除后的美容效果不佳的问题，并且可以通过更大范围的乳房切除和更可接受的美容效果来增加可以通过保乳手术治疗的女性的数量。这些技术适用于非浸润性（DCIS）和浸润性乳腺癌患者。

肿瘤整形切除术是一种治疗方法，与乳房活检不同。它是对经证实确诊为乳腺癌的患者进行的。这种方法得到2005年乳腺癌影像学检测共识会议的大力支持[58]。

治疗乳腺癌患者最重要的目标之一是一次性的最终的手术，杜绝再次手术。应尽可能使用微创经皮技术进行初始乳房活检[58]。活检通常能够提供足够的组织用于诊断，并且可以有超过95%的确诊率。

当切除乳腺癌时，外科医生面临两个相反的目标：清晰的无癌切缘与可接受的美容效果。从肿瘤学的角度来看，应尽可能切除最大范围的肿瘤标本，以尽可能获得最大的安全切缘。从美容的角度来看，应该去除少得多的组织以获得最佳的美容效果。外科医生需要在这两者之间找到平衡。

首次切除癌性病变至关重要。第一次切除创造了将整个病灶整体移除的最佳机会，可以评估其范围和切缘状态并获得最佳的美容效果。

目前，多达40%～50%的新发乳腺癌病例是通过现代先进的成像技术（主要是乳房X线摄影）发现的。在术中，它们都是不可触及和不可见的。在这种情况下，外科医生本质上是盲目操作。多个钩状线可以帮助确定病变的范围（图7.22）。通过使用包围线，外科医生可以尝试在单块组织内切除整个病灶，这通常包括覆盖的皮肤以及胸肌筋膜（图7.23），可以为病理学家协助精

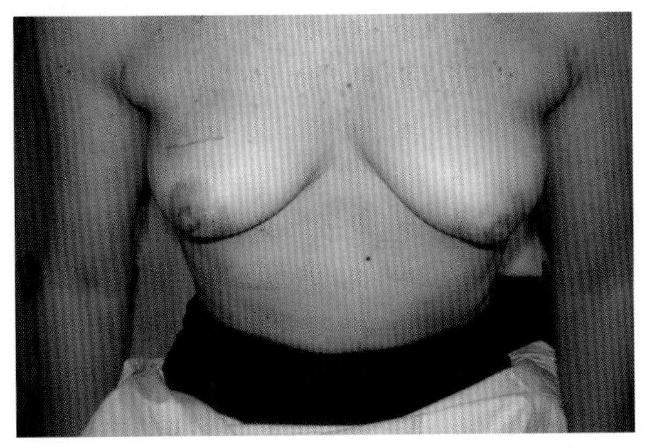

图7.21　经活检证实为右乳房上外侧象限乳腺癌的患者。癌细胞是通过在病变部位上的一个小而美观的弧形切口切除的，没有皮肤被切除。到目前为止，这一直是切除乳腺癌的标准方法。

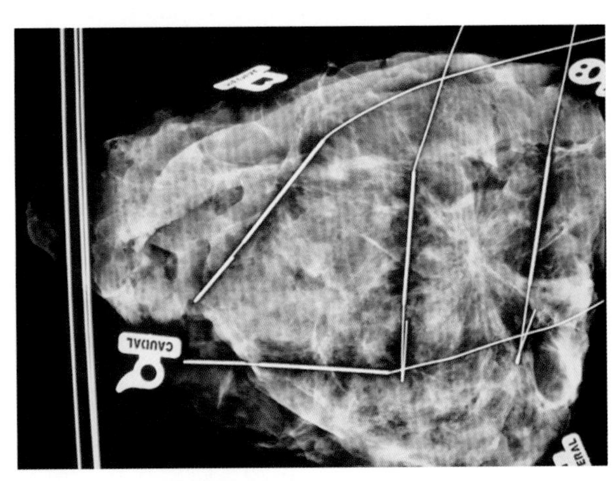

图7.22　有4根支架钢丝的患者的X线片标本。右支架上的2根金属丝包围星状损伤。从星状病变延伸到左侧2根金属丝支架显示微钙化。

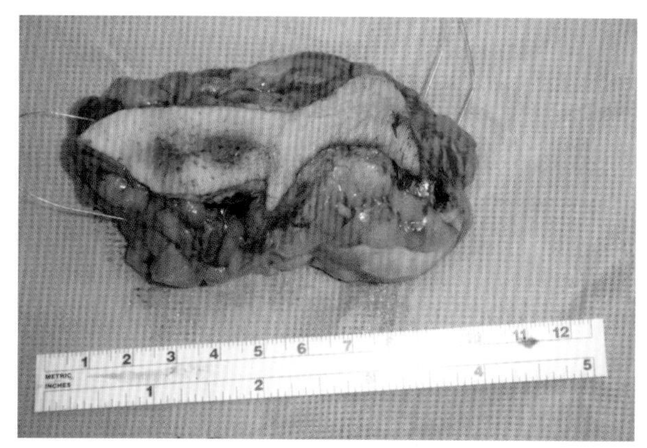

图7.23　切除的标本。皮肤、乳腺全层和胸肌筋膜已被切除。4根线帮助确定病变的范围。

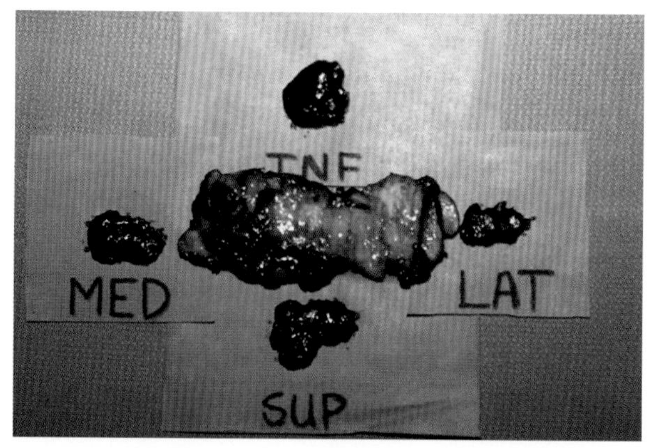

图7.24　切除标本，含有4块标明的代表新边缘的组织。额外的样本组织块太小，不能反映原始样本的真实边缘。如果基于这些额外的小部分组织块对切除范围是否彻底作出判断，那么这个判断很可能是错误的。

确定位组织。

如果肿瘤被分块切除而不是整块切除，则很难准确评估肿瘤边界和尺寸。图7.24显示了切除标本代表新切缘的四个额外部分。额外的分块太小，不能反映原始标本的真实边缘。如果根据这些小的额外标本判断肿瘤切缘，则结果很可能不正确。

肿瘤整形步骤

正确且合适的肿瘤手术有几个重要步骤。

（1）确保重新规划包括以下内容：

1）乳房X线检查(最好是数字化)。

2）乳房超声(至少是涉及的象限，但最好是双侧乳房)。

3）腋窝超声和可疑淋巴结的针吸活检。

4）乳房MRI。

5）评估病灶的大小与乳房的大小。

6）详细的家族史和遗传咨询。

7）将患者意愿纳入手术计划。

（2）将病灶切成完整的一块(通常包括皮肤、乳房节段和胸肌筋膜)。

（3）塑形以确保对侧乳房对称。

术前计划至少需要在肿瘤外科医生和放射科医生之间进行讨论。通常需要包括整形外科医生、肿瘤内科医生、放射肿瘤学家和其他相关专业专家。必须评估所有术前测试并将其与病变的病理亚型、大小和病变程度相关联。这是浸润性的吗？小叶癌可能比预期的大吗？是否有重要的DCIS成分？这个患者想要乳房对称吗？如果是，是否应该在同一手术过程中即刻或延迟手术中完成？

肿瘤切口

有许多肿瘤切口。它们包括但不限于以下内容：

（1）上极：

1）新月形。

2）翼状。

3）半翼状。

（2）下极：

1）三角形。

2）四边形。

3）低位。

4）乳房下皱襞(隐藏的瘢痕；不去除皮肤)。

（3）乳房的任何部分：

1）圆形、椭圆(最通用)。

2）带有推进皮瓣的环状切口(不去除皮肤)。

3）环形乳房固定术。

下面挑选的案例说明了其中一些切除方式。

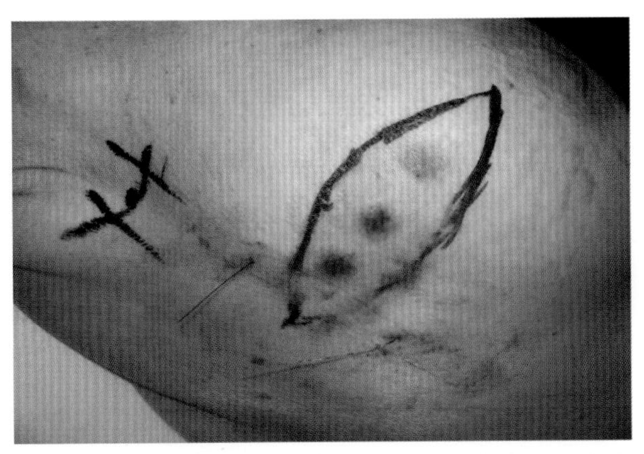

图7.25　患者右侧乳房9点位置病变的术前标记。皮内注射3支0.1 mL的异硫蓝染料乳清用于前哨淋巴结定位。前哨淋巴结切口已标记。

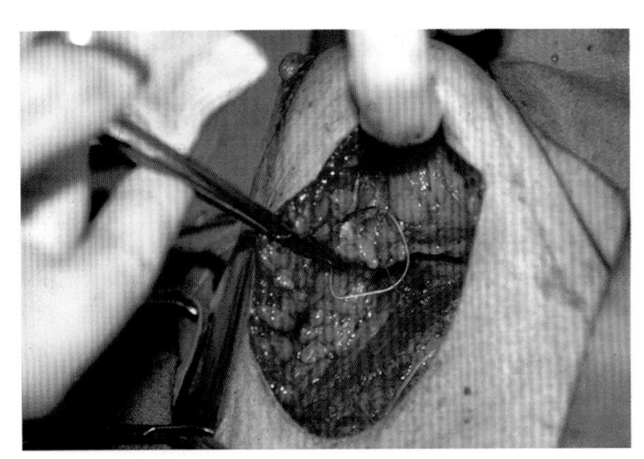

图7.27　乳房节段已被切除。周围的乳腺组织在各个方向都被切除了5～6 cm范围，正在进行深层缝合。

径向椭圆切口

图7.25显示了患者右乳房9点位置病变的术前标记。皮内注射3支0.1 mL的异硫蓝染料用于前哨淋巴结定位（除非皮肤会被移除，否则不应皮内注射，皮肤注射会导致皮肤染色）。

包括胸大肌筋膜的整个外侧段被移除，周围组织被一并切除（图7.26）。进行了前哨淋巴结活检。然后将剩余的组织以深部缝合固定完成推进（图7.27）并进行乳房重塑（图7.28）。图7.29和图7.30显示了径向椭圆切除的美观效果。

所有节段性切除术后留置引流24～48小时。分层缝合所有伤口。在伤口闭合期间应不断监测和重新评估美容效果。通常在闭合期间需要抬高手术台的头部以评估美容效果和对称性。

由于所有伤口都是完全闭合的，并且所有死腔都被消除，因此这些患者不适合进行术后球囊放射治疗。对于肿瘤如图所示进行的病例，笔者更喜欢标准的外照射放射治疗或术中放射治疗。

径向节段切除会改变乳房的大小和形状，但通常可以获得良好的美容效果（图7.28～图7.30）。即使去除了覆盖的皮肤，径向切除通常也不会使得乳头-乳晕复合体错位。如果确实如此，乳头可以通过切除新月形皮肤来重新调整其原先的中央位置（参见下面的新月切除）。

与以往的“血清肿有益”的认识相反，当进行肿瘤乳房外科手术时，伤口愈合时尽量避免血清和血液。无论伤口如何闭合，活组织检查腔内总会有少量液体，但应尽量减少。

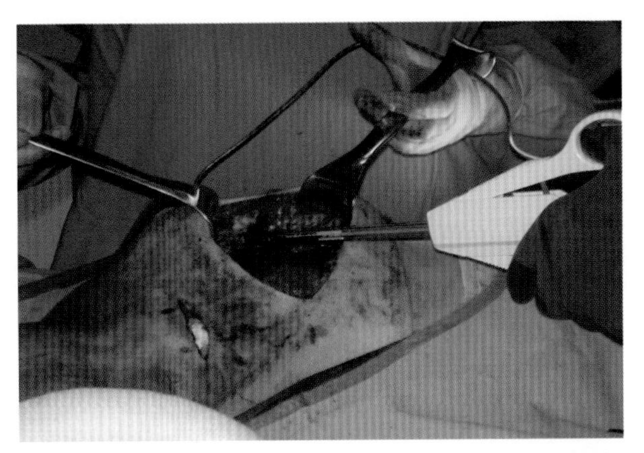

图7.26　包括胸大筋膜在内的整个侧段已被切除，周围组织一并切除。用夹子标记切除的上、下、内、外侧和深边缘。前哨淋巴结活检已经完成。

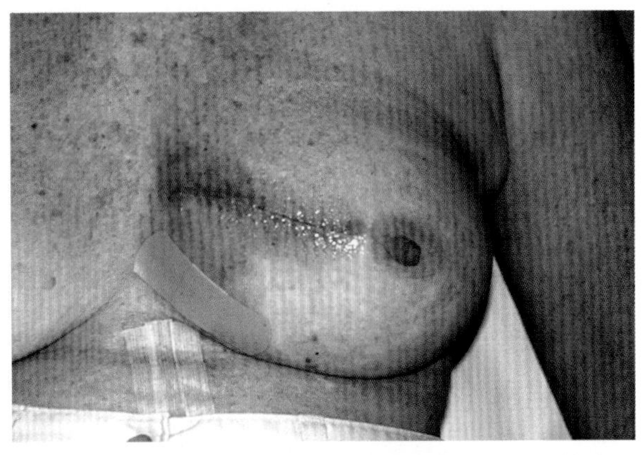

图7.28　左乳房上部内侧1/4区域的径向椭圆切口的术后效果。皮肤已经用皮下缝线和Dermabond缝合（Ethicon, Inc., Cincinnati, OH）。患者术后4天。

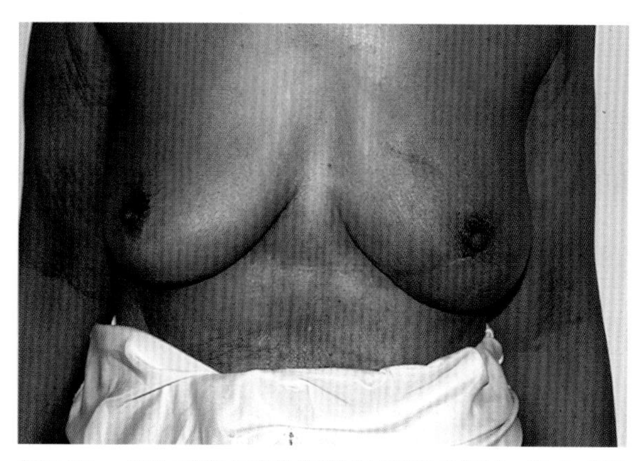

图7.29 左乳下部内侧象限放射状椭圆形切口的术后效果。患者术后2年。

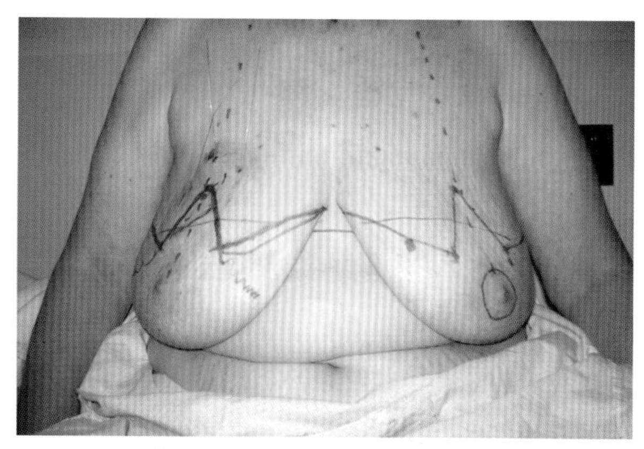

图7.31 一位65岁的女性接受了经证实的右乳房DCIS穿刺活检。DCIS的中心部位有血性乳头溢液。一个广泛的局部切除同时包括乳头-乳晕复合体，使用两根导线，并且采用缩乳手术。

采用多种缩乳成形术完成节段切除术

在乳房较大且可能从缩乳成形术或乳房固定术中受益的接受过充分咨询的女性中，可以设计各种创造性的缩乳/乳房上提术，以便完全切除病变。对于乳房下半球的病变可以使用标准的缩乳切口。这允许从顺时针方向的2点到10点方向进入病变，可以去除大量的乳房组织，具有极好的美容效果，并且通常可以获得安全的切缘。

一名65岁的女性接受了右乳穿刺活检证实患有DCIS。DCIS的中心是乳头溢液渗血区域，选择进行广泛的包括乳头-乳晕复合体的局部切除，使用两根导丝和缩乳模式(图7.31)。图7.32～图7.35显示了手术程序的细节和早期的结果。

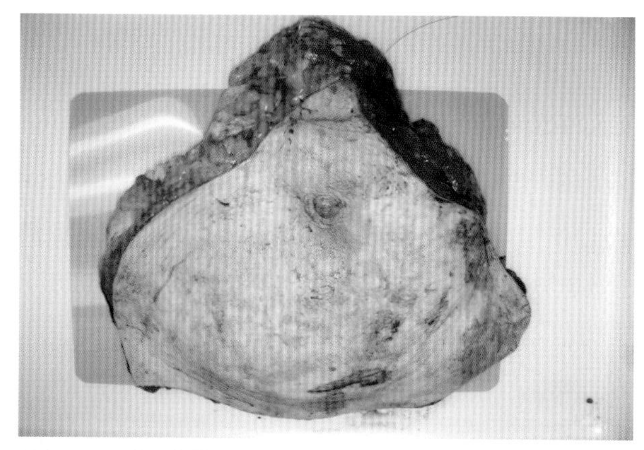

图7.32 切除的右乳下中段区段，包括乳头-乳晕复合体。

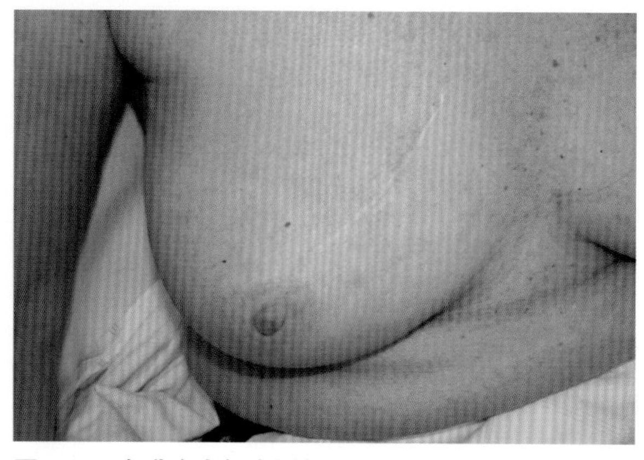

图7.30 右乳房上部内侧象限的径向椭圆切口的术后效果。患者术后2年。

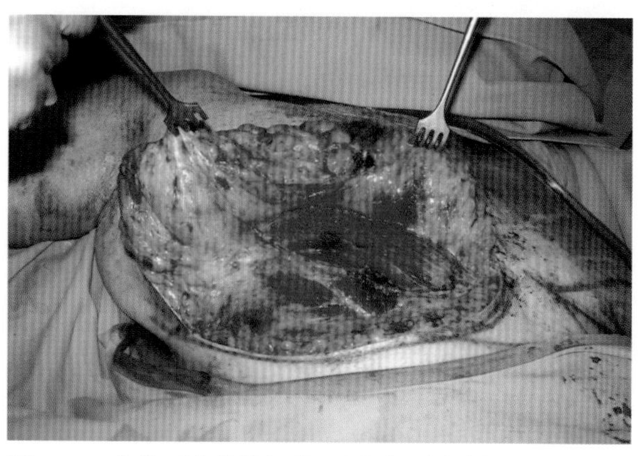

图7.33 右乳下中段被切除，沿乳房下皱襞的切口进一步延长，剩余的乳腺组织从胸壁被剥离下来。

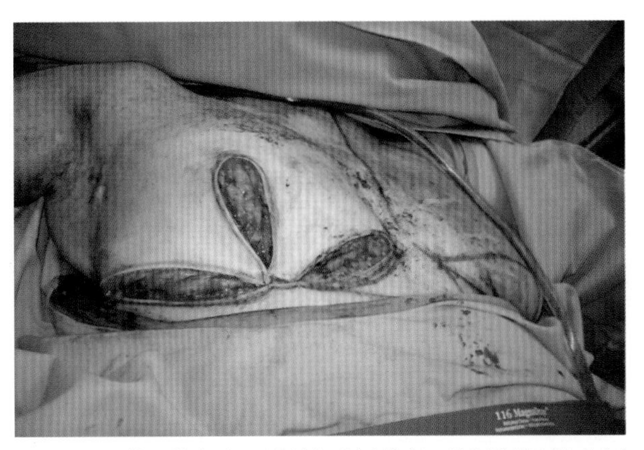

图7.34 剩下的组织已经被重新修复，并以深部缝合闭合。前哨淋巴结活组织检查是通过一个单独的切口进行的，但也可以通过切除切口将游离范围延伸到下腋窝。

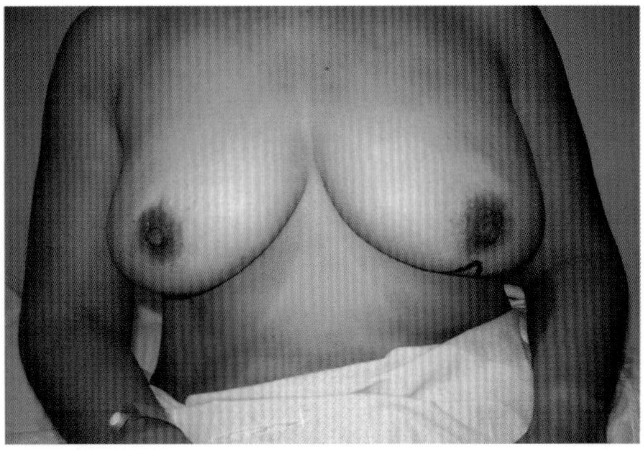

图7.36 一位48岁的患者，左乳房5点半的方向位置有浸润性病变。

三角形切口

以三角形切口从乳房的下半球（通常从5点、6点或7点位置）移除三角形的组织块。它不会提升乳头-乳晕复合体。该方法对于不希望乳头-乳晕复合体升高的患者的下半球病变治疗和修复是理想的方法，因为它是标准的缩乳方法。

图7.36显示了一例48岁的患者，左侧乳房5点半的位置有浸润性病变。它最初是通过曲线切口进行肿瘤移除的，但是上缘肿瘤阳性。MRI显示左乳房残留的疾病向乳头延伸。图7.37～图7.40显示了手术步骤和最终结果的细节。

乳房下皱襞入路（隐藏瘢痕）

乳房下皱襞入路将切口置于乳房下沟中，并且通常在患者处于直立位置时不可见。该切口是乳房后下部病变的最佳选择，不需要去除任何皮肤。在较大的乳房中，可以很容易地分离到达上半球的病变。图7.41～图7.47详细描述了一例51岁的患者，该患者的后外侧乳房有1 cm的病变，使用乳房下皱襞入路广泛切除病变。

新月形、蝙蝠形或半翼状切口

对于上半球的病变（顺时针方向从8点到4点），可以使用新月形、蝙蝠形或半翼状切口。这些切口允许最大范围地移除病变（样本通常≥100 g），同时允许以期望的方式重建乳房。以上全部切口都可以抬起乳头－乳晕复合体。对侧可以同时以新月体切口进行对称调整。

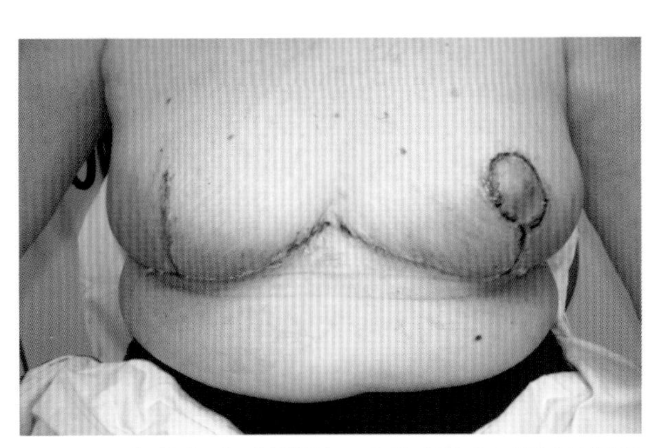

图7.35 患者术后2周情况。右乳房的中下段（包括乳头-乳晕复合体）通过缩小切口被切除，左乳房被缩小以与右乳房相匹配。术后3个月左右再造右侧乳头-乳晕复合体。

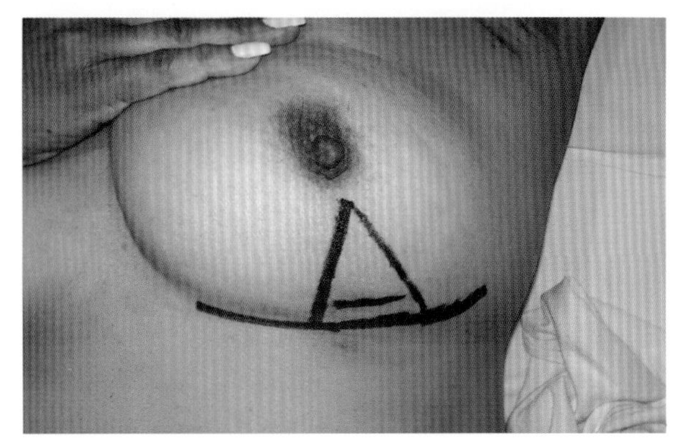

图7.37 病变在5点半的位置，通过曲线切口切除（用黑色墨水标记），但上切缘阳性。MRI显示左乳房的残余病变向乳头延伸。在乳房上做了一个三角形的切除术，使整个节段从乳下沟到乳头都能相通，方便再次切除。

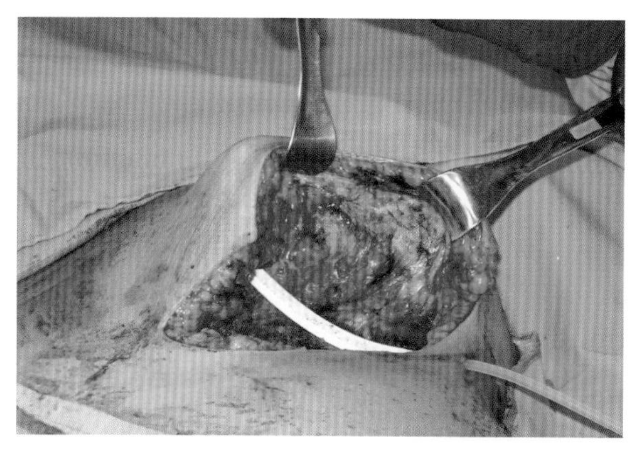

图7.38 该节段已被切除，剩下的乳腺组织被广泛分离，切除边缘以夹子固定标记，乳腺下沟打开并放置引流管。

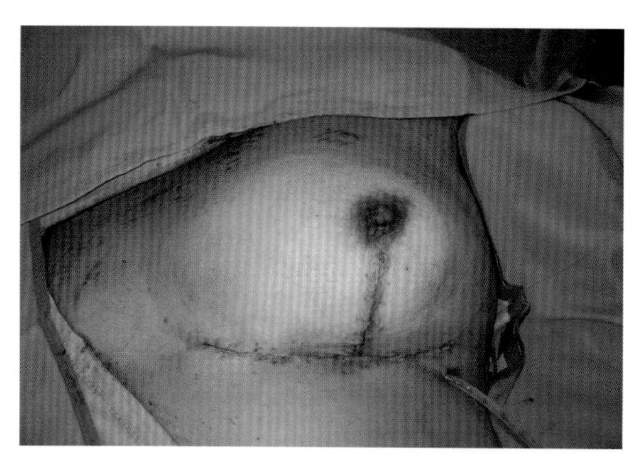

图7.39 伤口已经愈合了。这是术中照片。

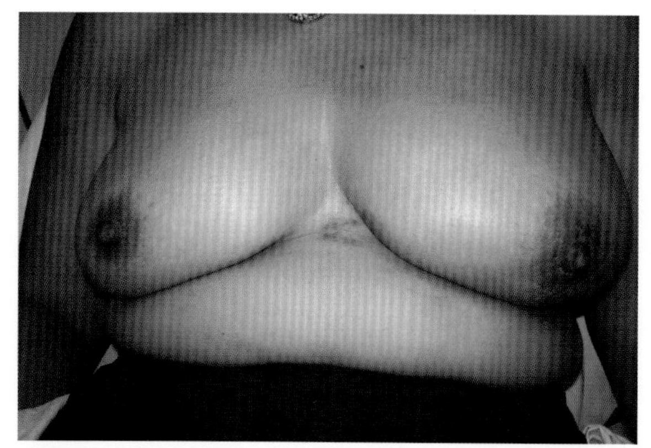

图7.40 患者左乳房三角切除术后1周。术后左侧轻度肿胀。

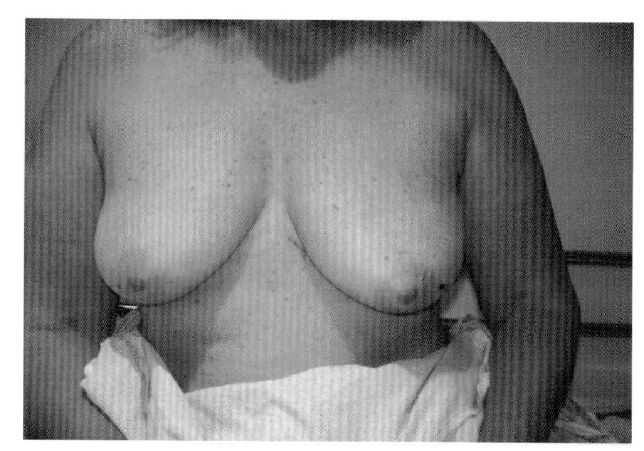

图7.41 一例 51 岁的患者，左后外侧乳房有 1 cm 的病灶。

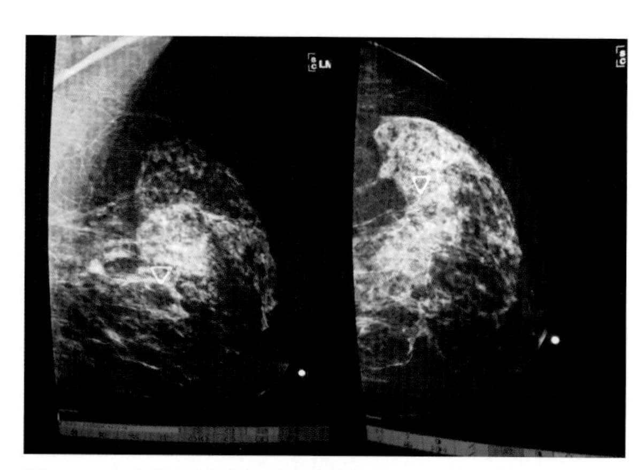

图7.42 内外侧和颅尾侧乳腺钼靶显示左侧乳房乳头平面外侧的病变。在每个视图中以三角形标记病变。

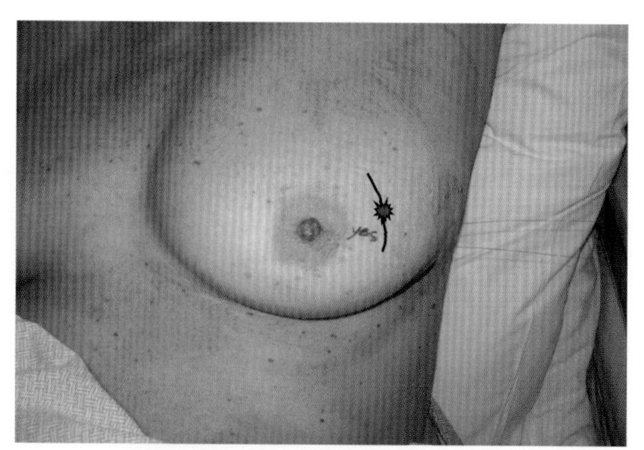

图7.43 准备手术的患者。两条导线在适当位置标记病变。术中超声已经被用来描绘病变的确切位置（粉红色的星状卡通），并且在自然皮肤线中画出一条黑色的曲线来显示大多数外科医生是如何接近这种病变的。

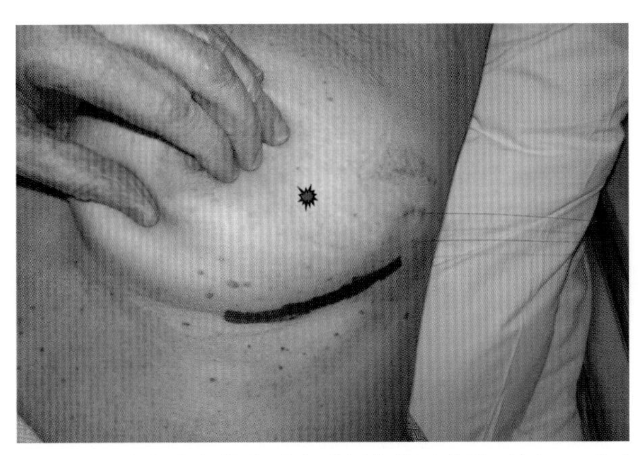

图7.44　该方法在整个手术过程中使用乳腺下切口，而不是在病灶上做曲线切口。

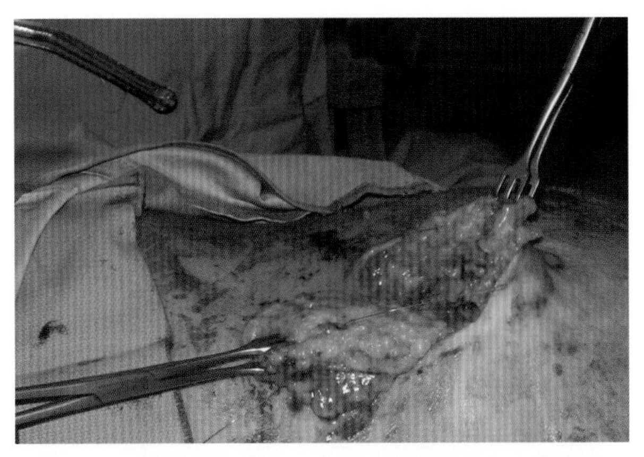

图7.45　乳腺后部切除时，两根导丝都保持在原先位置。

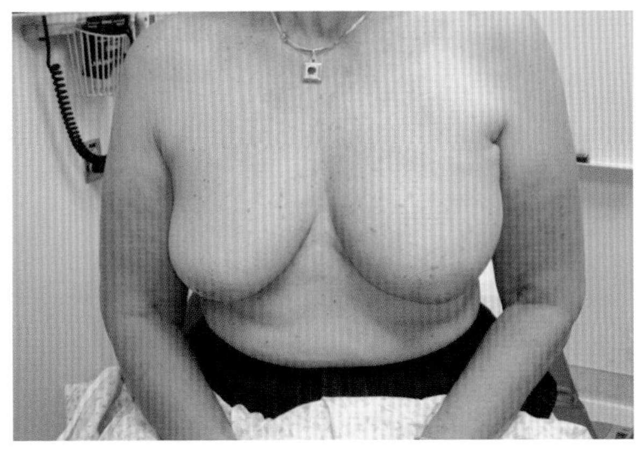

图7.46　患者在乳房下切口切除病灶术后18个月接受放射治疗。除非乳房被上拉，否则切口是看不见的。

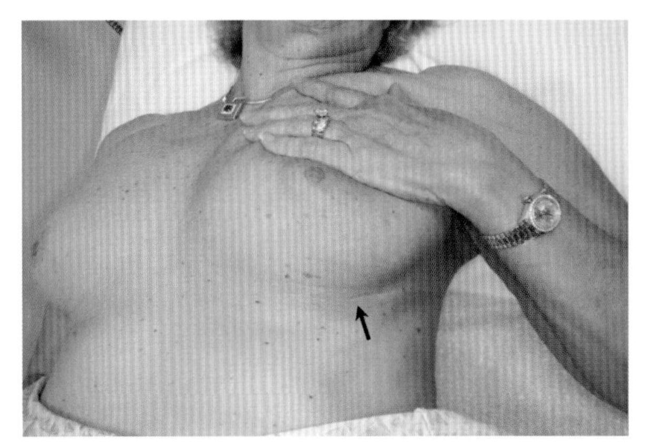

图7.47　乳房被上拉，切口设计位置显示。

图7.48显示了一名女性使用新月形乳房上提切口切除右乳房12点位置的病变。对侧左侧乳房以新月形切口上提以达到双侧乳房对称的效果。图7.49显示了患者术后4个月的情况。

图7.50显示了左乳房3点位置发生癌症的患者。将在左侧使用半翼状乳房上提切口进行切除，右侧采用新月形的乳房上提切口以便调整对称。半翼状切口是径向椭圆和新月切口的组合，旨在上提乳头-乳晕复合体的同时切除乳房的径向部分。图7.51显示了术后6周的患者情况。

图7.52和图7.53显示为双侧DCIS患者使用双侧半翼状切口切除病变。双侧都获得了广泛的切除边缘。

笔者通常在乳腺癌一侧使用半翼状切口、在对侧使用新月形乳房上提切口以保持对称性。新月形切口不应高于3 cm，否则会使乳晕伸长。如果乳头-乳晕复合体需要提升超过3 cm，应采用更正式的乳房缩减术。

对侧乳房

当需要达到对称效果时，通常需要调整对侧乳房。这可以在与初始癌症手术过程中同期即刻或作为延迟手术进行。同时进行双侧手术的优点在于可以一次手术完成。缺点是在改变对侧乳房的外观之前，最终的病理学，特别是边缘状态是未知的。但是，如果患者决定愿意接受直接关闭切口或切缘阳性的风险(可能需要再次手术)并且更愿意接受单次手术，对侧可以在同一次手术中进

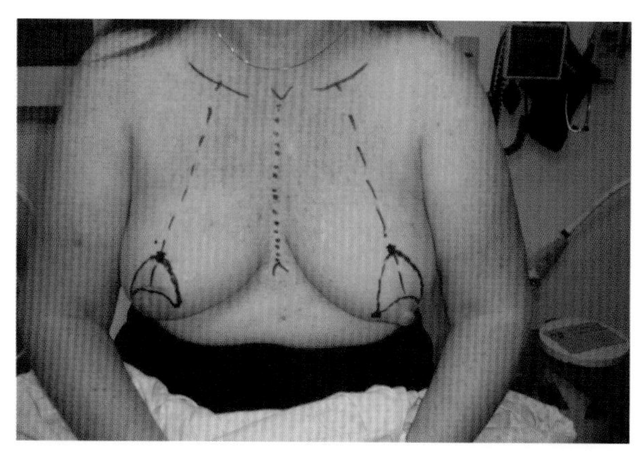

图7.48　一位55岁的右乳腺浸润性导管癌患者，先前使用环乳晕切口切除。切口上缘回报为阳性。再次切除病灶时为了对称，为她在右侧采用新月形切口，在左侧做了对侧新月形乳房上提术以达到双侧乳房对称。

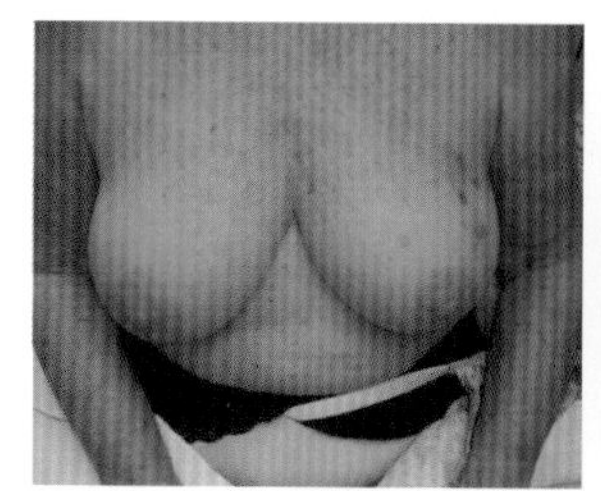

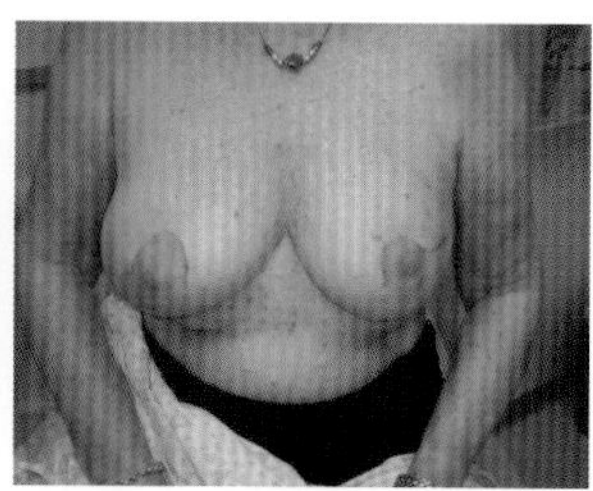

术前　　术后6周

图7.51　患者术后6周情况。胸部外形更圆润，美容效果也会很好。左侧乳腺癌通过广泛切缘彻底切除。

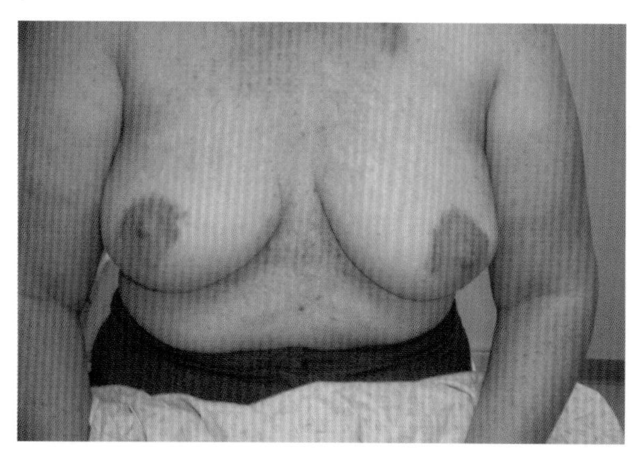

图7.49　术后4个月患者情况如图所示。完美的乳房对称性已经实现，通过彻底的无病灶切缘，癌细胞已经被移除。化疗结束时她将接受放射治疗。

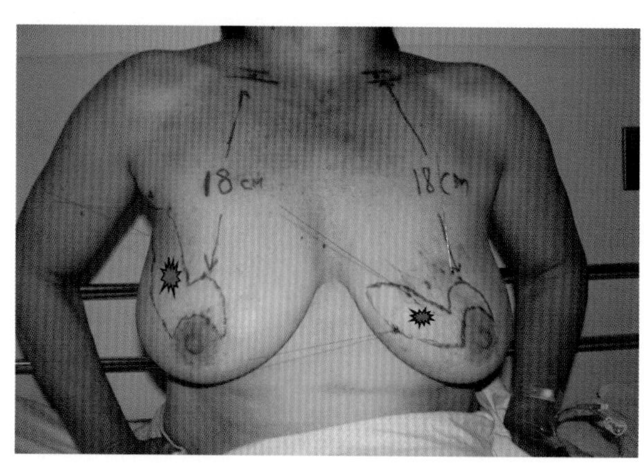

图7.52　本例为双侧导管原位癌(右上外象限，左上内象限)。将采用双侧半蝙蝠翼切口为她完成病灶再次切除手术和乳房对称手术。

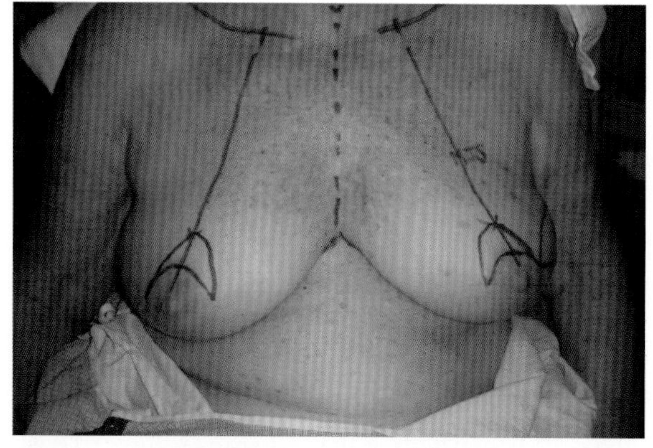

图7.50　患者在左乳腺3点处有浸润性癌病灶。制订计划为一个左半蝙蝠翼形切口和一个右新月形切口完成乳房上提对称效果。

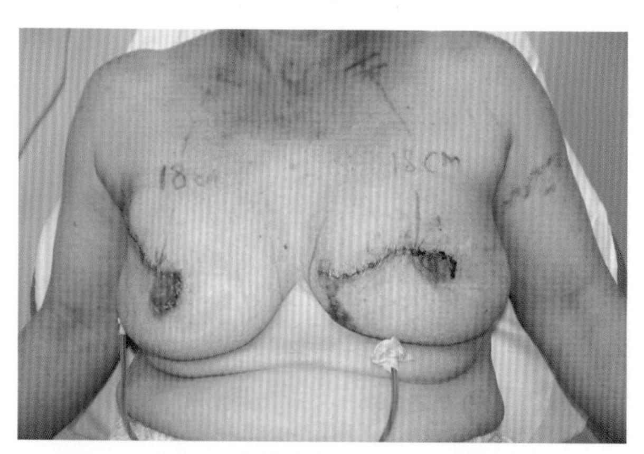

图7.53　图7.52中的患者在术后1天的恢复情况。

行调整。

如果永久性显微镜切片显示切缘阳性，残留乳房应该再次切除，如果再次切除是针对DCIS，则应等到炎症反应和硬化消退。如果再次检查是针对浸润性癌，可以立即进行或在化疗完成后（如有必要）、放射治疗之前进行。在时间足够长的伤口愈合和瘢痕消退后，再次切除的美容效果通常更好。

结论

DCIS现在相对普遍，其发病率正在增加。其中大部分是由于女性更多和更频繁接受乳房X线检查所致的，有助于早期及时发现。

并非所有的微观DCIS都会进展为临床癌症，但如果患者患有DCIS而未接受治疗，则比没有DCIS的女性更有可能发展为同侧浸润性乳腺癌。

DCIS的粉刺型亚型在其组织学外观上更具侵袭性和恶性，并且比非粉刺型亚型更可能与随后发生的浸润性癌相关联。粉刺型DCIS更可能具有高S期，过表达Her-2/neu，并且与非粉刺型DCIS相比有着增加的胸苷标记。粉刺型DCIS的保守治疗也比非粉刺型DCIS更容易发生局部复发。但是，将DCIS分成两组结构过于简单化，并不能反映病变的生物学潜力以及核级和粉刺型坏死的分层。

今天检测到的大多数DCIS都是不可触及的。它们将通过乳房X线摄影钙化来检测。DCIS通过乳房X线所发现的会比预期更大，涉及超过乳房的一个象限并且在其分布中是单中心的情况并不罕见。

术前评估应包括乳房X线摄影（最好是数字化）、压缩放大和超声检查。MRI变得越来越流行，笔者对每个被诊断患有任何形式乳房的患者都进行MRI检查。外科医生和放射科医生应仔细规划切除手术，包括切口的数量和方法。第一次切除手术是获得良好美容效果的最佳机会。

重新切除通常会产生不良的美容效果，总体计划应该是尽可能避免该情况的发生。最初的乳房活检应该是在超声图像引导下的针吸活检。

确诊后应该与患者进行沟通。如果她意愿保乳手术，外科医生和放射科医生应该仔细规划手术，使用多根导线来确定病变范围。

在考虑DCIS患者的整个人群而未进行亚组分析时，前瞻性随机试验表明，对于保守治疗的患者术后放射治疗可以将局部复发的相对风险降低约50%。然而，在一些低风险的DCIS患者中，成本可能超过潜在的益处。尽管局部复发的可能性相对减少了50%，但绝对减少可能只有几个百分点。虽然局部复发非常重要，但乳腺癌特异性生存是所有乳腺癌患者（包括DCIS患者）的最重要终点，并且与单独切除相比，DCIS试验并没有显示放射治疗使患者生存获益。此外，放射治疗并非没有经济和身体成本。因此，近年来，越来越多的DCIS患者仅接受了切除术。单独切除现在已成为可接受的治疗形式，适用于2008年NCCN指南中的选定患者。

USC/VNPI使用五个独立的预测因子来预测DCIS保守治疗后局部复发的可能性。这些独立的预测因子具体包括肿瘤大小、边缘宽度、核分级、年龄和是否存在粉刺坏死。结合起来，它们可以帮助识别单独切除后具有极低局部复发概率的患者亚组。例如，使用USC/VNPI评分为4、5或6的患者。如果尺寸无法准确确定，切缘宽度本身可以用作USC/VNPI的替代品，尽管它不是最好的选择。

肿瘤外科手术结合了良好的外科肿瘤学原理和整形外科技术。两个外科学科的协调可能有助于避免广泛切除后不良的美容效果，并可能增加可以接受保乳治疗的女性数量，可以允许更大的乳房组织切除和更可接受的美容效果。肿瘤外科手术需要外科肿瘤学、放射学和病理学的合作和协调。肿瘤切除是一种治疗方法，而不是乳房活检，它是对已证实诊断为乳腺癌患者进行。允许更广泛切除的新的肿瘤整形技术可以实现可接受的美容效果和广泛清晰的安全无瘤切缘，在许多DCIS病例中可以达到减少放射治疗的作用。

只有在使用完整和依次规范的组织处理并且

患者已充分了解并参与治疗决策过程时，才能决定单独使用切除作为DCIS治疗的方法。

展望

我们对DCIS遗传学和分子生物学的了解正在以非常快的速度增长。未来的研究很可能确定分子标记，这些分子标记将使我们能够将只是镜下表现的DCIS和具有侵袭倾向的DCIS区分开来。一旦我们能够区分DCIS，这将很快发展出鉴别不会浸润和转移的DCIS的方法，那么治疗选择过程将变得更加简单。

编者评论

本章对DCIS的疾病现状与研究进展做了一个全面总结。VNPI提供了第一个合理可靠的方法来分期疾病和帮助制订、管理治疗计划。包括肿瘤大小、边缘和组织学分级在内的预测标准已经在多个研究中被证明是有意义的。然而，DCIS唯一提供的是实验室内了解的乳腺癌进展情况。现在迫切需要的是利用分子生物学的现代技术来更批判性地评估疾病进展的遗传基础。

很明显，DCIS病灶留在原位，几乎没有恶性进展的可能，而其他病变将迅速导致浸润性乳腺癌。我们现在根本分不清它们。尽管可以说疾病进展只是反映了一个随机过程，在这个过程中，额外的随机基因攻击以不可预测的方式导致恶性肿瘤，但也很可能是某些基因表达模式使DCIS病变易于进展。

基因阵列分析技术能够分析癌症中几乎每一个表达的基因，可以与激光辅助显微切割技术相结合，并且可以直接比较早期浸润性病变和非浸润性病变，这将在不久的将来为这些问题提供有启发性的答案。此外，希望这也将促进对切缘的分子评估，而不是所有临床医生都必须依赖现在的形态学标准。

(*M.E.L.*)

参考文献

[1] Jemal A, Siegel R, Ward E, et al. Cancer statistics, 2008. *CA Cancer J Clin* 2008;58(2):71-96.

[2] Burstein HJ, Polyak K, Wong JS, et al. Ductal carcinoma in situ of the breast. *N Engl J Med* 2004;350(14):1430-1441.

[3] Seth A, Kitching R, Landberg G, et al. Gene expression profiling of ductal carcinomas in situ and invasive breast tumors. *Anticancer Res* 2003;23:2043-2051.

[4] Porter D, Lahti-Domenici J, Keshaviah A, et al. Molecular markers in ductal carcinoma in situ of the breast. *Mol Cancer Res* 2003;1:362-375.

[5] Ma XJ, Salunga R, Tuggle JT, et al. Gene expression profiles of human breast cancer progression. *Proc Natl Acad Sci U S A* 2003;100:5974-5979.

[6] Page D, Anderson T. *Diagnostic Histopathology of the Breast.* New York: Churchill Living-stone; 1987:157-174.

[7] Patchefsky A, Schwartz G, Finkelstein S, et al. Heterogeneity of intraductal carcinoma of the breast. *Cancer* 1989;63:731-741.

[8] Nemoto T, Vana J, Bedwani R, et al. Management and survival of female breast cancer: results of a national survey by the American College of Surgeons. *Cancer* 1980;45:2917-2924.

[9] Ashikari R, Hadju S, Robbins G. Intraductal carcinoma of the breast. *Cancer* 1971;28:1182-1187.

[10] Silverstein MJ. Ductal carcinoma in situ of the breast. *Ann Rev Med* 2000;51:17-32.

[11] Baxter N, Virnig B, Durham S, et al. Trends in the treatment of ductal carcinoma in situ of the breast. *J Natl Cancer Inst* 2004;96:443-448.

[12] Silverstein MJ. The Van Nuys Breast Center: the first free-standing multidisciplinary breast center. *Surg Oncol Clinics N Am* 2000;9(2):159-175.

[13] Veronesi U, Saccozzi R, Del Vecchio M, et al. Comparing radical mastectomy with quadrantectomy, axillary dissection and radiotherapy in patients with small cancers of the breast. *N Engl J Med* 1981;305:6-10.

[14] Van Dongen J, Bartelink H, Fentiman I, et al. Randomized clinical trial to assess the value of breast-conserving therapy in stage I and II breast cancer, EORTC 10801 trial. *Monogr Natl Cancer Inst* 1992;11:15-18.

[15] Veronesi U, Banfi A, Salvadori B, et al. Breast conservation is the treatment of choice in small breast cancer: long-term results of a randomized trial. *Eur J Cancer* 1990;26:668-670.

[16] Fisher B, Redmond C, Poisson R, et al. Eight-year results of a randomized clinical trial comparing total mastectomy and lumpectomy with or without radiation therapy in the treatment of

breast cancer. *N Eng J Med* 1989;320:822-828.

[17] Veronesi U, Cascinelli N, Mariani L, et al. Twenty-year follow-up of a randomized study comparing breast-conserving surgery with radical mastectomy for early breast cancer. *N Engl J Med* 2002;347:1227-1232.

[18] Fisher B, Anderson S, Bryant J, et al., Twenty-year follow-up of a randomized trial comparing total mastectomy, lumpectomy, and lumpectomy plus irradiation for the treatment of invasive breast cancer. *N Engl J Med* 2002;347:1233-1241.

[19] Lagios MD. Duct carcinoma in situ: pathology and treatment. *Surg Clin North Am* 1990;70:853-871.

[20] Tavassoli F. Intraductal carcinoma. In: Tavassoli FA, ed. *Pathology of the Breast.* Norwalk, CT: Appleton and Lange; 1992:229-261.

[21] Aasmundstad T, Haugen O. DNA Ploidy in intraductal breast carcinomas. *Eur J Cancer* 1992;26:956-959.

[22] Meyer J. Cell kinetics in selection and stratification of patients for adjuvant therapy of breast carcinoma. *NCI Monogr* 1986;1:25-28.

[23] Allred D, Clark G, Molina R, et al. Overexpression of HER-2/neu and its relationship with other prognostic factors change during the progression of in situ to invasive breast cancer. *Hum Pathol* 1992;23:974-979.

[24] Barnes D, Meyer J, Gonzalez J, et al. Relationship between c-erbB-2 immunoreactivity and thymidine labelling index in breast carcinoma in situ. *Breast Cancer Res Treat* 1991;18:11-17.

[25] Bartkova J, Barnes D, Millis R, et al. Immunhistochemical demonstration of c-erbB-2 protein in mammary ductal carcinoma in situ. *Hum Pathol* 1990;21(11):1164-1167.

[26] Liu E, Thor A, He M, et al. The HER2 (c-erbB-2) oncogene is frequently amplified in in situ carcinomas of the breast. *Oncogene* 1992;7:1027-1032.

[27] van de Vijver M, Peterse J, Mooi WJ, et al. Neu-protein overexpression in breast cancer: association with comedo-type ductal carcinoma in situ and limited prognostic value in stage II breast cancer. *N Engl J Med* 1988;319:1239-1245.

[28] Lagios M, Margolin F, Westdahl P, et al. Mammographically detected duct carcinoma in situ. Frequency of local recurrence following tylectomy and prognostic effect of nuclear grade on local recurrence. *Cancer* 1989;63:619-624.

[29] Schwartz G, Finkel G, Carcia J, et al. Subclinical ductal carcinoma in situ of the breast: treatment by local excision and surveillance alone. *Cancer* 1992;70:2468-2474.

[30] Silverstein MJ, Waisman J, Gierson E, et al. Radiation therapy for intraductal carcinoma: Is it an equal alternative? *Arch Surg* 1991;126:424-428.

[31] Solin L, Yeh I, Kurtz J, et al. Ductal carcinoma in situ (intraductal carcinoma) of the breast treated with breast-conserving surgery and definitive irradiation. Correlation of pathologic parameters with outcome of treatment. *Cancer* 1993;71:2532-2542.

[32] Silverstein MJ, Barth A, Waisman J, et al., Predicting local recurrence in patients with intraductal breast carcinoma (DCIS). *Proc Am Soc Clin Oncol* 1995;14:117.

[33] Silverstein MJ, Poller D, Craig P, et al. A prognostic index for ductal carcinoma in situ of the breast. *Cancer* 1996;77:2267-2274.

[34] Lagios M, Westdahl P, Margolin F, et al. Duct carcinoma in situ: relationship of extent of noninvasive disease to the frequency of occult invasion, multicentricity, lymph node metastases, and short-term treatment failures. *Cancer* 1982;50:1309-1314.

[35] Holland R, Peterse J, Millis R, et al. Ductal carcinoma in situ: a proposal for a new classification. *Semin Diagn Pathol* 1994;11(3):167-180.

[36] Silverstein MJ, Poller D, Waisman J, et al. Prognostic classification of breast ductal carcinoma-in-situ. *Lancet* 1995;345:1154-1157.

[37] Jensen J, Handel N, Silverstein M, et al. Glandular replacement therapy (GRT) for intraductal breast carcinoma (DCIS). *Proc Am Soc Clin Oncol* 1995;14:138.

[38] Jensen J, Handel N, Silverstein M. Glandular replacement therapy: an argument for a combined surgical approach in the treatment of noninvasive breast cancer. *Breast J* 1996;2:121-123.

[39] Faverly D, Burgers L, Bult P, et al. Three dimensional imaging of mammary ductal carcinoma is situ: clinical implications. *Semin Diagn Pathol* 1994;11(3):193-198.

[40] Poller D, Silverstein M, Galea M, et al. Ductal carcinoma in situ of the breast: a proposal for a new simplified histological classification association between cellular proliferation and c-erbB-2 protein expression. *Modern Pathol* 1994;7:257-262.

[41] Bellamy C, McDonald C, Salter D, et al. Noninvasive ductal carcinoma of the breast: the relevance of histologic categorization. *Hum Pathol* 1993;24:16-23.

[42] Sloane J, Ellman R, Anderson T, et al. Consistency of histopathological reporting of breast lesions detected by breast screening: findings of the UK national external quality assessment (EQA) scheme. *Eur J Cancer* 1994;10:1414-1419.

[43] Nielson M, Thomsen J, Primdahl S, et al. Breast cancer and atypia among young and middle-aged women; a study of 110 medicolegal autopsies. *Br J Cancer* 1987;56:814-819.

[44] Page D, Rogers L, Schuyler P, et al. The natural history of ductal carcinoma in situ of the breast. In: Silverstein MJ, Recht A, Lagios M, eds. *Ductal Carcinoma in Situ of the Breast.* Philadelphia: Lippincott, Williams and Wilkins; 2002:17-21.

[45] Sanders M, Schuyler P, Dupont W, et al. The natural history of low-grade ductal carcinoma in situ of the breast in women treated by biopsy only revealed over 30 years of long-term follow-up. *Cancer* 2005;103:2481-2484.

[46] Rosen P, Senie R, Schottenfeld D, et al. Noninvasive breast carcinoma: frequency of unsuspected invasion and implications for treatment. *Ann Surg* 1979;1989:377-382.

[47] Alpers C, Wellings S. The prevalence of carcinoma in situ in normal and cancer-associated breast. *Hum Pathol* 1985;16:796-807.

[48] Page D, Dupont W, Roger L, et al. Intraductal carcinoma of the breast: follow-up after biopsy only. *Cancer* 1982;49:751-758.

[49] Schuh M, Nemoto T, Penetrante R, et al. Intraductal carcinoma: analysis of presentation, pathologic findings, and outcome of disease. *Arch Surg* 1986;121:1303-1307.

[50] Gump F, Jicha D, Ozzello L. Ductal carcinoma in situ (DCIS): a revised concept. *Surgery* 1987;102:190-195.

[51] Tabar L, Smith RA, Vitak B, et al. Mammographic screening: a key factor in the control of breast cancer. *Cancer J* 2003;9(1):15-27.

[52] Fisher E, Sass R, Fisher B, et al. Pathologic findings from the National Surgical Adjuvant Breast Project (protocol 6) I. Intraductal carcinoma (DCIS). *Cancer* 1986;57:197-208.

[53] Simpson T, Thirlby R, Dail D. Surgical treatment of ductal carcinoma in situ of the breast: 10 to 20 year follow-up. *Arch Surg* 1992;127:468-472.

[54] Holland R, Hendriks J, Verbeek A, et al. Extent, distribution, and mammographic/ histological correlations of breast ductal carcinoma in situ. *Lancet* 1990;335:519-522.

[55] Holland R, Faverly D. Whole organ studies. In: Silverstein MJ, Recht A, Lagios M, eds. *Ductal Carcinoma in Situ of the Breast.*

Philadelphia: Lippincott, Williams and Wilkins; 1997:233-240.
[56] Noguchi S, Aihara T, Koyama H, et al. Discrimination between multicentric and multifocal carcinomas of breast through clonal analysis. *Cancer* 1994;74:872-877.
[57] Tabar L, Dean P. Basic principles of mammographic diagnosis. *Diagn Imag Clin Med* 1985;54:146-157.
[58] Silverstein M, Lagios M, Recht A, et al. Image-detected breast cancer: state of the art diagnosis and treatment. *J Am Coll Surg* 2005;201:586-597.
[59] Silverstein M. Where's the outrage. *J Am Coll Surg* 2009;208:78-79.
[60] Silverstein MJ Intraductal breast carcinoma: two decades of progress? *Am J Clin Oncol* 1991;14(6):534-537.
[61] Silverstein MJ Noninvasive breast cancer: the dilemma of the 1990s. *Obstet Gynecol Clin North Am* 1994;21(4):639-658.
[62] Fisher B, Land S, Mamounas E, et al. Prevention of invasive breast cancer in women with ductal carcinoma in situ: an update of the National Surgical Adjuvant Breast and Bowel Project Experience. *Semin Oncol* 2001;28(4):400-418.
[63] Fentiman I, Fagg N, Millis R, et al. In situ ductal carcinoma of the breast: implications of disease pattern and treatment. *Eur J Surg Oncol* 1986;12:261-266.
[64] Solin L, Kurtz J, Fourquet A, et al. Fifteen year results of breast conserving surgery and definitive breast irradiation for treatment of ductal carcinoma in situ of the breast. *J Clin Oncol* 1996;14:754-763.
[65] UK Coordinating Committee on Cancer Research (UKCCCR), Ductal Carcinoma in Situ (DCIS) Working Party. Radiotherapy and tamoxifen in women with completely excised ductal carcinoma in situ of the breast in the UK, Australia, and New Zealand: randomised controlled trial. *Lancet* 2003;362:95-102.
[66] Viani GA, Stefano EJ, Afonso SL, et al. Breast-conserving surgery with or without radiotherapy in women with ductal carcinoma in situ: a meta-analysis of randomized trials. *Radiation Oncol* 2007;2:28-39.
[67] Emdin SO, Granstrand B, Ringberg A, et al. SweDCIS: radiotherapy after sector resection for ductal carcinoma in situ of the breast. Results of a randomised trial in a population offered mammographic screening. *Acta Oncol* 2006;45:536-543.
[68] Fisher B, Jeong J, Anderson S, et al. Twenty-five year follow-up of a randomized trial comparing radical mastectomy, total mastectomy, and total mastectomy followed by irradiation. *N Engl J Med* 2002;347:567-575.
[69] Group, EBCTC. Effects of radiotherapy and differences in the extent of surgery for early breast cancer on local recurrence and on 15-year survival. *Lancet* 2005;366:2087-2106.
[70] Silverstein MJ, Lagios M, Martino S, et al. Outcome after local recurrence in patients with ductal carcinoma in situ of the breast. *J Clin Oncol* 1998;16:1367-1373.
[71] Romero L, Klein L, Ye W, et al. Outcome after invasive recurrence in patients with ductal carcinoma in situ of the breast. *Am J Surg* 2004;188:371-376.
[72] Swain S. Ductal carcinoma in situ—incidence, presentation and guidelines to treatment. *Oncology* 1989;3:25-42.
[73] Fisher B, Costantino J, Redmond C, et al. Lumpectomy compared with lumpectomy and radiation therapy for the treatment of intraductal breast cancer. *N Engl J Med* 1993;328:1581-1586.
[74] Fisher B, Dignam J, Wolmark N, et al. Tamoxifen in treatment of intraductal breast cancer: National Surgical Adjuvant Breast and Bowel Project B-24 randomized controlled trial. *Lancet* 1999;353:1993-2000.
[75] Fisher B, Dignam J, Wolmark N, et al. Lumpectomy and radiation therapy for the treatment of intraductal breast cancer: findings from National Surgical Adjuvant Breast and Bowel Project B-17. *J Clin Oncol* 1998;16(2):441-452.
[76] Julien J, Bijker N, Fentiman I, et al. Radiotherapy in breast conserving treatment for ductal carcinoma in situ: first results of EORTC randomized phase III trial 10853. *Lancet* 2000;355:528-533.
[77] Page D, Dupont W, Rogers L, et al. Continued local recurrence of carcinoma 15-25 years after a diagnosis of low grade ductal carcinoma in situ of the breast treated only by biopsy. *Cancer* 1995;76:1197-1200.
[78] Zafrani B, Leroyer A, Fourquet A, et al. Mammographically detected ductal in situ carcinoma of the breast analyzed with a new classification. A study of 127 cases: correlation with estrogen and progesterone receptors, p53 and c-erbB-2 proteins, and proliferative activity. *Semin Diagn Pathol* 1994;11(3):208-214.
[79] Schwartz G. The role of excision and surveillance alone in subclinical DCIS of the breast. *Oncology* 1994;8(2):21-26.
[80] Schwartz G. Treatment of subclinical ductal carcinoma in situ of the breast by local excision and surveillance: an updated personal experience. In: Silverstein MJ, Recht A, Lagios M, eds. *Ductal Carcinoma in Situ of the Breast.* Philadelphia: Lippincott, Williams and Wilkins; 2002:308-321.
[81] Holland R, Faverly D. Whole organ studies. In: Silverstein M, ed. *Ductal Carcinoma in Situ of the Breast.* Baltimore, MD: Williams and Wilkins; 1997:233-240.
[82] Holland R, Hendriks J. Microcalcifications associated with ductal carcinoma in situ: mammographic-pathologic correlation. *Semin Diagn Pathol* 1994;11(3):181-192.
[83] Page D, Dupont W, Roger L, et al. Atypical hyperplastic lesions of the female breast. A long-term follow-up study. *Cancer* 1985;55:2698-2708.
[84] Lagios M. Controversies in diagnosis, biology, and treatment. *Breast J* 1995;1:68-78.
[85] Group, EBCTC. Favorable and unfavorable effects on long-term survival of radiotherapy for early breast cancer: an overview of the randomized trials. *Lancet* 2006;2000:1757-1770.
[86] Giordano S, Kuo Y, Freeman J, et al. Risk of cardiac death after adjuvant radiotherapy for breast cancer. *J Natl Cancer Inst* 2005;97:419-424.
[87] Darby S, McGale P, Taylor C, et al. Long-term mortality from heart disease and lung cancer after radiotherapy for early breast cancer: prospective cohort study of about 300,000 women in US SEER cancer registries. *Lancet Oncol* 2005;6:557-565.
[88] Zablotska L, Neugut A. Lung carcinoma after radiation therapy in women treated with lumpectomy or mastectomy for primary breast carcinoma. *Cancer* 2003;97:1404-1411.
[89] Darby S, McGale P, Peto R, et al. Mortality from cardiovascular disease more than 10 years after radiotherapy for breast cancer: nationwide cohort study of 90,000 Swedish women. *BMJ* 2003;326:256-257.
[90] Recht A. Randomized trial overview. In: Silverstein MJ, Recht A, Lagios M, eds. *Ductal Carcinoma in Situ of the Breast.* Philadelphia: Lippincott, Williams and Wilkins; 2002:414-419.
[91] Wong J, Kaelin C, Troyan S, et al. Prospective study of wide excision alone for ductal carcinoma in situ of the breast. *J Clin Oncol* 2006;24(7):1031-1036.
[92] Carlson RW, Allred DC, Anderson BO, et al. NCCN Clinical Practice Guidelines in Oncology: Breast Cancer. *J Natl Compr Canc Netw* 2009;7:122-192.

[93] Bijker N, Peterse J, Duchateau L, et al. Risk factors for recurrence and metastasis after breast-conserving therapy for ductal carcinoma in situ: analysis of European Organization for Research and Treatment of Cancer Trial 10853. *J Clin Oncol* 2001; 19:2263-2271.

[94] Fisher E, Constantino J, Fisher B, et al. Pathologic findings from the National Surgical Adjuvant Breast Project (NSABP) protocol B-17. *Cancer* 1995;75:1310-1319.

[95] Fisher B, Bauer M, Margolese R, et al. Five-year results of a randomized clinical trial comparing total mastectomy and lumpectomy with or without radiation therapy in the treatment of breast cancer. *N Engl J Med* 1985;312:665-673.

[96] Fisher E, Lemming R, Andersen S, et al. Conservative management of intraductal carcinoma (DCIS) of the breast. *J Surg Oncol* 1991;47:139-147.

[97] Allred D, Bryant J, Land S, et al. Estrogen receptor expression as a predictive marker of effectiveness of tamoxifen in the treatment of DCIS: findings from NSABP protocol B-24. *Breast Cancer Res Treat* 2003;76(suppl 1):36.

[98] Bijker N, Meijnen P, Peterse J, et al. Breast conserving treatment with or without radiotherapy in ductal carcinoma in situ: ten-year results of European Organization for Research and Treatment of Cancer Randomized Phase III Trial 10853—a study by the EORTC Breast Cancer Cooperative Group and EORTC Radiotherapy Group. *J Clin Oncol* 2006;24:1-8.

[99] Silverstein MJ, Barth A, Poller D, et al. Ten-year results comparing mastectomy to excision and radiation therapy for ductal carcinoma in situ of the breast. *Eur J Cancer* 1995;31A(9):1425-1427.

[100] Silverstein MJ, Lagios M, Groshen S, et al. The influence of margin width on local control in patients with ductal carcinoma in situ (DCIS) of the breast. *New Engl J Med* 1999;340:1455-1461.

[101] Silverstein MJ, Buchanan C. Ductal carcinoma in situ: USC/Van Nuys Prognostic Index and the impact of margin status. *Breast* 2003;12:457-471.

[102] Silverstein MJ The University of Southern California/Van Nuys Prognostic Index for ductal carcinoma in situ of the breast. *Am J Surg* 2003;186:337-343.

[103] Ottesen G, Graversen H, Blichert-Toft M, et al. Ductal carcinoma in situ of the female breast. Short-term results of a prospective nationwide study. *Am J Surg Pathol* 1992;16:1183-1196.

[104] Silverstein MJ, Lagios M, Craig P, et al. The Van Nuys Prognostic Index for ductal carcinoma in situ. *Breast J* 1996;2:38-40.

[105] Silverstein MJ, Lagios M, Recht A, eds. *Ductal Carcinoma in Situ of the Breast.* 2nd ed. Philadelphia: Lippincott, Williams and Wilkins; 2002.

[106] Poller D, Silverstein MJ. The Van Nuys ductal carcinoma in situ classification: an update. In: Silverstein MJ, Recht A, Lagios M, eds. *Ductal Carcinoma in Situ of the Breast.* Philadelphia: Lippincott, Williams and Wilkins; 2002:222-233.

[107] Silverstein MJ. The University of Southern California/Van Nuys Prognostic Index. In: Silverstein MJ, Recht A, Lagios M, eds. *Ductal Carcinoma in Situ of the Breast.* Philadelphia: Lippincott, Williams and Wilkins; 2002:459-473.

[108] Fisher E, Dignam J, Tan-Chie E, et al. Pathologic findings from the National Adjuvant Breast Project (NSABP) eight-year update of protocol B-17: intraductal carcinoma. *Cancer* 1999;86:429-438.

[109] Silverstein MJ, Rosser R, Gierson E, et al. Axillary lymph node dissection for intraductal carcinoma—is it indicated? *Cancer* 1987;59:1819-1824.

[110] Silverstein MJ An argument against routine use of radiotherapy for ductal carcinoma in situ. *Oncology* 2003;17(11):1511-1546.

[111] Frykberg E, Masood S, Copeland E, et al. Duct carcinoma in situ of the breast. *Surg Gynecol Obstet* 1993;177:425-440.

[112] Anderson B, Masetti R, Silverstein M. Oncoplastic approaches to partial mastectomy: an overview of volume displacement techniques. *Lancet Oncol* 2005;6:145-157.

[113] Silverstein MJ, Handel N, Hoffman R, et al. The breast center—a multidisciplinary model. In: Paterson AHG, Leeds AW, eds. *Fundamental Problems in Breast Cancer.* Boston: Martinus Nijhoff; 1987:47-58.

[114] Fleming ID, Cooper JS, Henson DE, et al. *AJCC Cancer Staging Manual.* 5th ed. Philadelphia: Lippincott-Raven; 1997.

[115] Silverstein M, Lagios M, Recht A, et al. Image-detected breast cancer: state of the art diagnosis and treatment. *J Am Coll Surg.* 2005;201:586-597.

[116] Tabar L, Smith RA, Vitak B, et al. Mammographic screening: a key factor in the control of breast cancer. *Cancer J.* Jan-Feb 2003; 9(1):15-27.

[117] Duffy SW, Tabar L, Smith RA. Screening for breast cancer with mammography. *Lancet.* Dec 22-29 2001;358(9299):2166; author reply 2167-2168.

[118] Silverstein MJ, Cohlan B, Gierson E, et al. Duct carcinoma in situ: 227 cases without microinvasion. *Eur J. Cancer.* 1992;28(2/3): 630-634.

[119] Lagios MD. Duct carcinoma in situ: pathology and treatment. *Surgical Clinics of North America.* 1990;70:853-871.

第8章

Shawna C. Willey Donna-Marie E. Manasseh

乳腺癌的乳房切除术

Mastectomy for Breast Cancer

引言

大约公元前3000年，人类历史开始有了乳腺癌的记载，如Edwin Smith Papyrus[1]中所记录。那时，没有什么办法可以帮助这些患者。从那以后，随着对疾病发生过程了解的增加以及评估和治疗乳腺癌的新方法的发展，乳腺癌的治疗已经有了长足发展。1894年，Halsted的乳房切除术革命性地改变了乳腺癌的手术治疗，并且它是所有后续治疗方法相比较的金标准。自从Halsted时代以来，乳腺癌手术治疗一直朝着缩小手术范围的趋势发展。对于有保乳手术适应证的患者，保乳手术已成为首选。然而，仍然有相当多的患者没有保乳适应证或没有保乳手术意愿，因此乳房切除术仍然是很重要的乳腺癌手术方式。

乳房切除率为30%～50%不等，其中一些差别归因于不同的地理区域之间的治疗管理模式不同。据报道，在过去十年中，乳房切除术的数量有所增加[2]。对于任何患有乳腺癌(侵入性或非侵入性)的患者，必须提供并详细讨论可选择的乳房切除术方式。本章阐述有关浸润性乳腺癌及其治疗的内容。在章末讨论了乳房切除术的过程。

乳腺癌包括许多不同的变种。它出现在末端导管-小叶单元中(图8.1)。大多数乳腺癌来自导管或小叶的上皮层，分为浸润性(浸润性导管癌或浸润性小叶癌)或非浸润性[导管原位癌或小叶原位癌(LCIS)]。虽然LCIS不被视为肿瘤，但它被认为是风险增加的标志，并被纳入美国癌症联合委员会(AJCC)分期。本章讨论的乳房切除术作为浸润性乳腺癌或导管原位癌患者的治疗方法。

乳腺癌分期

随着新技术的发展和对疾病过程的更深入了解，乳腺癌分期系统经历了多次修订。在这里，我们介绍了AJCC分期系统(表8.1)的最新修订版(2003)[3]。它是基于TNM(肿瘤、淋巴结和转移)分类的临床和病理分期系统。该分期系统考虑了前哨淋巴结状态、免疫组织化学染色和微转移存在与否等因素。

原发肿瘤(T)

- TX：无法评估原发肿瘤。
- T0：没有原发肿瘤的证据。
- Tis：原位癌(导管内癌，小叶原位癌或乳头Paget病，没有相关的正常乳腺组织侵犯)。
  - Tis(DCIS)：导管原位癌。
  - Tis(LCIS)：小叶原位癌。
  - Tis(Paget)：乳头Paget病，没有肿瘤。

注意：伴有乳头Paget病的肿瘤应根据肿瘤的大小分期。

- T1：最大径≤2.0 cm的肿瘤。
  - T1mi：最大径≤0.1 cm的微浸润。
  - T1a：肿瘤＞0.1 cm但最大径≤0.5 cm。
  - T1b：肿瘤＞0.5 cm但最大径≤1.0 cm。
  - T1c：肿瘤＞1.0 cm但最大径≤2.0 cm。
- T2：肿瘤＞2.0 cm但最大径≤5.0 cm。
- T3：肿瘤最大径＞5.0 cm。
- T4：任何大小的肿瘤直接侵犯至(a)胸壁或(b)皮肤，当有以下情况时：
  - T4a：侵犯胸壁，不包括胸肌。
  - T4b：水肿(包括橘皮样变)或乳房皮肤溃疡，或卫星皮肤结节局限于同一乳房。
  - T4c：T4a和T4b。
  - T4d：炎性乳腺癌。

局部淋巴结(N)

- NX:无法评估区域淋巴结(例如,先前已移除)。
- N0:无区域淋巴结转移。
- N1:转移到可移动的同侧Ⅰ、Ⅱ级腋窝淋巴结。
- N2:在没有明显临床提示的淋巴结转移的情况下,在同侧Ⅰ、Ⅱ级腋窝淋巴结固定或融合,或有明显临床提示的同侧内乳淋巴结转移。
  - N2a:同侧腋窝淋巴结中的转移彼此固定(融合)或与其他结构粘连。
  - N2b:仅有临床提示的同侧内乳淋巴结和没有临床提示的腋窝淋巴结转移的情况下转移。
- N3:同侧锁骨下(Ⅲ级腋窝)淋巴结转移,伴有或不伴有Ⅰ、Ⅱ级腋窝淋巴结受累,或临床上明显的同侧内乳淋巴结和临床表现。明显的Ⅰ、Ⅱ级腋窝淋巴结转移;或伴有或不伴有腋窝或内乳淋巴结受累的同侧锁骨上淋巴结转移。
  - N3a:同侧锁骨下淋巴结转移。
  - N3b:同侧内乳淋巴结和腋窝淋巴结转移。
  - N3c:同侧锁骨上淋巴结转移。

注意:临床检测定义为通过影像学检查(不包括淋巴造影)或通过临床查体,发现具有恶性肿瘤的高度可疑特征。

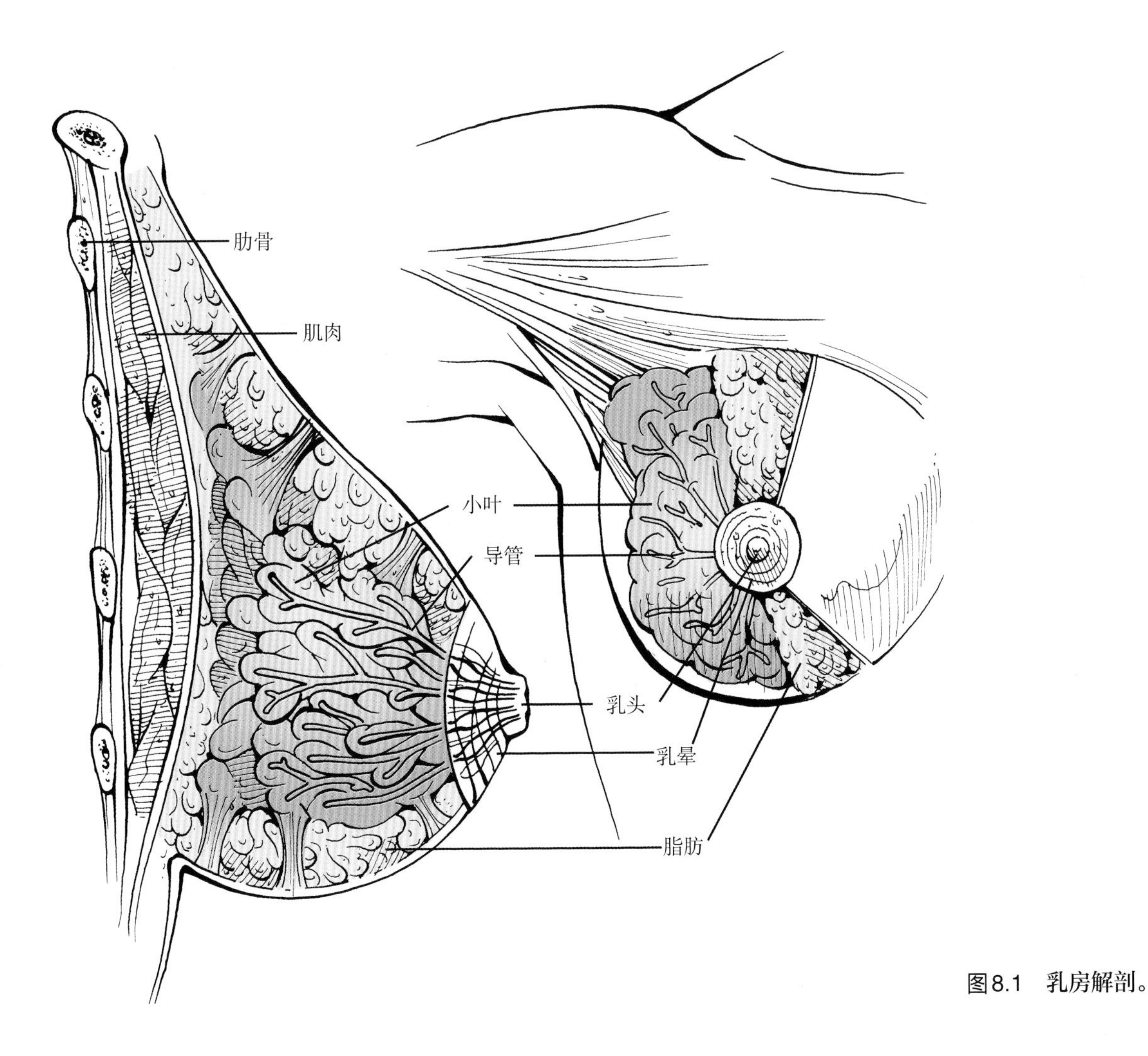

图8.1 乳房解剖。

表8.1 AJCC分期

0	Tis, N0, M0
ⅠA期	T1*, N0, M0
ⅠB期	T0, N1mi, M0
	T1*, N1mi, M0
ⅡA期	T0, N1, M0
	T1*, N1, M0
	T2, N0, M0
ⅡB期	T2, N1, M0
	T3, N0, M0
ⅢA期	T0, N2, M0
	T1*, N2, M0
	T2, N2, M0
	T3, N1, M0
	T3, N2, M0
ⅢB期	T4, N0, M0
	T4, N1, M0
	T4, N2, M0
ⅢC期	任何T, N3, M0
Ⅳ期	任何T, 任何N, M1

注：*T1包括T1mi；T0和T1肿瘤伴淋巴结微转移从ⅡA剔除，定义为ⅠB期。

病理分类（N）

- pNX：无法评估区域淋巴结（例如，未进行病理学研究或先前已切除）。
- pN0：组织学上未发现区域淋巴结转移。

注意：分离的肿瘤细胞簇（ITC）被定义为≤0.2 mm的小细胞簇，或单个肿瘤细胞，或单个组织学横截面中＜200个细胞的簇。可以通过常规组织学或免疫组织化学（IHC）方法检测ITC。出于N分类的目的，仅包含ITC的淋巴结从总淋巴结数中排除，但应包括在评估的淋巴结总数中。

- pN0（i－）：组织学上无区域淋巴结转移；阴性IHC。
- pN0（i＋）：区域淋巴结中的恶性细胞≤0.2 mm（通过H&E或IHC检测，包括ITC）。
- pN0（mol－）：组织学上无区域淋巴结转移，分子检测结果阴性（逆转录酶聚合酶链反应，RT-PCR）。
- pN0（mol＋）：分子检测结果阳性（RT-PCR），但未通过组织学或IHC检测到区域淋巴结转移。

注意：分类基于腋窝淋巴结清扫术，伴或不伴有前哨淋巴结活检术。仅基于前哨淋巴结活检而没有随后的腋窝淋巴结清扫的分类被指定为（sn），意为"前哨淋巴结"。例如，pN0(I＋)(sn)。

- pN1：微转移；或1至3个腋窝淋巴结转移；和（或）在通过前哨淋巴结活组织检查检测到转移但临床未检测到的转移的内乳淋巴结。
  - pN1mi：微转移，即＞0.2 mm和（或）超过200个细胞，但≤2.0 mm。
  - pN1a：1～3个腋窝淋巴结中的转移，至少一个转移＞2.0 mm。
  - pN1b：通过前哨淋巴结活检检测到微转移或宏转移的内乳淋巴结转移但临床上未检测到。
  - pN1c：1～3个腋窝淋巴结和乳腺内淋巴结转移，前哨淋巴结活检检测到微转移或宏细胞转移但临床未检测到。
- pN2：4～9个腋窝淋巴结转移；或在没有腋窝淋巴结转移情况下的内乳淋巴结转移。
  - pN2a：4～9个腋窝淋巴结转移（至少一个肿瘤沉积＞2.0 mm）。
  - pN2b：在没有腋窝淋巴结转移的情况下临床检测到的内乳淋巴结中的转移。
- pN3：10个或更多个腋窝淋巴结转移；或在锁骨下（Ⅲ级腋窝）淋巴结；或在临床上检测到同侧内乳淋巴结存在1个或多个阳性Ⅰ、Ⅱ级腋窝淋巴结；或在超过3个腋窝淋巴结和内乳淋巴结中，通过前哨淋巴结活检检测到微转移或宏转移，但未经临床检测；或同侧锁骨上淋巴结转移。
  - pN3a：10个或更多个腋窝淋巴结中的转移（至少一个肿瘤沉积物＞2.0 mm）；或转移到锁骨下（Ⅲ级腋窝淋巴结）。
  - pN3b：在存在1个或多个阳性腋窝淋巴

结的情况下临床检测到的同侧内乳淋巴结中的转移；或在 3 个以上的腋窝淋巴结和内乳淋巴结中，通过前哨淋巴结活检检测到微转移或宏转移，但临床未检测到。

- pN3c：同侧锁骨上淋巴结转移。

注意：有明确临床表现定义为通过影像学检查（不包括淋巴造影）或临床查体。临床上未明确定义为未通过影像学检查（不包括淋巴造影）或通过临床查体发现。

远处转移（M）

- M0：没有远处转移的临床或影像学证据。
- M1：通过临床和放射学方法测定的远处可检测转移和（或）组织学证明＞0.2 mm。
- cMo（i＋）：没有远处转移的临床或影像学证据，但在没有症状或体征的患者中循环血液、骨髓或其他非区域淋巴结组织中分子检测或显微镜检测到的肿瘤细胞沉积物≤0.2 mm的转移。

乳房切除术

组织学方面

最早记录的乳腺癌治疗方法之一可追溯到 18 世纪，当时 Jean Louis Petit 主张切除乳房、胸肌和腋窝淋巴结来治疗这种疾病[4]。从那时起，已经描述了几种用于治疗乳腺癌的手术方法。最值得注意的是，在 1894 年，William Halsted 描述了今天被称为“Halstedian”的根治性乳房切除术。在其具有里程碑意义的研究中，Halsted 描述了他对乳腺癌的手术方式：“疑似组织应该整体移除[5]。”这是一种完全整块切除包括胸大肌和区域淋巴管的手术方法。通过这种方法，Halsted 手术的局部复发率降低了 6%，区域复发率从当时的 51%～82%降低到了 22%[5-7]。在 Halsted 的研究发表后大约 10 天，Willy Meyer 发表了他的根治性乳房切除术[8]。尽管它与 Halsted 的方法类似，但仍有一些差异值得一提。在 Halsted 的方法中，在清扫腋窝之前，先从下面的胸骨和胸壁切下覆有乳房组织的胸大肌。在 Meyer 的方法中，在切除乳房和胸肌之前对腋窝组织进行解剖。此外，Halsted 简单地将胸小肌分开并将其保留，而 Meyer 主张去除胸小肌。Halsted 和 Meyer 都使用垂直切口；然而，Halsted 方法比 Meyer 方法常常牺牲更多的皮肤（从肿瘤的各个边缘切除尽可能多的皮肤），因此通常需要皮肤移植覆盖胸壁缺损。在 Halsted 和 Meyer 的方法中，从背侧背阔肌到内侧胸廓出口的所有三个水平淋巴结都被移除[8,9]。两种方法均为了达到腋窝的整块切除而牺牲了胸长神经和胸背神经血管束。

这些方法被证实显著降低了手术的复发率，但使得女性胸部残缺明显，并且患有“翼状肩胛骨”，淋巴水肿和肩部固定等显著残疾。自那以后，手术治疗方面有了一些改进方法，在保持 Halsted 方法所达到的无病生存率的前体下，努力降低与这些手术相关并发症的发生率。

在 20 世纪 40 年代，Patey[10, 11] 主张保留胸大肌。其研究报道关注到该方法在局部复发率和总体存活率方面与用先前描述的标准根治性乳房切除术治疗的患者的结果相当。Haagensen[12] 在 20 世纪 70 年代早期，主张保留胸长神经，以避免翼状肩。在 20 世纪 60 年代，Auchincloss[13] 和 Madden[14] 的报道与 Patey 之前的研究相一致，主张保留胸大肌和胸小肌。这种改进下，仅Ⅰ级和Ⅱ级淋巴结较容易达到，但Ⅲ级淋巴结的探查受到了限制。Auchincloss[13] 进一步指出，只有临床证实了Ⅲ级淋巴结转移的时候才需要切除Ⅲ级淋巴结，因为如果留下阳性淋巴结，则复发率很高。根治性乳房切除术的 Auchincloss 改良方法与今天改良的根治性乳房切除术最为一致。

随着全乳房切除术的发展，改良根治性乳房切除术也进一步被应用。这个过程保留了胸大肌和腋窝淋巴结。这种修改的基本原理源于乳腺癌是一种全身性疾病的概念[15]。基于这一概念，临床上阴性腋窝区域淋巴结清扫是不必要的，因为它不太可能影响生存。

一些回顾性和前瞻性研究[16-18] 试图证明乳腺癌在其病程早期是一种全身性疾病的假设。其中最值得注意的是Fisher和美国乳腺与肠道外科辅助治疗研究组(NSABP)进行的一项前瞻性随机研究。在20世纪70年代,NSABP B-04[15]将有和没有接受腋窝放射的全乳房切除术与标准根治性乳房切除术进行了比较。这项研究证明研究组之间在无病生存方面没有统计学上的显著差异,这支持了这样一种观点,即积极的手术治疗不会改变全身性疾病的生存率,并预示着采用更微小的方法进行乳房手术治疗癌症。这种最简化的手术保留了肌肉、淋巴结甚至皮肤。Toth和Lappert在1991年首次使用术语"保留皮肤的乳房切除术"(SSM)[19]。他们描述了乳房切除术切口的术前设计,试图最大限度地保护皮肤并促进乳房即刻重建。保留皮肤的乳房切除术(其中乳头-乳晕复合体和少量皮肤被去除),通常用于需要即刻重建的患者。保留乳房下皱襞(IMF)和天然皮肤包膜增强了乳房重建的美学效果。进一步采取简化手术的方法是全面保留皮肤的乳房切除术(保留乳头的乳房切除术),这在预防性乳腺切除以及选定的乳腺癌患者中正在研究中。同样,保留乳房已经演变为减小乳腺癌手术的趋势的一部分。在这里仅是一个简短的讨论,详细内容见第10章。

保留乳房涉及切除原发肿瘤并留有足够的正常乳腺实质边缘,然后进行放射治疗。这是为了达到NSABP B-06[20]和欧洲癌症研究和治疗组织[21]所证实的与乳房切除术相当的存活率。保乳手术也被称为乳房肿瘤切除术、部分乳房切除术和乳房区段切除术。满足以下条件的女性患者符合手术纳入条件:

- 在保持可接受的美容效果的同时,完成切除具有足够边缘的正常乳房实质的原发性乳房肿瘤。
- 患者可以耐受推荐的放射治疗方案。

临床或病理检查中的阳性腋窝淋巴结不是保乳手术的禁忌证。

乳房切除术的指征

几乎所有患有乳腺癌的女性都有乳房切除术的适应证。所进行的特定类型的乳房切除术依赖于患者及其疾病的表现。全乳房切除术和保留皮肤的乳房切除术之间的区分鉴别尚未完全明确,因为两者之间的决定性因素是完成重建所需保留的皮肤数量。Halstedian乳房切除术在今天具有历史意义。有时尚需在乳房切除术中整体切除肿瘤侵犯的肌肉;然而,随着多模式疗法的推出,放射疗法和辅助化疗也已经被用于改善局部晚期疾病患者的预后。

乳房切除术的适应证如下:

- 在单独的象限或弥漫性恶性钙化中存在两种或更多种原发性肿瘤。
- 具有广泛DCIS成分的浸润性癌。
- 多次手术尝试部分乳房切除术后仍存在持续的阳性边缘。
- 先前用部分乳房切除术和放射治疗后肿瘤复发。
- 相对于乳房大小,肿瘤大小不适合保留乳房,无法得到可接受的美容效果。
- 存在接受乳房放射治疗的禁忌证(胶原-血管疾病,妊娠)。
- 高风险患者(*BRCA1*/*BRCA2*的基因突变携带者或很强的家族史),在这种情况下可考虑进行双侧乳房切除术。

改良根治性乳房切除术的适应证与全乳房切除术相似,因为它涉及乳房疾病的治疗。不同之处在于腋窝的手术入路。如果患者具有活检证实的腋窝淋巴结受累或排除进行前哨淋巴结活检的情况,则进行与乳房切除术相关的腋窝清扫术(即改良根治术)。

解剖学考虑

女性乳房是由皮肤附属物起源的大汗腺,即所谓的"改良的汗腺"。它包裹在前腹壁浅筋膜的浅层和深层之间。表层非常细腻,但在大多数患者身上可以看到明确的结构。伴随韧带的脂肪性乳房,这样的定义并不明确[22]。大血管位于该平面的深处,发出垂直分支达皮下神经丛[23]。

Cooper"韧带"是乳房组织纤维化过程中的延伸,与浅筋膜的浅层融合[23]。Skiles证明这些韧带延伸与皮肤密切相关,他的结论是,为了切除整个乳房,必须牺牲大量皮肤或解剖至皮肤层,因此也有皮肤坏死的风险[23]。这是使用Halsted[24]提出的根治性乳房切除术的基本原理。

乳房后间隙是一个界限分明的空间,位于乳房后部的浅筋膜深层和覆盖胸大肌的筋膜之间。它包含松散的乳晕组织,其允许乳房在胸壁上的一定程度内移动并且在乳房X线片上可以容易地被识别为明确的解剖学平面。有浅表筋膜深层的突出物穿过后纵隔空间并与胸筋膜融合,形成乳房的后悬韧带。Skiles展示了乳房的小岛状薄壁组织可伴随这些纤维突起,附着于胸筋膜[23]。

1940年,Hicken通过将X线造影材料注入385例乳房切除标本的乳腺导管,概述了胸壁上乳腺组织的范围[25]。他证明,在95%的病例中,导管进入腋窝;15%的患者进入上腹部空间;2%的患者沿着背阔肌的前缘超出胸外侧壁。这项研究确定了乳房切除术的经典边界:锁骨,腹直肌鞘,胸骨中线和背阔肌的前缘。这就是为什么,无论使用何种皮肤切口,乳房切除术的界限定义如下(图8.2):

- 侧面:背阔肌的前缘。
- 内侧:胸骨边缘。
- 上缘:锁骨下缘。
- 下部:乳房的尾部延伸(在第六肋胸部主要肌肉的下缘,偶尔第七肋骨)[12]由一层类似薄纸的松散的乳晕组织识别,有时在我们的机构称为"褶皱层"(图8.3)。该区域通常对应于乳房下皱褶的位置,并且对应于浅筋膜的浅层和深层与腹壁的分离位置。

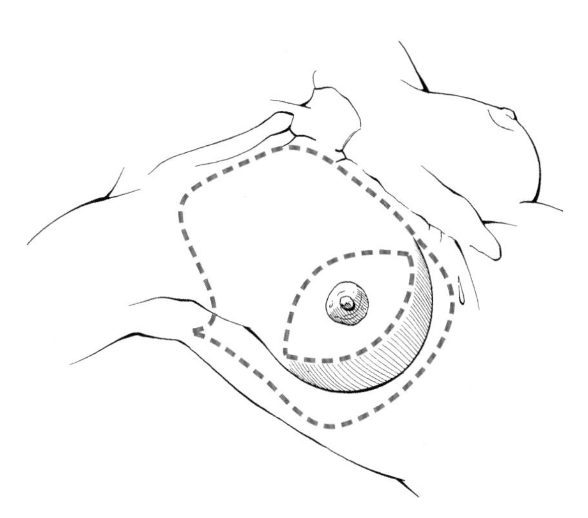

图8.2　乳房切除术的解剖边界。

技术

改良根治性乳房切除术简而言之就是切除整个乳房、乳头-乳晕复合体、腋窝淋巴结(Ⅰ级、Ⅱ级;偶尔Ⅲ级,如果涉及)以及覆盖肿瘤的皮肤。在乳房切除方面,全乳房切除术与改良根治性乳房切除术相似,但是没有进行腋窝淋巴结清扫术。保留皮肤的乳房切除术与完全乳房切除术的不同之处仅在于移除的皮肤数量,这取决于肿瘤大小和位置、乳房大小、重建类型、患者对重建乳房大小的偏好以及乳房下垂程度。尽管有各种改进的方法,但此处提供的描述代表了当今外科医生使用的最常见形式。

皮肤切口

皮肤切口的选择取决于原发肿瘤的位置以及是否计划立即重建(图8.4)。乳头-乳晕复合体被去除。如果存在先前的活检瘢痕,在手术必须切除以确保干净的边缘。原发肿瘤的位置决定了切口的部位。

切口的位置和类型也取决于是否计划立即重建,延迟重建或不重建(图8.5)。如果考虑延迟重建,在乳房切除术前需要咨询整形外科医生。如果计划立即重建,肿瘤科和整形外科医生应该一

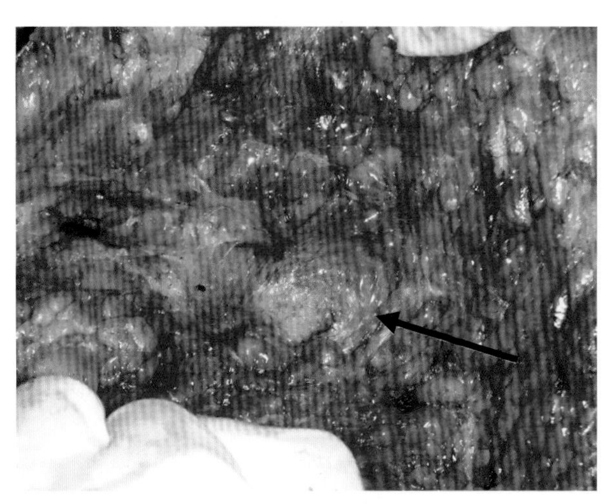

图8.3　乳房下缘的"褶皱层"。

起规划切口,并标记皮肤和表面解剖结构(图8.6)。肿瘤学原则优先于美容问题。通常,如果计划立即重建,则使用保留皮肤的切口,只要可以获得足够的边缘即可。任何类型的重建都可以与保留皮肤的乳房切除术一起使用,尽管皮肤切口将根据是否要放置扩张器或者是否存在自体组织转移而不同。根据切口位置和大小,有时需要辅助腋窝切口以促进前哨淋巴结活检或腋窝切除,特别是如果不延展皮瓣难以到达腋窝部位。如果没有计划重建,则使用横向或略微倾斜的椭圆形切口(图8.7)通常可以通过该切口进行腋窝手术,而不需要单独的腋窝切口。应该避免在Halsted时使用的垂直切口,因为它们会限制上肢的运动范围。

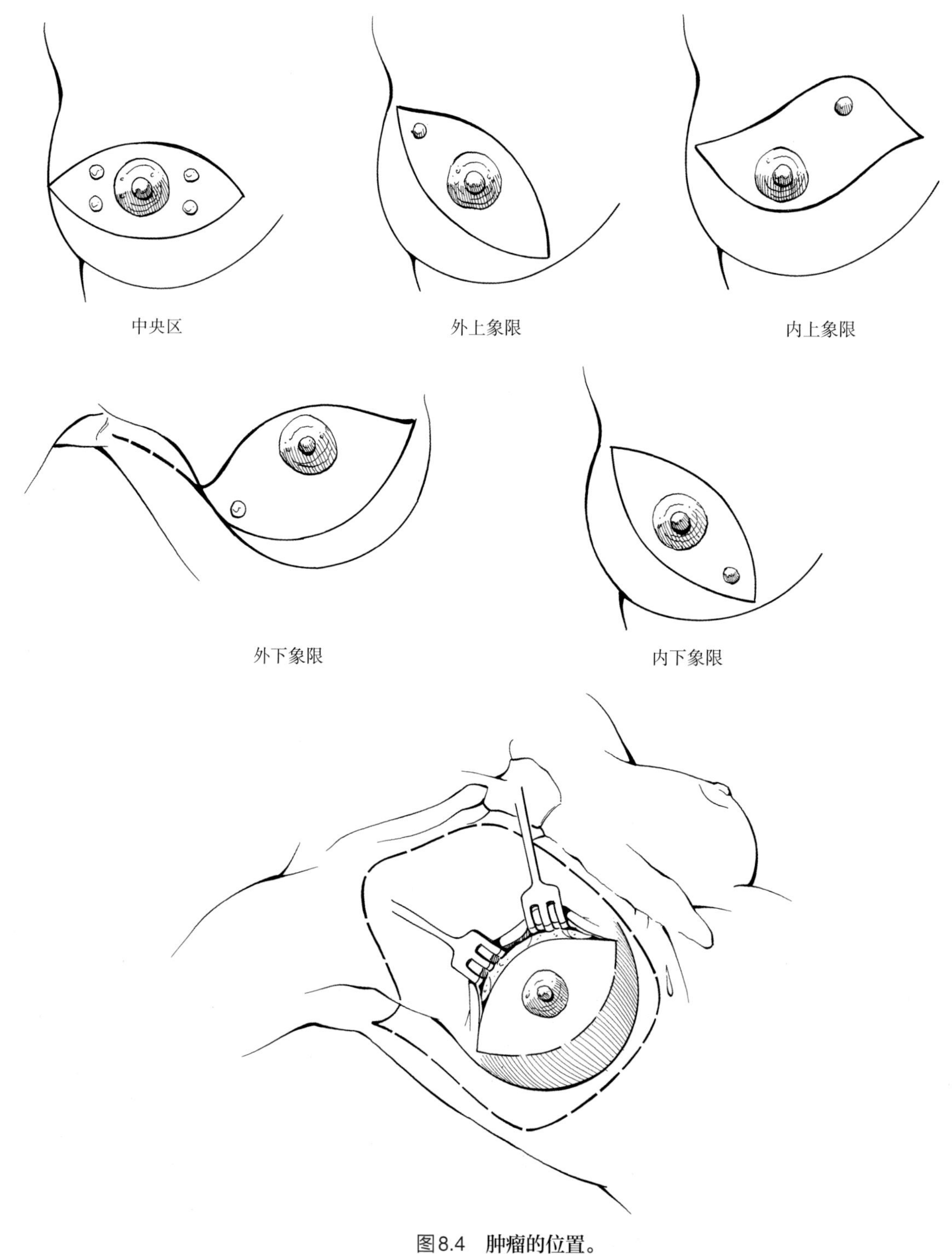

图8.4 肿瘤的位置。

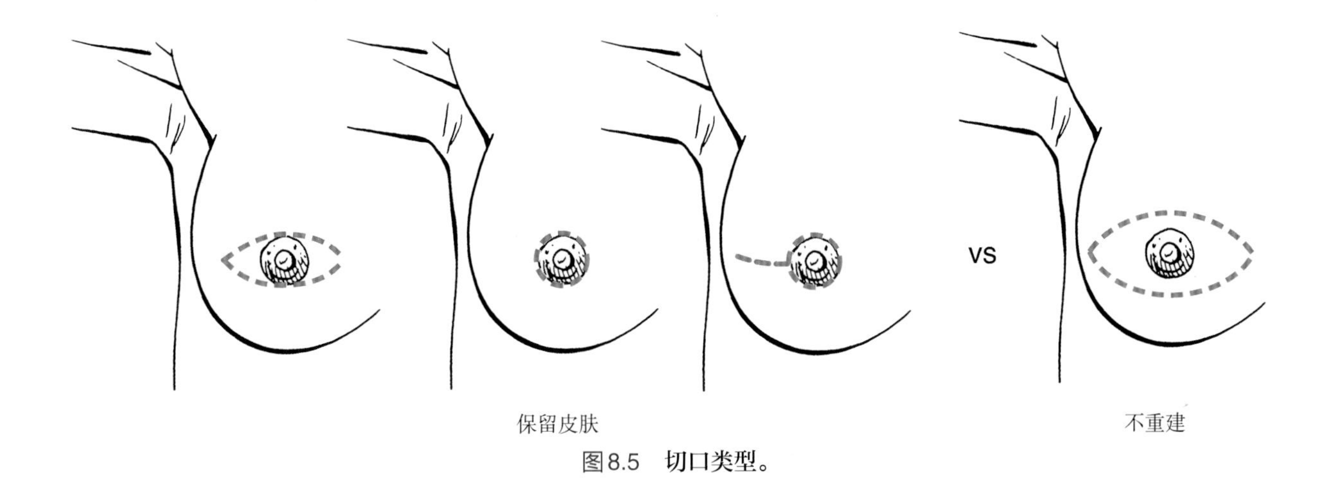

图8.5　切口类型。

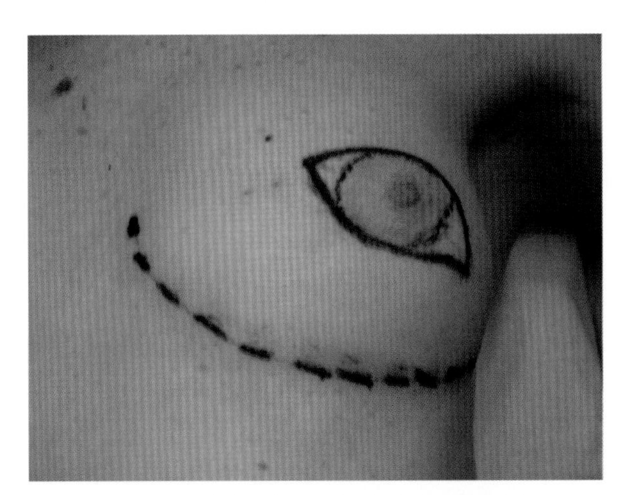

图8.6　保留皮肤的乳房切除术的术前标记。

图8.7　没有重建的乳房切除术的标记。

皮瓣

皮瓣的厚度经常被提出争议。在外科医生中间，Haagensen[26]的推荐是在乳房浅筋膜的浅层上方进行解剖，在今天仍然流行。该层面允许外科医生在相对无血管的平面中剖开皮瓣并移除最大的乳房组织。理想的皮瓣厚度仍存在争议，因患者而异。

在 Krohn 等的研究中[27]，接受根治性乳房切除术的女性的皮瓣厚度被评估。每个组包括45名具有临床可比性的女性，以比较"超薄"皮瓣和较厚的皮瓣。作者注意到两组患者的5年和10年生存率和复发率相当。然而，"超薄皮瓣"组的伤口并发症的发生率高、住院时间延长和淋巴水肿较多。最近，Beer等[22]试图检查使用表面层作为充分去除乳房组织，同时保持活皮瓣的指导的可行性。在该研究中，作者发现44%的切除标本中没有表面层。他们指出，当存在浅层时，在42%的样本中，表面层内存在乳房组织岛当存在乳房组织岛时，表面层的外观不平整而不是直的水平界面。此外，表面层和真皮之间的距离在单个试样内和所有试样中[从<5 mm（82%）到>10 mm（5.1%）]也不同，表面层本身的厚度也是如此。在浅层和皮肤之间没有注意到乳房组织。如果不存在表层，则乳房组织与真皮之间的距离在0.8～14.0 mm之间变化。皮下脂肪的厚度与体重或体重指数（BMI）之间没有相关性。这与其他作者的发现形成对比，后者发现了这些参数之间的正相关性[26,28,29]。

Beer等[22]注意到，在某些情况下，实际上不可能去除所有乳房组织。相反，他们建议寻找浅层的存在。如果可见,它应该用作解剖平面,可以留下后期可用的皮瓣。如果表面层不可见,那么应该权衡保留皮瓣与去除所有可能的乳房组织的利弊。在我们的机构,我们的目标是确定一个解剖平面,将可见的乳房组织与"浅层"正上方的区域分开。我们观察到这个解剖平面因患者的身体习惯而异,可留下的皮瓣厚度平均为7～8 mm。

解剖分离

通过表皮和真皮切开皮肤切口,直到几乎看不到皮下脂肪的层面。皮下脂肪发自真皮下方的边缘,以允许在皮瓣下侧使用夹子(Lahey或Adair)或皮肤钩,以最大限度地减少对皮瓣上方皮肤的伤害。在考虑重建时,这一点尤为重要。夹子或钩子应间隔分布均匀,施加恒定的张力,使其与胸壁成直角。同时,手术医生将乳房组织缩回远离覆盖的皮肤。这种操作允许可视化解剖平面,并允许在整个过程中形成具有恒定厚度的皮瓣。类似地,用长而均匀的刀或电刀与皮瓣平行地解剖皮瓣有利于皮瓣的"平坦",并最大限度地减少意外"烧伤"(真皮/皮瓣)和"扣孔"。一般来说,研究目标是开发一种皮瓣,去除足够的乳房组织,以满足肿瘤切除的要求,同时保持皮瓣的活力。特别是在进行保留皮肤的乳房切除术时,必须小心处理皮瓣,并尽量减少使用深腹部牵开器。因为皮肤开口很小,所以皮瓣以圆形方式拉起以帮助暴露。在技术上,进行保留皮肤的乳房切除术要求更高且更耗时。当在外围分离皮瓣时,附带光源的牵开器或电刀可以起很大作用,因为该部位手术的可视化比较困难。如果不对组织进行护理,则皮瓣的边缘处可发生牵拉性坏死。

皮瓣向上分离至锁骨范围,外侧分离到背阔肌的前缘,内侧分离到胸骨边缘,向下分离到腹直肌的止点。在下边缘,有一层松散的乳晕组织,指示解剖的下缘。然后在胸大肌筋膜层面从内上缘到外下边缘移除乳房。手术医生应保持乳房标本的持续向上牵引力。这种张力允许胸背筋膜层的可视化,使其容易在平行于肌纤维的方向移除。对下方肌肉的损伤会对重建产生不利影响。在手术的这个阶段,有多个来自胸外侧或肋间前动脉的穿支。应对这些进行鉴别,并进行夹闭、结扎或用烧灼凝扎。在胸大肌的侧面向内侧牵开肌肉以暴露胸小肌。应注意避免对胸外侧神经的损伤,因为它在胸大肌[30]和内侧胸神经的外侧迂曲走行,可以有各种解剖位置[31,32];这些损伤可导致胸大肌萎缩,导致肩部功能障碍延迟。乳房和乳头-乳晕复合体上方的皮肤与胸大肌筋膜整体移除。外侧解剖前锯肌筋膜和下方解剖腹直肌前鞘时应该保留这些解剖结构的完整性。

在改良根治性乳房切除术中,腋窝内容物通常与乳房标本一起处理。在这种情况下,当乳房标本从内侧到外侧边缘缩回时,解剖继续进行。胸大肌的外侧边缘进入腋窝。在胸大肌侧面的胸锁筋膜被切开以便进入腋窝。腋窝淋巴结清扫的全部细节将在下一章中介绍。

伤口要进行冲洗,并且在适当的情况下通过烧灼或结扎来实现止血。在乳房区域,通过单独的切口放置Jackson-Pratt或Blake引流管,切口位于腋前线的切口下方并位于下皮瓣下方。这种引流有助于减少血肿形成并促进皮瓣粘连到胸壁。在腋窝区域,可放置或不放置引流管,这取决于外科医生的偏好、解剖的程度、对淋巴结广泛转移性疾病的怀疑以及移除腋窝内容物后留下的空间大小。关闭切口,如果没有计划重建,可用可吸收线缝合两层,或者在湿润的纱布就位的情况下保持开放,同时该区域为手术的重建部分做好准备(图8.8)。

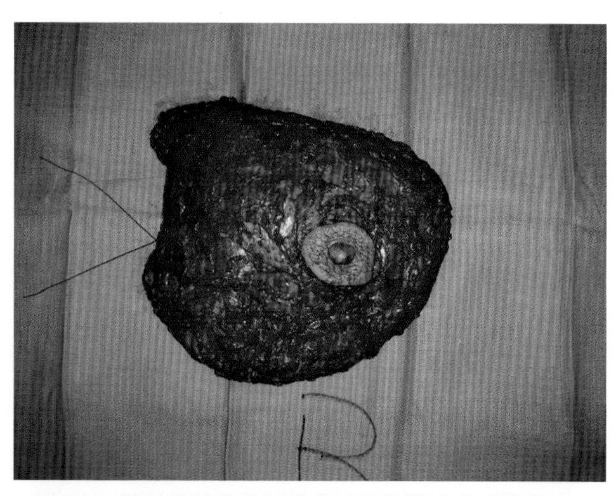

图8.8　保留皮肤乳房切除术后定位缝合的乳腺标本。

死亡率/并发症

乳房切除术是一种死亡率低的手术，患者可以很好地耐受。然而，并非没有并发症。最值得注意的是血肿形成、伤口感染、皮瓣坏死以及改良根治性乳房切除术所发生的淋巴水肿。

血肿是手术残腔内的液体（淋巴/血液）的集合，其由血管和淋巴管的离断产生。血肿形成的程度取决于几个因素，包括以下因素：

- 如墨菲[33]于1947年提出的那样，在皮瓣下方使用封闭的抽吸引流管。
- 手术范围（更广泛的手术导致血肿形成的可能性增加[34]），尽管切除胸大肌筋膜不会增加血肿形成[35]。
- BMI（较高的BMI转化为血清肿形成的风险增加[36-38]）。

一些研究表明，使用封闭式抽吸引流管时，血肿形成没有差异[39,40]。通常，在乳房切除皮瓣的区域中以及在部分患者的腋窝区域（如果进行改良的根治性乳房切除术）提倡进行一段时间的闭合负压引流。

伤口感染率为2.8%～15%[41-43]。感染可以发生于由皮瓣的广泛解剖继发的原发性组织缺血，可以发展为组织坏死的组织缺血。如果不及早清创，这个区域将成为细菌过度生长的媒介。最常见的微生物是金黄色葡萄球菌和表皮链球菌[44]，并且不论是否打开伤口，当有征兆时应该采用适当的抗生素治疗。曾经认为术前抗生素的使用对于乳房切除术等清洁手术并不是必需的[45]；现在推荐使用预防性抗生素。大多数进行乳房切除术的患者的感染风险增加，因为他们进行了术前针穿刺活检[45]或开放活检[46,47]，并且改变了宿主防御反应（癌症）[34,44]。

改良根治性乳房切除术后皮瓣坏死发生在5%～18%的患者中[42,43]。虽然不如乳房切除手术早期常见，但皮瓣坏死仍然存在。被认为增加皮瓣坏死的因素包括：

- 皮瓣血液供应不足。
- 切口张力过大。
- 加压敷料的外部压力。
- 肥胖。
- 切口类型（垂直与横向）。
- 放射史。
- 糖尿病。
- 体重指数增加[48]。

吸烟、吸烟者的表皮坏死率明显高于非吸烟者，为49% vs. 14%（$P<0.01$）[42]。

两篇综述报道SSM后原发性皮瓣坏死发生率为13.9%～17.0%[48]。Hultman和Daiza发现既往乳腺放射治疗和糖尿病与SSM皮瓣并发症[48]有关。Carlson等评估了633例SSM的技术安全性[49]。他们发现吸烟和既往放射治疗容易导致原生皮肤脱落。在发生皮肤坏死的情况下，Hultman和Daiza建议尽可能保守治疗，包括局部抗菌乳膏的应用和最低程度的早期清创。在划分皮瓣活力后，最好通过清创术治疗广泛的坏死[48]。

淋巴水肿可影响多达30%接受改良根治性乳房切除术的患者。淋巴水肿继发于引流途径中淋巴途径（淋巴结和通道）的阻断。淋巴水肿发生的危险因素包括腋窝淋巴结清扫的程度，特别是腋静脉附近发生的腋窝淋巴结清扫、腋窝放射、憩室数量减少、肥胖、感染和损伤[50-52]。通过强调患者教育、避免皮肤过度暴露、感染或同侧手臂受伤以及减少过度的根治切除，可以减少淋巴水肿的发生率。如果注意到淋巴水肿，早期使用物理疗法和减压按摩可以帮助预防水肿的进展，并在某些情况下减少水肿。

复发

乳房切除术后的局部复发高度取决于疾病的分期[53]，发生率的范围为0%～25%。有几项非随机研究比较了与SSM和常规（non-SSM）技术（表8.2）在乳房切除后相关的局部复发（LR）[54-61]。这些研究中的LR发生率为3.25%～9.5%。有人认为SSM不应该用于治疗浸润性乳腺癌。直接比较SSM和non-SSM的研究发现LR发生率没有显著差异[54-57]。SSM和即刻重建与低局部复发率和低发病率相关。

表8.2 已发表的关于乳腺浸润性癌保留皮肤乳房切除(SSM)和不保留皮肤乳房切除(non-SSM)术后局部复发的文献

作者	随访时间(月)	SSM(例数)	SSM的局部复发率(%)	non-SSM(例数)	non-SSM局部复发率(%)
Carlson等[54]	41.3	187	4.8	84	9.5
Kroll等[55]	72	114	7.0	40	7.5
Simmons等[56]	60	77	3.9	154	3.25
Rivadeneira等[57]	49	71	5.6	127	3.9
Medina-Franco等[58]	73	176	4.5		
Spiegel和Butler[59]	117.6	177	5.6		
Foster等[60]	49.2	54	4.0		
Newman等[61]	50	437	6.2		

结论

乳房切除术是治疗乳腺癌患者的一种可被接受的选择。随着肿瘤能在越来越小的尺寸时就被检测到,对微创方法的需求也蓬勃发展。因此,外科医生不仅需要理解最简化的手术方法,还需要能够理解以及和患者交流与乳房切除术相关的适应证、技术和发病率。被诊断患有乳腺癌的患者应充分了解他们的治疗选择,并有权做出明智的决定。

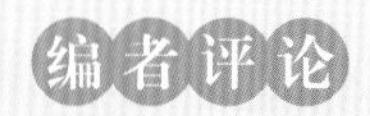

Manasseh和Willey向我们全面回顾了乳腺癌的局部治疗,包括乳腺切除术和腋窝处理的变化。本章中有几个值得讨论的领域。其中之一与乳房切除术的解剖范围有关。作者报告了从胸骨缘到阔肌前缘、从锁骨到乳房下皱襞以下的乳腺切除术的多标准描述。作为一名整形外科医生,我认为几乎所有女性患者的解剖边缘都过多。通过检查患者,我认为可以确定乳房的大致位置。尤其是当患者平卧时,它通常不会延伸到胸骨内侧边缘的内侧,至少在胸部较小的女性中是如此。更重要的是,乳房很少像锁骨一样高,也很少低于乳房下皱襞。我鼓励普通外科医生考虑切除乳房组织或绝大多数乳房组织,而不是将锁骨下的所有组织全部切除。其原因与收益递减规律有关。很有可能,当我们越过乳腺的真正边缘时,进一步切除在治疗乳腺癌方面的效用显著下降。然而,畸形的发病率急剧增加。乳房上缘以上的切除通常会在上胸部和锁骨下区域造成特别明显且难以修复的缺陷。中间过度撕裂也同理。以类似的方式,侵犯乳房下皱襞在治疗疾病方面可能只有极小的边际效益,但会破坏一个以后很难修复的正常里程碑。

第二个令人感兴趣的问题与先前乳房手术的效果和前哨淋巴结转移的价值有关。这对于诸如多次乳腺活检或肿块切除术这样的小手术是正确的。然而,作为整形外科医生,我们尤其有兴趣了解更多关于隆胸、乳房固定术或乳房缩小术对前哨淋巴结手术价值的影响。整形外科医生最感兴趣的是经腋下隆胸的影响,以及这是否违反前哨淋巴结活检的有效性或价值。

总的来说,这是一个杰出的章节,既回顾了乳腺切除术的选择,也让我们了解了前哨淋巴结方法在乳腺癌诊断和治疗中的价值。

(*S.L.S.*)

Spear博士提出了很好的观点，说明了肿瘤学和整形外科医生的不同观点的价值，以及他们各自理解对方的目标和挑战的必要性。虽然我们同意Spear的观点，即乳腺组织的周边范围存在个体差异，但肿瘤外科医生必须根据本章提到的边界对乳腺组织进行评估，因为表面解剖学并不总能预测乳腺组织边缘的确切位置。此外，即使在体检过程中，也有必要了解乳腺组织的解剖位置，因为在乳房造影术上无法检测到的是周围病变，而在体检中最常见的是周围病变。我们已经看到太多的患者在不充分的乳房切除术后残留的乳房组织中复发，以至于无法在这些标准上妥协。另一方面，肿瘤学外科医生必须意识到边缘过度扩张对整形外科医生的后果，并且乳房下皱襞的保留对成功的美容结果有很大的贡献。

(*S.C.W.*)

参考文献

[1] Borgen PI, Heerdt AS, Moore MP, et al. Breast conservation therapy for invasive carcinoma of the breast. *Curr Probl Surg* 1995;32(3):191-248.

[2] McGuire KP, Santillan AA, Kaur P, et al. Are mastectomies on the rise? A 13-year trend analysis of the selection of mastectomy versus breast conservation therapy in 5865 patients. *Ann Surg Oncol* 2009;16(10):2682-2690.

[3] Edge SB, Byrd DR, Compton CC, et al. AJCC cancer staging manual (7th ed). New York, NY: Springer; 2010.

[4] Robbins G, ed. *Silvergirl's Surgery: The Breast*. Austin, TX: Silvergirl; 1984.

[5] Halsted W. The results of operations for the cure of cancer of the breast performed at The Johns Hopkins Hospital from June, 1889 to January, 1894. *Johns Hopkins Hosp Bull* 1894-1895;4:297.

[6] Halsted W. The results of radical operations for the cure of cancer of the breast. *Trans Am Surg Assoc* 1907;25:61.

[7] Cooper W. The history of the radical mastectomy. In: Hoeber PB, ed. *Annals of Medical History, 3rd Ser.* Vol. 3. New York: Paul B. Hoeber; 1941;36.

[8] Meyer W. An improved method of the radical operations for carcinoma of the breast. *Med Rec* 1894;46:746.

[9] Halsted W. Results of operations for cure of cancer of breast performed at Johns Hopkins Hospital from June 1889 to 9 January 1894. *Ann Surg* 1894;20:497.

[10] Patey DH. A review of 146 cases of carcinoma of the breast operated on between 1930 and 1943. *Br J Cancer* 1967;21(2):260-269.

[11] Patey DH, Dyson WH. The prognosis of carcinoma of the breast in relation to the type of operation performed. *Br J Cancer* 1948;2(1):7-13.

[12] Haagensen C. Anatomy of the mammary gland. In: Haagensen CD, ed. *Diseases of the Breast*. 2nd ed. Philadelphia: WB Saunders; 1971:1-54.

[13] Auchincloss H. Significance of location and number of axillary metastases in carcinoma of the breast. *Ann Surg* 1963;158:37-46.

[14] Madden JL. Modified radical mastectomy. *Surg Gynecol Obstet* 1965;121(6):1221-1230.

[15] Fisher B, Redmond C, Fisher ER, et al. Ten-year results of a randomized clinical trial comparing radical mastectomy and total mastectomy with or without radiation. *N Engl J Med* 1985;312(11):674-681.

[16] Johansen H, Kaae S, Schiodt T. Simple mastectomy with postoperative irradiation versus extended radical mastectomy in breast cancer. A twenty-five-year follow-up of a randomized trial. *Acta Oncol* 1990;29(6):709-715.

[17] Lythgoe JP, Palmer MK. Manchester regional breast study—5 and 10 year results. *Br J Surg* 1982;69(12):693-696.

[18] Forrest AP, Stewart HJ, Roberts MM, et al. Simple mastectomy and axillary node sampling (pectoral node biopsy) in the management of primary breast cancer. *Ann Surg* 1982;196(3):371-378.

[19] Toth BA, Lappert P. Modified skin incisions for mastectomy: the need for plastic surgical input in preoperative planning. *Plast Reconstr Surg* 1991;87(6):1048-1053.

[20] Fisher B, Bauer M, Margolese R, et al. Five-year results of a randomized clinical trial comparing total mastectomy and segmental mastectomy with or without radiation in the treatment of breast cancer. *N Engl J Med* 1985;312(11):665-673.

[21] van Dongen JA, Holland R, Peterse JL, et al. Ductal carcinoma insitu of the breast; Second EORTC Consensus Meeting. *Eur J Cancer* 1992;28(2-3):626-629.

[22] Beer GM, Varga Z, Budi S, et al. Incidence of the superficial fascia and its relevance in skinsparing mastectomy. *Cancer* 2002;94(6):1619-1625.

[23] Skiles H. Contributions to the surgical anatomy of the breast. *Edinburgh Med J* 1892;37:1099.

[24] Halsted W. The results of operations for the cure of cancer of the breast performed at The Johns Hopkins Hospital from June, 1889 to January, 1894. *Johns Hopkins Hosp Bull* 1894-1895;4:297.

[25] Hicken N. Mastectomy: a clinical pathologic study demonstrating why most mastectomies result in incomplete removal of the mammary gland. *Arch Surg* 1940;40:6-14.

[26] Haagensen C. *Diseases of the Breast*. 3rd ed. Philadelphia: WB Saunders; 1986.

[27] Krohn IT, Cooper DR, Bassett JG. Radical mastectomy: thick vs thin skin flaps. *Arch Surg* 1982;117(6):760-763.

[28] Carlson GW. Skin sparing mastectomy: anatomic and technical considerations. *Am Surg* 1996;62(2):151-155.

[29] Lockwood TE. Superficial fascial system (SFS) of the trunk and extremities: a new concept. *Plast Reconstr Surg* 1991;87(6):1009-

1018.

[30] Petrek JA, Blackwood MM. Axillary dissection: current practice and technique. *Curr Probl Surg* 1995;32(4):257-323.

[31] Moosman DA. Anatomy of the pectoral nerves and their preservation in modified mastectomy. *Am J Surg* 1980;139(6):883-886.

[32] Hoffman GW, Elliott LF. The anatomy of the pectoral nerves and its significance to the general and plastic surgeon. *Ann Surg* 1987;205(5):504-507.

[33] Murphy D. The use of atmospheric pressure in obliterating axillary dead space following radical mastectomy. *South Surg* 1947;13:372.

[34] Aitken DR, Minton JP. Complications associated with mastectomy. *Surg Clin N Am* 1983;63(6):1331-1352.

[35] Dalberg K, Johansson H, Signomklao T, et al. A randomised study of axillary drainage and pectoral fascia preservation after mastectomy for breast cancer. *Eur J Surg Oncol* 2004;30(6):602-609.

[36] Banerjee D, Williams EV, Ilott J, et al. Obesity predisposes to increased drainage following axillary node clearance: a prospective audit. *Ann R Coll Surg Engl* 2001;83(4):268-271.

[37] Burak WE Jr, Goodman PS, Young DC, et al. Seroma formation following axillary dissection for breast cancer: risk factors and lack of influence of bovine thrombin. *J Surg Oncol* 1997;64(1):27-31.

[38] Forouhi P, Dixon JM, Leonard RC, et al. Prospective randomized study of surgical morbidity following primary systemic therapy for breast cancer. *Br J Surg* 1995;82(1):79-82.

[39] Puttawibul P, Sangthong B, Maipang T, et al. Mastectomy without drain at pectoral area: a randomized controlled trial. *J Med Assoc Thai* 2003;86(4):325-331.

[40] Jain PK, Sowdi R, Anderson AD, et al. Randomized clinical trial investigating the use of drains and fibrin sealant following surgery for breast cancer. *Br J Surg* 2004;91(1):54-60.

[41] Tejler G, Aspegren K. Complications and hospital stay after surgery for breast cancer: a prospective study of 385 patients. *Br J Surg* 1985;72(7):542-544.

[42] Vinton AL, Traverso LW, Jolly PC. Wound complications after modified radical mastectomy compared with tylectomy with axillary lymph node dissection. *Am J Surg* 1991;161(5):584-588.

[43] Budd DC, Cochran RC, Sturtz DL, et al. Surgical morbidity after mastectomy operations. *Am J Surg* 1978;135(2):218-220.

[44] Beatty JD, Robinson GV, Zaia JA, et al. A prospective analysis of nosocomial wound infection after mastectomy. *Arch Surg* 1983;118(12):1421-1424.

[45] Witt A, Yavuz D, Walchetseder C, et al. Preoperative core needle biopsy as an independent risk factor for wound infection after breast surgery. *Obstet Gynecol* 2003;101(4):745-750.

[46] Wagman LD, Tegtmeier B, Beatty JD, et al. A prospective, randomized double-blind study of the use of antibiotics at the time of mastectomy. *Surg Gynecol Obstet* 1990;170(1):12-16.

[47] Platt R, Zaleznik DF, Hopkins CC, et al. Perioperative antibiotic prophylaxis for herniorrhaphy and breast surgery. *N Engl J Med* 1990;322(3):153-160.

[48] Hultman CS, Daiza S. Skin-sparing mastectomy flap complications after breast reconstruction: review of incidence, management, and outcome. *Ann Plast Surg* 2003;50(3):249-255; discussion 255.

[49] Carlson GW, Styblo TM, Lyles RH, et al. The use of skin sparing mastectomy in the treatment of breast cancer: The Emory experience. *Surg Oncol* 2003;12(4):265-269.

[50] Petrek JA, Senie RT, Peters M, et al. Lymphedema in a cohort of breast carcinoma survivors 20 years after diagnosis. *Cancer* 2001;92(6):1368-1377.

[51] Herd-Smith A, Russo A, Muraca MG. Prognostic factors for lymphedema after primary treatment of breast carcinoma. *Cancer* 2001;92(7):1783-1787.

[52] Kissin MW, Querci della Rovere G, Easton D, et al. Risk of lymphoedema following the treatment of breast cancer. *Br J Surg* 1986;73(7):580-584.

[53] Katz A, Strom EA, Buchholz TA, et al. Locoregional recurrence patterns after mastectomy and doxorubicin- based chemotherapy: implications for postoperative irradiation. *J Clin Oncol* 2000;18(15):2817-2827.

[54] Carlson GW, Bostwick J III, Styblo TM, et al. Skin-sparing mastectomy. Oncologic and reconstructive considerations. *Ann Surg* 1997;225(5):570-575; discussion 575-578.

[55] Kroll SS, Khoo A, Singletary SE, et al. Local recurrence risk after skin- sparing and conventional mastectomy: a 6- year follow- up. *Plast Reconstr Surg* 1999;104(2):421-425.

[56] Simmons RM, Fish SK, Gayle L, et al. Local and distant recurrence rates in skin-sparing mastectomies compared with non-skin-sparing mastectomies. *Ann Surg Oncol* 1999;6(7):676-681.

[57] Rivadeneira DE, Simmons RM, Fish SK, et al. Skin-sparing mastectomy with immediate breast reconstruction: a critical analysis of local recurrence. *Cancer J* 2000;6(5):331-335.

[58] Medina-Franco H, Vasconez LO, Fix RJ, et al. Factors associated with local recurrence after skin-sparing mastectomy and immediate breast reconstruction for invasive breast cancer. *Ann Surg* 2002;235(6):814-819.

[59] Spiegel AJ, Butler CE. Recurrence following treatment of ductal carcinoma in situ with skin- sparing mastectomy and immediate breast reconstruction. *Plast Reconstr Surg* 2003;111(2):706-711.

[60] Foster RD, Esserman LJ, Anthony JP, et al. Skin-sparing mastectomy and immediate breast reconstruction: a prospective cohort study for the treatment of advanced stages of breast carcinoma. *Ann Surg Oncol* 2002;9(5):462-466.

[61] Newman LA, Kuerer HM, Hunt KK, et al. Presentation, treatment, and outcome of local recurrence after skin-sparing mastectomy and immediate breast reconstruction. *Ann Surg Oncol* 1998;5(7):620-626.

第9章

Hiram S. Cody Ⅲ

前哨淋巴结活检和腋窝淋巴结清扫术

Sentinel Node Biopsy and Axillary Dissection

介绍

腋窝淋巴结状态是判断乳腺癌患者预后最重要的因素之一。腋窝手术的主要目的是进行分期以及预后判断；次要目的则包括局部控制以及可能的生存获益。在20世纪的大部分时间里，腋窝淋巴结清扫术（ALND）是实现这些目的的金标准。但近些年来，ALND已被一种新的标准所取代，这种新的标准即前哨淋巴结（SLN）活检。本章将回顾SLN活检和ALND在乳腺癌手术治疗中的应用现状。

历史背景

法国外科学院院长Jean Louis Petit（1674—1750）是第一位阐明乳腺癌手术统一概念的外科医生[1]。他强调了乳房和腋窝淋巴结整块切除的重要性，但他的这一观念并未得到认同。即使到了19世纪中叶，人们仍普遍认为乳腺癌难以通过手术治愈。直到1894年[2]和1907[3]年Halsted报道了其“乳房根治术”（RM）的手术细节（包括乳房及胸肌切除，并有完整的ALND），这一具有里程碑意义的术式，提示减少局部复发将提高患者生存率。尽管后来有其他术式的报道，如扩大根治术[4]及改良根治术[5,6]，但RM仍为此后70年的标准手术。在“Halsted时代”，手术的主要目标是减少局部复发并最大限度地治愈患者。

在19世纪70年代，Fisher[7]提出乳腺癌从一开始就是一种系统性疾病的概念，其生存很大程度上取决于肿瘤的生物学行为，而不是手术技术。“Fisher假说”在美国乳腺与胃肠外科辅助治疗研究组（NSABP）B-04（1971—1974）随机临床试验中进行了测试[8-10]；经过25年的随访，结果显示不同的局部治疗在临床淋巴结阳性乳腺癌的患者［RM vs. 全乳切除/放疗（RT）］或临床淋巴结阴性患者（RM vs. 全乳切除/RT vs. 单纯乳房切除）在生存获益上均没有差异。B-04随机试验也证实了腋窝淋巴结转移对判断预后有着重要意义。因此，ALND也被纳入到随后的NSABP浸润性乳腺癌试验中。在Fisher时代，ALND的主要目的是指导全身治疗的预后，次要目的是局部控制，生存获益尚未得到证实。

我们现在知道Halsted和Fisher都是对的。早期乳腺癌临床试验协作组（EBCTCG）进行的一系列荟萃分析证实，乳腺癌是一个病变行为范围广泛的疾病[11]，包括从局部体系（Halsted）到系统体系（Fisher）的表型。首先，EBCTCG显示局部控制和生存率是相关的（78个随机试验，纳入42 000名女性）[12]，并估计每预防4例局部复发，便可挽救1例生命。第二，他们证实根治的和非根治的乳房切除术（9个试验，3 400名女性）或乳房切除术与乳房保乳术（7个试验，3 100名女性）在生存方面并没有明显差别[13]。最后，研究结果显示在局部治疗中增加全身性辅助治疗，包括化疗或激素治疗可增加生存率（包括194个试验在内的6个独立荟萃分析中，8 000～33 000名女性）[14]。这些结果突出了当代乳腺癌治疗的多学科性质，以及外科学、医学肿瘤学和放射治疗学科之间合作的重要性。

SLN概念包括：①是指原发肿瘤引流区域的第一个或第几个淋巴结，可以预测该区域淋巴结的整体状况；②这些淋巴结可以通过注入放射性示踪剂或染料进行准确的定位；③SLN阴性的患者可能因此避免区域淋巴结清扫。SLN这一概念由Cabanas[15]于1977年在阴茎癌中首次提出，并由Morton等[16]在1992年治疗黑色素瘤时独立发表。1993年Krag[17]使用同位素绘图。而Giuliano[18]在1994年使用蓝色染料首次记录乳腺癌SLN。此后,SLN的69项观察试验[19](经备用ALND验证)和将SLN活检与ALND进行比较的7项随机试验早期结果[20-26]证实,SLN活检的并发症要少于ALND,但分期的准确性相当。并且,在一项随机试验的长期结果报告[27]中,随访7年后证明,生存率和其他与疾病相关的不良事件具有可比性。SLN假说已通过两个出色的研究得到证实,一项研究表明阴性SLN高度预测了阴性腋窝[28],另一个研究则显示SLN是最有可能为阳性的结节[29]。目前,几乎所有的淋巴结阴性乳腺癌患者都是通过SLN活检来分期的,ALND的主要目标是使已经通过SLN活检证实为淋巴结阳性的患者最大限度地实现局部控制。

前哨淋巴结活检病例选择

大多数机构开始做SLN活检这项新手术都很谨慎,并计划备用的ALND验证他们的早期经验,以确认可接受的最低假阴性率(SLN阴性的淋巴结阳性患者的比例),将SLN活检限于那些腋窝淋巴结转移可能性最低的患者,并避免对各种公认但未经证实的"禁忌证"进行SLN活检。其中,包括不可触及的乳腺病变,临床上可疑腋窝淋巴结,所有先前进行过乳房或腋窝手术,以及巨大肿瘤、多发肿瘤、既往放化疗、男性乳腺癌和妊娠患者等。

大量文献表明[30],SLN活检适用于:①几乎所有的临床腋窝阴性的可接受手术的浸润性乳腺癌;②导管原位癌(DCIS)需要乳房切除术(或根据肿块的存在而怀疑浸润的导管癌);③超声引导下的细针穿刺或粗针活检无法诊断,但有临床可疑淋巴结的乳腺癌(表9.1)。在预防性乳房切除术中行SLN活检也是合理的,因为在少数情况下会发现浸润性癌。SLN活检也可在既往接受过乳腺癌手术的患者中进行[31,32],尤其是在先前SLN活检或ALND中切除的淋巴结少于10个的情况下。最后,SLN活检在进行过美容性乳房手术后的效果也很好。有两项研究[33,34]使用淋巴管造影记录了经腋窝隆乳术后腋窝淋巴液引流的情况,并且,在一项包含70例SLN活检的研究中(50例患者既往有隆乳术和20例既往有乳房缩小术)[35],100%的患者发现了SLN。

前哨淋巴结活检技术

对于那些希望开展SLN活检计划的机构,有几个指导原则。首先,SLN活检需要核医学、外科和病理学学科之间的密切合作。第二,SLN活检应根据定义明确且应用一致的方案进行[36]。第三,最好是在正规的课程中学习,并请有经验的医生对自己的第一次手术进行指导。在早期,SLN活检应通过备用ALND进行验证,以便对成功率(应超过90%)和假阴性率(不应超过5%~10%)进行审核。SLN活检有一条学习曲线,但仍不清楚

表9.1 前哨淋巴结(SLN)活检和腋窝淋巴结清扫ALND的适应证

SLN活检指征	ALND适应证
临床淋巴结阴性的T1~T3浸润性(或微浸润性)乳腺癌	腋窝淋巴结转移
临床结节阳性,术前细针穿刺或活检阴性	先前完成不足的ALND
新辅助化疗治疗T2~T3期疾病	术中检查SLN阳性
导管原位癌,需要乳房切除术或表现为肿块	计划备份ALND的验证试验
同侧乳腺复发与先前SLN活检/ALND	SLN活检中明显可疑结节
预防性乳房切除术	局部晚期(T4期)疾病的新辅助化疗
	SLN活检失败
	SLN活检不可用
	腋窝局部复发(同侧或对侧)

需要多少备用ALND才可以独立进行SLN活检。来自英国的ALMANAC多中心试验的令人信服的数据表明，对于定义明确的方案并有丰富工作经验的外科医生来说，大多数失败和假阴性发生在一个外科医生的最初几例手术[37]。

核医学

通过放射性同位素和蓝色染料的结合，可以使SLN活检的成功率最大化，假阴性率最小化[22,38,39]，使用放射性同位素在这一成功比值中占最大比例，而且随着经验的增加，蓝色染料的边际效益会减少[40]。目前，同位素的选择是与多种载体粒子结合的^{99m}Tc，而最常用的是硫胶体（美国）、胶体白蛋白（欧洲）和锑（澳大利亚）。

同位素剂量、粒径、注射量、注射时间或注射部位目前尚无标准方案，许多方法似乎都行之有效。我们倾向于在手术当天的清早注射0.1 mCi（3.7 MBq）未经过滤的^{99m}Tc-硫胶体，或者在前一天注入0.5 mCi（18.5 MBq）。通过这种允许放射性衰变的方案（^{99m}Tc半衰期为6小时），我们观察到同一天或者前一天注射同位素的结果相当[41]，似乎未过滤和过滤的同位素制剂性能也基本相似。

我们选择注射0.05 mL容量的同位素；它的优势是在乳腺上只留下一个很小的“热点”，这样可避免掩盖外上象限肿瘤患者的腋窝。我们在肿瘤的单个部位进行皮内注射，该技术优于肿瘤实质或瘤周注射[42]，这一结果已在Povoski等的一项随机试验中得到了独立证实[43]。在大型多中心路易斯维尔SLN试验[44]中，表皮注射（皮内、皮下或乳晕下）也比实质（瘤周）注射或单纯染料技术更成功，而且所有方法的假阴性率相似，提示整个乳房的淋巴管通常引流到相同的少数SLN。

术前淋巴管造影（LSG）是黑色素瘤SLN活检的关键，但其在乳腺癌中的作用是不确定的。我们的做法是同位素注射后30～120分钟拍摄一张LSG图像。LSG不能提高腋窝SLN的识别率[45]，只会提醒外科医生，存在一个以上的腋窝SLN。即使LSG是阴性的，大多数患者手术时仍会使用灵敏感更高的手持式伽马探测器识别“热点”SLN。LSG显示约25%[46,47]的患者（主要是内乳淋巴结）有非腋窝淋巴引流，但这些信息对治疗的影响很小，其对局部控制或生存的影响未得到证实。

手术

SLN活检看似是一个简单的手术，下面的内容叙述了笔者（以及同事）在纪念斯隆-凯特琳癌症中心（MSKCC）进行的13 000多例手术的经验。对于行乳房切除术的患者，我们在全麻下进行SLN活检，保乳手术的患者则在局麻下辅以静脉内（IV）镇静进行SLN活检。手术开始前几分钟，我们在乳房的皮下注入1～5 ml的异硫蓝染料，位置的选择通常在肿瘤上方的单个位置，最好在活检瘢痕的上方或邻近定位线，注意不要注入先前的活检腔，不要进入到乳房后筋膜平面或注射到真皮层中（以避免文身），腋尾端肿瘤要注入更少量的染料（避免泄漏到腋下）。Giuliano等[18]推荐按摩注射部位以改善淋巴吸收，但尚无数据支持这种做法。

通过使用手持式伽马探测器，可以识别同位素注入到乳房的部位、腋下的局部热点，以及乳房内可能存在的其他SLN的介入热点。在实施计划好的乳房切除术或者乳房保留术之前，通常要先通过一个单独的横向皮纹切口对腋窝SLN进行探查。当SLN转移的概率非常低时（DCIS或预防性乳房切除术），SLN活检很容易通过乳房切除术切口完成。对于那些使用单一斜切口的乳房切除术，最好在乳房切除术前通过切口的腋端进行SLN活检。

SLN活检应在充分暴露的视野下进行，这样可以避免SLN活检导致的局部感觉缺失。当逐步解剖到腋筋膜深面时，所有蓝染淋巴管完好地通过近端追溯到腋窝内，确定蓝色淋巴结，伽马探测器识别所有“热”结节。通常SLN是在Ⅰ区以下，但有25%左右的案例发现于其他部位：向后沿背阔肌，腋窝较高处靠近腋静脉，胸小肌以下Ⅱ～Ⅲ区水平，以及（常常很少）胸肌间（Rotter）或乳内SLN。伽马射线探测器在整个解剖过程中非常有用，在没有发现蓝色淋巴管或淋巴结的情况下，对于非常大或脂肪性腋窝的患者来说，伽马探针是必不可少的。

切除所有蓝色SLN和热点SLN，标记每个SLN是蓝色或者热点淋巴结，并离体进行10秒同位素计数。大部分SLN既是蓝色同时也是热点，但有10%的患者只出现蓝染或只发现同位素。SLN数目通常为2～3个。当发现多个热点SLN（弥散性热腋窝）时，一般移除计数最高的SLN，研究证实80%最热点的SLN为阳性SLN[48]，而且我们一般不提供大数量的SLN，经鉴定发现98%的阳性SLN是在前3个SLN内，99%的在前4个SLN内[49]。另一个有用的指导方针是“10%法则”[50]，即所有节点中最热节点的10%作为“SLN”提交。而不蓝染也没有热点的淋巴结常规作为“非SLN”提交。

SLN活检的最后一个关键因素是，小心触诊腋窝和检查任何明显的可疑节点。关于SLN活检，初步经验发现，将SLN定义为蓝色和（或）热的假阴性率为14%，通过将SLN定义为蓝色和（或）热和（或）可触摸的[48]，其假阴性率则降低到4.6%。

通常在术中进行SLN冰冻切片检查（FS）。如果冰冻切片阳性，可以立即行ALND，我们发现冰冻切片产率（FS阳性/FS完成）和灵敏度（FS阳性/SLN阳性）分别是21%和61%[51]。还对2%的SLN活检失败（失败可能随着年龄、身体质量指数的增加而增加[52]）和尽管SLN中FS阴性或无SLN但触诊腋窝显示可疑的患者进行了ALND手术。

SLN活检后常规关闭腋窝切口，无须引流。它的并发症低于ALND，但也并不是没有，患者可能会出现疼痛、肿胀、血肿或感染。蓝色染料可能导致皮肤和尿液短暂的蓝绿变色，1%的患者会发生荨麻疹，0.5%的患者会发生过敏性反应[53]。术后1年在乳房注射部位可能持续存在一个微弱的蓝色斑点。

病理学

SLN活检对于少数腋窝淋巴结可能为阳性的患者是一种针对性的检查。虽然允许通过连续切片和（或）免疫组织化学（IHC）染色对细胞角蛋白进行额外的病理研究，但尚没有标准化的SLN病理检查方案。建议从常规的单个苏木精和伊红（HE）染色检查到对整个淋巴结进行彻底的术中检查（包括30～40个切片）[54]。

本方案的目的是找到一个超越常规检查的方式，而这个方式在逻辑上和我们在大量的实践中必须是现实可行的。术中冰冻切片显示阴性后，解冻冰冻组织，固定后HE染色作为“冰冻切片对照”；SLN的其余部分是固定的，并且从相距5 μm的两个层级中分别取两个相邻的5 μm切片（一个用HE染色，另一个用IHC染色），每个SLN共做出5张玻片。

我们已经将该方案应用于MSKCC（1976—1978年）治疗的368例“淋巴结阴性”患者的档案标本中，发现隐匿性淋巴结转移率为23%。在20年的随访中，这些微转移无论是通过IHC还是HE检测到均具有预后意义，目前美国癌症分期联合委员会将其归类为pN0i+（≤0.2 mm）或pN1mi（0.2～2 mm）[55]。

腋窝淋巴结清扫术的病例选择

从最简单的意义上来讲，ALND似乎适用于任何有SLN活检“禁忌证”的患者。但是实际上，正如上面所提到的，大多数对于SLN活检的“禁忌证”已被推翻，SLN活检几乎适用于所有的处于临床分期T1～T3 N0浸润性癌患者[56]。虽然ALND的作用在SLN活检的时代已经减弱，但至少有9种明确的适应证需要进行ALND（表9.1）。

腋窝阳性

经证实的腋窝淋巴结转移的患者需要行ALND。腋窝超声（US）和在超声引导下细针穿刺（FNA）在手术前腋窝淋巴结转移的诊断中发挥着越来越重要的作用，这些患者无须再做SLN活检即可以直接进行ALND术。FNA的结果差异很大，但即使在未经选择的临床淋巴结阴性（cN0）乳腺癌患者中，FNA也能在8%的患者和21%的淋巴结阳性患者中发现淋巴结转移[57-65]。临床上腋窝淋巴结阳性(cN1)不是ALND的指征;在ALND的时代,临床腋窝检查同样有假阴性和假阳性结果[66],这已由我们的SLN活检经验得到证实,其中25%的cN1腋窝患者被证明是良性的[67]。

腋窝淋巴结清扫不充分

什么是“不充分的”或者“适当的”ALND?在Fisher等[66]实施的NSABP B-04试验中,我们发现无论切除3~5、6~10、11~15、16~20个淋巴结,cN0阳性患者的比例相同(即切除较少的淋巴结就可确定腋窝是阳性还是阴性),但当26个淋巴结被切除时,具有4个阳性淋巴结的比例最高(即需要更完整的淋巴结清扫以正确判断淋巴结受累程度)。他们也观察到当6个或更多的淋巴结被切除后就没有后续的腋窝局部复发病例。

充分地完成ALND是由多因素决定的。首先,尽管明确定义了手术技术,但在实际应用中,ALND的操作还是有很大不同。其次,病理学专家检查ALND标本的彻底性也有差异。最后,在一小部分患者中,尽管有解剖正确的ALND和彻底的病理评估,但仍只能发现很少的结节。对于最近接受ALND的患者,其无法记录手术的解剖范围,大体标本不能再复查,少数的淋巴结被切除,大多都是阳性的(引起对腋窝残留病灶的关注),因此进行完全ALND或考虑腋窝放疗是相当合理的。

前哨淋巴结活组织检查阳性

ALND是SLN阳性患者的标准治疗,尤其是在那些术中评估发现的患者。在术中检查SLN阴性但常规病理学阳性的患者中,大多数仅限于SLN,在这种情况下ALND的作用仍有争论。非SLN受累风险可以通过预测总体淋巴结受累的相同变量(尤其是肿瘤大小、SLN转移量和淋巴管浸润)预测,多元列线图可以估计这种风险[68]。在没有进行ALND的某些SLN阳性患者中,孤立的腋窝局部复发率很低(在我们的经验中为1.9%[69]),还需要进一步的研究来确定那些不需要行ALND的SLN阳性患者亚群。为解决这个问题,两个前瞻性试验将SLN阳性患者随机分为行ALND组与观察组(Z0011试验[70])或ALND组与腋窝放疗组(AMAROS[71])来解决此问题。

前哨淋巴结活检的验证试验

SLN活检是一种诊断腋窝淋巴结转移的检查方法,其标准测试特征为:敏感性、特异性、阳性预测值、阴性预测值以及总准确度。这些不需要随机试验,但要求行SLN活检须有立即备用的ALND计划进行验证。在69项(非随机)观察SLN活检与ALND的研究[19]中概述了它们(包括8 059例患者)的成功率和假阴性率分别为96%和7%。英国的ALMANAC试验[37]要求每位最初的参与手术的外科医生在进入随机化分组阶段之前,做40例ALND验证SLN程序,其成功率和假阴性率分别为95%和5%;他们观察到的学习曲线比预期的要短,大多数失败和假阴性结果发生在第一例。这些观察资料得到NASBP B-32试验[22]的支持,其中9.7%的假阴性率并没有随着外科医生经验的增加而显著下降。

失败的前哨淋巴结活检

随着经验的增加,SLN活检的成功率增加但不等于100%。对于一小部分失败的SLN活检或者其他任何技术方面不令人满意的SLN,执行ALND是合理的[72]。

临床可疑结节的前哨淋巴结活检

在SLN活检期间,会发现一小部分患者有明显的反应性淋巴结肿大,这与癌症很难区分。在这种情况下,术中良性评估(冰冻切片或印迹细胞学)可能不完全可靠,这时仅凭临床怀疑进行ALND是合理的[72]。

炎性乳腺癌的新辅助化疗

SLN活检对T2和T3乳腺癌的适应性已经得到充分证实,新辅助化疗后行SLN活检是可行的,如最近的对1 799例患者的24项研究的荟萃分析所示,其成功率和假阴性率分别为90%和8%[73]。

在另一项研究中[74]，56例经FAN证实的腋窝淋巴结转移患者接受新辅助化疗后再行SLN活检，病理证实31%的患者完全缓解，但在其余患者中SLN活检假阴性率很高(25%)。在淋巴结阴性(cN0)的患者行新辅助化疗之后，使用SLN活检是合理的，但在已证实有淋巴结转移的病例或T4(炎症性)癌症中应慎用。

前哨淋巴结活检无效

SLN活检并非普遍可用，特别是在发展中国家，可能会增加额外的物流和成本。由于SLN活检在全球范围内潜在影响巨大(临床诊断的乳腺癌中很大一部分淋巴结是阴性的)，我们将面临的挑战是如何在保持准确性的同时尽量减少SLN活检的成本。当SLN活检不能采用时，ALND应作为标准治疗手段。

局部区域复发

SLN活检阴性后的腋窝局部复发很少见，与ALND后复发率相当，仅有1%的复发率[75]。SLN活检后出现的腋窝肿块大多数都是良性的，但对于那些已证实为恶性的腋窝肿块，则需要进行ALND。ALND也适用于对侧腋窝复发且无其他远处病变的患者。

腋窝淋巴结清扫术

腋窝的内部位于一个复杂的空间，最好的形容是一个偏心形金字塔。通过横截面来看(图9.1)，腋窝是由内侧的胸壁、后方的肩胛下肌、后外侧的背阔肌、前方的胸大肌和胸小肌包围的三角形空间。从前面通过冠状切面看(图9.2)，这个三角形是以腋静脉上方为界，以背阔肌为外侧界，以胸壁为内侧界。

腋窝的内部被分为3个“平面”：平面Ⅰ位于胸小肌外侧，平面Ⅱ位于胸小肌后方，平面Ⅲ位于胸小肌内侧(图9.2)。平面Ⅰ包括最大体积的腋窝组织和最大比例的腋窝淋巴结(可能是70%)，平面Ⅱ约占20%，平面Ⅲ占10%或更少。腋窝平面Ⅰ、Ⅱ在解剖上的区别不明显，而平面Ⅲ在解剖学上区别明显。在过去，乳腺癌的预后是与腋窝淋巴结受累的“最高级别”有关，但自从1970年起，阳性淋巴结数量而非平面成为与预后相关的变量。

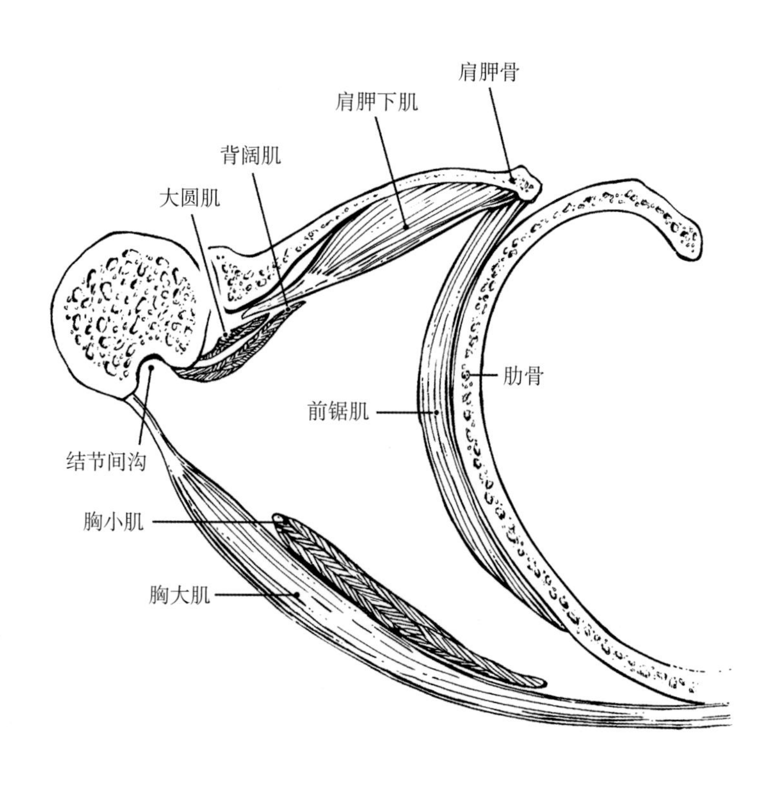

图9.1　腋窝淋巴结清扫术的解剖边界，腋窝中部横切面所见，显示腋窝前方的胸大小肌、内侧的前锯肌和后方的背阔肌和肩胛下肌。

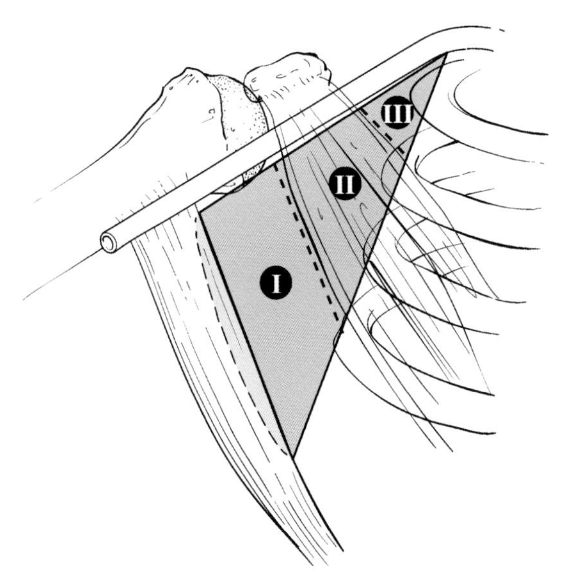

图 9.2 腋窝淋巴结清扫的解剖范围,平面Ⅰ、Ⅱ、Ⅲ分别位于胸小肌外侧、后方和内侧。

腋窝淋巴结清扫术范围

ALND的范围正式分类为平面Ⅰ、Ⅰ～Ⅱ或者Ⅰ～Ⅲ("彻底的ALND")。虽然腋窝淋巴结转移灶通常会依次从平面Ⅰ到Ⅱ再到Ⅲ,但有大量文献讨论了"跳跃性转移"的问题,即疾病限于Ⅱ～Ⅲ水平,少数限于Ⅰ水平,或仅限于Ⅲ水平,少数为Ⅰ～Ⅱ水平。由于大多数"跳跃性转移"是在平面Ⅱ发现的(单独的平面Ⅲ疾病是罕见的),许多作者推荐将平面Ⅰ～Ⅱ行ALND作为标准手术。目前,"跳跃性转移"被简单地视为平面Ⅱ或Ⅲ的SLN,是从乳房直接转移,而不应该被认为是"跳跃",这些淋巴结应易于识别,并为SLN所定位。

在我们的实践中,ALND(针对前面列出的适应证进行)通常的解剖位置为平面Ⅰ～Ⅱ。我们为所有发现的在平面Ⅱ～Ⅲ或其他高风险特征如T3或T4(炎症性)乳腺癌中具有明显可疑淋巴结的患者增加了平面Ⅲ解剖。

切口选择

ALND的切口可与乳腺手术切口分开(图9.3,第1、2和4分图)或相连(图9.3,第3和5分图)。单独的切口最好是横切口,沿着皮纹线轻轻弯曲,在腋窝皮肤皱褶下方大约两指宽。应该有足够的暴露长度,但不应超出可见的胸骨前缘;如有需要,则应向后延长。单独的腋窝和乳房切口在美容上要优于连续切口,尤其是在保留皮肤并即刻重建的乳房切除术(图9.3,第2分图)和肿瘤在患者乳房外上象限的保乳术(图9.3,第4分图),使用单切口貌似是最佳选择(图9.3,第5分图),但如果是肿瘤离腋窝切口很远的话,需要切除中间大量的组织。

连续切口对于没有重建的乳房切除术患者(图9.3,第3分图)和肿瘤位置高在腋尾端的行乳房保乳术的患者是完全合理的(图9.3,第5分图)。无论哪种情况,在乳腺手术开始前,SLN活检都可以很容易地通过腋尾端切口完成。

手术开始

对于患有严重合并症的患者,ALND可在局部麻醉并镇静的情况下进行,但是最好在全身麻醉下进行。应将同侧胸部和手臂做好准备,用无菌套筒覆盖手臂有利于在手术过程中改变体位。手术采用自胸大肌外侧缘向背阔肌延伸的横向皮纹切口。腋窝切口不足会给外科医生造成不良影响,并且不会降低并发症,所以切口在一定程度上应该暴露得足够彻底。

皮瓣分离

ALND首要和最重要的技术要素是在进入腋窝前充分分离皮瓣的解剖范围。这一点再多强调也不为过:事实上所有ALND核心技术难点都源于手术开始时皮瓣范围分离不足。ALND的第二关键技术要素是在任何时候都要有足够的张力(组织紧张,医生放松)。随着进一步分离皮瓣,将Richardson拉钩放置在每个部位的末端,并不断施加平行于解剖线的牵引力。

皮瓣厚度应均匀,这取决于患者的体质。对于瘦弱患者,应在腋汗腺下方的乳晕平面内进行解剖,但在皮瓣上留下2～5 mm的脂肪组织。异位腋窝乳腺组织,术前经常可见到隆起,应将它包括在皮瓣内。在手术结束时将厚度均匀的皮瓣用

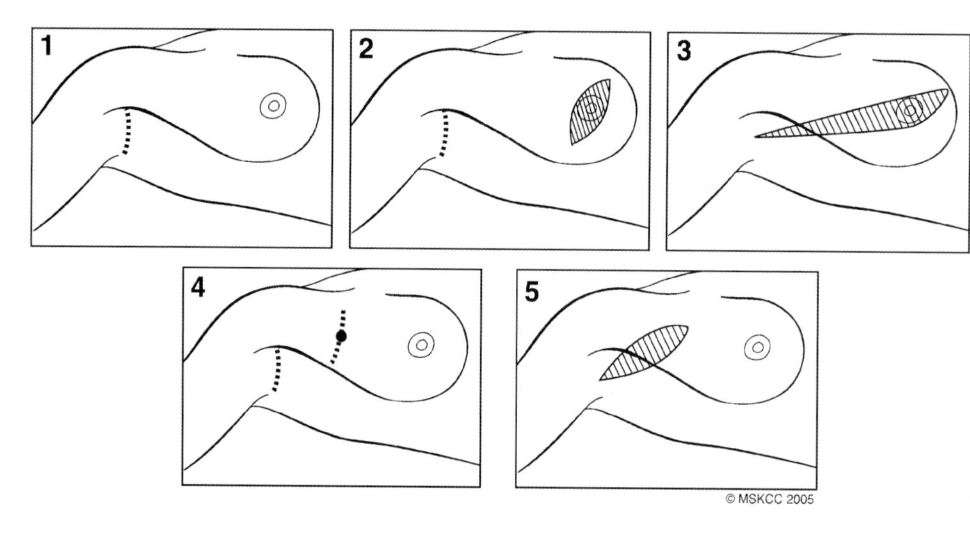

图9.3 前哨淋巴结活检和(或)腋窝淋巴结清扫切口,用于乳房切除术或保乳手术。

于平滑的重塑腋窝缺损,保持良好的美容效果。

上侧皮瓣靠近腋静脉处,内侧皮瓣至胸大、小肌处,下侧皮瓣至前锯肌,外侧皮瓣至背阔肌前缘。解剖是沿着背阔肌的肌腱部分(白筋)向腋静脉方向进行,腋静脉在此水平前方穿过手术野。皮瓣游离的最终步骤是确定腋静脉的上端位置。通过胸膜上方牵开胸大肌上内侧和腋窝下方,可看到胸锁筋膜是扁平的半透明组织,并通过前面到腋静脉、动脉和臂丛插在喙肱肌前。当胸锁筋膜向中通过时,它分裂成胸小肌的前部和后部,然后再融合成一个单层。小心地在腋静脉前方切开胸锁筋膜,通过这一步骤,腋内容物很容易游离,这样可以完全显露腋静脉,使术者在充分视野下,可靠地进行手术。

胸内侧神经的解剖

胸内侧神经(起源于臂丛内侧束)位于胸肌外侧,绕着胸小肌和胸大肌的外侧缘卷曲向前和向下走行。它支配胸大肌下1/3,应尽可能保留,如果受损会造成肌肉萎缩,特别是在乳房切除术或乳房再造术后,肌肉萎缩会更为明显。伴随胸内侧血管发出的小分支,胸内侧神经通过下侧进入腋窝的内部,只有经过仔细结扎和分离之后才能进一步解剖到胸小肌到达第二水平淋巴结。至此,拉钩才可以放置在胸小肌的深部,拉起胸大肌、胸小肌和神经血管束的内侧,暴露腋窝的第二水平,手臂的内收有利于这一步骤,同时也有利于暴露第三水平。

平面Ⅱ和平面Ⅲ的移动

暴露平面Ⅱ和平面Ⅲ,尽可能在内侧小心地切开胸锁筋膜。沿着腋静脉切开胸锁筋膜上方,这一步可以使腋窝内容物在完整腋静脉视野内横向游离至胸壁,腋静脉任何小分支都分离结扎。

如果在平面Ⅱ和平面Ⅲ触及明显的腋窝病变,或者胸小肌的收缩使暴露不充分,那么应该分开胸小肌。通过分离和结扎胸肌内侧神经血管束,钝性进入胸大、小肌之间的平面,可借助手臂内收并前屈来完成,此步骤可能需要游离更多小的胸壁神经分支。胸大肌进一步收缩,暴露并保存沿着大动脉下侧延伸的胸外侧神经和胸肩峰血管,以及位于神经血管束侧边的胸肌(Rotter)淋巴结。此时,Rotter淋巴结很容易被移除。沿胸小肌的内侧缘切开胸锁筋膜(注意避免神经血管束,后者也通过内侧),医生用手指将胸小肌包绕并收回前臂。在腋静脉水平分开肌肉,很大程度上暴露了第二级及第三级水平,接着切开胸锁筋膜上内侧,整个腋窝内部可从“Halsted韧带”旁边游离(锁骨下肌的肌腱部分,插入在第一肋骨,标志着第三水平的最高范围)。在这种情况下,虽然可以留下肌肉,但笔者更愿意沿着腋窝内部切除无神经支配的胸小肌。

识别肋间臂神经

当腋窝内容物从胸壁横向移出时，腋静脉侧支被连续分开并结扎。随着解剖的进行，肋间臂神经（ICBN，T2感觉分支）从侧方将腋窝内容物包裹于胸壁上。笔者通常会牺牲ICBN，因为大多数情况下，在背阔肌前缘至腋静脉的解剖过程中，它已经在腋窝侧被横向分离。目前还不清楚保留神经是否减少感觉障碍，因为随之而来的上臂感觉障碍通常在1～2年内可以缓解。肋间臂神经的分离进一步松解腋窝，并有利于胸长神经（它总是在肋间臂神经的后部）的暴露。将T3和T4（如果必要的话）感觉神经根同样分开，以进一步从腋侧壁释放腋窝内容物。

识别胸长神经

继续从旁分离并结扎腋静脉的最大分支（胸腹壁静脉）。当腋窝内容物向侧面缩回寻找胸长神经时，看见的第一个“白线”围绕着前锯肌而不是神经的薄筋膜。胸长神经通常在其外侧可见，运行在薄筋膜下方围绕至腋窝内部内侧。在仔细切开这一层之后，将两个示指放到神经外侧的间隙中，同时从下扫动，神经很容易从腋窝分离出来。游离和暴露大部分的神经，并防止进一步的损伤。

识别胸背神经

腋静脉的大多数分支，包括胸腹壁静脉，都沿相同的平面一起汇入静脉。相反，胸背血管神经束向后倾斜45°。结扎所有位于前侧的分支后，只需简单地将腋下内容物缩回腋窝，就可识别出胸背神经血管束，通过手指沿胸背束下方或在内侧扫动，可以轻松识别位于动脉和静脉内侧的胸背神经。

完成腋下解剖

在离静脉尽可能近的地方夹紧平面Ⅰ中间的组织，在夹钳的远端分开，然后在近端结扎。夹紧时应小心，在任何时候都应保证直视下可看见腋静脉和神经。如果胸长神经在腋窝组织这个水平没有被完全游离出来或者胸背神经穿过腋窝对角尚未充分暴露，那么任何一条神经都可以很容易地“潜入”夹子，并在这个动作中被切断。待组织的连接被切断，标本被切除，暴露出肩胛下肌后方，然后在两条神经之间留下一个干净的手术视野。游离至腋窝下侧，一直沿着胸背神经解剖，胸背血管的小分支很容易识别和结扎。当胸背血管开始弯曲返回至胸壁时，通过将剩下的几个软组织附件分割到神经血管束的下外侧，并切除标本来完成手术。对于第一级至第二级和第一级至第三级解剖，用金属标记来标明每个解剖水平，然后将其分离转移。

关闭伤口

图9.4显示了ALND完成的区域。腋静脉（其结扎侧分支）可以清楚显露，内侧的T2（肋间臂神经）、T3、T4的感觉神经断端可见，在后方可见胸长神经和胸背神经血管束（其侧分支被结扎）。在检查伤口彻底止血后，在皮瓣下置入一根7 mm的Jackson-Pratt引流管，关闭皮肤切口，并通过对引流管进行负压抽吸使皮肤切口紧闭。使用纱布敷料覆盖，并应用外科胸罩，唤醒患者后送回复苏室。

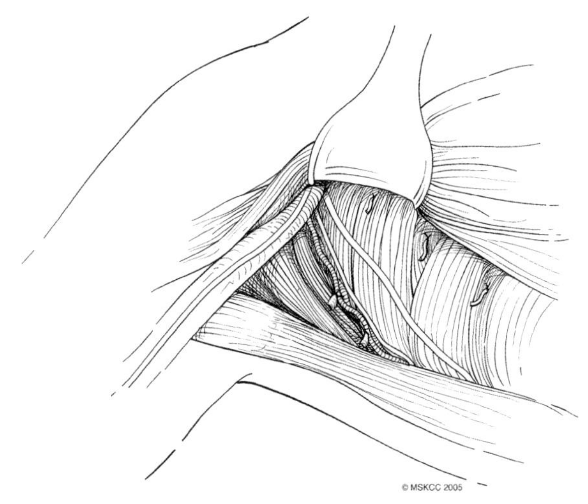

图9.4　完整的ALND的手术视野。结扎上方的腋静脉分支和外侧边的胸背血管分支，切断内侧的肋间臂（T2）、T3和T4感觉神经。根据患者的实际解剖情况，不是每一组ALND都需要损伤肋间神经的，有些甚至都可以保留。

术后护理

患者接受乳腺癌保乳术和ALND后第一天出院,接受乳腺癌根治的患者术后第二天出院。所有这些患者会接受伤口护理指导(笔者通常规定在术后1天),用一个日志记录他们的伤口引流量(当引流管24小时引流量<30 mL可以拔出),并给予术后肩部练习计划(他们通常可以立即开始练习,除了乳房再造术的患者)。

前哨淋巴结活检和腋窝淋巴结清扫术的并发症

淋巴水肿

淋巴水肿是患者最关心的单一并发症,ALND时代尚无大量基于人群的研究来估计淋巴水肿的发生率,纵观文献,在淋巴水肿的定义、评估方法、患者特征、手术范围、放疗范围和随访时间等方面都有很大的差异。在1986年Kissin等的一个经典报告中[76],发现:①用臂围(25.5%)测量的淋巴水肿比患者自己评估(14%)的频率高;②主观上晚期淋巴水肿发生的频率在腋窝放疗(8.3%)、腋窝放疗加上腋窝活检(9.1%)、ALND术(7.4%)相似;③淋巴水肿更多发生在ALND和腋窝放疗之后(38%, $P<0.001$)。2001年,Erickson等发表了一个全面的概述[77],引用了最近的10多个研究(1991—2000年),指出淋巴水肿发病率在2%~43%之间,并随着患者年龄、体重指数和随访时间的延长而增加。

目前关于淋巴水肿的最有用的数据来自将SLN活检与ALND进行比较的随机对照试验:其中3个报告显示SLN活检手臂肿胀发生较少[20, 21, 23]。在英国的ALMANAC多中心试验中[21],报告显示患者12个月后中度或重度淋巴水肿的发病率中SLN活检比ALND少(5% vs. 13%),所有淋巴水肿的相对风险(SLN活检的淋巴水肿相对于ALND)为0.37(*95% CI*为0.23~0.60)。值得注意的是,关于淋巴水肿和ALND的所有其他副作用,ALND后遗症并没有患者预期的那样严重,而SLN活检的后遗症可能超出预期。在前瞻性ACOSOGZ0010试验[24](包括5 327例患者)的最新报告中,SLN活检患者在6个月内淋巴水肿发生率为6.9%;在平均5年的随访中,我们观察到5%的SLN活检患者和16%的ALND患者发生了淋巴水肿[78]。

关于预防淋巴水肿,对患者的标准建议包括:避免创伤/损伤、感染、压迫手臂(尤其是血压袖带)和提重物或重复运动[77]。这在医学和护理文献中是主要建议,但没有证据表明它们中的任何一种都能有效地避免淋巴水肿;甚至可能让患者产生错觉,认为淋巴水肿是他们自己的错而不是一个已知的治疗副作用。

淋巴水肿是无法治愈的,但它是可以治疗的。15项研究(1989—1991年)[77]报道利用不同方法如弹性衣服、压缩泵、绷带包扎、锻炼和复杂的物理治疗,可减少15%~75%的臂围或周长。但仍然需要大量的随机研究确定这些治疗的相对有效性和淋巴水肿治疗后的自然发展史。

腋窝综合征

腋窝综合征(AWS)是2001年外科医生Moskovitz等经长期观察发现后命名的[79]。AWS的特征是出现在ALND或者SLN活检后的1~8周,出现一个由外侧腋窝向上臂内侧方向延伸的皮下条索状结构,伴随着手臂运动受限和疼痛。在750例患者中,他们观察到腋窝综合征发生率为6%。其中4个经历活检的患者发生了皮下静脉或淋巴管血栓,故推测腋窝综合征是由外科手术破坏腋窝水平的近端静脉或淋巴管造成的。腋窝综合征是一种良性和自限性的疾病,不应该与淋巴水肿混淆,而且不需要治疗。

感觉障碍的发病率

SLN活检和ALND导致的感觉障碍后遗症在很大程度上与感觉神经的划分有关,最值得注意的是肋间臂神经,这是T2的一种皮肤感觉分支,支配上臂内侧,腋窝,乳房上外侧。ALND的技术改进可使肋间臂神经保留,这一改进术式虽然很受欢迎但尚无确切标准。在比较肋间臂神经的保留与切除[80,81]的单一随机试验中，保留肋间臂神经可减少感觉缺陷，但是在 3 个月或 3 年的随访中，两组在疼痛、肩部运动、臂围，或神经瘤的出现均无差异。

三个随机临床试验显示 SLN 活检的感觉障碍发病率低于 ALND[20,21,23]。在英国的 ALMANAC 多中心试验中[21]，SLN 活检 12 个月时患者报告的感觉缺失发生率低于 ALND 术（11% vs. 31%），而感觉缺失的相对危险度（SLN 活检相对 ALND）为 0.37（*95% CI* 为 0.27～0.50）。这项研究和其他的研究[82]表明，ALND 感觉障碍的发病率随着时间的推移而显著减少，不需要治疗。

肩关节功能

肩关节活动受限（ROM）是 ALND 的副作用，两个随机临床试验显示 SLN 活检后肩关节活动受限（ROM）比 ALND 术后发生率少[20,21]。在英国的 ALMANAC 多中心试验表明[21]，这一现象在 1 个月内有非常明显的差异，但随后两组肩关节活动受限（ROM）（屈曲和外展）均迅速改善，在较长时间随访中，差异不再显著。锻炼运动对于恢复肩关节活动受限是 ALND 术后护理的一个重要因素。

感染

手臂蜂窝织炎、胸壁或乳房蜂窝织炎是一种公认但是相对罕见的 ALND 术后副作用，可能反映了手术引起的局部免疫功能障碍。蜂窝织炎的发病率未知。通过 Roses 等[83]的详细报告，ALND 术后的 200 例患者在 1 年或以上的随访中，发现 5.5%患者发生了蜂窝织炎，2%患者多次发作。蜂窝织炎可在非无菌性皮肤损伤（切割、磨损或烧伤）后发生，但通常无明显原因。通常建议患者在 ALND 术后避免臂内注射、静脉穿刺或同侧手臂静脉注射，没有任何证据表明，无菌皮肤穿刺会引起蜂窝织炎，避免感染可以预防淋巴水肿[77]。反复发作的感染被认为会增加淋巴水肿的风险（尽管不知这个原因是否会引起感染或导致淋巴水肿），推荐及时口服或静脉注射抗生素等治疗。

腋窝分期：未来的发展方向

我们进入了一个动态的新时代，基因组技术提出了一种新的乳腺癌分类法[84]，似乎改善了预后[85-87]，可以更好地预测哪些患者将会（或不会）从全身辅助治疗中获益[88]，以及有希望鉴定新的治疗靶点及更多有效的药物。如果证明基因表达谱对预后的预测能力明显优于常规组织病理学检查，并且新型药物具有治疗潜力，那么 ALND、淋巴结分期、乳腺癌手术可能会被淘汰。目前的现实是，手术治疗仍然是乳腺癌最有效的治疗方式，淋巴结分期对于预后至关重要，ALND 仍然是大多数淋巴结阳性患者达到局部控制的手段。

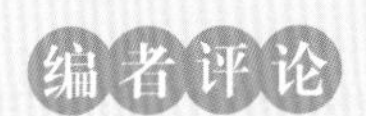

Cody 博士用生动和简洁的语言为我们对有关腋窝分期的大量文献进行了出色的回顾。正如他指出的那样，从淋巴结分期中获得的预后信息对于指导辅助治疗决策至关重要。SLN 活检是一个可靠的手段，即使有各种各样的技术和临床情况，也被证明是准确的。由于在几乎所有情况下都证明了它的准确性，因此对它的假定禁忌证的数量一直在逐渐减少。关于临床淋巴结阴性患者的新辅助化疗中 SLN 活检的时间选择和淋巴结阳性患者化疗后的准确性仍然存在长期争议。ACOSOG 1071 试验于 2009 年底开始，目的是评估 SLN 手术和 ALND 在初诊时淋巴结阳性乳腺癌（T1～4 N1～2 M0）术前化疗中的作用。

他在技术方面清晰并有教育指导性地描述 ALND。我将阐述关于一些我通常的做法以及和 Cody 博士之间的区别。损伤神经导致的麻木是令患者厌烦的，即使它可以在几年里恢复，所以我尽力保护肋间臂神经，除非神经被淋巴结累及包绕。保护神经使手术解剖较繁琐，需要沿着腋神经向前打开腋窝内部前方。我没有在腋窝的不同水平上做标记，这种做法在SLN时代被认为是强制性的，当时人们认为淋巴结受累的水平是预后的重要标志，就像“跳跃性转移”标志，我们现在知道没有“跳跃性转移”，只是用SLN标测识别的不同的引流途径。但是，在确实有明显和广泛淋巴结转移的情况下，我确实将“最高”淋巴结（标有此类标记）作为单独的标本发送给病理学。我用一个独特的金属夹标记这个淋巴结在体内的位置。和我一起工作的放射肿瘤学家也发现这些技术对放射治疗计划有帮助。关于ALND术后是否使用封闭引流，文献中没有达成共识。放置引流管仍然是个别外科医生的选择。我倾向于避免在大多数患者中放置引流。

感谢Cody博士在这种可读性强且内容系统全面的文章中分享他关于腋窝分期的专业知识。

(S.C.W.)

参考文献

[1] Power SD. The history of the amputation of the breast to 1904. *Liverpool Med Chir J* 1934;52:49-56.

[2] Halsted WS. The results of operations for the cure of cancer of the breast performed at the Johns Hopkins Hospital from June 1889 to January 1894. *Johns Hopkins Hosp Rep* 1894;4:297-350.

[3] Halsted WS. The results of radical operations for the cure of carcinoma of the breast. *Ann Surg* 1907;46:1-19.

[4] Urban JA. Radical excision of the chest wall for mammary cancer. *Cancer* 1951;4:1263-1285.

[5] Patey DH, Dyson WH. The prognosis of carcinoma of the breast in relation to type of operation performed. *Br J Cancer* 1948;2:7-13.

[6] Auchincloss H. Significance of location and number of axillary metastases in carcinoma of the breast: a justification for a conservative operation. *Ann Surg* 1963;158:37-46.

[7] Fisher B. Laboratory and clinical research in breast cancer: a personal adventure. *Cancer Res* 1980;40:3863-3874.

[8] Fisher B, Montague E, Redmond C. Comparison of radical mastectomy with alternative treatments for primary breast cancer: a first report of results from a prospective randomized clinical trial. *Cancer* 1977;39:2827-2839.

[9] Fisher B, Redmond C, Fisher E. Ten-year results of a randomized clinical trial comparing radical mastectomy and total mastectomy with or without radiation. *New Eng J Surg* 1985;312:674-681.

[10] Fisher B, Jeong JH, Anderson S, et al. Twenty-five-year follow-up of a randomized trial comparing radical mastectomy, total mastectomy, and total mastectomy followed by irradiation. *N Engl J Med* 2002;347:567-575.

[11] Hellman S, Weichselbaum RR. Oligometastases. *J Clin Oncol* 1995;13:8-10.

[12] Clarke M, Collins R, Darby S, et al. Effects of radiotherapy and of differences in the extent of surgery for early breast cancer on local recurrence and 15-year survival: an overview of the randomised trials. *Lancet* 2005;366:2087-2106.

[13] Early Breast Cancer Trialists' Collaborative Group. Effects of radiotherapy and surgery in early breast cancer: an overview of the randomized trials. *N Engl J Med* 1995;333:1444-1455.

[14] Early Breast Cancer Trialists' Collaborative Group. Effects of chemotherapy and hormonal therapy for early breast cancer on recurrence and 15-year survival: an overview of the randomised trials. *Lancet* 2005;365:1687-1717.

[15] Cabanas R. An approach for the treatment of penile carcinoma. *Cancer* 1977;39:456-466.

[16] Morton DL, Wen DR, Wong JH, et al. Technical details of intraoperative lymphatic mapping for early stage melanoma. *Arch Surg* 1992;127:392-399.

[17] Krag DN, Weaver DL, Alex JC, et al. Surgical resection and radiolocalization of the sentinel lymph node in breast cancer using a gamma probe. *Surg Oncol* 1993;2:335-340.

[18] Giuliano AE, Kirgan DM, Guenther JM, et al. Lymphatic mapping and sentinel lymphadenectomy for breast cancer. *Ann Surg* 1994;220:391-401.

[19] Kim T, Giuliano AE, Lyman GH. Lymphatic mapping and sentinel lymph node biopsy in early-stage breast carcinoma. *Cancer* 2006;106:4-16.

[20] Veronesi U, Paganelli G, Viale G, et al. A randomized comparison of sentinel-node biopsy with routine axillary dissection in breast cancer. *N Engl J Med* 2003;349:546-553.

[21] Mansel RE, Fallowfield L, Kissin M, et al. Randomized multicenter trial of sentinel node biopsy versus standard axillary treatment in operable breast cancer: the ALMANAC trial. *J Natl Cancer Inst* 2006;98:599-609.

[22] Krag DN, Anderson SJ, Julian TB, et al. Technical outcomes of sentinel-lymph-node resection and conventional axillary-lymph-node dissection in patients with clinically node-negative breast cancer: results from the NSABP B-32 randomised phase III trial. *Lancet Oncol* 2007;8:881-888.

[23] Purushotham AD, Upponi S, Klevesath MB, et al. Morbidity after sentinel lymph node biopsy in primary breast cancer: results from a randomized controlled trial. *J Clin Oncol* 2005;23:4312-4321.

[24] Wilke LG, McCall LM, Posther KE, et al. Surgical complications associated with sentinel lymph node biopsy: results from a prospective international cooperative group trial. *Ann Surg Oncol* 2006;13:491-500.

[25] Gill G. Sentinel-lymph-node-based management or routine axillary clearance? One-year outcomes of sentinel node biopsy versus axillary clearance (SNAC): a randomized controlled surgical trial. *Ann*

Surg Oncol 2009;16:266-275.

[26] Del Bianco P, Zavagno G, Burelli P, et al. Morbidity comparison of sentinel lymph node biopsy versus conventional axillary lymph node dissection for breast cancer patients: results of the Sentinella-GIVOM Italian randomised clinical trial. *Eur J Surg Oncol* 2008; 34:508-513.

[27] Veronesi U, Paganelli G, Viale G, et al. Sentinel-lymph-node biopsy as a staging procedure in breast cancer: update of a randomised controlled study. *Lancet Oncol* 2006;7:983-990.

[28] Turner RR, Ollila DW, Krasne DL, et al. Histologic validation of the sentinel lymph node hypothesis for breast carcinoma. *Ann Surg* 1997;226:271-278.

[29] Weaver DL, Krag DN, Ashikaga T, et al. Pathologic analysis of sentinel and nonsentinel lymph nodes in breast carcinoma: a multicenter study. *Cancer* 2000;88:1099-1107.

[30] Cody HS III. Sentinel lymph node biopsy for breast cancer: does anybody not need one? *Ann Surg Oncol* 2003;10:1131-1132.

[31] Port ER, Fey J, Gemignani ML, et al. Reoperative sentinel lymph node biopsy: a new option for patients with primary or locally recurrent breast carcinoma. *J Am Coll Surg* 2002;195:167-172.

[32] Port ER, Garcia-Etienne CA, Park J, et al. Reoperative sentinel lymph node biopsy: a new frontier in the management of ipsilateral breast tumor recurrence. *Ann Surg Oncol* 2007;14(8):2209-2214.

[33] Sado HN, Graf RM, Canan LW, et al. Sentinel lymph node detection and evidence of axillary lymphatic integrity after transaxillary breast augmentation: a prospective study using lymphoscintography. *Aesthetic Plast Surg* 2008;32:879-888.

[34] Munhoz AM, Aldrighi C, Ono C, et al. The influence of subfascial transaxillary breast augmentation in axillary lymphatic drainage patterns and sentinel lymph node detection. *Ann Plast Surg* 2007; 58:141-149.

[35] Rodriguez FJ, Martella S, Trifiro G, et al. Sentinel node biopsy in patients with previous breast aesthetic surgery. *Ann Surg Oncol* 2009;16:989-992.

[36] Cox CE, Pendas S, Cox JM, et al. Guidelines for sentinel node biopsy and lymphatic mapping of patients with breast cancer. *Ann Surg* 1998;5:645-653.

[37] Clarke D, Newcombe RG, Mansel RE. The learning curve in sentinel node biopsy: the ALMANAC experience. *Ann Surg Oncol* 2004;11:211S-215S.

[38] Cody HS, Fey J, Akhurst T, et al. Complementarity of blue dye and isotope in sentinel node localization for breast cancer: univariate and multivariate analysis of 966 procedures. *Ann Surg Oncol* 2001; 8:13-19.

[39] McMasters KM, Tuttle TM, Carlson DJ, et al. Sentinel lymph node biopsy for breast cancer: a suitable alternative to routine axillary dissection in multi-institutional practice when optimal technique is used. *J Clin Oncol* 2000;18:2560-2566.

[40] Derossis AM, Fey J, Yeung H, et al. A trend analysis of the relative value of blue dye and isotope localization in 2000 consecutive cases of sentinel node biopsy for breast cancer. *J Am Coll Surg* 2001; 193:473-478.

[41] McCarter MD, Yeung H, Yeh SDJ, et al. Localization of the sentinel node in breast cancer: identical results with same-day and day-before isotope injection. *Ann Surg Oncol* 2001;8:682-686.

[42] Linehan DC, Hill ADK, Akhurst T, et al. Intradermal radiocolloid and intraparenchymal blue dye injection optimize sentinel node identification in breast cancer patients. *Ann Surg Oncol* 1999;6:450-454.

[43] Povoski SP, Olsen JO, Young DC, et al. Prospective randomized clinical trial comparing intradermal, intraparenchymal, and subareolar injection routes for sentinel lymph node mapping and biopsy in breast cancer. *Ann Surg Oncol* 2006;13:1412-1421.

[44] Chagpar A, Martin RC III, Chao C, et al. Validation of subareolar and periareolar injection techniques for breast sentinel lymph node biopsy. *Arch Surg* 2004;139:614-618.

[45] McMasters KM, Wong SL, Tuttle TM, et al. Preoperative lymphoscintigraphy for breast cancer does not improve the ability to identify axillary sentinel lymph nodes. *Ann Surg* 2000;231:724-731.

[46] Estourgie SH, Nieweg OE, Olmos RA, et al. Lymphatic drainage patterns from the breast. *Ann Surg* 2004;239:232-237.

[47] Heuts EM, Van der Ent FWC, von Meyenfeldt MF, et al. Internal mammary lymph drainage and sentinel node biopsy in breast cancer: A study on 1008 patients. *Eur J Surg Oncol* 2009;35:252-257.

[48] Martin RCG, Fey J, Yeung H, et al. Highest isotope count does not predict sentinel node positivity in all breast cancer patients. *Ann Surg Oncol* 2001;8:592-597.

[49] McCarter MD, Yeung H, Fey J, et al. The breast cancer patient with multiple sentinel nodes: when to stop? *J Am Coll Surg* 2001; 192:692-697.

[50] Martin RC, Edwards MJ, Wong SL, et al. Practical guidelines for optimal gamma probe detection of sentinel lymph nodes in breast cancer: results of a multi-institutional study. *Surgery.* 2000;128: 139-144.

[51] Chan SW, Lavigne KA, Port ER, et al. Does the benefit of sentinel node frozen section vary between patients with invasive duct, invasive lobular, and favorable histologic subtypes of breast cancer? *Ann Surg* 2008;247:143-149.

[52] Derossis AM, Fey JV, Cody HS III, et al. Obesity influences outcome of sentinel lymph node biopsy in early-stage breast cancer. *J Am Coll Surg* 2003;197:896-901.

[53] Montgomery LL, Thorne AC, Van Zee KJ, et al. Isosulfan blue dye reactions during sentinel lymph node mapping for breast cancer. *Anesth Analg* 2002;95:385-388.

[54] Viale G, Dell'Orto P, Biasi MO, et al. Comparative evaluation of an extensive histopathologic examination and a real-time reverse-transcription-polymerase chain reaction assay for mammaglobin and cytokeratin 19 on axillary sentinel lymph nodes of breast carcinoma patients. *Ann Surg* 2008;247:136-142.

[55] Greene FL, Page DL, Fleming ID, et al. Breast. In: Greene FL, Page DL, Fleming ID, et al., eds. *AJCC Cancer Staging Manual.* New York: Springer; 2002:221-240.

[56] Cody HS III. Sentinel lymph node biopsy for breast cancer: indications, contraindications, and new directions. *J Surg Oncol* 2007;95: 440-442.

[57] Bonnema J, van Geel AN, van Ooijen B, et al. Ultrasound-guided aspiration biopsy for detection of nonpalpable axillary node metastases in breast cancer patients: new diagnostic method. *World J Surg* 1997;21:270-274.

[58] Damera A, Evans AJ, Cornford EJ, et al. Diagnosis of axillary nodal metastases by ultrasoundguided core biopsy in primary operable breast cancer. *Br J Cancer* 2003;89:1310-1313.

[59] de Kanter AY, van Eijck CH, van Geel AN, et al. Multicentre study of ultrasonographically guided axillary node biopsy in patients with breast cancer. *Br J Surg* 1999;86:1459-1462.

[60] Deurloo EE, Tanis PJ, Gilhuijs KG, et al. Reduction in the number of sentinel lymph node procedures by preoperative ultrasonography of the axilla in breast cancer. *Eur J Cancer* 2003;39:1068-1073.

[61] Krishnamurthy S, Sneige N, Bedi DG, et al. Role of ultrasound-guided fine-needle aspiration of indeterminate and suspicious axillary lymph nodes in the initial staging of breast carcinoma. *Cancer*

2002;95:982-988.

[62] Vaidya JS, Vyas JJ, Thakur MH, et al. Role of ultrasonography to detect axillary node involvement in operable breast cancer. *Eur J Surg Oncol* 1996;22:140-143.

[63] Verbanck J, Vandewiele I, De Winter H, et al. Value of axillary ultrasonography and sonographically guided puncture of axillary nodes: a prospective study in 144 consecutive patients. *J Clin Ultrasound* 1997;25:53-56.

[64] Yang WT, Ahuja A, Tang A, et al. High resolution sonographic detection of axillary lymph node metastases in breast cancer. *J Ultrasound Med* 1996;15:241-246.

[65] van Rijk MC, Deurloo EE, Nieweg OE, et al. Ultrasonography and fine-needle aspiration cytology can spare breast cancer patients unnecessary sentinel lymph node biopsy. *Ann Surg Oncol* 2006;13:31-35.

[66] Fisher B, Wolmark N, Banes M. The accuracy of clinical nodal staging and of limited axillary dissection as a determinant of histologic nodal status in carcinoma of the breast. *Gynecol Obstet* 1981;152:765-772.

[67] Specht MC, Fey JV, Borgen PI, et al. Is the clinically positive axilla in breast cancer really a contraindication to sentinel lymph node biopsy? *J Am Coll Surg* 2005;200:10-14.

[68] Van Zee KJ, Manasseh DM, Bevilacqua JL, et al. A nomogram for predicting the likelihood of additional nodal metastases in breast cancer patients with a positive sentinel node biopsy. *Ann Surg Oncol* 2003;10:1140-1151.

[69] Park J, Fey JV, Naik AM, et al. A declining rate of completion axillary dissection in sentinel lymph node-positive breast cancer patients is associated with the use of a multivariate nomogram. *Ann Surg* 2007;245:462-468.

[70] Giuliano AE. Z0011: Study synopsis: a randomized trial of axillary node dissection in women with clinical T1 or T2 N0 M0 breast cancer who have a positive sentinel node. Available at: http://www.acosog.org/studies/synopses/Z0011_Synopsis.pdf. Accessed March 9, 2010.

[71] EORTC protocol 10981-22023. After Mapping of the Axilla: Radiotherapy or Surgery AMAROS. Available at: http://www.eortc.be/protoc/details.asp?protocol_10981. Accessed March 9, 2010.

[72] Cody HS, Borgen PI. State-of-the-art approaches to sentinel node biopsy for breast cancer: study design, patient selection, technique, and quality control at Memorial Sloan-Kettering Cancer Center. *Surg Oncol* 1999;8:85-91.

[73] Kelly AM, Dwamena B, Cronin P, et al. Breast cancer sentinel node identification and classification after neoadjuvant chemotherapy: systematic review and meta analysis. *Acad Radiol* 2009;16:551-563.

[74] Shen J, Gilcrease MZ, Babiera GV, et al. Feasibility and accuracy of sentinel lymph node biopsy after preoperative chemotherapy in breast cancer patients with documented axillary metastases. *Cancer* 2007;109:1255-1263.

[75] Naik AM, Fey J, Gemignani M, et al. The risk of axillary relapse after sentinel lymph node biopsy for breast cancer is comparable with that of axillary lymph node dissection: a follow-up study of 4008 procedures. *Ann Surg* 2004;240:462-468.

[76] Kissin MW, Querci della Rovere G, Easton D, et al. Risk of lymphoedema following the treatment of breast cancer. *Br J Surg* 1986;73:580-584.

[77] Erickson VS, Pearson ML, Ganz PA, et al. Arm edema in breast cancer patients. *J Natl Cancer Inst* 2001;93:96-111.

[78] McLaughlin SA, Wright MJ, Morris KT, et al. Prevalence of lymphedema in women with breast cancer 5 years after sentinel lymph node biopsy or axillary dissection: patient perceptions and precautionary behaviors. *J Clin Oncol* 2008;26:5220-5226.

[79] Moskovitz AH, Anderson BO, Yeung RS, et al. Axillary web syndrome after axillary dissection. *Am J Surg* 2001;181:434-439.

[80] Abdullah TI, Iddon J, Barr L, et al. Prospective randomized controlled trial of preservation of the intercostobrachial nerve during axillary node clearance for breast cancer. *Br J Surg* 1998;85:1443-1445.

[81] Freeman SR, Washington SJ, Pritchard T, et al. Long term results of a randomised prospective study of preservation of the intercostobrachial nerve. *Eur J Surg Oncol* 2003;29:213-215.

[82] Temple LK, Baron R, Cody HS III, et al. Sensory morbidity after sentinel lymph node biopsy and axillary dissection: a prospective study of 233 women. *Ann Surg Oncol* 2002;9:654-662.

[83] Roses DF, Brooks AD, Harris MN, et al. Complications of level I and II axillary dissection in the treatment of carcinoma of the breast. *Ann Surg* 1999;230:194-201.

[84] Perou CM, Sorlie T, Eisen MB, et al. Molecular portraits of human breast tumours. *Nature* 2000;406:747-752.

[85] van't Veer LJ, Dai H, van de Vijver MJ, et al. Gene expression profiling predicts clinical outcome of breast cancer. *Nature* 2002;415:530-536.

[86] van de Vijver MJ, He YD, van't Veer LJ, et al. A gene-expression signature as a predictor of survival in breast cancer. *N Engl J Med* 2002;347:1999-2009.

[87] Wang Y, Klijn JG, Zhang Y, et al. Gene-expression profiles to predict distant metastasis of lymph-node-negative primary breast cancer. *Lancet* 2005;365:671-679.

[88] Paik S, Shak S, Tang G, et al. A multigene assay to predict recurrence of tamoxifen-treated, node-negative breast cancer. *N Engl J Med* 2004;351:2817-2826.

第10章

Costanza Cocilovo

保乳：肿瘤学的问题

Breast Conservation: Oncologic Issues

1973年，米兰癌症研究所(Milan Cancer Institute)开始招募入组患者，将根治性乳房切除术与象限切除术进行比较。初步数据显示，在1977—1981年之间两组的生存率是相近的[1]。入组的701例女性中，177例死于乳腺癌，其中86例行乳房根治术，91例接受保乳手术治疗。手术的目的是切除原发癌灶和充分的周围组织，包括皮肤和肌肉前筋膜。结果表明，接受保乳的治疗组有着更高的局部复发率(表10.1和图10.1)。复发高峰出现在45岁及以下年龄的女性患者中。结果表明，接受保乳手术并且接受术后同侧放疗的早期乳腺癌患者其远期生存率与接受乳腺癌根治术的患者相当[1]。米兰试验Ⅱ比较"肿瘤切除＋腋窝清扫＋放疗"和"象限切除＋腋窝清扫＋放疗"，肿瘤切除术的定义为切除肿瘤及距离肿瘤2 mm的周围正常组织切缘(表10.2和图10.2)。总体生存率在两组无明显差异，但肿瘤切除术组的局部复发率(13.3%)是象限切除组(5.3%)的2倍。伴有广泛导管内癌成分的患者局部复发率最高[2]。

同样在1971年，美国国家乳腺和肠道辅助治疗研究小组(NSABP)发起了B-4研究，这是一项随机临床试验，旨在解决乳腺癌手术治疗方面的争议。25年的调查结果显示，Halsted式的乳房切除术和次广泛切除手术之间没有生存差异。随后该机构设计B-6试验用于评估Ⅰ期和Ⅱ期肿瘤＜4 cm的患者的保乳手术。患者被随机分为单纯肿瘤切除术、肿瘤切除联合放疗或全乳房切除术。三组之间无明显生存差异。仅接受肿瘤切除术患者的局部复发率为39.2%，而接受肿瘤切除术后放疗的患者的局部复发率为14.3%。在B-6试验中，只有淋巴结阳性的患者接受化疗；而如今决定患者是否需要化疗，除了考虑肿瘤大小以外，还考虑了其他诸多因素，这使得更多的乳腺癌患者接受了化疗。新的化疗方案也更加有效[3]，这也使得局部复发率进一步降低。

保乳与乳房切除术的费用

探讨到治疗费用问题，最大的变量是年龄小于65岁的女性比年龄65岁以上的女性有更高的治疗花费。可能原因是这部分女性除了接受手术和放疗外，还有可能接受化疗。6个月内，乳房切

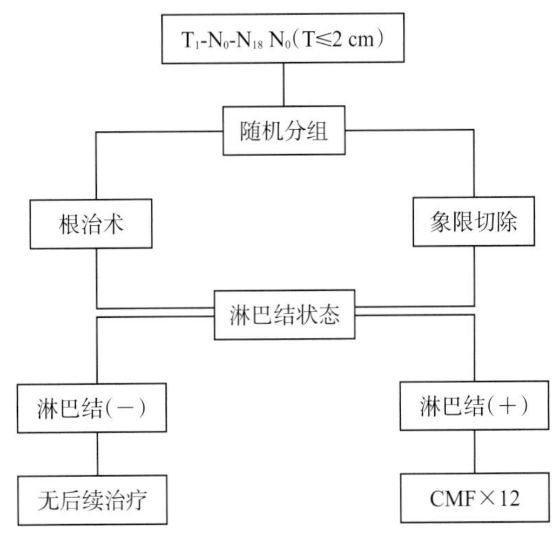

图10.1　米兰试验Ⅰ的设计方案。

表10.1　米兰试验Ⅰ

治疗	N	局部复发率	同侧新发癌灶	对侧癌灶	远处转移
根治术(Halsted)	349	7	—	24	76
象限切除(QUART)	352	13	9	20	71

注：QUART，象限切除、腋窝淋巴结清扫和放疗。

表10.2 肿瘤区段切除术和象限切除术的手术目的、切口设计、切除范围和切口关闭的比较

	肿瘤区段切除术	象限切除术
手术目的	切除肿瘤负荷 提高放疗有效性	切除所有癌组织
切口设计	圆弧形为主	放射状以包含树样走行的导管组织
切除范围	不需要切除皮肤，切除肿瘤周围0.5～1 cm正常组织	切除肿瘤表面皮肤及下方胸肌筋膜，切除肿瘤周围2～3 cm正常组织
切口关闭	不需重建	精确的乳房重建

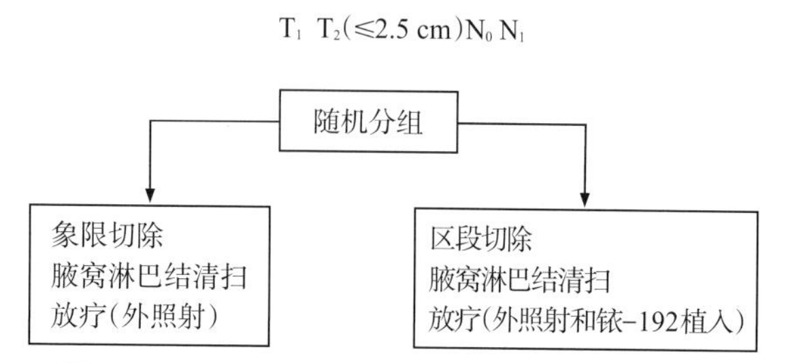

图10.2 米兰试验Ⅱ的设计方案，1985—1987年。

除术(12 987美元)比乳腺切除术加激素治疗或化疗(14 309美元)、乳腺癌保乳手术加放疗(14 963美元)和乳腺癌保乳手术加放疗及辅助激素治疗或化疗(15 779美元)更便宜。1年内，花费大致相等。保乳的花费在很大程度上来自放射治疗的使用，而在乳房切除手术中则是住院手术费用较高。无论选择何种手术，辅助治疗显著增加了成本。5年内，乳房切除术最终费用高于乳房保乳术，这可能是由于乳房重建平均增加了9 600美元的费用和其他乳房切除手术并发症产生的费用[4]。虽然在费用上有一些差异，但这并不足以证明可用于提倡一种外科治疗方式优于另一种。

影响保乳与乳房切除选择的因素

为患者选择何种手术方式最优，取决于患者的意愿、肿瘤的特征及手术医生的建议。肿瘤的特点，如广泛的钙化、多中心病灶、获得安全切缘的可能性、肿瘤与乳房的体积比，以及放射治疗的禁忌证都可能限制保乳手术的实施。患者的选择往往受朋友或亲戚的经验、患者自己对治疗方法的偏好、获得放射治疗的途径、对身体外形是否注重以及对局部复发恐惧的影响。患者经常反映说，她们的医生没有向她们同时提供两种选择[5]。Morrow等报道了对乳腺癌切除术的应用与预后不良的因素(如淋巴结状况和肿瘤分级)之间存在着显著的相关性，这表明一些外科医生可能认为保乳不够安全[6,7]。这个理论基础并不一定是合理的；如果患者预后不良，她通常更多可能是全身复发而不是局部。外科医生的实践经验与运用保乳术相关，表明经验和治疗偏见可能会影响到为患者提供的手术方案选择[8]。医生的继续教育和对该技术的应用提倡应该可以逐渐减少这类问题。

新辅助化疗的应用与保乳

术前化疗可缩小肿瘤大小，这给了渴望保乳的患者的一个保乳的机会。美国乳腺与肠道外科辅助治疗研究组(NSABP)B-18试验证明，术前化疗可降期并增加保乳机会，尤其是在肿瘤>5 cm的患者[9]。McIntosh等报道了173例伴有大肿瘤或局部晚期乳腺癌经新辅助化疗后接受保乳的患者，有44例(25%)进行术前化疗后接受了保乳术[10]。中位随访62个月后，接受保乳术的44例患者中有1例局部复发(2.3%)，121例乳房切除术患者中有9例局部复发(7.4%)。对化疗反应较好的患者进行保乳术，因此，此项研究存在偏倚。但是结果表明，选择恰当的患者是可以在化疗后进行保乳手术的[10]。2006年，米兰研究小组发表了他们关于309例有乳房切除术指征的患者进行新辅助化疗的研究综述。在这一研究中，195例患者接

受了保乳手术，114例患者接受了改良根治术。在41个月的中位随访中，13例（6.7%）接受保乳的患者出现了同侧肿瘤复发。6例（3.1%）患者有局部复发，28（14.4%）例患者有远处转移，24（12.3%）例患者的常规病理报告为切缘阳性或切缘不足1 mm。这些患者都接受了放疗。远处转移的累积发生率在切缘阳性和切缘阴性的患者中相似，总体生存率没有差异[11]。

Soucy等在法国进行了一项研究，旨在探讨新辅助治疗后接受保乳手术和初始保乳手术的患者手术切缘的安全问题[12]。切缘阳性的危险因素研究包括年龄、家族史、肿瘤大小、淋巴结受累、淋巴血管侵犯、导管内病变、导管或小叶累及[13]。作者指出接受新辅助化疗的患者的切缘阳性率为21%，而非新辅助化疗组的切缘阳性率为18%。与切缘阳性相关的因素包括淋巴结分期、肿瘤大小、小叶癌以及激素受体阳性。术前化疗不影响切缘状态。作者认为，激素受体阳性和切缘阳性之间的关系仍然无法解释。20%的激素受体阳性的患者伴有阳性切缘，而激素受体阴性的患者中约10%伴有阳性切缘。激素受体阳性肿瘤对化疗的反应不敏感，但这并不能解释它们总体上较高的切缘阳性率。小叶癌的切缘阳性率明显高于导管癌，分别为43%和16%。小叶癌往往是多中心和双侧的，在常规乳房X线片中更难评估。其对新辅助化疗的反应也不敏感，所有这些都导致了切缘较高的阳性率。因此，作者认为，尽管新辅助化疗后肿瘤的退缩模式多种多样，但新辅助化疗后保乳切缘阳性率并不比浸润性乳腺癌初始保乳切缘阳性率高[13]。

MD安德森癌症中心分享了他们从1987—2000年新辅助化疗后的保乳经验。中位随访时间为60个月，T3、T4期患者的乳房局部复发与T1、T2期患者的局部复发无明显差异，但肿瘤较大时区域局部复发较高。区域局部复发是指相邻的组织（锁骨上窝、腋窝、锁骨下窝和内乳淋巴结）。局部复发与乳腺病理残余肿瘤＞2 cm，多病灶残留和脉管浸润呈正相关[14]。

美国临床肿瘤学会（ASCO）召集了一个国际专家组更新他们的治疗推荐。推荐新辅助治疗的决定是基于肿瘤的内分泌反应性、淋巴结状况、绝经状况以及肿瘤大小和分级。治疗方案应根据患者的特点个体化，比如在MD安德森癌症中心，给残余癌的患者行术后化疗。众多大型新辅助内分泌治疗后接受保乳手术的研究正在进行，但仅少数在老年患者的试验中显示出良好的结果。曲妥珠单抗仅在术前新辅助治疗的临床试验中使用。在局部失败率方面，保乳手术似乎是安全的，但反应不足可能导致局部复发率较高。他们的结论是，新辅助化疗的全部潜力尚未得到充分开发，这很可能是真的[15]。这些研究表明，新辅助化疗可以安全地增加接受保乳手术的患者数量。然而，在决定是否需要保乳时，要考虑到治疗前的肿瘤特征和肿瘤的化疗反应。

乳腺肿瘤复发对预后的影响

许多研究报告指出，局部复发的长期影响是很小的，那是因为局部复发和没有局部复发的患者总体生存率是相似的。然而，这是有争议的。MD安德森癌症中心的最近报道称同侧乳腺肿瘤复发是全身复发和较差的疾病特异性生存的独立预测因子[16]。一些研究表明远处复发的高峰较晚，而另一些研究表明局部复发可能是一个危险因素，但不是远处转移的原因。因为这个问题还没有得到明确的答案，所以最好设法防止局部复发[5]。局部复发有两种类型：由那些未能被手术切除干净或放疗或辅助治疗杀死的肿瘤细胞引起的复发，以及残留乳房组织新生的乳腺癌复发。真正的复发往往发展得更快，更接近原来的肿瘤部位[5]。

一份MD安德森单中心27年随访的数据显示在1994—1996年期间经治的乳腺癌患者其5年同侧复发率较1994年以前的患者低（1.3% vs. 5.7%），主要是因为在年龄＜50岁的患者中大幅降低（1.4% vs. 9.1%）。作者认为，这反映了1994年以后他们机构的4项重大战略变化：首先，由于术中和术后切缘评估的使用，阳性或未知切缘的发生率有所下降；第二，辅助化疗和新辅助治疗的应用有所增加；第三，无论绝经前还是绝经后的患者他莫昔芬的应用增加了；第四，1994—1996年，放疗推量的下降。这似乎是一种反向的策略改变，然而，在1994年以前，这种应用更多是存在于肿瘤切缘太近、阳性的或未知的切缘。本研究未报道的其他因素，如诊断影像学的持续改善，也可能有助于减少局部复发[17]。

在对保乳治疗后局部复发乳腺癌的回顾性研究中，Huston和Simmons发现，最常见的局部复发类型（57%～88%）发生在原发乳腺癌的部位，最大可能是由于未能完整性切除。第二种类型位于同一象限内（22%～28%），但不直接位于原发癌灶位置。这些使得有了导管原位癌（DCIS）自初次手术以来的演变假设。第三种类型是处于不同的象限（10%～12%），可能代表一种新的乳腺原发癌。更罕见的是辐射诱发或炎症复发。在原发肿瘤附近复发的患者大多在33个月内复发；那些在较远的地方复发的平均时间为75个月（18个月）。Huston和Simmons认为，与局部复发风险增加相关的因素包括切缘状态、广泛的导管内成分、患者年龄和放疗的缺失。大多数数据支持邻近的或阳性手术切缘导致局部复发率增加。同样，如果广泛的导管内成分没有被切除，也会导致风险增加。较大的切除与较低的复发风险相关。年龄较轻的患者，特别是<35岁的患者相较于年龄较大的患者有着更高的局部复发率和更低的生存率。NSABP B-06和B-17试验均显示放疗可以降低局部复发风险[18]。一定程度上局部复发确实会影响患者的生存。由于局部复发的全部影响仍有待进一步研究，积极的原发灶的局部治疗仍然是治疗的标准。

放射治疗

由于大多数复发发生在肿块切除的残腔附近，因此进行全乳放疗与局部照射的问题已成为近期研究的热点。放射治疗是保乳治疗的重要组成部分。标准治疗为6周的外照射治疗。一般来说，经历局部失败的患者往往会在同一象限复发。15项试验（9 422例患者）的汇总结果显示，未接受放射治疗的患者局部复发的风险是接受放射治疗的患者的3倍。这促使了轻微的生存优势[19]，表明局部控制对提高生存率很重要，并进一步证明肿瘤复发可通过转移能力对生存率产生不利影响[20]。最近的随机数据表明，对于入组的患者，较短的治疗过程（16个部分）和较低的总剂量出现了相似的局部控制、毒性和美容效果[21,22]。

有人建议，在老年人的亚组中可以省略放疗。如果患者的预期寿命或身体状况不佳，可以省略放疗。但这些患者也会有较高的局部复发率[20]，这使得人们开始关注加速部分乳房放射治疗。它可以缩短照射时间，减少照射面积，也将增加方便性和减少毒性。针对瘤床的放射治疗有几种形式，这些技术包括近距放射治疗，其中塑料导管装载铱，插入充满液体的球囊，填充手术腔，然后安装放射性同位素，以及通过移动直线加速器或表面光子X射线使用电子束。瘤床技术的优点是将设备准确放置在瘤床，保证了放射物的准确传递。辐射穿透手术残腔几厘米。较少的乳房组织被辐射，大剂量可以使用。部分乳房放射治疗的疗程通常较短，这对难以进入放射治疗中心的患者很有帮助[20]。早期数据表明，局部控制率和毒副作用与外照射治疗的患者相似。

另一项相对较新的技术是调强放射治疗（IMRT）。在放射治疗规划过程中使用复杂的成像技术，使向目标体积提供均匀剂量的放射治疗，而向周围结构（如心脏和肺）提供较少剂量的放射治疗成为可能。恰当地照射乳房这样的三维立体器官是非常困难的，正因为此，IMRT更加受到其他部位的放射肿瘤学家的追捧。乳腺癌患者胸廓运动和胸廓形状决定了胸廓的特异性长度。目前关于IMRT的临床结果资料较少。

Sacchini等从纪念斯隆-凯特琳癌症中心报道了52例接受早期乳腺癌手术放疗的妇女，其中20 Gy或18 Gy为单剂量。随访一年，2名妇女因伤口愈合不良需要再次手术。到目前为止，还没有局部复发的报道，但长期的随访结果尚未报道[23]。

另一个需要考虑的方面是，随着化疗周期的

延长，放疗被进一步推迟。目前还没有数据表明这种延迟会影响预后，但加速放射治疗可以在术后立即开始，而不会延迟化疗。另一个争议热点是区域淋巴结放疗的问题。MA.20试验的目的是探讨当腋窝淋巴结受累时，锁骨上窝和内乳区增加放疗是否有益[20]。总的共识是，需要这些新的放射治疗技术的长期临床数据。需要就非靶组织的靶体积控制和剂量体积限制达成共识[24]，并就这些新技术的适应证达成共识。

乳腺导管原位癌和保乳

导管原位癌与浸润性癌的治疗原则相似。Vargas等报道410例DCIS患者，其中367例采用保乳手术，43例采用乳房切除手术。367例保乳患者中，313例接受放射治疗，54例仅行肿瘤切除术。随访显示，8.2%的患者出现了同侧乳房复发（其中8%有放疗，9.3%没有），4.7%的患者在乳房切除后出现了胸壁复发。其中80%被认为是真正的复发，而不是新的原发。真正的复发发生在肿瘤瘤床内或瘤床旁。与同侧乳腺复发相关的因素有年龄较轻（＜45岁）、阳性切缘（＜2 mm）、未接受乳腺放疗。这些复发4%～12%对远处转移和特异性生存在统计学上有着显著的负面影响[25]。

局部复发检测

局部复发的检测最常通过乳房X线检查（42%～75%）以及体格检查（10%～33%）来完成，其他成像技术的检测较少。在放射治疗结束18个月后，MRI对残余肿瘤的鉴别最为准确；放疗引起的肺纤维化的吸收大约需要这么长的时间。有些临床试验包括原先的全乳腺放射治疗后再次乳房肿瘤切除和局部放疗，但这仍然是试验性的，应该只在临床试验的范围内进行。局部复发的标准治疗方法是乳房切除，可以用自体组织进行重建。预后取决于复发是浸润性还是非浸润性、大小和分期、检测方法以及除腋窝和皮肤外是否存在乳腺受累[18]。

乳腺癌保乳手术和肿瘤整形外科

从前未进行过乳房保留后的乳房重建。然而，人们对乳腺肿瘤整形重建的兴趣越来越大。保留乳房后，最常见的乳房重建方法是在患侧乳房内进行容积移位，并在对侧乳房进行对称手术。这些重建可以在初始手术时进行，但如果患者肿瘤切缘不明确，要么患者接受乳房切除，要么接受不确定的切缘。在我们的机构中，我们认为最好的方法是等待明确的切缘状况，然后在放射治疗前进行肿瘤整形和对侧缩乳手术。较少的情况下，患者没有足够的组织进行容积移位，这些患者需要额外的补充组织，可以通过一个更为复杂的手术切取肌瓣来完成。Losken等提出了一种针对潜在肿瘤整形手术患者的管理流程[26]。乳房大小与肿瘤大小的关系是基本的标准。患者分为两种，一种是需要局部或远处皮瓣进行容积置换的患者和适合进行容积移位的患者。一期手术的优点是，它可能避免瘢痕形成和纤维化，并避免二次手术。一期手术的主要缺点是一旦常规病理报告提示切缘阳性，很难精确地切除阳性切缘组织，甚至需要乳房切除。阳性切缘在导管原位癌中较浸润性癌更为常见。在Losken的系列研究中，所有再次切除失败的患者年龄都在40岁以下，因此，笔者建议年龄在40岁以下、广泛DCIS成分的患者采用分阶段治疗[26]。

保乳手术涉及许多肿瘤学问题。在选择等效、患者耐受良好或更好的治疗方法时，必须始终牢记无病生存的最终目标。随着时间及医疗资源的紧缺，避免对患者过度治疗也同样重要。尽量平衡大多数患者的治疗意愿同时兼顾可以达到的最佳美容效果，也非常重要。

编者评论

自20世纪70年代首次临床试验尝试,几十年来,保留乳房的适应证不断扩大。大肿瘤、小叶组织学、中央型肿瘤、阳性淋巴结和导管原位癌不再是保乳手术的绝对禁忌证。经过25年的随访研究证实,接受保乳手术加放疗治疗的患者的生存率与接受乳房切除术的患者相同。然而,强有力的数据显示,接受过保乳手术的患者的复发率高于乳房切除手术的患者,尤其是在没有接受放射治疗的情况下。局部复发对生存有负面影响的证据需要更长的时间来证实。

保乳患者的筛选仍然是局部控制成功与否的重要预测因素。所有有保乳适应证的患者都应该具有选择保乳的权利,并就手术方案选择进行咨询。在不影响局部控制的情况下,新辅助治疗和肿瘤整形手术使越来越多的患者成为保乳手术和改善美容效果的获益者。

对于进行保乳手术的外科医生来说,获得明确的乳房切缘仍然是一个棘手的问题。35%的患者出现阳性切缘。由于阳性切缘是局部复发的预测因素,因此阳性边缘是不可接受的,这些患者必须再次手术才能达到阴性切缘状态。不断发展的术中切缘评估技术可能会降低再次手术率。在应用术中放疗或需要进行一期肿瘤整形手术的情况下,可靠地保证术中切缘阴性的方法将大大改善乳腺癌患者的治疗效果。

(S.C.W.)

参考文献

[1] Veronesi U, Cascinelli N, Mariani L, et al. Twenty-year follow-up of a randomized study comparing breast-conserving surgery with radical mastectomy for early breast cancer. *N Engl J Med* 2002;347(16):1227-1232.

[2] Veronesi U, Volterrani F, Luini A, et al. Quadrantectomy versus lumpectomy for small size breast cancer. *Eur J Cancer* 1990;26(6):671-673.

[3] Fisher B, Anderson S, Bryant J, et al. Twenty-year follow-up of a randomized trial comparing total mastectomy, lumpectomy, and lumpectomy plus irradiation for the treatment of invasive breast cancer. *N Engl J Med* 2002;347(16):1233-1241.

[4] Barlow WE, Taplin SH, Yoshida CK, et al. Cost comparison of mastectomy versus breastconserving therapy for early-stage breast cancer. *J Natl Cancer Inst* 2001;93(6):447-455.

[5] Meric-Bernstam F. Breast conservation in breast cancer: surgical and adjuvant considerations. *Curr Opin Obstet Gynecol* 2004;16(1):31-36.

[6] Morrow M, White J, Moughan J, et al. Factors predicting the use of breast-conserving therapy in stage I and II breast carcinoma. *J Clin Oncol* 2001;19(8):2254-2262.

[7] Morrow M. Rational local therapy for breast cancer. *N Engl J Med* 2002;347(16):1270-1271.

[8] McKee MD, Cropp MD, Hyland A, et al. Provider case volume and outcome in the evaluation and treatment of patients with mammogram-detected breast carcinoma. *Cancer* 2002;95(4):704-712.

[9] Wolmark N, Wang J, Mamounas E, et al. Preoperative chemotherapy in patients with operable breast cancer: nine-year results from National Surgical Adjuvant Breast and Bowel Project B-18. *J Natl Cancer Inst Monogr* 2001;(30):96-102.

[10] McIntosh SA, Ogston KN, Payne S, et al. Local recurrence in patients with large and locally advanced breast cancer treated with primary chemotherapy. *Am J Surg* 2003;185(6): 525-531.

[11] Gentilini O, Intra M, Gandini S, et al. Ipsilateral breast tumor reappearance in patients treated with conservative surgery after primary chemotherapy. The role of surgical margins on outcome. *J Surg Oncol* 2006;94(5):375-379.

[12] Singletary SE. Surgical margins in patients with early-stage breast cancer treated with breast conservation therapy. *Am J Surg* 2002;184(5):383-393.

[13] Soucy G, Belanger J, Leblanc G, et al. Surgical margins in breast-conservation operations for invasive carcinoma: does neoadjuvant chemotherapy have an impact? *J Am Coll Surg* 2008;206(3):1116-1121.

[14] Chen AM, Meric-Bernstam F, Hunt KK, et al. Breast conservation after neoadjuvant chemotherapy: the MD Anderson cancer center experience. *J Clin Oncol* 2004;22(12):303-2312.

[15] Kaufmann M, Hortobagyi GN, Goldhirsch A, et al. Recommendations from an international expert panel on the use of neoadjuvant (primary) systemic treatment of operable breast cancer: an update. *J Clin Oncol* 2006;24(12):1940-1949.

[16] Meric F, Mirza NQ, Vlastos G, et al. Positive surgical margins and ipsilateral breast tumor recurrence predict disease-specific survival after breast-conserving therapy. *Cancer* 2003;97(4):926-933.

[17] Cabioglu N, Hunt KK, Buchholz TA, et al. Improving local control with breast-conserving therapy: a 27-year single-institution experience. *Cancer* 2005;104(1):20-29.

[18] Huston TL, Simmons RM. Locally recurrent breast cancer after conservation therapy. *Am J Surg* 2005;189(2):229-235.

[19] Vinh-Hung V, Verschraegen C. Breast-conserving surgery with or without radiotherapy: pooled-analysis for risks of ipsilateral breast tumor recurrence and mortality. *J Natl Cancer Inst* 2004;96(2):115-121.

[20] Delaney G. Recent advances in the use of radiotherapy to treat early breast cancer. *Curr Opin Obstet Gynecol* 2005;17(1):27-33.
[21] Truong MT, Hirsch AE, Formenti SC. Novel approaches to postoperative radiation therapy as part of breast-conserving therapy for early-stage breast cancer. *Clin Breast Cancer* 2003;4(4):253-263.
[22] Whelan T, MacKenzie R, Julian J, et al. Randomized trial of breast irradiation schedules after lumpectomy for women with lymph node-negative breast cancer. *J Natl Cancer Inst* 2002;94(15):1143-1150.
[23] Sacchini V, Beal K, Goldberg J, et al. Study of quadrant high-dose intraoperative radiation therapy for early-stage breast cancer. *Br J Surg* 2008;95(9):1105-1110.
[24] Van Limbergen E, Weltens C New trends in radiotherapy for breast cancer. *Curr Opin Oncol* 2006;18(6):555-562.
[25] Vargas C, Kestin L, Go N, et al. Factors associated with local recurrence and cause-specific survival in patients with ductal carcinoma in situ of the breast treated with breast-conserving therapy or mastectomy. *Int J Radiat Oncol Biol Phys* 2005;63(5):1514-1521.
[26] Losken A, Styblo TM, Carlson GW, et al. Management algorithm and outcome evaluation of partial mastectomy defects treated using reduction or mastopexy techniques. *Ann Plast Surg* 2007;59(3):235-242.

Alexandre Mendonça Munhoz

肿瘤整形外科：常见和具有挑战性问题的管理

Oncoplastic Surgery: Managing Common and Challenging Problems

引言

保乳手术(breast conservation surgery, BCS)是早期乳腺癌治疗的重要组成部分，其生存率可与根治手术相媲美[1]。近年来，越来越多的关注点集中在肿瘤整形手术上，因为重建技术提供了更广泛的局部切除，同时仍然实现了更好的乳房形态的目标[2-16]。

Audretsch等[17,18]于1998年提出的肿瘤整形手术是一种相对较新的但应用日益广泛的手术方法。它结合了肿瘤学原理和整形外科技术，以获得肿瘤彻底的治疗和美学上令人满意的结果[2]。尽管大多数BCS都可以达到一期愈合，但美学结果可能是不可预测的，有时重建起来可能会很复杂[3-7,9]。因此，通过特定技术，外科医生确保不会破坏肿瘤学原则，同时可以从美学的角度满足患者的需要。

一般来说，这些技术包括容积置换或移位置换技术，有时还包括对侧乳腺手术[7]。在现有的手术中，局部皮瓣、背阔肌肌皮瓣和乳房缩小整形术是最常用的方法[3,4,6-9]。尽管没有关于最佳选择的共识，但决定性的标准与外科医生对切除乳腺和剩余乳腺大小的合理判断的经验有关[6-9]。该技术的主要优点应包括可重复性、对肿瘤治疗的低干扰性以及长期效果。也许，所有这些目标都不是通过任何单一的过程实现的，每种技术都有优点和局限性[8]。

常见问题的管理

重建的时机

肿瘤整形重建可在保乳手术同时(即刻)、数周后(延迟-即刻)或数月至数年后(延迟)开始。手术计划和重建时机应考虑到乳房体积、肿瘤位置和切除腺体组织的范围，确保每个患者都能接受个体化的“定制”重建[8]。

即刻重建

对于即刻重建，手术衔接是比较顺畅的，因为这两种手术可以在同一个手术过程中完成。此外，由于没有瘢痕组织，乳房塑形更容易，美容效果也得到了改善[3,5-7,9]。一些研究认为理想的治疗应该是预防性的，主张在放疗前进行即刻重建[3-7,9,18,19]。Papp等观察到，与延迟重建患者相比，即刻重建组的美容效果显示出更高的成功率[19]。同样，Kronowitz等观察到，由于并发症的发生率降低，即刻重建比延迟重建更受推荐[6](图11.1)。

就肿瘤学优势而言，即刻重建可能是有益的。一些研究发现，巨乳患者与正常体积乳房患者相比，更容易出现与放疗相关的并发症[16,20,21]。此外，一些作者认为，大乳房的脂肪含量增加，放疗后脂肪组织比腺体组织更容易纤维化[22](图11.2)。

Gray等[21]对257名患者进行了一系列的研究，发现大乳房组与小乳房组相比有更多的收缩和不对称。因此，由于降低了放疗的难度，缩乳可以扩大大乳房患者接受保乳手术治疗的适应证[7,9,16,20,21]。

另一个方面是实现切缘阴性的可能性。事实上，即刻重建允许更广泛的局部肿瘤切除，降低肿瘤切缘受累的发生率[3,7,23]。Kaur等[23]比较接受肿瘤整形手术和BCS的患者，肿瘤整形方法允许更大范围的病灶切除，具有较高的平均样本体积和阴性切缘。

另一个积极的方面是检查对侧乳房的机会，

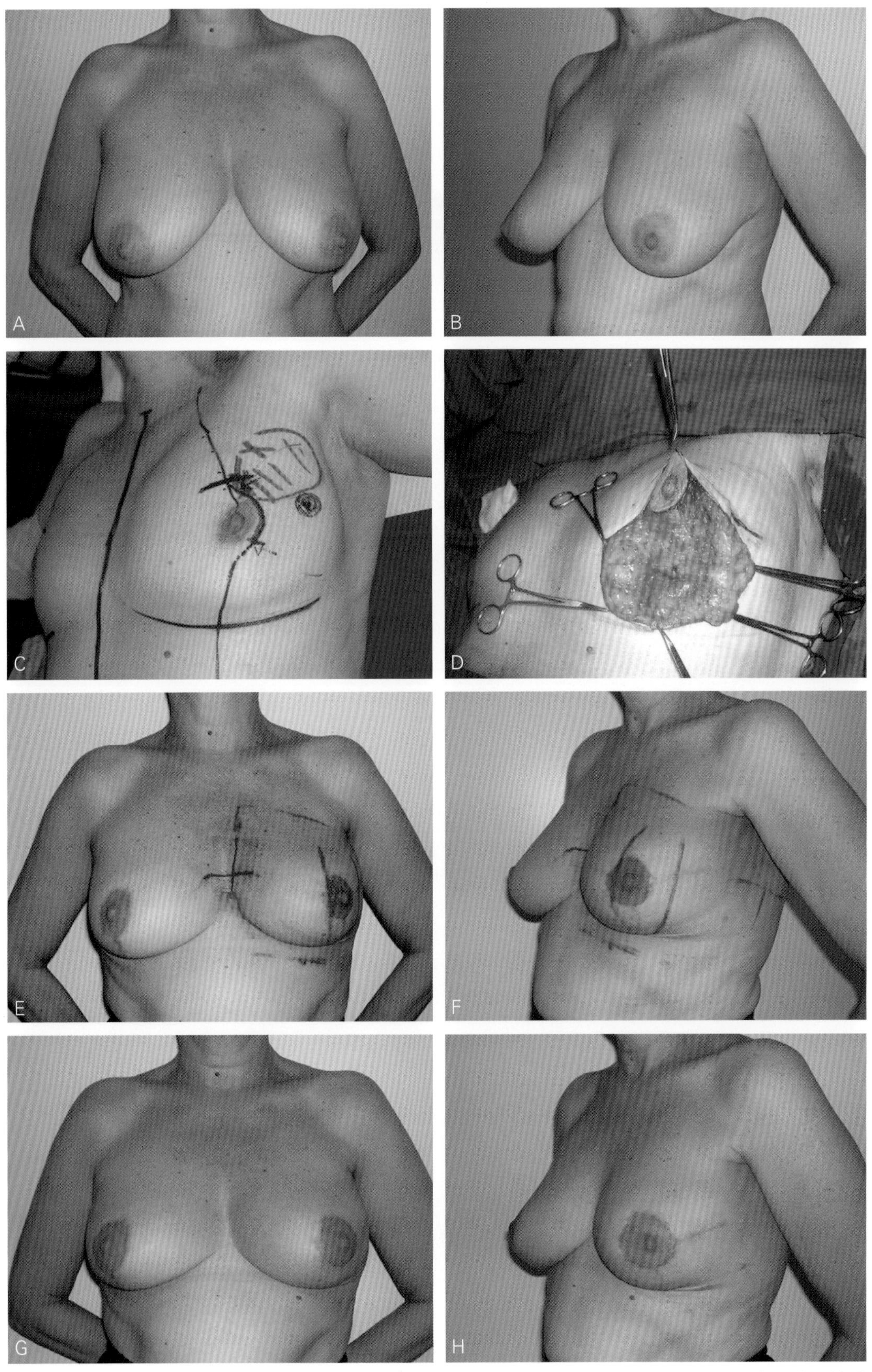

图11.1　A、B. 41岁左乳浸润性导管癌(1.9 cm)患者。C、D. 患者行左外上象限切除术和腋窝淋巴结清扫术，紧接着行双侧内上蒂缩乳术；左侧切除乳腺组织245 g，右侧切除215 g。E、F. 术后2个月放疗时外形。左乳收缩稍高于右乳。G、H. 术后8个月，放疗后，外形较好。

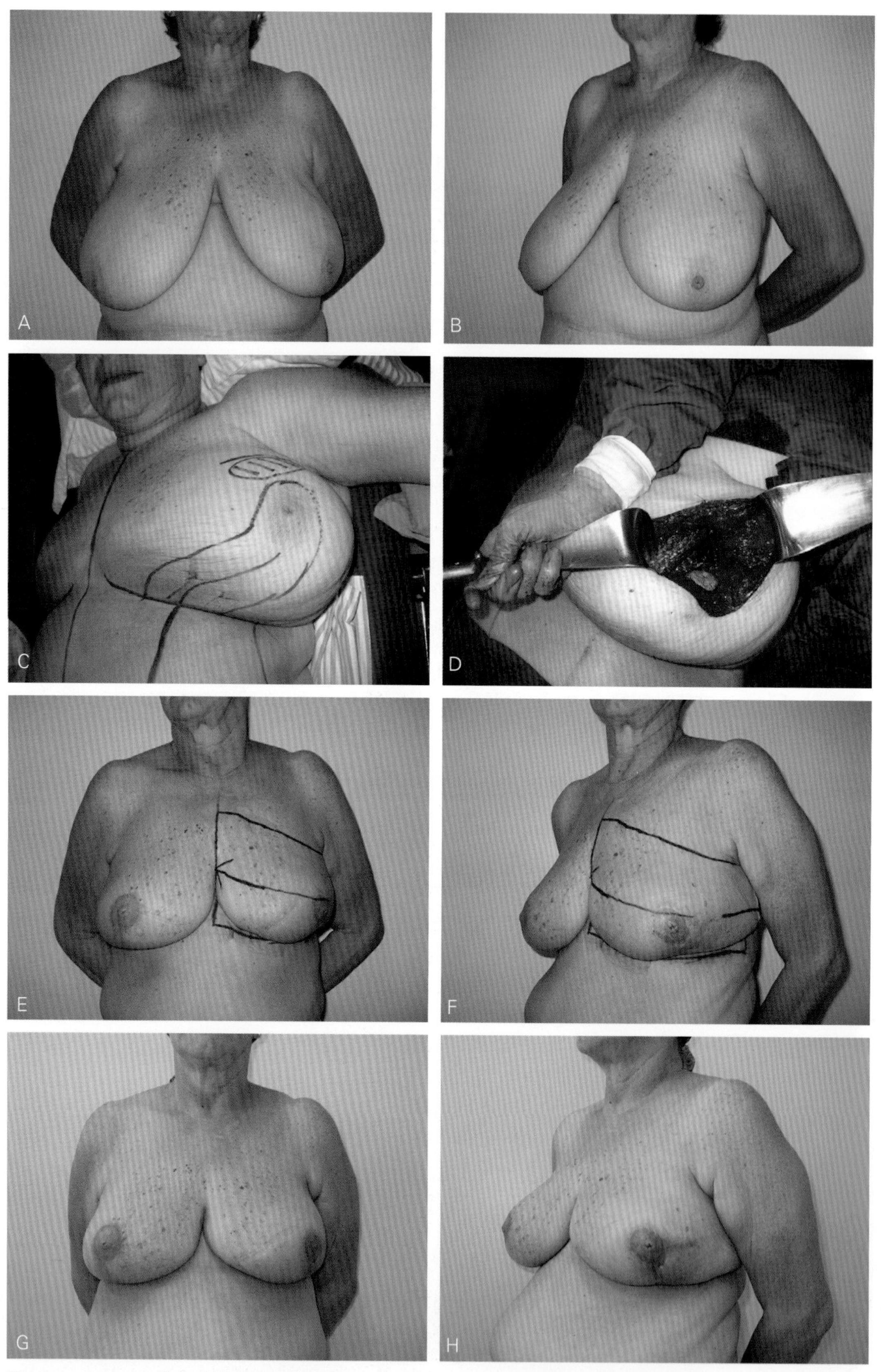

图11.2　A、B. 59岁左乳浸润性导管癌(3.9 cm)患者。C、D. 患者通过乳房成形术切口行左乳上象限切除术和腋窝淋巴结清扫术，立即行双侧下蒂乳房缩小整形术；切除左乳腺体925 g，右乳腺体1 015 g。E、F. 放疗期间术后3个月外观。左乳收缩高于右乳。G、H. 术后2年放疗后，外观效果良好。

尽管在美容性乳房缩小术中观察到隐匿性乳腺恶性肿瘤的发生率很低，但对于既往乳腺癌的患者，这种风险无疑会增加[3,7,8,12,24]。在我们之前的研究中[24]，有4.3%的接受对侧乳腺成形术的患者被诊断为乳腺癌。

尽管有这些好处，但即刻重建仍具有其局限性。手术时间的延长和潜在的并发症均会对美容效果产生不利影响。学习和正确应用这些手术可能很费时，并且技术要求很高，需要专业的培训[2,3,7]。尽管有这些限制，即刻重建仍可以减少畸形，利于肿瘤的治疗，并优化大多数早期癌症患者的美容结果。

延迟重建

一些患者确诊癌症后感到非常痛苦，以至于他们无法立即很好地参与关于乳房重建的考虑，而延迟重建推迟了关于重建的决定。另一个重要的问题与术后放疗有关，术后放疗可能会对即刻保乳重建的美学结果产生不利影响。有人可能会猜测，乳房的最终轮廓不能在保乳的时候进行预测。众所周知，放疗通常会引起一定程度的纤维化和收缩。一些作者观察到，虽然乳房的美容效果可以令人满意，但放疗后乳房的外观不如未放疗乳房的外观令人满意[3-6,9,12,15,25]。因此，整形外科医生可等到术后变形乳房的变化趋于稳定后进行延迟乳房重建[9]（图 11.3）。

关于延迟重建的管理，Clough 等[4]提出了一种基于对重建类型反应的分类方法。患有Ⅰ型乳房缺陷的患者，其乳房是正常的，没有畸形。然而，双乳房是不对称的。这些患者通过对侧乳腺手术重建（图 11.3）。Ⅱ型患者乳房明显畸形，通过同侧乳房手术或皮瓣重建修复。Ⅲ型患者乳房严重畸形，需要进行乳腺切除和重建（图 11.4）。

另一个争议与术后恢复有关。从理论上讲，一些即刻重建的并发症会推迟辅助治疗的进行。而延迟重建缩短了手术时间，手术过程比即刻重建明显简单。然而，我们[8,10-13,24]和其他人[5,26]以往的经验表明，在乳腺癌的整体治疗中，即刻重建并不影响放疗和化疗的开始。

延迟-即刻重建

根据定义，两步法的过程被称为延迟-即刻重建，初始进行广泛的局部切除，然后在组织边缘评估完成后采用合适的技术进行肿瘤整形重建[7,9,27,28]。在这个过程中，乳房重建有可能被推迟到最终的病理报告和明确的手术切缘结果出来之后（图 11.5）。如果在保乳时进行了部分乳房重建，而患者在术后发现手术切缘受累，则重新探查可能会很麻烦。因此，两阶段手术的优势在于，在最终病理观察到阳性切缘的病例中，可以精确定位到原始肿瘤的位置[27]。然而，延迟-即刻重建方法可能会存在一些局限性。在既往接受过治疗的乳房上进行手术存在一些技术上的困难，例如，新生的瘢痕组织和纤维化。这一过程可能耗时，并需要额外的费用，这可能对社区医院产生额外的经济负担[27]。

适应证：重建方法的分类与选择

部分乳房缺损存在解剖学上的不同，小到可以通过一期愈合修复，大到涉及大量乳腺组织的缺损。每一个缺损都有其特殊的重建需求和对美学结果的不同期望。这个决定通常与外科医生的偏好和缺损的大小及剩余乳房的大小有关。基于我们9年的经验，根据初始乳房体积、腺体组织切除范围/位置，以及剩余可用的乳腺组织，可以鉴定乳腺缺损类型的趋势，并建立一种即刻保乳重建的流程[8]。

部分乳房缺损分类

Ⅰ型：该组包括在较小体积乳房中进行组织切除而无乳房下垂。ⅠA型缺损是指不引起乳房体积改变或变形的微小缺损，切除的组织占乳房总体积的10%～15%以下。在肿瘤位置较深的病例中，肿瘤暴露主要是通过乳晕周围入路实现的。在肿瘤靠近皮肤的病例中，需要在计划切除的肿瘤上方切除一部分皮肤。ⅠB型缺损包括中等程度的缺损，将造成乳房体积或乳腺形态及其对称性改变，切除的组织占总体积的15%～40%。通常，肿瘤表面的皮肤会和肿瘤一起被切

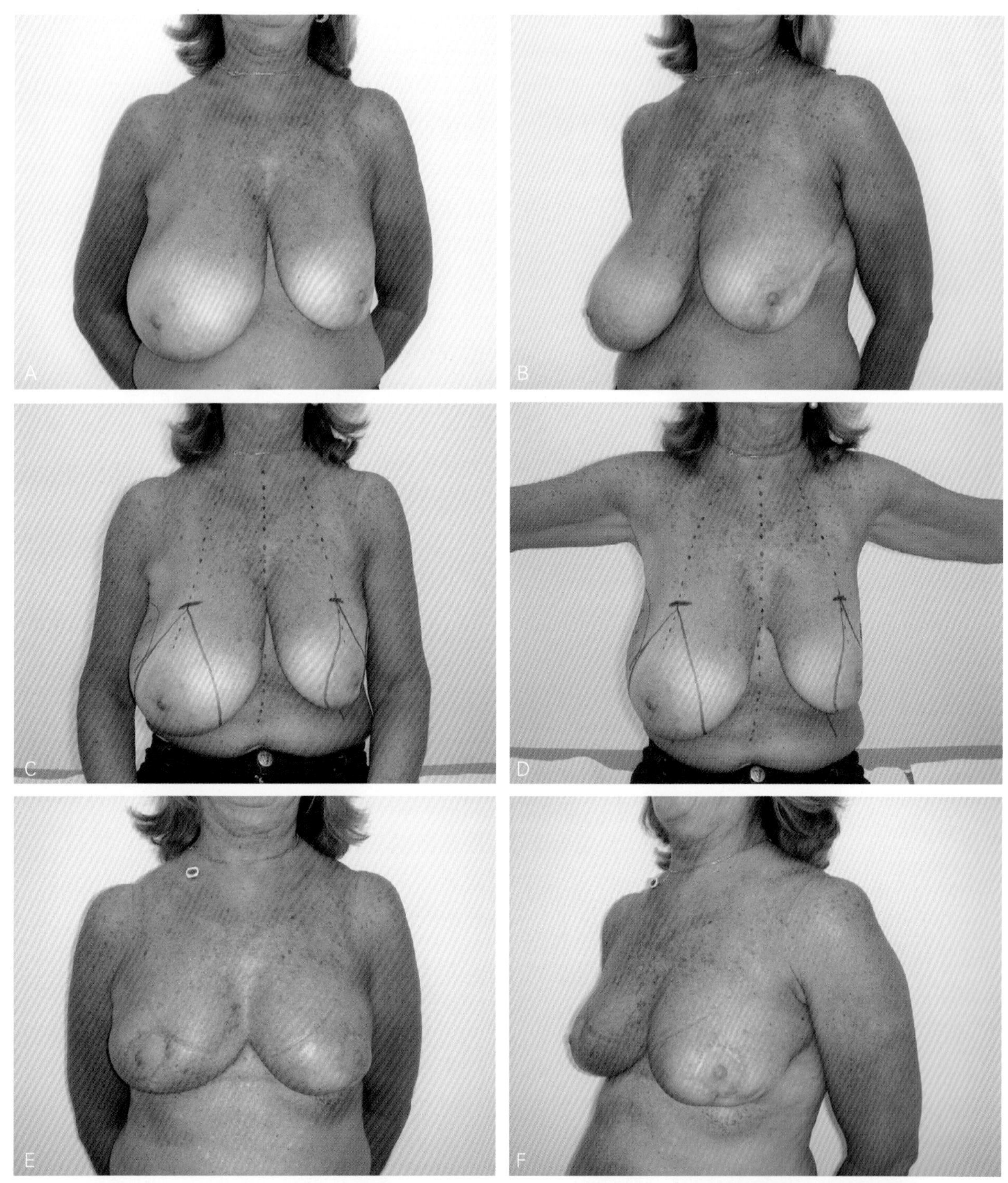

图11.3 A、B. 51岁，严重乳房不对称。5年前，患者接受了左乳外上象限切除术和放射治疗，没有重建。C、D. 由于严重的乳房不对称、瘢痕组织的存在，以及放疗皮肤的影响，患者接受了延迟重建与上蒂双侧乳房缩小整形术。E、F. 术后2年外观，效果良好。切除左乳225克，右乳875克。

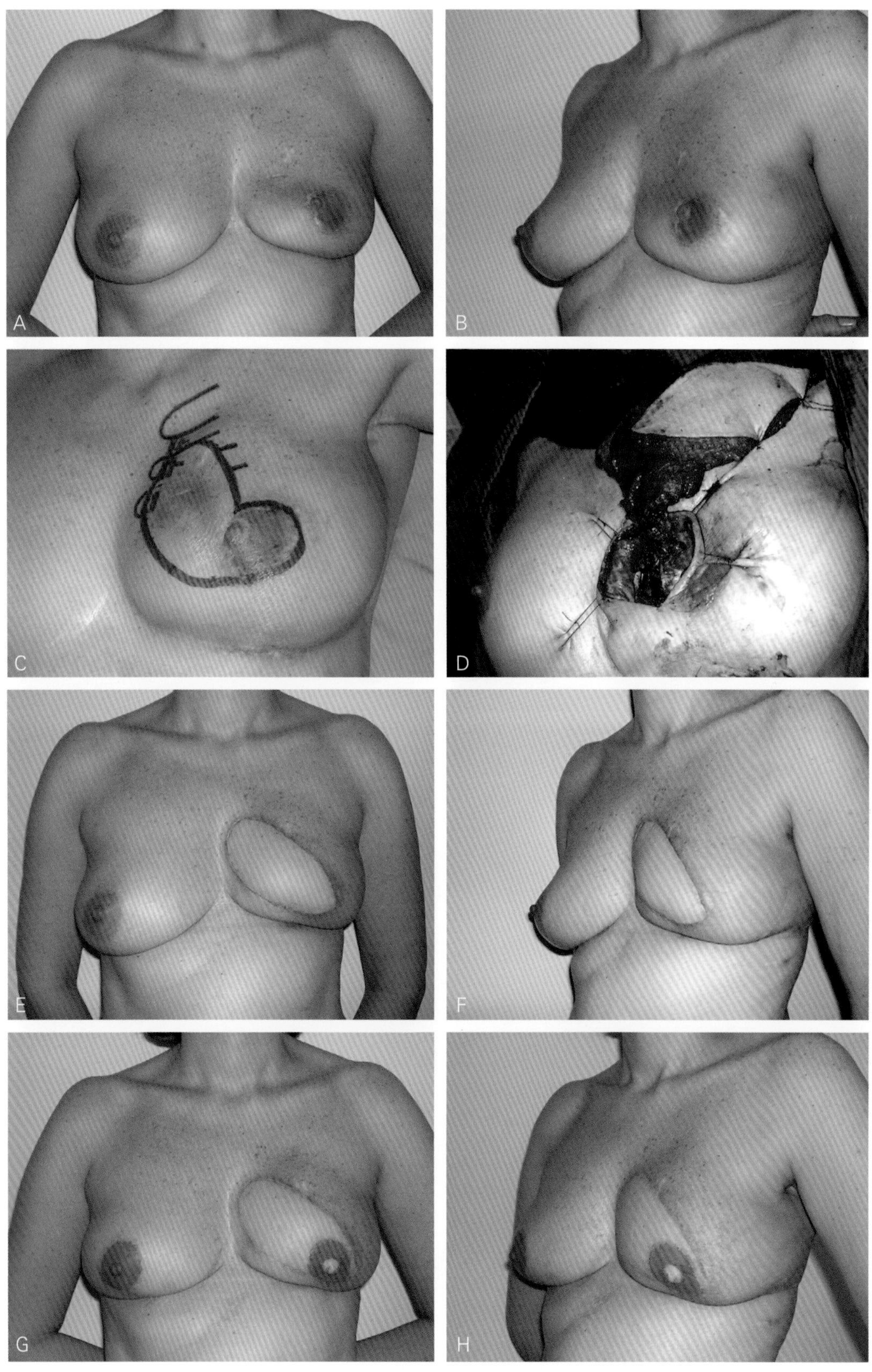

图11.4 A、B. 一位44岁乳房中度不对称的患者。3年前，患者接受了左乳内上象限切除术和放射治疗，没有重建。C、D. 由于存在瘢痕组织和严重的放疗皮肤反应，患者行对侧游离背阔肌肌皮瓣延迟重建。此外，由于存在较大畸形和严重纤维化，进行了全乳房切除术。E、F. 术后6个月外观。G、H. 术后2年行对侧乳房手术后乳头-乳晕重建，效果较好。

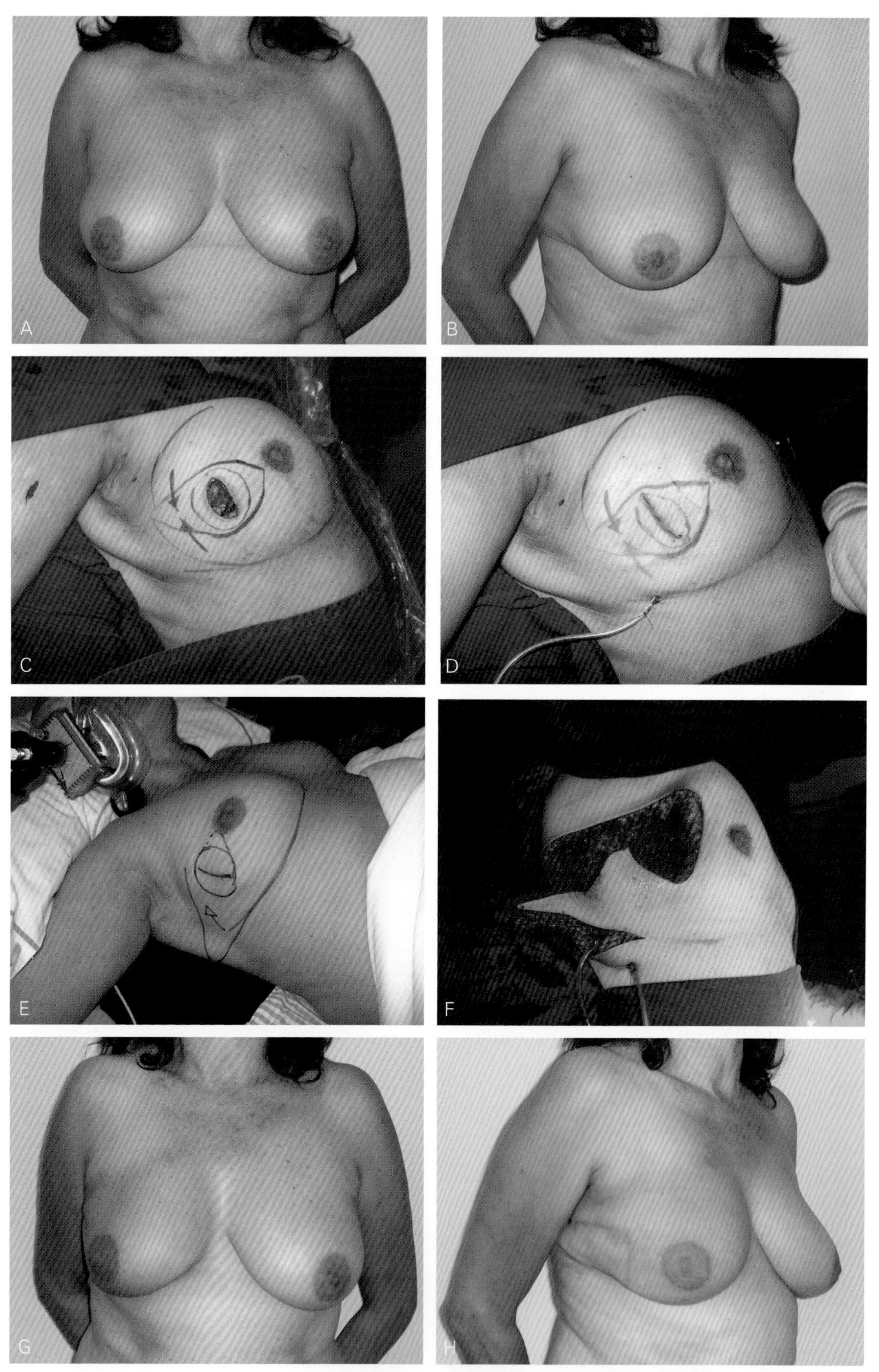

图11.5 A～H. 两步法可以延迟-立即重建，先进行广泛的局部切除，然后当组织学切缘评估完成后用适当技术进行肿瘤整形重建。在这种方法中，有可能将重建推迟到最终的病理报告和确定的手术切缘评估之后。

除。ⅠC 型缺损包括体积较大的缺损，体积畸形严重，切除的组织体积占乳腺总体积的40%以上。

Ⅱ型：这一组包括在中等体积伴或不伴有乳房下垂乳房中进行组织切除。ⅡA 型缺陷是一种较小的缺陷，不会引起乳房形状的改变。ⅡB 型乳房缺损是一种中度缺损，可引起乳房形状的轻微或中度体积改变。ⅡC 型缺陷是一种较大的缺损，会导致乳房形态和其对称性发生中度到更大程度的体积变化。

Ⅲ型：这一组包括在较大体积伴乳房下垂乳房中进行组织切除。ⅢA 型缺损是一种小型缺损，不会引起明显的美学畸形。ⅢB 型缺损是一种中度乳房缺损，会引起乳房形状或对称性的轻度或中度体积改变。ⅢC 型缺损是引起乳房体积显著改变的较大缺损（图 11.6）。

保乳手术缺损分类系统的重建流程

大多数重建技术是通过以下 6 种手术方式之一进行的：乳腺组织推进皮瓣（BAF）、胸背外侧皮瓣（LTDF）、双侧乳房上提固定术（BM）、双侧乳房缩小成形术（BRM）、背阔肌肌皮瓣（LDMF）和腹部皮瓣（图 11.7）。

ⅠA、ⅡA 和ⅢA 型：这种缺陷通常是球形或矩形的，多采用 BAF 重建。乳腺组织沿着胸壁或乳房皮瓣下方向前推进，以填充肿瘤缺损。对于这些患者，无须行对侧乳房手术（图 11.8）。

ⅠB 型：对于乳房外侧缺陷的患者，适宜行 LTDF 重建。该皮瓣可设计成一个楔形三角形，完全位于胸部外侧，然后旋转到乳房外侧缺损处。缺损边缘与皮瓣边缘缝合，供区部位分层缝合[11]（图 11.5 和图 11.9）。肿瘤位于乳房中央区和内侧的患者，可选择 LDMF 重建。皮瓣设计成水平位置，其宽度可依据之前切除的皮肤测量。上、下皮瓣的延伸部分主要是根据切除腺体组织的体积进行主观估计来匹配[10]。局部皮瓣，特别是 LTDF 是一种用于上外或下外侧缺损的有效方法，使用缺损周围组织进行填充可以为乳房提供匹配的皮肤颜色和纹理。当皮瓣切口与腋窝切口连续时，该技术提供了较宽的腋窝入路。LTDF 与 LDMF 相比，局部皮瓣操作简单，耗时少，不需要特殊的定位，不影响肌肉功能[29]。此外，当 LTDF 作为 LDMF 的替代品使用时，它将保留肌肉作为潜在储备，以备将来局部复发时使用[30]。

ⅠC 型：将缺损转化为保留皮肤的乳房切除术（SSM），并采用合适的技术进行重建。对于有足够腹部组织的患者，可根据外科医生的偏向性选择腹部皮瓣（带蒂/游离腹横直肌肌皮瓣或腹壁下动脉穿支皮瓣）。对于没有足够腹部组织的

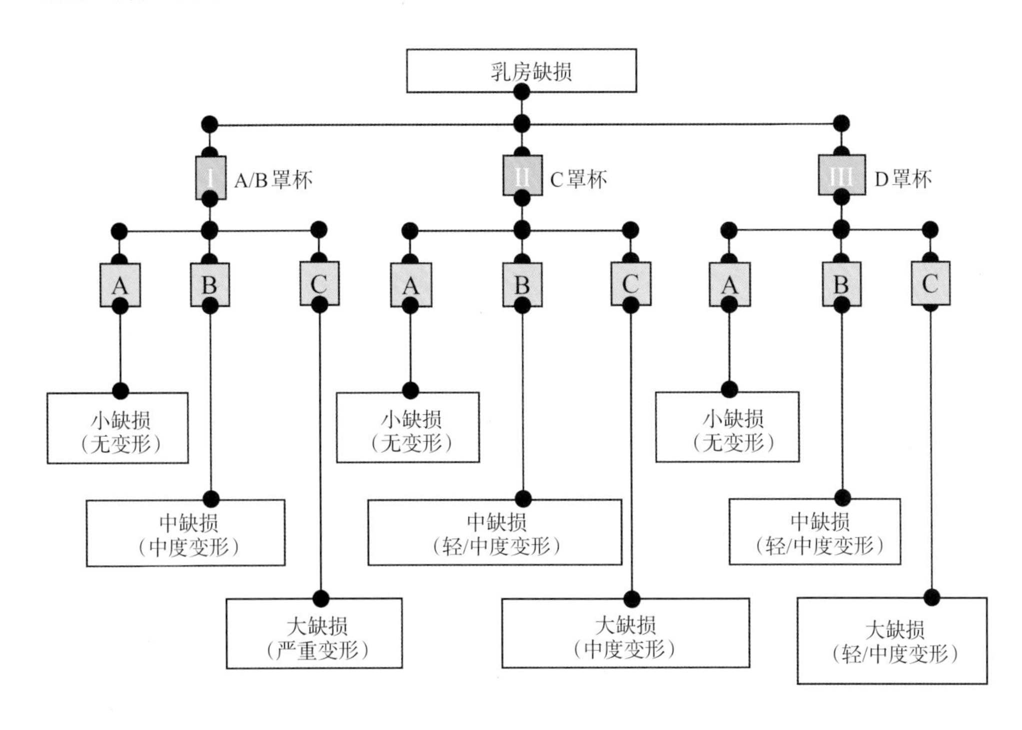

图 11.6　基于乳房类型和缺损程度的即刻保乳再造的流程图。

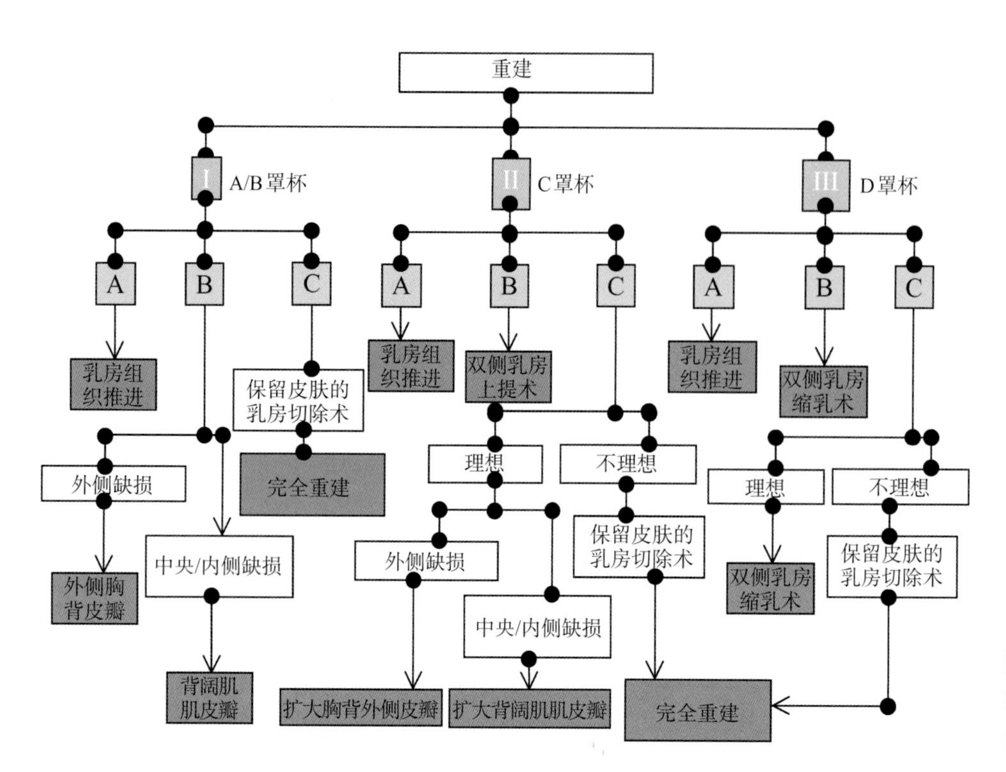

图 11.7 基于乳腺类型、肿瘤位置和重建方案的即刻保乳手术重建的流程图。

患者,可选择LDMF联合植入物。

ⅡB型:当有足够的乳腺组织进行缺损重建时,常采用BM技术进行缺损重建[12,13]。对于乳房下方肿瘤,肿瘤切除联合腺体切除,行上蒂乳房成形术[12]。对于乳房上方肿瘤,可将下方乳腺组织作为腺体皮瓣填充缺损,行下蒂乳房成形术[14]。对于乳房内外侧肿瘤,可采用旋转的缩乳模式,行上外侧或上内侧蒂乳房成形术[13](见图11.1)。对侧乳房手术通常是为了乳房具有的较好的对称性而进行的,尤其是对于存在严重乳房下垂的患者。在训练有素的外科团队的配合下,两侧乳房可以同时手术,从而缩短手术时间。当为了乳房的对称性进行手术时,外科医生可以利用这个机会切除任何术前检查发现的可疑乳腺病变。

ⅡC型:乳房缺损是根据乳房缺损的大小与可用的残留乳房组织分别进行分析的。为此,要求患者直立位,以评估残留腺体量。然而,ⅡC型缺损可以分为有利缺损和不利缺损。如果有足够的乳腺组织进行乳房塑形,该缺损则被归类为有利缺损。对于外侧缺损,最常用的是扩大LTDF,其上、下边界设计更倾斜,边界呈弧形,包含大量来自胸外侧和后方的皮下组织[11](图11.10～图11.12)。对于中心区域和内侧缺损的患者,可以使用扩大LDMF[10]。反之,如果没有足够的乳腺组织残留,则将该类乳腺缺损归类为不利缺损,则采用SSM和全乳重建(图11.11)。

ⅢB型:当患者乳房体积较大,且有足够容量的乳腺组织时,经常使用BRM技术进行缺损重建(见图11.2)。最理想的肿瘤位置是在乳房下极,可以使用传统的上蒂技术[12]。当肿瘤位于乳房中央区时,可使用下蒂携带皮肤和腹壁组织填充缺损[14](图11.12)。

ⅢC型:乳房缺损需要进行单独分析。当缺损是有利的,最常见的重建方式是BRM。利用可用的组织对乳房进行塑形,并进行相应的对侧缩乳。对于缺损不佳的患者,可以选择保留皮肤的乳房切除和采用合适的技术进行全乳重建。

乳腺肿瘤整形手术的结果

随着BCS被认为是早期乳腺癌的一种治疗选择,肿瘤整形手术后的美学效果和肿瘤安全性成为争论的话题。关于肿瘤整形手术的肿瘤安全性和美学效果的文献证据有限[6,7,22,26,31]。我们认为现有的一系列回顾性研究,通常基于有限的患者数量,有时仅基于一个外科医生的经验(表

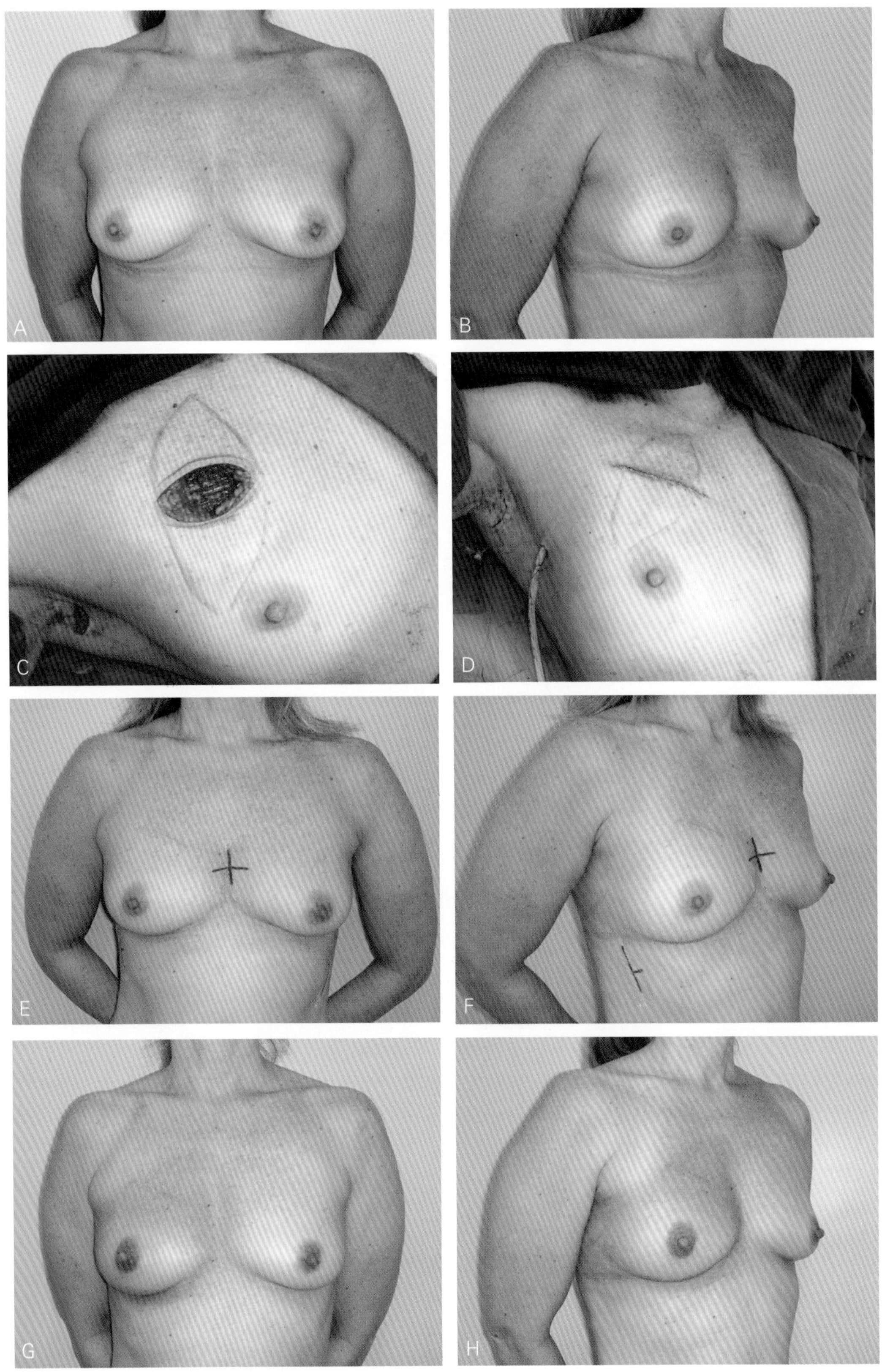

图11.8　A、B. 45岁右乳浸润性导管癌(0.9 cm)患者。C、D. 患者接受了右乳上象限肿瘤切除术和前哨淋巴结活检，再行乳房推进腺体瓣重建[乳房组织沿胸壁或将乳房皮瓣包埋(去表皮)填充肿瘤缺损]。本例患者未行对侧乳房手术；从右乳房总共切除45 g。E、F. 放疗期间术后2个月外观。右乳房比左乳房收缩更明显。G、H. 术后4年放疗后外形效果很好。

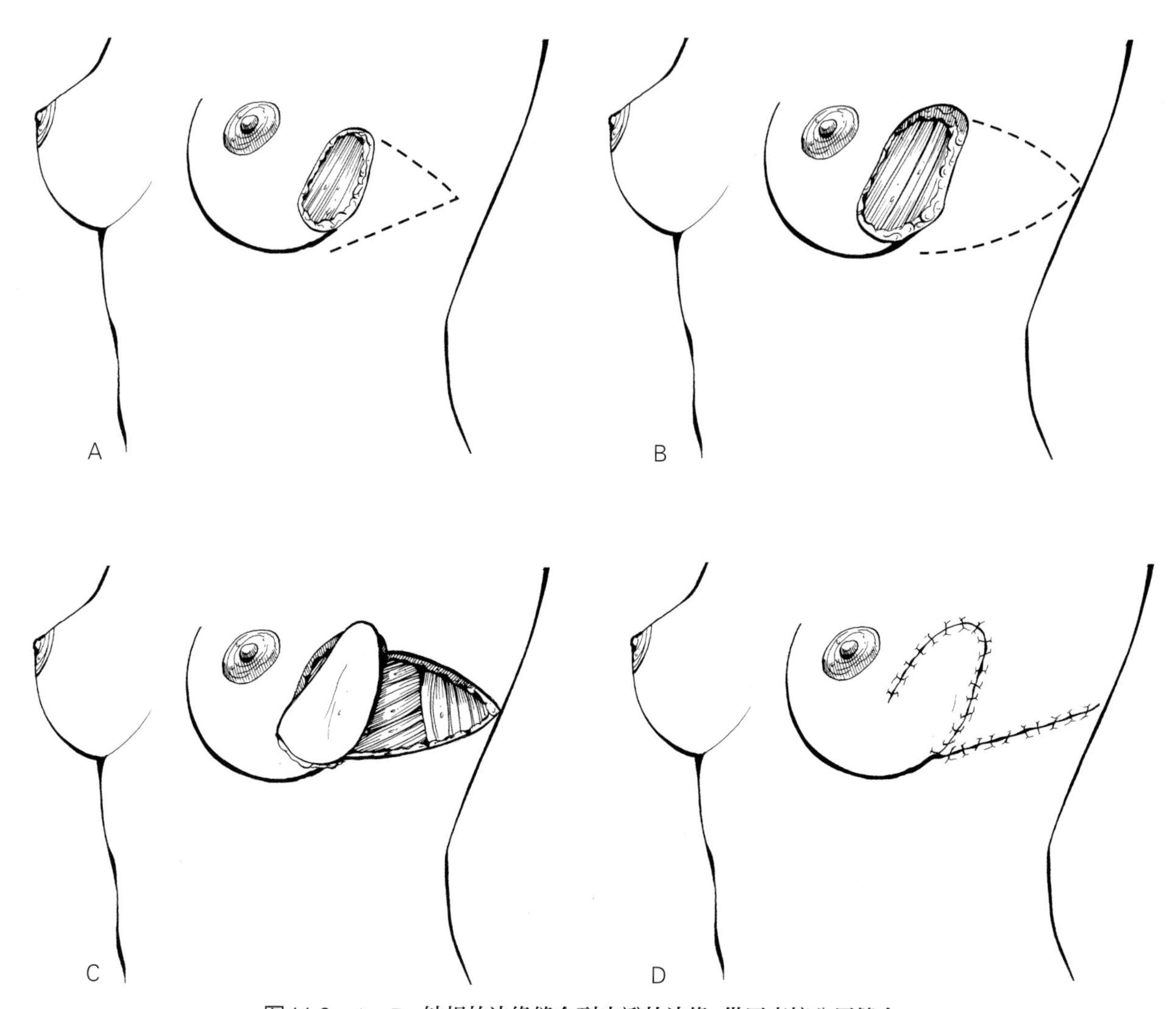

图11.9　A～D. 缺损的边缘缝合到皮瓣的边缘，供区直接分层缝合。

表11.1　整形手术/缩乳重建

研究	患者例数	随访时间(月)	肿瘤大小(cm)	阳线切缘率(%)	局部复发率(%)
Clough等[4]	20	54	NS	0	5
Papp等[19]	10	52	NS	0	5
Spear等[15]	11	24	NS	0	0
Chang等[16]	37	NS	0.6～5.2	2.7	0
Petit等[32]	69	21	NS	NS	NS
Losken等[25]	14	23	1.5(0.6～3)	28.6	0
Newman等[33]	28	24	1.5(0.1～5)	7	0
Munhoz等[12]	74	22	1.9(0.6～3.9)	9.5	0

注：NS，未说明。

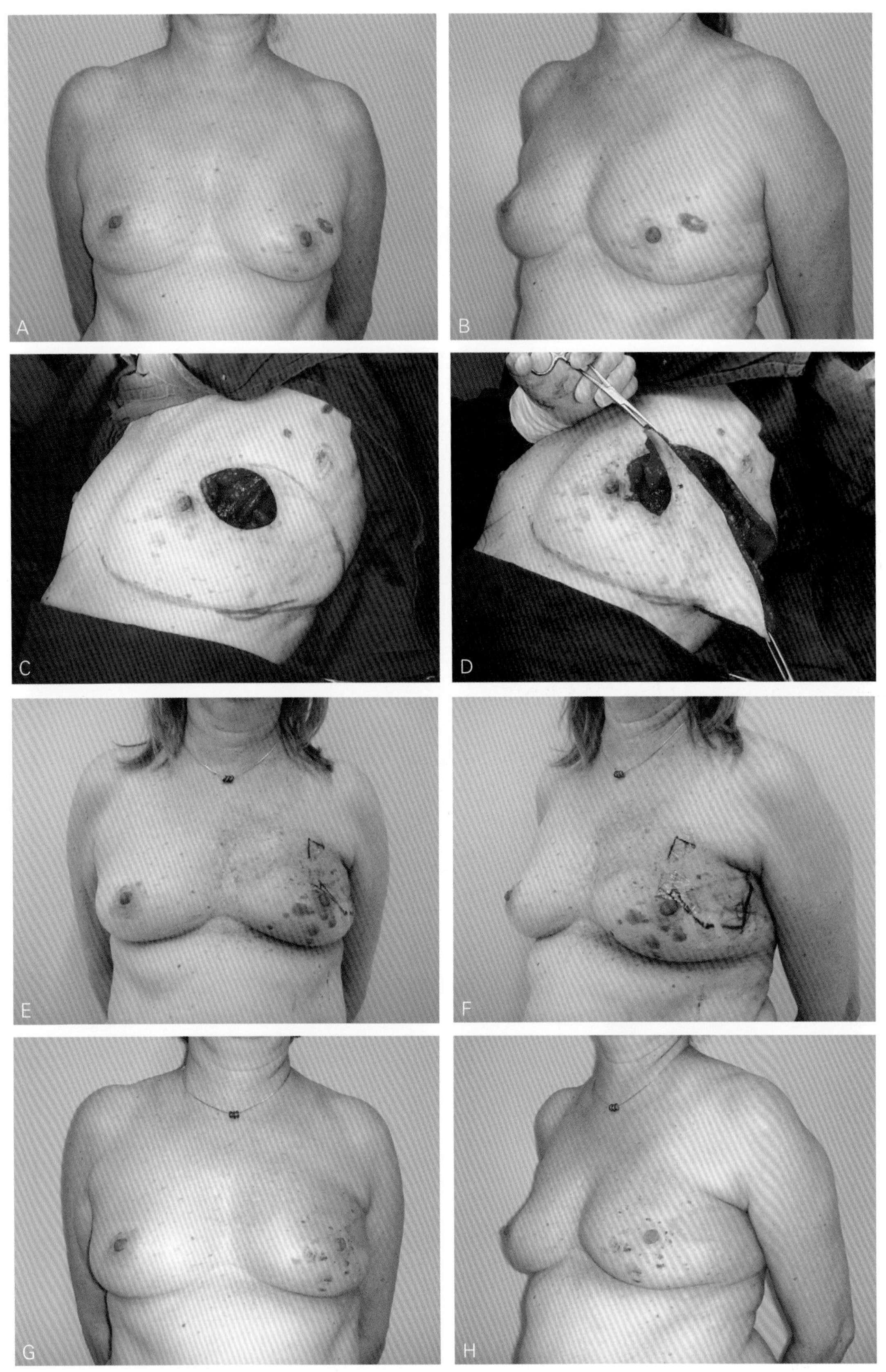

图11.10 A、B. 52岁左乳浸润性导管癌(2.9 cm)患者。C、D. 患者行左外上象限切除术和前哨淋巴结活检，然后立即行左外侧胸背外侧肌瓣修复重建术。本例患者未行对侧乳房手术，共切除左乳245 g。E、F. 术后2个月放射治疗期间的外观。G、H. 术后3年，放疗后，效果很好。

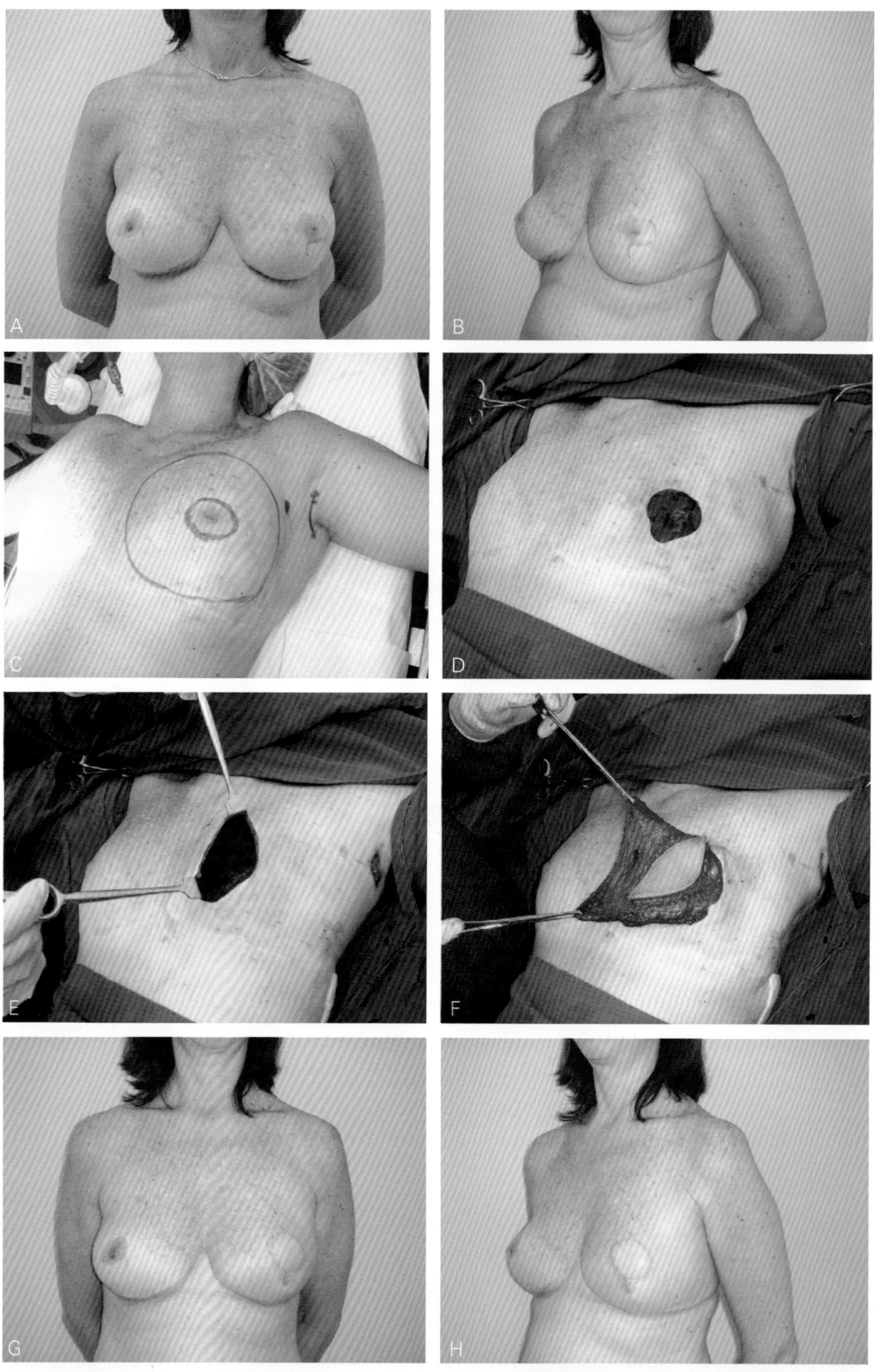

图11.11　A、B. 46岁左乳浸润性导管癌(2.5 cm)患者。C、D. 患者接受了中央偏上象限切除术和前哨淋巴结活检。由于术中切缘阳性,乳房组织量不足以进行乳房再造,将乳房缺损归类为不利缺损,建议行保留皮肤的乳房切除术及全乳房再造。E、F. 患者接受带蒂背阔肌肌皮瓣移植重建。这个患者未行对侧乳房手术。G、H. 术后1年外观,效果很好。

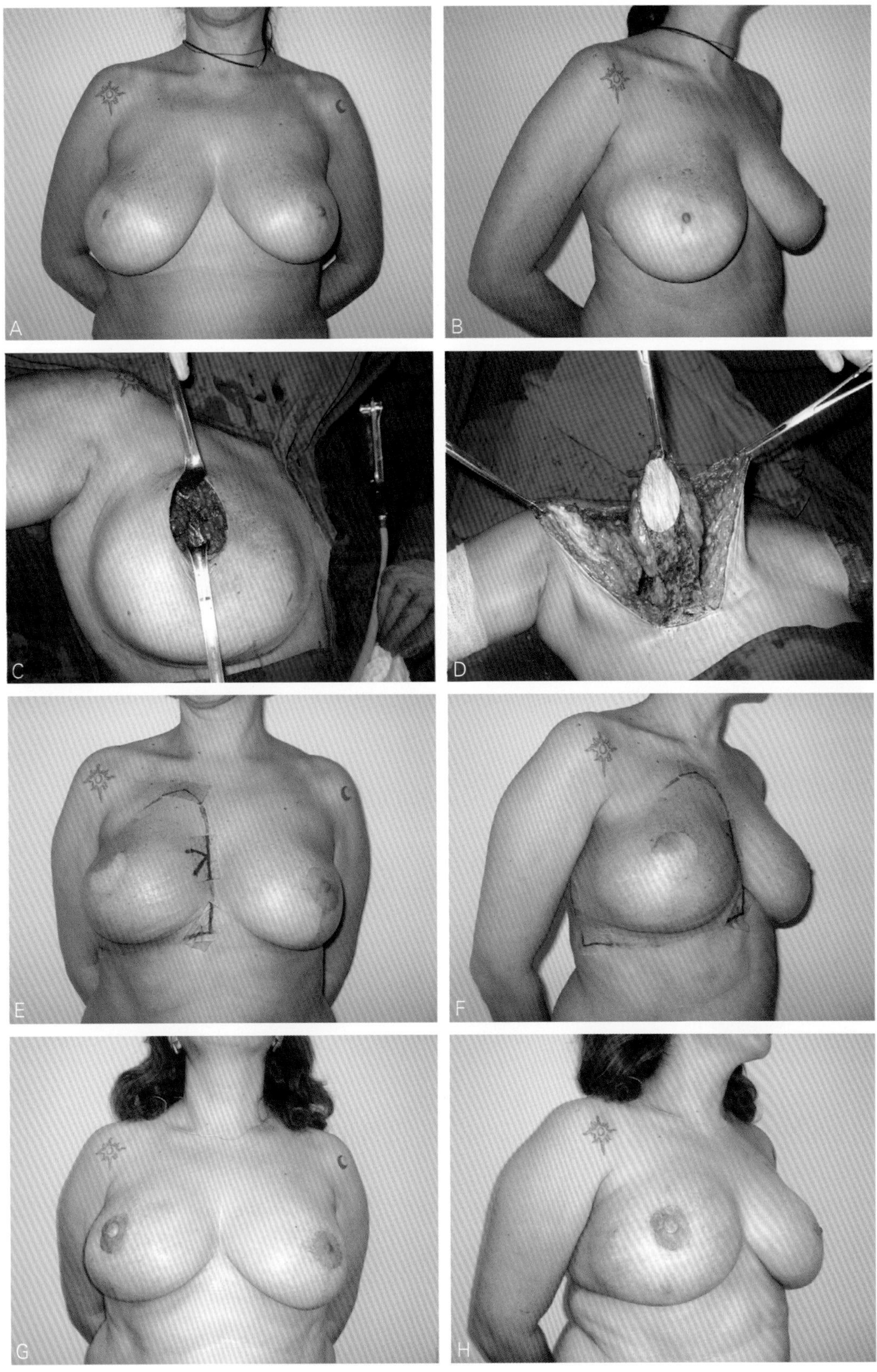

图 11.12　A、B. 一例38岁右乳浸润性导管癌(2.7 cm)患者。C、D. 患者接受了中央区偏右乳上象限切除术和前哨淋巴结活检，紧接着行双侧下蒂缩小乳房成形术重建。在右乳房，剩下的下乳房组织作为皮肤腺体状皮瓣转移到缺损处；左乳315 g，右乳385 g。E、F. 放疗期间术后4个月外观。右乳房比左乳房收缩更多。G、H. 放疗后6年外观，乳头-乳晕重建效果良好。

11.1)。此外,关于其对局部复发、远处转移和总体生存的影响也仅有少量数据[7,23]。Clough等[22]报道了101例中位随访时间为46个月的患者,他们接受了BCS和肿瘤整形重建。局部复发11例(5年局部复发率9.4%),13例发生转移,8例死亡(5年无转移生存率为82.8%,总生存率为95.7%)。

Kronowitz等[6]在对69例患者的回顾性研究中发现,2%的肿瘤即刻重建和16%的延迟重建中出现局部复发(P=0.06)。其差异可能与延迟重建组患者肿瘤分期较晚有关[34]。

最近,Rietgens等[26]对148例行肿瘤整形重建患者的长期结果进行了报道。中位随访时间为74个月,有3%的患者出现了同侧乳房复发,13%的患者出现远处转移。与美国乳腺与肠道外科辅助治疗研究组报道的14.3%的累计发生率相比,该试验5年局部复发已经很低了,Curie研究所5年累计发生率9.4%,米兰试验Ⅰ5年的累计发生率0.5%[26]。因此,在<2 cm的肿瘤中,与BCS相关的肿瘤整形技术可被认为与乳房切除术一样安全,而且可能比BCS更安全。

有关肿瘤整形技术美学效果的证据是有限的。此外,审美评价的方法也有很大的差异[7]。一些作者报道,腺体和皮肤组织切除的量与美学效果直接相关[35-37]。Olivotto等[35]和Mills等[36]的研究表明,在中等大小乳房中切除体积>70 cm³的腺体通常会导致不令人满意的美学效果。Clough等[22]用一个3人小组来评估2年和5年时的美容效果。在2年时88%和5年时82%的患者有一个很好的结果。术前接受放疗的13例患者的美容效果明显低于术后接受放疗的13例患者(不良结果42.9% vs. 12.7%,P=0.02)。Gendy等[29]对106例患者的美学效果进行了回顾性比较。尽管该小组对美容效果的评分相当高,但在乳房挛缩评估中,失败率为18%。作者认为BCS重建在并发症发生率(8% vs. 14%)、额外手术(12% vs. 79%)和活动受限(54% vs. 73%)方面具有优势。

总之,对合适的患者采用BCS重建是合理的。基于已报道的临床试验,我们认为局部复发的风险很小,肿瘤整形技术对于希望获得BCS的早期乳腺癌患者是一个合理而安全的选择。然而,进一步更大的系列研究和更长时间的随访仍然非常必要。

具有挑战性问题的管理

中央型乳腺癌

对于整形外科医生来说,中央部位的乳腺癌是一项艰巨的任务。尽管研究越来越多,但关于中央型乳房肿瘤切除术后乳房重建技术的报道少之又少[14,18,31]。理论上,尚有几种关于不同难度中央型乳房缺陷的重建技术。

根据我们的经验[14],乳房中央和上方的缺损可以通过乳房缩小成形术或乳房固定术取得较好的修复。然而,如果没有充分的设计,保乳术后继发中央型缺损的乳房缩小成形术可能是一个复杂的过程。对于位于中上部的肿瘤,肿瘤切除常损伤上蒂。因此,利用下蒂乳腺成形术技术可以将残留的下方乳腺组织作为真皮腺体蒂皮瓣填充到缺损处[14](见图11.12)。下蒂直接接受第4~6肋间穿支血供[38,39]。这一特点允许选择一个相对合适的血管蒂进行血液供应,并且带血管蒂发生更少的并发症。在我们之前的研究中,这项技术被用于中、大型体积乳房下垂的患者[14]。所有肿瘤均位于乳腺上/中央极,患者均表现为轻至中度缺损,有足够的乳腺组织进行重建。此外,应仔细评估肿瘤切除后残留的乳腺组织和肋间动脉穿支的存在。在乳房组织不足和下极广泛破坏的情况下,这项技术应禁止使用。

术后放疗及加强治疗计划

所有涉及乳腺组织重排的技术都可能影响到放疗的瘤床加量,因为放射的靶区被定义为肿瘤所在的区域[3,8,12-14]。因此,与多学科小组,特别是放疗小组的协调规划是至关重要的,因为一些肿瘤整形技术会改变乳腺的正常结构[12]。为了定位原发肿瘤区域,我们建议通过皮肤标记定位肿瘤位置,并在肿瘤上放置手术夹。与其他作者观察到的[40-42]相似,我们认为仅凭体格检查来确定原发肿瘤床，而没有精确的成像信息，会导致相当比例的患者丢失原发肿瘤床信息。根据我们的经验[12-14]，采用不干扰乳房X线摄影的手术夹，有助于识别有复发风险的区域。此外，该夹子并未发现会影响患者体检、美容术或增加任何与重建技术相关的并发症[40]。

另一个重要问题与放疗后延迟重建有关。以往的研究发现放疗对美容效果具有不利的影响[3-6,9,12-15,25]。通常情况下，接受放疗的乳房外观不如未接受放疗的乳房令人满意，可能与放疗总剂量、放疗剂量的增加、放疗野的数量有关[16,21,25,26]。Losken等[25]强调，在预期放疗时，为保持乳房的对称性，应考虑纤维化/萎缩的可能性。他们建议对同侧乳房无须行过分的缩小，以防放疗后腺体挛缩、变形。此外，一些作者指出，对于进行放疗的肿瘤整形重建的最佳方法，是使用自体未被放疗过的皮瓣[4,6,9]。

术中最终切缘评估及重建

对手术切缘的最终评估需要肿瘤医生、整形外科医生和病理医生之间的多学科合作。根据肿瘤的类型和大小，保乳手术技术以及肿瘤是否可触及[43-45]，已有多种不同的技术可供选择，包括有大体评价、标本切片摄影、术中超声检查、冰冻切片病理评价等。不幸的是，所有的技术都有一些局限性，而且与任何其他检查一样，存在假阴性率[43]。最终的切缘是由永久石蜡包埋切片决定的，并被认为是切缘评估的金标准[43,45]。尽管有这些优点，但是这个过程非常耗时，并且直到保乳手术之后的几天才能得到结果[43-45]。研究已经发现了一些风险因素，可以用来识别保乳术后切缘阳性概率较高的患者[27,28,45,48,49]。较小的年龄[27,28,48,49]、有组织病理学特征（原位癌）[27,44,48,49]和较大的肿瘤[28,49]都与阳性切缘有关。我们的结果与之前的研究结果相比较，年轻患者和较大的肿瘤体积更有可能与阳性边缘相关[28]。我们的数据表明，具有这些特征的患者需要更细致的术中切缘评估，以避免再次手术。Losken等[27]主张应在术前告知所有患者可能需要再次手术的风险。此外，这些高危患者在保乳重建前通过分期过程和确认切缘阴性可以得到更好的管理[27,28]。

阳性切缘和外科手术管理

与乳腺组织重排相关的技术使得在观察到切缘阳性的情况下很难再次手术切除[28]，而且使得定位和切除残余肿瘤和阳性边缘更加困难。在我们之前的研究中[8,10-14,28]，术中切缘是通过病理检查来评估的，其基于影像学、大体观察和冰冻切片的组织学检查。术中切缘阴性，而在永久性石蜡病理切片中发现切缘阳性的患者约占5.5%[28]（见图11.6）。根据Olson等的研究[45]，11.3%实施保乳的患者需要二次手术才能获得切缘阴性。Weinberg等[50]观察到6.2%的患者进行了手术再切除。Cendán等[51]报道，19.6%的患者需要再次手术来达到切缘阴性的目的。尽管存在这些方面，根据组织切除范围的扩大、个人习惯和病理学结果，阳性切缘可以通过再切除联合/不联合乳房重建、保留皮肤的乳房切除或乳腺完全切除得到有效的管理。再手术的决定取决于肿瘤的累及程度，是否侵犯到胸壁或皮肤，以及患者是否选择进行全乳重建。我们认为，再次手术对这些患者来说并非不利影响，扩大手术的负面影响可以忽略不计。然而，重要的是，患者应该被合适地告知手术切缘阳性的风险及再次手术的可能性[28]。

编者评论

这一章写得很好，介绍了南美对肿瘤整形手术的看法，反映了与欧洲和美国类似的观点。关键点包括，保留乳房的目标应扩大到不仅包括保护乳房，还应采取积极措施确保乳房不会因切除和辐射而变形。除此之外，它还应该通过积极考虑是否可以将乳房缩小术、乳房切除术或其他治疗方式明智地添加到治疗计划中,以帮助女性改善外观和生活质量。

Munhoz还提醒我们,仅通过乳房保留治疗可能产生不满意的结果,因此应该包括肿瘤修复计划。这里的一个关键原则是,随着标本尺寸的增加,一些重建变得越来越重要。

我们提供了一个分类系统,根据乳房大小和体积差异来划分可能性。与其他地方发布的系统一样,该系统是关于如何评估和规划重建的有用指南。

阅读本章提醒我们,肿瘤整形手术比没有癌症的乳房整形手术要复杂得多。外科医生进行肿瘤整形手术需要有很强的适应性和创造性,以应对这些患者的许多不同表现。同时,在时机、与其他肿瘤学家的协调以及何时改变计划以利于乳房切除术和重建方面,需要进行高水平的判断。

本章阐述了几种不同的技术,用于纠正各种具有挑战性的缺陷。所有这些方法都是有价值的,对某些缺陷有特定的应用。我特别喜欢侧胸背皮瓣。

憧憬理想的未来,总有一天,所有乳腺癌患者都会被提供并鼓励接受整形手术和肿瘤整形手术咨询。这种改善乳腺癌治疗美容效果的努力应该与治愈疾病和延长生存期的努力并行。

(*S.L.S.*)

肿瘤学整形外科的概念在乳腺外科医生中引起了极大的热情,包括肿瘤学外科医生和整形外科医生。如果我们使用Munhoz博士的定义,即肿瘤整形手术"结合了肿瘤学和整形外科技术的原理,以获得肿瘤学上合理且美观的结果",那么事实上,所有的乳房手术都应该是"肿瘤整形"手术。

Munhoz博士为我们提供了乳房类型的分类以及不同类型肿瘤整形手术的适用性,这非常有帮助,不仅有助于为单个患者制订手术计划,也有助于专业人士的相互交流。

肿瘤整形手术是"设计师"手术。没有两场手术是一模一样的。乳房大小、下垂程度、肿瘤位置、之前的乳房手术、之前的放疗和肿瘤深度都会影响手术计划和结果。肿瘤外科医生和整形外科医生必须作为一个团队一起工作,了解肿瘤的位置、肿瘤的预期范围和辅助治疗的可能性,做好手术计划,并达成良好的一期手术效果。我们的目标是在第一次手术后,如果最终的组织学检查、分期或患者偏好使得计划发生了变化,治疗流程不会推翻重来。

向患者传达最佳结果的愿景以及实现目标所需的步骤是一项挑战。患者通常对乳腺癌切除最感兴趣,而对多次手术不太感兴趣。肿瘤整形手术存在固有的困难。在永久性组织学上发现阳性边缘可能会让临床医生和患者失望。必须用夹子正确标记边缘的位置,尤其是如果存在明显的组织重排。标记所有被移除的组织以确定方向也很重要。在未来,肿瘤整形手术和部分乳房照射的相互作用将会很有趣。

(*S.C.W.*)

参考文献

[1] Veronesi U, Cascinelli N, Mariani L, et al. Twenty-year follow-up of a randomized study comparing breast-conserving surgery with radical mastectomy for early breast cancer. *N Engl J Med* 2002;347: 1227-1235.

[2] Munhoz AM, Aldrighi C, Ferreira MC. Paradigms in oncoplastic breast surgery: A careful assessment of the oncological need and aesthetic objective. *Breast J* 2007;13:326-327.

[3] Slavin SA, Halperin T. Reconstruction of the breast conservation deformity. *Semin Plast Surg*. 2004;18:89-100.

[4] Clough K, Kroll S, Audretsch W. An approach to the repair of partial mastectomy defects. *Plast Reconstr Surg* 1999;104(2):409-420.

[5] Clough KB, Thomas SS, Fitoussi AD, et al. Reconstruction after conservative treatment for breast cancer: cosmetic sequelae classification revisited. *Plast Reconstr Surg* 2004;114:1743-1750.

[6] Kronowitz SJ, Feledy JA, Hunt KK, et al. Determining the optimal approach to breast reconstruction after partial mastectomy. *Plast Reconstr Surg* 2006;117:1-11.

[7] Asgeirsson KS, Rasheed T, McCulley SJ, et al. Oncological and

cosmetic outcomes of oncoplastic breast conserving surgery. *Eur J Surg Oncol* 2005;31:817-827.

[8] Munhoz AM, Montag E, Arruda E, et al. Assessment of immediate conservative breast surgery reconstruction: a classification system of defects revisited and an algorithm for selecting the appropriate technique. *Plast Reconstr Surg* 2008;121:716-727.

[9] Hamdi M, Wolfli J, Van Landuyt K. Partial mastectomy reconstruction. *Clin Plast Surg* 2007;34:51-62.

[10] Munhoz AM, Montag E, Arruda E, et al. Outcome analysis of breast-conservation surgery and immediate latissimus dorsi flap reconstruction in patients with T1 to T2 breast cancer. *Plast Reconstr Surg* 2005;116:741-750.

[11] Munhoz AM, Montag E, Arruda E, et al. The role of the lateral thoracodorsal fasciocutaneous flap in immediate conservative breast surgery reconstruction. *Plast Reconstr Surg* 2006;117:1699-1709.

[12] Munhoz AM, Montag E, Arruda E, et al. Critical analysis of reduction mammaplasty techniques in combination with conservative breast surgery for early breast cancer treatment. *Plast Reconstr Surg* 2006;117:1091-1103.

[13] Munhoz AM, Montag E, Arruda E, et al. Superior-medial dermoglandular pedicle reduction mammaplasty for immediate conservative breast surgery reconstruction. *Ann Plast Surg* 2006;57:502-511.

[14] Munhoz AM, Montag E, Arruda E, et al. Reliability of inferior dermoglandular pedicle reduction mammaplasty in reconstruction of partial mastectomy defects: surgical planning and outcome. *Breast* 2007;16:577-589.

[15] Spear SL, Pelletiere CV, Wolfe AJ, et al. Experience with reduction mammaplasty combined with breast conservation therapy in breast cancer. *Plast Reconstr Surg* 2003;111:1102-1110.

[16] Chang E, Johnson N, Webber B, et al. Bilateral reduction mammoplasty in combination with lumpectomy for treatment of breast cancer in patients. *Am J Surg* 2004;187:647-655.

[17] Audretsch W, Rezai M, Kolotas C, et al. Tumor-specific immediate reconstruction in breast cancer patients. *Perspect Plast Surg* 1998; 11:71-79.

[18] Huemer GM, Schrenk P, Moser F, et al. Oncoplastic techniques allow breast-conserving treatment in centrally located breast cancers. *Plast Reconstr Surg* 2007;120:390-398.

[19] Papp C, Wechselberger G, Schoeller T. Autologous breast reconstruction after breast- conserving cancer surgery. *Plast Reconstr Surg* 1998;102:1932-1939.

[20] Brierley JD, Paterson IC, Lallemand RC, et al. The influence of breast size on late radiation reaction following excision and radiotherapy for early breast cancer. *Clin Oncol* 1991;3:6-12.

[21] Gray JR, McCormick B, Cox L, et al. Primary breast irradiation in large-breasted or heavy women: analysis of cosmetic outcome. *Int J Radiat Oncol Biol Phys* 1991;21:347-356.

[22] Clough KB, Lewis JS, Couturaud B, et al. Oncoplastic techniques allow extensive resection for breast- conserving therapy of breast carcinomas. *Ann Surg* 2003;237:26-34.

[23] Kaur N, Petit JY, Rietjens M, et al. Comparative study of surgical margins in oncoplastic surgery and quadrantectomy in breast cancer. *Ann Surg Oncol* 2005;12:539-549.

[24] Ricci MD, Munhoz AM, Geribela A, et al. The influence of reduction mammaplasty techniques in synchronous breast cancer diagnosis and metachronous breast cancer prevention. *Ann Plast Surg* 2006;57:125-136.

[25] Losken A, Elwood ET, Styblo TM, et al. The role of reduction mammaplasty in reconstructing partial mastectomy defects. *Plast Reconstr Surg* 2002;109:968-976.

[26] Rietjens M, Urban CA, Rey PC, et al. Long-term oncological results of breast conservative treatment with oncoplastic surgery. *Breast* 2007;16:387-395.

[27] Losken A, Styblo TM, Carlson GW, et al. Management algorithm and outcome evaluation of partial mastectomy defects using reduction or mastopexy techniques. *Ann Plast Surg* 2007;59:235-242.

[28] Munhoz AM, Montag E, Arruda E, et al. Immediate reconstruction following breast- conserving surgery: management of the positive surgical margins and influence on secondary reconstruction. *Breast* 2009;18:47-54.

[29] Gendy RK, Able JA, Rainsbury RM. Impact of skin-sparing mastectomy with immediate reconstruction and breast- sparing reconstruction with miniflaps on the outcomes of oncoplastic breast surgery. *Br J Surg* 2003;90:433-439.

[30] Almasad JK, Salah B. Breast reconstruction by local flaps after conserving surgery for breast cancer: an added asset to oncoplastic techniques. *Breast J* 2008;14:340-344.

[31] Fitzal F, Mittlboeck M, Trischler H. Breast-conserving therapy for centrally located breast cancer. *Ann Surg* 2008;247:470-476.

[32] Petit JY, Rietjens M, Garusi C. Breast reconstructive techniques in cancer patients: which one, when to apply, which immediate and long term risks? *Crit Rev Oncol Hematol* 2001;38:231-239.

[33] Newman LA, Kuerer HM, McNeese MD, et al. Reduction mammoplasty improves breast conservation therapy in patients with macromastia. *Am J Surg* 2001;181:215-221.

[34] Nahabedian M. Determining the optimal approach to breast reconstruction after partial mastectomy (discussion). *Plast Reconstr Surg* 2006;117:12-14.

[35] Olivotto IA, Rose MA, Osteen RT, et al. Late cosmetic outcome after conservative surgery and radiotherapy: analysis of causes of cosmetic failure. *Int J Radiat Oncol Biol Phys* 1989;17:747-53.

[36] Mills JM, Schultz DJ, Solin LJ. Preservation of cosmesis with low complication risk after conservative surgery and radiotherapy for ductal carcinoma in situ of the breast. *Int J Radiat Oncol Biol Phys* 1997;39:637-641.

[37] Cochrane R, Valasiadou P, Wilson A, et al. Cosmesis and satisfaction after breast-conserving surgery correlates with the percentage of breast volume excised. *Br J Surg* 2003;90:1505-1509.

[38] Ribeiro L. A new technique for reduction mammaplasty. *Plast Reconstr Surg* 1975;55:330-341.

[39] Courtiss EH, Goldwyn RM. Reduction mammaplasty by the inferior pedicle technique. *Plast Reconstr Surg* 1977;59:500-511.

[40] Solin L, Danoff B, Schwartz G, et al. A practical technique for the localization of the tumor volume in definitive irradiation of the breast. *Int J Radiat Oncol Biol Phys* 1985;11:1215-1220.

[41] Solin L, Chu J, Larsen R, et al. Determination of depth for electron breast boosts. *Int J Radiat Oncol Biol Phys* 1987;13:1915-1919.

[42] Regine W, Ayyangar K, Komarnickv L, et al. Computer-CT planning of the electron boost in definitive breast irradiation. *Int J Radiat Oncol Biol Phys* 1991;20:121-125.

[43] Laucirica R. Intraoperative assessment of the breast: guidelines and potential pitfalls. *Arch Pathol Lab Med* 2005;129:1565-1583.

[44] Cabioglu N, Hunt KK, Sahin AA, et al. Role for intraoperative margin assessment in patients undergoing breast- conserving surgery. *Ann Surg Oncol* 2007;14:1458-1467.

[45] Olson TP, Harter J, Muñoz A, et al. Frozen section analysis for intraoperative margin assessment during breast- conserving surgery results in low rates of re- excision and local recurrence. *Ann Surg Oncol* 2007;14(10):2953-2960.

[46] Balch GC, Mithani SK, Simpson JF, et al. Accuracy of intraoperative examination of surgical margin status in women undergoing

partial mastectomy for breast malignancy. *Am Surg* 2005;71:22-31.
[47] Singletary SE. Surgical margins in patients with early-stage breast cancer treated with breast conservation therapy. *Am J Surg* 2002; 184:383-390.
[48] Obedian E, Haffty BG. Negative margin status improves local control in conservatively managed breast cancer patients. *Cancer J Sci Am* 2000;6:28-37.
[49] Tartter PI, Kaplan J, Bleiweiss I, et al. Lumpectomy margins, re-excision, and local recurrence of breast cancer. *Am J Surg* 2000;179: 81-90.
[50] Weinberg E, Cox C, Dupont E, et al. Local recurrence in lumpectomy patients after imprint cytology margin evaluation. *Am J Surg* 2004;188:349-357.
[51] Cendán JC, Coco D, Copeland EM. Accuracy of intraoperative frozen-section analysis of breast cancer lumpectomy margins. *J Am Coll Surg* 2005;201:194-203.

第12章

Albert Losken

乳腺部分切除术后缺损重建：分类与方法

Reconstruction of Partial Mastectomy Defects: Classifications and Methods

引言

乳房重建术的独特之处在于,需要持续不断地改进调整手术方案,以进一步提高乳房重建术的疗效预后与患者的满意度。乳腺部分切除术后缺损重建这一领域已发展出可喜的新方向,有可能显著改变女性乳腺癌的治疗策略和手术方式。虽然重建的最初目的是重建放疗后保乳缺损来改善乳房术后美容效果,但现在更多地侧重于掌握乳腺部分切除术后缺损存在的不利影响,并试图通过重建手术消除这些缺损,防止术后乳房畸形。重建手术可以让术者在不影响术后乳房美观的前提下,切除较多的乳腺组织,获得更安全的手术切缘。女性乳腺癌患者不再需要为保住乳房而不得不承受明显的乳房畸形。这种肿瘤整形理念结合了肿瘤外科与整形外科原理,本章将重点介绍那些正在接受保乳治疗(BCT)的女性乳腺癌患者。Werner Audretsch教授因在乳腺肿瘤整形外科领域所做的开创性工作而享誉国际,乳腺肿瘤整形外科技术起初在英国和欧洲其他国家受到欢迎,但近来已在世界范围内得到认可和推广[1]。本章使用的肿瘤整形外科专业术语适用于乳房部分切除术后缺损的即刻重建。肿瘤整形外科领域的发展动力源于患者的需求及因不同学科互动增多带来的联合手术技法的发展。

认识缺损

保乳治疗的主要目标是保留乳房外形和对称性的同时,充分治疗乳腺癌,减少局部复发。然而,肿瘤学与乳房美容学两者目标之间仍存在内在冲突,前者旨在清除所有的局部肿瘤病灶,后者通过保留尽可能多的乳腺组织收获最佳的外形美容效果。切缘越宽,局部复发的风险越低[2,3]。要同时达到两者目标,往往会令外科医生陷入两难(图12.1)。高达30%的女性乳腺肿瘤患者存在术后乳房畸形的情况,可能需要整形外科调整[4]。导致保乳治疗后乳房不够美观的因素有很多。这些因素主要涉及两个方面:①切除的乳腺组织量与保留的组织量的对比;②放疗的长期有害影响。

保乳治疗后影响乳房美观的因素如下:

- 切除的乳腺实质,小乳房超过15%~20%,大乳房超过30%。
- 肿瘤位于乳房审美敏感区域:如中央、内侧、下方。
- 缺损处的皮肤回缩塌陷至乳房下方的胸壁处。
- 乳头-乳晕位置不对称。
- 乳房的大小和下垂程度。
- 体重指数(BMI)较高。
- 需要再次手术控制切缘。
- 放疗。

传统观点认为,大乳房的女性不适合接受保乳术,因为会降低效果,增加并发症,乳房美观效果也更差。巨乳女性患者的放疗后遗症会更严重,乳房长期对称性差。由于放射线剂量的不均匀性[5,6],大乳房女性出现放疗诱发的乳房组织纤维化的可能性更大。大乳房患者有36%在放疗后发生乳房纤维化,相比,小乳房患者的这一比例为3.6%。大乳房女性患者经常需要接受更大剂量的放疗,这会提高乳腺癌复发率,对乳房外观产生不利影响。大乳房女性患者接受保乳治疗术后,乳房的整形美容效果也不及小乳房女性患者。Clark等发现,所有A罩杯女性患者保乳治疗后的乳房外观效果都极好,而D罩杯女性患者的这一比例为50%[7]。研究表明,肿瘤位于乳房

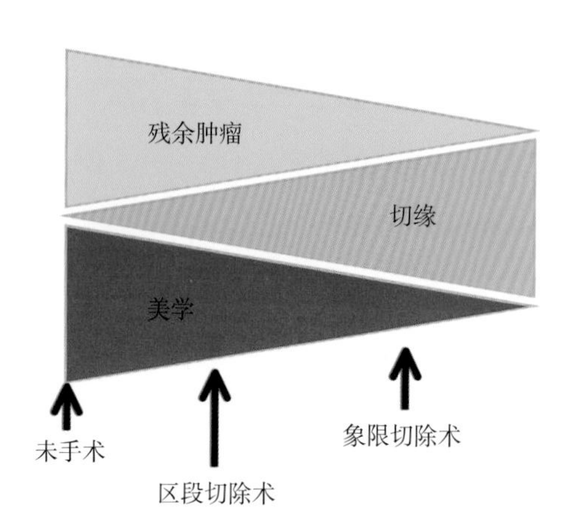

图12.1 困境：利弊冲突(修改自Donegan WL, Spratt JS. *Cancer of the Breast*. 4th ed. Philadelphia, PA: Saunders; 1995)。

中央区或乳房下象限的女性患者的乳房美观效果较差，这是因肿瘤位置所致，特别是切除皮肤较多的情况。位于乳房下象限的肿瘤术后的美观效果比其他象限的肿瘤差两倍。靠近乳晕的中央区乳腺肿瘤曾是保乳术的禁忌证。肿瘤与乳房的大小比是预测保乳治疗术后乳房外形效果最重要的因素之一。一般来说，如果乳腺部分切除术切除的乳腺组织超过20%，乳房的美观效果就有可能不够理想。研究表明，如果患者年纪较轻且体重指数较高，可预见保乳治疗术后乳房不对称[8]。

乳腺部分切除术后缺损的分类

许多分类系统可用于甄别1～3型的保乳治疗术后畸形，数字越大，畸形程度越大[4,9,10]，分类系统已用于确定重建方案选项。至于描述乳腺部分切除术的缺损，数据是有限的。我们最近扩大了一些保乳治疗术的分类，试图客观地描述乳腺切除时的缺损以及各种可能预防畸形的重建技术[11](表12.1)。分类系统的重要组成部分是缺损程度、切除皮肤量、剩余组织量以及缺损与乳头-乳晕复合体的相对位置。

预防乳腺部分切除术后缺损

虽然放疗的不良反应通常是不可避免的，但乳腺切除手术(不论应用重建技术与否)的有些原理可以用于最大限度地减少美容效果不佳的发生率。肿瘤整形外科方法是在乳腺肿瘤切除术中应用整形外科原理。准确定位乳房的切口与乳腺实质的切除方向，往往能够避免畸形的发生。新辅助化疗也会缩小肿瘤，减少乳腺实质的切除量。减少切除量将最大限度地减少不良整形美容效果的发生率。大多数乳腺外科医生目前普遍重视简单的缺损缝合，包括乳腺前移皮瓣和全厚皮瓣的缝合，这样可以改善手术成效。局部乳房重建往往有助于修复那些可能导致不良美容效果的较为复杂的缺损。

部分乳腺切除重建的适应证

乳房部分切除重建术缺损的主要原因有二，一是增加保乳手术的适应证，使那些可能需要行乳房切除术的患者有机会考虑保乳；二是最大限度地降低导致不良美容效果的可能性(表12.2)。行乳腺重建术的决定通常基于肿瘤的特征以及乳房的形状与大小。

基于导致不良美容效果的上述因素，凡是可能产生不良美容效果或标准肿瘤切除术有可能导致乳房畸形或严重不对称的，即可考虑采用肿瘤整形方法，特别是那些大肿瘤、大乳房、下象限肿瘤、中央区肿瘤或者预期肿瘤/乳腺比值高的女性患者。除美观因素外，肿瘤整形方法的适应证还包括肿瘤学因素。主要的适应证包括这两种情况：一是外科医生关注标准切除术的潜在阴性切缘；二是根据初步的病理或乳腺成像结果，外科医生需要进行更广泛的切除，以便为保乳治疗手术做好准备。这种肿瘤整形方法拓宽了保乳治疗术的适应证，否则这些患者可能不得不行乳房切除术，而这种乳房(即巨乳)的切除重建往往更具挑战性，而且其美容效果不太理想。其他的适应证包括尽管存在潜在的不利条件但仍希望保乳的女

表 12.1　部分乳房切除术后缺损可能的结果和治疗学则的分类

	描述	可能的结果	治疗
1 型（理想）	小，边缘的缺损 大或小乳房	保留的乳房形状的对称性能被接受	直接关闭切口，乳房组织推进瓣
2 型（不理想）	中到大缺损 中央区缺损	缺损的大小和形状有着明显的畸形和不对称性	
2a 型	小乳房，伴或不伴下垂		容积置换技术
		象限切除术后缺损超过倒 T 缩乳范围（Wise 模式）	容积置换技术
2b 型	中到大乳房，伴或不伴下垂	任何区段切除术后缺损，象限切除术后缺损在倒 T 缩乳范围容积移位技术内（Wise 模式）	容积移位技术
3 型（不理想）	广泛切除仅残留少许乳腺组织 大或小乳房	大缺损	乳房切除并重建

注：引自 Losken A, Hamdi M. Partial breast reconstruction: current perspectives. *Plast Reconstr Surg* 2009;124(3):722－736。

性以及乳房大而下垂的老年女性，这类患者的乳腺切除和重建存在较大困难。

表 12.2　即刻部分乳房切除术后重建的指征

美学原因	肿瘤学原因
高的肿瘤乳房体积比（20%） 肿瘤位置：中央区、下、内 巨乳 大肿瘤 患者想要一个小乳房 下垂明显或乳房不对称	切缘阴性 需要大范围的切除 不适合乳房切除并重建（如年龄、乳房大小） 患者想要保乳治疗

重建技术的分类

乳房部分切除重建手术用到许多与乳癌根治术后全乳重建相同的原则与技术。然而，其他的一些技术如用剩余的乳腺组织与局部组织修复部分缺损，也被认为对于保乳术后是有帮助的。一般情况下，重建技术使用乳房组织重建乳房或使用皮瓣完成容积替换（图 12.2）。使用剩余乳腺组织的部分重建形式被称为容积置换、乳腺实质重建，或称为乳房塑形。这些技术的复杂程度不等，从简单的推进皮瓣[12]到简单的腺体皮瓣再到乳房悬吊术和缩乳术[13-16]。如果部分切除术后剩余的乳腺组织不足，就通过皮瓣技术征用乳房以外的组织作为补充。使用皮瓣重建乳腺部分切除术后缺损的技术被称为皮瓣重建容积替换。此类技术同样复杂程度不一，从取自腋下、侧胸壁、腹壁的旋转肌皮瓣，到局部肌皮瓣，再到游离皮瓣和穿支皮瓣[17-21]。

治疗方法

为简化重建过程，人们目前已提出不同方法。遗憾的是，部分乳房重建缺乏标准化体系，这使得比较研究陷入困境。决定哪种治疗方案更适合患者，是由多方面因素决定的，但最终的决定因素是乳房大小、肿瘤大小以及肿瘤位置（图 12.3）。其他因素也很重要，包括患者风险与意愿、肿瘤生物学和外科医生对于各种技术的使用习惯。确定治疗方案的另一种办法是评估部分乳腺切除术后剩余的乳腺组织量以及这些组织与乳头-乳晕复合体的相对位置，这样可以为具体病例制订最合适的重建方案。与 Moh 缺损的修复重建一样，这些肿瘤整形重建在富有挑战性的同时，还有颇多收获。由于每个病例的情况不同，很难严格遵循既定的治疗方案。只要熟悉各种重建工具，就可以重建几乎所有的乳房部分切除术后缺损。值得注意的一点是，如果缺损很大而剩余的

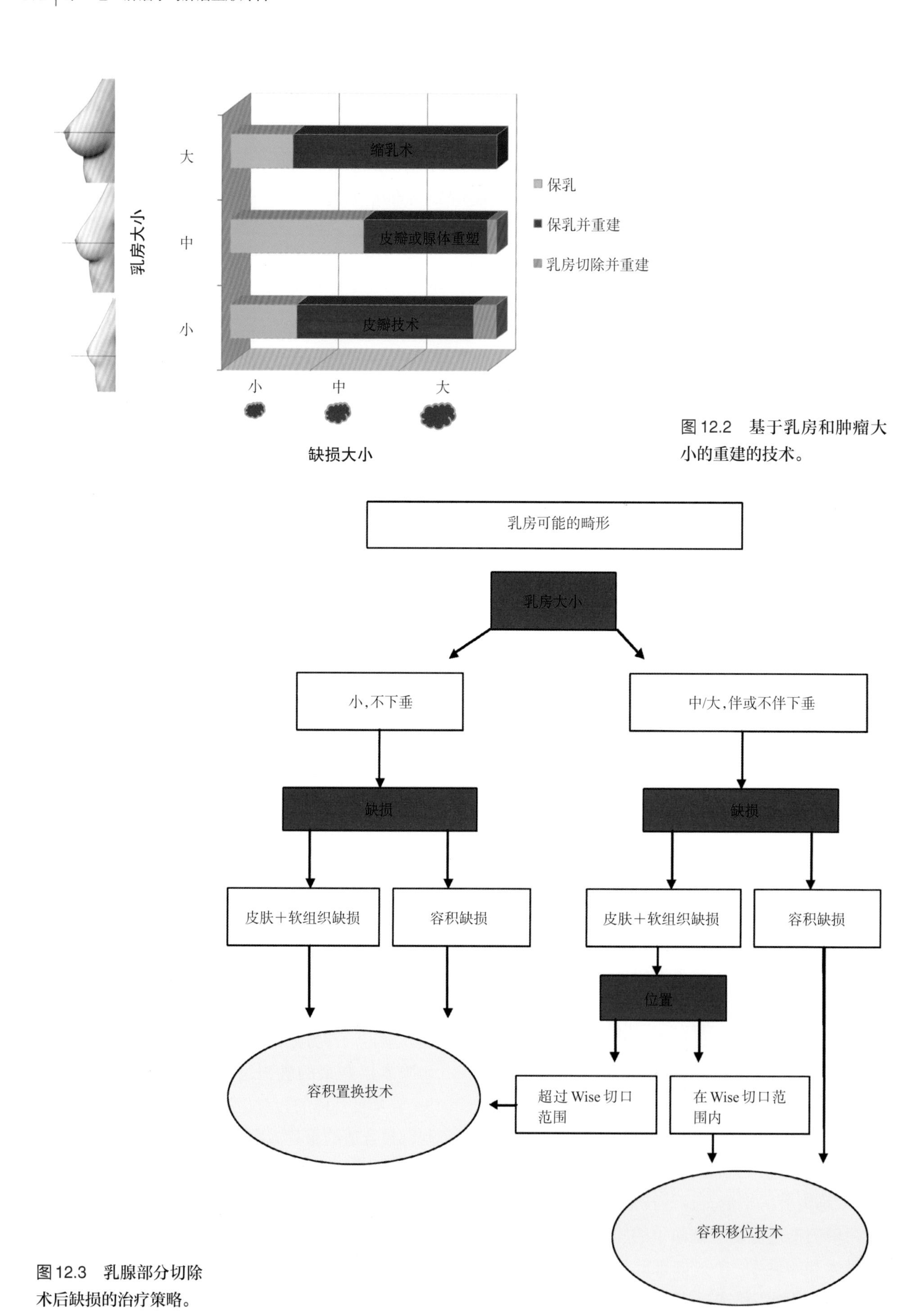

图 12.2 基于乳房和肿瘤大小的重建的技术。

图 12.3 乳腺部分切除术后缺损的治疗策略。

表 12.3 部分乳房切除术后重建技术

容积移位技术	容积置换技术
腺体重塑，容积缩小	
直接缝合	邻近或远处组织转移，容积不变
小活检/切除	假体隆胸：少
蝙蝠状乳房上提术	局部皮瓣：筋膜皮肤穿支皮瓣、背阔肌肌皮瓣、远处皮瓣
乳房皮瓣推进技术	
乳头-乳晕中心化	其他：干细胞、脂肪注射、大网膜
缩乳上提技术	

乳腺组织很少，全乳切除术与即刻修复重建往往是更合适的选择。

重建乳腺部分切除术后缺损有一些简单的经验。对于切除术后留有足量的腺体实质的大或中等的或下垂的乳房，适合采用容积置换或矫形方案（图 12.4）。在标准的Wise模型标记下，象限切除型乳腺切除术是有可能的。对于较小的或非下垂型乳房，如果需要额外的体积与对侧乳房相匹配，或者需要皮肤替换包括乳腺实质和皮肤在内的切除部位，则有必要采用包括体积和皮肤在内的容积替换手术方案（图 12.5）。对于小乳房或者上象限或外象限的象限切除型乳腺切除术，为了保持乳房形状，往往需要皮瓣重建。见表 12.3。

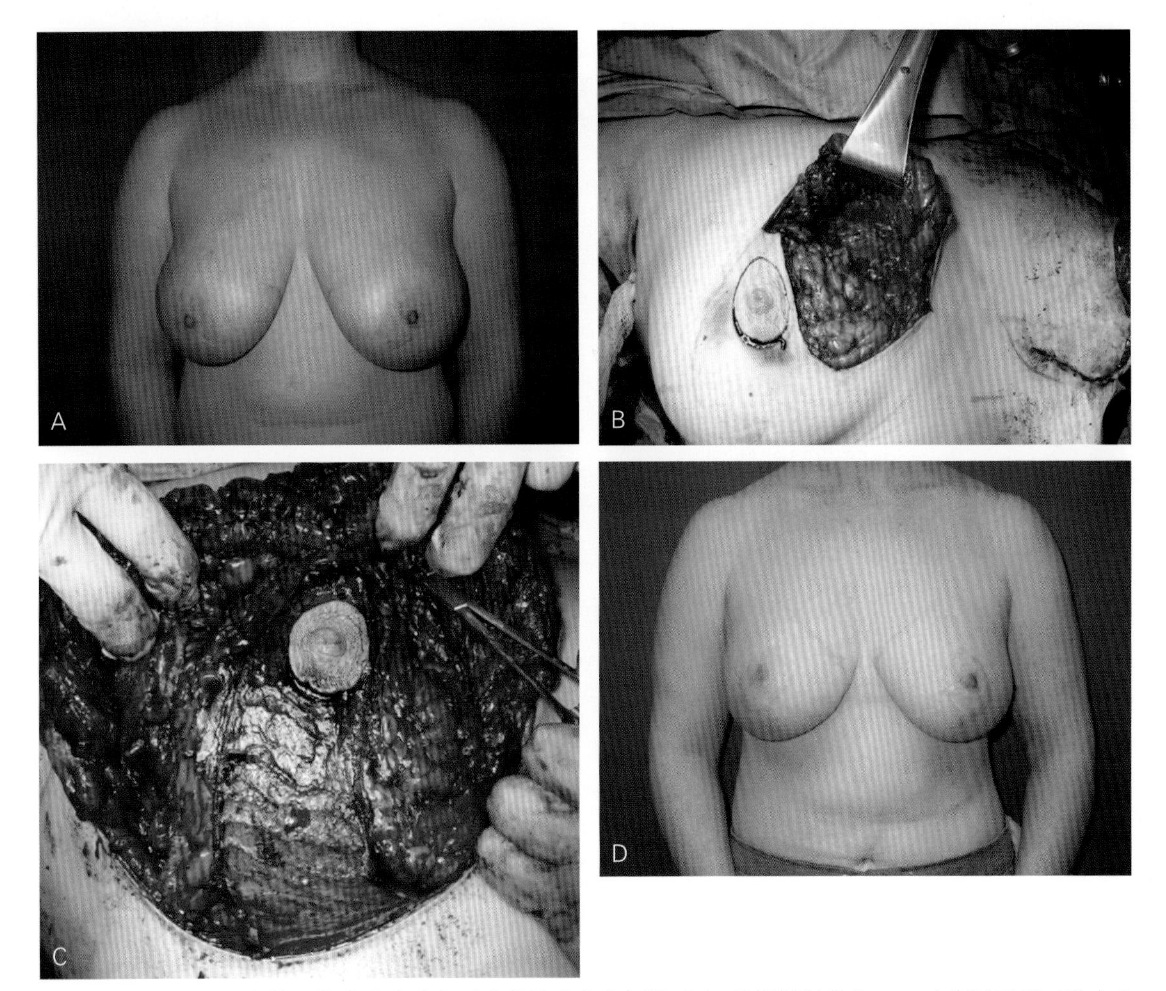

图 12.4 A. 一例33岁的三期乳腺癌患者对术前化疗有良好的反应，希望保留乳房。B. 在钢丝引导下从上内侧象限切除肿块（100 g），留下中等大小的缺损。为了尽可能减少整容不良的可能性，她同时进行了双侧乳房缩小术（总体积左乳250 g，右乳150 g）。C. 乳头被移到下方的皮肤腺蒂上，中央附着物完好无损，部分用于填补上极体积的空隙。D. 在右乳腺放射治疗完成后1年结果情况（引自 Losken A and Bostwick J Ⅲ. Breast reconstruction. In: Wood WC, Staley CA, and Skandalakis JE, eds. *The Anatomic Basis of Tumor Surgery*. Springer, New York; 2010:166 - 194）。

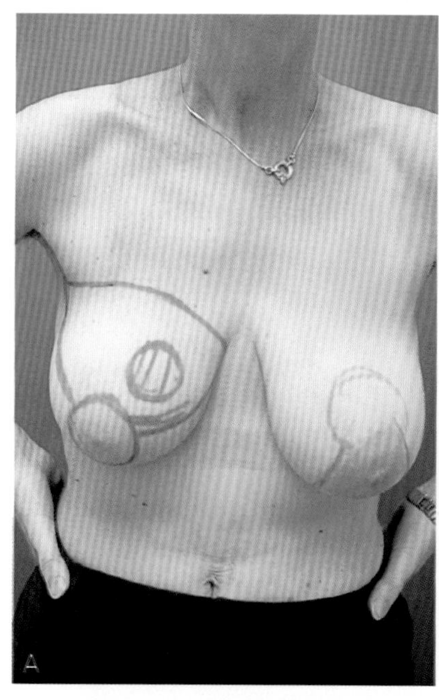

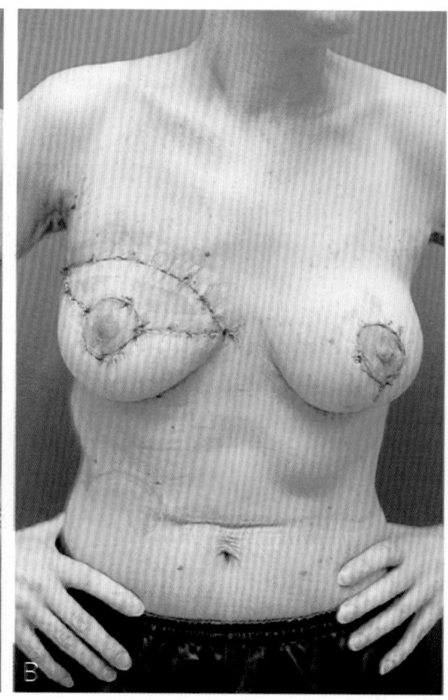

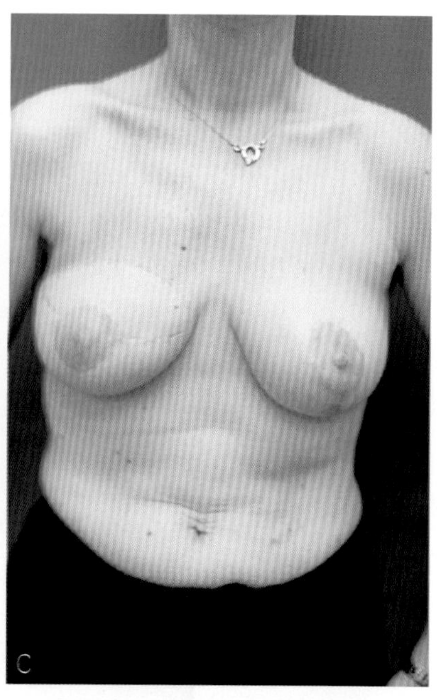

图12.5 A～C. 背阔肌肌皮瓣重建术的术前、术后处理。乳腺部分切除术后上极的三维置换，包括肿瘤床的放射性皮肤，以获得足够的三维间隙。双侧乳房形态和大小的复位满意，矫形和外形改善良好。显示了背阔肌肌皮瓣在放射后重建的早期和晚期结果。

容置换技术

乳房整形手术基本上都是依靠乳房大面积的前移、旋转或移位来填充一个中小缺损。这避免了更大面积上的容积缺失。该手术最简单的形式是要求乳腺皮瓣前移，术中调动紧邻缺损周围区域的胸肌[12]。基本上是围绕胸肌解剖，推进全厚度乳房腺体组织瓣以填充死腔。这种手术适用于中小乳房的Ⅰ型畸形，这类乳房行切除术后不会发生明显的容积改变，而容积改变会导致乳房的不对称。对侧乳房通常无须行对称性手术。

乳房悬吊术或缩乳手术也许是目前最受欢迎的通用的乳房整形选择。行此类手术的理想情形是符合预期缩乳切除组织量的中到大或下垂的乳房，且肿瘤切除后有足够的实质残留可用于重建（Ⅱb型缺损）（图12.6）。Masetti等提出了肿瘤整形手术设计的四大步骤：①按照缩乳术/乳房悬吊术方法，规划皮肤切口和腺体组织实质的切除；②切除术后提供实质重建；③重新定位乳头；④修正对侧乳房以实现双侧对称[14]。任何中到大的乳房都可以使用这类重建技术，除非皮肤畸变不符合标准Wise模式（Ⅱa型缺损）。

整形外科医生熟悉这些技术，因此很容易将这种方法与重建手术相结合。在过去几年中，关于此类技术的报道大幅增加，均反映了切除量大，并发症发生率可接受，且效果良好。对于大或下垂乳房的女性患者而言，只要有足够的乳房组织和皮肤可用，众多的缩乳方式和皮蒂设计总能实现任何位置和大小的缺损重建。有创意的乳房成形设计有助于彻底清除病灶，并在术后修复缺损，重塑乳房（图12.7和图12.8）。术前标记很重要，根据肿瘤位置确定皮蒂的设计。通常情况下，如果皮蒂可以指向或旋转掩盖缺损，那就可以使用这一设计。Wise模式标记则更为灵活，适用于任何乳腺象限的肿瘤切除术。切除术完成后，需要探查空腔，同时注意空腔缺损与乳头的相对位置以及剩余的乳腺组织。重建目标包括保持乳头的血运活力、重建乳房及关闭死腔。乳头和其皮下腺体蒂会被分割，而为完成缩乳术，在必要时也会切除剩余组织。有时，可以利用本应切除的组织，创造额外的皮腺蒂或腺蒂，自由旋转以加强填充缺损（图12.9）。对侧乳房重建采用类似技术进行。同侧乳房通常比原来大10%左右，以便预防放疗后的乳房纤维化。同侧或对侧乳房的组织取样活检也可采用这种技术(图 12.10)。

这种整形手术非常适合患有下象限肿瘤的大乳房女性[15]。通过切除象限部位的皮肤和乳腺实质软组织,并用上象限或上内侧象限组织蒂重建乳房,可以顺利施行象限切除术。

根据需要,通过利用上方的蒂垂直柱状折叠和对侧垂直缩乳,可以在普通的垂直模式下,将中等大小乳房的下象限肿瘤连同肿瘤表面皮肤一并切除。

只要缺损位于皮肤以下(肿瘤切除术类型),上象限肿瘤切除后的缺损都可以填充。目前流行的自体隆胸技术可以填充死腔和保持形状。下方或内侧蒂可确保乳房上半部分腺体安全切除,同时不损害乳头的血运,并且当上象限剩余组织不足时,可以通过重新调整腺体实质组织来维持所需的乳房丰满度[13](图 12.11)。

如果切除乳房上半部分的皮肤,这种重建技术是不可能实行的。外侧或者上外侧象限的缺损允许使用上内侧蒂来行实质重建。如果皮肤与肿瘤标本一并切除,此类重建会很困难,所以更适用于乳房肿瘤切除术类型的缺损。

对于中等下垂乳房的女性,上内侧蒂作为自行扩大的蒂可向下延伸至乳房下皱褶。

然后旋转以填充外侧的容积空隙。为保持形状,通常采用折叠垂直柱的方式。如果是切除了 Wise 模式标记上方的乳腺组织,通常需要转移皮瓣。对于巨乳妇女的缩乳,仍然可以利用下方的皮肤组织蒂来替换缺失的乳房皮肤(图 12.12),哪怕缺失的皮肤位于 Wise 模式标记以上。

位于中央区的乳腺肿瘤过去一直被视为保乳术的相对禁忌证。然而,如果巨乳女性患者接受肿瘤整形术,可以对乳腺肿瘤和乳头-乳晕复合体进行扩大广泛切除和通过多种技术进行重建[22-24]。

可使用类似于乳房减容缩乳手术(图 12.13)

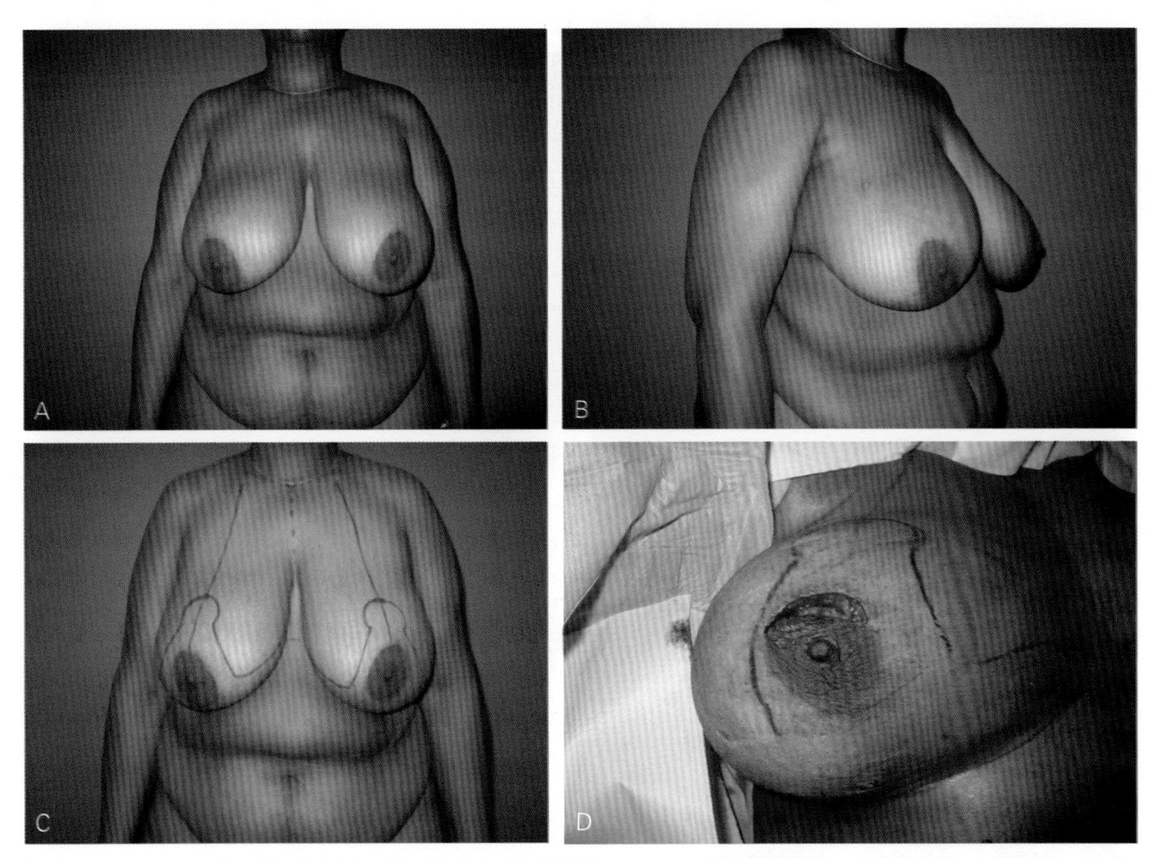

图 12.6 A、B. 49 岁女性,患有巨大乳腺炎和右侧乳腺癌。C. 在术前用标准的 Wise 方式标记手术切口。D. 肿瘤切除术后显示缺损,切缘为阳性。

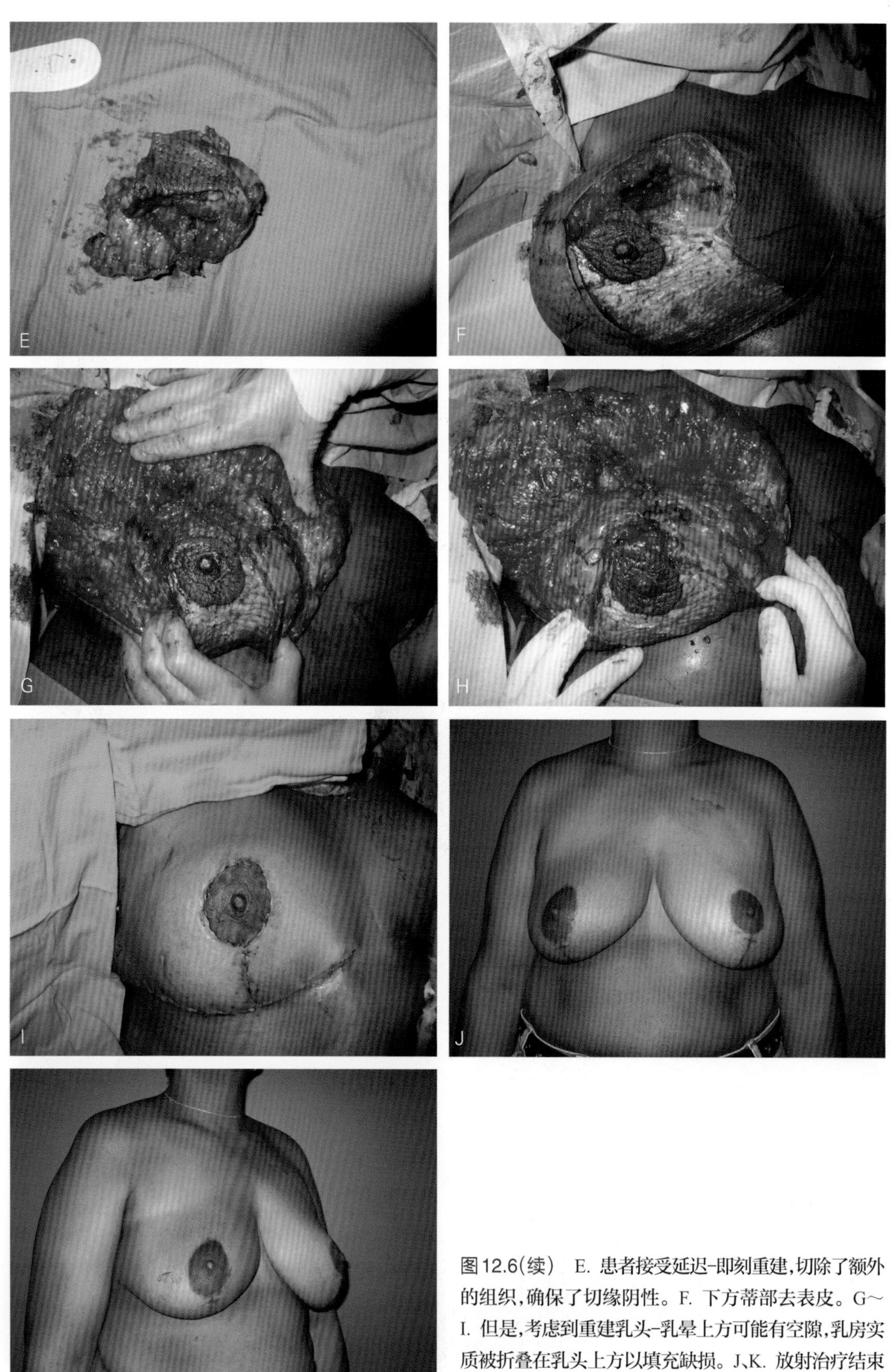

图12.6(续) E. 患者接受延迟-即刻重建，切除了额外的组织，确保了切缘阴性。F. 下方蒂部去表皮。G～I. 但是，考虑到重建乳头-乳晕上方可能有空隙，乳房实质被折叠在乳头上方以填充缺损。J、K. 放射治疗结束后1年情况。

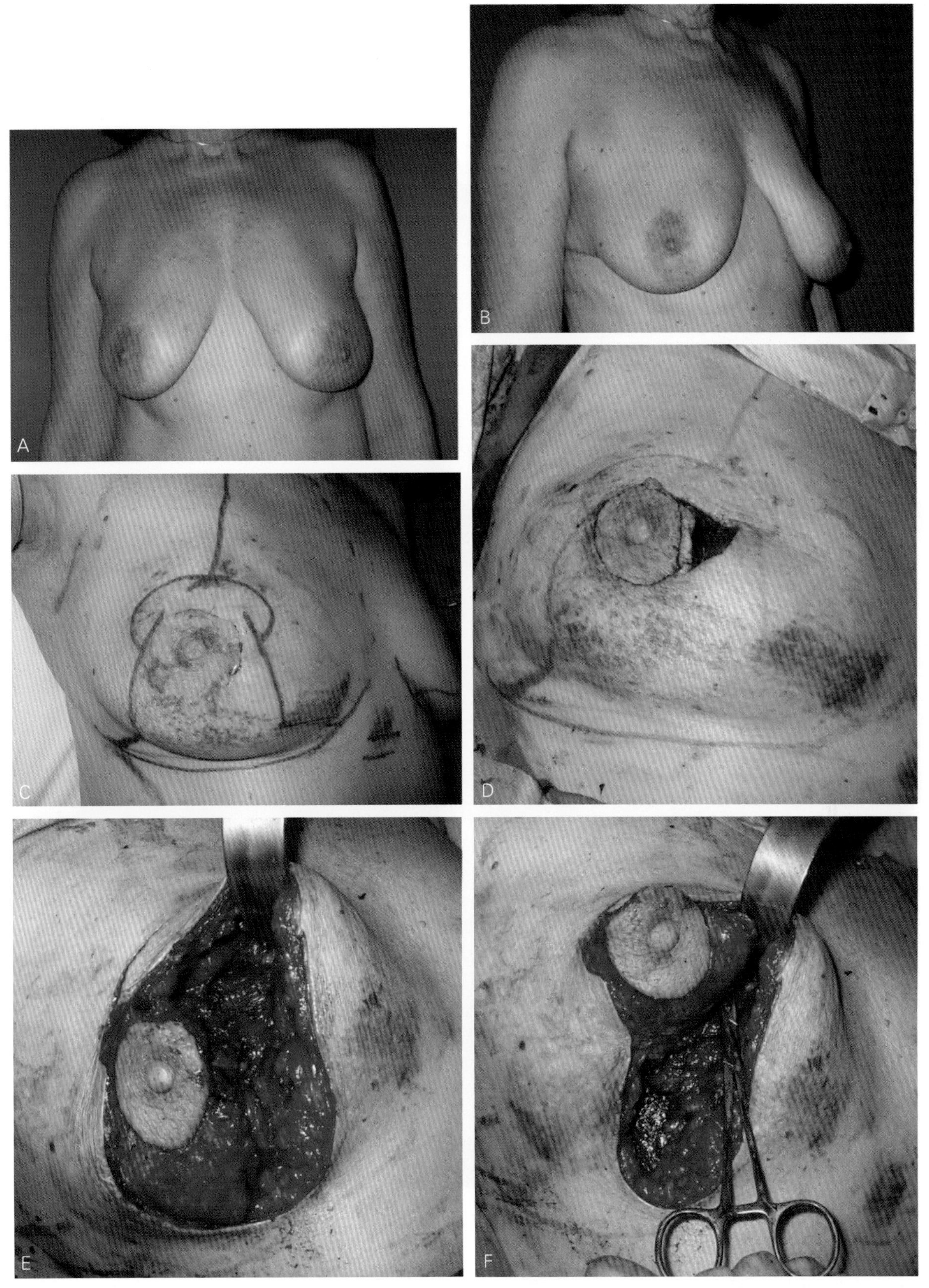

图12.7 A、B. 一例50岁的女性患者，右内侧乳腺癌。C、D. 她接受了在乳头上方100 g的乳腺部分切除术。切缘确认阴性，两周后行重建手术。E、F. 扩大的上外侧蒂旋转转入缺损，并填补这个美容敏感区的体积空隙。没有移除其他组织。对侧乳房行固定术以保持双侧乳房对称。

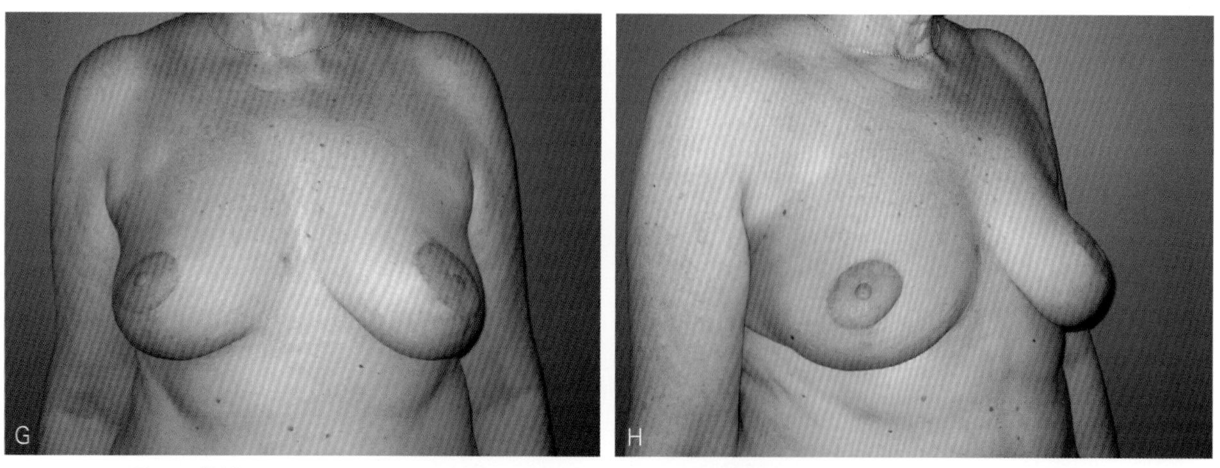

图 12.7（续） G、H. 在右乳房放射治疗完成9个月后，她的双侧乳房形状和对称性是可以接受的。

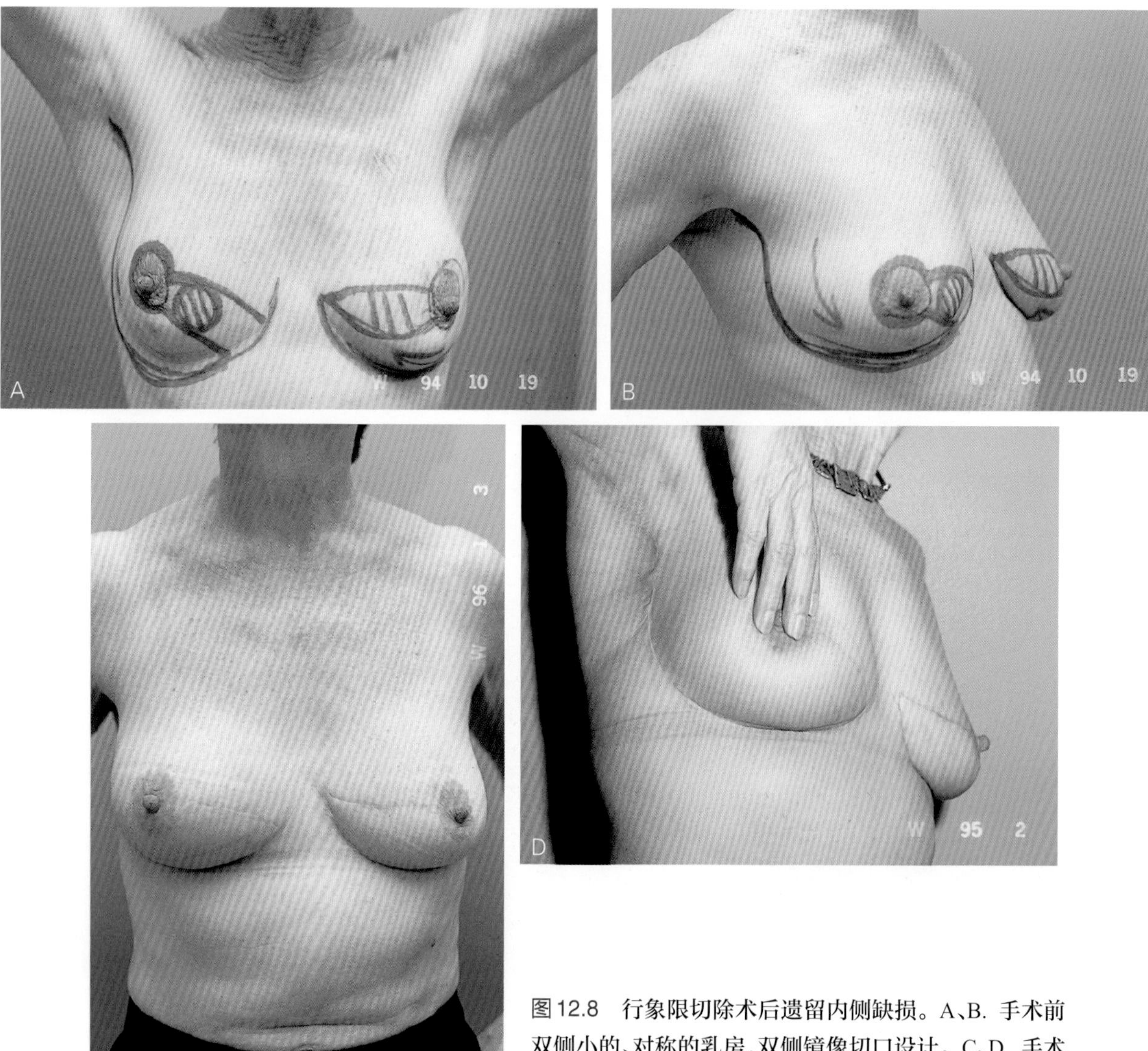

图 12.8 行象限切除术后遗留内侧缺损。A、B. 手术前双侧小的、对称的乳房，双侧镜像切口设计。C、D. 手术后的乳房。

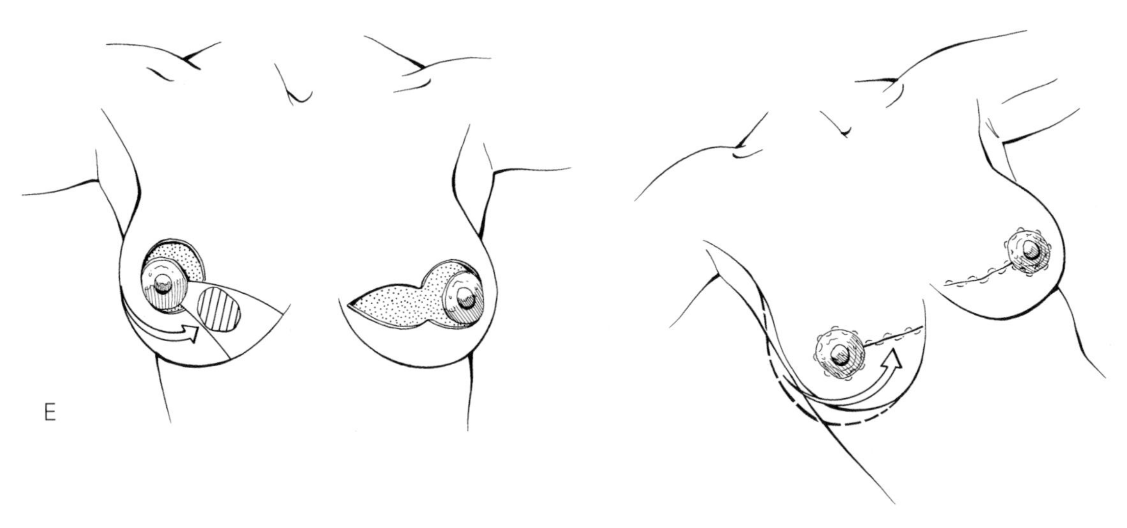

图12.8(续) E. 双侧乳房手术，右乳放疗后无明显复位瘢痕，左乳未放疗，无明显瘢痕。

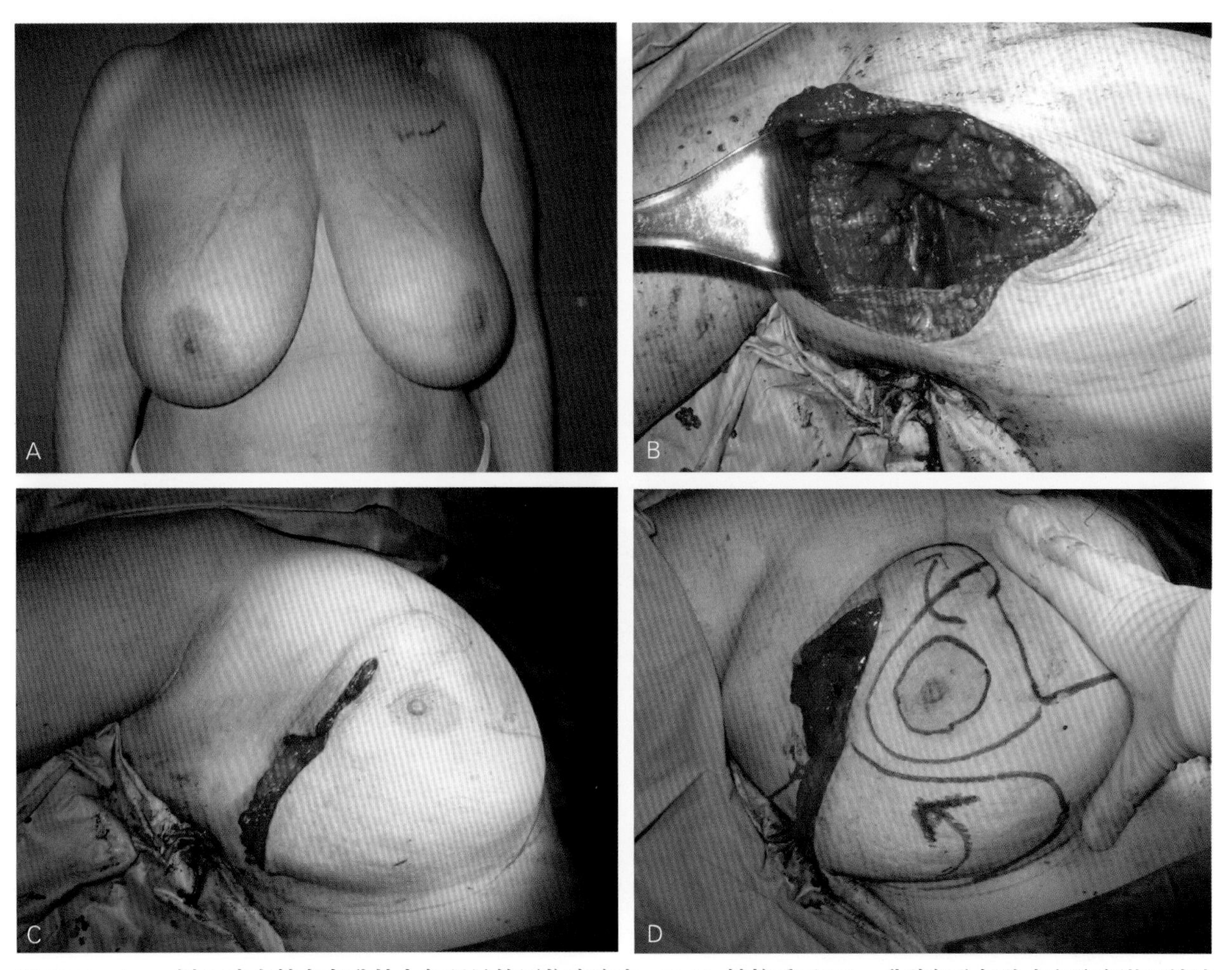

图12.9 A. 一例53岁女性有左乳外上象限导管原位癌病史。B、C. 她接受了235 g乳腺部分切除术和腋窝淋巴结清扫术。D. 选择一个上内侧蒂以确保乳头活力。她的缺损重建基于下方的去表皮筋膜组织瓣，向上旋转填补死腔。

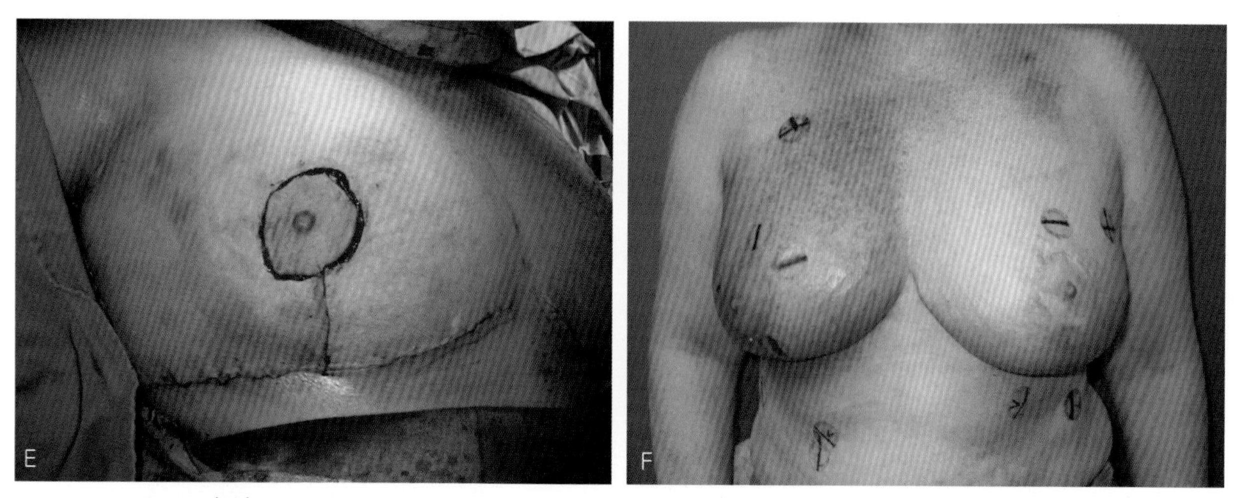

图 12.9(续) E. 从右乳房取出腺体 395 g，从左乳房取出腺体 390 g。F. 放射治疗完成后的情况。

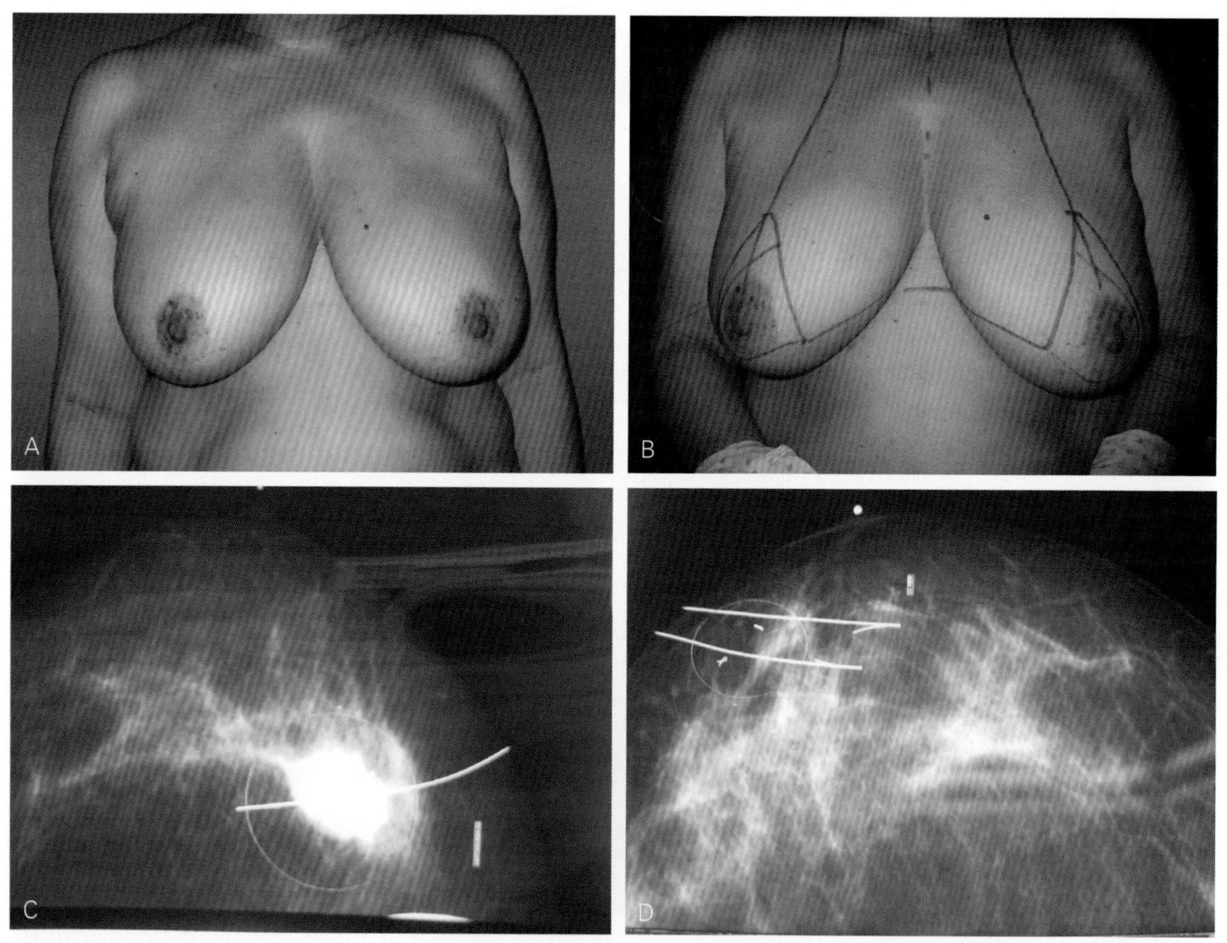

图 12.10 A. 一例 53 岁的女性有右侧乳腺癌病史，左侧乳腺有数个可疑区域。B～D. 术前标记是在完成放线和钼靶定位后完成的。

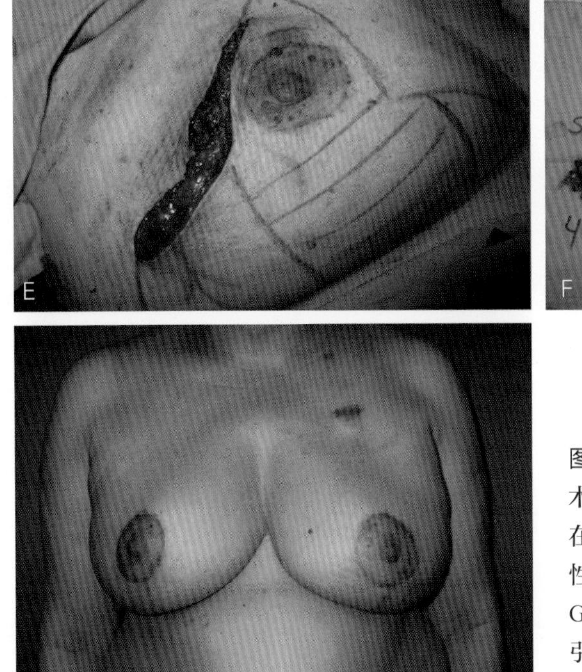

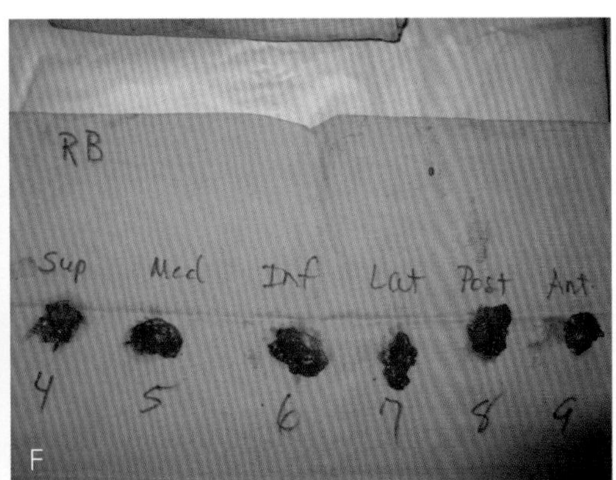

图 12.10（续） E. 她接受了右侧乳腺部分切除术（200 g）和附加切除 80 g 的缩乳组织标本。F. 在重建前送术腔样本活检。左侧活检结果为阴性，标本重量为 90 g，另外从该侧取出腺体 250 g。G. 她在右乳房接受放射治疗前的情况（经允许引自 Kuerer HM. Kuerer's Breast Surgical Oncology. McGraw-Hill, 2010）。

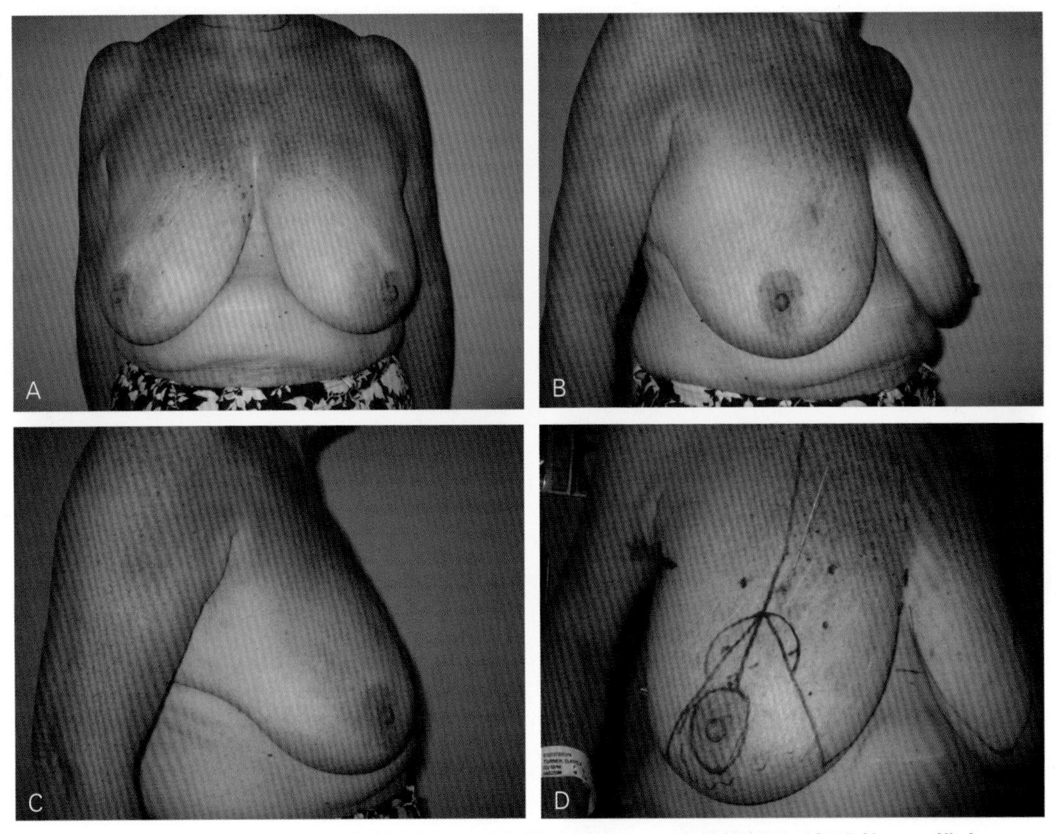

图 12.11 A～C. 一位 59 岁女性，上象限浸润性导管癌。D. 术前标记显示标准的 Wise 模式。

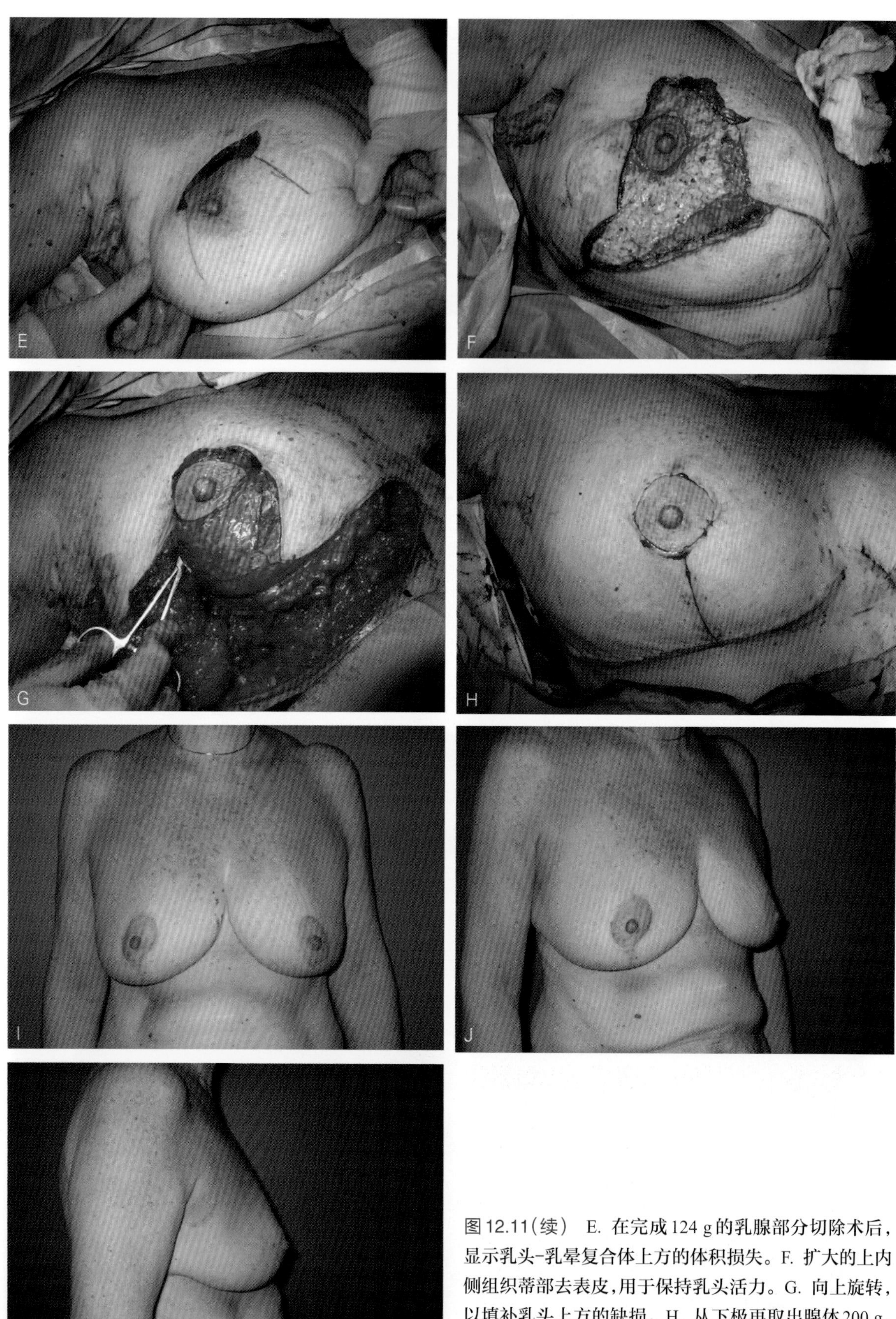

图 12.11(续) E. 在完成 124 g 的乳腺部分切除术后,显示乳头-乳晕复合体上方的体积损失。F. 扩大的上内侧组织蒂部去表皮,用于保持乳头活力。G. 向上旋转,以填补乳头上方的缺损。H. 从下极再取出腺体 200 g,结果显示轮廓良好。对侧缩乳去除腺体 387 g。I～K. 术后 6 个月,保留乳房上极形态。

的倒T形闭合模式重建乳房外形。之后，可以使用选定的乳房重建技术完成乳头重建。如果肿瘤位置偏上或偏外侧，可以选择另一种手术方案，即切除中央区椭圆形状的皮肤、乳头及乳腺组织，对侧乳房行缩乳术以确保双侧对称。

第三种选择包括在皮肤腺体蒂上创造皮岛，旋转至中央缺损部位以保持乳房形状和重建乳头。重建术前的乳房标记选择倒T形法或垂直法，具体取决于乳房大小，皮岛来自下侧或内侧。

额外的乳房悬吊术方案适用于乳腺肿瘤保乳治疗[12]。双环法乳房悬吊术通过乳晕切口切除乳腺区段，适用于乳房上侧或外侧腺体的沿区段分布的乳腺癌。蝙蝠翼乳房悬吊术需要全厚度切除位于乳房中央区或邻近乳头-乳晕复合体深处的肿瘤病灶(图12.14)。

在乳晕两侧各开一个类似的带有翼瓣的半圆形切口，可使纤维腺体组织前移以闭合缺损。由于手术切除了一定量的乳腺组织和皮肤，改变了乳房大小及乳头位置，因此对侧乳房有时需要做类似的抬升以实现对称性。此外，如果患者符合

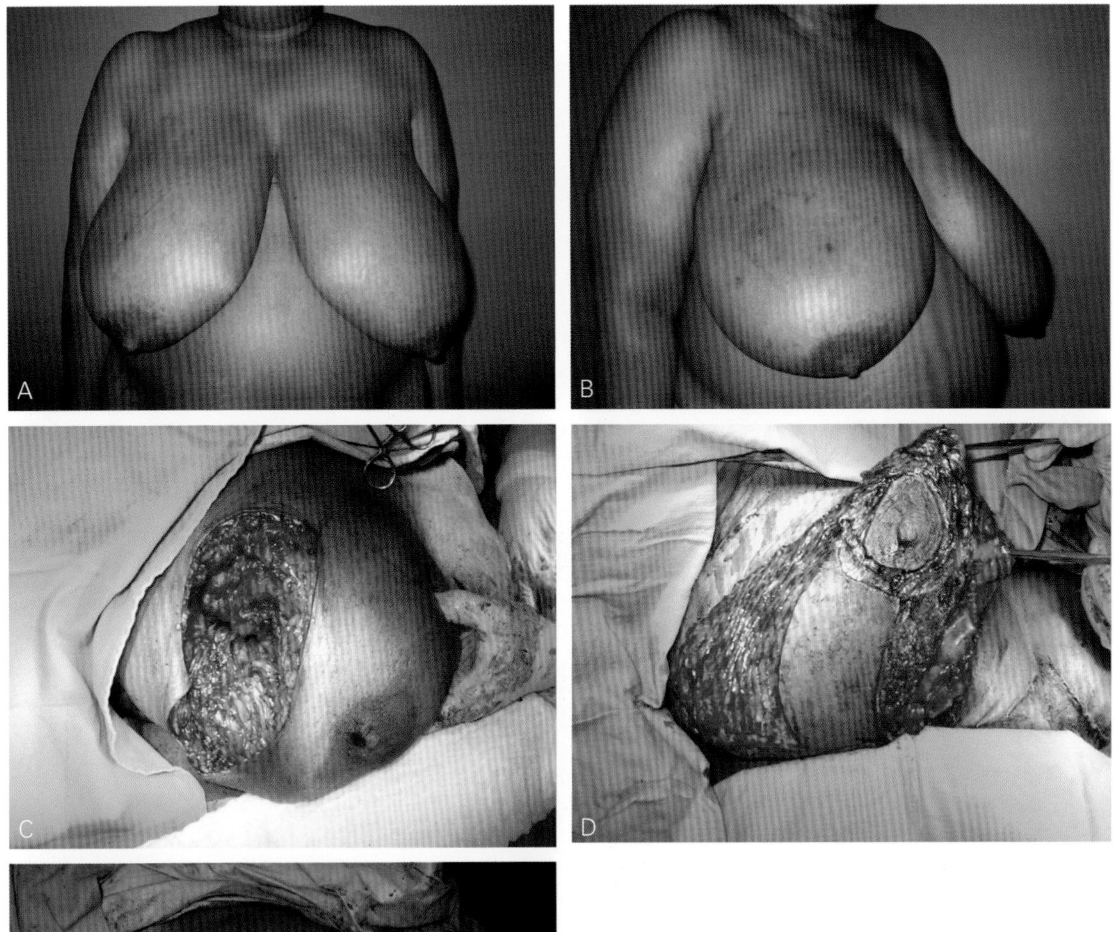

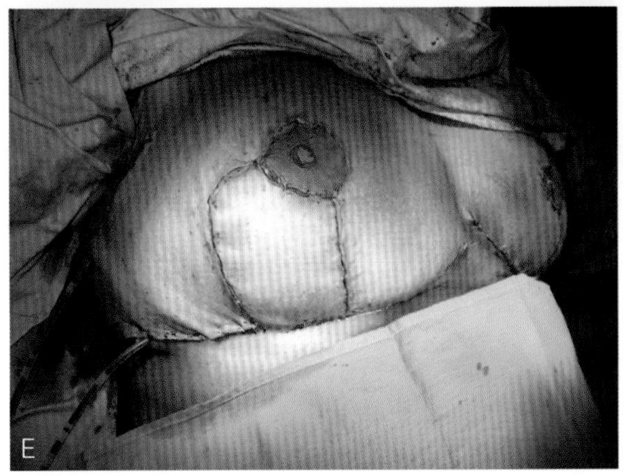

图12.12　A、B. 一例40岁女性，右乳腺外侧有浸润性导管癌和原位导管癌。她患有巨大乳腺炎，计划用部分乳腺切除术进行肿瘤缩小术。C. 肿瘤的位置和边缘状态决定了需要从上述位置以Wise标记切除实质和皮肤，标本的重量为500 g。D、E. 采用下方组织蒂以保留蒂部外侧的皮肤，来代替切除的乳腺皮肤。从右侧取出1 290 g乳腺组织，对侧乳房缩乳，取出1 650 g乳腺组织。

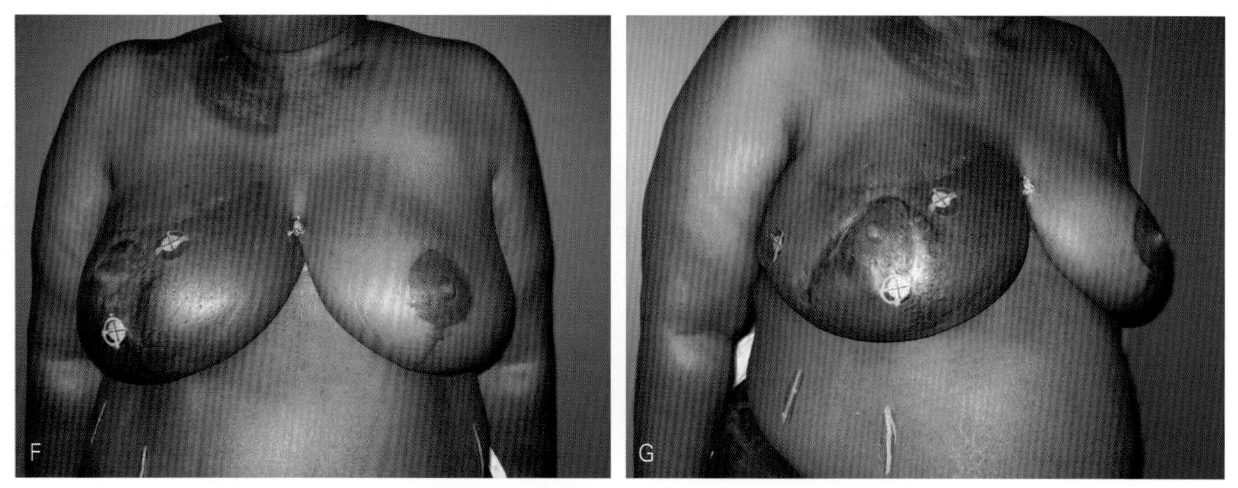

图12.12(续) F、G. 右乳房完成放疗后,显示乳房形状和对称性可以接受。

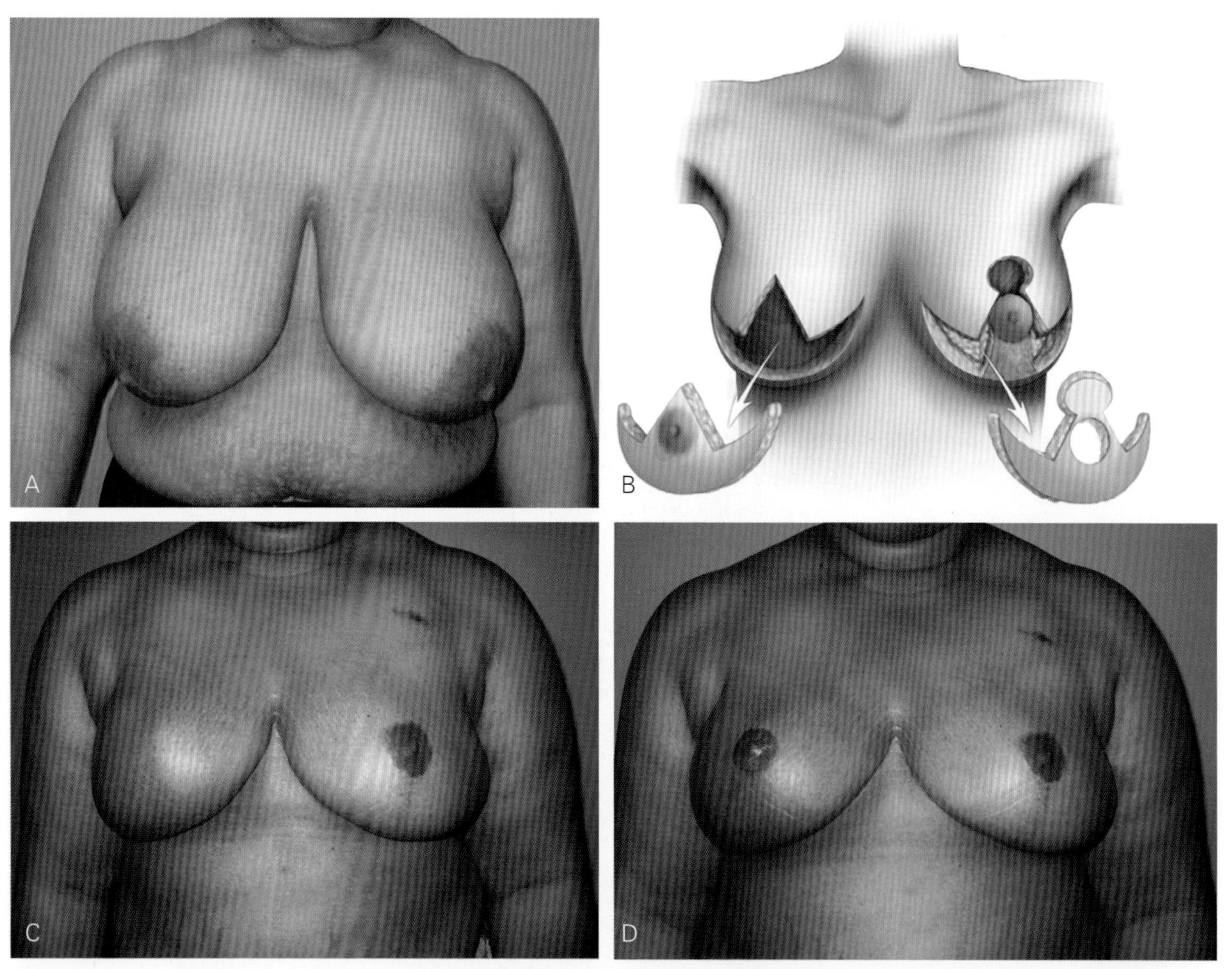

图12.13 A. 一例49岁女性患有右侧乳晕深面浸润性导管癌。B. 她接受了100 g的乳腺切除术,包括乳头-乳晕复合体的切除,然后右乳房共切除组织815 g,对侧乳房切除组织1 215 g。C. 放疗后2年结果。D. 完成右侧乳头-乳晕再造术后结果。

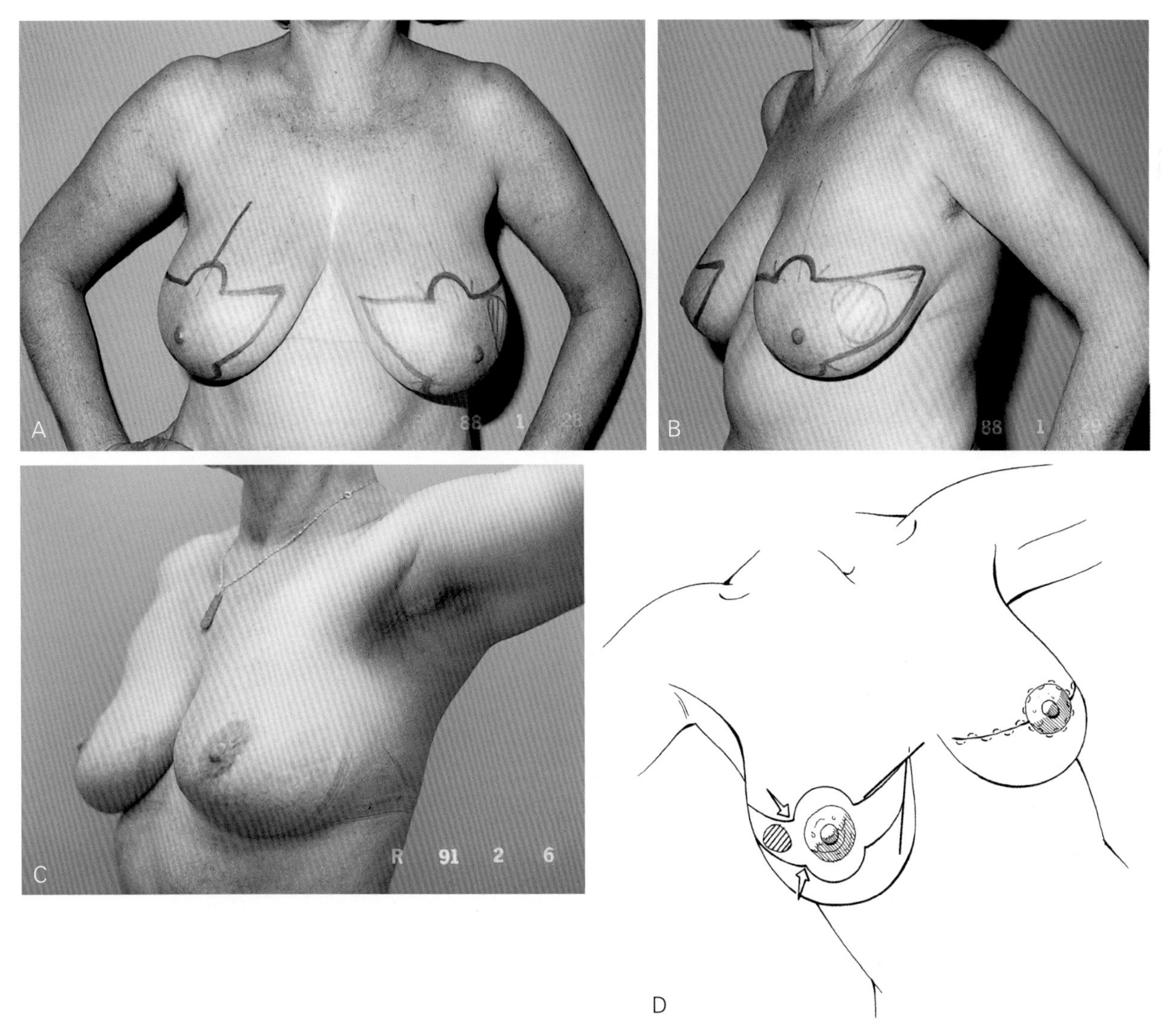

图12.14　A、B. 手术前。左乳房下垂畸形。肿瘤位于左乳腺外侧象限。C. 手术后。患者接受双乳象限切除术、腋窝解剖和放射治疗和水平复位乳房成形术。D. 放疗后远期疗效，无明显瘢痕。

保乳治疗的条件，且需要切除多个区域，只要剩余足够多的乳腺组织，就可以用类似的方法进行乳房重建（图12.15）。

容积置换术

对于中小乳房的女性患者，乳腺部分切除术后缺损通常很难重建[9,10]。中小乳房且肿瘤/乳房比值大的女性患者，由于用于重建调整的剩余乳房组织不足，需要使用非乳腺组织的附近或远处皮瓣来进行缺损部分重建。乳腺癌外科手术已广泛接受这种做法，在不改型对侧乳房的情况下保障乳房的对称性[25]。

中小乳房患者行乳腺部分切除术后剩余组织不足，通常可利用局部皮瓣行容积置换术（图12.16）。常用技术包括菱形皮瓣、腋下皮瓣、上基底外侧胸背皮瓣、下基底外侧胸背皮瓣和扩展的外侧胸背皮瓣。

小的外侧组织缺损（小于乳房尺寸的10%）可用局部皮瓣闭合。Clough等[9]介绍了使用腋下皮瓣作为转位皮瓣的方法，Munhoz等最近证实，外侧胸背动脉穿支皮瓣是修复乳房外侧缺损的理想选择，尤其是肥胖患者[20]。

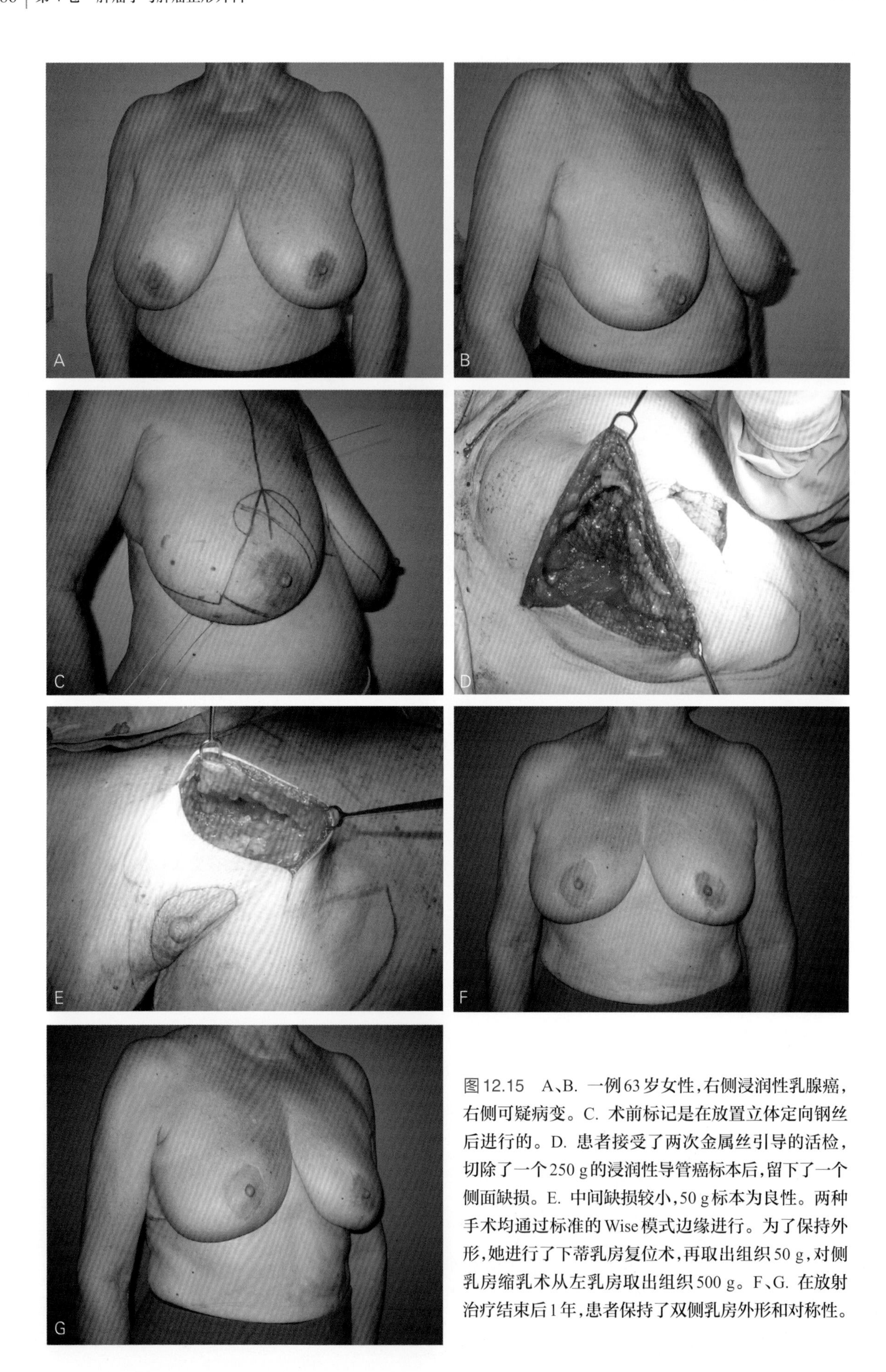

图12.15 A、B. 一例63岁女性，右侧浸润性乳腺癌，右侧可疑病变。C. 术前标记是在放置立体定向钢丝后进行的。D. 患者接受了两次金属丝引导的活检，切除了一个250 g的浸润性导管癌标本后，留下了一个侧面缺损。E. 中间缺损较小，50 g标本为良性。两种手术均通过标准的Wise模式边缘进行。为了保持外形，她进行了下蒂乳房复位术，再取出组织50 g，对侧乳房缩乳术从左乳房取出组织500 g。F、G. 在放射治疗结束后1年，患者保持了双侧乳房外形和对称性。

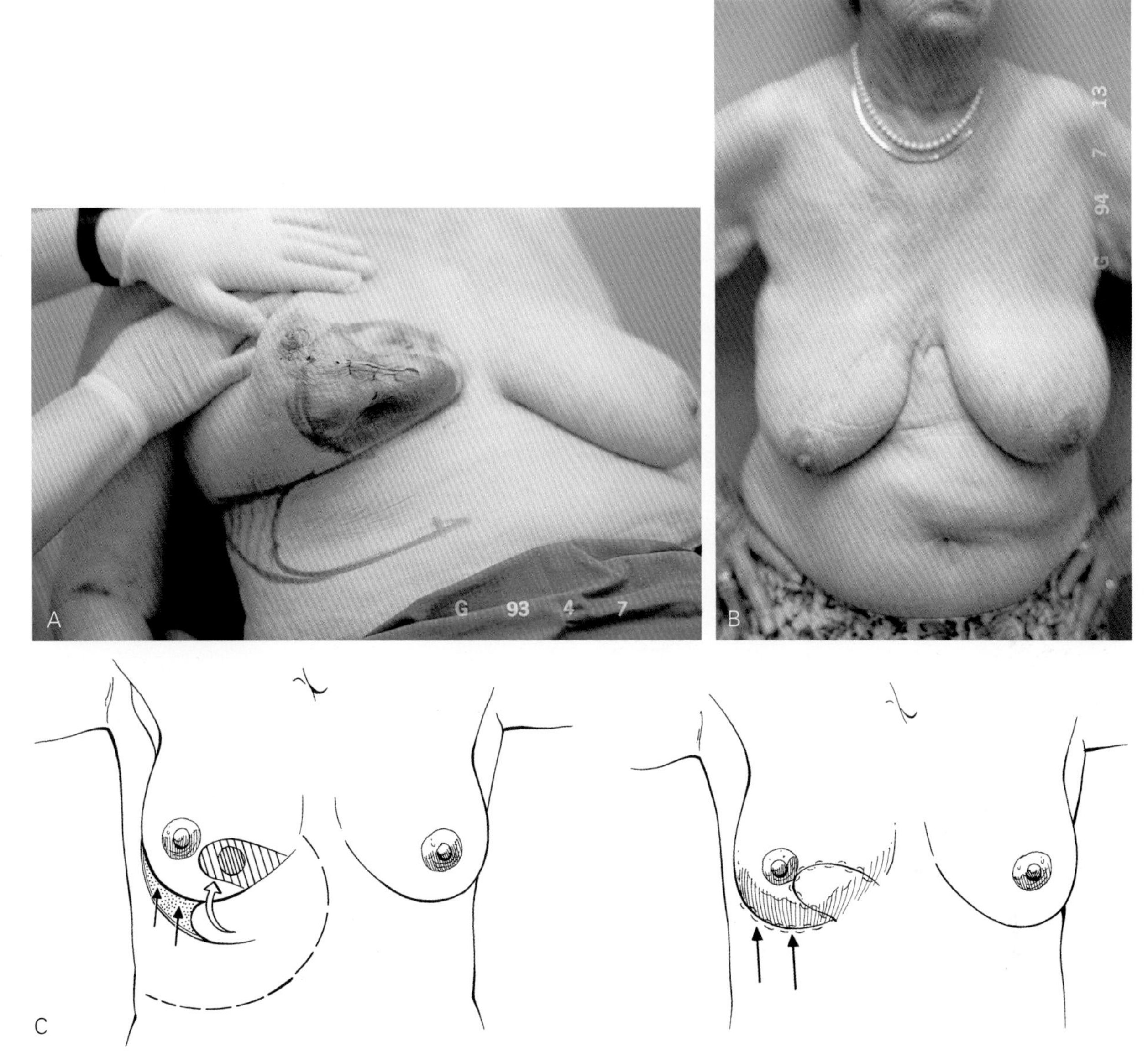

图12.16 上胸腹皮瓣。A. 手术前。正面显示直接进入肿瘤基底，象限切除术包括皮肤，设计基于上腹部穿支的旋转皮瓣。B. 手术后。右乳房放疗后结果。上腹部皮瓣推进后，供区瘢痕在乳房下皱襞下隐蔽消失。C. 保持自然的乳房形状。

这种皮瓣手术本质上就是旋转或转移皮肤及腋下脂肪或皮肤及乳房腺体组织，将其填充到缺损部位。如前所述，取自乳房以外部位甚或乳房内的局部皮瓣（容积置换技术）适用相同的原理。

重视皮瓣的设计，有利于确保皮瓣的存活、美观以及必要时改行乳房腺体完全切除术。背阔肌皮瓣是外侧区、中央区、下方甚至内侧缺损的一种常见的局部皮瓣选择（图 12.17 和图 12.18）[19,26,27]。

它有良好的血供，可提供填充腺体缺损的肌肉和修补缺损的皮肤。可以通过乳房外侧切口获取单纯背阔肌瓣，从而避免背部瘢痕增生。内窥镜的使用有助于切取肌肉（图 12.19）[26]。

经过放疗的失神经后背阔肌会出现术后萎缩。为弥补肌肉体积的预期损失，应提取远大于缺损的皮瓣，可保留肌肉上的皮下脂肪组织。

可以以类似于标准背阔肌皮瓣的切取方法制备来自胸背血管或肋间血管的带蒂穿支皮瓣。保留皮下肌肉或使用穿支皮瓣可以最大限度地降低供区并发症的发生率，避免供区形成血清肿[21,28]。

胸背动脉穿支(TDAP)皮瓣可以轻松达到外侧、上外侧及中央区的乳房缺损。如果没有找到合适的穿支血管,皮瓣可改选为保留肌肉的TDAP或保留肌肉的背阔肌皮瓣。对于外侧和下方的乳腺缺损,外侧肋间动脉穿支皮瓣也可以替代TDAP皮瓣。外侧肋间动脉穿支位于距背阔肌前缘2.7～3.5 cm处[29]。

肋间前动脉穿支(AICAP)皮瓣类似于随机设计的胸腹壁皮瓣。AICAP皮瓣是基于通过腹直肌或腹外斜肌的肋间血管穿支制备的皮瓣。AICAP皮瓣血管蒂较短,所以适合覆盖乳房下方或内侧象限的缺损[35]。

腹壁上动脉穿支(SEAP)皮瓣源自腹壁上动

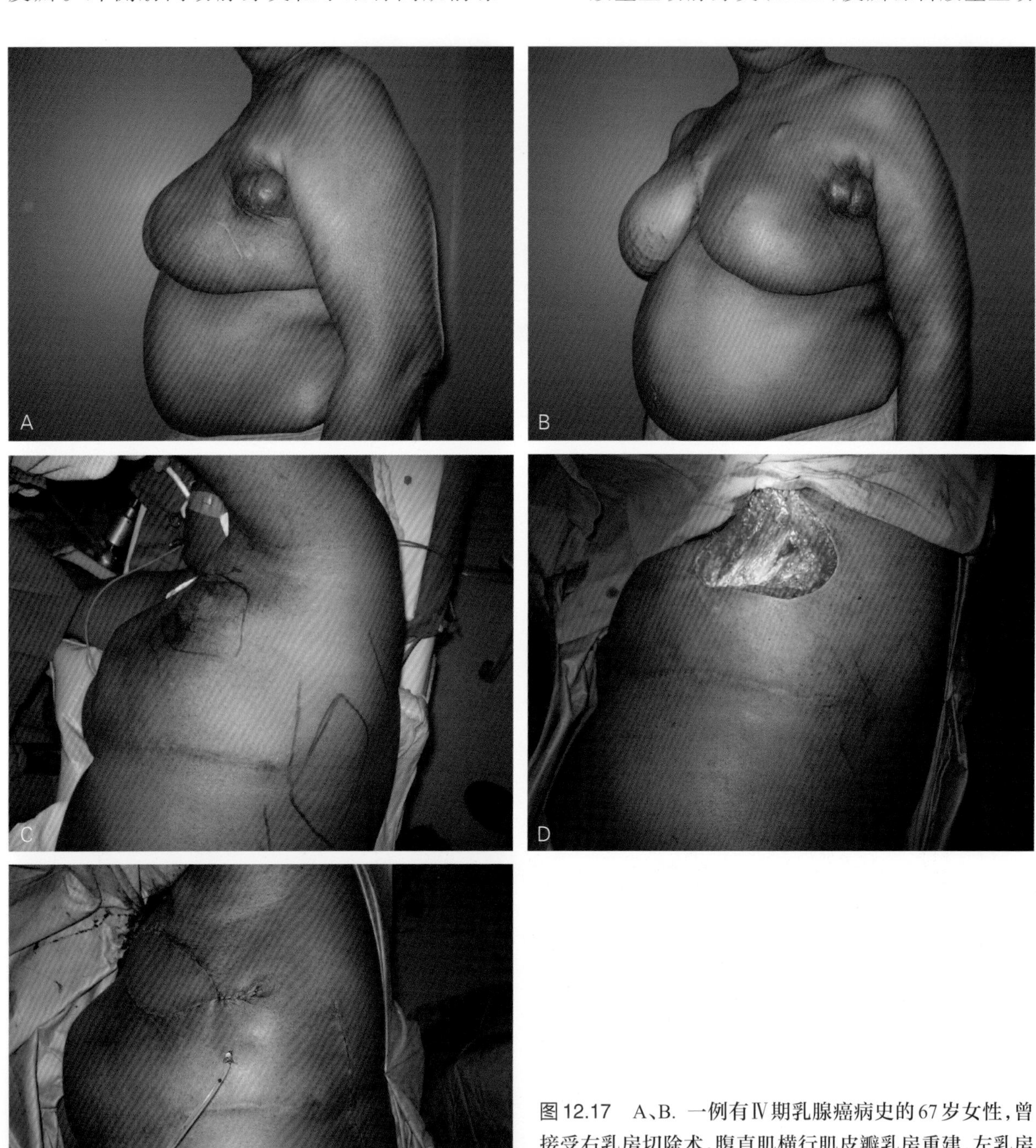

图12.17 A、B. 一例有Ⅳ期乳腺癌病史的67岁女性,曾接受右乳房切除术,腹直肌横行肌皮瓣乳房重建,左乳房切除。3年后出现左乳外上象限皮肤转移。C. 由于无法完成化疗,计划广泛切除背阔肌皮瓣重建。D. 缺损位于外上象限。E. 背阔肌肌皮瓣修复缺损。

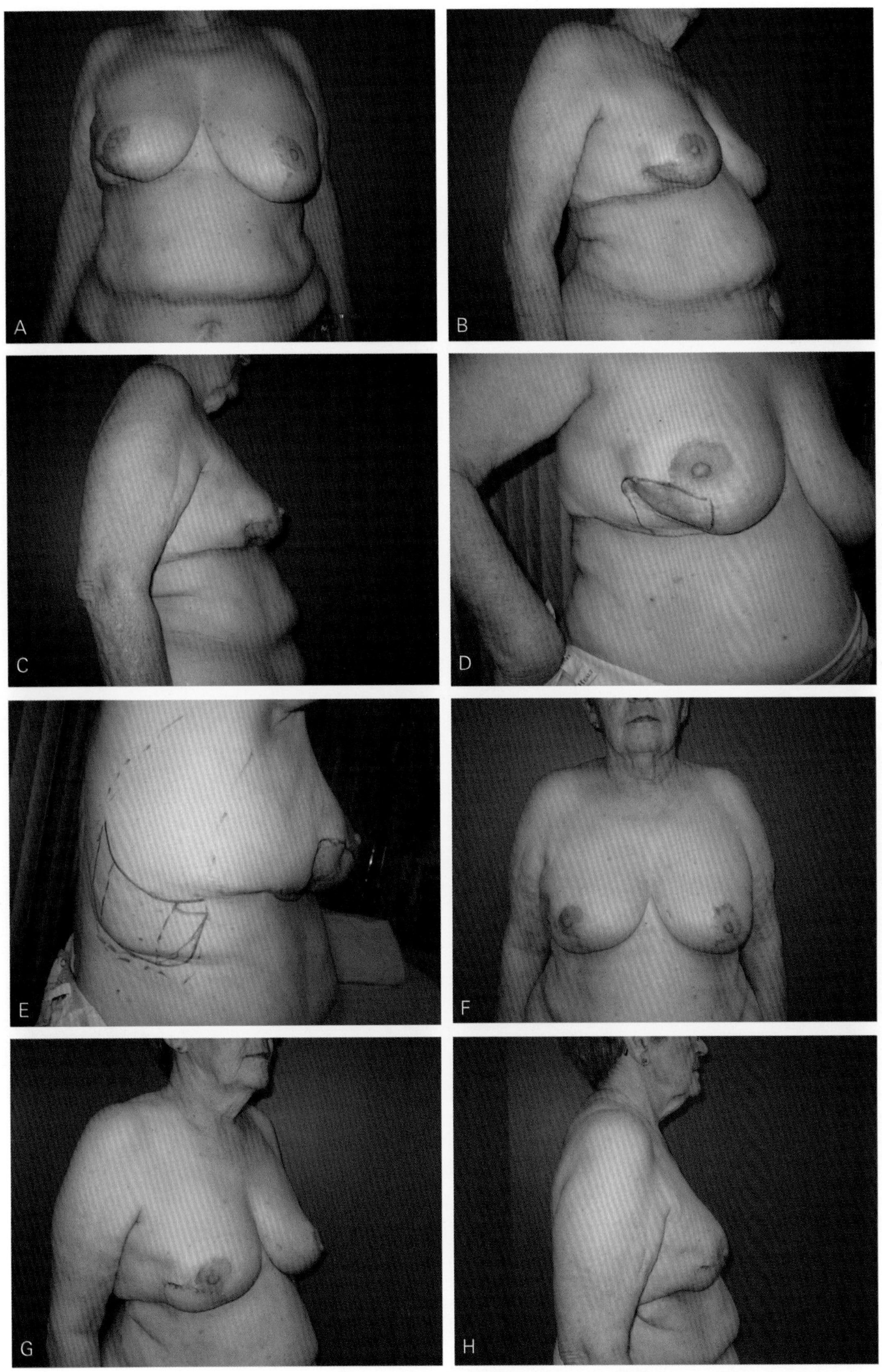

图12.18 A～C. 一例61岁的女性，此前曾做过乳房缩小术，因右侧下极乳腺癌进一步接受了部分乳房切除和放射治疗。D、E. 瘢痕组织明显，术前画背阔肌皮岛设计线。手术切除畸形，切除所累及的回缩性瘢痕，覆盖背阔肌肌皮瓣。F～H. 皮肤置换术改善了下极的轮廓，并进行了对侧乳房上提术以获得对称性。

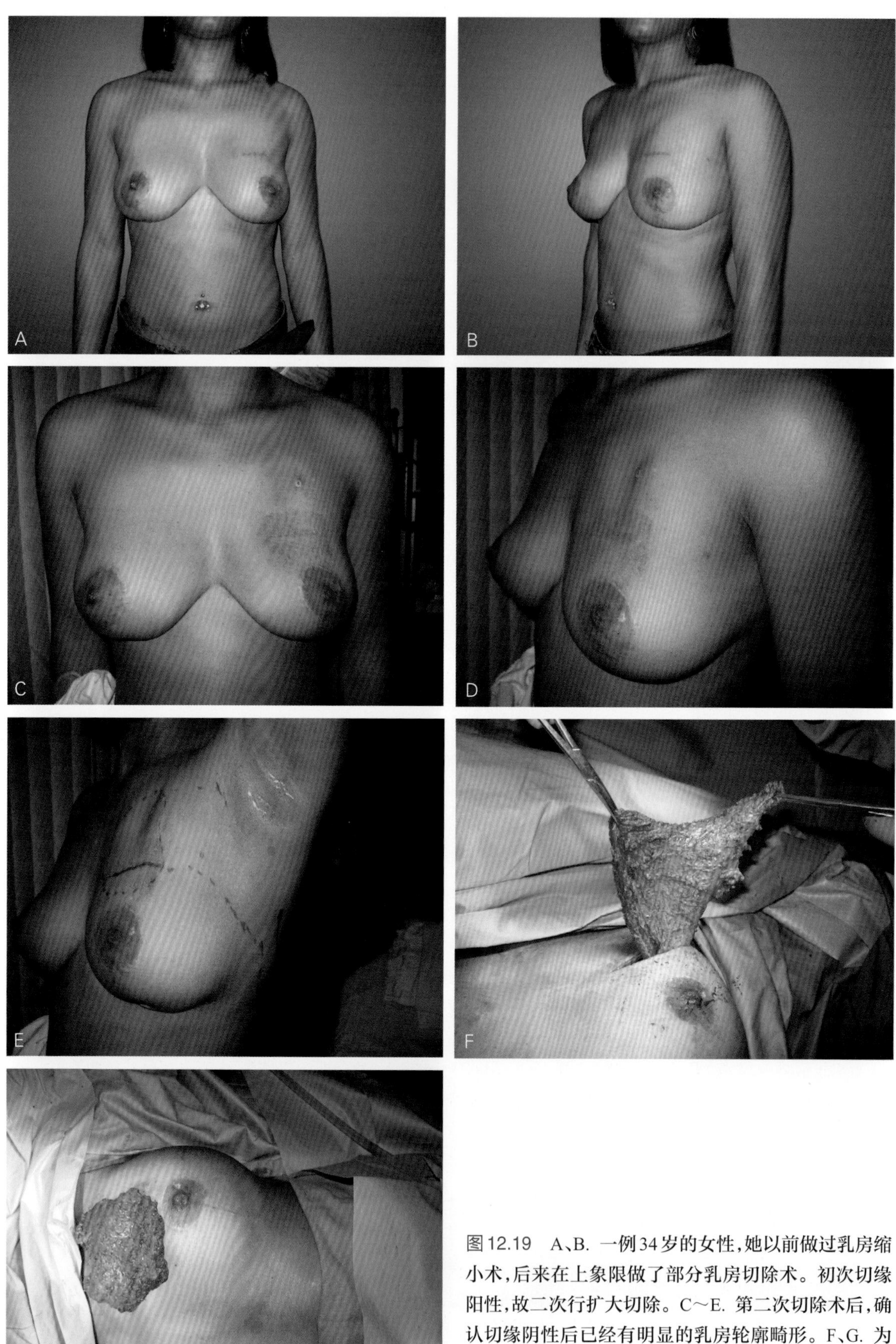

图12.19 A、B. 一例34岁的女性，她以前做过乳房缩小术，后来在上象限做了部分乳房切除术。初次切缘阳性，故二次行扩大切除。C～E. 第二次切除术后，确认切缘阴性后已经有明显的乳房轮廓畸形。F、G. 为填补体积空隙，采用微创方法切取背阔肌筋膜瓣，转移至缺损处。

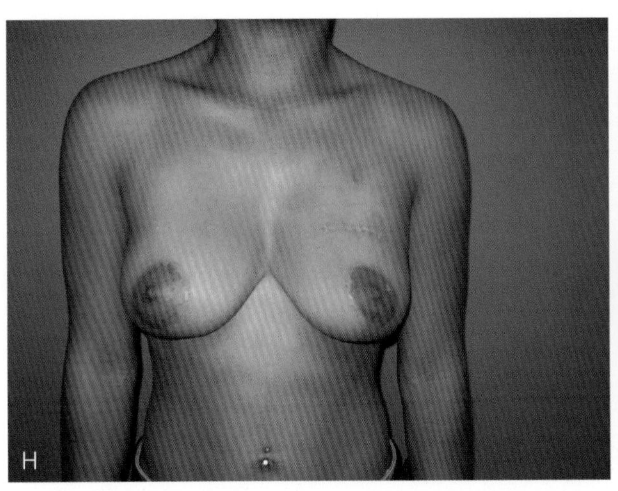

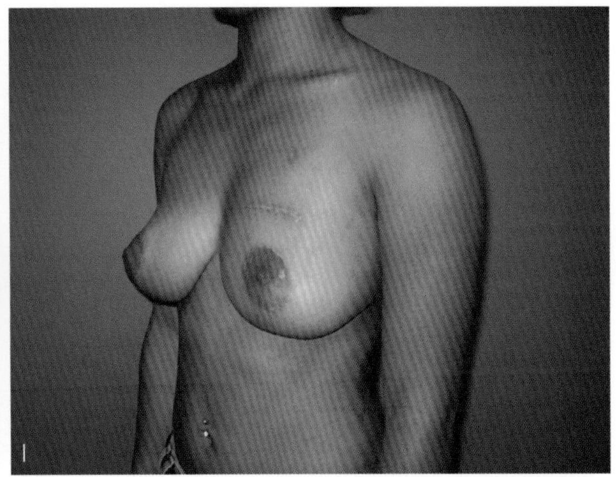

图12.19（续） H、I. 术后6个月，乳房外形和对称性保持不变（引自Partial Breast Reconstruction: Techniques in Oncoplastic Surgery, Eds. A. Losken, M. Hamdi, *QMP*, 2009）。

脉或其浅支的穿支[30]。它与AICAP皮瓣有相同的手术指征，但SEAP皮瓣的蒂更长，因此可覆盖乳房较偏远位置的缺损。

重建乳房内侧的大缺损困难较大。腹壁下浅动脉游离皮瓣适合修复该部位缺损[31,32]。在这种情况下，或保留的乳腺腺体组织极少且乳房部分切除术后缺损明显的时候，综合考虑美容和肿瘤因素，需要决定是否行乳腺腺体全部切除术及全乳房重建。

还有其他多种技术可用于填充乳房部分切除术后缺损，然而，这些技术目前应用较少。它们包括腹壁脂肪筋膜皮瓣、大网膜瓣和自体脂肪注射[33-35]。

局部乳房重建的时机

局部乳房重建可在行乳房切除术时进行（即刻重建），也可在切除术后几周和放疗前进行（延迟-即刻重建），或在放疗数年后进行（延迟重建）。

即刻重建

如有任何前述原因表明需要局部乳房重建，那么我们优先考虑在乳房放疗前行乳房重建手术。未行放疗的乳房不存在挛缩或纤维化的情况，所以更容易行容积置换技术重建局部乳腺缺损。先于放疗行乳房重建，并发症发生率也较低[17]。即刻重建的主要缺点就是存在阳性切缘的风险。大多数报道的乳房肿瘤整形切除术后切缘阳性率达5%～10%，并不是每个患者都应该推迟乳房重建，但那些切缘阳性风险高的患者最好选择在确定切缘情况后再做决定。

延迟-即刻重建

重建推迟几天，直至最终确认手术切缘情况。这样做实际上可以缓解有些患者对阳性切缘风险的担忧，同时保有重建先于放疗的益处。延迟-即刻重建方法对阳性切缘风险高且希望接受重建手术的患者或担心术中状况的患者是有用的。如果女性患者年纪较轻（40岁）或患有大范围原位导管癌，癌症等级高，有新辅助化疗史，患浸润性小叶癌，或Her-2/neu阳性，则阳性切缘风险高[13,36,37]。这种重建方法主要的不足是需要二次手术，这在绝大多数情况下可能都是不必要的。如果患者要求行皮瓣移植乳房重建，我们更倾向于先确定最终的切缘情况，再施行局部乳房重建。

延迟重建

关于局部乳房重建的早期文献探讨了对行保乳治疗术且放疗几年后的女性患者乳房畸形的修复[38]。虽然延迟重建有利于获得干净彻底的切缘和延长无复发状态的时间，但主要缺点是对留有术后瘢痕和接受过放疗的乳房施行手术，会增加乳房并发症的风险。延迟重建采用同延迟-即刻重建类似的技术，然而，延迟重建发生较高的并发症发生率（42% vs. 26%）和较差的美容效果的概率较大[17]。放疗后行乳房重建与缩乳术，会提高并发症发生率，更有可能需要皮瓣重建。

切缘处理

在保乳治疗术中，阴性切缘极其重要，已被视为乳腺癌局部复发增加的因素之一，特别是年纪较轻的年轻患者[39]。

同样地，也应当严格遵循肿瘤学原则。如果已完成重建手术，确定切缘情况将更加关键，这是因为重建带来乳房形态改变或排除某种重建方案，可能使最终病理诊断的阳性切缘结果复杂化。

我们需要认真注意患者的选择与肿瘤切缘的情况，同时尽一切努力确保切缘阴性。

术前乳腺成像（MRI、超声或乳腺钼靶X线）有助于确定疾病的范围及指导必要的切除，应在有指征时谨慎使用。

成像研究表明，肿瘤大小被乳腺钼靶X线检查低估了14%，被超声检查低估了18%，而MRI结果与病理学标本结果无明显差异[40]。导丝识别和术前放置导丝托架可定位切除范围[41]。

术中的切缘评估需要多学科协作，包括外科医生、病理科医生及放射科医生。彩色标记套件比传统的手术缝线标记更精确，这一点已得到证实[42]，特别是结构相对复杂的肿瘤整形标本。

其他的术中确诊方法包括肉眼检查、标本的放射摄影、浸润性癌术中冰冻切片及肿瘤切缘细胞学检查。

行乳房肿瘤切除术时，设置多个单独的乳腔切缘，可明显减少组织再切除的必要性。Cao等证实，初次手术切缘呈阳性的患者有60%的最终切缘状态为阴性[43]。

Rainsbury提出了一种方法，首先取乳腔与乳晕下的基底组织送冰冻活检。将整个组织染色后切成薄片，送组织学活检[27]。如果第二次送活检时仍有肿瘤存留，就需要行乳房切除术。

尽管数据有限，一些研究人员提出，如果有能力切除较多的腺体，肿瘤整形术后阳性切缘率应该更低。有些肿瘤整形切除的腺体量超过200 g，相比之下，仅行乳房肿瘤切除术切除腺体的标准量为40～50 g[13,44]。

这不包括为巨乳患者做到乳房对称行对侧乳房缩乳术时必须额外切除的腺体量。Kaur等在一项比较研究中证实了肿瘤学益处，发现接受肿瘤整形治疗的乳腺癌患者的阳性切缘率为16%，相比之下，接受象限切除的患者阳性切缘率为43%[45]。

由于不同的医疗研究机构对阳性切缘的定义不同，比较不同文献相对困难。但是，大多数整形手术的阳性切缘率为5%～10%[13,17,45]，相比之下，保乳治疗术的阳性切缘率较高，为10%～15%[46,47]。

在乳腺肿瘤切除术后的乳腔周围放置钛夹，可指导术后放疗的位置范围（体外放射）。乳腺腺体重建后，肿瘤科医生与各个相关科室医生之间的沟通是必要的。这些钛夹也将有助于开展术后监测。

术后监测

乳房部分重建的一个主要问题是可能会影响乳腺癌复发的筛查和检测。有人担心乳腺腺体重排、额外的瘢痕及解剖结构的破坏可能改变潜在的局部复发模式，从而影响筛查和检测病变的能力。

虽然这属于合理的担心，但坚持适当复查和多学科沟通将缓解这一担心。术后监测有三种主要工具，包括物理检查、影像学检查和组织采样。因为重建类型与技术不同，呈现方式可能存在差异，所以重要的是，团队所有成员都应该了解各种手术方式。

我们最近发现，与仅接受保乳治疗的患者相比，接受应用缩乳技术的乳房部分重建术的患者的乳腺钼靶X线结果显示，乳腺钼靶X线的监测敏感度不亚于筛查工具[48]。

虽然在平均6年的随访中，两组患者的乳腺钼靶X线定性结果相似，但在乳腺钼靶X线结果趋稳方面，肿瘤整形缩乳组呈现出耗时较长的微小倾向（肿瘤整形缩乳组25.6个月 vs. 保乳组21.2个月）。这说明肿瘤整形缩乳患者复查乳腺钼靶X线时，出现疑似癌变的变化所需的时间略微较长。对钼靶X线结果的精确解读需要熟悉这些时间性变化，并比较不同时间的乳腺钼靶X线结果。在为患者设计最合适的监测方案时，我们需要考虑这些数据。对肌皮瓣再造乳房进行钼靶X线评估，通常显示大部分皮瓣存在有一些射线透视区，有符合纤维脂肪特征的成分[38,49]。微钙化和脂肪坏死的区域很容易识别，已证实乳房的术后监测未受干扰。其他成像技术，如超声和MRI，随着技术进步有可能得到进一步推广。

尽管筛查不推荐采用常规的组织取样，但任何临床问题都有必要进行细针穿刺活检、粗针穿刺活检或手术切除活检，以排除恶性肿瘤。接受局部乳腺重建的患者需要做组织取样的数量会有所增加，这在我们的一系列临床研究中已得到证明（在平均7年的随访中，肿瘤整形组的这一比例为53%，相比之下，单纯保乳组为18%）。虽然这些组织取样通常是良性的，但重建手术后形成的额外瘢痕可能会导致临床可疑病灶，正因为此，接受乳腺部分重建术的患者预计会行更多的活检检查。

并发症与结果

关于肿瘤整形技术并发症的一个要点，就是不会影响辅助治疗的启动。谨慎选择手术方法，选择合适的患者，细致地执行，将最大限度地减少术后并发症的发生。额外的手术常使并发症增多，但大多数并发症都不严重。

据报道，涉及容积置换术的较复杂的临床治疗病例出现的并发症有伤口延迟愈合（3%～15%）、脂肪坏死（3%～10%）和感染（1%～5%）[13,16,17]。总体而言，容积替换术后的并发症（2%～77%）略高于容积置换术，这可能是由于增加了供区并发症和潜在的皮瓣萎缩的问题[19,26,27]。

与肿瘤整形方法有关的延迟并发症包括乳腺纤维化和两侧乳房不对称。虽然局部乳房重建的目标是预防不利的美容效果，但这种方法不能预防或逆转放疗的影响。放疗影响会持续存在，所以对乳房形状与对称性的评估需要做长期考量。然而，乳房部分重建术往往可以保持乳房形状，与保乳治疗及放疗后的乳房畸形重建相比，在必要时调整对侧乳房会更容易。Asgeirsson等回顾了众多临床患者的中期随访结果，显实外观缺陷不良率为0%～18%[50]。

局部复发是评估肿瘤整形患者预后的另一重要结果。大多数文献回顾了中期随访结果（长达4.5年），局部复发率为每年0%～1.8%不等[50]。风险评估的5年局部复发率为8.5%～9.4%[41]，有待更长期的研究。

结论

乳腺部分切除术后缺损重建的具体细节存在差异，具体取决于是选择乳腺肿瘤切除术还是象限切除术以及是两个手术团队联合还是一名外科医生独力工作。不过，基本原则都是相同的。我们提出了一种简化的重建手术纲要（图12.9）。使用这种肿瘤整形方法配合保乳治疗手术的好处已得到充分证明，并将在未来继续得到广泛的应用。女性乳腺癌患者的治疗选择很多，肿瘤整形方法提供了又一种在多数情况下有益的治疗选择。我们需要审慎评估结果，并衡量功能性、肿瘤安全性与整形美容效果，努力制定安全有效的实践指南，最大限度地提升肿瘤安全性。

编者评论

Losken博士为我们介绍了关于肿瘤整形外科重建方式的最新观点，以及如何优化乳腺部分切除术以配合放疗治疗乳腺癌。相对而言，这是一个新兴领域，关于此类手术已有多部著作问世，不断介绍新的手术治疗选择。此外，有越来越多的证据表明，此类手术方式有助于改善整形效果，且不会增加局部乳腺癌复发的风险。总之，肿瘤整形手术方式的出现，增加了可能符合保乳手术条件的患者数量，也增大了有可能切除的组织边缘和组织量。

我们认为，随着可选方法的增多和技术复杂度的提高，多学科协作的治疗方式将发挥日益重要的作用。

Losken博士介绍了多种技术，包括一些微妙的变化。本章所描述的技术，比大多数整形外科医生在乳腺手术实践中使用的标准技术更复杂。要为乳腺肿瘤切除术后的各种呈现形式提供先进的解决方案，需要外科医生个人或团队，决心引领这一学科的发展前沿，努力精研手术技巧。

在我们的医疗中心，采用肿瘤整形技术的理念越来越盛行，这改善了女性乳腺癌患者的整形美容效果，提升了肿瘤安全性。

(*S.L.S.*)

Losken博士介绍了肿瘤整形外科手术讨论最多的概念之一：乳腺部分切除术后缺损重建。这种方法最初在欧洲推广，后在美国慢慢得到接纳。通过对缺损和重建选择进行分类，Losken博士为这些重建类型设计了特定的公式。这种手术都是“定制化手术”，因为每个手术都需要考虑可能影响结果的众多因素，因而一定是独一无二的。很显然，最好的结果源于对乳腺癌的透彻了解(位置、大小、既往治疗)、注重审美原则及考虑患者个人的体型和偏好。关注患者的医生必须了解确保肿瘤安全性的必要因素以及符合审美的可能做法，并懂得如何与患者交流。

我很欣赏Losken博士在本章强调的很多理念。首先是获得干净的切缘。如果肿瘤整形手术后获得理想的美容效果，但切缘阳性，结果无疑是令人失望的。为此，我们应努力运用所有能够降低切缘阳性率的策略。术前MRI、双视图标本放射摄影、外科医生对标本进行六色标记、术中边缘再切除和定位周边夹都是有用的辅助方法。

在未来，肿瘤整形外科将受到持续关注，随着局部乳腺放疗和术中放疗等新概念的引入，这一领域将迎来更大的发展。

(*S.C.W.*)

参考文献

[1] Audretsch WP. Reconstruction of the partial mastectomy defect: classification and method. In: Spear SL, Willey SC, Robb GL, Hammond DC, Nahabedian MY, eds. *Surgery of the Breast: Principles and Art*. Philadelphia, PA: Lippincott Williams & Wilkins; 2006:179-216.

[2] Silverstein MJ, Lagios MD, Groshen S, et al. The influence of margin width on local control of ductal carcinoma in situ of the breast. *N Engl J Med* 1999;340:1455-1461.

[3] Veronesi U, Volteranni F, Luini A, et al. Quadrantectomy versus lumpectomy for small size breast cancer. *Eur J Cancer* 1990;26: 671-673.

[4] Clough KB, Cuminet J, Fitoussi A, et al. Cosmetic sequelae after conservative treatment for breast cancer: classification and results of surgical correction. *Ann Plast Surg* 1998;41:471-481.

[5] Brierly JD, Paterson IC, Lallemand RC, et al. The influence of breast size on late radiation reaction following excision and radiotherapy for early breast cancer. *Clin Oncol* 1991;3:6-9.

[6] Zierhut D, Flentje M, Frank C, et al. Conservative treatment of breast cancer: modified irradiation technique for women with large breasts. *Radiother Oncol* 1994;31:256-261.

[7] Clark K, Le MG, Sarrazin D, et al. Analysis of locoregional relapse in patients with early breast cancer treated by excision and radiotherapy: experience of the Institute Gustave-Roussy. *Int J Radiat Oncol Biol Phys* 1985;11:137-145.

[8] Waljee JF, Hu ES, Newman LA, et al. Predictors of breast asymmetry after breast-conserving operation for breast cancer. *Am Coll Surg* 2008;206:274-280.

[9] Clough KB, Kroll SS, Audretsch W. An approach to the repair of

partial mastectomy defects. *Plast Reconstr Surg* 1999;104(2):409.

[10] Berrino P, Campora E, Santi P. Postquadrantectomy breast deformities: classification and techniques of surgical correction. *Plast Reconstr Surg* 1987;79(4):567-572.

[11] Losken A, Hamdi M, Partial breast reconstruction: current perspectives. *Plast Reconstr Surg* 2009;124(3):722-736.

[12] Anderson BO, Masetti R, Silverstein MJ. Oncoplastic approaches to partial mastectomy: an overview of volume replacement techniques. *Lancet Oncol* 2005;6(3):145-157.

[13] Losken A, Styblo TM, Carlson GW, et al. Management algorithm and outcome evaluation of partial mastectomy defects treated using reduction or mastopexy techniques. *Ann Plast Surg* 2007;59(3):235-242.

[14] Masetti R, Pirullo PG, Mango S, et al. Oncoplastic techniques in the conservative treatment of breast cancer. *Breast Cancer* 2000;7:276-280.

[15] Clough KB, Nos C, Salmon RJ, et al. Conservative treatment of breast cancer by mammaplasty and irradiation: a new approach to lower quadrant tumors. *Plast Recon Surg* 1995;96(2):363-370.

[16] Munhoz AM, Montag E, Arruda EG, et al. Critical analysis of reduction mammaplasty techniques in combination with conservative breast surgery for early breast cancer treatment. *Plast Reconstr Surg* 2006;117(4):1091-1107.

[17] Kronowitz SJ, Feledy JA, Hunt KK, et al. Determining the optimal approach to breast reconstruction after partial mastectomy. *Plast Reconstr Surg* 2006;117(1):1-11.

[18] Kronowitz SJ, Kuerer HM, Buchholz TA. A management algorithm and practical oncoplastic surgical techniques for repairing partial mastectomy defects. *Plast Reconstr Surg* 2009;122:1631-1647.

[19] Munhoz A, Montag E, Fels KW, et al. Outcome analysis of breast-conservation surgery and immediate latissimus dorsi flap reconstruction in patients with T1 to T2 breast cancer. *Plast Reconstr Surg* 2005;116(3):741-752.

[20] Munhoz AM, Montag E, Arruda EG, et al. The role of the lateral thoracodorsal fasciocutaneous flap in immediate conservative breast surgery reconstruction. *Plast Reconstr Surg* 2006;117:1699.

[21] Hamdi M, Van Landuyt, Monstrey S, et al. Pedicled perforator flaps in breast reconstruction: a new concept. *Br J Plast Surg* 2004;57(6):531-539.

[22] Chung TL, Schnaper L, Silverman R, et al. A novel reconstructive technique following central lumpectomy. *Plast Reconstr Surg* 2006;118(1):23-27.

[23] McCulley SJ, Dourani P, Macmillan RD. Therapeutic mammaplasty for centrally located breast tumors. *Plast Reconstr Surg* 2006;117(2):366-373.

[24] Schoeller T, Huemer GM. Immediate reconstruction of the nipple/areolar complex in oncoplastic surgery after central lumpectomy. *Ann Plast Surg* 2006;57(6):611-615.

[25] Petit JY, De Lorenzi F, Rietjens M, et al. Technical tricks to improve the cosmetic results of breast-conserving treatment. *Breast* 2007;16(1):13-16.

[26] Losken A, Schaefer T, Carlson GW, et al. Immediate endoscopic latissimus dorsi flap: risk or benefit in reconstructing partial mastectomy defects. *Ann Plast Surg* 2004;53(1):1-5.

[27] Rainsbury RM. Breast sparing reconstruction with latissimus dorsi miniflaps. *Eur J Surg Oncol* 2002;28:891-895.

[28] Hamdi M, Van Landuyt K, de Frene B, et al. The versatility of the inter-costal artery perforator (ICAP) flaps. *J Plast Reconstr Aesthet Surg* 2006;59(6):644-652.

[29] Hamdi M, Spano A, Van Landuyt K, et al. The lateral intercostal artery perforators: an anatomical study and functional application in breast surgery. *Plast Reconstr Surg* 2008;121(2):389-396.

[30] Hamdi M, Van Landuyt K, Ulens S, et al. Clinical applications of the superior epigastric artery perforator (SEAP) flap: anatomical studies and preoperative perforator mapping with multidetector CT. *J Plast Reconstr Aesthet Surg* 2009;62(9):1127-1134.

[31] Rizzuto RP, Allen RJ. Reconstruction of a partial mastectomy defect with the superficial inferior epigastric artery (SIEA) flap. *J Reconstr Microsurg* 2004;20(6):441-445.

[32] Spiegel AJ, Khan FN. An intraoperative algorithm of use of the SIEA flap for breast reconstruction. *Plast Reconstr Surg* 2007;120(6):1450-1459.

[33] Zaha H, Inamine S, Naito T, et al. Laparoscopically harvested omental flap for immediate breast reconstruction. *Am J Surg* 2007;192:789-791.

[34] Ogawa T, Hanamura N, Yamashita M, et al. Usefulness of breast volume replacement using an inframammary adipofascial flap after breast conservation therapy. *Am J Surg* 2007;193:514-518.

[35] Kitamura K, Kajitani K, Hedrick M, et al. Stem cell augmented reconstruction: a new hope for reconstruction after breast conservation therapy. *Breast Cancer Res Treat* 2007;106(suppl 1):238.

[36] Miller AR, Brandao G, Prihoda TJ, et al. Positive margins following surgical resection of breast carcinoma: analysis of pathologic correlates. *Am J Surg* 2004;187(5):647-650.

[37] Song HM, Styblo TM, Carlson GW, et al. The use of oncoplastic reduction techniques to reconstruct partial mastectomy defects in women with ductal carcinoma in situ. *Breast J* 2010;Jan 19 [Epub ahead of print].

[38] Slavin SA, Love SM, Sandowsky NL. Reconstruction of the radiated partial mastectomy defect with autologous tissues. *Plast Reconstr Surg* 1992;90:854.

[39] Leong C, Boyages J, Jayasinghe UW, et al. Effect of margins on ipsilateral breast tumor recurrence after breast conservation therapy for lymph node-negative breast carcinoma. *Cancer* 2004;200(9):1823-1832.

[40] Boetes C, Mus RD, Holland R, et al. Breast tumors: comparative accuracy of MR imaging relative to mammography and US for demonstrating extent. *Radiology* 1995;197:743-747.

[41] Liberman L, Kaplan J, Van Zee KJ, et al. Bracketing wires for preoperative breast needle localization. *AJR Am J Roentgenol* 2001;177:565-572.

[42] Neuschatz AC, DiPetrillo T, Steinhoff M, et al. The value of lumpectomy margin assessment as a predictor of residual tumor burden in ductal carcinoma in situ of the breast. *Cancer* 2002;94:1917-1924.

[43] Cao, D, Lin C, Woo SH, et al. Separate cavity margin sampling at the time of initial breast lumpectomy significantly reduces the need for re-excision. *Am J Surg Pathol* 2005;29(12):1625-1632.

[44] Clough KB, Lewis JS, Couturaud B, et al. Oncoplastic techniques allow extensive resections for breast-conserving therapy of breast cancer. *Ann Surg* 2003;237(1):26-34.

[45] Kaur N, Petit JY, Rietjens M, et al. Comparative study of surgical margins in oncoplastic surgery and quadrantectomy in breast cancer. *Ann Surg Oncol* 2005;12(7):539-545.

[46] Fisher B, Anderson S, Bryant J, et al. Twenty-year follow up: a randomized trial comparing total mastectomy, lumpectomy, and lumpectomy plus irradiation of the treatment of invasive breast cancer. *N Engl J Med* 2002;347:1233-1241.

[47] Veronesi U, Casinelly N, Mariani L, et al. Twenty-year follow-up of a randomized study comparing breast conserving surgery with radical mastectomy for early breast cancer. *N Engl J Med* 2002;347:

1227-1232.

[48] Losken A, Schaefer TG, Newell M, et al. The impact of partial breast reconstruction using reduction techniques on post-operative cancer surveillance. *Plast Reconstr Surg* 2009;124(1):9-17.

[49] Monticciolo DL, Ross D, Bostwick J III, et al. Autologous breast reconstruction with endoscopic latissimus dorsi musculosubcutaneous flaps in patients choosing breast-conserving therapy: mammographic appearance. *Am J Roentgenol* 1997;167(2):385-389.

[50] Asgeirsson KS, Rasheed T, McCulley SJ, et al. Oncological and cosmetic outcomes of oncoplastic breast conserving surgery. *Eur J Surg Oncol* 2005;31(8):817-823.

第 13 章

Albert Losken

乳腺癌治疗和重建上的特殊问题

Special Problems in the Treatment and Reconstruction of Breast Cancer

引言

随着乳腺癌治疗水平的不断发展，乳房再造重建的标准和期待值也随之增加。开发新的方法和技术对于降低潜在的发病率并且改善美容效果的作用是必不可少的。我们看到了更多样化的潜在的重建对象，从乳腺癌的初步检查和诊断到完成重建的整个过程中，那些乳房小的、下垂的或者非常大的女性患者在实际情况中给治疗过程带来了特殊的挑战。需要根据乳房的大小、形状和体型个性化完成更多类型的复杂乳房重建。本章将讨论在这些情况下的乳腺癌的治疗和重建。

体型瘦小患者

小乳房

在体型瘦小的小乳房女性患者中，乳房重建面临着独特的挑战，因为可用的自体组织常常是有限的，而且很难与对侧的小乳房相匹配。这些患者通常很年轻，且有积极的生活方式。在讨论乳房重建过程之前，询问患者理想的乳房大小是术前讨论很重要的部分，因为是否完成对侧丰胸将增加重建的选择。

自体组织重建

希望与对侧小乳房相匹配的患者中，就供体部分而言存在局限性。如果下腹部脂肪量足够，腹部游离组织移植就可以成为一种选择。通常即使是脂肪组织相对较薄的腹部供区，也可以轻易获取200～300 g的组织量，这些已经足够匹配对侧乳房大小了。

乳房下皱襞的术前标记十分重要，因为乳房下皱襞在小乳房的女性中往往是模糊不清的，特别是在乳房切除术后。上横行腹直肌肌皮瓣(TRAM)切口横向延伸，斜行把皮瓣与毗邻的皮下组织分离以形成一个附加的容积。为了保持尽可能多的体积，可能保留更多的皮瓣区域(Ⅰ～Ⅳ)，最大限度地提高血流量和选择那些没有其他疾病如腹部瘢痕和吸烟影响的患者非常重要，需要时刻强调。在确定皮瓣大小之前，应始终保持半坐卧位姿势来闭合切口。设计的游离皮瓣太宽，试图充分填补乳房腔隙缺损而不考虑供区创面闭合的张力将导致发生供区问题。而假体植入物通常可在二期置入，不必切除过多组织(图13.1)。

扩大的游离TRAM补充了外侧的扩展部分，即使在瘦小的患者中使用也可以为双侧乳房重建提供足够的组织量[1]。保留肌肉的游离TRAM往往是小乳房患者选择的方法，可以提供优良的组织血运灌注，也保持了乳房下皱襞。对于小乳房女性乳房下皱襞(IMF)被破坏导致乳房下极的缺失采用带蒂的TRAM并不理想。带蒂皮瓣置入到同侧或者对侧小乳房的皮下隧道会使IMF模糊不清。在乳头重建时，再次形成IMF是很困难的。腹壁浅动脉皮瓣的供区发病率最小，当血管足够大时是极好的选择[2]。

当腹部组织位置转移到乳房重建区域时，组织瓣边缘能够横向折叠以自动增加乳房的大小，尤其在较小的乳房切除术的空腔中应用效果明显。如果这个空腔较宽(比如在接受腋窝淋巴结活检后)，通常需要整形缝合关闭空腔或者适当调整皮瓣的位置以达最大形状优化和突出效果。在那些很高、身材苗条、胸廓狭小的女性中，纵向或斜行方向的皮瓣将会提供更好的优良丰满的乳腺形状。

即使瘦小的患者偶尔也会有足够的背部组织

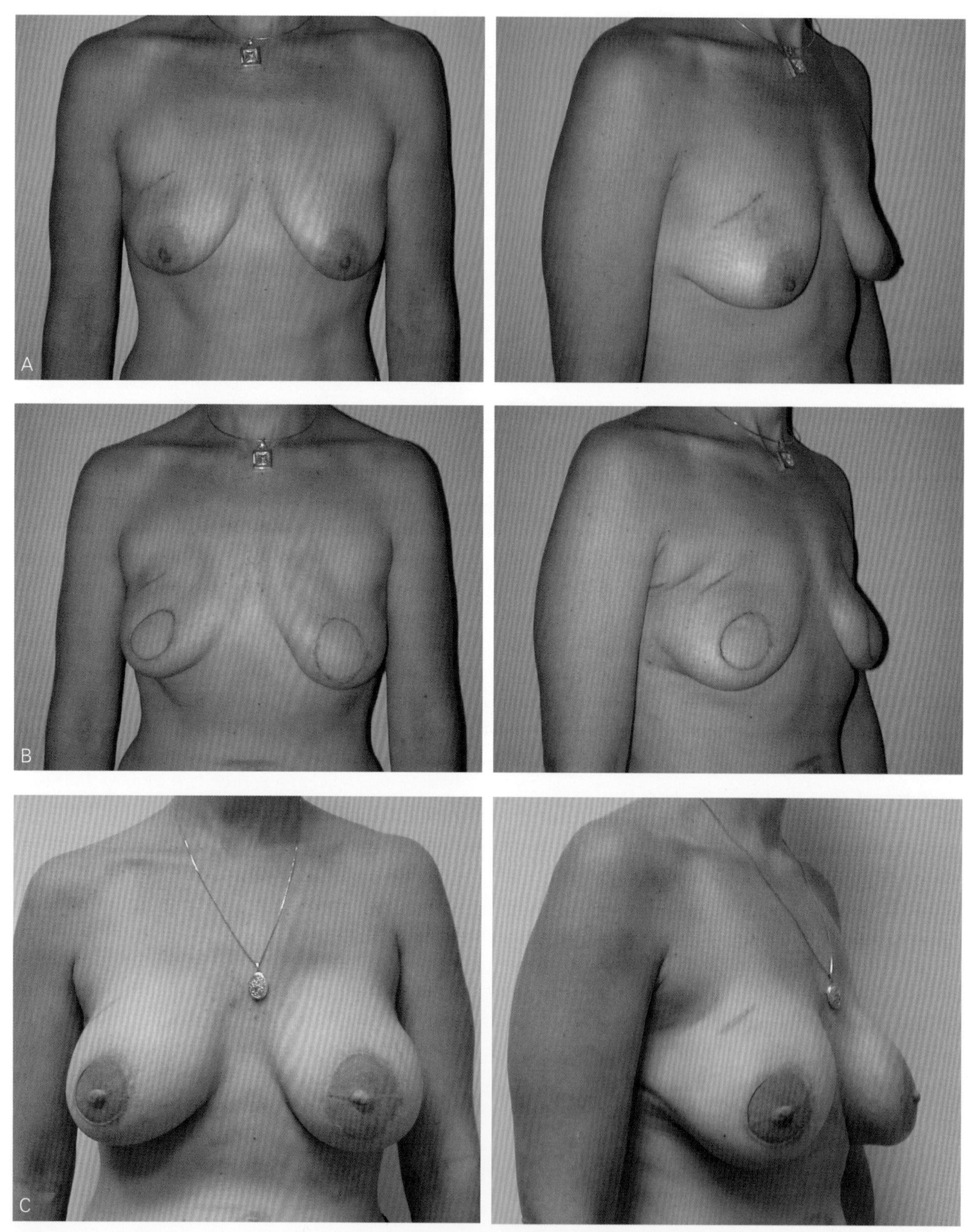

图 13.1 A. 一例 39 岁女性右侧乳癌患者，要求接受上横行腹直肌皮瓣（TRAM）乳房重建术。B. 双侧保留皮肤乳房切除术和即刻 TRAM 乳房再造术后，上极填充组织量不足。C. 在乳头再造时，通过放置双侧下腹部光滑的生理盐水植入物假体来恢复乳房大小和形状。

以扩展自体的背阔肌皮瓣重建(图 13.2)。斜方肌和髂嵴上的一些脂肪沉积体能够为皮瓣提供容量。皮岛切割下至 Scarpa 筋膜,筋膜下的脂肪保留在肌肉上以填充容积。一旦背阔肌的穿支血管系统被切除,保留真皮下血管网(1 cm 的脂肪层)对于残留皮肤血供是至关重要的。在瘦小的患者中,肌蒂往往外形明显而且让胸部看起来比较宽。可以采用肱骨止点下移和不保留腋窝下 Scarpa 筋膜深面脂肪以防止腋下过度丰满。

试图减少瘦小患者血清肿的形成措施具体包括使用 10 mm 的 Blake 管留置引流 2～3 周,使用可吸收缝线将皮瓣缝合至胸壁上,以及尽可能在腔隙关闭之前喷洒医用喷雾,可以减少患者的术后引流量。如果有必要的话,自体脂肪注射可以

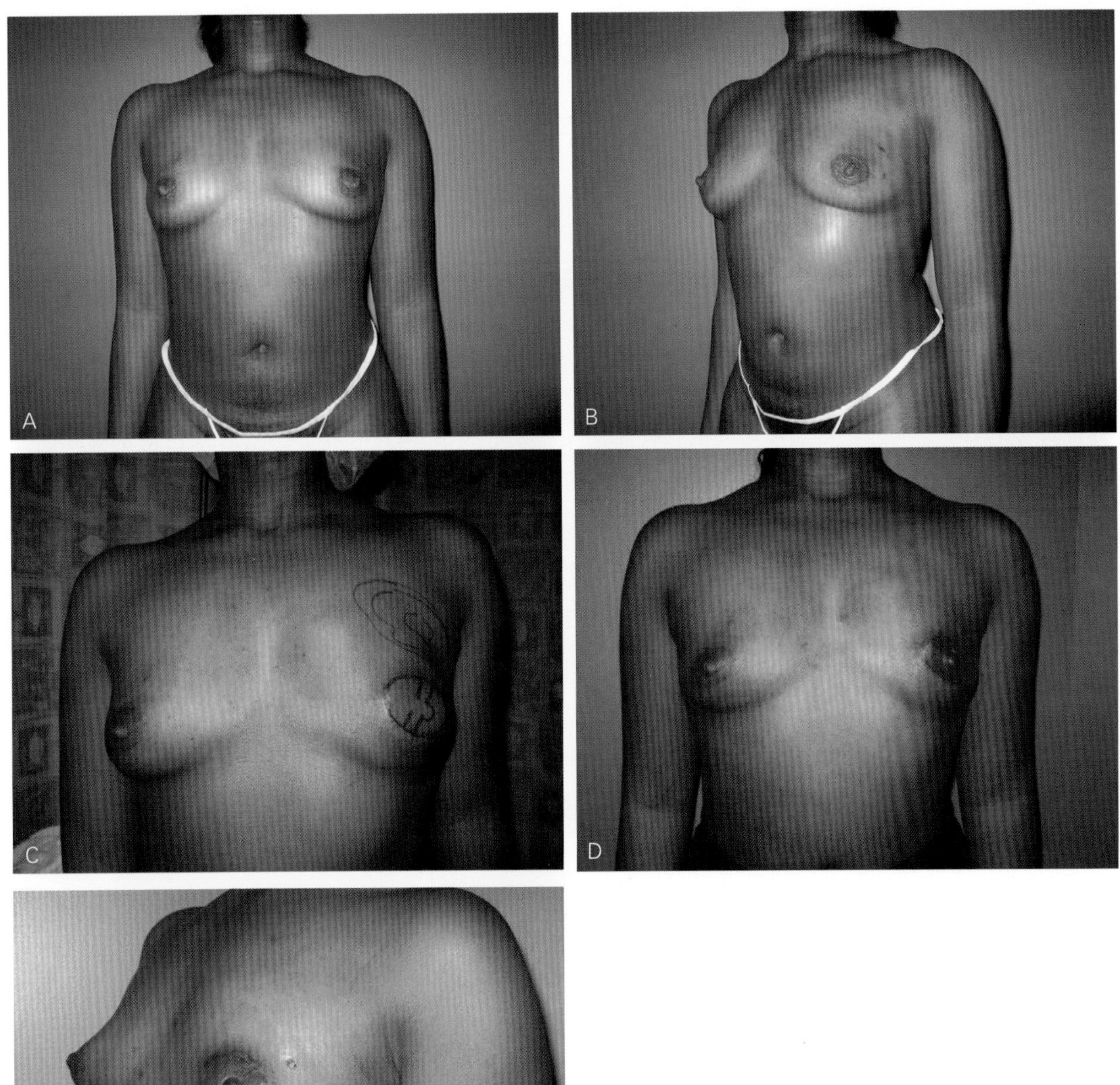

图 13.2 A、B. 一位 36 岁的左乳腺癌患者不想植入假体,而腹部组织与右乳腺组织量匹配不足。C. 她接受了保留皮肤的乳房切除术,并立即进行自体背阔肌皮瓣重建。D、E. 她的第二个手术包括乳头重建和向乳房外象限注射 40 mL 脂肪移植以保持乳房外形和轮廓的对称性。在乳头-乳晕文身一年后随访外观。

在第二阶段最低限度地增大乳房容量(图13.2)。

臀上动脉穿支皮瓣虽然在技术上更困难和不容易接受,但在不适合TRAM的瘦小患者中是一个合适的选择。它能提供少量的容积和垂度[3]。横向的股薄肌肌皮瓣是那些没有足够腹部脂肪的女性的另一种选择,该技术已成功地用于乳腺癌切除术后乳房重建[4]。

对于乳房小的纤瘦患者施行双侧乳房切除术后采用腹部皮瓣重建乳房往往更加困难,因为缺乏足够的组织量,尤其在那些胸壁较宽和乳房下垂的患者中更为明显。双侧臀肌皮瓣或者自体背阔肌皮瓣可供使用。

植入重建

如果患者的乳房小(A或小B杯)、球形或者行双侧重建,假体植入乳房重建可能一期完成。标记两侧乳房下皱襞很重要,它对调整假体植入的定位有帮助。小乳房、非下垂乳房的下皱襞不对称性将在术后变得明显。虽然球形的植入物在乳房相对较小时往往能提供适合的形状,但如果需要匹配对侧的乳房,自体组织植入物能提供更好的下极饱满度[5]。肌下的囊腔是从胸大肌的外侧缘创造出来的。如果要行腋窝淋巴结清扫或者乳房切除术缺损扩大到了外侧,前锯肌也能为植入物提供更好的覆盖并防止植入物侧方移位。为了满足植入物的下极投影,胸肌被游离。一种无细胞真皮基质缝合到乳房下皱襞下方和胸肌的上方,可以覆盖更多的下极和提供更好的投影。然后,引流管被水平或荷包缝合置入在逐层关闭的皮肤中。如果患者没有意愿做一个更大的乳房,轻微下垂的乳房没有必要行对侧乳房处理。小乳房以及中度乳房下垂(>2 cm)的女性,为了确保对称性,往往需要行对侧乳房固定术或乳房固定术/填充。

使用前面提到的相似的技术进行Ⅱ期扩大重建也是一个很好的选择,尤其对于乳房较小且术后皮肤张力不够的患者可作为首选。这将在术后扩张乳房到所需的大小来满足Ⅱ期假体植入,配有集成阀门和解剖纹理的扩张器发生包膜挛缩和瓣膜功能不全的概率较低,能扩张乳房下极。术中注入扩张器中生理盐水的基础量取决于皮瓣与肌肉张力的情况。术后2周开始扩充,根据耐受情况进行调整。后期再考虑更换球形的或者水滴状的硅胶植入物。

自体脂肪移植术

虽然还在研究阶段,但使用自体脂肪注入乳房重建可能将被证明在那些需要匹配对侧的脂肪量有限的小乳房女性当中非常有用。自体脂肪移植是作为其他重建方式的一个非常有用的辅助手段选择,尤其是在瘦小患者中皮瓣组织量往往是有限的情况下。

保乳治疗术

小乳房女性中需要切除的量超过乳房体积的20%时单纯保乳会导致不满意的美容效果。如果希望行保乳治疗(BCT)[6,7],或者保留皮肤的乳房切除术(SSM)和即刻重建,方案包括采用肿瘤整形外科技术进行局部皮瓣转移的乳房塑形重建。用自体脂肪移植术重建病灶切除术后缺损是一个集中脂肪细胞与干细胞的正在研究的技术热点[8]。

大乳房

在为渴望更大乳房的瘦小患者制订乳房重建方案的时候要考虑增加额外假体完成对侧乳房隆胸。

自体重建

为较瘦的患者选择自体组织确实存在组织量不足的限制。增加乳房的大小通常需要植入假体。假体可以被放置在腹部皮瓣或者背阔肌皮瓣深面[9]。

植入物对于腹直肌皮瓣覆盖的乳房整体尺寸与形状的贡献较小。腹直肌皮瓣的皮下脂肪与本来的乳房组织非常相似,不会随着时间的推移而萎缩;相反,它的大小和形状随着患者的体重和对侧乳房而变化。游离腹直肌皮瓣覆盖植入物是否会对皮瓣血运造成不良影响尚未得到证实,但可能会发生皮下血清肿[10,11]。

背阔肌皮瓣覆盖植入物的外形效果将更多取决于植入物的大小和形状,因为背阔肌会发生肌肉萎缩。植入物最好放置在胸肌下深面,尤其是在皮肤组织薄的瘦弱患者更应该如此。

在保留皮肤的乳房切除术中再造乳房时过分的隆胸会增加手术难度,会有伤口裂开和乳房保留的原有皮瓣坏死的相关问题。如果有适度增大乳房的需求,使用组织扩张器或增加皮岛的面积大小将会更加安全。如果需要行放疗或者延迟进行对侧乳房修整,也可以二期放置植入物。

对于接受单侧乳房重建且希望拥有较大乳房的瘦小患者的管理上,通常需要增大植入物尺寸,同时考虑采取乳房上提术。根据术者和患者的个人喜好,这些操作可以在重建乳房的同时进行,或者行第二次手术时进行。笔者更喜欢在重建的同时行对侧对称性的修饰手术,因为它更容易与调整过的对侧重建的乳房相匹配,除非必须行放疗。

在乳房大的纤瘦患者中,上述提及的技术同样适用。如果需要保持尺寸容积大小,植入物可以和自体组织一期完成乳房重建,也可以采用对侧乳房缩小术来重建更小的乳房,使单纯的自体组织重建成为可能。

植入重建

如果对侧乳房较大,或者是圆且丰满的,只有轻微的下垂,植入物重建是可行的。单一的植入假体重建乳房来匹配大的、下垂的对侧乳房是很困难的。即使在缩乳术后,在大乳房的纤瘦患者中单独使用植入物以获得对称性效果也是困难的,特别是想保持双侧乳房长期的对称更加困难,因为乳房形状容积都会随年龄变化有所不同。

肥胖患者

肥胖会增加患乳腺癌的风险,与晚期乳腺癌以及预后不良有关[12,13]。我们后来看到更多的肥胖女性要求重建。肥胖患者重建受限制的原因不是因为可用的组织不足,而是由与手术并发症相关的固有风险决定和影响的。在肥胖患者的乳腺癌病灶切除术中行单独的腋窝淋巴结清扫术与增加血清肿的形成和伤口感染的风险有关[14]。外科医生在术前讨论手术的风险与效果改善对于实际的手术效果至关重要。肥胖患者围手术期的肺部、血栓形成、麻醉、感染和代谢并发症的发生率增加[15],通常被认为是乳房重建的不良候选者。这些患者往往对其整体外观感到失望,随之而来对结果不满意。患者的期望、手术的局限性以及额外需要的治疗程序都应该讨论。鉴于已经存在的危险因素,严格选择患者和评估额外的危险因素对于最大程度减少术后并发症是重要的。

小乳房

小乳房的肥胖患者如果渴望重建,最好采用标准环乳晕保留皮肤的乳腺癌根治术切口。如果需要,横向的延伸可以增加视野显露,尤其是在乳房较宽的女性中。

自体重建

肥胖患者的自体重建并不限于可用组织的数量,而是由供区和乳腺相关并发症的风险决定。扩大的背阔肌皮瓣往往是一个更安全的手术方法选择,是小乳房肥胖患者的理想选择(图 13.3)。

Scarpa 筋膜下的额外的脂肪将为完全自体乳房重建提供足够的组织量[16]。这种技术最适合用于伴其他危险因素的肥胖患者和挤压试验证实背部脂肪>2 cm 的患者,而在这些患者中腹直肌皮瓣不是好的选择[17,18]。在背阔肌的顶部设计椭圆形、新月形或者鸢尾形的皮岛,携带背部卷状的脂肪组织。我们通常使用一个新月形的形状,对应于所需的皮肤的多少和乳房重建的大小。在 Scarpa 筋膜表面探查解剖,在背阔肌表面携带尽可能多的软组织。根据患者的体型特征,可以增加 200～300 mL 的组织量。然后将皮瓣转移到皮袋内以重塑乳房的最佳形状。皮岛的大部分去表皮,放置到乳房下极以加强乳房下极的丰满度和乳房下垂的形状。皮瓣可设计成“U”形以保证下极的丰满度。供区如前所述被闭合。其主要缺点

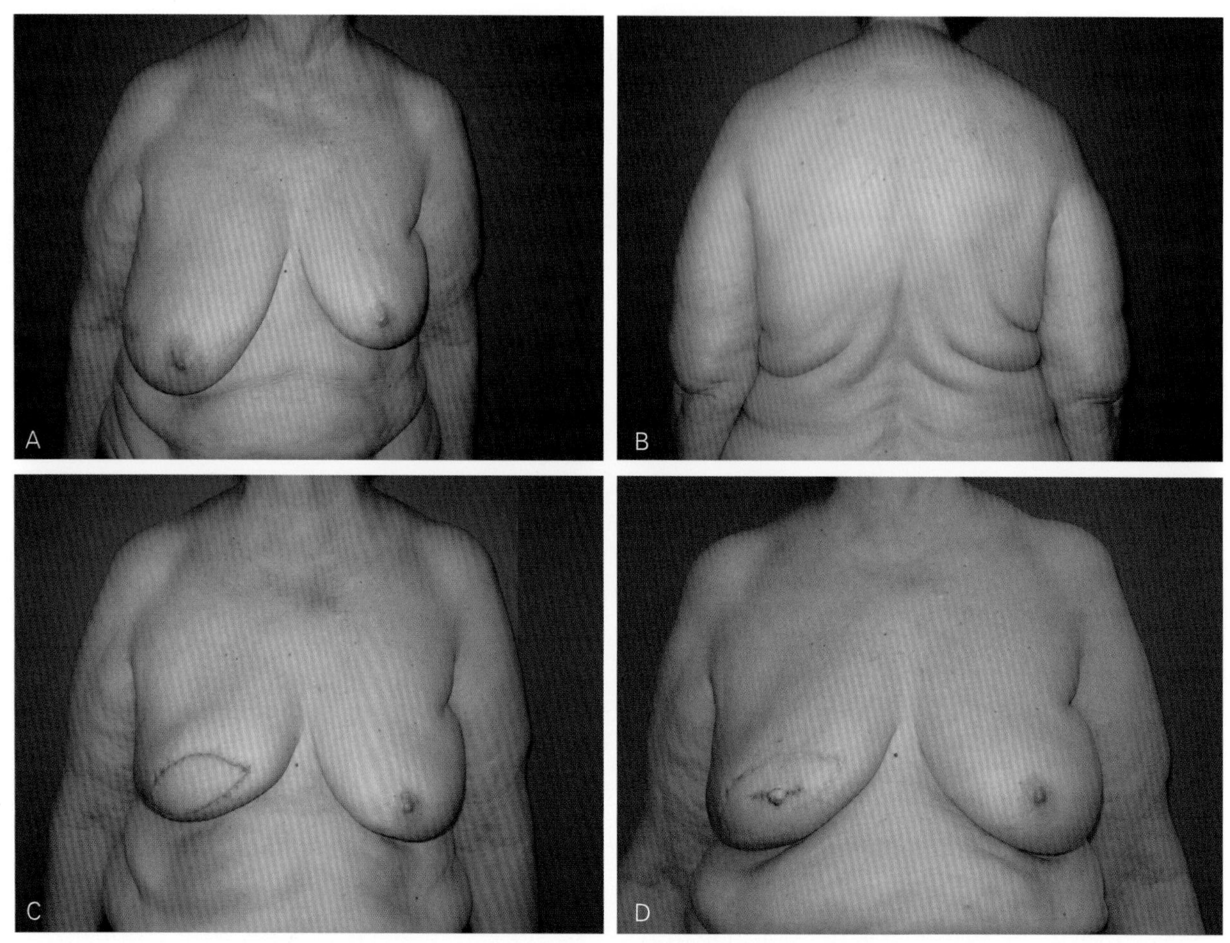

图13.3 A、B. 一位63岁的女性，BMI为31，在多年前接受左侧乳腺活检术后有明显的乳房不对称。C. 通过一个巨大的椭圆形切口进行右乳腺切除术，随后接受扩大自体背阔肌皮瓣转移乳房重建术。携带尽可能多的皮下脂肪以重建乳房体积。D. 在乳头重建时，将85 mL脂肪移植注射到乳房上极，以进一步增大乳房体积和改善形状。

就是供区积液和引流时间延长的风险。

腹部皮瓣技术也可以为小乳房相匹配提供足够的体积，但是，潜在的供区损伤程度在肥胖患者中是显著增加的[19]。1988年，Hartrampf认为，在某些高危患者，特别是肥胖和超重患者，腹直肌皮瓣的并发症发生率高到令人无法接受[20]。在最近的一系列带蒂腹直肌皮瓣病例中，并发症发生率在肥胖患者中显著增高，作者警示并反对为BMI＞30的患者使用腹直肌皮瓣[21]。因为通常只有其中一小部分组织（1区）是必需的，但是又必须完整切取整个下腹部组织，会导致不必要的组织浪费，所以腹部组织往往不是首选供区。应谨慎考虑肥胖患者腹围，因为在腹直肌表面的实际皮下组织量不多，且供区损伤程度是增高的。许多作者已经证明肥胖是腹直肌皮瓣重建后并发症的显著危险因素[19,22,23]。肥胖与脂肪液化坏死率增加、部分皮瓣坏死和感染率有关。重建指南基于理想的体重或BMI。Kroll和Netscher证明了并发症的发生率和BMI之间有线性相关关系[19]。通常，BMI＞50的患者不认为是带蒂腹直肌皮瓣重建的候选者。伴有多种额外疾病的肥胖患者不是合适的腹直肌皮瓣的候选人。然而，单纯肥胖不应该妨碍医生选择带蒂或游离的腹直肌皮瓣用来重建乳房。仔细掌握手术各个环节的细节可以使术后并发症控制在可接受的范围内。通过游离腹直肌皮瓣或手术延迟可以提高腹直肌皮瓣的灌注和可靠性。游离腹直肌皮瓣增加了皮瓣的血运供应，在肥胖患者中允许无限制地使用这种皮瓣。然而，即使是选择游离皮瓣在肥胖患者中应用，全皮瓣坏死、血肿、积液、感染、疝的发生率都显著高于不肥胖的患者[17]。腹部下动脉穿支皮瓣被认为在超重和肥胖患者中使用效果优于带蒂的和游离的腹直肌皮瓣，也减少了腹部膨隆的发生率[24]。腹壁穿支血管在肥胖患者中通常较为粗大，使得穿支皮瓣如腹壁下动脉穿支皮瓣可作为乳房重建的一种有效的选择方法使用。

植入重建

小乳房的肥胖患者往往乳房中度下垂且基底相对宽。在双侧乳房重建时假体植入重建是明智的选择，有些患者则是因为年龄较大或者有多种危险因素使自体组织重建成为禁忌，采用假体也是较为适宜的术式选择。很重要的是，患者意识到目标是在穿戴胸罩后达到平衡，认识到重建的乳房通常是平坦的，与小的、底盘宽的、下垂的对侧乳房很难达到对称。无论是行Ⅰ期或Ⅱ期重建，调整皮袋分离范围、通过假体定位或者掀起前锯肌来确定乳腺外侧位置是重要的；否则植入物发生移位的可能性是很高的。

大乳房

肥胖患者同时拥有大且下垂乳房的情况会给乳房重建带来一些额外的挑战。在分离较为广泛的乳房皮袋里植入无论是采用假体植入物或者皮瓣来重建一个较小的乳房都是具有挑战性的。在单侧乳房重建中，同时进行对侧的修饰性手术总是必需的，具体手术涉及双侧的皮肤或者乳腺实质的必要性去除(图13.4)。这通常是通过Wise方法、倒T或垂直模式方法。在单侧重建中，为了确保乳房对称性，对两侧乳房去除相同的皮肤是值得推荐的。Wise模式将对重塑大乳房有帮助，如果以水平方式关闭，能预防盒形外观。然而，在乳房切除术一侧，由于皮瓣往往较薄，伤口愈合的问题并不少见，可能导致在T形交界处的皮瓣边缘出现坏死[25]。在乳房下皱襞区域将乳房切除术后的下方皮袋去表皮化，而非切除皮肤，将增加皮肤的血流量，同时减少伤口愈合问题。即使是当发生乳房切除术皮瓣皮肤坏死时也允许二期愈合，尤其是当进行假体植入乳房重建时。

自体重建

虽然肥胖被认为是自体组织乳房重建的相对禁忌证，但通常在肥胖患者中采用自体组织乳房重建的效果会是重建的乳房与对侧柔软下垂乳房更加对称。肥胖是任何自体重建并发症的重要预测因素[26]。从供区的角度来看，用背阔肌皮瓣往往是更安全的。为了增加体积，通常需要植入假体，甚至采用扩大自体皮瓣组织量和适当减小对侧乳房以达到满意效果。

正如先前讨论的，腹部皮瓣与供区发病率有关；然而，为了双侧乳房的匹配，需要一定的组织量，甚至缩小对侧乳房。之前的研究报道已经提出了各种技术，以提高这些皮瓣的可靠性，以适应体积的需求并减少肥胖患者的发病率。

有人主张在不具备显微外科技术和团队的乳腺中心对肥胖患者采用腹直肌皮瓣血管延迟方法，这是一种提高手术效果、可靠性和安全性的方法[27]。

中腹部带蒂腹直肌皮瓣移植是另外一种可以增加皮岛血运可靠性和皮瓣组织量的方法选择，可以用来匹配较大的对侧乳房。由于腹直肌在弓状线以上平面是分开的，这项技术的应用可以减少供区的发病率，使其甚至在病态肥胖患者中也成为一个合理的选择[28]。

增压的腹直肌皮瓣被认为改善了腹直肌皮瓣的血管供应，减少肥胖人群乳房重建的并发症；然而，供区的损伤程度并没有减少[29]。

如果唯一的皮瓣选择容积较小但血运更可靠，那么应该根据可利用的皮瓣组织体积适当塑形乳房，后期阶段再植入假体或脂肪以增加乳房体积。

肥胖患者的脂肪血运较差，有发生脂肪液化坏死的风险，尤其是Scarpa筋膜深面的部分。在分离腹部组织到肋缘期间，外侧的切开分离范围应尽量减小以尽量避免损伤外侧穿支。这样将最大限度地减少供区脂肪坏死，促进创面愈合。肥胖患者的腹部组织通常厚且柔顺性较差，这些因素都会妨碍塑形过程和效果。在实际的腹直肌皮瓣上切除大量的Scarpa筋膜深面的脂肪将会保留

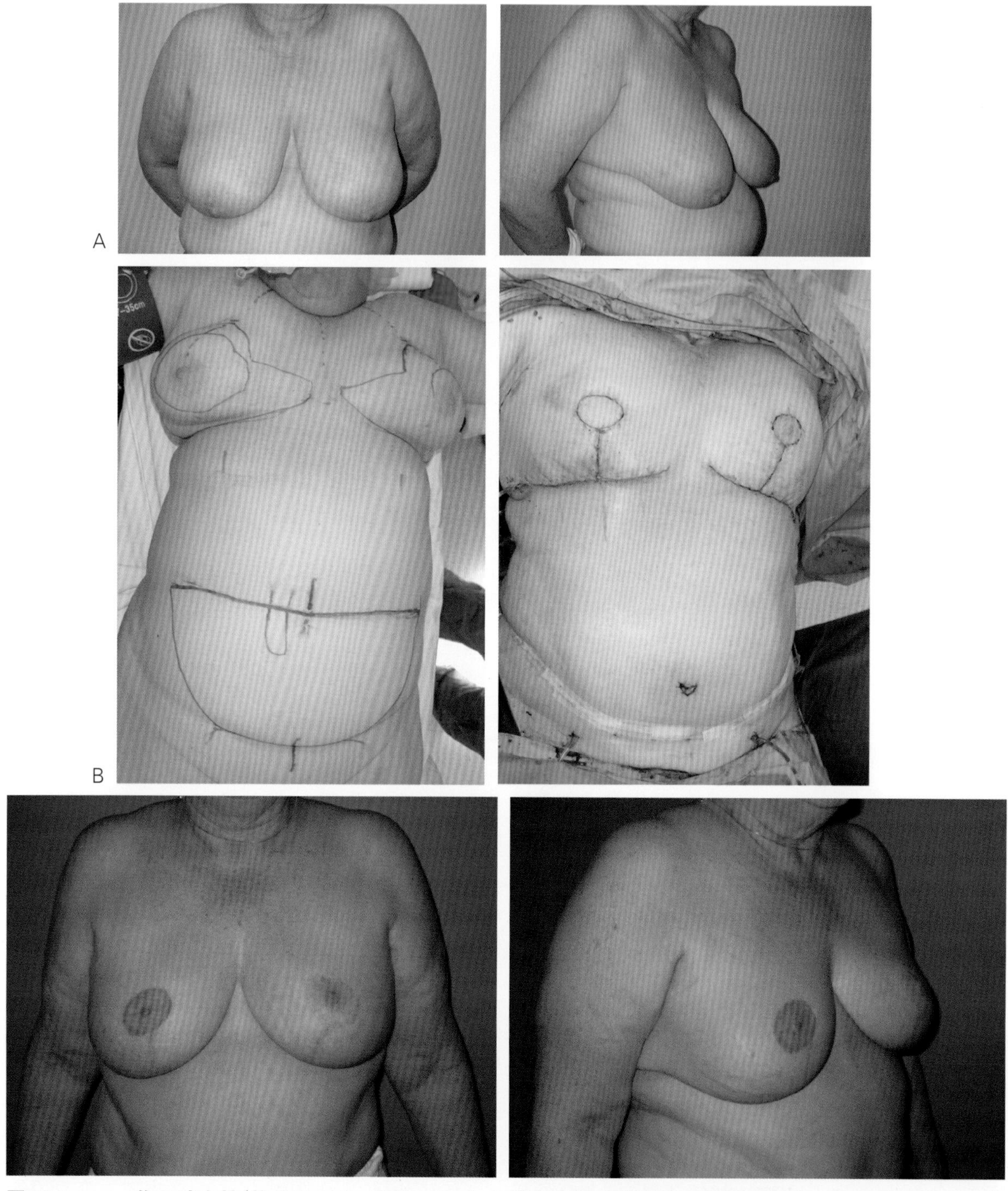

图13.4 A. 一位59岁女性(体重83.46 kg,身高1.55 m),左侧小叶癌,中等身材,双侧乳房肥大,乳房4级下垂。B. 术前在两个乳房上画出Wise缩乳标记设计。对侧缩乳通常是为双侧乳房对称性而执行的。选择的缩乳技术取决于乳房大小、皮肤厚度和外科医生偏好/舒适度。保留皮肤的乳房切除术应该以标准的方式进行,而不要通过缩乳标记线完成。这样操作将可以制备血运更加丰富、质地更加耐久的皮瓣以塑造乳房。C. 从左侧乳房取出700 g乳腺组织。采用同侧单蒂腹直肌肌皮瓣1区塑形乳房。保留的皮岛组织有助于双侧乳房对称,并用于未来的乳头重建。

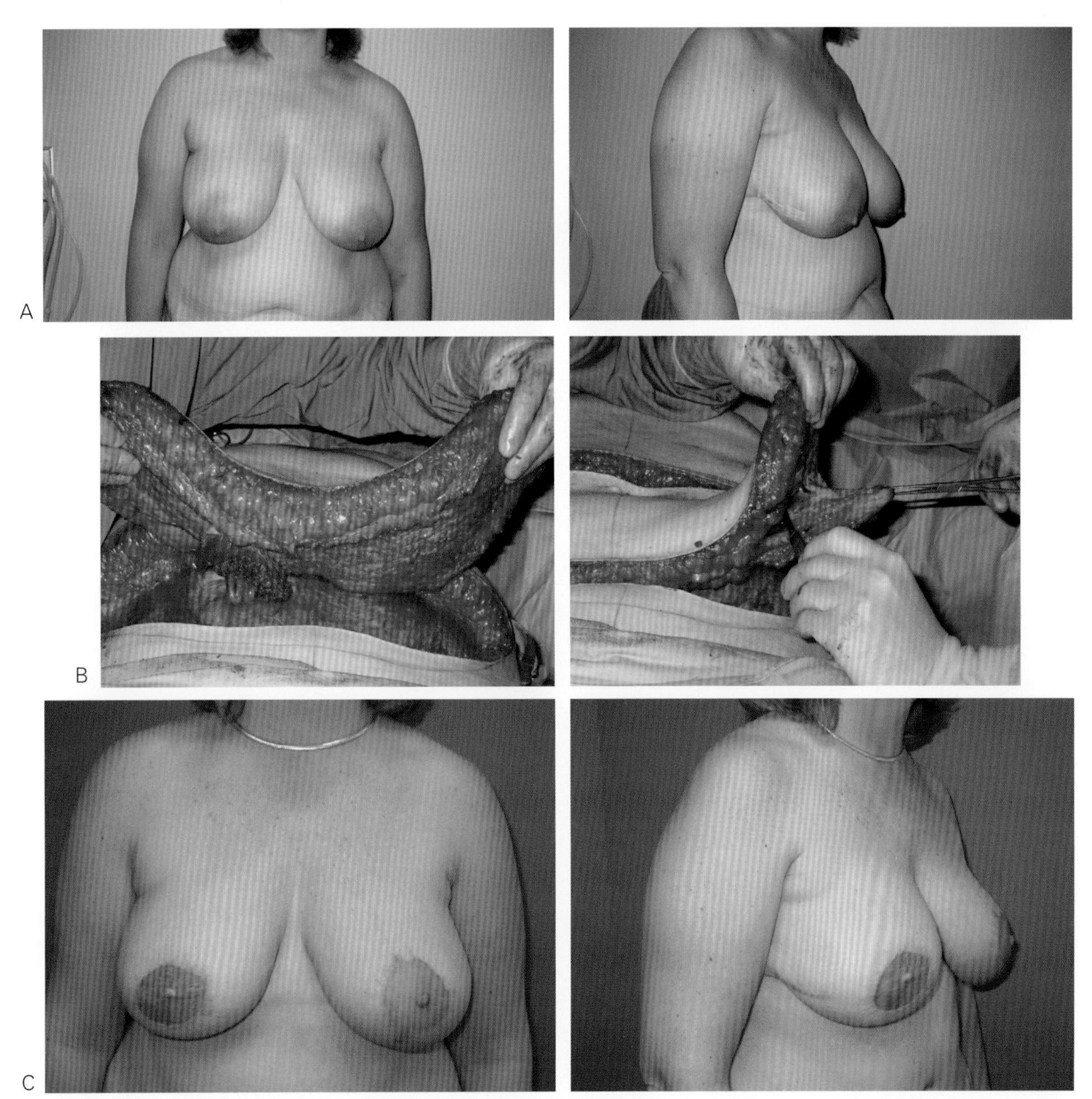

图13.5　A. 一位36岁肥胖女性,患有乳腺导管癌,接受右侧乳房切除术,并立即进行腹直肌肌皮瓣重建乳房。患者渴望丰胸,与其身材特点比例相称。B. 乳房切除术时在右侧进行乳晕周围皮肤切口取出肿瘤病灶以改善整体乳房形状。C. 对侧乳房行乳房上提术以重塑乳房对称。

其完整血供,有助于减少脂肪坏死,并改善乳房轮廓外形,更加自然(图13.5)。

打薄皮瓣应该在进行隧道分离之前,以尽量减少乳房下皱襞隧道的大小范围。如果隧道过大,会拉低乳房下皱襞,影响最终的双侧乳房对称性。由于腹部膨隆或疝气的发病率较高,腹直肌筋膜前鞘的缝合很重要。如果直接拉拢缝合张力太紧,应该使用聚丙烯类的网片修补。引流管通常要放置2～3周以尽可能减少皮下积液。

植入重建

扩张器/植入物重建不会造成自体供区的损伤,是双侧乳房重建的一个合理选择。大且下垂乳房的即刻假体植入重建,可以用在那些不适合接受自体组织乳房重建的病例中[30]。

在乳房非常大的患者中,一种选择就是行一

个广泛的椭圆形乳房切除术，利用双平面扩张器完成假体重建，行水平切口皮肤缝合。这对于双侧重建来说是一个合理的选择，然而，外形往往较差且难以修整。另外一种能提供更好的外形和对称性的方法选择是使用Wise闭合模式。

术前Wise模式或垂直缩乳的标记取决于皮肤质地、乳房大小以及外科医生对各种缩乳技术的习惯程度。乳房切除术按照标准的保留皮肤的模式进行，如果可能，可以通过一个乳晕切口而非通过缩乳术的标记进行。保持切口无张力且可以更灵活调整对侧乳房的大小和形状。

我们倾向于使用更低平面的乳房切除术切口，将低位的皮瓣皮肤去表皮来覆盖扩张器下极，并与上方的胸大肌缝合（图13.6）。然后利用Wise模式闭合切缘，如果在T形交叉点发生皮肤坏死，在无扩张器挤压风险下可以二期愈合。由于存在皮下积液的风险，术后积极使用引流管是必要的。

下垂症

随着女性年龄和体型的变化，女性患者对乳房重建需求也不断增加，下垂乳房的重建塑形手术也越来越普遍地开展。伴随皮纹出现、乳头-乳晕复合体的下降以及皮肤变薄等变化，容积缺失益发明显。

当乳房大小与下垂的程度增加时，相应的重建过程也会变得复杂。皮肤的质地、下垂的程度、患者对于相对侧乳房形状和大小的意愿以及重建的方案都需要通过咨询初步确定下来。各种重建方案在本章已经讨论过，女性的乳房下垂治疗在其他章节提及过。对于女性下垂乳房皮肤的处理应对上，在此集中讲解各种不同的方法，这些细节处理都是重要的，且往往是重建困难的部分（图13.7）。如果患者有轻到中度的下垂，希望保持对侧乳房的下垂程度，在保留皮肤的乳房切除术后利用自体组织再造对称下垂的乳房是可行的。然而，对侧的乳房上提术、上提术结合隆胸或者缩乳往往会改善整个乳房的形状，也使得重建难度减小，可用的重建方案相对增加。

乳房上提术的具体类型，是否采用环乳晕切口、垂直切口或者Wise模式，都取决于乳房的大小、下垂的程度、皮肤的质地以及额外多余的皮肤量。两侧都采用类似模式的皮肤切除将确保最佳的术后乳房对称性；然而，在乳房切除术侧应当采取适当额外的预防措施，以尽量减少如前所述的影响伤口愈合的问题。

乳房切除术后皮瓣不会承受缩乳术时同样的闭合张力。避免出现问题的方法包括仅在常规的保留皮肤的乳房切除术完成后才能移除皮肤，或者是在乳房下皱襞区域的乳房下极皮瓣进行去表皮化，而非简单另外切开皮肤。更为关键的是当植入物需要被覆盖特别是在下极处区域的时候，皮瓣坏死的区域会导致假体外露。已经有许多类型的去除皮肤方法和模式，本质上都是Carlson V型保留皮肤的乳腺切除术模式的改良变化形式（图13.8）。

最安全的方法可能就是在乳晕区域切除皮肤，把乳房切除术后的皮瓣紧紧包绕在自体组织皮瓣皮肤的周围或者盖在假体的上方，这样往往不需要进一步的切除皮肤就可以提供实际上必要的乳房上提，而进一步切除皮肤的方法会危及皮瓣的血运和存活。随着时间的推移，原先收紧的皮肤会变平坦。这种方法适用于轻微下垂的患者中，为了对称而接受对侧乳晕乳房固定术。中度下垂且皮肤过薄的患者需要切除更多的皮肤以保持乳房外形。这些都是通过垂直切口或者Wise皮肤取出模式完成的。

为了对侧乳房有更好的外形而采用隆胸乳房上提术时，选择背阔肌皮瓣联合假体植入和类似的乳房上提术将确保乳房对称性。乳腺切除术后的皮瓣需要谨慎对待和密切保护，尤其是如果准备做皮肤取出时，这个问题的重要性怎么强调都不为过。

如果皮瓣看起来薄且血运有问题，利用荧光素探测并及时去除有问题的部分，尽可能使用更多的自体皮岛。关闭创缘模式需要出于安全性考虑而进行调整，而不是单纯试图复制对侧的乳房。

对于大乳房或者有明显下垂的患者，另一种

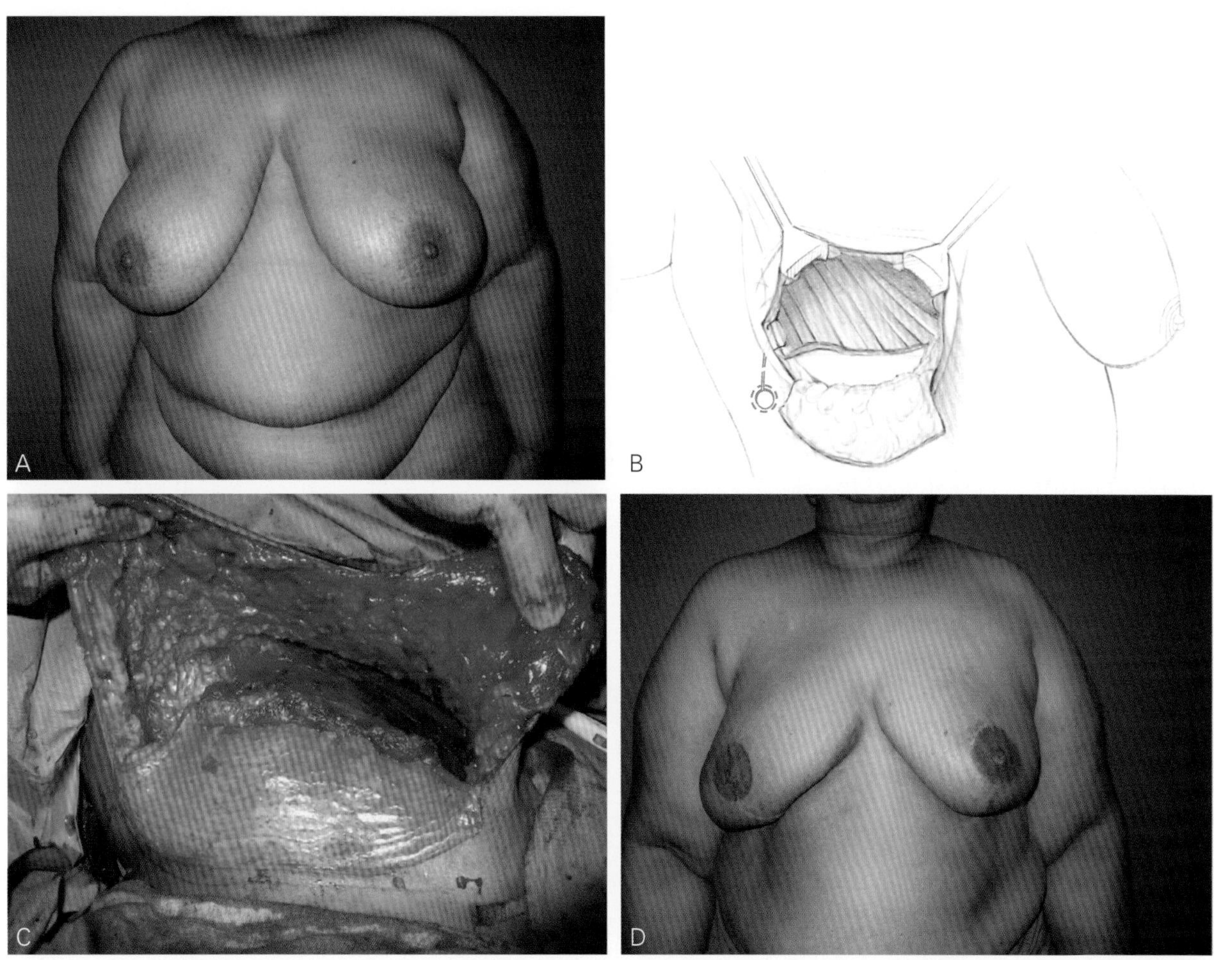

图13.6 A. 54岁的肥胖女性(BMI为47)患有乳腺炎和右侧乳腺癌,可以通过乳晕周围的椭圆形切口进行保留皮肤的乳房切除术。对侧缩乳术共切除1 058 g组织。B、C. 右乳房由下极乳房切除术后的去表皮筋膜皮瓣重建,缝合到胸肌上,用有血运的组织完全覆盖扩张器。D. 1年后取出组织扩张器替换为550 mL光滑圆形中等剖面凝胶植入物假体。

手术方式选择就是延迟到可以确定乳房空腔和皮肤包膜的时候再进行乳房重建。

巨乳症女性的其他重建修整方案

在巨乳症女性中,保留皮肤的乳房切除术和重建具有挑战性。在过去,巨乳症的女性被认为是保乳治疗的相对禁忌证,会带来不佳的美容效果和放射治疗过程中辐射剂量的不均衡[31]。

除了部分乳房切除术外,缩乳技术的使用对于这些问题也是很好的解决方案,因为它除了前面提到的其他优点以外,还提高了巨乳症患者的保乳术适应证,减少了不佳的美容效果和手术风险。

我们最近的研究表明,对于巨乳症的女性,需要对侧减少>300 g,肿瘤整形缩乳(n=51)的方法效果要优于SSM和重建(n=30)。结果表明,在肿瘤整形组总体的并发症发生率较低(22% vs. 50%),乳腺并发症的发生率较低(22% vs. 47%),无供区问题,手术步骤明显精简(2.4 vs. 5.9),患者的总体满意度略高[32]。

虽然肿瘤整形方法已被认为是效果确定的手术,但如果要求完成乳房切除术,重建通常更加简单些,因为此时乳房更小,皮肤已经部分切除,对侧的修饰性手术也已完成,且还没有采用其他重建方案。

肥胖患者

小乳房

大乳房

无下垂

- 对侧:无
- 乳房切除:保留皮肤
- 重建:背阔肌,TRAM,假体

中度下垂

- 对侧:上提,无
- 乳房切除:去除部分皮肤
- 重建:TRAM,背阔肌,假体

无下垂

- 对侧:缩乳,无
- 乳房切除:保留皮肤
- 重建:假体,背阔肌±假体,TRAM

中度下垂

- 对侧:缩乳,无
- 乳房切除:去除部分皮肤
- 重建:TRAM,背阔肌,假体

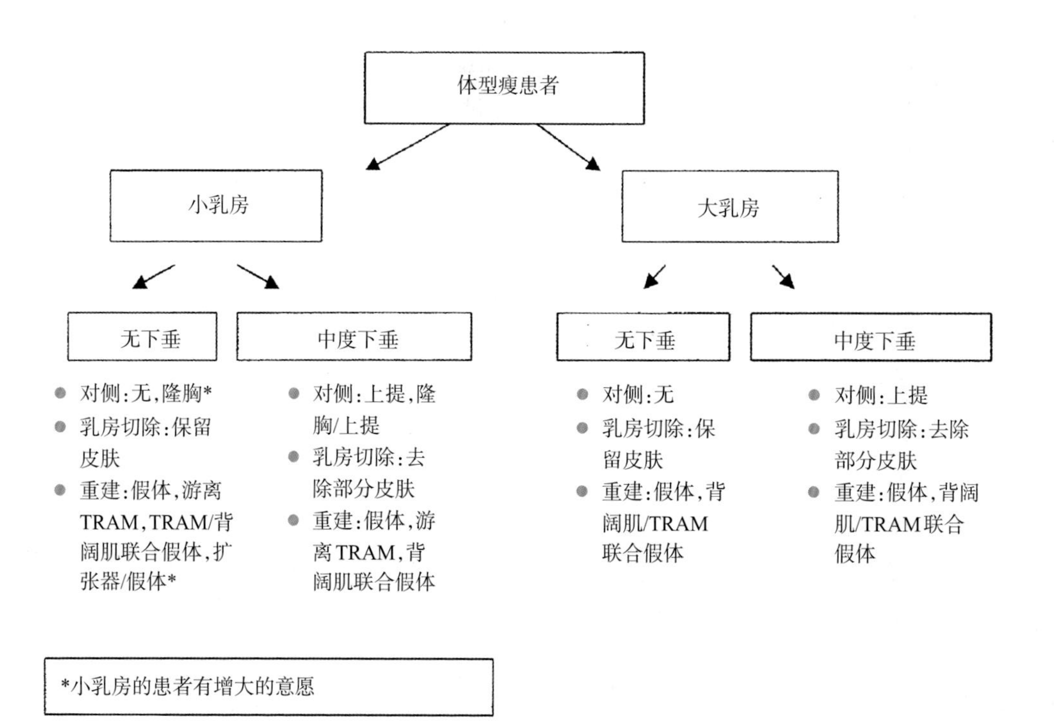

图 13.7　体型瘦和肥胖患者的乳房重建策略。

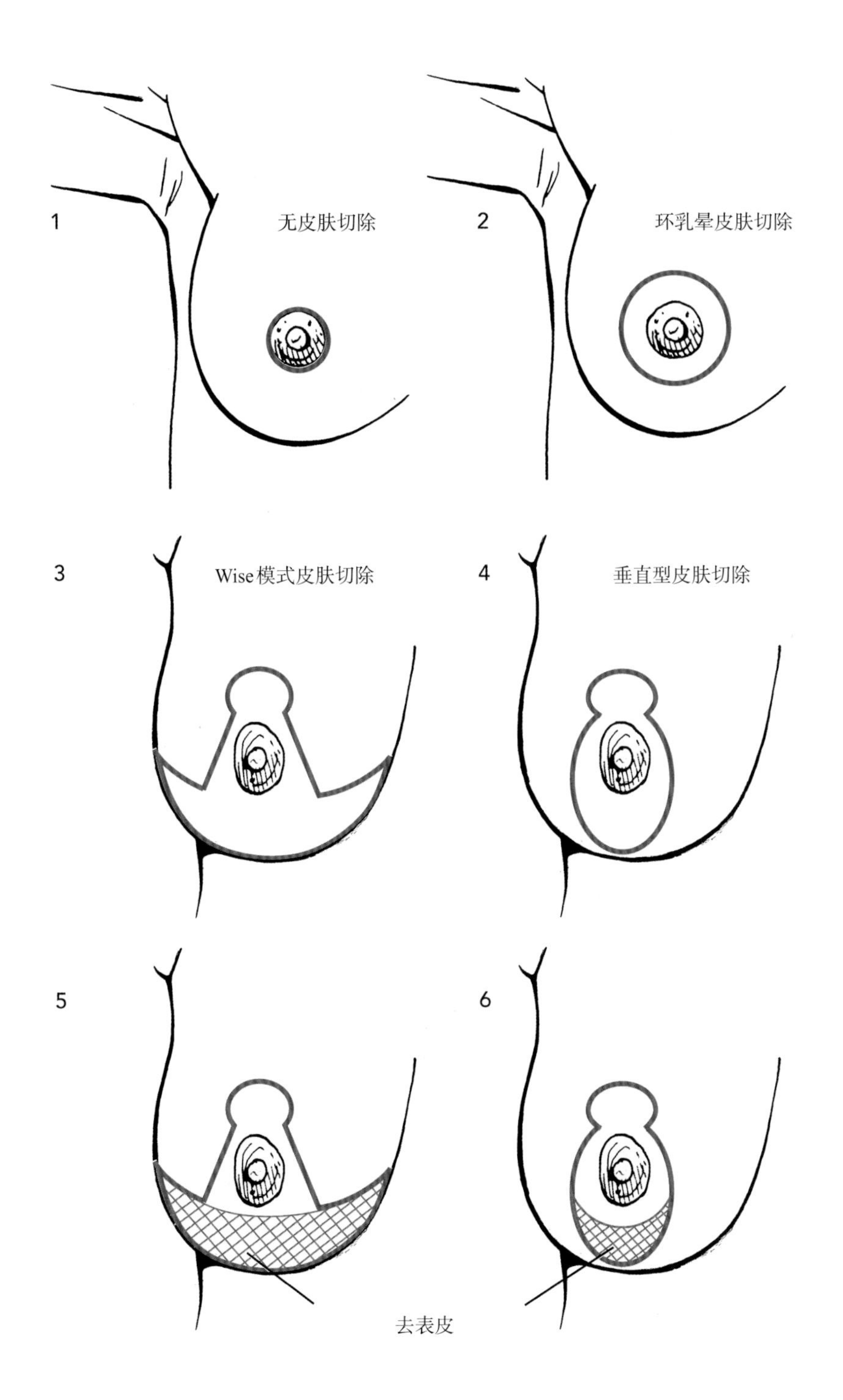

图 13.8　根据乳房大小、形状和皮肤质地的不同，皮肤切除的技术也会有所不同。如方法5和6所示的去表皮将提供假体植入物的表面组织覆盖并最大限度地保留皮瓣的血运活力。

结论

乳房再造术在一些体型和乳房外形比较特殊的女性中具有挑战性。医生制订了越来越多的手术具体方案以进一步改善美容效果，同时尽量减少供区损伤。这些患者之前通常被认为是不理想、不合适的乳房再造人选；然而，注意细节，严格遵循原则，采用较为传统的方法，并提供适当的术前咨询，将最大限度地增加患者满意度。

编者评论

即使患者开始时体型就不完美，她们期望重建后有一个完美的结局。在最初与患者的重建讨论中，诚实但并不残酷地告知患者对她身体状态和体型特点的评估情况，并且告知重建方案的效果可能不尽如人意，这些告知对于患者的心理预先承受能力准备是非常重要的。

有一种看法认为，整形外科医生可以施展“魔法”，虽然这通常是事实，但这“魔法”只是一个调色板，患者的身体条件才是外科医生可以运用的资源。许多女性患者对于自己确诊乳腺癌的对待态度可以从消极转变为积极正面，因为这是一个可以改善乳房外观的机会。

本章概述性地介绍了在非常肥胖的或者非常瘦的甚至同时伴随乳房下垂的女性中，整形外科医生必须面对的特殊问题和挑战。

我们都听过这样一句话：你永远不能太胖或太瘦。虽然前者可能是真是的，但在乳房再造的世界里，后者绝对不是真的。尽管患者喜欢听到别人说她们瘦，但她们必须理解因此导致的自体组织移植局限性，瘦的体型会限制为她们重建的乳房大小。

接受单侧乳房切除的女性，想要在不进行对侧手术的情况下达到双侧乳房对称，这些挑战尤其困难。如果单纯采用自体组织完成双侧乳房重建也非常困难。

当为了得到最好的美容效果而必须采用扩张器结合自体组织的时候，患者需要充分了解两者手术方式的缺点，如果乳腺癌术后患者必须接受放疗，可选择方案就会更少。

肥胖患者总是认为这是她们得到一个有保障的“收腹术”的黄金机会，在讨论乳房重建时，腹直肌皮瓣似乎总是她们首先想到的选择。如果使用自体组织，在重建乳房和供区部位都获得满意的术后美容效果是非常困难的。此外，脂肪坏死和形成纤维化硬结是常见的，因此提高了患者对复发可能的关注，需要经常复查以明确排除恶性肿瘤。相反，胸大的女性患者在乳腺癌术后未行重建术，结果就是在腋后线或者在胸骨和单侧乳腺癌切除术后区域留有冗余的皮肤。

显然，在这群具有挑战性难度的女性患者中评估和执行乳房重建是复杂的。许多新诊断为乳腺癌的女性患者需要行乳腺切除术，她们的注意力集中在重建方法的决定上，而非她们的癌症上。而这是一个超出她们控制范围的决定。很难预测她们重建后的外观和感觉如何，以及她们对重建的满意度如何。完成乳房再造术的外科医生可以通过咨询患者对术后的期望值、她渴望的理想乳房大小以及告知她接受乳房重建后体重的减轻或增加、年龄的增长会带来的影响，来帮助提高患者的满意度。

(S.C.W.)

参考文献

[1] Kroll SS. Bilateral breast reconstruction in very thin patients with extended free TRAM flaps. *Br J Plast Surg* 1998;51(7):535-537.

[2] Spiegel AJ, Khan FN. An intraoperative algorithm of use of the SIEA flap for breast reconstruction. *Plast Reconstr Surg* 2007;120 (6):1450-1459.

[3] Shaw WW. Superior gluteal free flap breast reconstruction. *Clin Plast Surg* 1998;25(2):267-274.

[4] Fansa H, Schirmer S, Warnecke IC, et al. The transverse myocutaneous gracilis muscle flap: a fast and reliable method for breast reconstruction. *Plast Reconstr Surg* 2008;112(5):1326-1333.

[5] Spear SL, Spittler CJ. Breast reconstruction with implants and expanders. *Plast Reconstr Surg* 2001;107(1):177-187.

[6] Kronowitz SJ, Kuerer HM, Buchholz TA, et al. A management algorithm and practical oncoplastic surgical techniques for repairing partial mastectomy defects. *Plast Reconstr Surg* 2008;122(6):1632.

[7] Losken A, Hamdi M. 2009. Partial Breast Reconstruction: Current Perspectives, *Plast Reconstr Surg* 124(3):722-736.

[8] Kitamura K, Kajitani K, Hedrick M, et al. Stem cell augmented reconstruction: a new hope for reconstruction after breast conservation therapy. *Breast Cancer Res Treat* 2007;106(suppl 1): Abstract 4071.

[9] Kronowitz SJ, Robb GL, Youssef A, et al. Optimizing autologous

breast reconstruction in thin patients. *Plast Reconstr Surg* 2003;112 (7):1768-1778.

[10] Miller MJ, Rick CS, Robb GL. Aesthetic breast reconstruction using a combination of free transverse rectus abdominus musculocutaneous flaps and breast implants. *Ann Plast Surg* 1996;37:258.

[11] Serletti JM, Moran SL. The combined use of the TRAM and expanders/implants in breast reconstruction. *Ann Plast Surg* 1998;40: 510.

[12] Reeves MJ, Newcomb PA, Remington PL, et al. Body mass and breast cancer: Relationship between method of detection and stage of disease. *Cancer* 1998;77(2):301-307.

[13] Hunt KA, Sickles EA. Effect of obesity on screening mammography: outcome analysis of 88, 346 consecutive examinations. *Am J Roentgenol* 2000;174(5):1251-1255.

[14] Vinton AL, Traverso LW, Jolly PC. Wound complications after modified radical mastectomy compared with tylectomy with axillary lymph node dissection. *Am J Surg* 1991;161:584.

[15] Flancbaum L, Choban PS. Surgical implications of obesity. *Ann Rev Med* 1998;49:215.

[16] Chang DW, Youssef A, Cha S, et al. Autologous breast reconstruction with extended latissimus dorsi. *Plast Reconstr Surg* 2002;110 (3):751-759.

[17] Chang DW, Wand B, Robb GL, et al. Effect of obesity on flap and donor site complication in free transverse rectus abdominis myocutaneous flaps. *Plast Reconstr Surg* 2000;105(5):1640-1648.

[18] Aitken ME, Mustoe TA. Why change a good thing? Revisiting the fleur-de-lis reconstruction of the breast. *Plast Reconstr Surg* 2002; 109(2):525-533.

[19] Kroll SS, Netscher DT. Complications of TRAM flap breast reconstruction in obese patients. *Plast Reconstr Surg* 1989;84:886.

[20] Hartrampf CR Jr. The transverse abdominal island flap for breast reconstruction. A seven year experience. *Clin Plast Surg* 1988;15: 70.

[21] Spear SL, Ducic ID, Cuoco F, et al. Effect of obesity on flap and donor site complications in pedicled TRAM flap breast reconstruction. *Plast Reconstr Surg* 2007;119:788.

[22] Scheflan M, Dinner MI. The transverse abdominal island flap: I. Indications, contraindications, results, and complications. *Ann Plast Surg* 1983;10:24.

[23] Paige KT, Bostwick J III, Bried JT, et al. A comparison of morbidity from bilateral, unipedicled and unilateral, unipedicled TRAM flap breast reconstruction. *Plast Reconstr Surg* 1998;101:1819.

[24] Garvey PB, Buchel EW, Pockaj BA, et al. The deep inferior epigastric perforator flap for breast reconstruction in overweight and obese patients. *Plast Reconstr Surg* 2005;115(2):447.

[25] Carlson GW, Bostwick J, Styblo TM, et al. Skin sparing mastectomy: oncologic and reconstructive considerations. *Ann Surg* 1997; 225:570.

[26] Greco JA, Castaldo ET, Nanney LB, et al. Autologous breast reconstruction: the Vanderbilt experience (1998- 2005) of independent predictors of displeasing outcomes. *J Am Coll Surg* 2008;207:49-56.

[27] Wang HT, Hartzell T, Olbrich KC, et al. Delay of transverse rectus abdominis myocutaneous flap reconstruction improves flap reliability in the obese patient. *Plast Reconstr Surg* 2005;116(2):613.

[28] Gabbay JS, Eby JB, Kulber DA. The midabdominal TRAM flap for breast reconstruction in morbidly obese patients. *Plast Reconstr Surg* 2005;115(3):764.

[29] Wu LC, Iteld L, Song DH. Supercharging the transverse rectus abdominis musculocutaneous flap. Breast reconstruction for the overweight and obese population. *Ann Plast Surg* 2008;60:609.

[30] Hudson D, Skoll PJ. Complete one-stage, immediate breast reconstruction with prosthetic material in patients with large or ptotic breasts. *Plast Reconstr Surg* 2002;110(2):487-493.

[31] Brierly JD, Paterson IC, Lallemand RC. et al. The influence of breast size on late radiation reaction following excision and radiotherapy for early breast cancer. *Clin Oncol* 1991;3:6-9.

[32] Losken A, Pinell X, Eskenazi B. The benefits of partial versus total breast reconstruction in patients with macromastia. *Plast Reconstr Surg* 125:1051-1056.

第14章

Klaus E. Brunnert

Osnabrueck关于乳腺区段切除术后缺损重建的经验

The Osnabrueck Experience With Reconstruction of the Partial Mastectomy Defect

肿瘤学方面的考量

借助根治性局部治疗方法，乳腺癌传统治疗模式已经发生改变，原因是激进的手术方法并未成功提高总体生存率。针对特定临床和组织学参数的随机临床试验表明，保乳治疗（BCT）有相同的总体生存结果。医务人员必须告知患者有选择BCT的机会。手术治疗的目的是完整切除肿瘤病灶并达到干净切缘，决定接受BCT或改良根治术（MRM）治疗是患者自己的选择。BCT术后必须联合乳房局部放疗以降低局部复发率。

内分泌、抗Her-2或细胞毒性治疗等辅助性全身治疗的最初适应证取决于3个因素：内分泌反应，Her-2的过表达或扩增，以及疾病复发的风险。根据2009年的St. Gallen共识会议，需根据不同个体选择采用或暂停不同治疗方案。只有在某些有利的情况下，采用单一的局部治疗即可治愈疾病，如乳腺导管原位癌（DCIS），或非常低复发风险的，如肿瘤大小1 cm的浸润性癌，且不涉及腋窝淋巴结或其他提示有转移风险特征的情况。但是，如果这种低风险的肿瘤引发内分泌反应，就应当考虑内分泌治疗。

由于全身治疗相比局部手术治疗方案愈发重要，特别是存在高风险情况的晚期原发性乳腺癌中，生存率将更多取决于全身辅助治疗，而非局部激进手术治疗。因此，BCT和肿瘤整形手术的选择方案在乳腺癌的局部治疗中发挥重要作用。此外，如果肿瘤已经局部进展，且表现出良好的化疗敏感性，那么新辅助化疗就扩大了保守治疗的选择。美国国家乳腺和肠道外科辅助治疗计划B-18研究表明，得益于新辅助化疗，BCT显著增加了8%，特别是当肿瘤直径＞5 cm的情况下。采用新的剂量密集和序贯化疗方案，可提高病理完全缓解率（pCR），考虑到pCR与患者总体生存率提高相关，这一发现前景广阔。治疗效果最重要的预测指标是无内分泌反应。在这组患者中，pCR高达40%。只要切缘确保无肿瘤浸润，肿瘤的切除范围可做出新的调整。因此，新辅助化疗如今已成为局部进展、不能手术或炎性乳癌患者的标准治疗流程，并且是那些有指征行乳房切除术却希望选择BCT的患者可选的一种治疗方案。

术后局部放射治疗在任何情况下都会减少局部复发，即使效果很小，这可能会使肿瘤整形和外科手术在达到最佳效果与实现最高程度肿瘤安全性之间产生矛盾和冲突。外科医生和放射治疗医生可能会以不同的方式看待这一治疗的价值，并在规划中加以考虑（例如，保留皮肤的乳房切除术后即刻重建）。浸润性癌症的局部复发风险很高，有充分证据表明局部放射治疗将使总体生存率提高4∶1，也就是说，通过预防4次局部复发，就能挽救1次生命。

保乳治疗是原发性乳腺癌的外科治疗标准

保乳治疗已成为世界范围内局部治疗的新标准疗法，系统性疾病的治疗依赖于额外的全身疗法。原发性乳腺癌约有70%可以保乳治疗。在30%左右的病例中，乳房切除是必要的，可以做改良根治术，伴或不伴乳房重建，或选择保留皮肤的乳腺癌切除术（SSM）后即刻乳房重建。施行保留乳头-乳晕复合体（NAC）的SSM需满足以下特定条件：肿瘤位于乳房外周，广泛导管内成分的缺失和NAC后方的术中冰冻切片为阴性。SSM和保留乳头的乳腺切除术(NSM)这两种手术都和MRM同样具有肿瘤学安全性。最后,最重要的因素是患者个人的意愿:决定施行BCT或乳房切除术,行或不行乳房重建,都是患者自己的选择。

关于BCT的限制如下:

- 不利的肿瘤/乳房大小比。
- 因实施预防性放射治疗而导致可能的乳腺增生。在这种情况下,乳房肿瘤切除术和双侧乳房缩小成形术是明智的选择。
- 肿瘤的位置及其与邻近结构如外覆皮肤或胸壁的粘连情况。
- 肿瘤的生长方式,包括弥散性和多灶性,即小叶型乳腺癌(图14.1和图14.2)。
- 乳腺导管原位癌位于浸润性肿瘤邻近的广泛区域。

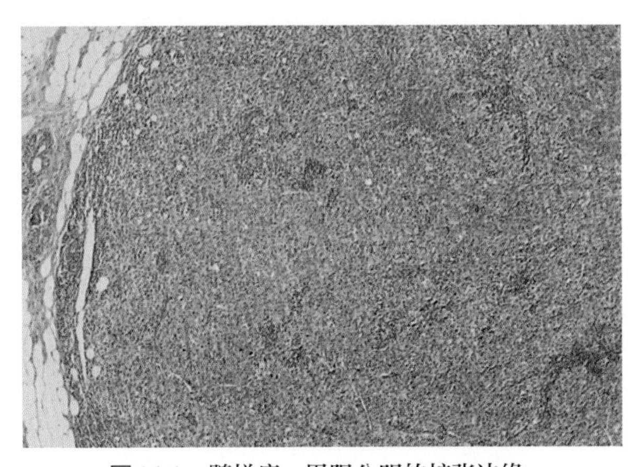

图14.1 髓样癌。界限分明的扩张边缘。

禁忌证

- 虽经多次切除仍有残余瘤。
- 炎性乳腺癌。
- 不可行放射治疗。
- 患者不接受手术。

BCT主要的目的:

- 减少手术对患者的影响。
- 保留自然美观的乳房。
- 为局部肿瘤控制提供有效的局部治疗。无肿瘤切缘和预防性放疗将确保最大的成功。

心理学方面的考量

癌症治疗导致的乳房缺失对大多数患者的心理健康有毁灭性的影响。BCT或乳腺癌切除术后的严重畸形可能会被视为失去女性特征,导致患者心理健康和性生活发生深刻变化。自信心的丧失可能会破坏正常的生活能力,并可能永久地提醒患者疾病的致命威胁。此外,手术治疗部位的不对称、瘢痕、术后疼痛或过度敏感可能会造成功能性障碍。

诊断出原发性乳腺癌后,要在不同的治疗方案之间做出选择,因此需要针对个体情况,制订适合每个患者的治疗计划。这意味着,负责治疗的肿瘤外科医生为了得到患者的知情同意,必须与患者分享知识和信息。根据我们的经验,能更好

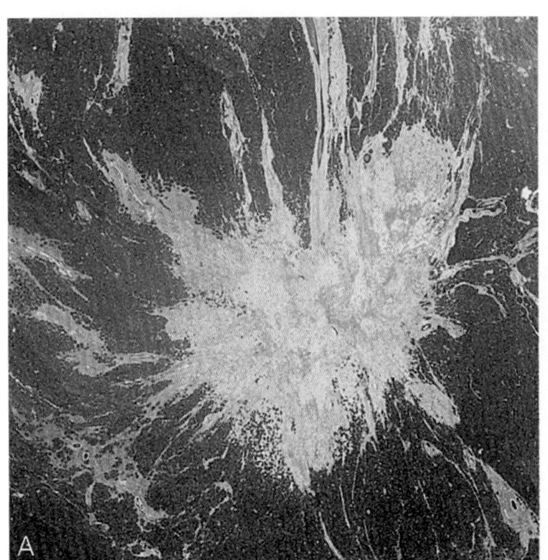

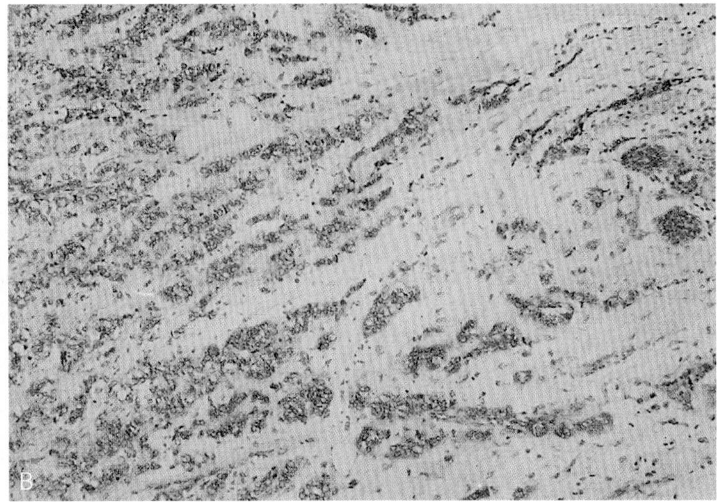

图14.2 A、B. 浸润性导管癌,星状型。肿瘤细胞浸润到邻近的组织链中。

地做到这一点的医疗机构是综合性的乳腺中心，患者能够接触不同的专家和其他有相同病史并接受治疗的患者。研究表明，有机会选择治疗方案，能够降低患者及其配偶的焦虑和抑郁水平，不过有时也会很难做出最终决定。

提升保乳治疗效果的外科管理

为达到约70%的BCT率以及获得良好自然的美容效果，除完成乳房肿瘤切除术外，还须额外施行源于良性乳腺疾病整形的外科手术。在我们的经验中，通过新辅助治疗，70%的原发性乳腺癌患者可行保乳治疗。80%的BCT患者只做了乳房肿瘤切除术，伴或不伴乳房上提术；有11%需行额外的皮瓣重建手术，大多数使用背阔肌肌皮瓣，另有9%接受缩乳方法以重塑乳房。这意味着如果没有额外的外科手术，有20%的BCT患者需行乳房切除术。

放疗的作用

放射治疗是BCT不可或缺的组成部分。为达到最佳的美容效果，避免因BCT导致的乳房畸形再次手术，应在术后实施必要的预防性放射治疗，而非术前。我们和其他乳腺医疗机构的经验证明，因为纤维化改变及受到辐射的组织愈合能力受损，术前放疗往往会对最终的美容效果产生不利影响。

修复乳腺区段切除术后缺损的方法

如何修复乳房肿瘤切除术或乳腺区段切除术后的缺损取决于乳房组织的切除量和留存的组织量。这两类组织量之间的边界差别无法精确确定，且无法通过肿瘤大小或特殊类型如中心肿瘤来定义BCT和需要全乳切除的边界。中心区域肿瘤的一个例子就是乳头Paget病。在这种情况下，可以选择切除乳头及其下方较多腺体，切缘干净，外加术后预防性放疗，但也可选择BCT，不需要行全乳切除，保留乳房美观。

病例1

一例50岁的患者，数年前患有左乳内下象限的原发性乳腺癌(pT2 G2 pTis G3 ERPR-Her-2+++ pN0 pM0 2)。在我科室接受了BCT，包括双侧乳房缩小成形术和放疗。患者拒绝行辅助化疗。2000年，患者被确诊为左侧乳头-乳晕复合体Paget病，2.5 cm大小。乳头-乳晕复合体连同其下广泛的腺体被切除。无肿瘤切缘＞2 cm。缺损用局部组织关闭，并移植大腿内上侧皮肤覆盖。患者目前(2010年)无复发，最新随访照片摄于2004年(病例14.1图A～E)。

由于腺体重塑的方法和可能需要额外的皮瓣手术，即使在不利的情况下实施BCT，都有很多不同的个体化方案。因此，单纯肿瘤切除术与乳房切除术之间存在灵活过渡，可以利用局部或远处的组织来确定不同的重建方案。然而，不应该仅仅根据术中冰冻切片结果就做出产生不可逆的会导致重大后果的手术决策，因为通过冰冻切片确定的无肿瘤切缘是不准确的。

小乳房肿块的切除(肿瘤切除术)

在手术时，应通过粗针或真空活检诊断出隐匿性或可触及的导管原位癌或浸润性乳腺癌。为准确制订术前治疗计划，通过乳腺影像确定最可能的肿瘤侵犯范围是非常重要的。为达到手术切缘无肿瘤的目标，术中使用超声、标本X线摄片、在切除标本的选定区域做冰冻切片都是有帮助的。

第一步：如果前哨淋巴结活检显示癌变，大多数情况下术前已用过锝标记。特殊情况下，在皮下及肿瘤周围注射5 mL蓝染液也许有帮助。在锝和(或)染料的指示下，在腋窝做一个单独的切口，取前哨淋巴结做冰冻切片，必要时可在手术中同时进行腋窝淋巴结清扫。

第二步：用1:200 000肾上腺素浸润肿瘤周围和乳腺基底。肿瘤切除术需在肿瘤上方沿Langer线做皮肤切口。这样外科医生可直达肿瘤区域而

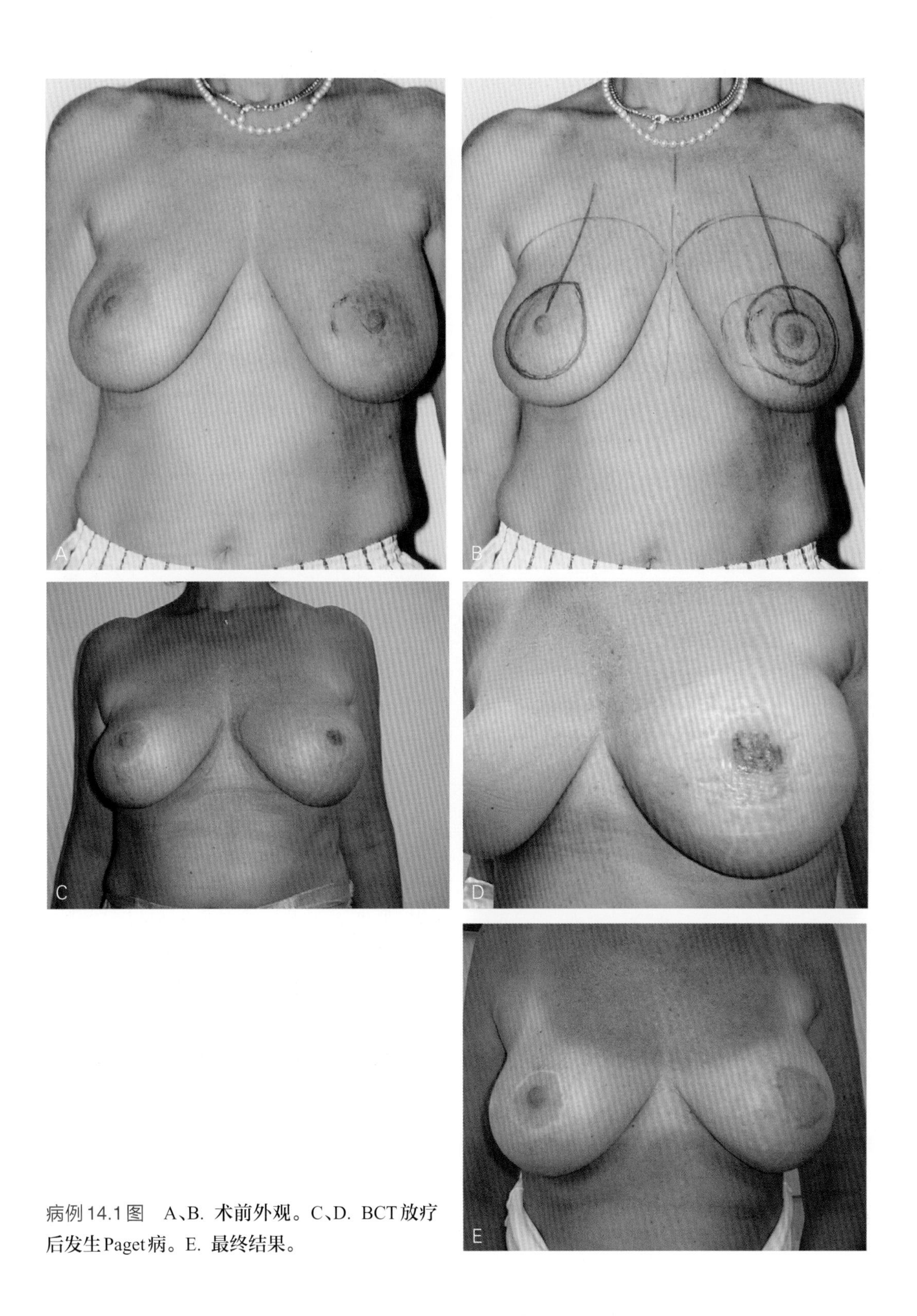

病例14.1图　A、B. 术前外观。C、D. BCT放疗后发生Paget病。E. 最终结果。

不需要隧道。对靠近NAC的肿瘤,可选择乳晕周围切口。在特定情况下,乳房下部可选择放射状切口。一般来说,皮下脂肪层必须保留,以防止出现凹陷。如果因为局部情况不能保留,那么必须去除这层脂肪。

第三步:切除肿瘤的同时必须要重视尽可能减少对组织本身造成的创伤。用Lexer剪刀将肿瘤区域与周围组织钝性分离,只用指尖触摸标本,不使用血管钳,在肿瘤上留下足够范围的健康组织切缘。使用超声刀设备可能有助于保留这种组织的边缘。应避免在这一阶段使用电刀,电刀仅用于止血,以防止对标本造成热损伤。由于公认的局部手术方案,切除的标本要有缝线定位或者墨水标记,以在必要时能够对组织进行精确的再切除。结合肿瘤绘制的额外的示意图可能有助于与病理学家的沟通。

如果乳房大且质地紧实,术后产生的腔隙会导致乳房外形自动塌陷,通过缝合皮下组织层和皮肤即可直接闭合缺损。对于没有脂肪的紧实的乳房组织,为避免出现可触及甚至可见的缺陷,必要时应该缝几针即可关闭或松弛调节腔壁,可以有效地防止畸形。一般来说,应充分止血,无须引流。

如果肿瘤位置靠近腋窝,可以选择同一切口进行前哨淋巴结切除和腋窝淋巴结清扫。在这种情况下,清扫后应使用连续缝合方式关闭切口。腋窝淋巴结清扫应包括第一及第二水平,但不应整体切除。相反,淋巴结连同周围的脂肪应逐个切除,血管和神经应予以保留。如果必须切除较大的淋巴管,应该通过烧灼来封闭。

大乳房肿块的切除

可遵循上述外科技术完成。为关闭相当大的缺损,施行所谓的乳房内部上提术是有必要的。必须调动缺损邻近的乳腺组织来填充缺损,并使用间断缝合关闭创面。这种手术的效果可能与乳房上提术相同,因此有可能造成乳房不对称。

使用乳晕周围入路的肿瘤切除术

对于较小的下垂乳房且肿块较大的情况,使用乳晕周围入路的肿瘤切除术可能较为适宜。在做乳晕周围切除术或者乳房固定术时,外科医生能够通过环形切开暴露整个腺体。这样能够很好地到达整个腺体任何区域,可以连同乳房整个区段做广泛切除,且缺损容易闭合,达到同步提升。腋窝淋巴结清扫可以使用相同的切口。

病例2

一例39岁的左乳浸润性导管癌患者,既往行不完全的外部乳腺切除术。现必须立即施行再次切除术,手术在我们中心进行,通过乳晕周围入路更好地到达之前接受手术治疗的肿瘤区域。由于肿瘤生长侵犯附近皮肤,遂径向切除椭圆形皮肤(肿瘤分期:pT2 pN1 pM0)。同时在右侧乳房切除良性肿瘤,由于乳房有轻微下垂以及为防止乳房不对称,遂施行了乳房上提术。照片摄于术后1周(病例14.2图A～F)。

椭圆形皮肤的切除

如果乳房肿块靠近皮肤,肿瘤上方的椭圆形皮肤必须切除。这是否会导致乳房畸形或者不对称将取决于椭圆形的宽度、皮肤的松弛度和位置(例如:乳头下椭圆形皮肤横向切除将缩短NAC与乳房下皱襞之间的距离)。然而,在这个区域的垂直切口可能会导致乳房变窄。这结果是否能被接受取决于患者个人。在外科医生承担造成畸形的风险前,应考虑施行额外的皮瓣手术或乳房整形术。

通过重新塑形闭合乳腺区段切除术后缺损:乳房上提术

如果肿瘤较大且乳房存在相当程度的下垂,不论有无不对称情况,为闭合和调节皮肤或肿瘤

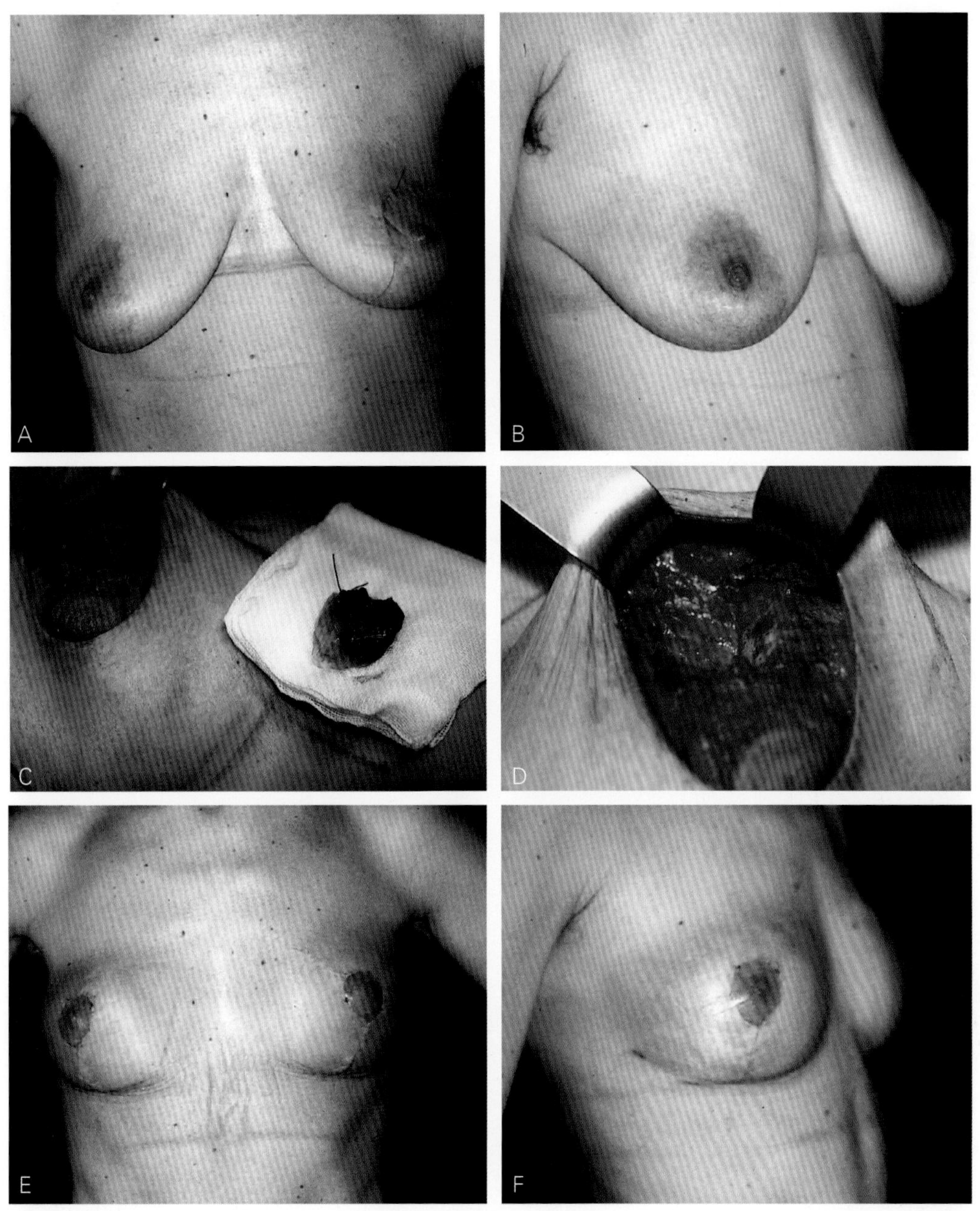

病例 14.2 图　A、B. 术前外观。C. 术中所见。肿瘤切除后标本。D. 术中所见。肿瘤切除后乳晕周围入路。E、F. 术后外观。

上方被切除的皮肤，必要时可选择乳房上提术。可通过前述的中心乳晕乳房上提术或通过传统的皮肤切口术式来完成。对于闭合合并 NAC 切除的中央缺损，B 技术是有帮助的。

通过重新塑形闭合乳腺区段切除术后缺损：缩乳术

对于闭合乳腺区段切除术后缺损，特别是乳腺增生的情况，缩乳整形术是非常适合的，因为乳腺增生会在放疗过程中引起一些问题。此外，缩乳术能够更好地进入肿瘤区域，并允许采用更激进的手术以获得更广泛的切除和更大的无肿瘤切缘。临床应用的缩乳术类型取决于肿瘤的大小和定位，还必须根据患者个人情况选择。一般情况下，所有类型的缩乳术都可以适用。

通过皮下缩乳整形术闭合

这不能和皮下乳房切除术混淆。如果有相当数量的多余皮肤和皮下脂肪，缩乳整形术才是适用的。切除纷乱复杂的乳腺组织和乳房肿块，用去表皮化的皮肤和剩余的脂肪进行重建。对侧的乳房也做相应的治疗处理。对于双侧肿瘤或预防性对侧乳房切除术如双侧高发性小叶癌，这种手术方法是非常合适的。

病例3

一例38岁的女性，患有左乳多中心导管原位癌（DCIS），必须切除大部分的乳腺组织。由于乳腺增生且皮下脂肪组织层很厚，通过使用局部组织和皮肤包膜切除，实施乳房切除术后即刻乳房重建是可行的。乳房的下半部去表皮化，并用于乳房中心体积置换。NAC被保留并移植。对侧乳房行相应的治疗以达到对称。左侧乳房行56Gy的预防性高电压放疗（图14.3）（病例14.3图A～E）。

通过移植局部皮瓣闭合

如果没有足够的组织或皮肤用来闭合治疗后的乳房缺损，可以采用局部皮瓣（如侧方移位或者旋转皮瓣）和胸腹皮瓣。

通过远处皮瓣闭合缺损

如果切除区域或邻近区域没有足够的组织或皮肤，可以采用远处皮瓣。最常用的是背阔肌肌皮瓣，切取形式为携带全部或者部分背阔肌，可用于闭合中央或外周缺损，不论有无椭圆形皮肤切除，具体移植形式参照带蒂穿支皮瓣。背阔肌肌皮瓣似乎对预防性放疗耐受良好。

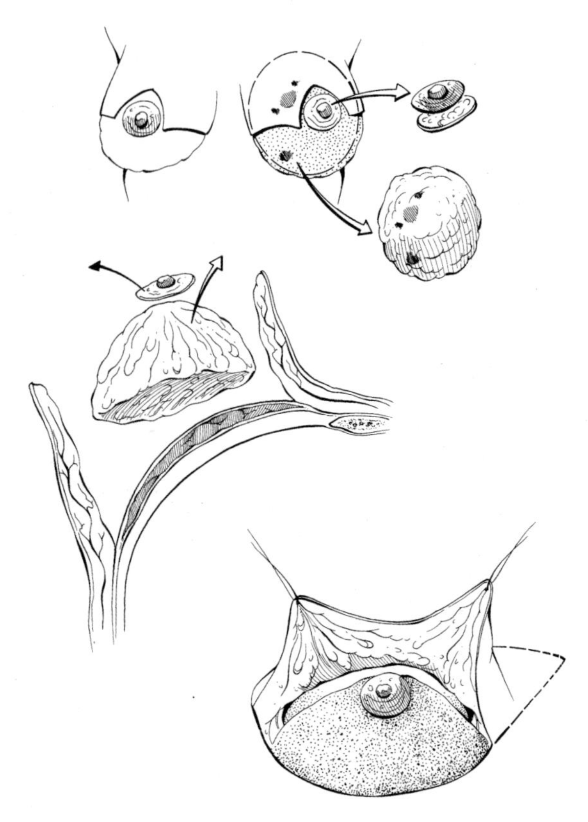

图14.3 皮下减容乳房成形术治疗乳腺增生症的术前保乳方案的探讨。这种方法将允许切除大部分乳腺，直至接近完全切除腺体组织。根据彻底的病理检查，决定是否保留乳头-乳晕复合体作为移植物和游离移植。乳房丘的重塑是利用可以保存的深层上皮化皮肤（即下半乳）和无肿瘤的脂肪或腺体组织完成的。根据患者的需要，在完成预防性放射治疗后，可以进行隆胸手术。

病例4

一例51岁的女性，患有右乳局部晚期浸润性导管癌（T2 N0 M0），转诊至我所。为能够实行保乳治疗，术前新辅助化疗是必要的。肿瘤对化疗的反应良好，遂施行了部分乳房切除术，并用去表皮化的背阔肌肌皮瓣进行体积置换。术后立即执行56Gy的辅助放疗。全身系统治疗包括4个周期蒽环类和环磷酰胺的新辅助化疗，以及3个周期环磷酰胺、甲氨蝶呤和5-氟尿嘧啶（CMF）的术后辅助化疗。患者目前无复发。术后照片拍摄于放疗后。双乳钼靶显示移植的背阔肌肌皮瓣愈合情况良好。超声资料显示皮瓣与正常乳腺组织之间可明显区分（病例14.4图A～J）。

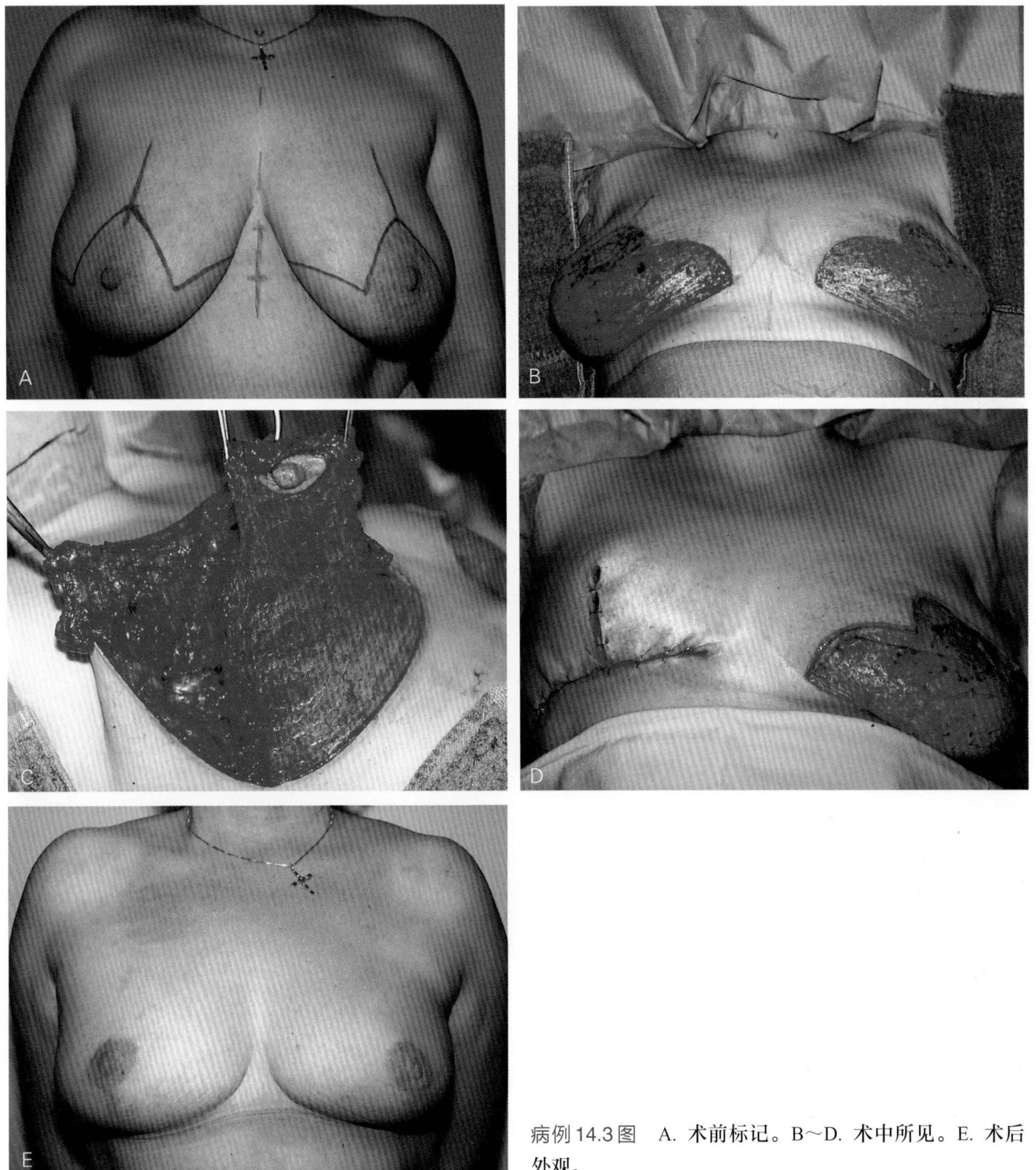

病例 14.3 图　A. 术前标记。B～D. 术中所见。E. 术后外观。

病例5

一例61岁的患者，切除左侧腋窝两个转移淋巴结后，在磁共振的引导下行左乳外下象限肿瘤切除术。肿瘤未触及，钼靶提示阴性，由2 mm的浸润性导管癌伴周围的导管原位癌组成。在另一家医院行不完全切除术(non-in-sano，即R1)后，患者转诊至我所，施行了象限切除联合腋窝淋巴结清扫术。组织学提示导管原位癌G3，无肿瘤切缘1 cm，阳性腋窝淋巴结一枚，分期为pT1a G3 ER+ PR－ Her-2－ pTis pN1biii (3/17) pM0。缺损重建使用去表皮化的部分背阔肌岛状皮瓣完成。术后行6个周期CMF化疗、高压放射治疗及5年他莫昔芬治疗。患者5年后无复发。术后照片摄于2年后(病例14.5图A～G)。

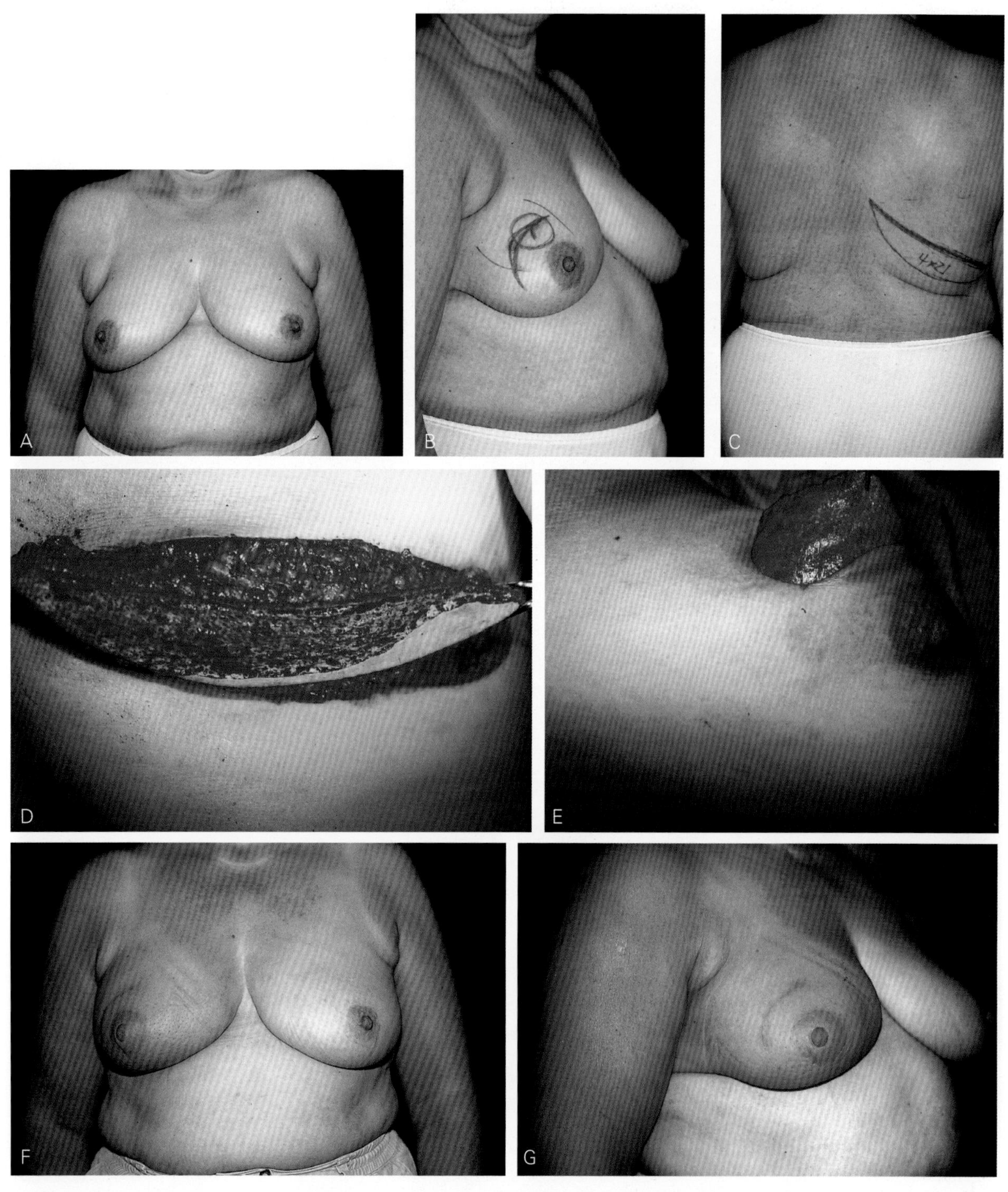

病例 14.4 图　A. 术前所见。B. 术前计划。C. 术前计划(背阔肌)。D. 术中所见,背阔肌肌皮瓣已经完成部分去表皮。E. 术中所见,植入皮瓣。F. 手术后和放射治疗后。G. 手术后和放射治疗后;典型的暂时性红肿。

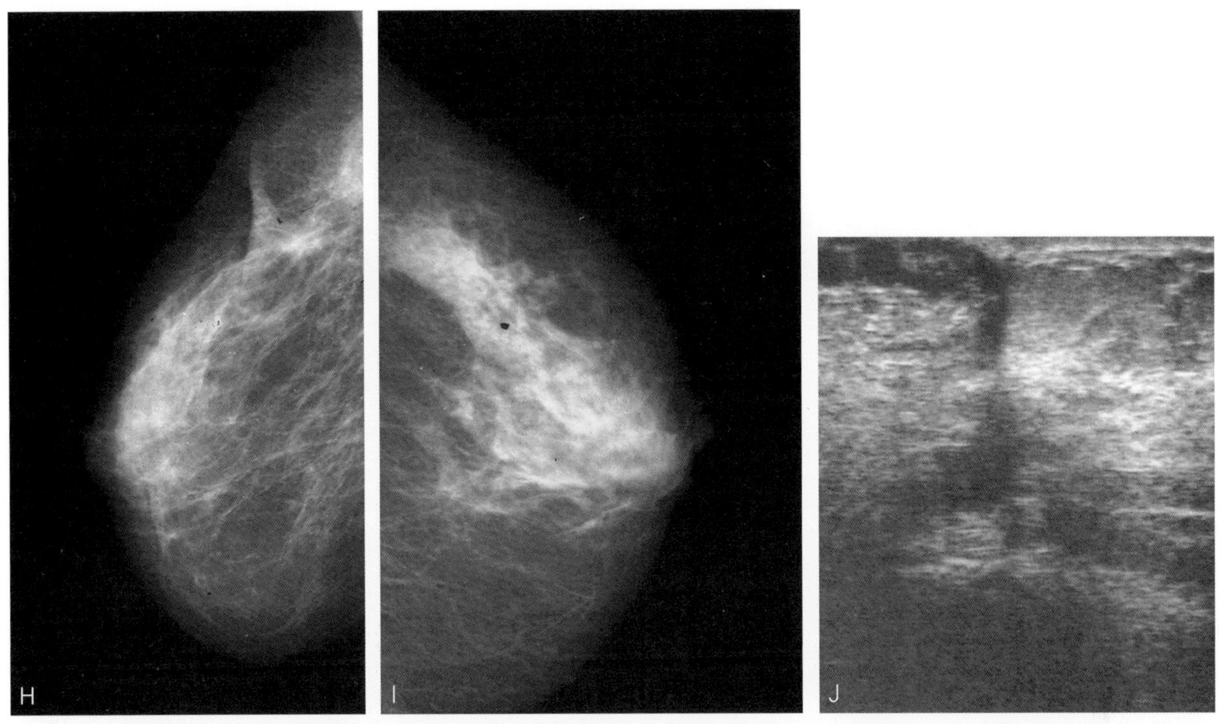

病例14.4图(续) H. 治疗后乳房X线摄影,右乳房上外侧象限有背阔肌。I. 乳房X线检查,未经治疗的左乳房。J. 右乳房皮瓣区的超声检查。左边是肌皮瓣。

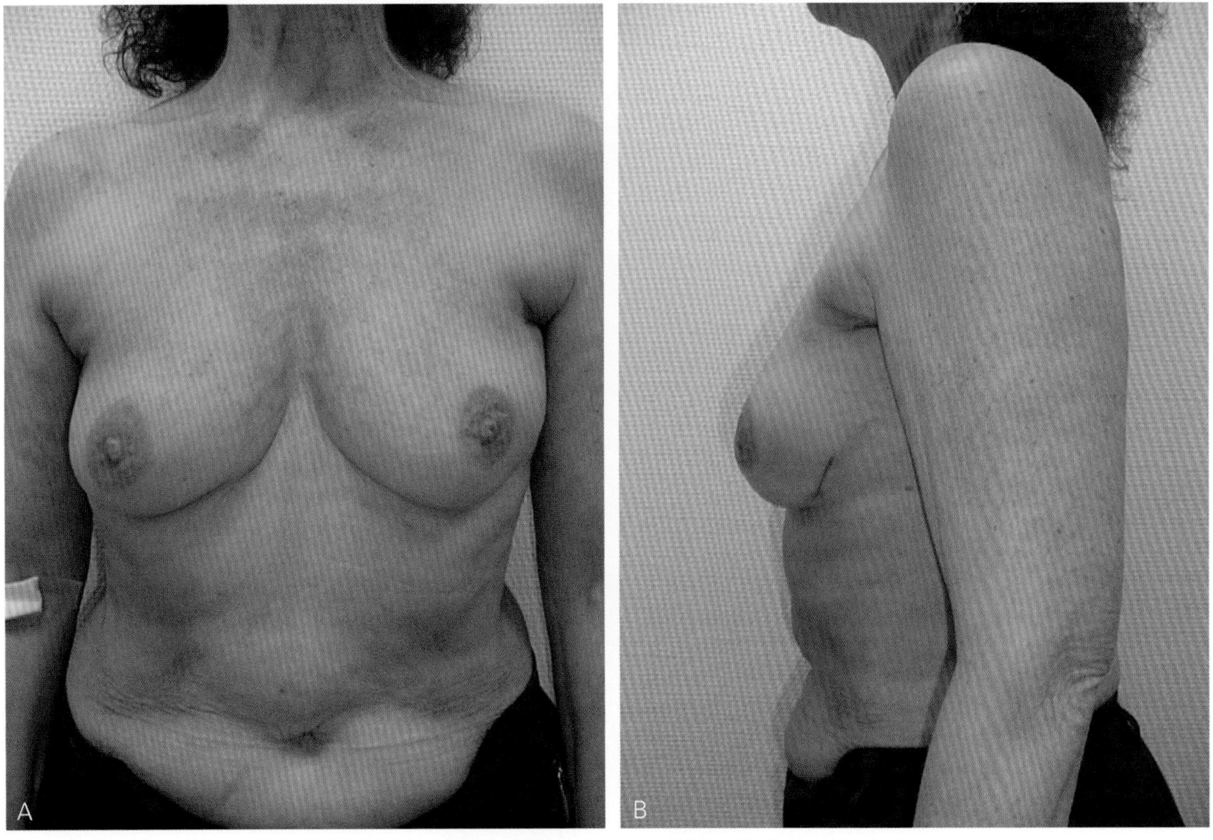

病例14.5图 A、B. 术前检查外观。

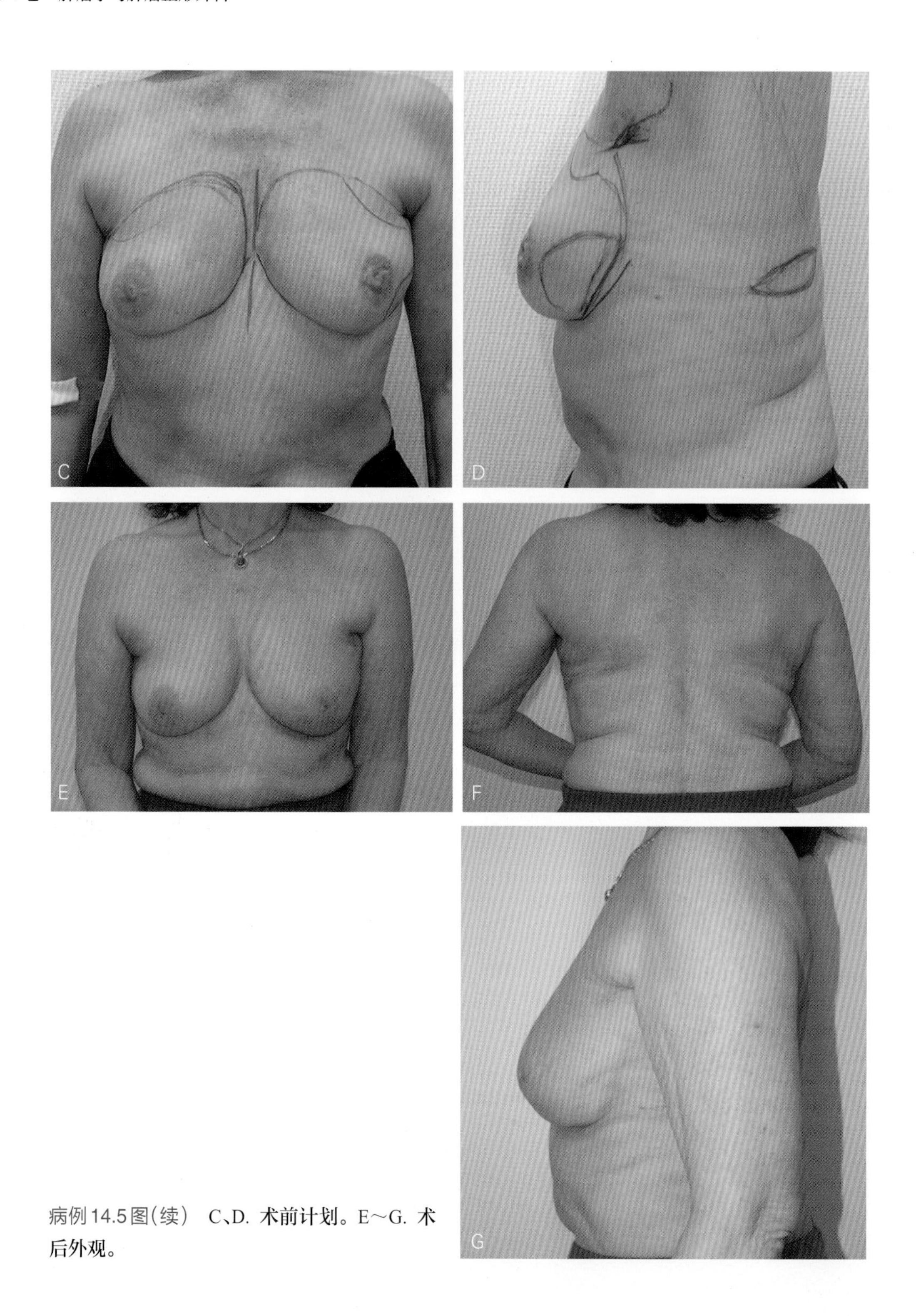

病例14.5图(续) C、D. **术前计划。E～G. 术后外观。**

乳腺癌区段切除术或广泛切除术的其他非肿瘤学适应证

对于非哺乳期慢性脓肿和瘘管，最终可能有必要通过整形外科手术干预(表14.1)。这类罕见但令人烦恼的疾病发生于年轻女性中，患者大多吸烟，患处位于NAC附近，更靠近乳房中央的位置。外周区域更加罕见(如糖尿病或皮肤继发感染病变患者)。即使是人为的、自我造成的创伤也可能成为这种慢性疾病的发源地。对于那些体积较大或皮肤松弛的乳房偏中心位置的病变，可行乳房上提术，首选中央乳晕术式，联合瘘管完全切除，有时联合部分或全部的NAC切除。为闭合中央区缺损，皮瓣移植(局部皮瓣或背阔肌肌皮瓣)和NAC重建可能是必要的。如果病变位于外周，相同的技术是适用的，特别是乳腺增生或下垂需要纠正的情况，否则必须进行局部或背阔肌肌皮瓣移植。

表14.1 乳腺癌区段切除术或广泛切除术的其他非肿瘤学适应证

脓肿/瘘管位置	正常的乳房形状	下垂	肥大
中央区	皮瓣	上提	缩乳
外周	皮瓣	皮瓣上提	皮瓣缩乳

病例 6

一例36岁的患者，因复发性非产褥期乳腺炎伴瘘管及脓肿形成来我所就诊。特别值得注意的是，右侧乳房中心可见之前炎症的慢性瘢痕残留。同时，存在合并乳房增生及乳头内陷的情况。我们进行了双侧乳房缩小成形术，切除修整乳房中央段，移植游离的乳头-乳晕。右侧乳房切除了402 g组织，左侧乳房切除了448 g组织。患者4年无复发性乳腺炎征象。最后的随访照片摄于术后3年(病例14.6图A～D)。

病例 7

本病例涉及一位右乳长期非产褥期严重感染史的25岁女性患者。术中发现两个瘘管，且NAC下半部分瘢痕纤维化。乳房下半部分包括乳头-乳晕被切除后用背阔肌岛状皮瓣修复。术后照片摄于重建术后1年半。未见进一步感染(病例14.7图A、B)。

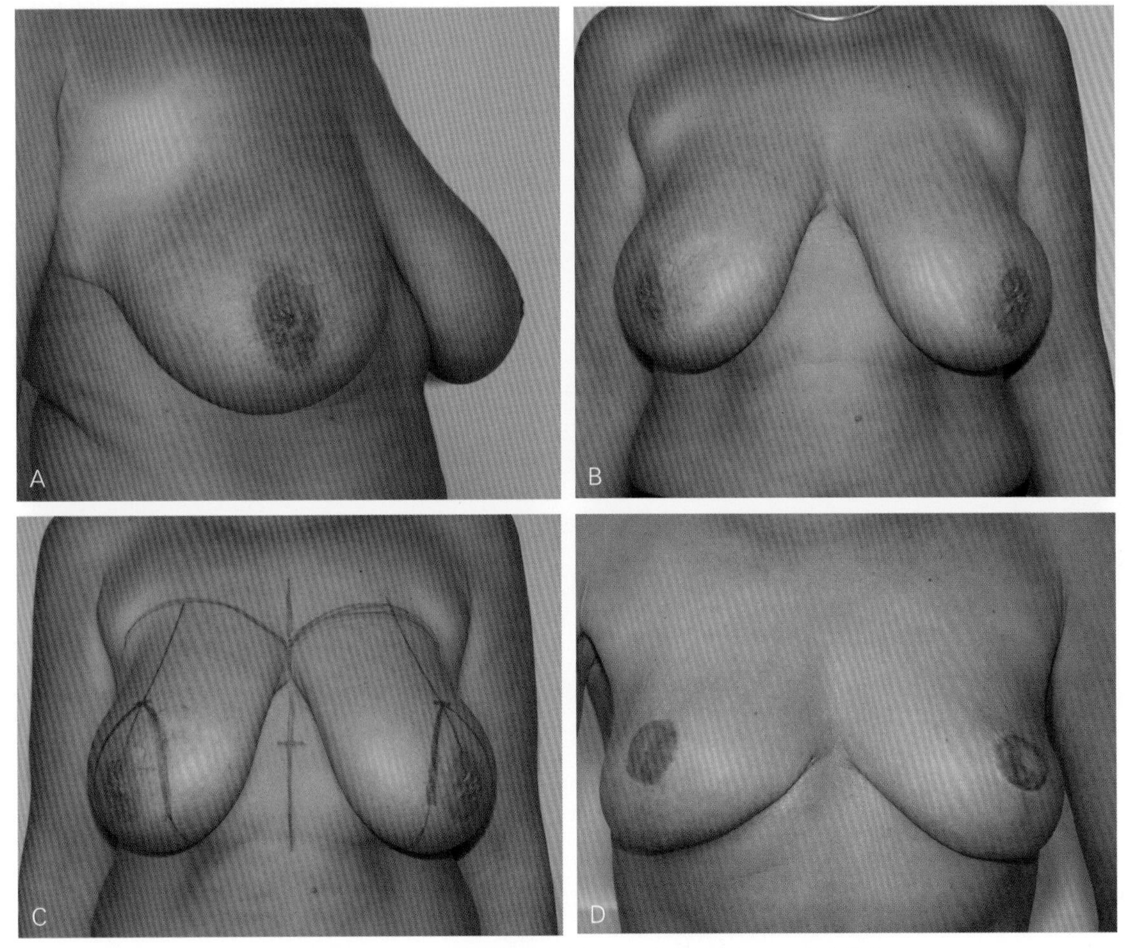

病例14.6图 A、B. 术前检查所见。C. 术前计划。D. 术后外观。

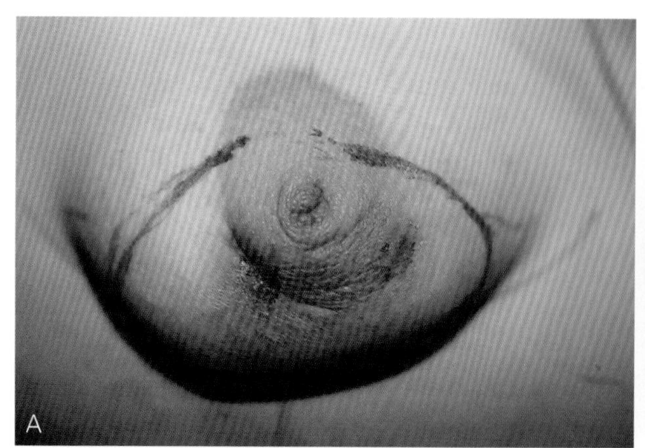

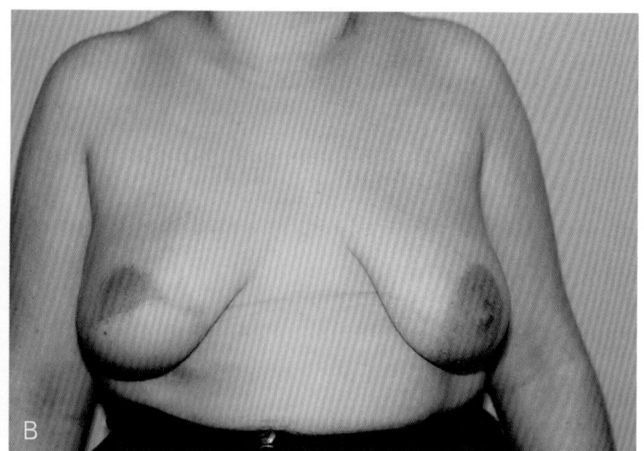

病例14.7图　A. 术前计划。B. 术后所见。

保乳治疗术失败后修复手术

某些特定情况会导致BCT失败，因此需要进行挽救性乳房修复手术。首先要做的是分析最初的治疗理念中可能导致失败的任何基本缺陷。在设计新的治疗方案时，必须考虑这种分析的结果。一般来说，挽救性乳房修复手术的适应证如下：

- 局部复发性疾病。
- 由于缺乏实质和(或)瘢痕形成的严重畸形。
- 放射损伤引起的后遗症。
- 疼痛。

像其他任何重建程序一样，乳房修复手术必须根据患者个人情况来认真计划并执行。首先，乳房修复手术可用的方法和技术的选择有所减少。第二，必须考虑到，瘢痕和放疗后遗症会使修复手术更加困难，且手术结果难以预测。组织的质量及其血供因先前的治疗已经发生改变。第三，患者的精神和情绪状态发生了变化。肿瘤手术领域的每位外科医生都经历过癌症患者的毁灭性情绪压力和失望，不论何种原因导致BCT失败，患者的信心都会因此遭受额外的打击，那种接近死亡边界的原始恐惧会使患者难以恢复正常的生活。因此，必须加倍小心地精确规划手术过程，以免手术再次失败，并帮助癌症患者克服疾病复发的恐惧。然而，如果医疗失误造成的并发症、规划不足或保乳手术的执行是导致失败的原因，那么患者对于外科医生技术的信任将被削弱，这类患者将更难管理。我们必须分析可能存在的技术错误，以免再犯。最后，为应对较难管理的患者，建议外科医生选择一个最可能解决问题的方法告知患者，或者告诉患者现在并没有更好的手术解决方案。正如R. M. Goldwyn所说："不是每个出了问题的患者都应该再做一次手术。"

我们对复发性乳腺癌患者可以做出这样的保证：BCT后局部复发的预后远好于乳房切除术后。BCT后的5年生存率为70%～80%，而乳房切除术后胸壁复发的5年生存率仅为20%～50%。预防性放射治疗在BCT中发挥重要作用。放射治疗后，局部复发倾向于较晚发生，大约在5～10年后，这种倾向现在正趋于普遍。同样，只要技术上可行，这是选择BCT的另一个动力。

同侧乳房复发后和BCT后的标准外科治疗是伴或不伴重建的乳房切除术。然而，没有科学证据表明，挽救性乳房切除术后的总体生存期比二次BCT后的生存期长。如果技术上可行并且患者愿意，不反对根据个人情况制订治疗方案，进行二次保乳治疗。

1986—1995年，我们医疗中心共接收1 305例原发性乳腺癌患者，其中有517例(39.6%)患者接受了BCT(1986年的BCT率为27%，1995年为60%)。1995年，80%的患者通过肿瘤切除术及腋窝淋巴结清扫完成BCT，11%辅助以皮瓣手术，9%

通过乳房缩小成形术完成。局部复发率为3.7%（n=19）。中位观察时间为72个月。

术后再行乳房切除术仅有12例（63%）。有1例患者仅接受了乳房切除术（5.5%）。31.5%的患者接受了乳房切除术及重建术。其中有4例患者使用腹直肌肌皮瓣进行即刻乳房重建，有2例患者使用背阔肌肌皮瓣和假体进行即刻乳房重建。

病例8

一例45岁的患者，表现为右乳房畸形伴瘢痕形成及乳房不对称。8年前，她在另一家机构因右乳原发性乳腺癌（pT1c pN0 pM0 G2 ERPR+）行右乳房肿瘤切除术、保乳治疗及放射治疗。6年后，她的双侧乳房均进行了多次手术，包括在另一家机构行乳房缩小整形术。在初次治疗的8年后，由

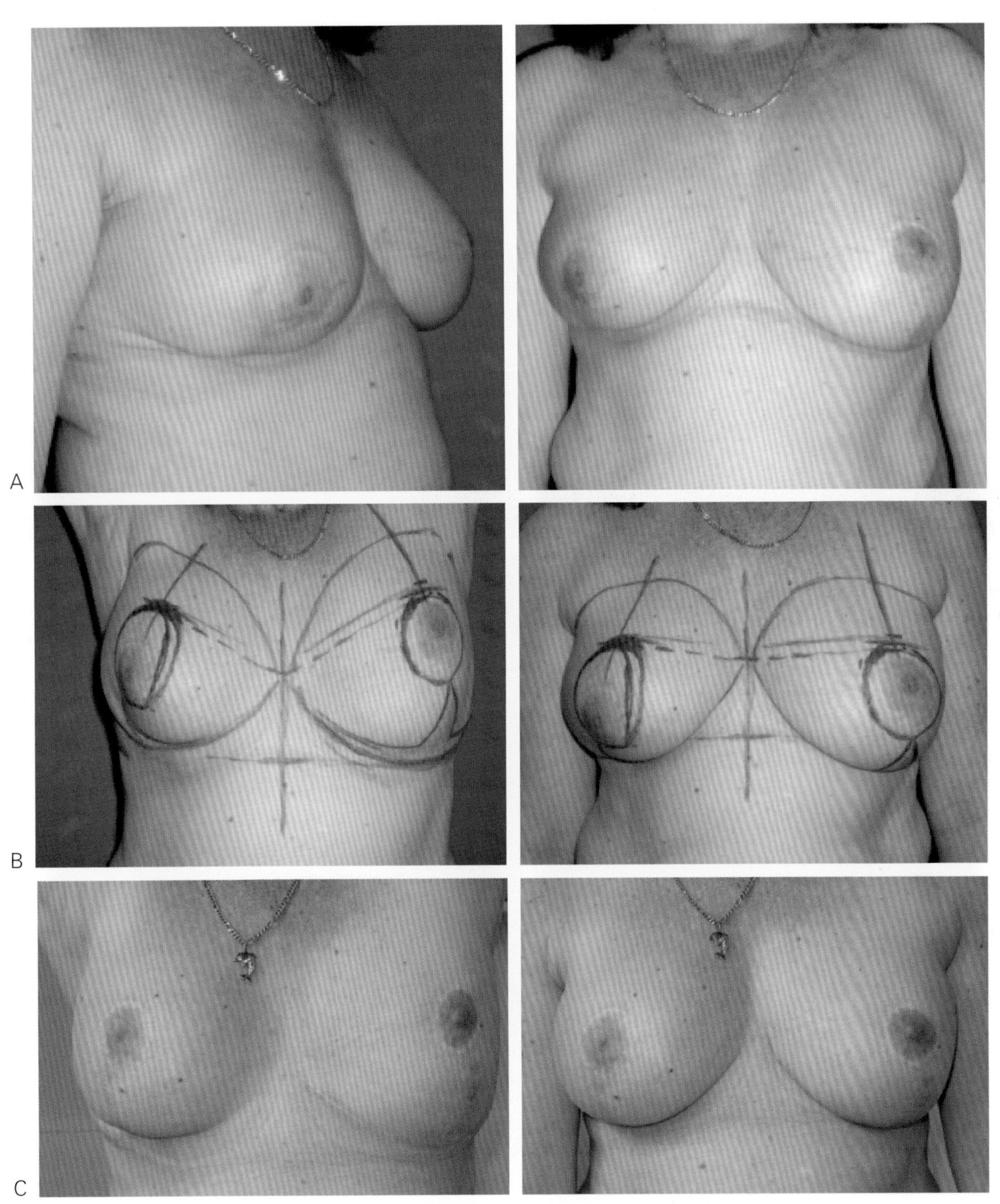

病例14.8图 A. 术前所见。B. 术前计划。C. 术后两年所见。

于持续性的乳房畸形和不对称，在我所行右乳纵向乳房固定术和左乳微调切除术。左侧乳房诊断为小叶原位癌，无治疗性不良后果。患者正处于密切随访中，无复发（病例14.8图A～C）。

病例9

一例66岁的女性，患有右乳原发性浸润性导管癌（pT1 pN0 pM0），接受了保乳治疗，包括肿瘤切除术、腋窝淋巴结清扫和放疗。4年后，在原发肿瘤部位的外侧即外上象限出现复发。广泛再切除并用垂直的背阔肌肌皮瓣替换，手术成功施行。14年后，患者仍然无复发。术后照片摄于再次手术后2年（病例14.9图A～D）。

病例10

一例61岁的女性，因患有左乳浸润性导管癌接受了保乳治疗，在我所施行了肿瘤切除术、腋窝淋巴结清扫术及预防性放疗。2年后，瘢痕区发生

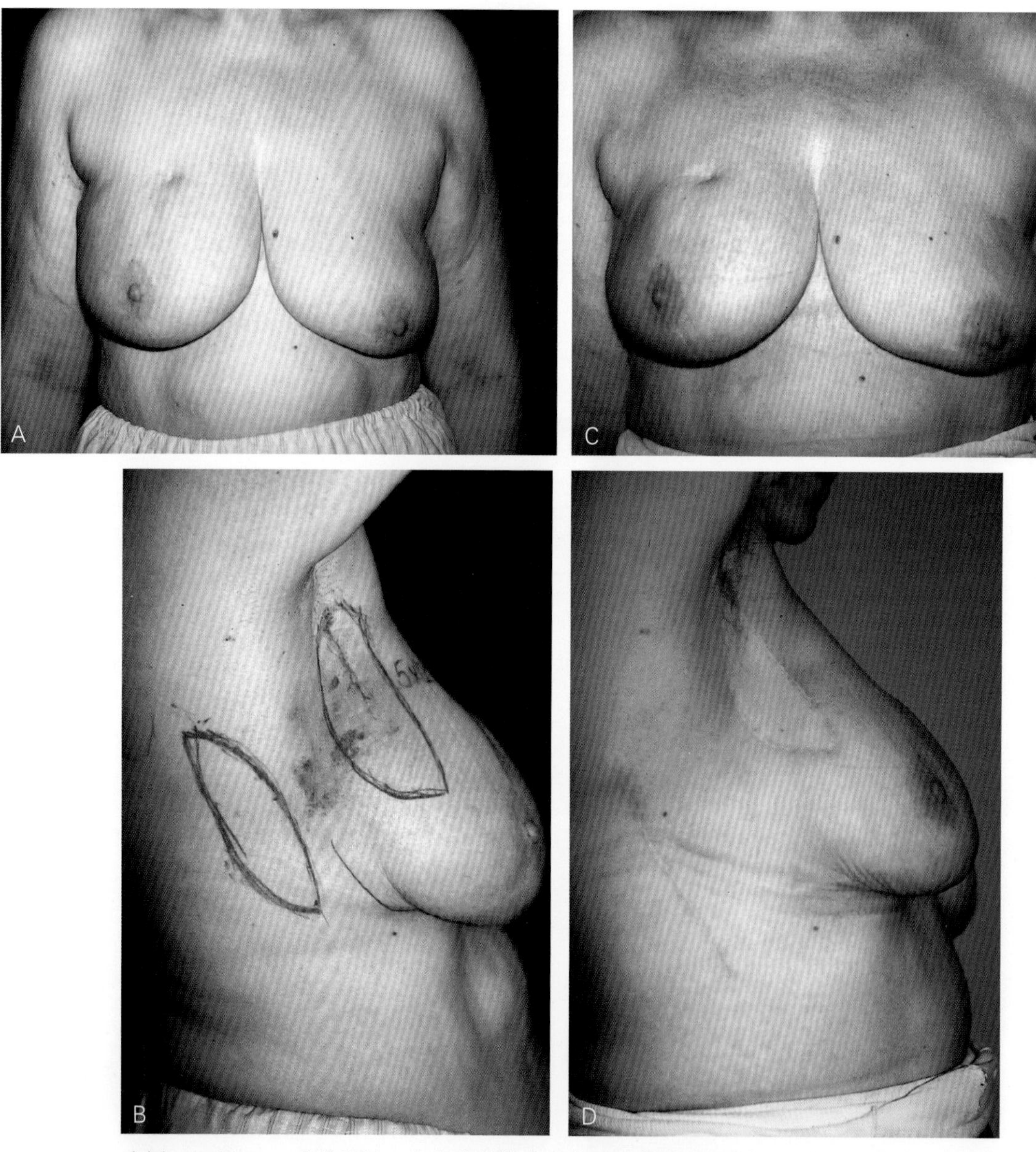

病例14.9图 A. 术前所见。右上乳腺的小凹痕是原发肿瘤部位。B. 术前计划。C. 治疗后外观。D. 术后所见。

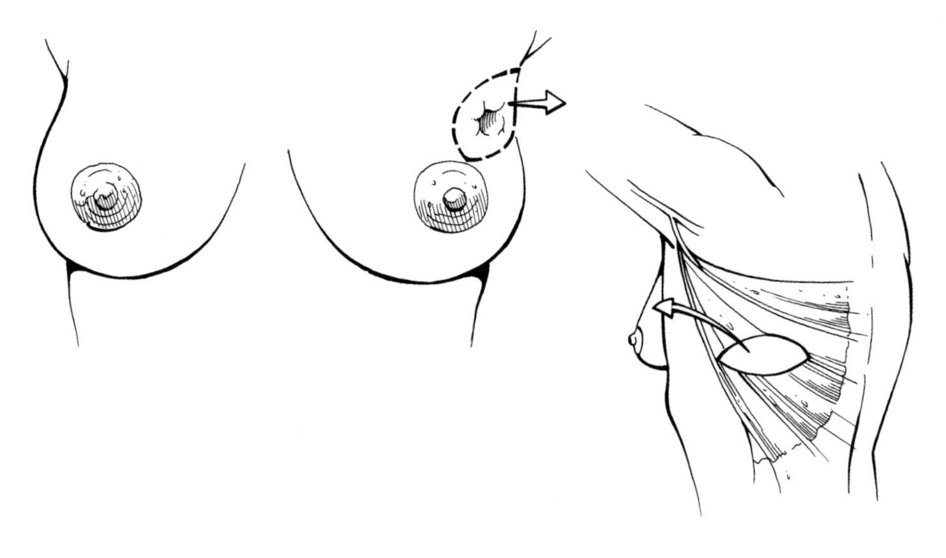

图14.4 保留皮肤乳房切除术治疗皮肤附近局部复发性疾病1例。切除复发肿瘤累及的椭圆形皮肤。然后利用这个切口切除完整腺体。保留乳头-乳晕复合体是在术中根据对深部组织的彻底病理检查灵活调整作出的决定。

了局部复发。尽管局部再切除并用背阔肌肌皮瓣闭合缺损是一种可能的治疗选择，患者仍然坚持行乳腺全切除。我们施行了保留皮肤的乳房切除术，并且保留了乳头-乳晕复合体。我们用聚氨酯涂层假体施行了即刻重建，并用背阔肌肌皮瓣覆盖。岛状皮瓣被用于关闭切除区域。术后照片摄于术后5年。复发手术后15年，患者仍然无复发。从初始治疗时开始，全身治疗包括6个周期的CMF和服用他莫昔芬2年，每日30 mg（图14.4和图14.5）（病例14.10图A～F）。

在此期间，有38例保乳治疗失败的患者从其他科室转到我所。转诊诊断为局部复发有63.2%，严重畸形有10.5%，放疗后遗症有15.8%，疼痛有10.5%。手术补救程序如下：皮下乳房切除术、保留皮肤的乳房切除术、乳腺癌根治术和胸壁肿块病灶切除术。每个病例都施行了即刻乳房重建，包括假体或扩张器重建、自体移植和扩大腹直肌肌皮瓣移植以及背阔肌肌皮瓣移植。

病例11

一例40岁的女性，12年前接受了经典的Veronesi象限切除术、腋窝淋巴结清扫术及放射治疗（QUART）。由于属于原发性浸润性导管癌（pT1 pN0 pM0），她当时接受了保乳治疗，包括右侧乳房的象限切除术和预防性放疗。5年后，局部肿瘤

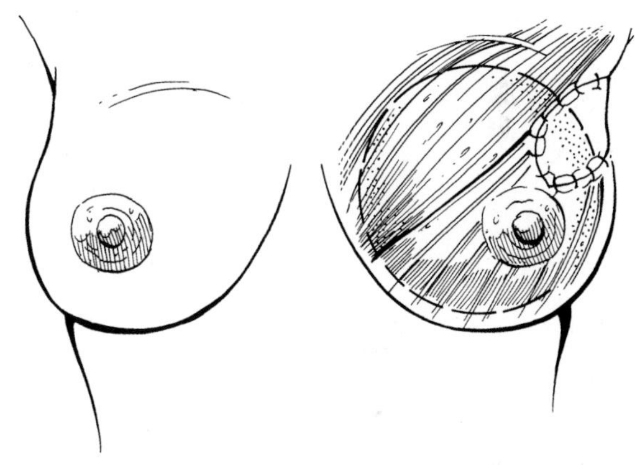

图14.5 保留皮肤乳房切除术后采用背阔肌皮瓣即刻重建。植入物被背阔肌覆盖；转移的皮岛用于皮肤缺损的修复。

复发被切除。接着，由于右乳外上象限畸形、体积缺乏、左乳下垂导致乳房不对称、一侧乳晕较大以及被证实为恶性的QUART区的复发性小肿块，患者被转诊至我所。治疗包括保留右乳乳头-乳晕复合体及皮肤的乳房切除术。

我们用沿胸罩线垂直切割出的背阔肌岛状皮瓣覆盖乳房外上象限的缺陷。为重塑乳房体积，植入了有质感的双室扩张器，并在6个月后更换为符合解剖学规范的聚氨酯涂层假体。在对侧乳房施行了中心乳晕切口的乳房上提术。术后照片摄于2年后。全身治疗包括促性腺激素释放激素类似物治疗2年（绝经前状态）。患者已12年无复发（病例14.11图A～H）。

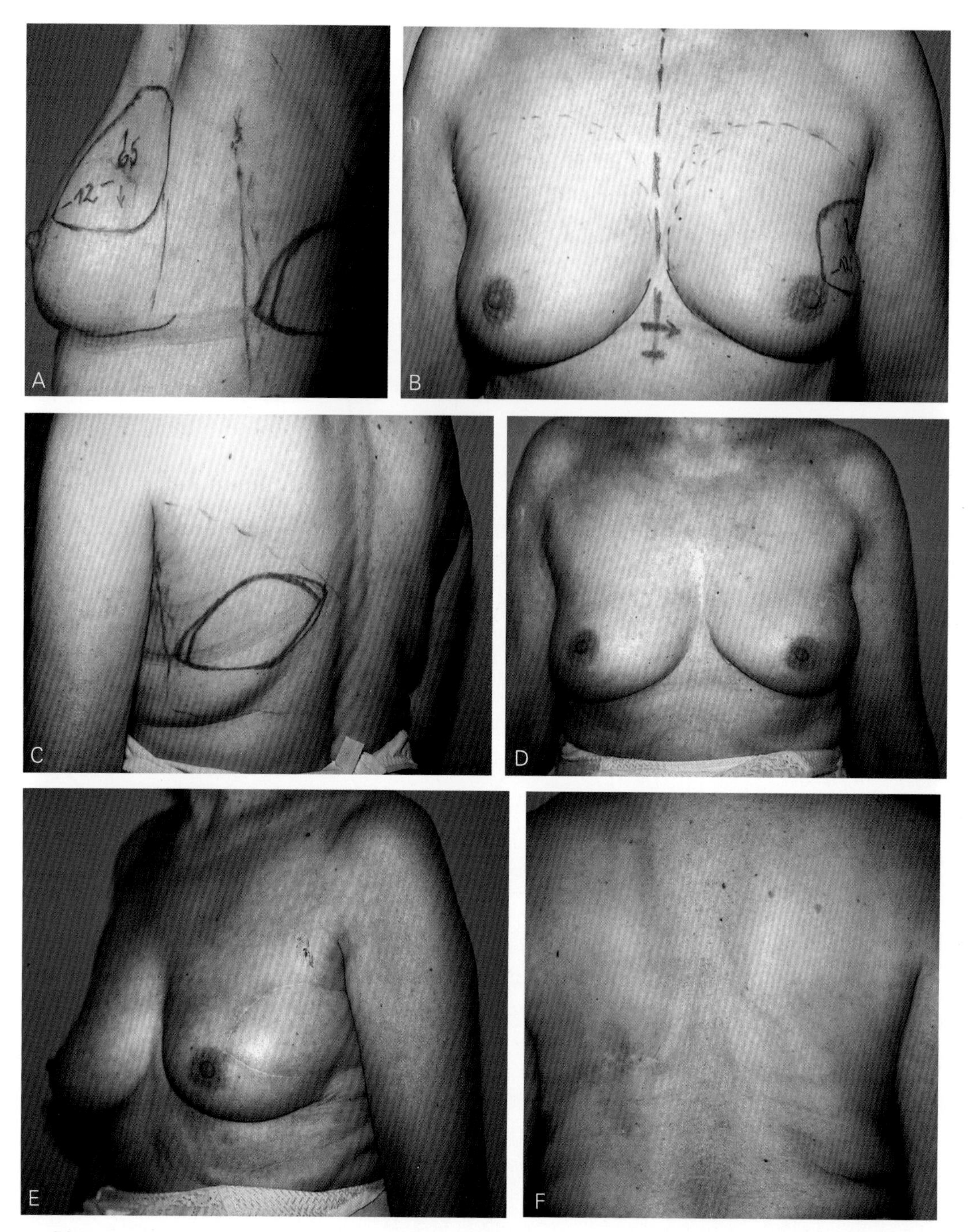

病例14.10图　A、B. 术前计划。C. 术前计划：背阔肌皮岛。D、E. 术后外观。F. 供区的术后情况。

病例12

一例38岁的女性，在诊断为原发性乳腺癌（分期 pT1b G3 ERPR- pN2>10+pM0）4 年 后，行QUART治疗和“AC 4周期后序贯 CMF 8周期”方案化疗。患者左乳下半象限畸形，要求重塑自然胸型。通过去表皮化的背阔肌岛状皮瓣移植实施了再次手术。4年后患者仍无复发，对手术效果感到满意。术后照片摄于重建术后2年（病例14.12图A～G）。

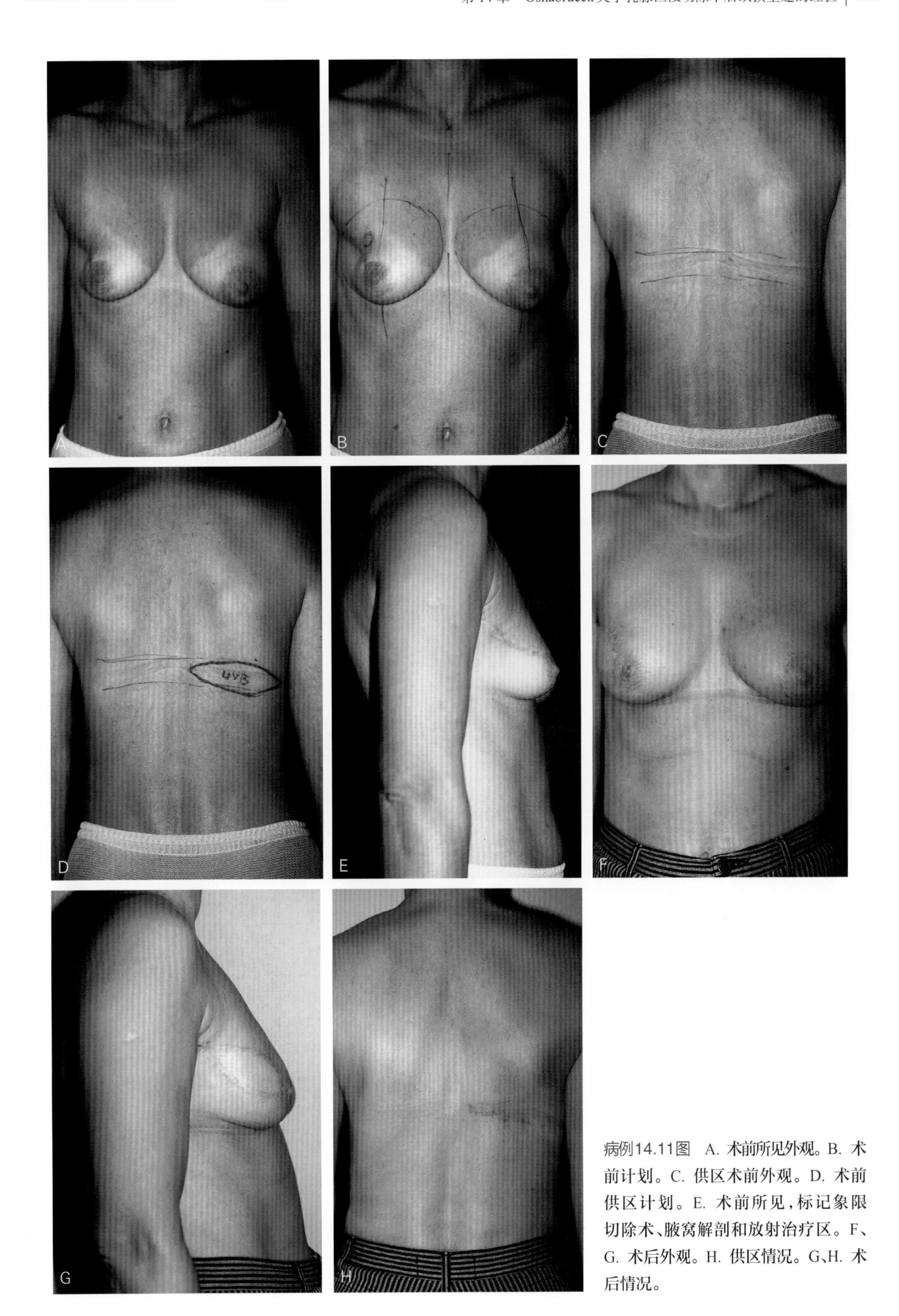

病例14.11图 A. 术前所见外观。B. 术前计划。C. 供区术前外观。D. 术前供区计划。E. 术前所见，标记象限切除术、腋窝解剖和放射治疗区。F、G. 术后外观。H. 供区情况。G、H. 术后情况。

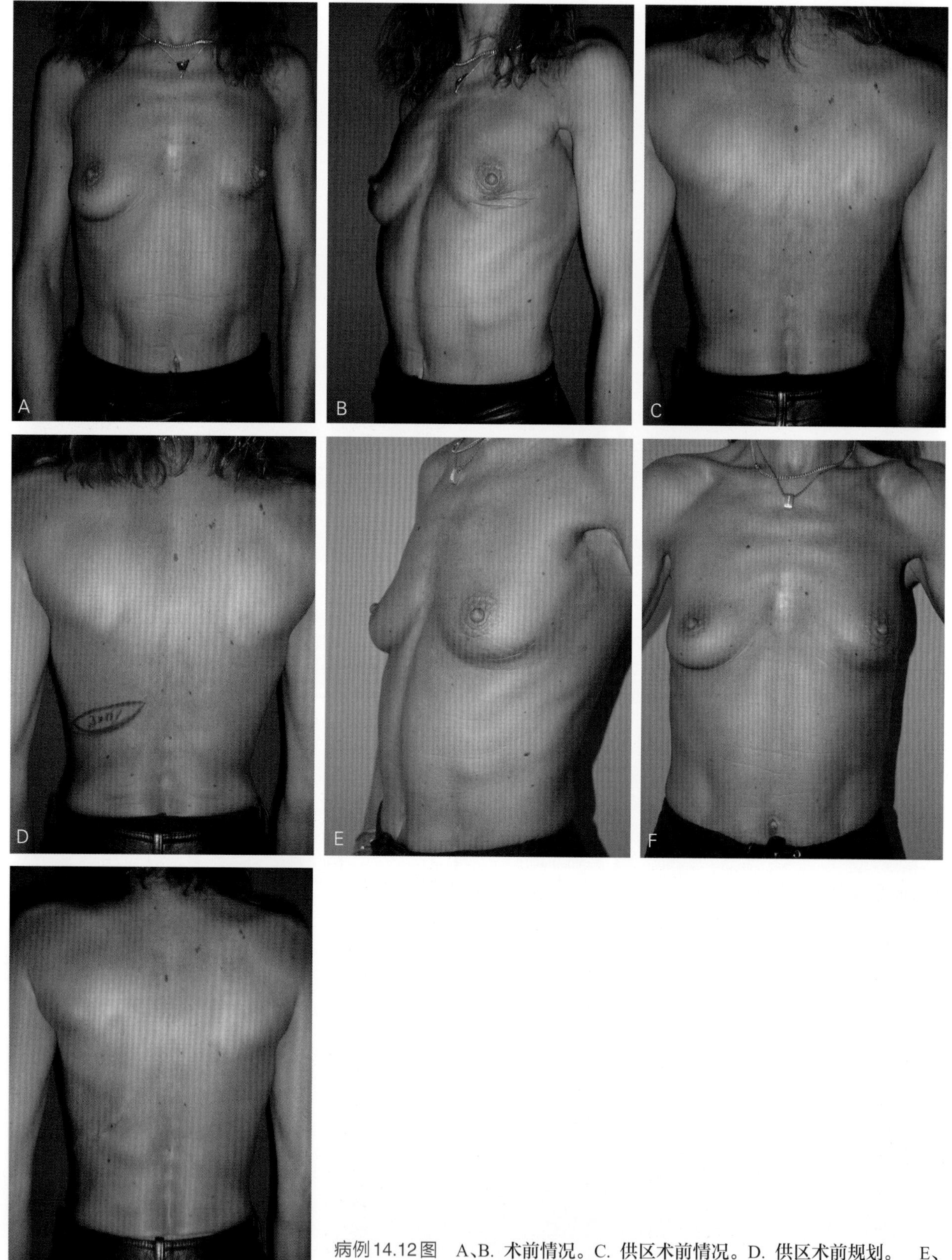

病例14.12图　A、B. 术前情况。C. 供区术前情况。D. 供区术前规划。　E、F. 术后情况。G. 供区术后情况。

病例13

一例58岁的患者，3年前因左乳原发性浸润性导管癌（pT1 pN0 pM0）行内上象限的QUART治疗。患者因左乳内下象限出现局部转移被转诊。组织病理学提示多中心浸润性导管癌。实施了保留皮肤及乳头-乳晕复合体的乳房切除术。采用双蒂腹直肌肌皮瓣进行了即刻重建。术后照片摄于术后5个月。全身治疗包括服用他莫昔芬5年，每天30 mg。患者术后10年仍无复发（病例14.13图A～F）。

病例14

一例53岁的患者，4年前接受了双侧保乳治疗。右乳浸润性小叶癌通过Veronesi象限切除术切除。左乳浸润性导管癌通过乳晕周围入路广泛切除。在初始治疗时，双乳均行预防性高压放疗。患者来我所时肿瘤无复发，但对双侧乳房体积缺失和畸形不满，要求仅采用来源于腹部的组

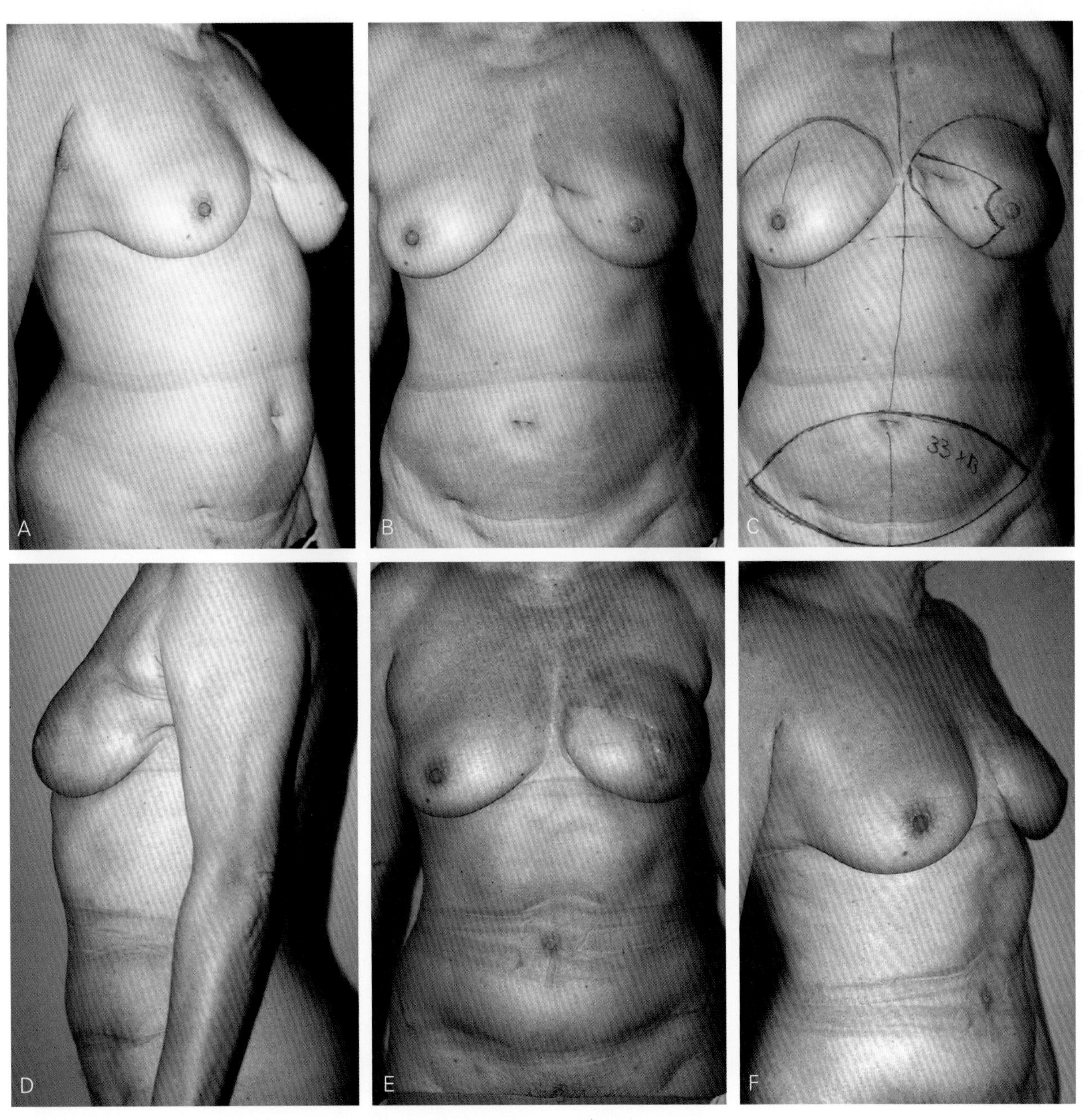

病例14.13图　A. 术前情况。B. 术前检查，左乳复发。C. 术前计划。D～F. 术后情况。

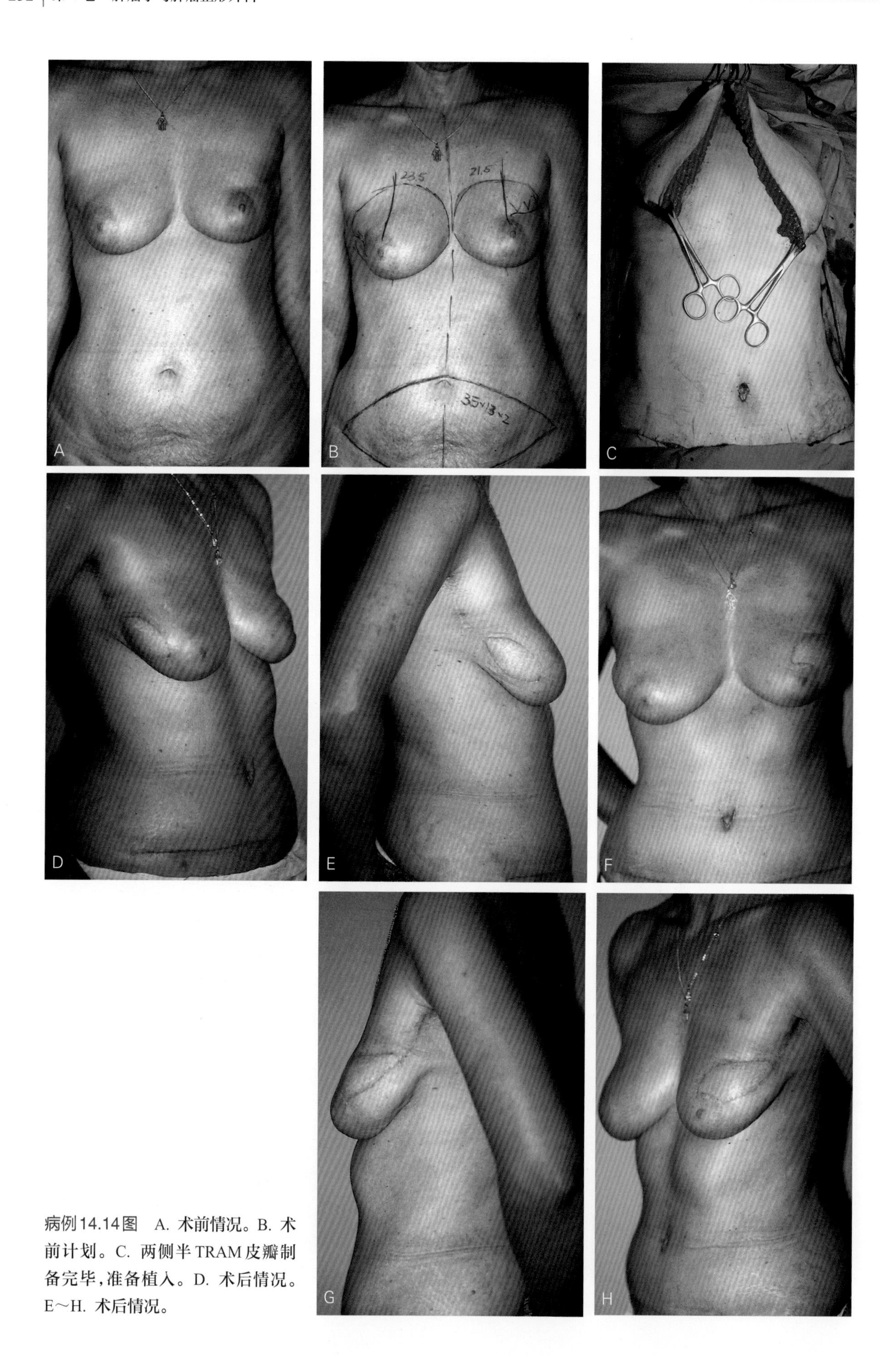

病例14.14图　A. 术前情况。B. 术前计划。C. 两侧半 TRAM 皮瓣制备完毕，准备植入。D. 术后情况。E～H. 术后情况。

织再次手术重建乳房外形。双侧乳房原发肿瘤区域的瘢痕组织被切除，两侧带蒂腹直肌肌皮瓣通过乳房下皱襞下的隧道移植到同侧乳房缺损区域。术后照片摄于再次手术后3个月（图14.6）（病例14.14图A～H）。

结论

BCT是原发性乳腺癌外科治疗的标准。通过减少切除的组织量，闭合因切除较大肿瘤导致的缺损，肿瘤整形外科手术和初级系统全身治疗有助于减少全乳房切除术术式的使用。

保乳手术失败后，患者的情绪状态普遍恶化，组织情况复杂，解剖结构改变，外科医生的技术选择受到局限。因此，再次行乳腺手术的要求更高，技术也更为复杂。然而，精确的术前规划，选择效果好的手术技术，积极鼓励并充分告知患者，同样可以收获满意的结果。

"善始固然伟大，善终更为可贵。"

——朗费罗《挽歌》（1881年）

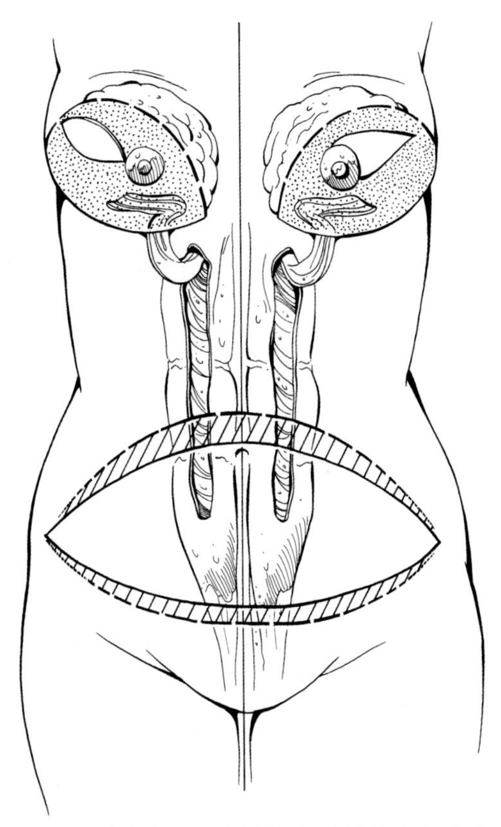

图14.6　双侧腹直肌肌皮瓣修复双侧保乳术后畸形乳房。皮瓣转移途径是通过乳房下皱襞下同侧的一个狭小通道完成的。

编者评论

Klaus Brunnert和他的同事们在德国Osnabrueck的经历肯定与美国大多数医学中心的不同。Brunnert博士在描述他们在BCT经验方面做得非常出色，特别是在讨论如何通过在肿瘤切除概念中加入创新的整形手术技术来增加符合BCT的患者数量方面尤其更为出色。

因此，皮瓣移植修复肿块切除术后的缺损、乳房上提术、缩乳术与肿块切除术相结合，可改善保乳的美容效果。根据他们的经验，大约70%的患者有资格接受BCT治疗。其中，11%的患者需要皮瓣手术的帮助，9%的患者需要某种程度的复位塑形或乳房上提术。Brunnert医生还可以在必要时采取对侧乳房上提术或复位塑形术来匹配治疗侧对称。

本章内容里一个特别有争议的方面是先前接受BCT和放射治疗的患者的复发管理。Brunnert博士的小组对这些患者进行第二轮BCT感到满意，他们经常对局部复发进行广泛切除，并用皮瓣（通常是背阔肌肌皮瓣）进行重建。作为治疗的一部分，他们愿意留下NAC，只要它不涉及或邻近复发的肿瘤。这当然不是我所在机构的政策；不过，这很有意思，我希望我们会进一步讨论和探讨一些事情。尽管如此，他们已经有了一个良好的经验，这是重复执行BCT，我希望这是合理的而且是恰当的治疗方案。这些患者的长期复发率如何，以及第二次保乳治疗是否会影响长期生存率，这些问题仍然存在。

（*S.L.S.*）

延伸阅读

1. Fisher B, Brown A, Mamounas E, et al. Effect of preoperative chemotherapy on locoregional disease in women with operable breast cancer: findings from National Surgical Adjuvant Breast and Bowel Project B-18. *J Clin Oncol* 1997;15:2483-2493.
2. Goldhirsch A, Ingle JN, Gelber RD, et al. Thresholds for therapies: highlights of the St. Gallen International Expert Consensus on the Primary Therapy of Early Breast Cancer 2009. *Ann Oncol* 2009;20: 1319-1329.
3. Hortobagyi GM, Ames FJ, Buzdar AU, et al. Management of stage III primary breast cancer with primary chemotherapy, surgery, and radiation therapy. *Cancer* 1988;62:2507.
4. Morrow M, Strom EA, Bassett LW, et al. Standards for breast conservation therapy in the management of invasive breast carcinoma. *CA Cancer J Clin* 2002;52:277.
5. Rowland JH, Massie MJ. Psychologic reactions to breast cancer. Diagnosis, treatment, and survival. In: Harris JR, Lippman ME, Morrow M, et al., eds. *Diseases of the Breast*. Philadelphia: Lippincott-Raven; 1996:919-938.
6. Schwartz GF, Guiliano AE, Veronesi U. Proceedings of the consensus conference on the role of sentinel lymph node biopsy in carcinoma of the breast, April 19- 22, 2001, Philadelphia, Pennsylvania. *Cancer* 2002;94:2542-2551.
7. Von Minckwitz G, Raab G, Schnette M, et al. Dose-dense versus sequential Adriamycin/docetaxel combination as preoperative chemotherapy (pCHT) in operable breast cancer (T2-3, N0-2,M0): primary endpoint analysis of the Geparduo study. *Proc Am Soc Clin Oncol* 2002;21:43a.

第15章

Sumner A. Slavin

保乳患者的重建

Reconstruction of the Breast Conservation Patient

经过大量的试验研究，保乳手术联合放疗已被公认为与乳癌改良根治术同等疗效的治疗手段。长期生存率、局部区域复发和远处转移的疗效对照证实了保乳手术的有效性[1-8]。这项技术受到了极大的欢迎，因为它可以在不增加原发部位复发风险的情况下根除乳腺癌，同时保留最大体积的乳腺组织。早期对继发恶性肿瘤、对侧乳腺癌或辐射诱发肉瘤的风险增加的担忧还没有被认识到。虽然被认为是一种安全的技术，但因为它限制了肿瘤切除所需的手术范围，当腋窝淋巴结清扫术作为治疗的一部分时，保乳手术可能与上肢水肿有关[9,10]。此外，对于多中心性病灶或具有广泛导管内癌的患者，由于其复发风险明显较高，因此保乳的安全性还没有得到证实[11]。然而，最重要的是，由于其对生活质量的积极影响，它已成为早期乳腺癌（Ⅰ期和Ⅱ期）患者的首选治疗方法[12]。

保乳技术

虽然不同的作者介绍了肿块切除术和象限切除术的外科指南，但针对个别患者的需求适应证也可以做出个体化的改变。一般来说，肿瘤大小不应超过4 cm，完成完整的切除必须包括病变周围1 cm边界的正常实质。皮肤切口应该位于病变的正上方，除非肿瘤涉及皮肤和皮下组织，否则通常保留皮肤和皮下组织。伤口的愈合与表皮下缝合及引流有关。在选择扩大切除范围的情况下，如象限切除或乳房部分切除术（切除乳房组织的各种切除方式的总称），皮肤可能与皮下脂肪及下方筋膜一并切除。手术后的畸形取决于许多因素，包括乳房初始大小、肿瘤大小、放疗剂量、肿瘤位置、手术技术和辅助化疗[13-15]。其中，切除乳房实质的体积占总乳房大小的比例可能是最关键的。乳房大或下垂的患者可以耐受>4 cm的切除，而小乳房的患者可能由于相同大小或甚至更小的乳房切除而导致不尽人意的美容效果。拙劣的手术技术会对手术结果产生不利影响，因为当瘢痕组织填满死腔时，伤口容易出现组织血管减少和严重挛缩的情况。同样，放射治疗使乳房的软组织发生缺血，进一步促进纤维化和瘢痕组织的形成。随着使用高能光子束放射治疗技术的改进，肿瘤切除可以不用再考虑乳房大小。

由于保乳手术的前提是在原始病变周围实现无瘤边缘，所以复发率与手术切缘阳性和原位癌伴坏死直接相关的情况也就不足为奇了[16-18]。一般建议在不能达到病理阴性边缘的情况下需进行再次切除，因此增加了切除的体积范围并造成了更多的死腔缺损区域[19,20]。如果需要反复切除，那么无论是外科医生还是患者都会发现自己陷入了一个两难的境地，那就是缺损的大小在不断增大，且所占乳房体积的比例也越来越大。关于再切除的体积限制，并没有绝对的规则。在大多数情况下，限制因素具体包括乳房大小、缺损大小、多中心疾病影响和患者的选择。

保乳后的美容效果

尽管许多研究表明大多数患者对保守手术和放射治疗的美容效果满意[21,22]，但使用的各种评分系统有相当大的主观性（图15.1）。大多数研究使用基于观察者的量表，将健侧与患侧进行比较[23]。观察结果可能会因人而异，如患者、放射治疗师、外科医生或整形外科医生的评价都各不相同。相对于患者通常给予的较高评分，整形外科医生在评估美学结果时更严苛[13]。一般来说，我

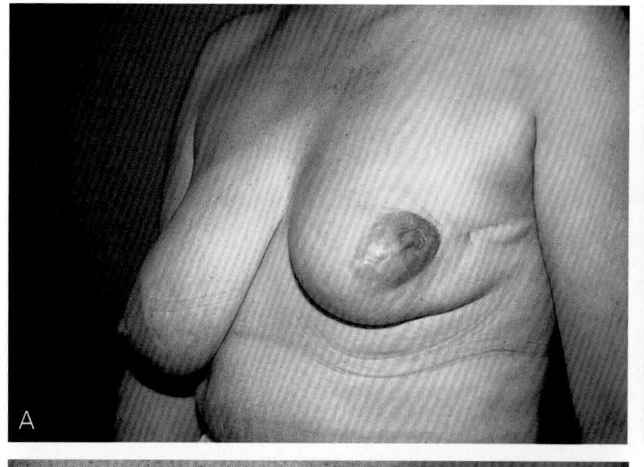

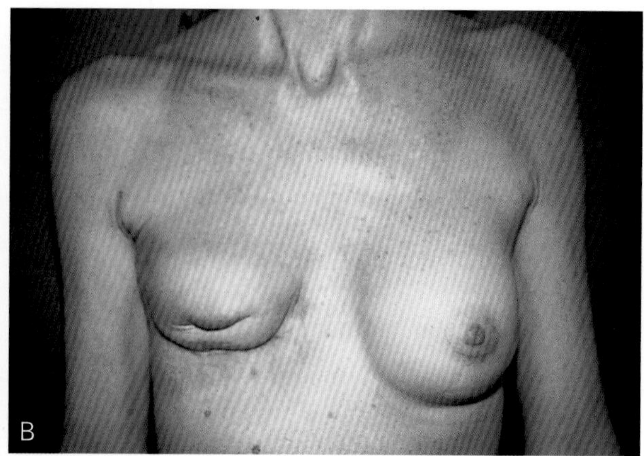

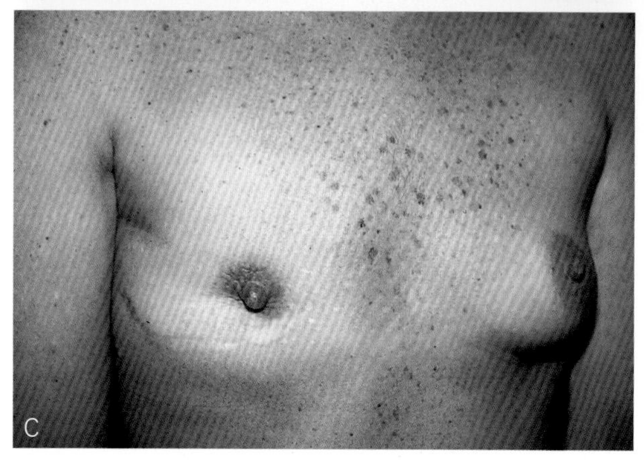

图15.1 保乳治疗后乳房不同畸形的例子。A. 左侧外上象限被牵拉,左侧乳头-乳晕复合体变形移位。B. 右乳房下象限几乎整体丧失。乳头-乳晕复合体在皮肤上、下皱襞间回缩。C. 乳房体积小的患者有较大的实质体积丢失。

们试图量化手术后决定最终美容效果的各个方面,包括毛细血管扩张形成的程度、乳房收缩和轮廓中断情况。最终,患者对最终结果的感知将取代所有其他观察者的看法[24,25]。

保守治疗后的愈合过程很大程度上决定了美容的最终效果。对许多患者来说,手术和放射治疗后愈合早期阶段的特点是水肿,通常发生在治疗后的第一年。水肿可以掩盖部分乳房体积的丧失,特别对肿瘤较大、乳房较小的患者。乳腺内的肿瘤位置也与美容效果有关,当然,肿瘤的大小亦如此[24]。位于乳房下象限的病变可能会随着乳腺组织移位或向上回缩而变得更加明显。同样,乳房上象限或上内侧的病变很难用通常的修复方法掩盖,因为这些区域没有足够的组织可供重建。并且它们处于一个显眼的位置,因此加重了畸形的严重程度。位于中央的病变通常对美容效果是有利的,但当乳晕下肿瘤需要切除全部或部分乳头 - 乳晕复合体时除外,乳头 - 乳晕复合体中任何部分的丢失可加重乳房表面的畸形(图15.2和

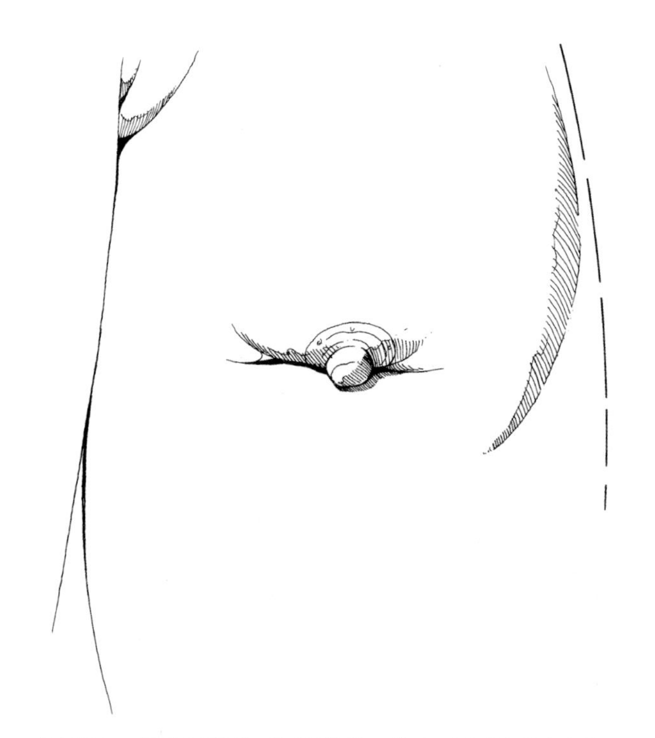

图15.2 保乳后乳头-乳晕畸形。乳头下移的原因是瘢痕挛缩、放射性纤维化和实质缺失。

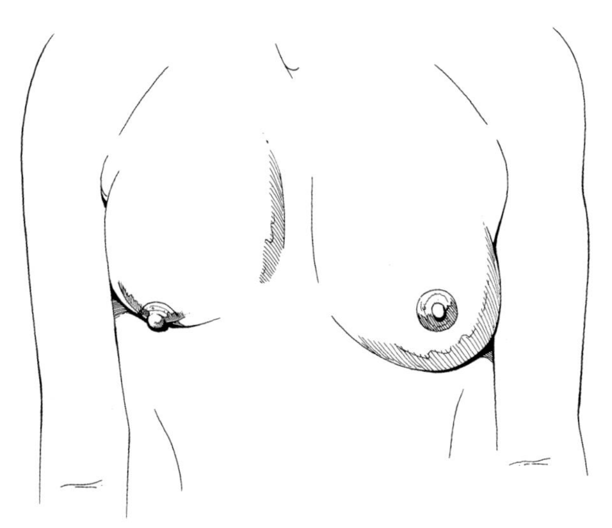

图15.3　乳房下象限畸形。在这些情况下，除了皮肤缺损外，还存在着大量的软组织缺失。

图15.3）。虽然肿瘤大小是影响乳房保乳后美容效果的一个重要因素，但周围乳腺实质的数量、原始病变的深度以及肿瘤所在的特定象限一样重要。经放射治疗后，乳腺可发生多种变化，包括水肿、回缩、纤维化、钙化、色素沉着、毛细血管扩张形成和萎缩等。虽然水肿是愈合早期的表现，但它通常在术后1～2年后被纤维化和回缩所取代。

对大多数患者来说，放疗引起的变化通常会在治疗后36个月左右稳定。然而，随着时间的推移，整体的美容效果有恶化的趋势。许多研究评估了化疗对美容结果的影响，这些研究表明，当连续使用或与放射治疗同时使用时，美容效果会下降[26-28]。虽然有争议，但乳房回缩程度的增加似乎比其他任何因素更能证明美容效果降低的原因。同样，因为他莫昔芬与色素沉着、毛细血管扩张和纤维化的发病率增加有关，所以其对乳房的最终外观也可能产生负面影响。当与放疗同时使用时，他莫昔芬不会对美容效果产生不利影响。然而，它可以诱导乳房红斑和持续性水肿的放射性回忆[29]。

乳腺局灶切除缺损重建的时机选择

考虑到保乳术后水肿和回缩的交替发展，所以在乳房外观稳定前，不应进行重建。虽然治疗后1～3年的任何时候都可以进行重建，但整形外科医生应与放射治疗师一起探讨放疗后乳房组织的变化，并监测任何肿瘤的发生或辅助治疗的情况。当患侧乳房出现收缩而对侧乳房下垂加重时，可能会出现更恶劣的美容情况，这往往是需要干预的合适时机。无论如何，最佳的重建结果必须考虑到乳腺组织正在发生的变化，并预测未来可能发生的变化。

此外，任何整形外科医生计划对已确诊的肿块切除或部分乳房切除畸形的患者进行重建手术时，应考虑患者的总体复发风险，并采取合适的监测措施。患者必须定期进行体格检查和钼靶摄影评估。对保乳术后畸形乳房进行重建的整形外科医生可能是第一个发现乳腺癌复发的，而这一情况并不罕见。

大约35%的复发病例是通过乳腺钼靶X线检查发现的，40%是通过体检发现的。年轻或广泛的导管内癌、肿瘤较大或淋巴结阳性的患者复发的风险也会增加。复发通常表现为细微的皮肤增厚，而不是可触及的病变。遗憾的是，在手术或放射后乳房的纤维化改变往往与复发难以鉴别。任何新发生的病灶，特别是在高危患者中，应常规进行活检。

保乳手术与放疗后乳腺畸形的分类

保乳后的畸形存在不同的严重程度，这取决于切除的组织范围、肿瘤位置、组织类型以及伤口

表15.1　保乳联合放疗后乳房畸形的分类

Ⅰ型	轻到中度皮肤和腺体缺损，乳头-乳晕复合体未受影响
Ⅱ型	严重影响皮肤和腺体，乳头-乳晕部分变形
Ⅲ型	皮肤、腺体、乳头-乳晕整体畸形

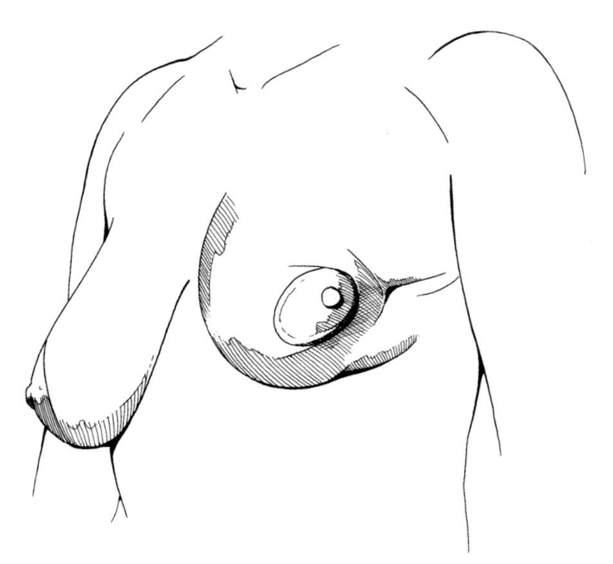

图15.4 一种典型的保乳畸形，以皮肤和实质缺陷及乳头-乳晕移位为特征。

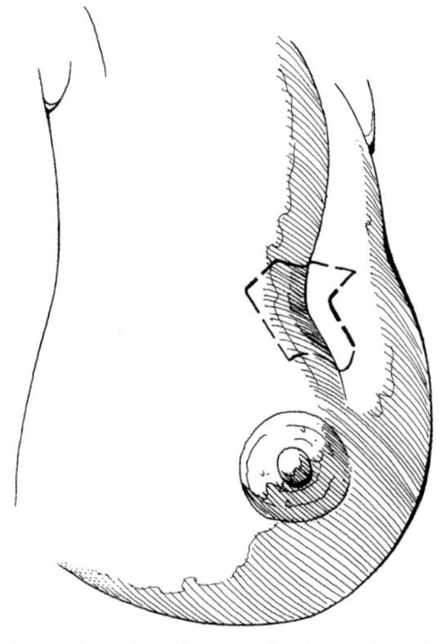

图15.5 仔细分析皮肤缺损类型的重要性在这个患者身上得到了印证，她似乎只有轻微的皮肤损失，但放射纤维化掩盖了皮肤缺损的真实程度。

部位放射治疗的局部影响[14,30]。一般说来，所有这些畸形都涉及乳腺的皮肤和实质部分的损伤。乳头－乳晕复合体的累及，通常以内陷或移位的形式造成更严重且难以纠正的问题。

以前的研究者根据乳头-乳晕复合体的状态、局部组织缺陷、乳房退缩的程度和放疗引起的变形将不同类型的畸形问题分为Ⅰ～Ⅳ类[31]。这一复杂但彻底的分类方法将畸形类型与多种外科解决方案相关联，包括Z形整形术、瘢痕组织修复和局部皮瓣的使用。对于轻度畸形，建议采用局部皮瓣移位术，保留肌皮瓣以修复广泛的缺损。在乳房实质萎缩和退缩的Ⅱ型畸形中，作者认为植入物隆胸术是一种可行的方法。

一种更简单的乳房部分切除术畸形术前分类，建议只考虑了三个可能的因素：皮肤、实质和乳头-乳晕复合体[14]（表15.1和图15.4）。尽管在这三种组织的损伤结合的基础上可能出现各种各样的畸形，但所有这些都需要皮瓣移位来修复。虽然治疗方法已经简化，但仔细分析畸形的形成原因是成功的美学效果所必需的。当然，象限切除所造成的广泛缺损将需要皮瓣修复。在这种情况下，存在皮肤和实质缺损的患者，需要从皮肤表面延伸到胸大肌筋膜的相当大的软组织置换[32]。

患者选择与评价

在过去的12年时间里，有51例患者接受了乳房部分切除术后联合放疗导致畸形的重建。最初，患者大多是自主就医的，原因是他们对术后美观效果不满意。很少有被外科医生或放射肿瘤学家推荐的，因为他们的肿瘤治疗被认为是完整的。由于实施保乳治疗的医生渴望消除或尽量减少术后的畸形，因此对于任何乳房再造的理由都已变得不那么明确，事实上，大多数患者对保乳治疗后的美容效果感到满意。对于少数不满意的患者（估计为5%～10%），肿块切除加乳房部分重建提供了改善身体形象的方法。一些患者推迟了重建计划，因为他们担心重建会掩盖或以其他方式妨碍发现疾病复发；虽然他们意愿重建，但他们担心重建带来的后果。首先，应证明乳房部分切除重建的安全性。每个患者都应该意识到定期进行体格检查和乳腺钼靶摄影监测的必要性。

乳房畸形的评估涉及严格的组织缺失或损伤分析。虽然在保乳手术中未常规切除皮肤，但伤口愈合和放射治疗可能改变皮肤状态。常存在相对的皮肤缺失需要一定程度的修复。对皮肤的评估是术前评估中最具迷惑性的一个方面（图15.5～图15.7）。记录皮肤质量，包括质地和表面

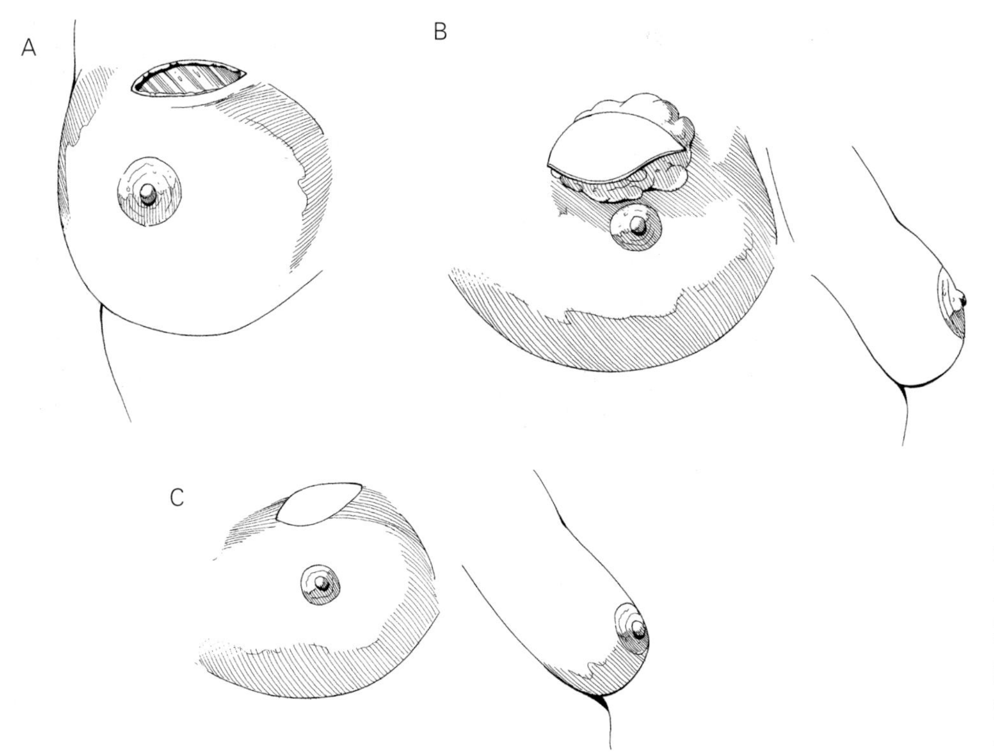

图 15.6 A. 当伤口被完全切开时，瘢痕的收缩力释放后，伤口就会裂开。经临床检查，皮肤缺损明显大于预期。B. 除了皮肤置换外，皮瓣还应包括额外的软组织，以填满伤口的所有缺损。C. 完成重建。

异常，是术前分析的重要部分，也是观察色素沉着和血管异常的重要部分。当现有的皮肤切口被重新打开时，释放了由放射纤维化和收缩束导致的束缚，伤口边缘会收缩。

严格意义上，每个患者都有实质缺失，但准确地确定缺失的体积大小是很难实现的。应记录皮肤的质量、紧致度、表面轮廓不规则，以及乳房表面是否有明显的凹陷。皮肤向乳房实质内的回缩表明可能与乳房更深的组织，甚至是筋膜有牵连。严重的轮廓畸形总是表明在所有方向上都有明显的体积损失。

当乳头 - 乳晕复合体出现畸形时，对比皮下脂肪或肌肉，埋藏真皮可以提供更可靠的组织支持结构，因此需要更大的皮肤成分。通常，整个乳头-乳晕复合体是可以保留的，但某些因素可能已经明显改变了以前的治疗预期。乳头本身可能会

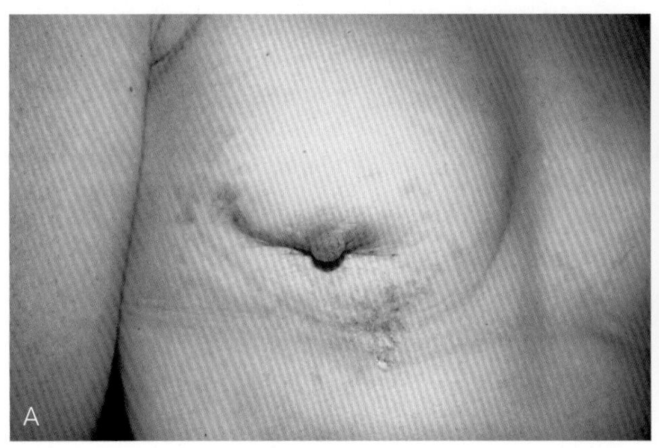

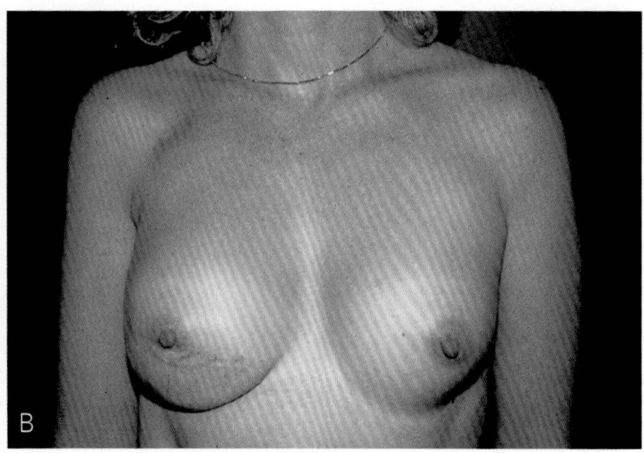

图 15.7 A. 在肿块切除和放射治疗后，乳头-乳晕复合体回缩。乳晕周围皮肤受损，表现为色素减退和毛细血管扩张。B. 广泛的切除是必要的，然后用一个大的皮岛和完整的背阔肌转移术来替代。乳房植入物放置在左乳胸大肌后方的位置（转载自 Slavin SA，Love SM，Sadowsky NL.Reconstruction of the radiated partial mastectomy defect with autogenous tissues. *Plast Reconstr Surg*.1992；90：854）。

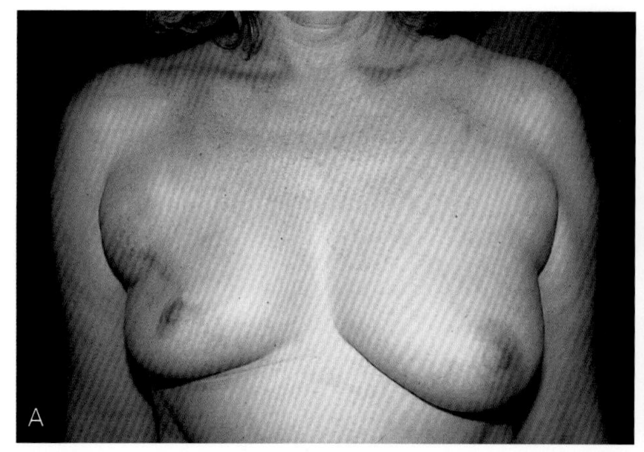

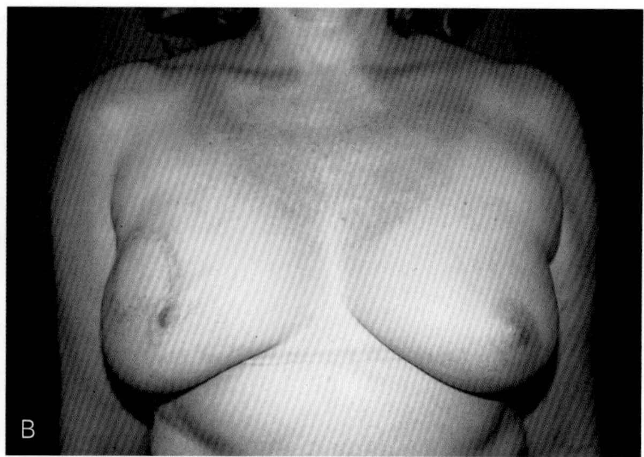

图15.8 A. 一位43岁的患者在保乳及放射治疗后外上侧乳房继发畸形。这种外侧凹陷畸形非常适合背阔肌肌皮瓣的重建。B. 背阔肌皮瓣转位后的结果。侧方轮廓和腋窝褶皱明显恢复。

因缺乏支撑结构而内陷,从而消除了其在皮肤表面的凸起。在更极端的情况下,乳晕皮肤完全吞没并掩盖乳头的存在。部分乳晕皮肤可能会退缩和折叠,造成皮肤缺失的假象。有时,任何解剖成分的完全丧失可能要到重建时才能被意识到。

在进行术前评估时,对已存在的结缔组织病的重视是十分重要的。因为患有此类疾病的患者,包括硬皮病和红斑狼疮,在接受一定剂量的放射治疗后,往往会出现更多的纤维化和坏死的倾向[33]。这类患者在保乳后也会因影响美容效果的组织因素使缺损重建后的伤口愈合变得复杂。有胶原血管疾病病史的患者需要告知他们的术后美容效果差。

在重建之前,应该回顾以前的手术和治疗的记录,以及最近的乳腺钼靶X线片。只要任何新的异常发现已经被评估过,就可能不需要额外的扫描。

重建:什么方法最好?

大多数整形外科医生更喜欢使用自体组织重建乳房肿瘤切除术或乳房部分切除术后的缺损[15,31,32,34]。这种偏好是基于多种因素的,包括局部组织相对血管密度、皮肤和邻近组织的可利用性以及畸形的严重程度。对于大多数患者,硅胶或盐水乳房假体是不合适的。这些材料不能很好地填充增厚或纤维化的伤口,尤其在缺陷有严格限制条件的情况下,另外它们不能通过修剪以符合解决某些问题的特定需求。它们在乳腺钼靶摄影上是不透明的,使得连续的乳腺钼靶摄影评估变得更难实施,并且可能掩盖复发的病变。乳房植入物不会为已经因放射性纤维化缺血而受损的伤口提供额外的血运,并且在感染、裂开或伤口破裂等情况下,更有可能挤压伤口或导致慢性渗出。定期的体格检查很可能由于乳房假体的存在而受到严重影响。虽然乳房假体植入物有一定的作用,但鉴于上述的诸多缺点,笔者倾向于尽量不用。

自体组织解决了保乳手术缺陷所造成的大部分重建问题。作为新的血供来源,肌皮瓣的肌肉成分是一种理想的选择。肌皮瓣的皮肤和皮下部分为重建提供了必要的条件。

皮瓣的选择

由于研究的重建病例相对较少,所以并不能提供哪种皮瓣最好的确切答案(图15.8)。当然,在选择皮瓣之前,必须考虑患者的个体需要。应该根据背阔肌或腹直肌对日常功能的重要性来调查患者的生活方式问题。对于许多患者来说,供区部位的不健全是一个关键的决定因素,特别是当潜在供区腹壁薄弱或疝气形成的严重的并发症对比肩部肌肉丧失或背部血清肿较小的并发症时[35,36]。在经历了乳腺癌及其治疗之后,许多接受乳房再造的患者更倾向于使用一种具有严重并发症发生率较低的皮瓣方法。虽然腹直肌肌皮瓣和背阔肌肌皮瓣都提供了用途广泛和可靠的软组织，但就供区的总体并发症而言，我们认为背阔肌肌皮瓣更安全[37,38]。

关于皮瓣的选择，还有其他的考虑因素，包括需要多少组织和哪种组织。哪个部位能提供必要的皮肤和软组织成分（图 15.9）？个体的身体习惯可能最终决定选择哪一个皮瓣供区，特别是当乳房较大的患者接受了大范围的肿块切除术或象限切除术时，需要大量的体积置换。在这种情况下，腹直肌肌皮瓣以其较大的皮下脂肪储备可能是更合适的选择，一般来说，横行腹直肌肌皮瓣（TRAM）特别适合于大体积丢失的问题（图 15.10 和图 15.11）。

当有明显程度的纤维化和回缩存在时，皮瓣的血运优势解决了大多数其他技术上的限制和考虑。与受不同程度脂肪坏死和钙化影响的 TRAM 皮瓣不同[39]，背阔肌皮瓣主要由肌肉组成。它可以去表皮化和折叠而不产生其他影响，几乎可以到达任何伤口的凹处，并彻底消除死腔。放置柔韧的肌肉可以减少伤口内的积液。在背阔肌内钙化很少被观察到，甚至皮瓣的皮下部分脂肪坏死也是极难出现的[37]。此外，可以用背阔肌设计较小的皮瓣，而不必担心皮瓣血管的损伤。与之相反，在显微外科手术转移过程中，腹直肌皮瓣通过腹壁下动脉血管供应最好[40]。当以腹壁上动脉供血的带蒂皮瓣转位时，皮瓣的安全性较低[41]。脂肪坏死是在使用带蒂 TRAM 皮瓣时已被广泛认识的一种并发症，对于保乳患者尤其危险[42]。脂肪钙化可能酷似复发性肿瘤，所以在作为患者随访护理的一部分的乳腺钼靶 X 线检查中可能难以鉴别[43]。当需要 TRAM 皮瓣时，可以通过舍弃四区皮瓣组织来减少或消除脂肪坏死，从而确保皮瓣的皮肤和脂肪最佳的循环。

保乳术后畸形的位置可能会影响皮瓣的选择。沿乳房外侧的缺损尤其适用于背阔肌皮瓣重建（图 15.12）。乳房上部、外上象限和内上象限位置也更倾向于选择背阔肌皮瓣，因为腹直肌皮瓣必须穿过整个乳房实质才能达到畸形部位（图 15.13 和图 15.14）。腹直肌皮瓣的巨大体积可能会使其对这些特定解剖部位的吸引力降低。下象限畸形可以用背阔肌或腹直肌皮瓣修复，产生类似的美学效果。同样，位于乳房中央部分的缺损可以用任何一种皮瓣来处理，但对于乳头-乳晕凹陷型畸形，背阔肌提供了更多的支持，优势更明显（图 15.15）。

在涉及肥胖或糖尿病患者的高风险情况下，

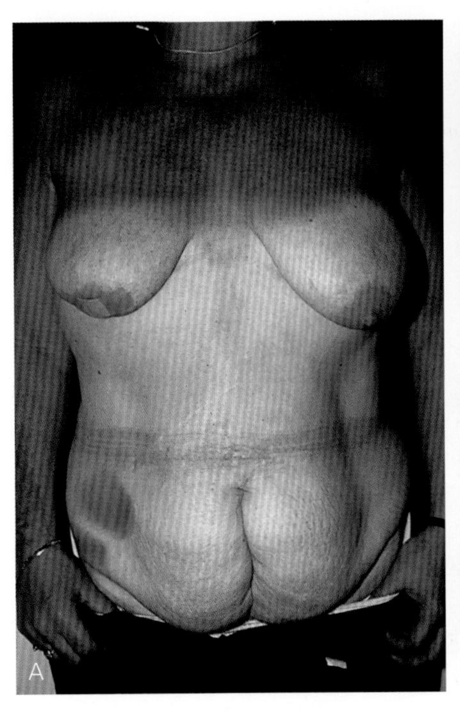

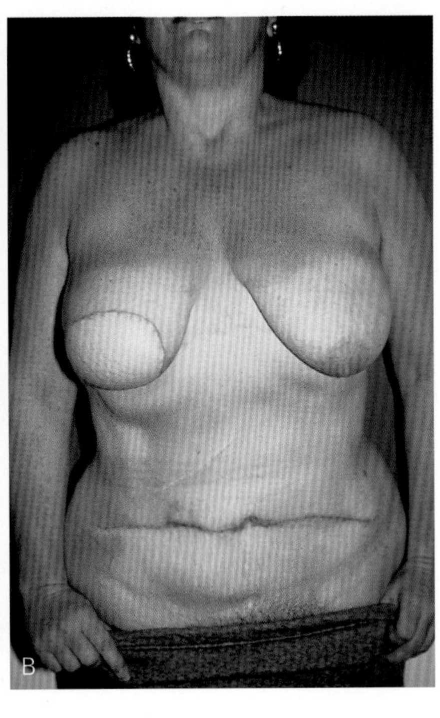

图 15.9　A. 患者接受右乳下象限 1/3～1/2 乳房部分即刻切除后的术前表现。她有软组织重建的要求，满足使用腹部作为供区位置的方法选择。B. 应用中腹部腹直肌肌皮瓣即刻重建部分乳房缺损的术后结果。腹部软组织是完成这类重建的理想选择。

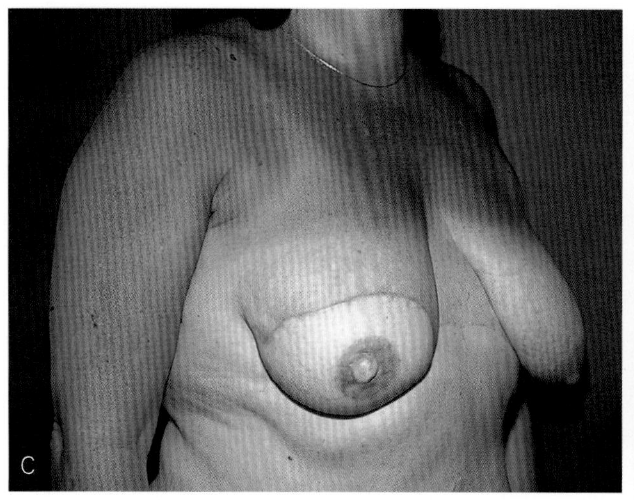

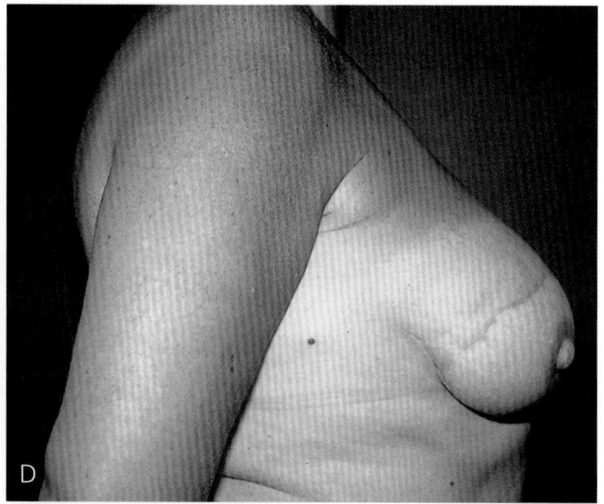

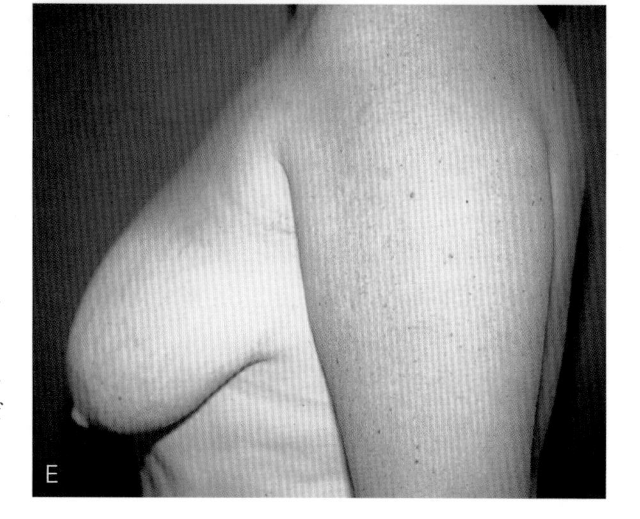

图15.9(续) C. 这位52岁的患者使用中腹部TRAM皮瓣达到了满意的对称性。她曾要求右乳房重建并尝试与下垂的左乳房相对称。D. 重建右乳房侧位观。E. 正常左乳侧位观(转载自Slavin SA, Love SM, Sadowsky NL.Reconstruction of the radiated partial mastectomy defect with autogenous tissues. *Plast Reconstr Surg*.1992;90:854)。

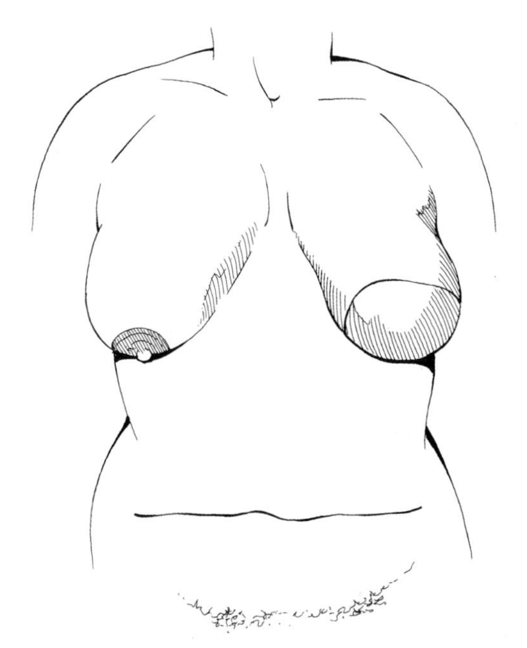

图15.10 下象限保乳后畸形伴中度实质丢失,皮肤严重缺损。横行腹直肌肌皮瓣重建是一种较好的选择。

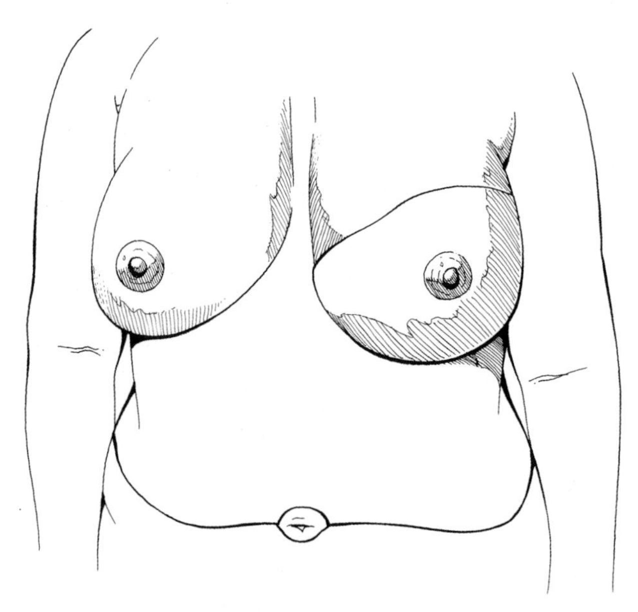

图15.11 虽然这位患者似乎接受了部分乳房切除术(看似切除了整个乳房)。鉴于放射治疗对皮肤的严重损伤,有必要进行一次扩大的皮肤置换重建术。在这种乳房较大且下垂的患者中,腹直肌肌皮瓣重建术可能优于背阔肌皮瓣重建术。

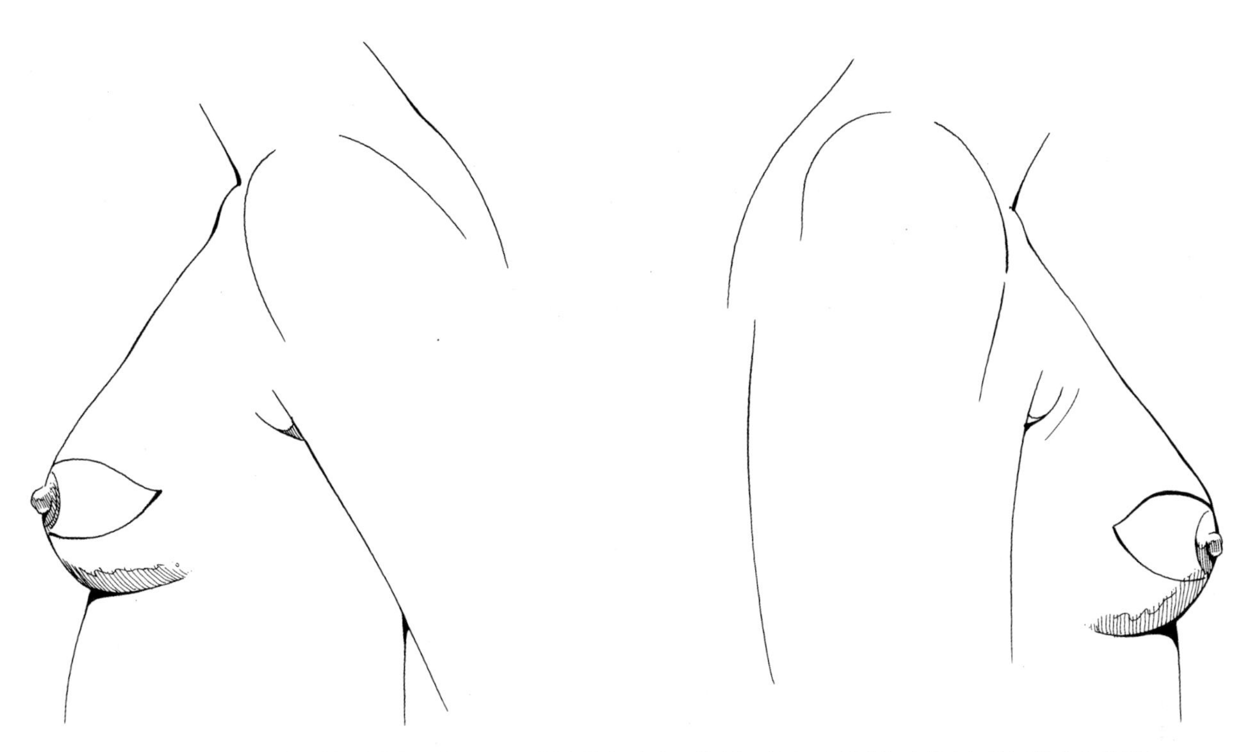

图 15.12　保乳后的侧方缺损特别适合于背阔肌肌皮瓣乳房再造。背阔肌很容易到达相应位置，并提供丰富的软组织。

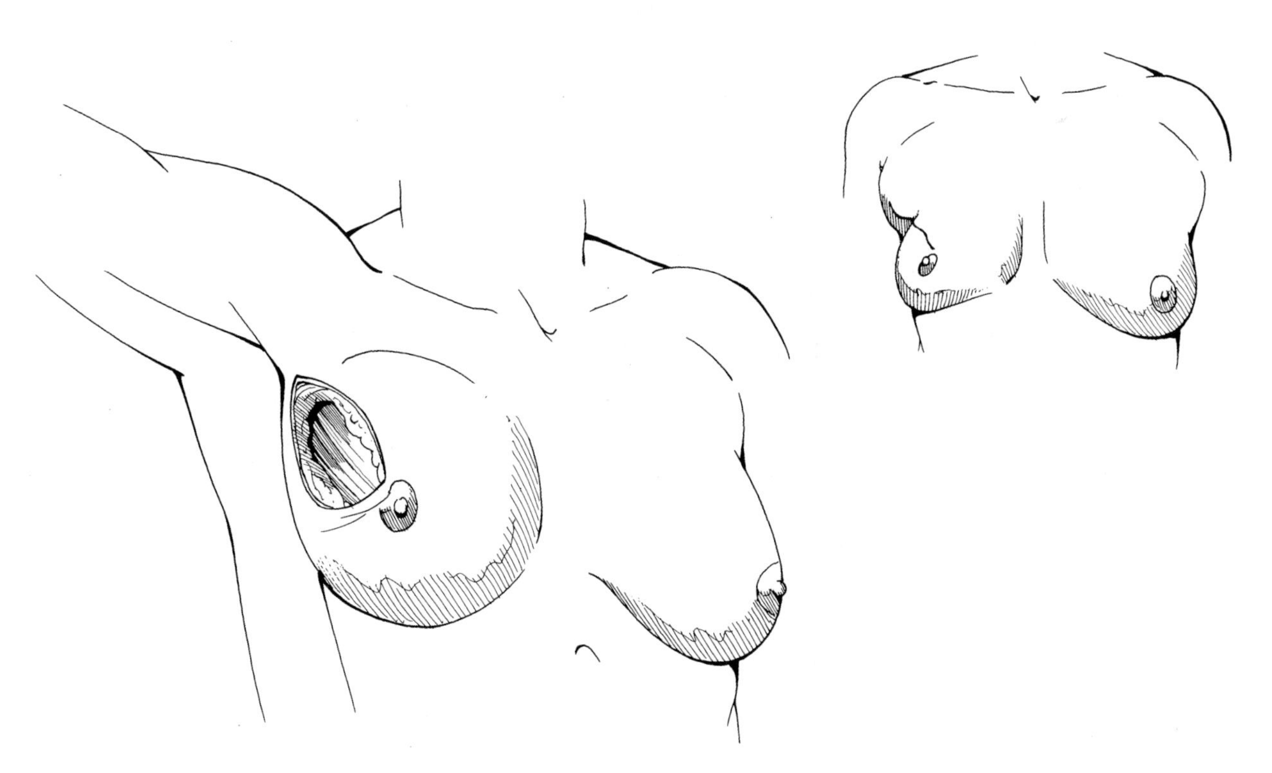

图 15.13　保乳后上外侧畸形几乎总是采用背阔肌肌皮瓣重建术。右侧图为术前的外观，手术成功需要大量皮肤和软组织。

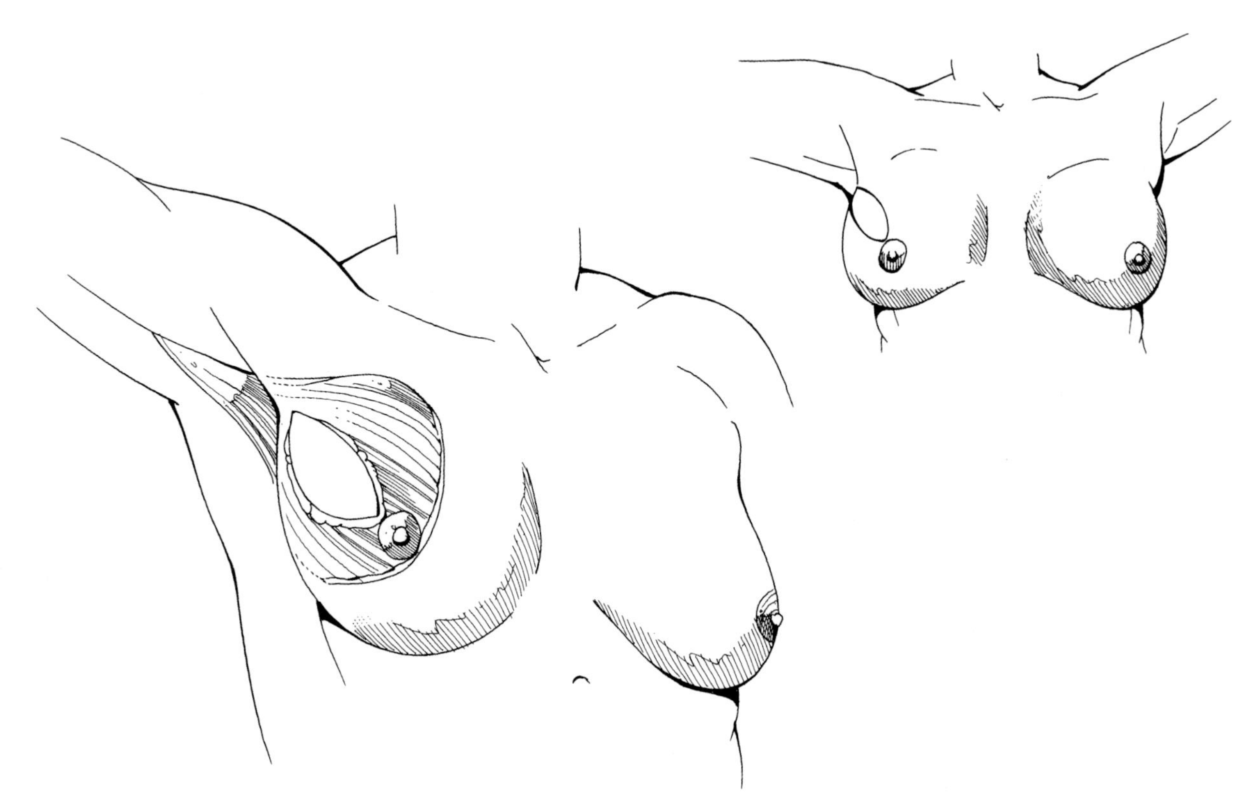

图15.14　一个比预期更大的缺损需要有效的肌肉组织成分来填充伤口和支持皮岛防止塌陷。

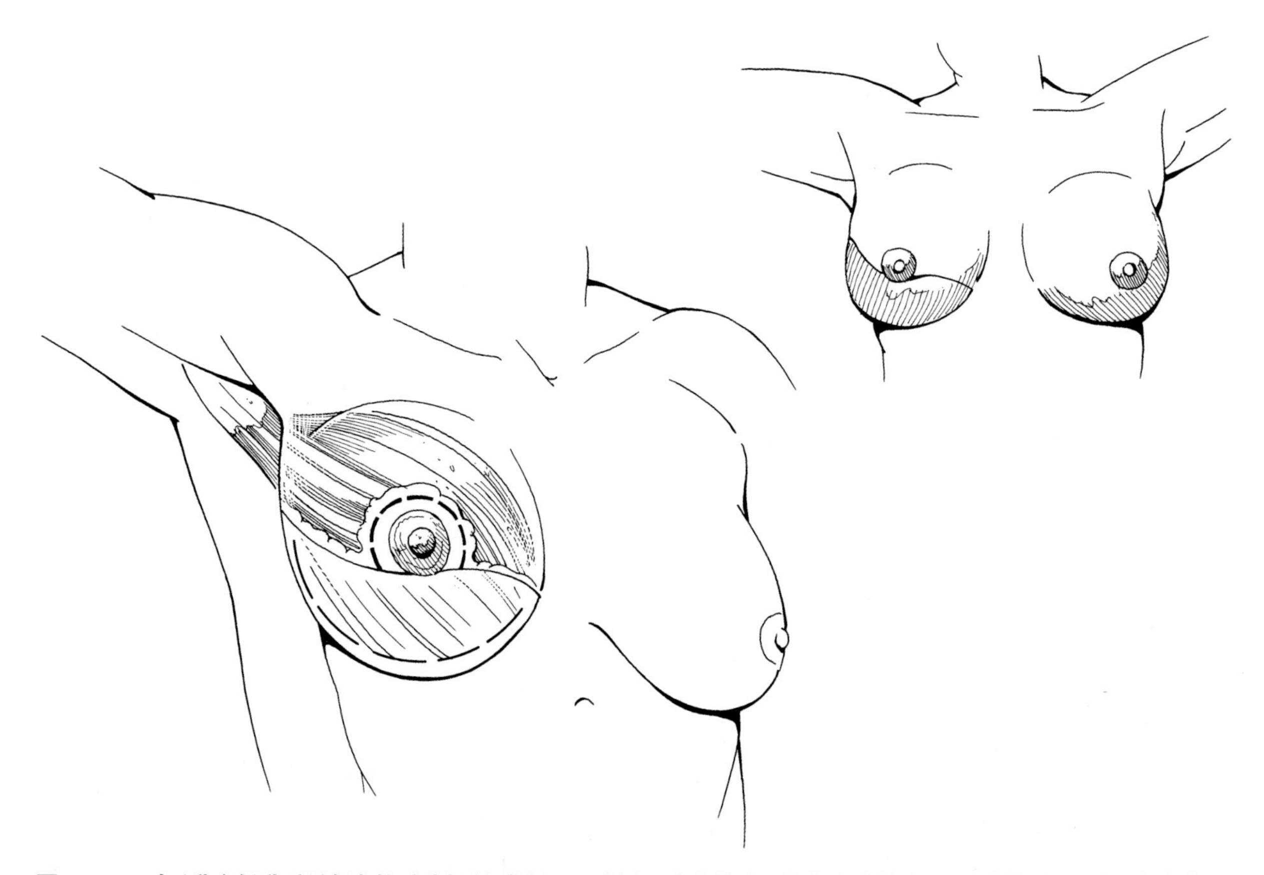

图15.15　对于乳房保乳后最复杂的重建问题，背阔肌肌皮瓣已成为首选。修复和支撑变形、移位的乳头-乳晕复合体，以及纠正相关的皮肤和实质缺陷，都是可以完成的。

背阔肌皮瓣也是更安全的选择。在这种情况下，它不像TRAM皮瓣那样需要延期完成[44]，且其不太容易受到吸烟损害循环系统的影响。对大多数外科医生来说，它可以更迅速地完成，而且几乎从不需要输血。

手术注意事项与术中技巧

皮瓣的选择应在科室会诊过程中进行确定，或许稍晚一些，但不应在手术当天进行。选择背阔肌皮瓣时，应先在供区设计好皮瓣，然后才知道所需的精确尺寸。皮岛的设计和尺寸是可以改变的，因为缺损总是先解剖和准备。这种方法允许根据缺损设计供区皮瓣，而不考虑其最终外观。

将皮瓣皮岛置于背阔肌的中部是非常重要的，因为这样在所有的径向都可以得到肌肉组织的支撑。直到放射切口乳房切除术术区的解剖和切除都完成，才能确定确切的皮瓣大小和转移肌肉的数量，但在评估保乳畸形的3个主要评价部分后(皮肤缺损、乳房实质丢失和乳头-乳晕后)，可以确定一个合理的期望皮瓣的大小。

患者的体位总是从仰卧位开始。在仰卧位和直立位均应标记缺损边缘，以评估在不同重力和牵拉条件下瘢痕挛缩力的大小。手术解除缺损是通过原来的瘢痕，继续深入到皮下和实质内平面。根据肿块切除、象限切除或一系列广泛再切除手术的不同，软组织会有不同程度的分离。

应通过清除瘢痕和任何边缘有活力的组织，并通过将切口向下延伸至胸大肌筋膜的水平(在原始切除达到该深度的情况下)，以实现完全的松解。

活组织检查的作用

在准备修复保乳缺损时，术中瘢痕组织活检的有效性尚未确定[14]。虽然一些外科医生和患者会对活检标本阴性的报告感到欣慰，但对任何残留肿瘤病灶的解释和临床解释都不清楚。被困在瘢痕组织中的缺氧细胞可能存在于伤口深处，但这些细胞的活性是有争议的，一些病理学家认为它们要么被辐射中和，要么被杀死。组织学评估在放射瘢痕组织中是十分困难的，这增加了问题的复杂性。尤其是术中冰冻活检标本不太可能对患者的治疗有意义。

缺损区域与供体组织的相关性

所有保乳缺损重建所需的软组织体积都应大于原本的皮肤和软组织缺损。对于不同类型组织的需要量，没有精确的经验法则，但一般来说，明智的做法是考虑为明显损失的1.5～2倍，因为需要顾及正常的伤口挛缩和预期的未来收缩(如接受放射的区域进入了术后愈合的收缩阶段)。纵使保留胸背神经，也会发生背阔肌萎缩，这也是另一个混杂因素。与TRAM皮瓣相比，无论是否有神经支配，背阔肌肌皮瓣往往会失去至少一部分体积。

虽然所谓的微型背阔肌皮瓣已将背阔肌皮岛设计小到3 cm×5 cm，但单纯为降低供区部位的并发症发生率在这里精打细算，是没有意义的重建。

皮瓣的切取和转移

一般来说，皮瓣面积的大小应大约超过伤口需求面积的两倍。由于皮肤缺损可能由一个只需要几平方厘米表面积的小伤口构成，因此可以设计小到3 cm×5 cm的小皮瓣，在本研究的大多数患者中观察到的平均皮瓣面积为4 cm×6 cm。当然，一些患者可能需要一个更大面积的皮岛，但相比皮肤，大多数患者需要的是更多的软组织。虽然这种小的皮瓣在闭合时通过降低创面张力显著降低供区创面并发症发生率，并产生较小的不易拉伸的瘢痕，但皮瓣切取的难度相应增加。小尺寸的皮岛限制了伤口的暴露，使得解剖变得更加困难，特别是当腋窝神经血管结构接近时。位于后胸壁较低位置的皮瓣在皮瓣蒂到达前有较大的距离需要解剖。可以通过明智地使用光学纤维牵开器或应用内镜技术[45,46]来克服狭窄的入路。尽管危险度增加了，但无论皮岛的大小如何，其在移位

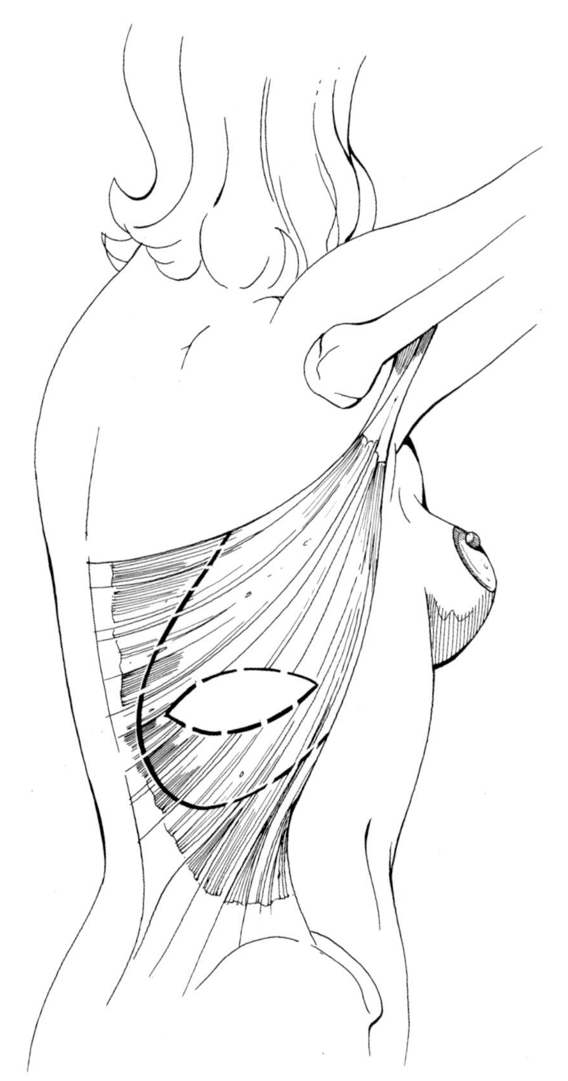

图15.16 虽然较小的背阔肌肌皮瓣可能已经足够填补缺损，但考虑到未来的萎缩和伤口收缩，大多数保乳缺损应该选择一个比理论需要更大的皮瓣，通常包括大部分的肌肉，这是一个明智的方法。

过程中均没有皮瓣丢失。

除了极小的肿块切除缺损外，在移位前，背阔肌扩大切除的量应该比可能需要的要大（图15.16）。虽然可以设计较小的皮瓣，但有些背阔肌却出奇地薄或扁平。最安全的方法是抬高整个肌肉，以完全消除受体部位内缓慢收缩的死腔（数月或数年后产生不规则的轮廓）。折叠的肌肉可以防止伤口侧壁塌陷，消除死腔。由于背阔肌皮瓣血管异常丰富，所以该术式耐受性良好。

正确转移并置入皮瓣意味着必须将皮瓣固定在伤口最深处，通常是胸肌或筋膜。建议使用可吸收缝线，且应采用足够的缝线固定以承受胸背神经保留后发生的背阔肌收缩。因为我通常更喜欢保留运动神经的完整（既是为了维持肌肉，也是为了保护血管供应，避免切断神经时损伤血管蒂），所以可以通过仔细的缝合技术来避免背阔肌在肿瘤切除部位的破坏。在手术前告知患者这些收缩不是有害的，并且经过最初的愈合阶段后，收缩运动不会很频繁，是很有帮助的。

重建的最后一步需要精确地将皮岛与邻近的伤口对齐。如果要避免皮肤开裂或延迟愈合，对放疗的组织边缘进行清创是十分重要的。确定皮肤闭合处的最佳张力是很难评估的，但是任何额外的张力都会造成后期瘢痕的扩大，这可能需要在后期进行修正。相反，松散的缝合会导致冗余边缘，并导致类似的后期修改。更重要的是，埋藏去上皮化的真皮已经被证明是一种有用的做法，因为它为伤口边缘提供了良好的支撑和血供。

在皮瓣固定结束时，将皮岛缝合到伤口边缘，可能会令人们注意到背阔肌肌皮瓣众所周知的缺点——让人不满意的颜色匹配。与和胸部皮肤颜色更接近的直肌皮瓣相比，深色的背部皮肤更突出了重建部位补丁状的外观。对少数身体不同部位的皮肤颜色差异对比明显的患者来说，使用对苯二酚的漂白剂可能会有所帮助。

术后护理

正如任何使用皮瓣进行乳房再造时所做的那样，术后对皮瓣的循环进行仔细的监测是必需的。由于大多数保乳患者在进行乳房再造时可能需要增加一些皮肤，皮瓣的皮岛是一个方便的评估部位。如果皮瓣穿过相当远的距离，例如在重建位于内侧的畸形时，由于术后乳房肿胀，就会增加皮瓣血管收缩的风险。虽然背阔肌循环对这种力量有抵抗力，但术后循环受阻依然可能会进展。

引流常用于背部或腹部供区。通常，在乳房的皮下沿着肌肉的一侧放置引流管。大多数引流管在术后第二天或第三天被拔除。如以前的报告[47,48]所述，皮下积液是最常见的并发症，但几乎所有病例都可以在门诊抽吸治疗并愈合恢复。作为预防措施，在术后2周内，背阔肌皮瓣患者禁止做手臂和肩部的主动活动。背部的慢性浆液性积液可能合并形成一个必须切除的假性囊肿，正如在我们的3例患者中观察到的[49]。到目前为止，在使用背阔肌皮瓣重建的患者中，没有一个患者发生完全或部分皮瓣丢失，这证明了这一组织瓣的血供很可靠。

临床效果

所有保乳术后畸形重建的患者都得到了外形的改善。乳头-乳晕复合体纠集或移位的患者往往伴有严重的轮廓异常，得到的改善效果也最明显，其次是乳房侧面或下极的缺陷。术后乳房X线摄影（见乳房X线摄影结果部分）证实，背阔肌皮瓣和腹直肌皮瓣手术后均有脂肪坏死[14,50]。

这种重建的一个特有的好处是保留了乳房皮肤的感觉。因为这组患者没有做过乳房切除术，所以乳房的感觉神经支配基本上是完整的。有些患者可能感觉减退，通常发生在放疗后水肿期。因为患者选择保乳治疗是为了尽可能保持正常的乳房，所以感觉功能是非常重要的。通过肋间臂神经或节段分支到乳头和乳腺皮肤的完整感觉神经支配应在重建过程中得到保护，一般不会受到损伤。术前应仔细记录感觉功能，同时告知患者术后感觉减退的可能性。

由于观察到在许多此类患者中正常的对侧乳房也得到了对称性的改善，因此非常有必要扩大、缩小或上提对侧乳房。这组选择保留乳房而不是乳房切除术的患者非常赞赏避免在正常乳房上进行额外的外科手术，因为他们更倾向希望手术并发症尽量减少。

保乳患者重建术后复发：乳腺X线摄影的作用

由于保乳保留了受累乳房的大部分实质，因此对复发性癌症的定期监测是这些患者管理的组成部分。如前所述，通过钼靶摄影或钼靶摄影与体格检查相结合的方式可以发现约30%～50%的局部复发。为矫正保乳造成的相关畸形而实施的任何重建手术都不能妨碍对复发病变的监测。这些局部复发可能类似于任何复发的乳腺癌病变，表现为典型的乳腺摄影所见的微钙化、肿块或其他与诊断相符的可疑组织改变。同样，临床发现可能包括可触及的肿块、部分组织增厚或鹅卵石样皮肤改变。当将背阔肌或腹直肌的肌皮瓣软组织加入经保乳治疗的乳房时，皮瓣组织不应影响患者的正常随访检查（图15.17）。

直到最近，很少有关于肿块切除或区段切除放射治疗后的转移的肌皮瓣的钼靶表现的报道。在我们的早期报告中，我们对接受部分乳房切除术畸形的患者进行了皮瓣重建，并对术前和术后的乳房X线照片进行了比较[14]。移植的皮瓣组织呈均匀的射线可透性，在术后6个月肌肉组织发生纤维脂肪变性时表现得更为明显。微钙化很容易被发现，脂肪坏死和新的病变形成的区域也是如此。患者有放射学上可识别的纤维腺瘤，未被与其相邻的肌皮瓣所遮挡。在皮瓣的皮岛周围放置金属丝已被证明是一种快速区分皮瓣和乳腺组织的方法。虽然在我们的研究中，没有任何一位患者发现复发性乳腺癌，但也没有证据表明有任何复发性病变被漏掉。

在选择保乳手术的患者中，背阔肌皮瓣乳房重建的乳腺钼靶摄影评价的结果已被其他人所证

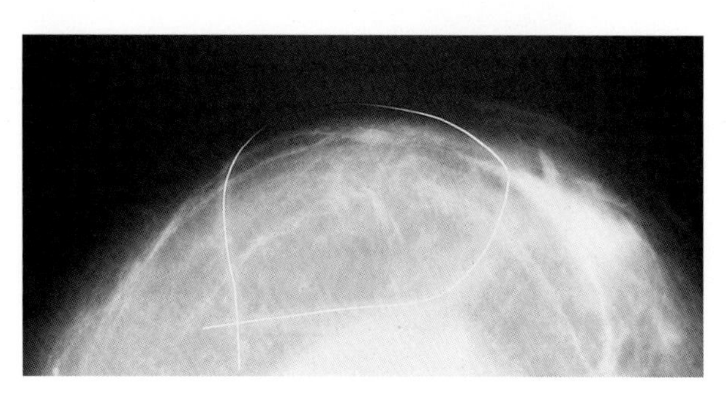

图15.17　乳腺钼靶X线摄影显示：将背阔肌肌皮瓣转移至保乳治疗后出现的凹陷性畸形位置。乳腺X线检查人员在皮瓣的皮岛周围放置了一根钢线。注意，闭合的肌皮瓣组织呈射线可透性和纤维脂肪状，与相邻的乳腺实质相似。

实[50]。在20例内镜下获得的背阔肌皮瓣中，13例钼靶摄影证实皮瓣组织呈射线可透性。未见密度增加，提示背阔肌良好的血供可能促进了放射后乳腺实质的循环。在一些患者中，乳腺致密的纤维结构明显减少，这不仅改善了血流，而且减少了瘢痕(图15.18)。皮瓣转移后，乳腺组织的其他重要影像学特征，包括皮肤增厚、囊肿形成、脂肪坏死等也可显示[51]。研究者的结论是，保乳患者重建后的影像学评估不受皮瓣组织的限制。

保乳相关畸形重建后的长期美容效果

任何对乳房部分切除缺损皮瓣重建美容效果的评估，都必须考虑不重建的情况下获得的长期的美容效果。大多数接受保乳手术的患者对自己的美容效果都很满意，其中80%被评为“好”到“优”。对于乳房较小的女性(胸罩尺码A或B)，或接受较少乳房组织切除的女性，其效果最好。

皮瓣重建患者发生的组织水肿于术后6～12个月消退。随着手术切口色素淡化和皮瓣的收缩，美容效果趋于改善，通常在1年后趋于稳定。由于皮瓣组织血管供应的持续可靠性，后续的变化往往是轻微的。随访10年或更长时间的患者通常可以维持乳房形态效果，或表现出与未治疗侧相似的轻度衰老变化，如下垂增加。重建组织的皮肤循环、温度和柔软性也得到了维持。这些特征与保留的乳房感觉神经结合一起时，产生具有明显正常性质的重建结果。

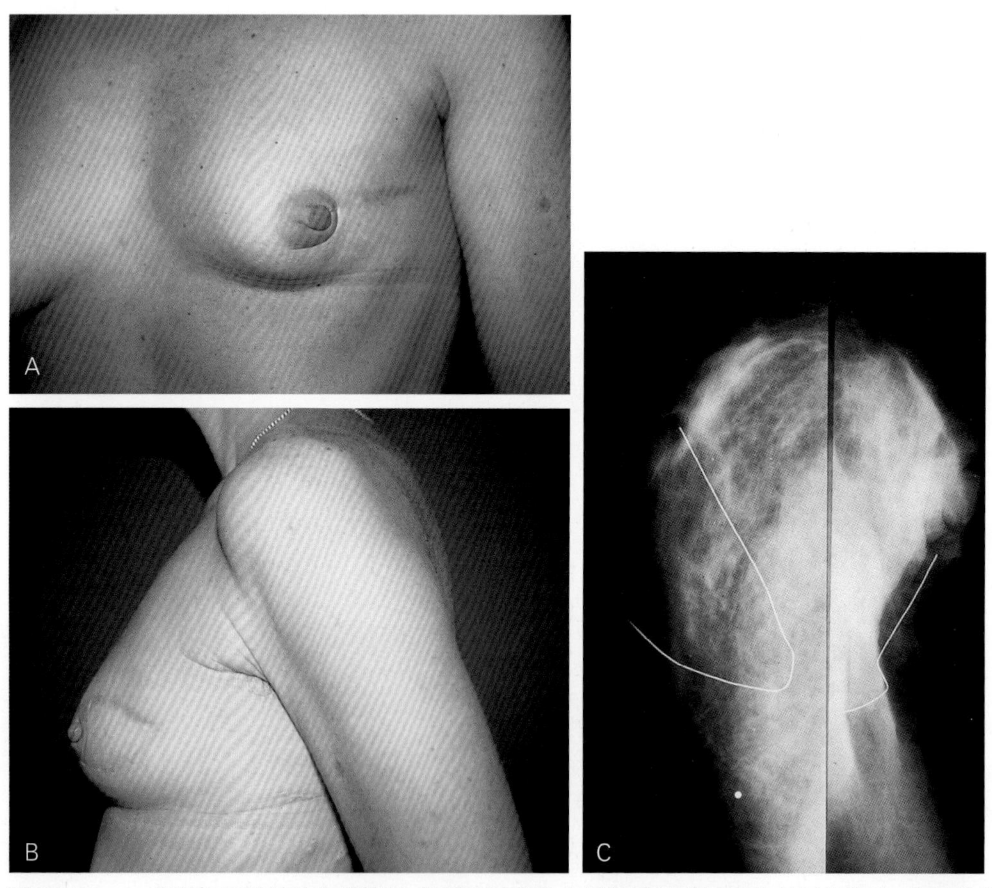

图15.18　A. 典型的Ⅲ型保乳术后畸形，包括皮肤和软组织缺损以及纤维化引起的乳头-乳晕牵拉移位。B. 背阔肌肌皮瓣移位术后乳房外形恢复，乳头-乳晕复合体位置改善。C. 背阔肌皮瓣乳房重建前后的乳房断层摄影图像。右乳房钼靶X线片显示乳房有致密的纤维结构和巨大的轮廓凹陷畸形。在左侧，一根钢丝包裹着背阔肌皮瓣的皮肤边界。乳房轮廓已经恢复，皮瓣组织呈射线可透性，与周围乳腺组织X线摄像相似(转载自Slavin SA，Love SM，Sadowsky NL.Reconstruction of the radiated partial mastectomy defect with autogenous tissues. *Plast Reconstr Surg*.1992;90:854)。

编者评论

这一章讨论了乳腺癌治疗中与保乳相关的畸形重建和分类。尽管患者和医生都将保乳作为乳腺癌治疗中乳房切除术的合理替代,但他们倾向于忽视与保乳相关的美容问题。尽管许多患者在美容方面取得了出色的效果。但是对于那些美容效果令人失望的患者呢?当然,更好的技术、更好的患者选择,以及更好的治疗后问题的管理,对于所有接受保乳治疗的患者来说都是至关重要的。本章提供了一些治疗关键点,以处理整个患者群体,而不只是那些有良好的美容效果的患者。

Slavin 博士在马萨诸塞州波士顿的实践,无疑给了他成为这项工作先驱的机会。自20世纪90年代中期以来,随着保乳治疗在波士顿地区的牢固确立,更多的波士顿患者接受了保乳方式的治疗。因此造成了许多患者在保乳治疗中效果不佳,尤其是在美容效果方面。随着保乳治疗的进一步深入,在较大范围的切除,或较小乳房的患者较大的切除时,乳房扭曲变形案例的增加是可以预测的。

Slavin 博士出色地描述了与乳房部分切除缺损重建相关的理论和技术,并解释了他个人对大多数患者使用背阔肌皮瓣偏好的原因。关于使用背阔肌皮瓣还是横行腹直肌皮瓣最终取决于技术水平。较小的缺损,特别是位于乳房外上侧的缺损,最好用背阔肌皮瓣来修复。较大的畸形,特别是位于乳房内侧的畸形,可能更适合腹直肌肌皮瓣。关于TRAM皮瓣不能应用于乳腺部分切除术的最重要原因之一是它在全乳腺切除术后的缺损修复中具有更大的应用价值。在这个意义上,背阔肌皮瓣可以用来治疗局部缺损,如果复发,可以用TRAM皮瓣重建继发的乳房切除术。在保乳技术未能成功治愈局部疾病的情况下TRAM皮瓣成为外科医生的补救手段。

此外,我鼓励计划重建部分乳房切除缺损的外科医生从美学角度思考。我完全同意Slavin博士的观点,即采用较小的背阔肌瓣并不能像人们认为的那样降低并发症的发生率。

因此,一般来说,取一个较大的皮瓣是合适的,并且重建缺陷应作为一个审美方面,而不是仅当做一个补片修补。

这也可能有助于解决重建出现颜色不匹配的问题。因此,重建乳房的整个下半部、乳房的整个外侧半部、外下象限或外上象限作为象限重建可能比仅重建一个较小的斑块更好。当然,乳头-乳晕复合体是个例外,它可以被重建成一块"补丁",然后通过乳头重建和文身技术将其伪装成乳头和乳晕。

接受过皮瓣重建的患者的钼靶摄影结果是令人放心的。在乳房部分切除术患者中使用植入物可能不是一个好主意,因为几乎肯定会发展为包膜挛缩,干扰术后乳房的钼靶摄影监测。无论如何,自体组织重建已经证明不仅在美容上是有益的,而且该技术也非常适合于术后乳房复查摄影监测。

有一个小小的异议:虽然这些患者在2或3天后拔除乳房引流管可能是合适的,但我对这些患者背部和腹部引流管的经验是,需要将其留至10~14天。过早的拔管可能会导致术后皮下积液的产生。虽然手术后的皮下积液确实可以用一系列的方法来治疗,但在许多情况下,将这些引流管留至10天左右是值得的。

再次祝贺Slavin博士这一精彩的章节和他在乳房部分切除缺损重建方面的开创性工作。

(*S. L. S.*)

参考文献

[1] Veronesi U, Saccozzi R, Del Vecchio M, et al. Comparing radical mastectomy and quadrantectomy, axillary dissection and radiotherapy in patients with small cancers of the breast. *N Engl J Med* 1981; 305:6-11.

[2] Fisher B, Redmond C, Poisson R, et al. Eight-year results of a randomized clinical trial comparing total mastectomy and lumpectomy with or without irradiation in the treatment of breast cancer. *N Engl J Med* 1989;320:822-828.

[3] Sarrazin D, Le MG, Arriagada R, et al. Ten-year results of a randomized trial comparing a conservative treatment to mastectomy in early breast cancer. *Radiother Oncol.* 1989;14:177-184.

[4] Veronesi U. Rationale and indications for limited surgery in breast cancer: current data. *World J Surg* 1987;11:493-498.

[5] Veronesi V, Banfi A, Salvadori B, et al. Breast conservation is the treatment of choice in small breast cancer: long-term results of a randomized trial. *Eur J Cancer* 1990;26:668.

[6] Lichter AS, Lippman ME, Danforth DN Jr, et al. Mastectomy versus breast conserving therapy in the treatment of stage I and stage II carcinoma of the breast: a randomized trial at the National Cancer Institute. *Clin Oncol* 1992;10:976.

[7] Jacobson JA, Danforth DN, Cowan KH, et al. Ten-year results of a comparison of conservation with mastectomy in the treatment of stage I and II breast cancer. *N Engl J Med* 1995;332:107.

[8] Fisher B, Anderson S, Redmond CK, et al. Reanalysis and results after 12 years of follow-up in a randomized clinical trial comparing total mastectomy 12 years of follow-up with lumpectomy with or without irradiation in the treatment of breast cancer. *N Engl J Med* 1995;333:1456.

[9] Larson D, Weinstein M, Goldberg I, et al. Edema of the arm as a function of the extent of axillary surgery in patients with stage I-II carcinoma of the breast treated with primary radiotherapy. *Int J Radiat Oncol Biol Phys* 1986;12:1575.

[10] Dewar JA, Sarrazin D, Benhamou E, et al. Management of the axilla in conservatively treated breast cancer: 592 patients treated at Institut Gustave-Roussy. *Int J Radiat Oncol Biol Phys* 1987;13:475.

[11] Boyages T, Recht A, Connolly JL, et al. Early breast cancers: predictors of breast recurrence for patients treated with conservative surgery and radiation therapy. *Radiother Oncol* 1990;19:29.

[12] National Institutes of Health Consensus Conference. Treatment of early stage breast cancer. *JAMA* 1991;265:391.

[13] Matory WE Jr, Wertheimer M, Fitzgerald TJ, et al. Aesthetic results following partial mastectomy and radiation therapy. *Plast Reconstr Surg* 1990;85:739.

[14] Slavin SA, Love SM, Sadowsky NL. Reconstruction of the radiated partial mastectomy defect with autogenous tissues. *Plast Reconstr Surg* 1992;90:854.

[15] Vicini FA, Eberlain TJ, Connolly TL, et al. The optimal extent of resection for patients with stages I or II breast cancer treated with conservative surgery and radiotherapy. *Ann Surg* 1991;214:200.

[16] Schnitt SJ, Abner A, Gelman R, et al. The relationship between microscopic margin of resection and the risk of local recurrence in patients with breast cancer treated with breast—-conserving surgery and radiation therapy. *Cancer* 1994;74:1746.

[17] Gage I, Nixon A, Schnitt SJ, et al. Pathologic margin involvement and the risk of recurrence in patients treated with breast-conserving therapy. *Int J Radiat Oncol Biol Phys.* 1995;32(suppl 1):210.

[18] Anscher MS, Jones P, Prosnitz LR, et al. Local failure and margin status in early stage breast carcinoma treated with conservation surgery and radiation therapy. *Ann Surg* 1993;22:218.

[19] Spivack B, Khanna MM, Tafra L, et al. Margin status and local recurrence after breast conserving surgery. *Arch Surg* 1994;129:952.

[20] Smitt MC, Nowels KW, Zdeblick MJ, et al. The importance of lumpectomy surgical margin status in long-term results of breast conservation. *Cancer* 1995;76:259.

[21] Beadle GF, Silver B, Botnick L, et al. Cosmetic results following primary radiation therapy for early breast cancer. *Cancer* 1984;54: 2911.

[22] Harris JR, Levene MB, Svensson G, et al. Analysis of cosmetic results following primary radiation therapy for stage I and stage II carcinoma of the breast. *Int J Radiat Oncol Biol Phys* 1979;5:257.

[23] Pezner R, Lipsett J, Vora N, et al. Limited usefulness of observer based cosmesis scales employed to evaluate patients treated conservatively for breast cancer. *Int J Radiat Oncol Biol Phys* 1985;11: 1117.

[24] Van Limbergen E, Van der Schueren E, Van Tangelen K. Cosmetic evaluation of breast conserving treatment for breast cancer. I. Proposal of a scoring system. *Radiother Oncol* 1989;16:159.

[25] Tsoukas L, Fentiman I. Breast compliance: a new method for evaluation of cosmetic outcome after conservative treatment of early breast cancer treatment. *Breast Cancer Res Treat* 1990;15:185.

[26] Olivotto I, Rose M, Silver B, et al. Late cosmetic outcome after conservative surgery and radiotherapy: analysis of causes of cosmetic failure. *Int J Radiat Oncol Biol Phys* 1989;17:747.

[27] Abner A, Recht A, Vicini F, et al. Cosmetic results after conservative surgery, chemotherapy and radiation therapy for early breast cancer. *Int J Radiat Oncol Biol Phys* 1991;21:331.

[28] Markiewicz DA, Schultz DJ, Haas JA, et al. The effects of sequence and types of chemotherapy and radiation therapy on cosmesis and complications after breast conservation therapy. *Int J Radiat Oncol Biol Phys* 1996;35:661.

[29] Parry BR. Radiation recall induced by tamoxifen. *Lancet* 1992;340: 49.

[30] Recht A, Hayes DF, Eberlein TJ, et al. Local-regional recurrence after mastectomy or breast conserving therapy. In: Harris JR, Lippmann ME, Morrow M, et al., eds. *Diseases of the Breast.* Philadelphia, PA: Lippincott-Raven; 1996:657-658.

[31] Berrino P, Campora E, Santi P. Postquadrantectomy breast deformities. Classification and techniques of surgical correction. *Plast Reconstr Surg* 1987;79:567.

[32] Slavin SA. Breast reconstruction after lumpectomy-radiation and quadrantectomy-radiation. *Oper Techn Plast Reconstr Surg* 1994;1: 28.

[33] Fleck RS, McNeese MD, Ellerbrock NA, et al. Consequences of breast irradiation in patients with pre-existing collagen vascular disease. *Int J Radiat Oncol Biol Phys* 1989;17:829.

[34] Pearl RM, Wisnicki J. Breast reconstruction following lumpectomy and irradiation. *Plast Reconstr Surg* 1985;76:83.

[35] Mizgala CL, Hartrampf CR Jr, Bennett GK. Assessment of the abdominal wall post pedicled TRAM flap surgery: five- to seven-year follow-up of 150 consecutive patients. *Plast Reconstr Surg* 1994; 93:1003.

[36] Kroll S, Schusterman MA, Reece GP, et al. Abdominal wall strength, bulging, and hernia after TRAM flap breast reconstruction. *Plast Reconstr Surg* 1995;96:616.

[37] Moore TS, Farrell LD. Latissimus dorsi myocutaneous flap for breast reconstruction: long-term results. *Plast Reconstr Surg* 1992; 89:666.

[38] Bostwick J. Latissimus dorsi flap reconstruction. In: *Plastic and*

Reconstructive Breast Surgery. St. Louis, MO: Quality Medical; 1990.

[39] Slavin SA, Goldwyn RM. The mid- abdominal rectus abdominis myocutaneous flap: review of 236 flaps. *Plast Reconstr Surg* 1988; 81:189.

[40] Elliot LF, Eskinazi L, Beegle PH, et al. Immediate TRAM flap breast reconstruction: 128 consecutive cases. *Plast Reconstr Surg* 1992;92:217.

[41] Schusterman MA, Kroll SS, Weldon ME. Immediate breast reconstruction: why the free TRAM over the conventional TRAM flap? *Plast Reconstr Surg* 1992;90:255.

[42] Stefanik DF, Brereton HD, Lee TC, et al. Fat necrosis following breast irradiation for carcinoma: clinical presentation and diagnosis. *Breast* 1982;8:4.

[43] Boyages J, Bilous M, Barraclough B, et al. Fat necrosis of the breast following lumpectomy and radiation therapy for early breast cancer. *Radiother Oncol* 1988;13:69.

[44] Codner MD, Bostwick J III, Nahai F, et al. TRAM flap vascular delay for high risk breast reconstruction. *Plast Reconstr Surg* 1995; 96:1341.

[45] Eaves FF, Price CI, Bostwick J III. Subcutaneous endoscopic plastic using a retractor mounted endoscopic system. *Perspect Plast Surg* 1993;7:1.

[46] Eaves F, Bostwick J III. Latissimus dorsi harvest for free and pedicled tissue transfer. In: Bostwick J III, Eaves F, Nahai F, eds. *Endoscopic Plastic Surgery*. St. Louis, MO: Quality Medical; 1995:512-523.

[47] Bostwick J, Scheflan M. The latissimus dorsi myocutaneous flap: one-stage breast reconstruction. *Clin Plast Surg* 1980;7:71.

[48] Kroll SS, Baldwin B. A comparison of outcomes using three different methods of breast reconstruction. *Plast Reconstr Surg* 1992;90: 455.

[49] Slavin SA. Chronic seroma formation following latissimus dorsi myocutaneous flap breast reconstruction and postoperative chemotherapy. Manuscript in preparation.

[50] Monticciolo DL, Ross D, Bostwick J III, et al. Autologous breast reconstruction with endoscopic latissimus dorsi musculocutaneous flaps in patients choosing breast-conserving therapy: mammographic appearance. *AJR Am J Roentgenol* 1996;167:385.

[51] Bassett LW, Gold RH, Cove HC. Mammographic spectrum of traumatic fat necrosis: the fallibility of "pathognomonic" signs of carcinoma. *AJR Am J Roentgenol* 1978;130:119.

第16章

Scott L. Spea Ketan M. Patel Pranay M. Parikh

巨乳患者保乳联合乳房缩小整形

Reduction Mammaplasty as Part of Breast Conservation Therapy of the Large-breasted Patient

介绍

随着西方国家乳腺癌发病率的不断上升，乳腺癌的预防和治疗也越来越受到重视。预防的目的是筛选出那些乳腺癌患病风险较高的患者（即有家族史和遗传疾病的患者），期待在一般人群发病的早期阶段，通过自我乳房检查和乳腺钼靶X线检查等筛查方式发现乳腺癌的存在。乳腺癌的外科治疗经历了从根治术到改良根治术再到保乳治疗的发展过程。最近，我们发现联合应用病灶切除术、前哨淋巴结活检术和术后放疗能够达到与乳腺癌改良根治术相似的长期生存率，许多患者越来越倾向更加保守的治疗。保乳治疗（BCT）包括乳房肿瘤切除术和术后乳房放疗，许多Ⅰ、Ⅱ期乳腺癌患者将保乳治疗作为乳房切除术的替代方案。目前，MRI常用于检查特定人群尤其是高危人群的乳腺疾病程度。与乳腺钼靶X线检查相比，MRI在确定乳腺疾病的范围方面更精确。因此，对于有保乳意愿的患者，MRI检查更利于精确地制订手术方案[1,2]。

据报道，大多数接受BCT治疗的患者都能接受保乳术后轻微的乳房畸形和不对称。BCT的禁忌证包括肿瘤/乳房比大、乳房过大、肿瘤位于乳头下和结缔组织疾病。然而，BCT的适应证仍在继续扩大，目前下象限肿瘤、大肿瘤、巨乳和中央区肿瘤都已包括在内。随着接受保乳治疗的患者适应证的扩大，术后畸形的可能性也在增加。较大范围的切除和再次切除虽可减少局部复发的风险，却也带来患者不能接受的术后美观效果。巨乳的妇女既往被认为是保乳治疗的相对禁忌，因为穿透较厚的乳房组织所需的高剂量的放射治疗会增加皮肤损伤和纤维化的风险。因此，较大乳房的放疗后可能会出现收缩、扭曲或变形等情况。有研究已经证实放疗对较大乳房存在有害影响。Brierley等的研究显示，后期放射纤维化在大乳房中有36%的发生率，而在小乳房中只有3.0%[3]。Clough等发现，在A罩杯患者中，100%的患者在保乳手术和放疗后取得了很好的效果，而在D罩杯患者中只有50%的患者效果良好[4]。Ray和Fish发现92%的A/B罩杯患者术后的美观效果很好，而C罩杯患者术后达到良好美观效果的只占64%[5]。一些化疗方案被认为会增加放疗的副作用。在巨乳患者中，我们可能需要额外的手术来处理放疗引起的畸形，包括使用自体皮瓣、植入物或某种形式的乳房整形重建手术。

不幸的是，在美国不知出于何种原因，像乳房缩小成形术这样的创新性保乳方案并没有像在欧洲那样得到广泛接受。作为乳腺癌保乳手术的一部分，乳房缩小成形术的安全性在许多研究中都得到了支持，而这些研究主要是在北美以外的地区进行。在乔治敦大学医院，资深作者（S.L.S.）在最近发表了一篇关于11例接受保乳手术（包括双侧缩乳术）的文章，经过2年的随访研究，10例行双侧乳房缩小成形术的患者无局部复发，仅1例死于远处转移，无严重并发症，轻微并发症8例，其中1例为血清肿，1例为瘢痕疙瘩，1例为放射性烧伤，2例为乳头色素减退，3例为脂肪坏死。当调查患者乳房外观满意度时，平均得分为3.3分（4.0分）[6]。Kronowitz等对比了大多数巨乳（大于D罩杯）患者采用保乳治疗后缩乳和使用局部组织重建（背阔肌或胸腹横行皮瓣）填充乳房部分切除术后的缺损。他们将乳房部分切除后放疗前进行重建的亚组划分为即刻重建组；在乳房部分切除和放疗后重建的亚组划为延迟重建组。他们发现，延迟重建(平均放疗4个月后)术后并发症的发生率会增加至2倍(50∶24)。而大多数并发症与放疗后常见的伤口愈合不良有关[7]。MD安德森癌症中心小组还发现,在36个月的等待期内有7%的乳房局部复发[8]。Newman等研究了28例接受保乳联合乳房缩小成形手术的Ⅰ、Ⅱ期乳腺癌患者,在中位随访23.8个月后未发现局部复发。在接受调查的患者中,有86%的患者对他们的术后美观效果非常满意。这些患者伤口并发症的发生率为7%,其中1例为静脉注射抗生素敏感的蜂窝织炎,1例为切口坏死需要清创。放疗后无主要并发症发生[9]。在Smith等的报道中,保乳手术联合乳房缩小成形术在术后无并发症及局部复发,所有患者均恢复效果良好[10]。

在肿瘤切除时进行乳房缩小成形术的另一个好处是改善了许多巨乳症女性的典型症状。在医学文献中,绝大多数患有巨乳症的妇女在进行乳房缩小后,其症状都得到了改善,这一点在现在的医学中也已经很好地得到证实[11]。那么,在保乳手术和放疗完成后,乳房缩小成形术的替代方案是什么呢?因为放疗导致的皮肤萎缩,弹性降低,实质纤维化,长期水肿,皮瓣和乳房组织的血液供应亦常常受损,局部组织的愈合能力减弱,使得已经接受放疗的乳房再次手术会更加困难。资深作者(S.L.S.)研究发现,虽然最后手术的结果是可以接受的,但放疗后的缩乳美观程度通常比未放疗的乳房美观程度无优势[12]。放疗后的乳房也需要更长的时间才能痊愈,并可能出现长期的水肿和红斑的症状。我们的研究结果表明,无需特定的缩乳技术;无论如何,我们建议避免过多的皮瓣破坏并保留较宽的蒂,以避免如皮瓣和乳头坏死之类的并发症。若考虑放疗后进行乳房缩小成形术,我们建议等待12个月左右或直到急性放疗后反应(皮肤红肿)缓解。

外科手术技术

Ⅰ期或Ⅱ期乳腺癌患者,若乳房大小为D罩杯或更大,可使用保乳联合乳房缩小成形术替代全乳房切除术联合乳房重建。局限于一个象限的多灶性疾病不是此手术的禁忌证。首先,要详细了解目前和过去的病史,包括发现肿瘤的方式和时间、乳腺癌的家族史、结缔组织病史和辅助化疗的可能性。其次,鼓励任何有吸烟史的患者在术前戒烟,患者应在术前被告知手术风险、获益和替代方案后再签署知情同意书。手术计划中缩乳的时机可以根据实际情况进行调整。若患者切缘阴性,缩乳可在肿块切除和腋窝淋巴结清扫手术之后即刻进行。如果不能肯定切缘情况,即使冰冻切片阴性也不用急于手术,延迟到常规病理结果出来后缩乳或许是明智的。Losken团队用一项全面评估方法筛选接受延迟–即时乳房成形术的患者。这一亚组人群主要是那些年轻(40岁左右)的广泛导管原位癌患者。Losken团队提出了一种方法来评估确定阴性切缘后接受缩乳的时机[13]。因为我们应该考虑到过早的缩乳可能会干扰切缘及精准放疗。

理想情况是在任何手术之前,应该在直立位对患者用标准的Wise模式设计或其他模式设计进行标记,例如乳晕或环乳晕垂直设计。这些标志有助于指导肿瘤和整形外科医生,防止不必要或错误的切口对皮瓣或乳头造成损害。此外,还应记录切除肿块的重量,以确定同侧切除的额外的乳房组织量和对侧切除的总量。乳房缩小成形术是用带蒂的乳腺组织填补因受肿块切除术影响所造成的缺损。蒂的选择取决于肿瘤的位置。具体可以是内上象限、外上象限、下蒂或游离乳头移植,其中内上和下蒂是最常用的[14]。然后,缝合关闭乳房切口,对侧乳房对称性地进行相应乳腺组织量的切除及成形术。对侧乳房的蒂可以是不同的。对侧乳房的最终减重应近似于肿块切除标本的重量加上缩乳切除的重量。我们建议对需要放疗的乳房缩乳切除的组织量可以较对侧切除的减少,以适应放疗造成乳房组织额外的收缩。最后,可在一侧或两侧放置引流管,并检查乳头和乳房皮瓣的血运。如果有影响乳头存活的风险,就移去乳头,并将其放置在合适的新的乳头位置——去表皮化皮肤表面。皮瓣使用Monocryl 3-0可吸收缝合线进行真皮层间断缝合，随后进行连续皮下缝合。放疗专家则在伤口愈合4周后开始按计划进行乳房放疗，总剂量4 500～5 000 cGy，每周5天，每次180～200 cGy。在放射治疗过程中，应密切随访患者，以评估切口愈合情况。

结论

乳房缩小成形术作为保乳手术的一部分，可以在切除肿瘤的同时扩大手术切缘、减轻乳房重量利于放疗透射、改善乳房下垂的躯体外观症状、美容效果优于单纯保乳手术以及获得对侧乳房大量的乳腺组织标本等优点，且均在一次手术中完成。作为BCT的一部分，乳房缩小成形术为患者改善了美观效果和全面提高了生活质量，在欧洲已经被接受。

有关特定病例的详细信息，请参见图16.1～图16.4。

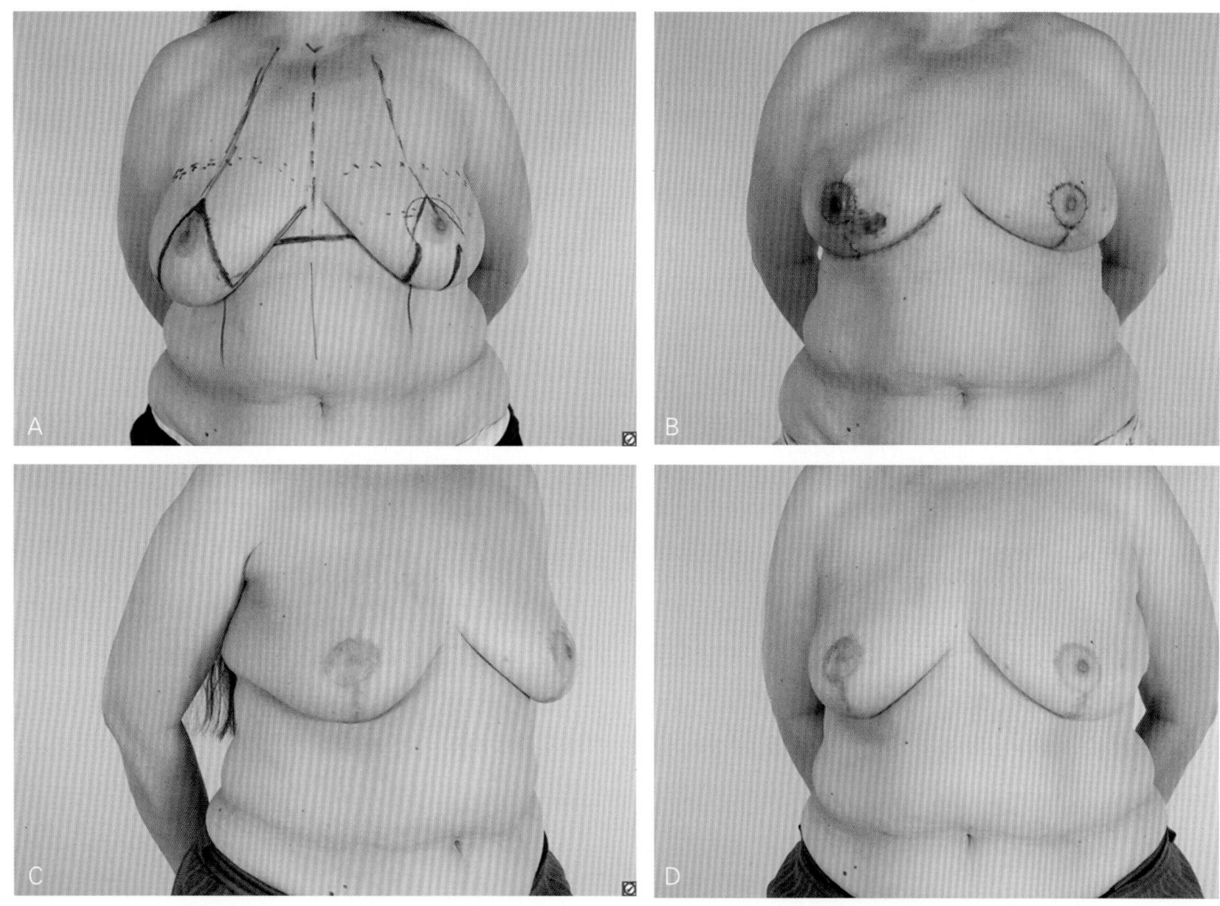

图16.1 患者51岁，女性，右乳导管原位癌，既往曾接受乳晕后肿瘤的切除术。她提出再次切除乳晕后切缘。A. 术前标记。B. 患者接受了双侧乳房内上蒂缩乳成形术。由于切缘位置的关系，采用游离乳头移植。术后2个月接受5 000 cGy照射。C、D. 放疗后3个月，获得了良好的美容效果和对称性。

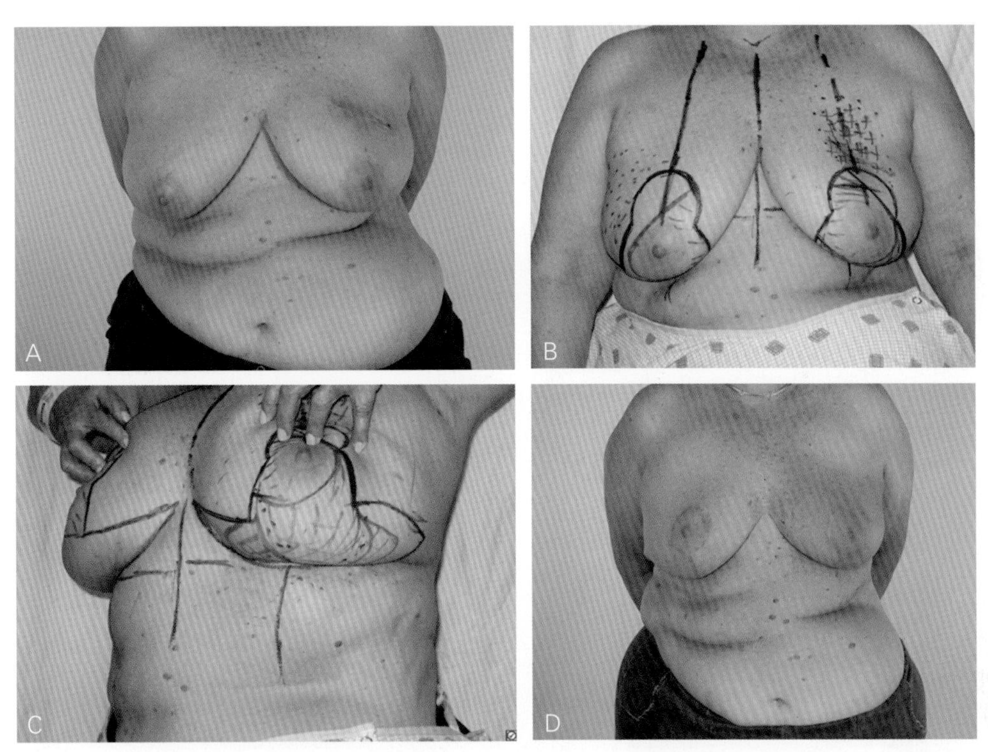

图16.2 A. 61岁，女性，左乳导管原位癌病史，曾在左乳腺上象限做过两次肿块切除术。B. 术前标记。采用双侧内上侧蒂设计。C. 扩大的左乳房内上蒂用于将皮肤腺体筋膜蒂旋转到先前的肿块切除缺损处。术后2.5个月接受放射治疗（5 000 cGy）。D. 放疗后1个月仍保持良好的饱满状态。

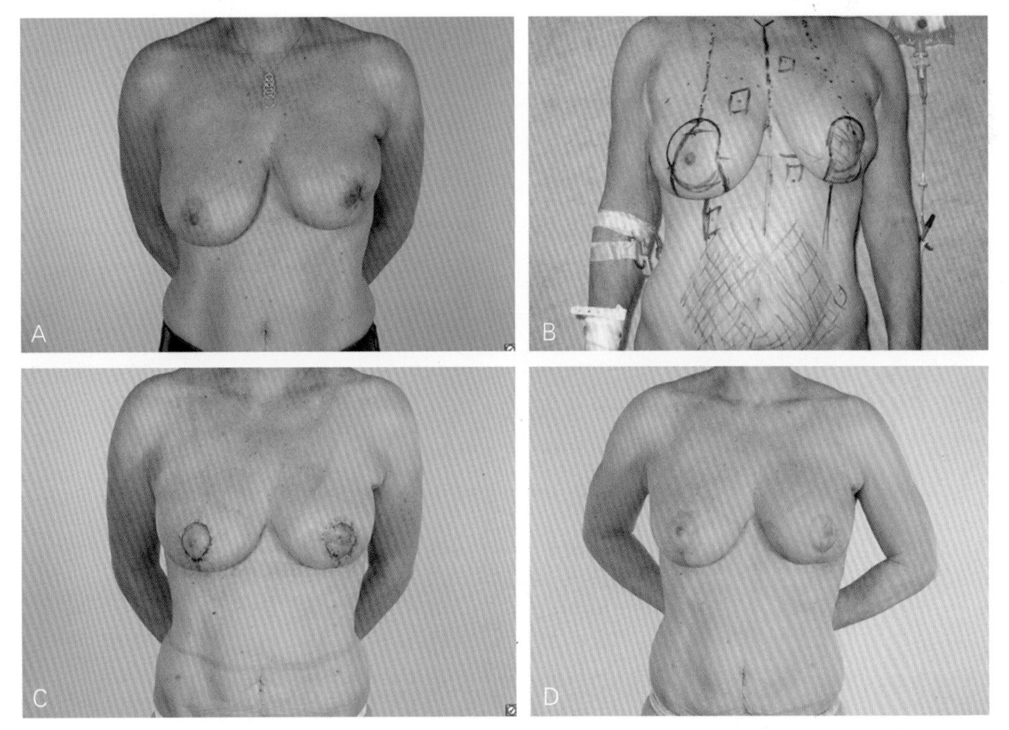

图16.3 56岁，女性，保乳治疗后，计划切除左乳房钙化点及双侧乳房缩小。A. 术前，乳房不对称和畸形被认为是既往保乳治疗的结果。B. 术前标记显示：患者接受了双侧内上蒂缩乳。C. 放疗前患者双乳完美对称。术后2个月接受了放射治疗（4 680 cGy）。D. 放疗后3个月，乳头高度和位置对称，畸形得以矫正。

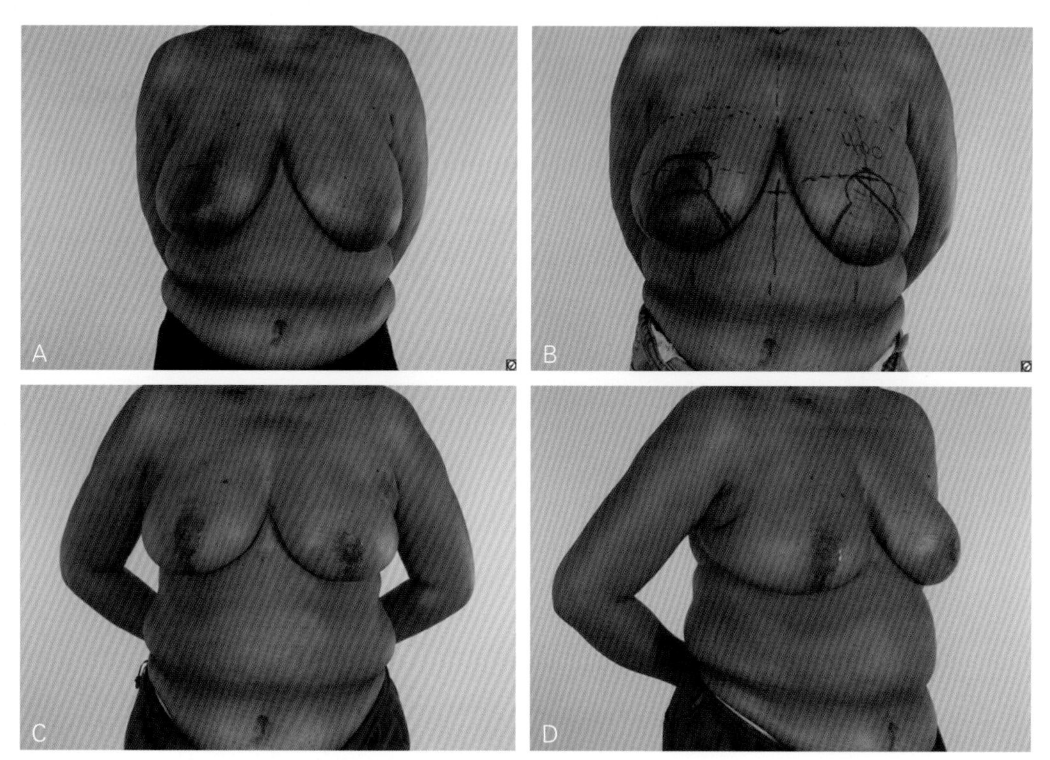

图16.4 A. 一例56岁女性，曾因导管原位癌而接受多次右上极肿块切除术。因此，患者在手术1周后，接受放射治疗前，被确认乳房切缘为阴性，进行分阶段的即刻缩乳术。B. 术前标记。左侧使用上内侧蒂，右侧使用内侧蒂，以避免先前的瘢痕。C、D. 术后1个月的照片。

编者评论

巨乳对肿瘤外科医生和整形外科医生以及放射肿瘤学家来说都是一个特殊的挑战。对于D罩杯或更大乳房的妇女，不进行乳房重建的乳房切除术会导致明显的、令人烦恼的比重失衡；然而，对乳房组织进行过多的放疗会导致本章所述的组织变化。如果要采用缩乳模式，肿瘤大小不再是保乳手术的禁忌证，巨乳女性可以切除较大的肿瘤和更多的组织以获得阴性的切缘。无论术后是否需要化疗还是淋巴结状况都不会影响外科手术的进行，在这类患者中保乳被认为是安全的。

大量组织切除造成乳房的不对称，可以通过缩小对侧乳房来解决。手术强调肿瘤外科医生和整形外科医生之间的团队合作。手术前的沟通和计划是至关重要的，这样整形外科医生才能了解组织切除的范围和位置，并使肿瘤切除手术的医生了解切口模式和血液供应。两者都必须牢记，为了局部控制，可能最终需要进行乳房切除术。手术最关键的问题是术中难以进行切缘评估，所以最好采用整形外科医生计划的切口进行切除。如果对切缘的安全性有任何疑问，手术医生可以在病理学家报告常规病理结果后，再进行对侧乳房的缩乳。在切缘的侧壁上放置钛夹有助于放射肿瘤学家后期的放射治疗，尤其是在需要推量放疗的情况下。而且在随诊期间，尤其是在切除位置或乳房大小/形状发生明显改变的情况下，放置钛夹对放射科医生也很有价值。

(S.C.W.)

参考文献

[1] Boetes C, Mus RD, Holland R, et al. Breast tumors: comparative accuracy of MR imaging relative to mammography and US for demonstrating extent. *Radiology* 1995;197:743.

[2] LaTrenta L, Menell J, Morris E, et al. Breast lesions detected with MR imaging: utility and histopathologic importance of identification with US. *Radiology* 2003;227:856.

[3] Brierley JD, Paterson IC, Lallemand RC, et al. The influence of breast size on late radiation reaction following excision and radiotherapy for early breast cancer. *Clin Oncol* 1991;3:6.

[4] Clough KB, Nos C, Salmon RJ, et al. Conservative treatment of breast cancers by mammaplasty and irradiation: a new approach to lower quadrant tumors. *Plast Reconstr Surg* 1995;96:363.

[5] Ray GR, Fish VJ. Biopsy and definitive radiation in stage I and II adenocarcinoma of the female breast: analysis of cosmesis and the role of electron beam supplementation. *Int J Radiat Oncol Biol Phys* 1983;9:813.

[6] Spear SL, Pelletiere CV, Wolfe AJ, et al. Experience with reduction mammaplasty combined with breast conservation therapy in the treatment of breast cancer. *Plast Reconstr Surg* 2003;111:1102.

[7] Kronowitz SJ, Feledy JA, Hunt KK, et al. Determining the optimal approach to breast reconstruction after partial mastectomy. *Plast Reconstr Surg* 2006;117:1.

[8] Kronowitz SJ, Kuerer HM, Buchholz TA, et al. A management algorithm and practical oncoplastic surgical techniques for repairing partial mastectomy defects. *Plast Reconstr Surg* 2008;122:6.

[9] Newman LA, Kuerer HM, McNeese MD, et al. Reduction mammaplasty improves breast conservation therapy in patients with macromastia. *Am J Surg* 2001;181:215-220.

[10] Smith ML, Evans GR, Gürlek A, et al. Reduction mammaplasty: its role in breast conservation surgery for early-stage breast cancer. *Ann Plast Surg* 1998;41:234-239.

[11] Maxwell Davis G, Ringler SL, Short K, et al. Reduction mammoplasty: long term efficacy, morbidity, and patient satisfaction. *Plast Reconstr Surg* 1996;98:451.

[12] Spear SL, Burke JB, Forman D, et al. Experience with reduction mammaplasty following breast conservation surgery and radiation therapy. *Plast Reconstr Surg* 1998;102:1913-1916.

[13] Losken A, Styblo TM, Carlson GW, et al. Management algorithm and outcome evaluation of partial mastectomy defects treated using reduction or mastopexy techniques. *Ann Plast Surg* 2007;59:235.

[14] Losken A, Elwood ET, Styblo TM, et al. The role of reduction mammaplasty in reconstructing partial mastectomy defects. *Plast Reconstr Surg* 2002;109:968-975; discussion 976-977.

第17章

Elizabeth D. Feldman Wafa Alkhayal

原发性乳腺癌术后随访：保乳治疗与乳房切除术

Follow-up After Surgery for Primary Breast Cancer: Breast-conserving Therapy and Mastectomy

乳腺癌手术后，无论是保乳治疗(BCT)还是乳房切除术后，发现复发或转移以及新的原发性乳腺癌都是一项挑战。复发或转移以及新的病灶可出现在同侧乳房或胸壁、局部淋巴结或出现全身转移。尽管最优策略仍有争议，但一直以来，乳腺癌一期治疗后随访仍主要集中在早期发现。本章将回顾有关BCT和乳房切除术后随访的文献。

乳腺癌初次治疗后的监测

多年来，患者接受乳腺癌一期治疗后，普遍做法是将其纳入监测计划。对参与7个大型Eastern合作肿瘤组(ECOG)试验的患者年复发风险率的分析显示，年复发风险最大的是一期治疗后的第1～2年，最高为13%，随后5年内逐年下降[1]。5年以后，年复发风险缓慢下降，平均每年4.3%左右。大多数局部复发的患者通常在2年内出现全身转移[2,3]。这表明在初次治疗后的头几年，随访应该是最频繁的，然后逐渐减少。

治疗后随访的密切程度已成为许多研究的主题[4-7]。两项随机试验比较了女性患者在接受乳腺癌初次治疗后最低次数的随访监测和更密切的随访监测[4,8](表17.1)。意大利Valutazione Interventi公司(GIVIO)的研究者对1 320例Ⅰ、Ⅱ和Ⅲ期乳腺癌妇女进行了一项多中心随机试验，一部分患者接受了大量的随访，包括临床检查、骨骼扫描、肝脏超声、胸部X线、乳腺钼靶X线检查和实验室检查，而一部分患者接受只包含临床检查和乳腺钼靶X线检查的对照方案[4]。在平均71个月的随访中，两组在检测到出现复发的时间点、生存率或与健康相关的生活质量方面没有差异。另一项随机研究对1 243名接受医生评估和乳腺钼靶X线检查或强化监测的女性患者进行了研究，结果表明，在10年累积死亡率方面没有统计学上的显著差异[8]。对强化随访和标准临床随访的成本效益分析发现，后者的费用约为强化组的1/3，两

表17.1　密切计划与标准计划的随机试验

	密切随访	标准随访
GIVIO试验[4]	• 进行体检：2年内每3个月一次，然后是3年内每6个月一次 • 在每次体检时进行一次血清生化检查 • 每6个月进行一次胸部X线检查 • 每年进行一次骨骼扫描 • 每年进行一次肝脏超声检查 • 每年进行一次乳房X线检查	• 进行体检：2年内每3个月一次，然后是3年内每6个月一次 • 每年进行一次乳房X线检查
Rosselli Del Turco试验[8]	• 进行体检：2年内每3个月一次，然后是3年内每6个月一次 • 每6个月进行一次胸部X线检查 • 每年进行一次骨骼扫描 • 每年进行一次乳房X线检查	• 进行体检：2年内每3个月一次，然后是3年内每6个月一次 • 每年进行一次乳房X线检查

组早期发现的数量上没有差别[9]。

2006年美国临床肿瘤学会针对乳腺癌随访和辅助治疗指南的更新建议改为常规随访中只包括常规病史、体格检查和乳腺钼靶X线摄影术[10]。此外，委员会建议开始3年每3～6个月进行一次检查，第4～5年每6～12个月进行一次检查，然后每年进行一次检查。对于接受过BCT治疗的患者，应在完成放射治疗后至少6个月后进行乳腺钼靶X线片检查，然后每年进行一次。其他各种指导方针也已在国际上发布[10-14]（表17.2）。

另一个问题是谁应该随访这些患者。Grunfeld等对968例早期乳腺癌患者进行了一项研究，随机分为两组，一组在癌症中心接受专科医生的随访，另一组接受初级保健医生的随访。研究表明，与复发相关的严重临床事件在统计学上没有显著差异[15]。同样，一项对296名在医院或普通诊所中接受常规随访的妇女进行的随机对照试验指出，两组在确认复发的时间、焦虑程度或与健康有关的生活质量方面没有差异[7]。瑞典的一项多中心研究调查了护士主导的随访的作用，发现护士或医生随访的患者在患者满意度、焦虑或抑郁、复发或死亡时间方面没有差异[5]。

保乳治疗后的随访

在过去的25年里，乳腺癌的治疗方法发生了巨大的变化。BCT已被广泛接受[16]。虽然BCT后接受全乳腺放疗已被证明是有效的，但选择接受这种治疗的女性患者将面临每年约1%的局部复发率的风险[17,18]。国家外科辅助乳肠项目发现，在BCT和术后放射治疗20年后，复发累积发生率为14%[19]。如果不进行放射治疗，这一比例为39%（图17.1）。

局部复发的监测

最常见的局部复发类型（57%～88%）出现在原发病变部位，可能代表初始肿瘤的不充分或不完全切除[20-24]。第二种类型占局部复发的22%～28%，位于同一象限内，但不直接位于初始肿瘤位置[25]。第三种类型的复发，位于与初始肿瘤不同的象限，占局部复发10%～12%，可能代表一个新的原发病灶[21]。

复发可能是浸润性乳腺癌，也可能是原位癌。对于最初因浸润性乳腺癌接受治疗的女性患者，大约80%的复发伴另外一种浸润性乳腺癌，而其余的则为非浸润性乳腺癌[26]。一种新的非浸润

表17.2 原发性乳腺癌治疗后的推荐监测方案

专业组织	体格检查	乳腺摄影术	实验室研究，包括肿瘤标志物	其他成像（CT、MRI、FDG-PET、骨扫描）
ASCO[10]	每3～6个月3年，然后6～12个月2年，然后超过5年后每年	乳房放疗完成后6个月，然后每年	无	无
NCCN[11]	每4～6个月，持续5年，然后超过5年后每年	乳房放疗完成后6个月，然后每年	无	无
加拿大医学会[12]	至少每12个月	乳房放疗完成后6个月，然后每年	无	无
国家乳腺癌中心（澳大利亚）[13]	每3个月1年，然后每6个月4年，然后超过5年后每年	乳腺放射治疗完成后6～12个月，然后每年	无	无
欧洲肿瘤医学会[14]	每3～6个月3年，然后6～12个月2年，然后超过5年后每年	每1～2年	无	无

注：CT，计算机断层扫描；FDG-PET，氟脱氧葡萄糖正电子发射断层扫描；MRI，磁共振成像。

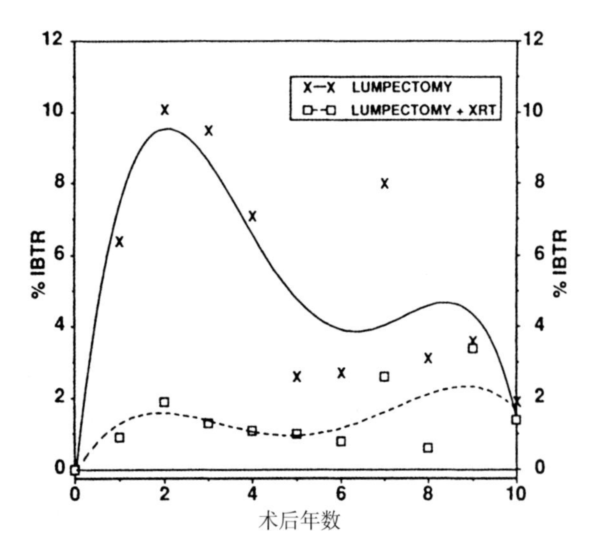

图17.1 在国家外科辅助乳房和肠道计划B-06试验中，对接受(虚线)和未接受(实线)放射治疗的肿块切除术患者进行了同侧乳腺肿瘤复发(IBTR)的年度危险图绘制(转载自Fisher B, Anderson S, Fisher E, et al.Significance of ipsilateral breast tumor recurrence after lumpectomy. *Lancet* 1991;338:327)。

性乳腺癌的出现是复发还是一定代表一种新的原发性癌，这个问题仍然存在争议。首次发病为原位癌的已接受治疗的患者中，59%的患者会复发并伴有浸润性癌[27,28]。BCT术后局部复发浸润性癌多发生在早期：Ⅰ期51%，Ⅱ期34%，Ⅲ期11%，Ⅳ期仅3%(27例)。

大多数复发实际上是由患者自己发现的，他们经常出现在预约随访计划外或预约随访间隔之间[29-33]。最近的一项meta分析(包括5 045例患者)发现，40%的局部复发患者是在常规临床随访或检测中诊断出来的，而其余的患者(约60%)是在预定的临床随访之前出现症状复发的[6]。在本组378例孤立的局部复发中，47%在乳腺癌切除术后确诊，36%在BCT后确诊。Zwaing等指出，只有27%的首次复发是通过随访监测发现的[33]，对参加辅助试验的乳腺癌患者的ECOG数据库的分析也是如此，包括208例可确定的复发患者，其中只有25%患者属于无症状复发[29]。Pivot等的报道结果显示，在术后前36个月中，定期随访检测到平均25.9%的复发，而36个月后仅有16.3%的复发通过随访监测发现[34]。

病史和体格检查，应该包括通过常规的医学特点确定异常症状和(或)体征，以及确定对侧乳腺癌的症状和体征，BCT或乳房切除术后同侧乳房(胸壁)复发情况，局部或全身疾病复发情况[35](表17.3)。对于服用他莫昔芬的妇女，应该回顾一下妇科症状。以前的增厚区域或新的可触及肿块的硬度增加，应提示进一步的诊断程序，包括影像学和(或)活检。然而，大多数提示复发的临床表现也可归因于良性过程，如纤维化和瘢痕形成、脂肪坏死、感染或更多的非特异性炎症过程。

影像学的监测

虽然后续护理的其他方面仍有争议，但专家和证据普遍一致建议乳腺癌治疗后常规进行乳腺钼靶X线检查[36-39]。Grunfeld等通过15项研究的meta分析，只有不到一半的乳腺癌患者(8%～50%)仅通过钼靶摄影发现同侧复发[40]，其余的则通过体检或体检与乳腺钼靶X线检查相结合的方式检查出来。虽然许多研究报告称，检测同侧局

表17.3 原发性乳腺癌治疗后提示复发的体征和症状

	病史	体格检查
局部复发		• 同侧乳房肿块 • 乳腺切除术后皮瓣内肿块(胸壁) • 淋巴结病：腋窝、锁骨上或锁骨下、颈部
全身复发	• 持续或进行性骨痛 • 右上象限不适/疼痛/肿胀 • 呼吸急促，胸膜性胸痛 • 头痛、视力改变、局部神经症状	• 局灶性骨压痛 • 肝肿大 • 与胸腔积液相一致的体征(例如，叩诊时的浊音) • 局灶性神经学表现

部乳癌复发的方法并不影响总生存或无病生存率，但有一种观点认为，钼靶检查优于其他形式的检查手段，如仅借助体格检查[38,41]。事实上，单纯通过乳腺钼靶X线的检出率为34%～35%，本身就说明乳腺钼靶X线摄影应该成为乳腺癌治疗后监测的一个不可或缺的组成部分[42,43]。

乳腺癌治疗后首次行乳腺钼靶X线的最佳时机尚不确定。Lin等在一项对408例患者的回顾性研究中解决了这一问题，这些患者在12个月前进行了术后乳腺钼靶X线检查，发现只有2例非浸润性复发（每100例乳腺钼靶X线检查中仅有0.49例复发）[44]。他们还假设，最初的短间隔乳腺X线片的财政负担将直接增加大约700万美元的医疗费用，而在提高癌症检出率方面没有明显的好处。

一些研究表明，治疗后的乳腺钼靶X线检查可作为后续乳腺钼靶X线检查的新基线[45,46]。BCT的手术和放射治疗会引起乳腺X线表现的改变，这可能会降低其敏感性[45]。这些变化包括结构扭曲、密度增加、皮肤增厚和微钙化灶（图17.2）。

经过治疗后的乳房，其乳腺钼靶X线上显示的微钙化灶对放射科医生的诊断，可能会造成难度，并且可能无法与局部复发区分开来。Gunhan-Bilgen和Oktay对保乳治疗后的乳房的钼靶X线表现进行了回顾性分析，发现68例患者出现新的微钙化的最初时间为6～90个月，平均为32个月，中位数为24个月[46]。作者的报告指出，93%的新出现的微钙化位于原发肿瘤的同一象限，其中6%为复发。

Stomper等报道，43%的乳腺钼靶检出的复发表现为微钙化，这说明微钙化灶可能是乳腺癌复发的最重要的标志之一[42]。同样，Pinsky等通过回顾性分析乳腺导管原位癌经BCT治疗后复发的钼靶X线表现得出，75%的复发表现为微钙化，其中仅18%表现为肿块[37]。几项研究得出的结论是，在乳腺钼靶X线片上发现有可疑微钙化的患者中，良性疾病的发生率从42%～85%不等[42,47,48]。

微钙化的形态可以提供一些关于其性质的见解。放射科医生根据钼靶X线上乳腺的形态和分布特征对治疗后乳房的微钙化进行评估，如同他们在术前阶段所做的那样。粗、细、营养不良和

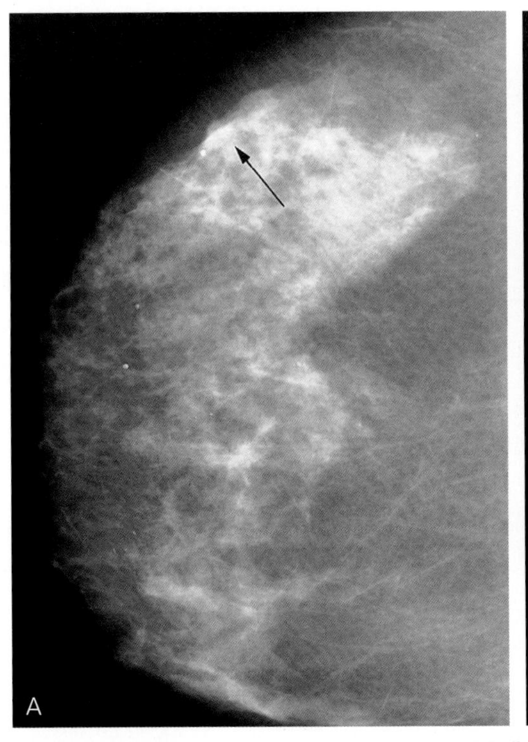

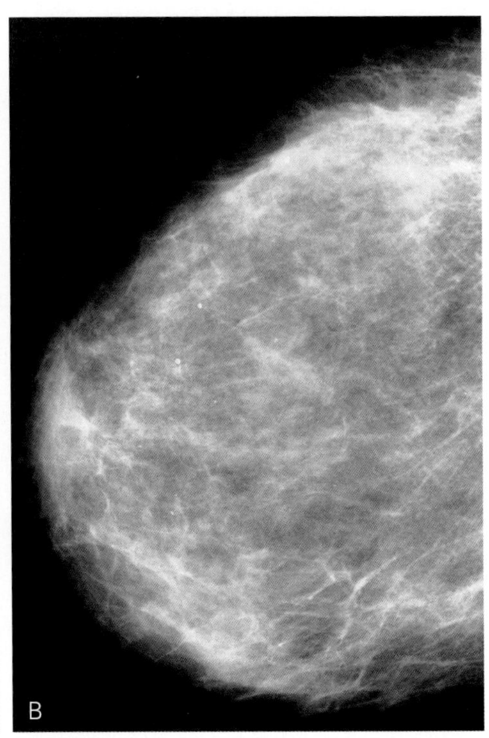

图17.2 通过保乳治疗增加密度。A. 左颅尾位乳腺钼靶摄影，在治疗外乳小刺状癌（箭头）术前。B. 手术和放疗后，由于水肿和皮肤增厚，总的放射密度增加。

(或)间断钙化可能是治疗的结果。另一方面,不规则、线状或分支状多形性钙化可能意味着复发[46]。Dershaw等的研究回顾了与肿瘤复发相关的钙化类型:大于10个钙化灶占77%;线形钙化占68%;多形性钙化占77%;簇状钙化占73%;节段性钙化占18%[49]。

美国临床肿瘤学会(ASCO)2006年关于乳腺癌随访的指南、国家综合癌症网络(NCCN)和加拿大卫生局的加拿大乳腺癌倡议都建议每年进行乳腺钼靶X线检查和临床检查,以此作为乳腺癌随访的基础[10-12](表17.2)。ASCO和NCCN均建议治疗后第一次乳腺钼靶X线片不应早于放射治疗后6个月,每6～12个月进行一次乳腺钼靶X线片,以监测异常[10,11]。一旦检查结果稳定下来,建议每年复查一次乳腺钼靶X线检查。

在接受BCT治疗的患者中,使用乳腺MRI筛查同侧局部复发仍然是有争议的。Gorechlad等通过对使用乳腺MRI作为筛查工具检测BCT术后复发进行了回顾性分析[50]。他们发现,476例肿瘤切除的患者,平均随访5.4年,只有1.7%的患者发生同侧乳房复发,平均肿瘤直径1.6 cm,对侧病变发生率为2.3%,肿瘤平均直径为1.5 cm。他们的结论是,除了乳腺钼靶X线检查和体格检查之外,每年使用MRI作为一种筛查措施不会具有成本效益。

目前,ASCO指南建议,在监测中采取MRI的手段,应该根据个人的临床情况来决定[10]。对侧复发风险很高的女性,如接受过乳腺癌手术的*BRCA1/2*基因突变携带者,10年内患对侧乳腺癌的风险为27%,因此可以从MRI筛查中获益。另一组可能接受MRI筛查的患者是那些过去没有通过体检或乳房X线检查可靠地发现肿瘤的患者。这一组可能包括最初影像学未检出的隐匿性乳腺癌的患者、乳腺组织非常致密的患者和浸润性小叶癌的患者,尽管在文献中没有证据支持这种做法。

发生局部复发后的处理

5%～12%的局部复发患者在诊断时发现有不可手术的疾病[20,51,52]。因此,在手术介入治疗局部复发之前,包括计算机轴位断层扫描和骨扫描在内的远处转移检查是合理的。BCT术后局部复发的推荐治疗方法大部分常常是挽救性乳房切除术[2,21,28]。它在控制局部疾病方面是比较成功的,第二次局部复发的发生率从4%～37%不等[51-53]。挽救性乳房切除术失败的中位时间为18个月(51例)。由于先前受过放射的乳房已损伤皮肤,因此使用自体组织瓣进行重建优于组织扩张和随后的植入物植入[21]。

在BCT术后局部复发的情况下,一些患者拒绝接受挽救性乳房切除术,要求再次保留乳房。由于大多数接受BCT的患者都接受过放射治疗,因此不可能再进行保乳治疗。关于局部复发后不接受放疗或化疗而使用第二次BCT的数据有限[28,52,54]。这个数据很小,结果不能外推到一般人群。然而,对于没有接受过乳房放疗的患者、组织学特征良好、手术切除范围广的原位疾病患者或临床试验背景下的患者,可能进行再次BCT[25]。

局部复发的预后

局部复发后的预后取决于多种因素,包括组织学类型、无病时间间隔、复发的检测方法、复发病灶的大小、复发的部位、初次诊断和局部复发时腋窝淋巴结的状态[25]。多个系列研究报告,再次复发的非浸润性癌行乳房切除术的患者,在长达5年的随访中,显示无局部复发或远处转移[22,28,54]。

BCT术后局部复发患者5年总生存率为76%～92%[21,22,28,54]。复发的时间似乎对总生存至关重要,那些发生在晚些时候的预后更好。一些研究表明,两年内复发的患者的3年和5年总生存率分别为64%和48%[20,55]。这些研究同样证明,5年后复发的患者总生存率为75%～84%。在4年内出现局部复发的患者中,有50%发展为远处转移,而在4年后出现的患者中,这一比例仅为17%[56]。

从最初诊断到复发的时间间隔越长,复发就越有可能发生在乳腺外的远处部位[20,21,57]。在BCT后的复发灶在原发肿瘤附近的患者,平均复发时间为33个月，而复发灶出现的乳腺外区域的患者，平均复发时间为75个月[24]。

通过乳腺钼靶X线检测到的复发病灶比通过体格检查发现的复发病灶结局要更好。Solin等证明，通过乳腺钼靶X线检查发现复发的患者4年总体生存率为100%，而通过体格检查发现的患者为80%[28]。Huston和Simmons提出，这可能是检测时复发肿瘤大小的反应[25]。局部复发的大小是影响预后的主要因素：较大的复发与较差的预后有关[20,58-61]。局部复发病灶直径2 cm的患者无病生存率为80%，总生存率为90%[3]。

虽然局部复发的具体位置不影响预后[54]，但是，那些在乳房内扩散的、累及皮肤的或以腋窝复发为表现的预后较差。与不累及皮肤的局部复发相比，累及皮肤的局部失败率从14%增加到50%[62]。此外，皮肤受累使远处转移的发生率从14%增加到44%[23]。累及皮肤的局部复发意味着在确诊后5～10年间的总生存率为13%～18%[23,62]。虽然腋窝复发相对不常见，仅占局部复发的2%，但有腋窝复发的患者有50%出现远处转移[63]。腋窝淋巴结的状态影响着在最初的BCT和挽救性手术时发生远处转移的可能性[3,55]。

预后

早期发现同侧乳腺肿瘤复发（IBTR）能够带来生存获益的假设还未得到证实。在Fisher等的多因素分析中发现，IBTR发生远处转移的相对风险为3.41[64]。然而，作者认为IBTR是远处转移的标志，而不是后者的病因。同样，Kemperman等在一项对1 026名接受BCT和放射治疗的患者进行的研究报告中指出，局部复发使出现转移和死亡危险性增加至约8.8倍，但他们也暗示了这种关系不是因果关系[65]。事实上，BCT术后局部复发通常与远处转移无关[20,66]。

乳房切除术后随访

关于乳腺癌术后局部复发的机制有许多假说。第一个理论是由于乳腺切除后必不可少的会残留一定比例的乳腺组织。结果表明，保留皮肤的乳腺癌术后，59.5%的皮瓣会存在残余乳腺组织，而末梢导管小叶单位的存在与厚度约为5 mm的皮瓣有关[67]。其他关于乳腺癌术后局部复发的病因假设包括：伤口的肿瘤种植，针刺活检后肿瘤细胞在针道种植，或肿瘤栓子通过切断的淋巴管逆行[68-70]。但是没有临床证据支持这些假说。

据报道，乳腺癌乳房切除术后局部复发率为5%～40%[71-74]。这一定程度上可能是由于外科技术和腋窝手术范围的不同所致的。Buchanan等通过对1 057名浸润性癌行乳房切除术后的患者进行了为期4年的随访研究，发现8.8%的乳腺癌患者局部复发，其中3.2%的患者同时出现远处转移病灶[75]。所有患者复发的中位时间为2.2年（范围为0.4～8.9年）。可能增加乳腺癌行乳房切除术后复发的风险的因素有：腋窝淋巴结的病理状态、原发肿瘤的大小、组织学分级、皮肤或肌肉浸润、激素受体状态以及Her-2扩增状态。

一项旨在阐明保留皮肤的乳房切除和即时重建术后局部复发模式的研究发现，82%的局部复发发生在与原发肿瘤相同的象限[76]。事实上，复发的类型可能对预后非常重要。Langstein等证实了胸壁复发患者的总生存率与皮下复发患者的总生存率存在差异[77]。他们发现皮肤和皮下复发的总生存率为61%，而胸壁复发的总生存率为45%。研究还发现，后者更有可能发生远处转移（分别为39%和9%）。

重建

乳腺癌术后重建及其对局部复发的影响仍是争论的焦点。几项研究表明，乳腺癌乳房切除术后即刻重建是一种在肿瘤学上可行的手术方式[78-81]。McCarthy等研究了618例接受乳腺切除术的乳腺浸润性癌患者，其中309例患者接受了即刻假体重建（81例）。中位随访5.7年，非重建组局部复发的发生率为8.1%，而重建组为6.8%。同样，在检测到局部复发的中位时间或肿瘤复发灶平均大小方面，也没有统计学上的显著差异。

另一个备受争议的问题是乳房切除术后重建的类型和时间。据报道，乳房重建术后局部复发的发生率为2%～7.5%[77,80,82]，无论是假体还是自体组织。Murphy等发表的最大的系列研究之一，回顾了接受乳房重建和不进行重建的原发性乳腺癌患者的肿瘤学结果：其中158例患者选择即刻重建，182例患者选择二期重建，1 262例患者未重建[70]，研究发现重建和未重建患者的局部复发率均低于1%。

检测和监测

乳腺癌乳房切除术后重建与不重建患者的监测方法仍然是一个有争议的话题，没有明确的指南。目前，监测的标准是定期进行病史采集和体格检查，并根据异常体征和症状进行有针对性的影像学检查。一项通过对618例接受乳房切除加重建和不重建的患者的研究表明，重建患者中95%的局部复发最初是通过体检发现的[81]。

局部复发可发生在乳房切除术后保留的皮瓣或胸壁。大多数局部复发表现为可触及的结节、皮肤局部改变、重建乳房疼痛或局部压痛，或自体组织瓣区域变得不规则[83-85]。Slavin等发现肌皮瓣的局部复发最常见的表现是红斑性皮疹伴不规则鹅卵石样外观[86]。

自体组织重建乳房后，使用乳腺钼靶X线作为常规监测手段仍有争议。可以观察到的异常表现包括脂肪坏死、脂肪囊肿、钙化、淋巴结和表皮样囊肿，以及乳腺癌的复发[87]。Barnsley等在此基础上对解决原发性乳腺癌治疗后乳房再造的女性患者的常规用乳腺钼靶X线监测问题的研究进行了系统的回顾，并得出结论，缺乏证据证明对这些患者进行乳腺钼靶X线监测是合理的[88]。虽然不提倡乳腺钼靶X线作为监测手段，但其他作者认为，这可能有助于评估那些有存在可疑复发异常体征的自体组织重建的女性患者[89,90]。乳房重建术后使用乳腺钼靶监测的支持者认为，它可以在出现体征前发现那些临床不可触及的癌症[91,92]。

管理

一旦发现局部复发，应充分评估局部和远处病灶的程度，以便指导进一步治疗。目前，乳腺切除术后局部复发尚无标准治疗方法。应该有一个多学科的团队，包括乳腺外科医生、整形外科医生、医学肿瘤学家和放射肿瘤学家，来处理复发病例。已有研究表明，对无远处转移证据的局部复发患者，采用积极的多学科治疗方法可以使他们达到无病生存[75]。治疗方法可选择：①手术切除以达到切缘阴性（包括或不包括移除植入物或组织瓣）；②化疗；③放射治疗；④内分泌治疗；⑤以上方式的联合治疗[93]。

手术的选择取决于多种因素，包括复发的位置和次数以及可行的治疗方案。皮肤和皮下皮瓣的复发可以用切除的方法来治疗，在切缘阴性的情况下一期缝合皮肤，而对于切除后所形成的更大面积的皮肤缺损，可以采用局部皮瓣修复[93]。虽然一些研究表明局部复发的治疗并不需要常规地切除整个自体组织瓣或取出植入物[70,81]，但是如果局部复发是在自体组织瓣内，多灶性或切除局部后可能导致明显的不对称和美学畸形，则可考虑切除整个组织瓣[81]。

自体组织瓣患者胸壁复发可采用局部切除至切缘干净：可将皮瓣切取并从胸壁分离，以便于切除胸壁复发病灶，然后可使用皮瓣来修复缺损。在这种情况下，虽然美学结果可能会大打折扣，但必须强调的是，手术的目的是切除复发，并使伤口尽量快速闭合，以免耽误后续治疗[77]。然而，仅手术切除可见的单发的局部复发病灶后，60%～75%的患者会出现更多的局部复发灶[94-97]。

如果可能的话，局部切除加胸壁放疗是对于那些先前没有接受过胸壁放疗的患者最常用的治疗方法。放疗区域通常集中在整个胸壁和区域淋巴结，以防止手术切缘再次复发。大多数接受放射治疗的患者肿瘤完全消退，局部复发得到永久控制。局部复发接受放疗后疗效最好的是单发胸壁结节患者、乳房切除术后无病时间长的患者和初次治疗时局部淋巴结呈阴性的患者。

预后

乳腺癌术后局部复发可能预示着远处转移的发生。Medina-Franco 等证明，75%保留皮肤的乳房切除术后局部复发的患者，后来最终出现远处病灶，并在复发后平均21个月内死于远处转移病灶的相关性疾病[98]。同样，另一项研究显示67%局部复发的患者在局部区域出现复发后发生了远处转移（77%）。相反，Carlson 等发现，80%的保留皮肤的乳房切除术和即刻重建后的Ⅰ期患者，局部复发经过治疗后，没有出现远处转移病灶，其平均随访时间为78个月，而Ⅱ期患者只有11.8%[99]。

乳腺癌初次治疗后随访对患者情绪的影响

关于随访对癌症幸存者生活质量的影响的数据很少[100]。在原发性乳腺癌的治疗完成后，持续的随访可能有助于给患者提供心理支持和安慰。一些患者面临的最大的问题不仅是对复发的恐惧，还有潜在的担心会被医生遗忘，从而不能及早发现和治疗她们的复发[101]。患者可能会在反复检查中找到极大的安慰，并按时复查，甚至比医生建议的还要多。GIVIO 的研究指出，70%的受访患者说，即使他们没有症状，他们也希望得到医生的诊治并进行检查。

另一方面，一些女性患者认为这些随访是焦虑的根源[102]。Montgomery 等调查了随访频率和患者期望的问题，发现16%的患者说更多的定期复查会增加他们的焦虑[103]。65%的女性认为更多的定期复查会让她们更放心，而19%的女性则保持中立。

人们希望更频繁地去医院看病的动机也是个问题。Montgomery 等在对79名妇女[103]的研究中探讨了这一问题。他们注意到，58%的患者认为他们定期就诊的主要原因是为了及早发现癌症，68%的患者认为发现复发是常规就诊的主要目的。相反，有30%的受访者认为，提供安慰是定期就诊的主要目标之一。因此，患者对随访的目的和频率有许多不同的期望。

对侧的或新出现的病灶

对侧原发病例的发生率约为每年0.8%[102]。一项对1 857名Ⅰ、Ⅱ和Ⅲ期可手术乳腺癌患者，中位随访时间为12年的研究表明了发现二次癌的重要性。共发生了119例二次癌，分析表明，第二次癌的诊断对患者的总生存具有非常重要的意义，其风险比为6.3[104]。然而，第二次癌症在统计上并没有显示出对乳腺癌的特定生存率有显著的影响。新的对侧原发性乳腺癌的筛查应包括每月进行自我乳房检查、每年临床乳房体查和每年乳腺钼靶X线检查。

全身转移的病灶

有证据表明，加强对无症状患者的筛查将发现一些无症状期的复发，并使无症状患者的生存期比有症状的患者更长[8,33]。然而，这种改善很可能是发现时间提前，而不是更早治疗转移病灶的有利条件。对比密集监测随访和常规随访的两项随机试验显示，尽管密集监测随访组全身转移后，能够得到相对较早的治疗，但总体生存率相同[4,8]。

监测

目前来自各种组织的指南建议对全身转移进行定期监测，内容包括病史、体格检查和乳腺钼靶X线检查，所有进一步的影像学和实验室检查仅用于评估出现了特定的体征和症状的患者[11,39,104]。其他影像学成像检查包括，但不局限于这些检查：核医学骨扫描、氟-脱氧葡萄糖正电子发射断层扫描（FDG-PET）、MRI和CT扫描等。实验室检查包括全血计数、血液化学分析（包括肝功能测试）和肿瘤标记物检测等。

对无症状的T1和T2乳腺癌患者进行常规骨扫描已被证实不符合成本效益。在一项对316名临床上患有T1或T2乳腺癌的女性患者进行的研究中发现，只有2%的妇女有骨转移[105]。7例骨转移患者中有6例已出现远处转移病灶相关的临床症状，仅1例在诊断时无症状。各种良性疾病的假阳性率也相对较高,包括创伤、退行性关节疾病和骨坏死。Wickerham等在进一步的研究中发现,231例有一个新的骨扫描异常病灶的患者中有11%证实有远处转移,70例有两个新的骨扫描异常病灶的患者中有24%证实有远处转移[106]。因此可能需要进行额外的影像学检查(包括MRI和X线片)或活检,来证实骨扫描上的异常病灶是否是转移性乳腺癌。这会给患者增加大量的治疗费用和(或)心理焦虑。

已有许多研究探讨了FDG-PET在检测乳腺癌复发和转移疾病中的应用[107-110]。Isasi等对使用FDG-PET评价乳腺癌复发和转移进行了meta分析,共回顾了808例患者,共1 013处病灶[111]。他们得出的结论是,FDG-PET对乳腺癌复发具有较高的诊断准确性。然而,ASCO在2006年更新的乳腺癌随访和管理指南中并不推荐将FDG-PET作为无症状患者的常规乳腺癌监测方式[10]。他们指出,目前还没有前瞻性随机试验数据来证明其对生存率、生活质量或成本效益的影响。

肿瘤标志物如CA 15-3和CA 27.29可检测外周血循环中的MUC-1,估计75%~90%的转移性疾病患者的MUC-1水平将升高[112]。ASCO 2007乳腺癌管理指南不支持在乳腺癌筛查、诊断或分期中使用肿瘤标志物[112]。该声明特别指出,"由于证据有限,且没有已完成或目前进行的前瞻性随机试验证明,使用这些肿瘤标记物检测和治疗早期转移性疾病会明显影响最终治疗的结果(改善无病或总体生存、更好的生活质量、更低的毒性或更优的成本效益)"[10,104]。Chan等证明CA27.29的增加可以预测复发,平均比利用其他症状或试验提前5.3个月[113]。然而,治疗的选择保持不变。数据表明,癌胚抗原与MUC-1水平的联合监测,只在已知有转移性病灶患者中使用,并且与临床和钼靶X线检查一起才具有应用价值。

ASCO 2007年更新的对乳腺癌肿瘤标志物使用建议还指出,没有足够的证据支持在临床实践中常规使用DNA流式细胞术、p53、组织蛋白酶D、Ki67、cyclinD、cyclinE、蛋白质组学、某些其他多参数检测,以及骨转移和循环肿瘤细胞的检测[112]。

检查

乳腺癌的转移可见于多种器官[114, 115](表17.3)。局部复发后,最常见的复发部位是骨、肺和肝[116-118]。Pivot等指出骨骼是第一个全身复发需要注意的最常见部位。在他们的研究中,有1 125例乳腺癌患者接受了为期7年的研究[34]。在426例骨转移患者中,有症状者占94.8%,其中骨折8例。其次是肺和胸膜转移占18.5%(有症状的占63%),淋巴结转移占14%,胸壁占13.3%,肝脏占6.6%。大约75%的胸壁转移是由患者自己发现的,51.4%的肝转移瘤有提示性症状,如肝痛、腹水、黄疸等。潜在转移性病灶的体征和症状应成为所有检查的主要重点。

原发性乳腺癌治疗后随访的建议

根据文献中现有的证据,推荐的方法遵循美国临床肿瘤学会(American Society of Clinical Oncology)的现行指南,如前所述[10](表17.2)。手术后的最初阶段,随访会更频繁,直到围手术期问题完全解决。病史应强调自我乳房检查的任何变化或新的症状。临床检查应集中于治疗后的乳房或胸壁、乳腺切除部位的皮瓣、对侧乳房和腋窝淋巴。视诊应注意患侧手臂是否有水肿或活动受限。如果患者接受了辅助化疗,以致1年内未对健侧的乳房进行影像学检查,则应对患者进行双侧乳腺钼靶X线检查。在首次检查后,乳腺钼靶X线应该每年重复一次。

结论

原发性乳腺癌BCT治疗后的随访应遵循目前多个肿瘤协会推荐的指导方针。对于接受乳腺切除术的患者,病史和体格检查的时间表是相同的,但乳腺成像应仅限于非手术的乳房。现有数据不支持对复发或全身转移进行强化监测,也不支持使用专门的影像学或实验室检查来监测无症状患者的疾病。在局部复发的情况下,应评估患者是否存在全身性转移病灶,如果他们没有全身转移的证据，则应进行局部治疗，如切除或放射治疗，以减少发病率和(或)使局部复发得到缓解或消失。应在个体化的基础上增加额外的全身辅助治疗。

编者评论

乳腺癌确诊后会发生什么？对患者来说，这个问题引起了强烈的焦虑。人们担心复发，并期望密切监测会产生某种保护作用。Feldman博士和Alkhayal博士根据现有数据对当前的建议进行了极好的汇编。在治疗结束后的头1～2年内，每一位专家都定期看望患者。这些数据是令人信服的，初级保健提供者甚至专职卫生保健人员也可以高效地进行长期随访。然而，患者对其主治医生有一种情感上的依恋，大多数患者都能从持续的定期随访中得到安慰。定期复查的另一个好处是，他们提供了一个机会来回顾研究和评估患者的情绪状态，并提醒患者保持她的定期复查日程。为了控制卫生保健费用，可以想象，在以后，非专业人员将提供大部分随访护理。

让一个知道早期发现原发肿瘤重要性的患者来相信早期发现转移性病灶并没有被证实能延长生存期，是件很困难的事。有一种假设认为，如果能及早发现转移性疾病，那么患者的寿命就会延长，而事实上，早期发现转移性疾病可能剥夺了患者的幸福期。许多患者被要求提取标记物，进行扫描和MRI。当大多数并不相当于复发的时候，患者的焦虑以及检查所产生费用，已证实会对其生活产生影响。

一个有争议的主要领域是治疗后影像监测的问题，因为少有数据直接推荐。保乳手术后，患侧乳房的乳腺钼靶X线检查对于诊断复发很有价值，正如本章所述，乳腺钼靶检查通常在手术后的头2～3年，这点是非常明确的。而定期进行MRI和对自体组织重建的乳房进行常规的乳腺钼靶X线检查是否有益和划算，这点尚不十分明确。

重要的是让患者意识到治疗后将进行何种类型的监测，调整她对治疗后监测能做什么和不能做什么的预期，并解决每个患者对乳腺癌复发担忧所产生的焦虑。

(*S.C.W.*)

参考文献

[1] Saphner T, Tormey DC, Gray R. Annual hazard rates of recurrence for breast cancer after primary therapy. *J Clin Oncol* 1996;14(10):2738-2746.

[2] Kennedy MJ, Abeloff MD. Management of locally recurrent breast cancer. *Cancer* 1993;71(7000):2395-2409.

[3] Cajucom CC, Tsangaris TN, Nemoto T, et al. Results of salvage mastectomy for local recurrence after breast-conserving surgery without radiation therapy. *Cancer* 1993;71(5):1774-1779.

[4] Impact of follow-up testing on survival and health-related quality of life in breast cancer patients. A multicenter randomized controlled trial. The GIVIO Investigators. *Jama* 1994;271(20):1587-1592.

[5] Koinberg IL, Fridlund B, Engholm GB, et al. Nurse-led follow-up on demand or by a physician after breast cancer surgery: a randomised study. *Eur J Oncol Nurs* 2004;8(2):109- 17; discussion 118-120.

[6] de Bock GH, Bonnema J, van der Hage J, et al. Effectiveness of routine visits and routine tests in detecting isolated locoregional recurrences after treatment for early-stage invasive breast cancer: a meta-analysis and systematic review. *J Clin Oncol* 2004;22(19):4010-4018.

[7] Grunfeld E, Mant D, Yudkin P, et al. Routine follow up of breast cancer in primary care: randomised trial. *Bmj* 1996;313(7058):665-669.

[8] Rosselli Del Turco M, Palli D, Cariddi A, et al. Intensive diagnostic follow-up after treatment of primary breast cancer. A randomized trial. National Research Council Project on Breast Cancer follow-up. *Jama* 1994;271(20):1593-1597.

[9] Oltra A, Santaballa A, Munarriz B, et al. Cost-benefiit analysis of a follow-up program i patients with breast cancer: a randomized prospective study. *Breast J* 2007;13(6):571-574.

[10] Khatcheressian JL, Wolff AC, Smith TJ, et al. American Society of Clinical Oncology 2006 update of the breast cancer follow-up and management guidelines in the adjuvant setting. *J Clin Oncol* 2006;24(31):5091-5097.

[11] Carlson RW, Anderson BO, Bensinger W, et al. NCCN Practice

Guidelines for Breast Cancer. *Oncology (Williston Park)* 2000;14 (11A):33-49.

[12] Hugi M. OI, Lees A., et al. Follow-up after treatment of breast cancer. *Canadian Medical Association Journal* 1998;158(suppl 3): S70.

[13] Australia NBCC. Guidelines for the Management of Early Breast Cancer Follow-up: National Breast Cancer Center.

[14] ESMO Minimum Clinical Recommendations for diagnosis, adjuvant treatment and follow-up of primary breast cancer. *Ann Oncol* 2001;12(8):1047-1048.

[15] Grunfeld E, Levine MN, Julian JA, et al. Randomized trial of long-term follow-up for early-stage breast cancer: a comparison of family physician versus specialist care. *J Clin Oncol* 2006;24 (6):848-855.

[16] te Boekhorst DS, Peer NG, van der Sluis RF, et al. Periodic follow-up after breast cancer and the effect on survival. *Eur J Surg* 2001;167(7):490-496.

[17] The Steering Committee on Clinical Practice Guidelines for the Care and Treatment of Breast Cancer. *Cmaj* 1998;158(suppl 3):S1-S2.

[18] Veronesi U, Marubini E, Del Vecchio M, et al. Local recurrences and distant metastases after conservative breast cancer treatments: partly independent events. *J Natl Cancer Inst* 1995;87(1):19-27.

[19] Fisher B, Anderson S, Bryant J, et al. Twenty-year follow-up of a randomized trial comparing total mastectomy, lumpectomy, and lumpectomy plus irradiation for the treatment of invasive breast cancer. *N Engl J Med* 2002;347(16):1233-1241.

[20] Kurtz JM, Amalric R, Brandone H, et al. Local recurrence after breast-conserving surgery and radiotherapy. *Helv Chir Acta* 1989; 55(6):837-842.

[21] Osborne MP, Simmons RM. Salvage surgery for recurrence after breast conservation. *World J Surg* 1994;18(1):93-97.

[22] Solin LJ, Fourquet A, McCormick B, et al. Salvage treatment for local recurrence following breast-conserving surgery and definitive irradiation for ductal carcinoma in situ (intraductal carcinoma) of the breast. *Int J Radiat Oncol Biol Phys* 1994;30(1):3-9.

[23] Haffty BG, Goldberg NB, Fischer D, et al. Conservative surgery and radiation therapy in breast carcinoma: local recurrence and prognostic implications. *Int J Radiat Oncol Biol Phys* 1989;17(4): 727-732.

[24] Schnitt SJ, Connolly JL, Recht A, et al. Breast relapse following primary radiation therapy for early breast cancer. II. Detection, pathologic features and prognostic signifiicance.*Int J Radiat Oncol Biol Phys* 1985;11(7):1277-1284.

[25] Huston TL, Simmons RM. Locally recurrent breast cancer after conservation therapy. *Am J Surg* 2005;189(2):229-235.

[26] Doyle T, Schultz DJ, Peters C, et al. Long-term results of local recurrence after breast conservation treatment for invasive breast cancer. *Int J Radiat Oncol Biol Phys* 2001;51(1):74-80.

[27] Silverstein MJ, Lagios MD, Martino S, et al. Outcome after invasive local recurrence in patients with ductal carcinoma in situ of the breast. *J Clin Oncol* 1998;16(4):1367-1373.

[28] Solin LJ, Fourquet A, Vicini FA, et al. Salvage treatment for local recurrence after breast-conserving surgery and radiation as initial treatment for mammographically detected ductal carcinoma in situ of the breast. *Cancer* 2001;91(6):1090-1097.

[29] Pandya KJ, McFadden ET, Kalish LA, et al. A retrospective study of earliest indicators of recurrence in patients on Eastern Cooperative Oncology Group adjuvant chemotherapy trials for breast cancer. A preliminary report. *Cancer* 1985;55(1):202-205.

[30] Scanlon EF, Oviedo MA, Cunningham MP, et al. Preoperative and follow-up procedures on patients with breast cancer. *Cancer* 1980;46(4 Suppl):977-979.

[31] Winchester DP, Sener SF, Khandekar JD, et al. Symptomatology as an indicator of recurrent or metastatic breast cancer. *Cancer* 1979;43(3):956-960.

[32] Broyn T, Froyen J. Evaluation of routine follow-up after surgery for breast carcinoma. *Acta Chir Scand* 1982;148(5):401-404.

[33] Zwaveling A, Albers GH, Felthuis W, et al. An evaluation of routine follow-up for detection of breast cancer recurrences. *J Surg Oncol* 1987;34(3):194-197.

[34] Pivot X, Asmar L, Hortobagyi GN, et al. A retrospective study of fiirt indicators of breast cancer recurrence. *Oncology* 2000;58(3): 185-190.

[35] Sakorafas GH, Tsiotou AG, Pavlakis G. Follow-up after primary treatment for breast cancer. *Acta Oncol* 2000;39(8):935-940.

[36] Mollick JA, Carlson RW. Rational surveillance programs for early stage breast cancer patients after primary treatment. *Breast Dis* 2004;21:47-54.

[37] Pinsky RW, Rebner M, Pierce LJ, et al. Recurrent cancer after breast-conserving surgery with radiation therapy for ductal carcinoma in situ: mammographic features, method of detection, and stage of recurrence. *AJR Am J Roentgenol* 2007;189(1):140-144.

[38] Lash TL, Fox MP, Silliman RA. Reduced mortality rate associated with annual mammograms after breast cancer therapy. *Breast J* 2006;12(1):2-6.

[39] Smith TJ, Davidson NE, Schapira DV, et al. American Society of Clinical Oncology 1998 update of recommended breast cancer surveillance guidelines. *J Clin Oncol* 1999;17(3):1080-1082.

[40] Grunfeld E, Noorani H, McGahan L, et al. Surveillance mammography after treatment of primary breast cancer: a systematic review. *Breast* 2002;11(3):228-235.

[41] Lash TL, Clough-Gorr K, Silliman RA. Reduced rates of cancer-related worries and mortality associated with guideline surveillance after breast cancer therapy. *Breast Cancer Res Treat* 2005;89 (1):61-67.

[42] Stomper PC, Recht A, Berenberg AL, et al. Mammographic detection of recurrent cancer in the irradiated breast. *AJR Am J Roentgenol* 1987;148(1):39-43.

[43] Orel SG, Troupin RH, Patterson EA, et al. Breast cancer recurrence after lumpectomy and irradiation: role of mammography in detection. *Radiology* 1992;183(1):201-206.

[44] Lin K, Eradat J, Mehta NH, et al. Is a short-interval postradiation mammogram necessary after conservative surgery and radiation in breast cancer? *Int J Radiat Oncol Biol Phys* 2008;72(4):1041-1047.

[45] Dershaw DD. Mammography in patients with breast cancer treated by breast conservation (lumpectomy with or without radiation). *AJR Am J Roentgenol* 1995;164(2):309-316.

[46] Gunhan-Bilgen I, Oktay A. Management of microcalcifiications developing at the lumpetomy bed after conservative surgery and radiation therapy. *AJR Am J Roentgenol* 2007;188(2):393-398.

[47] Solin LJ, Fowble BL, Troupin RH, et al. Biopsy results of new calcifiications in the postirradiated breast. *Cancer* 1989;63(10): 1956-1961.

[48] Giess CS, Keating DM, Osborne MP, et al. Comparison of rate of development and rate of change for benign and malignant breast calcifiications at the lumpectomy bed.*AJR Am J Roentgenol* 2000; 175(3):789-793.

[49] Dershaw DD, Giess CS, McCormick B, et al. Patterns of mammographically detected calcifications after breast-conserving therapy associated with tumor recurrence. *Cancer* 1997;79(7):1355-1361.

[50] Gorechlad JW, McCabe EB, Higgins JH, et al. Screening for recurrences in patients treated with breast-conserving surgery: is there a role for MRI? *Ann Surg Oncol* 2008;15(6):1703-1709.
[51] Osborne MP, Borgen PI, Wong GY, et al. Salvage mastectomy for local and regional recurrence after breast-conserving operation and radiation therapy. *Surg Gynecol Obstet* 1992;174(3):189-194.
[52] Recht A, Schnitt SJ, Connolly JL, et al. Prognosis following local or regional recurrence after conservative surgery and radiotherapy for early stage breast carcinoma. *Int J Radiat Oncol Biol Phys* 1989;16(1):3-9.
[53] Osborne MP. Salvage mastectomy. *Semin Surg Oncol* 1991;7(5):291-295.
[54] Abner AL, Recht A, Eberlein T, et al. Prognosis following salvage mastectomy for recurrence in the breast after conservative surgery and radiation therapy for early-stage breast cancer. *J Clin Oncol* 1993;11(1):44-48.
[55] Kurtz JM, Spitalier JM, Amalric R, et al. The prognostic signifiicance of late local recurence after breast-conserving therapy. *Int J Radiat Oncol Biol Phys* 1990;18(1):87-93.
[56] Haffty BG, Reiss M, Beinfiield M, Fischer D, et al. Ipsilateral breast tumor recurrence as predictor of distant disease: implications for systemic therapy at the time of local relapse. *J Clin Oncol* 1996;14(1):52-57.
[57] Dershaw DD, McCormick B, Osborne MP. Detection of local recurrence after conservative therapy for breast carcinoma. *Cancer* 1992;70(2):493-496.
[58] van Tienhoven G, Voogd AC, Peterse JL, et al. Prognosis after treatment for loco-regional recurrence after mastectomy or breast conserving therapy in two randomised trials (EORTC 10801 and DBCG- 82TM). EORTC Breast Cancer Cooperative Group and the Danish Breast Cancer Cooperative Group. *Eur J Cancer* 1999;35(1):32-38.
[59] Whelan T, Clark R, Roberts R, et al. Ipsilateral breast tumor recurrence postlumpectomy is predictive of subsequent mortality: results from a randomized trial. Investigators of the Ontario Clinical Oncology Group. *Int J Radiat Oncol Biol Phys* 1994;30(1):11-16.
[60] Haffty BG, Fischer D, Beinfiield M et al. Prognosis following local recurrence in the conservatively treated breast cancer patient. *Int J Radiat Oncol Biol Phys* 1991;21(2):293-298.
[61] Mendenhall NP, Devine JW, Mendenhall WM, et al., 3rd. Isolated local-regional recurrence following mastectomy for adenocarcinoma of the breast treated with radiation therapy alone or combined with surgery and/or chemotherapy. *Radiother Oncol* 1988;12(3):177-185.
[62] Fortin A, Larochelle M, Laverdiere J, et al. Local failure is responsible for the decrease in survival for patients with breast cancer treated with conservative surgery and postoperative radiotherapy. *J Clin Oncol* 1999;17(1):101-109.
[63] Newman LA, Hunt KK, Buchholz T, et al. Presentation, management and outcome of axillary recurrence from breast cancer. *Am J Surg* 2000;180(4):252-256.
[64] Fisher B, Anderson S, Fisher ER, et al. Signifiicance of ipsilateral breast tumour recrrence after lumpectomy. *Lancet* 1991;338(8763):327-331.
[65] Kemperman H, Borger J, Hart A, et al. Prognostic factors for survival after breast conserving therapy for stage I and II breast cancer. The role of local recurrence. *Eur J Cancer* 1995;31A(5):690-698.
[66] Stotter AT, McNeese MD, Ames FC, et al. Predicting the rate and extent of locoregional failure after breast conservation therapy for early breast cancer. *Cancer* 1989;64(11):2217-2225.
[67] Torresan RZ, Cabello dos Santos C, Brenelli H, et al. Residual glandular tissue after skin-sparing mastectomies. *Breast J* 2005;11(5):374-375.
[68] Donegan W. Local and regional recurrence. Philadelphia: WB Saunders, 1995.
[69] Uriburu JL, Vuoto HD, Cogorno L, et al. Local recurrence of breast cancer after skin-sparing mastectomy following core needle biopsy: case reports and review of the literature. *Breast J* 2006;12(3):194-198.
[70] Murphy RX, Jr., Wahhab S, Rovito PF, et al. Impact of immediate reconstruction on the local recurrence of breast cancer after mastectomy. *Ann Plast Surg* 2003;50(4):333-338.
[71] Katz A, Strom EA, Buchholz TA, et al. Locoregional recurrence patterns after mastectomy and doxorubicin-based chemotherapy: implications for postoperative irradiation. *J Clin Oncol* 2000;18(15):2817-2827.
[72] Overgaard M. Overview of randomized trials in high risk breast cancer patients treated with adjuvant systemic therapy with or without postmastectomy irradiation. *Semin Radiat Oncol* 1999;9(3):292-299.
[73] Overgaard M, Hansen PS, Overgaard J, et al. Postoperative radiotherapy in high-risk premenopausal women with breast cancer who receive adjuvant chemotherapy. Danish Breast Cancer Cooperative Group 82b Trial. *N Engl J Med* 1997;337(14):949-955.
[74] Fisher B, Dignam J, Bryant J, et al. Five versus more than fiive years of tamoxifen therap for breast cancer patients with negative lymph nodes and estrogen receptor-positive tumors. *J Natl Cancer Inst* 1996;88(21):1529-1542.
[75] Buchanan CL, Dorn PL, Fey J, et al. Locoregional recurrence after mastectomy: incidence and outcomes. *J Am Coll Surg* 2006;203(4):469-474.
[76] Shaikh N, LaTrenta G, Swistel A, et al. Detection of recurrent breast cancer after TRAM fllap reconstruction.*Ann Plast Surg* 2001;47(6):602-607.
[77] Langstein HN, Cheng MH, Singletary SE, et al. Breast cancer recurrence after immediate reconstruction: patterns and signifiicance.*Plast Reconstr Surg* 2003;111(2):712-720; discussion 721-722.
[78] Meretoja TJ, von Smitten KA, Leidenius MH, et al. Local recurrence of stage 1 and 2 breast cancer after skin-sparing mastectomy and immediate breast reconstruction in a 15-year series. *Eur J Surg Oncol* 2007;33(10):1142-1145.
[79] Patani N, Mokbel K. Oncological and aesthetic considerations of skin-sparing mastectomy. *Breast Cancer Res Treat* 2008;111(3):391-403.
[80] Slavin SA, Schnitt SJ, Duda RB, et al. Skin-sparing mastectomy and immediate reconstruction: oncologic risks and aesthetic results in patients with early-stage breast cancer. *Plast Reconstr Surg* 1998;102(1):49-62.
[81] McCarthy CM, Pusic AL, Sclafani L, et al. Breast cancer recurrence following prosthetic, postmastectomy reconstruction: incidence, detection, and treatment. *Plast Reconstr Surg* 2008;121(2):381-388.
[82] Howard MA, Polo K, Pusic AL, et al. Breast cancer local recurrence after mastectomy and TRAM flap reconstruction: incidence and treatment options. *Plast Reconstr Surg* 2006;117(5):1381-1386.
[83] Newman LA, Kuerer HM, Hunt KK, et al. Presentation, treatment, and outcome of local recurrence afterskin-sparing mastectomy and immediate breast reconstruction. *Ann Surg Oncol* 1998;5(7):620-626.
[84] Helvie MA, Wilson TE, Roubidoux MA, et al. Mammographic appearance of recurrent breast carcinoma in six patients with TRAM

flap breast reconstructions. *Radiology* 1998;209(3):711-715.

[85] Ross AC, Rusnak CH, Hill MK, et al. An analysis of breast cancer surgery after free transverse rectus abdominis myocutaneous (TRAM) flap reconstruction. *Am J Surg* 2000;179(5):412-416.

[86] Slavin SA, Love SM, Goldwyn RM. Recurrent breast cancer following immediate reconstruction with myocutaneous fllaps.*Plast Reconstr Surg* 1994;93(6):1191-204; discussion 1205-1207.

[87] Hogge JP, Zuurbier RA, de Paredes ES. Mammography of autologous myocutaneous fllaps *Radiographics* 1999;19(Spec no):S63-S72.

[88] Barnsley GP, Grunfeld E, Coyle D, et al. Surveillance mammography following the treatment of primary breast cancer with breast reconstruction: a systematic review. *Plast Reconstr Surg* 2007;120(5):1125-1132.

[89] Eidelman Y, Liebling RW, Buchbinder S, et al. Mammography in the evaluation of masses in breasts reconstructed with TRAM fllaps.*Ann Plast Surg* 1998;41(3):229-233.

[90] Leibman AJ, Styblo TM, Bostwick J, 3rd. Mammography of the postreconstruction breast. *Plast Reconstr Surg* 1997;99(3):698-704.

[91] Helvie MA, Bailey JE, Roubidoux MA, et al. Mammographic screening of TRAM flla breast reconstructions for detection of nonpalpable recurrent cancer. *Radiology* 2002;224(1):211-216.

[92] Salas AP, Helvie MA, Wilkins EG, et al. Is mammography useful in screening for local recurrences in patients with TRAM fllap breast reconstruction after mastectomy for mutifocal DCIS? *Ann Surg Oncol* 1998;5(5):456-463.

[93] Kropf N, McCarthy CM, Disa JJ. Breast cancer local recurrence after breast reconstruction. *Handchir Mikrochir Plast Chir* 2008; 40(4):219-224.

[94] Donegan WL, Perez-Mesa CM, Watson FR. A biostatistical study of locally recurrent breast carcinoma. *Surg Gynecol Obstet* 1966; 122(3):529-540.

[95] Beck TM, Hart NE, Woodard DA, et al. Local or regionally recurrent carcinoma of the breast: results of therapy in 121 patients. *J Clin Oncol* 1983;1(6):400-405.

[96] Bedwinek JM, Fineberg B, Lee J, Ocwieza M. Analysis of failures following local treatment of isolated local-regional recurrence of breast cancer. *Int J Radiat Oncol Biol Phys* 1981;7(5): 581-585.

[97] Scanlon EF. Local recurrence in the pectoralis muscles following modifiied radical matectomy for carcinoma. *J Surg Oncol* 1985;30(3):149-151.

[98] Medina-Franco H, Vasconez LO, Fix RJ, et al. Factors associated with local recurrence after skin-sparing mastectomy and immediate breast reconstruction for invasive breast cancer. *Ann Surg* 2002;235(6):814-819.

[99] Carlson GW, Styblo TM, Lyles RH, et al. Local recurrence after skin-sparing mastectomy: tumor biology or surgical conservatism? *Ann Surg Oncol* 2003;10(2):108-112.

[100] Loprinzi CL. Follow-up testing for curatively treated cancer survivors. What to do? *Jama* 1995;273(23):1877-1878.

[101] Judkins AF SS. Surveillance studies and long-erm follow-up care. In: Singletary SE, ed. Breast Cancer. New York: Springer Ed, 1999: 231-238.

[102] Dewar JA, Kerr GR. Value of routine follow up of women treated for early carcinoma of the breast. *Br Med J (Clin Res Ed)* 1985; 291(6507):1464-1467.

[103] Montgomery DA, Krupa K, Wilson C, et al. Patients' expectations for follow- up in breast cancer—a preliminary, questionnaire-based study. *Breast* 2008;17(4):347-352.

[104] Outcomes of cancer treatment for technology assessment and cancer treatment guidelines. American Society of Clinical Oncology. *J Clin Oncol* 1996;14(2):671-679.

[105] Yeh KA, Fortunato L, Ridge JA, et al. Routine bone scanning in patients with T1 and T2 breast cancer: a waste of money. *Ann Surg Oncol* 1995;2(4):319-324.

[106] Wickerham L, Fisher B, Cronin W. The effiicacy of bone scanning in the follow- up o patients with operable breast cancer. *Breast Cancer Res Treat* 1984;4(4):303-307.

[107] Bender H, Kirst J, Palmedo H, et al. Value of 18flluoro-deoxyglucose positron emission tomoraphy in the staging of recurrent breast carcinoma. *Anticancer Res* 1997;17(3B):1687-1692.

[108] Eubank WB, Mankoff DA, Takasugi J, et al. 18fluorodeoxyglucose positron emission tomography to detect mediastinal or internal mammary metastases in breast cancer. *J Clin Oncol* 2001;19(15):3516-3523.

[109] Smith IC, Ogston KN, Whitford P, et al. Staging of the axilla in breast cancer: accurate in vivo assessment using positron emission tomography with 2-(flluorine-18)-flluoro-2-deox D-glucose. *Ann Surg* 1998;228(2):220-227.

[110] Ohta M, Tokuda Y, Suzuki Y, et al. Whole body PET for the evaluation of bony metastases in patients with breast cancer: comparison with 99Tcm- MDP bone scintigraphy. *Nucl Med Commun* 2001;22(8):875-879.

[111] Isasi CR, Moadel RM, Blaufox MD. A meta- analysis of FDG-PET for the evaluation of breast cancer recurrence and metastases. *Breast Cancer Res Treat* 2005;90(2):105-112.

[112] Harris L, Fritsche H, Mennel R, et al. American Society of Clinical Oncology 2007 update of recommendations for the use of tumor markers in breast cancer. *J Clin Oncol* 2007;25(33):5287-5312.

[113] Chan DW, Beveridge RA, Muss H, et al. Use of Truquant BR radioimmunoassay for early detection of breast cancer recurrence in patients with stage II and stage III disease. *J Clin Oncol* 1997;15(6):2322-2328.

[114] Cho SY, Choi HY. Causes of death and metastatic patterns in patients with mammary cancer. Ten-year autopsy study. *Am J Clin Pathol* 1980;73(2):232-234.

[115] Hagemeister FB, Jr., Buzdar AU, Luna MA, Blumenschein GR. Causes of death in breast cancer: a clinicopathologic study. *Cancer* 1980;46(1):162-167.

[116] Cifuentes N, Pickren JW. Metastases from carcinoma of mammary gland: an autopsy study. *J Surg Oncol* 1979;11(3):193-205.

[117] Rutgers EJ, van Slooten EA, Kluck HM. Follow-up after treatment of primary breast cancer. *Br J Surg* 1989;76(2):187-190.

[118] Stierer M, Rosen HR. Inflluence of early diagnosis on prognosis of recurrent breast cancer. *Cancer* 1989;64(5):1128-1131.

第18章

Minal Shah　Claudine J. D. Isaacs　Minetta C. Liu

系统性辅助治疗

Adjuvant Systemic Therapy

相当数量的浸润性乳腺癌的女性患者，在初始诊断时，并没有临床证据提示存在远处转移，但随后却出现了远处播散如肝、肺、骨的转移。系统性辅助治疗的目的，就是在完成最佳的手术治疗后，通过实施有细胞毒性的化疗、生物治疗和(或)内分泌治疗，消除临床上那些非显性的微转移病灶。早期乳腺癌临床试验协作组(EBCTCG)[1-3]发表的随机临床试验结果和综述已经证实，辅助治疗能够有效地减少早期乳腺癌的复发率和死亡率。在本章中，我们将回顾目前系统性辅助治疗的方法，并重点关注那些影响患者治疗的因素、可行的辅助治疗方式以及特定亚组患者的管理推荐。

预后的影响因素

综述

给个体化患者制订恰当的系统性辅助治疗方案，需要我们去评估疾病的潜在复发的风险，以及确定哪种治疗方案最有可能产生作用。前者主要基于肿瘤相关性预后因素，它反映了在不进行治疗的情况下肿瘤的生物学特性。这与预期指标截然相反，因为预期指标揭示了特定治疗的有效程度。我们将在稍后与常规治疗推荐意见一起讨论。然而，值得注意的是，个体差异可能影响预后和预期。

预后指标是与患者相关或肿瘤相关的因素，在缺乏系统性治疗的情况下，我们可以据此判定临床结果。预后指标为临床医生提供了衡量辅助治疗获益的尺度，因此也是形成辅助治疗建议的基础。预后指标往往反映了肿瘤的潜在生物学特性，例如它的增殖、侵袭性和诱导血管生成的能力，肿瘤大小、激素受体状态、Her-2/neu(c-erbB2)的状态。组织病理学特征包括肿瘤类型和等级、受累淋巴结数量都是被证实能判断预后的有价值的指标。其他指标，如增殖率、淋巴管和血管间隙侵犯程度、肿瘤血管的生成，以及淋巴结或骨髓内微转移的存在，在不同的研究中也提示有不同的意义。基于高通量分析，对基因表达谱和RNA的研究也正在积极进行。关于潜在、新的预后指标，尽管数据不断涌现，但对这些研究解释起来却极具挑战性。因为这些研究通常是基于少数相关患者的回顾性分析，没有对接受治疗和未治疗进行区分，也没有控制那些已知会影响预后的因素。

特定的预后因素

淋巴结状态

腋窝淋巴结状态被认为是预测乳腺癌复发单一且最重要的指标。美国流行病学监测及预后组织(SEER)分析了24 740例乳腺癌患者，揭示了受累淋巴结的数量和生存有明显的关联[4]。淋巴结阴性的患者5年总生存率(OS)为92%，那些有1～3枚淋巴结阳性的患者5年生存率为81%，而有4枚或者更多淋巴结转移的患者5年生存率仅为57%。圣安东尼奥数据库一项基于大约10 000例乳腺癌患者的分析进一步证实，无病生存期(DFS)、5年总生存率与淋巴结状态明显有关[5]。

肿瘤大小

SEER的一项超过13 000例淋巴结阴性的患者研究表明，肿瘤大小和患者结局明显有关[4]。肿瘤1 cm大小的患者OS接近99%，肿瘤1～3 cm的患者OS接近89%，而肿瘤3～5 cm的患者OS为86%[5]。此外，一项由Rosen及其同事们进行的关于767例淋巴结阴性患者的回顾性分析报道指出，在预估20年无复发生存率(RFS)方面，肿瘤的大小与长期生存率存在密切关系，肿瘤大小为1 cm的患者RFS为88%，肿瘤大小为1.1～3 cm的RFS为72%，肿瘤大小为3.1～5 cm的患者为59%[6]。

组织病理学特征

某些特定的组织病理学亚型，如纯管状、乳头状及髓样癌，有着比较好的预后，而且长期复发率＜10%[7]。此外，组织学分级也被证实是临床结局的重要预测指标。一项对于1 262位包括淋巴结阳性及阴性女性患者的研究发现，组织学分级和5年DFS之间存在显著相关性[8]。然而，由于组织学分级受检查者影响，一致性较差，阻碍了组织学分级在判定预后方面的应用。Elston和Ellis制订的相关指南，已尝试加入肿瘤组织分级和预后有关的内容[9]。这些分级系统提供了一个标准化的方法给肿瘤评分，包括细胞核恶性度、核分裂象、结构等级（测量小管形成度）。使用这个分级系统的大量研究表明，在多元分析中，肿瘤的组织学分级具有统计学显著差异性，是独立预后因素[10-12]。

激素受体状态

雌激素受体（ER）阳性的女性患者相较于雌激素受体阴性的患者，在统计学上存在9%～10%的生存优势，这看起来虽小但却很重要。在美国国家外科辅助乳肠项目（NSABP）编号为B-06的研究中，ER阳性患者5年DFS为74%，5年OS为92%[13]，而ER阴性患者的DFS和OS分别为66%及82%。美国得克萨斯大学健康与科学中心通过对2 000例患者研究也获得了类似的结果：ER受体阳性的患者5年OS为84%，而ER受体阴性的患者5年OS则为75%[14,15]。此外，近来通过对未经治疗患者的回顾性分析，更多的研究结果提示，与单纯ER状态作为独立预后因素相比，联合孕激素受体状态一起分析更佳[16]。

淋巴管与血管间隙侵犯

几个研究小组已经证实，癌周淋巴管和血管侵犯可以预测局部和远处复发[17-21]。例如Ludwig乳腺癌研究小组，开展了一项淋巴结阴性乳腺癌患者随机接受围手术期化疗的研究，发现癌周血管侵袭增加约15%的5年复发风险[17]。其他研究也证实，对于2 cm大小肿瘤的患者，不论淋巴结是阳性或者阴性，淋巴管或血管间隙侵犯对DFS和OS存在不利影响[21]。

增殖率

有许多方法可用于测定肿瘤细胞的增殖率，包括应用DNA流式细胞术测定染色体倍性和S期分数（SPF），以及胸腺嘧啶核苷标记指数、有丝分裂指数和溴脱氧尿苷掺入程度。虽然大多数的证据表明，染色体倍性不是一个重要的预后因素，但有一些研究也证实这个观点，就是具有高SPF的肿瘤与低SPF的肿瘤相较而言，高SPF的肿瘤预后相对较差。一项圣安东尼奥数据库对2.8万例患者随访的大型研究分析表明，高SPF是死亡率的独立预测因子（相对危险度为1.29；P=0.000 1）[22]。一些采用各种方法学来分析结果的研究表明，快速增殖的肿瘤预后较差[23-26]。然而，目前还不能就说这是最后结论，研究存在的缺陷主要在于方法学的差异以及缺乏对于增殖率评价的标准化。

Her-2/neu的状态

Her-2/neu（c-erbB2）是于1983年最先被确定的原癌基因。它是表皮生长因子受体家族的成员，大约20%～30%的浸润性乳腺癌中存在过表达[27]。Her-2/neu阳性由蛋白过表达（免疫组织化学法检测）和（或）基因扩增（荧光原位杂交或显色原位杂交技术）来定义[28]。大多数研究表明，Her-2/neu在腋淋巴结阳性和阴性患者的过表达或扩增，与DFS和OS变差有关[25,29-36]，但这些研究存在着样本量偏小、全身系统治疗和未治疗的患者同时入选、Her-2/neu统计分析方法不一致的缺点。尽管如此，Her-2/neu似乎可以作为一个独立的预后指标，除了据此应用曲妥珠单抗和拉帕替尼抗Her-2/neu治疗之外，还可作为有争议的预测因子来预测基于蒽环类的化疗反应[37,38]。

uPA和PAI-1

高表达的uPA和(或)其抑制剂PAI-1,似乎是有希望的和重要的预后指标[39-42]。在一项采用欧洲癌症研究和治疗组织数据库的大型回顾性研究中,未接受系统性辅助治疗且淋巴结阴性的患者,高表达的uPA和(或)PAI-1是其生存的强有力的独立预测指标。uPA和(或)PAI-1最高表达与最低表达之间的绝对差异,在10年RFS和OS中,分别为35%和28%。一项前瞻性随机临床试验的结果也证实了这些因素提供重要的预后信息[39-41]。在本试验中,对未经系统治疗、淋巴结阴性测试者最后10年的分析表明,uPA和PAI-1表达较低的患者DFS率为87%,而uPA和PAI-1表达较高的患者DFS率为77%($P=0.01$)。另外,uPA和PAI-1表达和肿瘤的分级,是预后的多元统计分析中唯一独立预测因素。由于uPA和PAI-1测定需要新鲜非石蜡包埋的组织,在临床实践常规应用受限。正在进行的淋巴结阴性乳腺癌-3试验,将进一步评估该方法的实用性。

辅助治疗

Adjuvant程序是一个患者生存率的评估计算工具,内容包括年龄、合并症、淋巴结状态、肿瘤大小、肿瘤分级、激素受体状态,以此来计算和预测选择无或有系统辅助治疗方案的患者,其10年的DFS和OS的概率[43]。一项基于人群的回顾性辅助验证研究结果显示,在分别缺乏全身治疗和有全身治疗的情况下[44],乳腺癌的OS、无病生存期(EFS)、乳腺癌特定生存率(BCSS)的观察和预测结果只有1%～2%之间的差别[44]。然而,该计算工具有一些局限性,需要根据如淋巴血管空间侵犯、年龄偏小和Her-2/neu状态等其他额外因素进行校正。此外,在更现代化的辅助治疗如化疗和内分泌治疗方案背景下,该计算工具还需要进一步验证预测结果的准确性。

基因表达特征

应用基因表达谱识别新的预后指标和预测指标,是一种很有前途的技术,目前,通过了大规模前瞻验证及临床上可用的有两个不同的商业化平台系统。

21基因复发评分(Oncotype DX; Genomic Health, Inc., Redwood City, CA)采用实时逆转录聚合酶链反应法,需要福尔马林固定,石蜡包埋肿瘤组织。该检测包括与细胞增殖、雌激素受体信号、Her-2/neu通路和肿瘤侵袭潜能相关的基因,此外还有5个作为内部控制的参考基因,可在0～100分之间去评估肿瘤潜在侵袭性[45-47]。基于大量的肿瘤组织检测结果,以及已知的临床试验NSABP B-14预后数据,即淋巴结阴性、绝经后乳腺癌患者在无化疗情况下,激素受体阳性使用他莫昔芬与安慰剂治疗进行对照的临床试验。21基因检测基于复发评分(RS)将患者分为3类:低复发风险(RS＜18),中复发风险(RS＝18～31)和高复发风险(RS＞31),对应预估10年远期复发率分别为6.8%、14.3%和30.5%[47]。另一项基于类似患者的回顾性研究NSABP B-20,使用辅助化疗加他莫昔芬治疗对比仅用他莫昔芬治疗,该临床试验支持复发评分在预后和化疗获益程度方面的预测价值,特别是高危组,但中危组价值可疑[48]。循证指南,其中包括美国国立综合癌症网络和美国临床肿瘤学会[30],认可使用21基因复发评分,将其纳入对激素受体阳性、淋巴结阴性、早期乳腺癌患者的治疗决策中。有限的回顾性资料表明,这一评分也可能适用于激素受体阳性及淋巴结阳性的乳腺癌患者[49]。在美国正在进行的多中心TAILORx试验将前瞻性验证21基因复发评分在激素受体阳性、淋巴结阴性乳腺癌的患者治疗中的意义,试验对11分以下的患者仅采用内分泌治疗,11～25分的患者随机采用化疗或内分泌治疗,25分以上的患者采用化疗和内分泌治疗。

由荷兰研究人员开发的70基因图谱(MammoPrint; Agendia, Huntingdon Beach, CA)可以使用新鲜冰冻肿瘤组织或在室温下使用RNAlater稳定剂收集的新鲜组织[50,51]。通过与TRANSBIG财团合作,对来自326例淋巴结阴性患者的冰冻乳腺肿瘤标本,进行了大样本回顾性验证[52]。对每位患者的临床复发风险,使用Adjuvant程序和70基因图谱进行了预后评估，以比较两者不同。虽然70基因图谱提供的附加风险分层，与使用Adjuvant分析采用的临床变量相互独立，但是这两者结果却具有高度一致性。欧洲进行的多中心MINDACT试验，正在前瞻性地评估70基因图谱与标准临床病理指标，评估0～3枚淋巴结阳性乳腺癌患者是否行辅助化疗方面的价值。

隐匿性腋窝淋巴结或骨髓转移

虽然通过连续切片分析和(或)免疫组化检测可以提高腋窝阳性淋巴结检出率，但是通过这些发现对判断预后的效果还不确定[53-56]，前哨淋巴结尤其如此。正在进行的前瞻性临床试验，如美国大学外科肿瘤学组(ACOSOG)Z0010研究和NSABP B-32研究，将关注隐匿性前哨淋巴结与预后的相关性。但是在这些研究结论明确可行之前，这些研究必须被认为是试验性质的，不应该被纳入日常患者管理[57]。此外，隐匿性骨髓受累是否有独立预后价值，关于这方面的回顾性研究，相关结果却是矛盾的[58-62]。虽然也有一个前瞻性研究表明，通过3年随访发现，骨髓微转移细胞角蛋白阳性可以作为预后不良的独立预测指标[58,59]。AOCSOG Z0010研究也关注隐匿性骨髓转移的意义，其最终结果应进一步阐明细胞角蛋白阳性的意义。

总结

尽管有许多已被发现和提出来的预后指标，但确定患者个体的复发风险仍然具有不确定性。腋窝淋巴结状态仍然是患者预后最重要的决定因素。此外，肿瘤大小、激素受体状态、组织病理学特征，在预测乳腺癌复发风险方面发挥着重要作用，尤其是在淋巴结阴性患者中。许多基因标记作为潜在的预后指标，正在积极研究中。它们的作用尚未最后明确界定，但正在进行的研究和治疗，应有助于实现目标导向的个体化治疗，以尽量减少非获益的治疗毒性。

辅助化疗的原则

概述

随机临床实验已经表明，辅助治疗降低了乳腺癌的复发风险，提高了患者存活率，不论该患者是淋巴结阴性或阳性。早期乳腺癌试验协作组(EBCTCG)结果概述表明[1-3]，淋巴结阴性和淋巴结阳性的患者，两者复发和死亡风险的降低百分比是相同的。因此这表明，复发风险较高、淋巴结阳性的患者，他们从辅助治疗中获得了比淋巴结阴性患者更大的收益。例如，在缺乏系统治疗的情况下，淋巴结阳性的乳腺癌患者，10年复发风险为70%，10年死亡风险为50%。然而，在得到最佳的辅助治疗后，其DFS和OS会获得25%和15%的绝对改善。与此对比，淋巴结阴性的患者，在缺乏系统治疗的情况下，10年复发风险大约为40%，10年死亡风险为20%。在使用辅助治疗的情况后，她的复发风险和死亡风险会得到13%和5%的绝对改善[1-3,43]。虽然总体而言，这些只是存活率的小幅度提高，但由于乳腺癌的高发率，仅在美国，这些小幅度提高每年就挽救了数千条生命。因此，确定最有可能从治疗中获益的患者和使用最佳的辅助方案，是最大限度提高系统治疗疗效的关键。

治疗获益

自20世纪70年代中期以来，一直在进行着辅助化疗的随机临床试验，这种疗法的长期疗效已经得到证实。最初是在淋巴结阳性患者中开展的化疗临床试验，揭示进行化疗可以显著降低复发率和死亡率。在米兰的随机试验中，选取淋巴结阳性的乳腺癌患者，在12个月内接受环磷酰胺、甲氨蝶呤和5-氟尿嘧啶(CMF)方案联合化疗或不接受辅助化疗[63]。在20年的随访中，接受CMF方案的患者RFS率为36%，而对照组为27%。那些接受化疗的患者OS率为34%，而仅行乳腺切除的患者RFS率为24%。值得注意的是，NSABP进行的第二项早期研究，也证实了化疗对该组患者的益处[64]。

同样，在淋巴结阴性的患者中，辅助化疗对

DFS也有显著改善[65]。NSABP B-13试验，随机对淋巴结阴性、激素受体阴性的乳腺癌患者，进行12个月甲氨蝶呤和5-氟尿嘧啶(MF方案)治疗或者不进行辅助化疗[66]。经过8年的随访，MF组患者DFS显著增加为74%，而对照组仅为59%。一项组间研究证实，化疗与明显降低复发率有关，治疗组5年DFS为83%，而对照组患者为61%[67]。

源于EBCTCG的荟萃分析对辅助化疗和内分泌治疗获益进行了一个全面的概述[1]。接受长期(2个月以上)联合化疗和不接受化疗的患者，两组15年生存率数据表明，辅助治疗组获益明显。总的来说，对于50岁和50～69岁患者来说，联合化疗使其复发风险分别减少了12.4%和4.2%，使其乳腺癌相关死亡率分别减少了10.0%和3.0%。不论淋巴结状况如何，这些风险的降低在统计学上都具有显著差异(P=0.000 01)，虽然淋巴结阳性患者获益最大。

虽然辅助化疗的整体疗效已经确定，但针对不同亚型的患者，早期乳腺癌患者的最佳方案仍需进一步完善，特别是在蒽环类药物、紫杉烷类药物和剂量密集化疗方案方面。在基于蒽环类药物化疗方面，有数据表明，在12周内使用4个周期的阿霉素(多柔比星)和环磷酰胺(AC方案)，疗效相当于经典CMF方案在24周内使用6个周期[68,69]。与此相比，最近发表的EBCTCG概述表明，无论淋巴结状态如何，进行6个月的基于蒽环类药物的化疗，能减少50岁患者38%的年乳腺癌相关死亡风险，能减少50～69岁患者20%的年乳腺癌相关死亡风险[1]。

其他随机临床试验也显示，在高风险患者中，含蒽环类药物的六周期化疗方案疗效优于CMF。加拿大国家癌症研究所引领的一项研究，对淋巴结阳性绝经前和围绝经期患者，随机进行了6个周期的经典CMF或6个周期的环磷酰胺、表阿霉素(表柔比星)和5-氟尿嘧啶化疗。在接受CEF的患者中，DFS和OS均有显著的延长[57,58]，其10年的DFS率为52%，而CMF组是45%(HR=1.31，P=0.05)。两组10年OS的比率分别为62%和58%(HR=1.18；P=0.05)[70]。另一方面，在INT-0102组间研究中，集中于淋巴结阴性患者，将6个经典CMF周期与6个环磷酰胺、阿霉素和5-氟尿嘧啶(CAF)周期进行了比较，结果显示10年的DFS相当(77% vs. 75%；HR=1.09，P=0.13)，在10年的OS对比中，只有微弱优势(85% vs. 82%；HR=1.19，P=0.03)[71]。

在淋巴结阳性乳腺癌患者辅助治疗中，紫杉烷类药物的作用也得到了检验。最初的临床研究比较了4个标准的3周AC方案，和4个标准3周AC方案然后序贯4个3周紫杉醇方案，添加紫杉醇后获得了更好的临床结果[72,73]。此外，来自癌症和白血病B组(CALGB)9741研究方案证实，随着紫杉醇剂量的增加，可有更多的临床获益。在粒细胞生长因子支持下，与标准的3周AC方案相比，紫杉醇改为2周内给予相同剂量，中位随访3年，DFS(7%绝对获益；HR=0.74；P=0.01)和OS(2%绝对获益；HR=0.69；P=0.01)显著改善并有统计学意义。

其他随机临床试验证实，对于可手术的、淋巴结阳性的浸润性乳腺癌患者，采用序贯或同时使用蒽环类和紫杉醇药物为基础的化疗，5年后可有DFS和OS的获益(表18.1)。这些获益被推测也包括高风险、淋巴结阴性的那部分患者在内。在缺乏数据证实一种方案优于另一种方案的情况下，可接受的治疗方案包括：①4个周期的2周AC方案序贯4个周期的2周紫杉醇方案[74]；②4个周期3周AC方案序贯12个周期的单周紫杉醇方案[75]；③4个周期的3周AC方案后，4个周期的3周多西他赛方案[75,76]；④6周期的3周多西他赛、阿霉素和环磷酰胺[77]；⑤3个周期的3周5-氟尿嘧啶、表柔比星、环磷酰胺序贯3个周期的3周多西他赛[78]。超过2万多例患者参与了各种各样的研究，包括蒽环类和紫杉醇药物联合化疗的研究[79-81]。

考虑到以紫杉醇为基础的化疗方案的疗效，以及减少与蒽环类药物相关的心脏毒性风险，人们对特定患者人群的辅助治疗中，如何减少蒽环类药物的应用很感兴趣。最近的随机试验是美国肿瘤协会方案9735，该方案Ⅰ～Ⅲ期可手术的乳

表18.1 高危早期乳腺癌含紫杉烷类药物的化疗方案

试验	淋巴结状态	方案	例数	无病生存期(DFS)	总生存期(OS)
CALGB 9344[72]	淋巴结阳性	AC×4 q3w AC×4 q3w→T×4 q3w	3 121	65% at 5 yr 70% at 5 yr*	77% at 5 yr 80% at 5 yr*
NSABP B-28[73]	淋巴结阳性	AC×4q3wk AC×4q3wk→P×4q3wk	3 060	72% at 5 yr 76% at 5 yr*	85% at 5 yr 85% at 5 yr
BCIRG 001[77]	淋巴结阳性	FAC×6q3wk TAC×6q3wk	1 491	68% at 5 yr 75% at 5 yr*	81% at 5 yr 87% at 5 yr*
CALGB 9741[74]	淋巴结阳性	A×4→P×4→C×4q3wk AC×4→P×4q3wk A×4→P×4→C×4q3wk AC×4→P×4q3wk	2 005	75% at 4 yr 82% at 4 yr*	90% at 3 yr 92% at 3 yr*
PACS01[78]	淋巴结阳性	FEC×6q3wk FEC×3q3wk→T×3q3wk	1 999	73.2% at 5 yr 78.4% at 5 yr	86.7% at 5 yr 90.7% at 5 yr
USO 9735[82]	0~3枚阳性淋巴结	AC×4q3wk TC×4q3wk	1 016	75% at 7 yr 81% at 7 yr	82% at 7 yr 87% at 7 yr
ECOG 1199[75]	淋巴结阳性或淋巴结阴性高危	AC×4→P×4q3wk AC×4→P×12q1wk AC×4→T×4q3wk AC×4→T×12q1wk	4 950	76.9% at 5 yr 81.5% at 5 yr† 81.2% at 5 yr† 77.6% at 5 yr	86.5% at 5 yr 89.7% at 5 yr† 87.3% at 5 yr 86.2% at 5 yr

注:A,多柔比星;C,环磷酰胺;E,表柔比星;F,5-氟尿嘧啶;P,紫杉醇;T,多西他赛;*,$P<0.05$;†,与AC→P×4q3w方案比较$P<0.05$。

腺癌患者被随机分为AC方案组、多西他赛组和环磷酰胺组(TC方案),DFS和OS的平均随访时间为6.9年。TC方案的DFS和OS相对获益分别为6%(*HR*=0.69;*P*=0.018)和4%(*HR*=0.73;*P*=0.045)[82,83]。当然,我们需要更多的研究来验证上述结果。

除了所使用的特定药物外,需要重新认识到,足量的剂量强度似乎也是重要的。例如,临床试验回顾性分析表明,对接受CMF治疗的淋巴结阳性乳腺癌患者,接受化疗剂量低于预期剂量85%的患者,其DFS和OS显著降低[63]。然而,尚不清楚这种情况是由于剂量反应的获益,还是由于能够耐受较高剂量化疗的患者具有其他导致生存率提高的因素。此外,一项由CALGB开展的前瞻性随机试验研究表明,淋巴结阳性的患者按高、中、低剂量CAF方案[84],但高剂量组接受的剂量现在已被认为是标准剂量。经过3.4年的随访,与中、高剂量组相比,低剂量组的DFS和OS明显短于中、高剂量组,证实确实存在剂量-获益关系,且次优剂量与较差的预后相关。相比之下,没有证据表明使用高于标准剂量的环磷酰胺[85,86]或阿霉素[72]有获益,而且有几项阴性研究已经验证了在集落刺激因子支持下高剂量化疗的作用,这些研究包括两个最近报道的随机临床试验[87,88]。2个试验都没有显示出生存获益,尽管一项研究确实报告了10枚腋窝淋巴结阳性的患者,无复发生存有可能获益[87]。然而,迄今为止,并没有证据表明集落刺激因子支持的高剂量化疗能带来明显的临床获益。

化疗相关的副作用

化疗最常见的副作用包括:脱发,胃肠道功能紊乱(表现为恶心、呕吐、口腔黏膜炎症或腹泻),骨髓抑制,疲劳,肌痛和关节痛,周围神经病变(特别是紫杉烷类药物易出现)。这些毒副作用在辅助治疗中通常是可控的,而且随着5-羟色胺受体和神经激肽-1(NK-1)受体拮抗剂的广泛应用,恶心和呕吐的频率和严重程度已显著降低。

化疗的长期副作用包括继发性不孕、闭经或过早绝经，潜在的骨髓增生异常或急性白血病（尤其是烷化剂）以及心脏毒性（尤其是阿霉素和其他蒽环类药物）。闭经的风险取决于患者的年龄和使用的药物。例如，40岁以下40%的女性患者在接受CMF方案治疗后绝经，而40岁以上70%的女性绝经[89]。与CMF方案相比，接受AC治疗的女性闭经率要更低[90,91]，而且在以蒽环类为基础的治疗方案中添加紫杉醇后闭经率升高[92]，而多西紫杉醇比紫杉醇影响更大[93,94]。就化疗的致白血病效应而言，在乳腺癌治疗方案中使用环磷酰胺标准剂量后，预计继发骨髓增生异常综合征或白血病的风险非常低[95]。例如，一篇NSABP的经验回顾性研究表明，接受标准剂量AC方案的患者，发生急性白血病或骨髓增生异常综合征的5年风险仅为0.21%，而AC方案患者接受高剂量环磷酰胺和粒细胞集落刺激因子的5年风险为1%[96]。

此外，一些研究表明，在接受化疗和放疗以及接受生长因子（包括集落刺激因子）支持治疗的患者中，这种继发性风险更高[95-97]。最后，当阿霉素的总剂量达到240～300 mg/m²时，阿霉素辅助治疗后临床显性充血心力衰竭的发生率报道为1%[98,99]，左乳辅助放射治疗是否会进一步增加发生充血性心力衰竭的风险，目前的数据还存在争议[100,101]。

辅助内分泌治疗原则

概述

对雌激素的干预是最古老且获证实的乳腺癌治疗方法，最早可追溯到1896年，Beatson观察到卵巢切除术后乳腺癌出现退缩现象[102]。这种干预最初是通过手术切除卵巢、肾上腺、垂体，或者放疗灭活卵巢来完成的。从那以后，药物的进步如雌激素、孕激素、雄激素、选择性雌激素调节剂、纯抗雌激素药物、芳香化酶抑制剂和促黄体激素释放激素类似物（LHRH）等，不断在激素受体阳性浸润性乳腺癌治疗中得到应用，文献记载治疗确实获益。所有这些药物，当然也在转移性乳腺癌的治疗中进行了研究，特别是那些获益/风险比较佳的药物，也在早期乳腺癌的辅助治疗中进行了评估。

他莫昔芬

选择性ER调节剂通过结合ERα蛋白，或与ER的共调节蛋白相互作用，来调节靶基因的转录。这些药物同时具有组织特异性ER拮抗剂和激动剂特性，这可解释其相关获益和毒性。他莫昔芬（三苯氧胺）是一种非类固醇、选择性雌激素受体调节剂，它也是目前研究最广泛的内分泌治疗药物。它在1977年首次被美国食品和药品管理局（FDA）批准用于治疗转移性乳腺癌，此后的各种临床试验，已经明确了它在3个不同作用方面的疗效：①降低早期、激素受体阳性、浸润性乳腺癌患者的复发和死亡风险；②降低接受保乳局部治疗、导管原位癌的患者，继发浸润性和非浸润性复发风险；③降低因个人遗传特征或家族史而被确定为高危患者发生乳腺癌的风险。他莫昔芬同时具有组织特异性ER拮抗和部分激动剂作用的特性，也导致了诸如骨矿物质密度改善[103,104]、低密度脂蛋白和总胆固醇水平降低[105-107]以及急性心肌梗死死亡率风险降低（尤其是绝经后女性）等次要获益[108,109]。

每隔5年，EBCTCG更新一次他们关于他莫昔芬辅助治疗早期乳腺癌的随机临床试验的全面综述。最新资料[1]提供了15年的随访数据，证明5年的他莫昔芬治疗，可使ER阳性乳腺癌患者的年复发风险和死亡率分别下降41%和33%。值得注意的是，大部分的复发率获益发生在治疗的前5年内，而大部分的死亡率获益发生在5年以后；事实上，乳腺癌患者15年随访时，其特定死亡率是5年随访时的3倍。应用他莫昔芬辅助治疗，不管年龄大小和腋窝淋巴结状态如何，临床获益同样存在，而且复发率和死亡率的降低比例相似。此外，我们发现，在ER阴性的乳腺癌患者中，使用他莫昔芬并未观察到有明显的临床获益。在一项关于激素受体阴性、淋巴结阴性乳腺癌患者，使用他莫昔芬与安慰剂进行对比的前瞻随机试验中，也证实了这一发现[69]。

EBCTCG的概述中有一项关键试验，是关于ER阳性、肿瘤直径＞5 cm、淋巴结阴性患者中，比较他莫昔芬与安慰剂的随机双盲的临床试验(NSABP B-14)。在15年的随访中，他莫昔芬与RFS(HR=0.58；P=0.000 1)和OS(HR=0.80；P=0.000 8)的显著获益有关，与年龄或绝经状态无关[110]。值得注意的是，研究还观察到统计学上对侧乳腺癌发生风险显著性降低[111,112]。苏格兰开展的他莫昔芬辅助治疗试验，在DFS和OS以及对侧乳腺癌发生率降低方面，报道了相似的结果，并且这些临床获益在15年的中位随访期内还得以维持[113,114]。

就治疗持续时间而言，使用他莫昔芬的1年、2年和5年风险降低比例在统计学上具有显著差异。较长的治疗持续时间(例如5年)，乳腺癌复发和死亡率的降低比例越高，绝经后患者使用2年与5年他莫昔芬的直接比较，证实了这一发现[115,116]。此外，虽然早期的研究未能证明在淋巴结阴性[112,113]和淋巴结阳性[117,118]的患者中，继续使用他莫昔芬超过5年有临床获益，但最近的两项大型国际研究对这一结论提出了挑战。“他莫昔芬辅助治疗时间更长还是更短”(ATLAS临床试验)，随机入组了11 500例患者，初步结果显示，服用他莫昔芬10年与5年相比，复发的相对风险降低了12%(HR=0.88；P=0.05)[119]。“他莫昔芬辅助治疗获益更多”(aTTOM试验)的首个研究结果也显示，随着他莫昔芬治疗时间延长至5年以上，乳腺癌复发风险降低并无统计学差异，但子宫内膜癌风险加倍(死亡率未相应增加)[120]。虽未观察到OS改善，但由于方案中的不依从性(两项试验均非安慰剂对照)和ER状态未知患者的数量(两项试验分别为41%和61%)，长期服用他莫昔芬的获益程度有可能被低估。就内分泌治疗相对于化疗何时进行的时机而言，一项前瞻性随机试验对该问题进行了研究。该试验表明，化疗序贯他莫昔芬治疗比化疗同时加他莫昔芬治疗，预计将获得18%的DFS优势[121]，而OS差异的研究还需要进行后期随访。

与他莫昔芬有关的最常见副作用是血管舒缩不稳定、阴道分泌物增加、萎缩性阴道炎、月经不调、轻度恶心和体液潴留的症状。其他潜在的毒性包括肝功能异常可能导致脂肪肝，血栓栓塞性肺炎的发生率为1%～2%(如深静脉血栓形成、肺栓塞和脑血管事件等)，罕见但症状典型且可逆的眼部改变(如视力下降、黄斑水肿、视网膜和角膜混浊等)，子宫内膜癌风险增加2～3倍。与他莫昔芬用药相关的子宫癌大都为早期腺癌，组织学和临床特征与普通人群中该病患特征相似[122-124]，但罕见、预后不良的子宫肉瘤亦有报道[125-127]。尽管关于他莫昔芬引起体重增加、抑郁、易激惹和疲乏的传闻和报道也存在，但在“乳腺癌预防研究”(NSABP P-1)这样大型前瞻性且有安慰剂对照的随机临床试验中[128]，还没有发现具有统计学意义的相关性。按照标准的指南实践，与他莫昔芬有关影响的常规监测，应包括定期进行系统检查、血清肝功能检查、年度妇科评价和年度眼科评价。

芳香化酶抑制剂

芳香化酶催化雌激素生物合成的最后一步，促使雄激素产生向雌酮和雌二醇的外周转化。绝经状态下外周雌激素的合成，具有相当重要的临床意义。因为大多数雌激素敏感型的乳腺癌患者，年龄已经大于50岁，因而外周雌激素的合成，已成为一个有价值的干预靶点。许多芳香化酶抑制剂已被开发，通常分为两大类：①非甾体类、咪唑类药物(如阿那曲唑和来曲唑)，可逆地结合芳香化酶的细胞色素P450部分，需要持续服用，才能对雌激素的生物合成产生抑制；②甾体类、雄激素样药物，不可逆地结合芳香化酶的催化位点，导致芳香化酶酶活性丧失，直到体内又合成新的芳香化酶(如依西美坦)。第三代芳香化酶抑制剂具有高度的选择性，包括非甾体类抑制剂阿那曲唑和来曲唑，以及甾体类激动剂依西美坦。这些药物都能高效地降低绝经后体内血循环中的雌激素水平，降低幅度可达95%[129-131]。

对他莫昔芬耐药的转移性乳腺癌研究表明，芳香化酶抑制剂具有良好的治疗指数。随后开展了几项大型随机临床试验，以芳香化酶抑制剂替代他莫昔芬或与他莫昔芬序贯辅助，治疗激素受体阳性(或未知)、可手术的绝经后乳腺癌患者。这些临床试验,已经探索出了几种可能的策略或模式:①用芳香化酶抑制剂代替他莫昔芬,进行5年前期治疗[132-134];②5年序贯治疗:2~3年的他莫昔芬治疗,随后改为芳香化酶抑制剂治疗[134-136];③10年延长治疗:5年他莫昔芬后,序贯芳香化酶抑制剂5年[137-139]。这些序贯治疗试验在设计上有所不同,一些试验[134,136]在所有内分泌治疗开始时随机入组,而另一些试验[135]则在他莫昔芬治疗2~3年结束后随机入组。这种随机时间的显著差异,会影响试验相关结果的解释,因为生存期的计算与随机化日期相关,而与诊断日期相反。这些试验合计起来,一共纳入了25 000例绝经后患者,证实了合用芳香化酶抑制剂试验组的DFS获益具有显著的统计学差异,总结见表18.2。在一些试验中[135,136],观察到存在较小但具有统计学意义的OS获益证据,但在其他试验并未观察到[132,133]。

对于激素受体阳性的绝经后乳腺癌患者,我们还需要更长时间的随访和更多的研究,来进一步确定最佳的内分泌治疗方法。在某些病例中,内分泌治疗的选择,必须考虑到他莫昔芬与芳香化酶抑制剂二者不同的毒性作用。也就是说,芳香化酶抑制剂引起子宫内膜癌、静脉血栓栓塞性疾病、缺血性脑血管事件、血管舒缩不稳定和阴道出血的相关风险相对较低,而导致骨密度丢失及骨折、关节痛和肌痛以及妇科副作用的相关风险相对就较高。多项关注芳香化酶抑制剂长期副作用的子课题研究,已有相关报道[141-145]。

卵巢灭活和卵巢功能抑制

通过手术或放疗,都可以实现不可逆的卵巢功能灭活。LHRH激动剂可以下调垂体中的促性腺激素释放激素受体,给予LHRH激动剂(如戈舍瑞林),可以可逆地实现卵巢功能抑制(OFS)。通过小样本转移性乳腺癌对比研究证实,卵巢功能灭活和卵巢功能抑制的作用是等效的[146]。绝经前、早期、激素受体阳性的浸润性乳腺癌患者,都有可能通过卵巢灭活或卵巢功能抑制得到治疗获益。EBCTCG荟萃分析对8 000例50岁左右的乳腺癌患者进行评价,包括ER阳性或ER状态未知。这些患者随机接受卵巢处理(即卵巢灭活或OFS)或不接受卵巢治疗[1]。在15年的随访中发现,卵巢处理组复发风险和死亡率分别降低4.3%(P=0.000 1)和3.2%(P=0.004)。然而,这些临床获益,似乎仅在缺乏其他系统治疗的情况下才有意义。

尽管EBCTCG荟萃分析结果令人鼓舞,但卵巢灭活或功能抑制在绝经前患者辅助治疗中的确切作用仍有待确定。有试验研究了单独使用卵巢灭活或功能抑制来替代化疗、使用他莫昔芬替代化疗,以及化疗后使用或不使用他莫昔芬的作用。这些试验表明,单独使用卵巢灭活或功能抑制与单独使用化疗疗效等同[147-149],并且与单独使用化疗相比,卵巢灭活或功能抑制联合使用他莫昔芬给药的处理可能是更好的[150,151]。对于那些40岁左右激素受体阳性乳腺癌患者,化疗后进行卵巢功能抑制,还可以保留她们的月经功能[152]。然而,在大多数临床试验中,作为对照的化疗方案并不包括蒽环类或紫杉醇,他莫昔芬也未用于所有雌激素和(或)孕激素受体阳性的患者。因此与标准的辅助化疗和内分泌治疗相比,卵巢灭活或功能抑制的疗效仍然存疑。最近报道一项关于卵巢治疗疗效的大规模试验,是奥地利乳腺癌和结直肠癌研究组试验12[153]。这项四臂研究将绝经前激素受体阳性的早期乳腺癌患者随机分为两组,一组接受戈舍瑞林和他莫昔芬辅助治疗,另一组接受戈舍瑞林和阿那曲唑、联合或不联合唑来膦酸治疗。他莫昔芬和阿那曲唑组之间的DFS或OS未见显著差异,但该研究确定了加用唑来膦酸后的DFS获益虽小,但具有统计学意义。目前正在进行随机试验,关注双磷酸盐类药物辅助治疗的临床获益。

3个平行的大型国际随机试验(SOFT、TEXT和PERCHE),将提供更明确的证据来支持使用卵巢灭活或OFS的可能策略。目前正在进行的这些试验包括:卵巢功能抑制试验(SOFT)、他莫昔芬和依西美坦试验(TEXT)以及绝经前内分泌反应性化疗(PERCHE)试验。SOFT试验主要是评价加用OFS的作用,纳入手术和(或)化疗后仍未绝

表18.2　早期乳腺癌芳香化酶抑制剂

试验	方案	例数	中位随访（月）	DFS/RFS *HR*（95%*CI*）	OS
起始芳香化酶抑制剂方案					
ATAC[132]	Tam×5 yr Anas×5 yr	6 241	100	0.85(0.76～0.94) *P*=0.003 绝对差值4.1%	0.97(0.86～1.11) *P*=0.7
BIG1－98[134]	Tam×5 yr Let×5 yr	4 922	76	0.88(0.78～0.99) *P*=0.03 绝对差值3%	0.87(0.75～1.02) *P*=0.08
序贯/转换策略					
IES[135]	Tam×2～3 yr→ Exe×3～2 yr后无病生存	4 724	56	0.76(0.68～0.88) *P*=0.000 1 绝对差值3.3%	0.85(.0.71～1.02) *P*=0.08 绝对差值1.2%
ABCSG/ARNO/ITA[140]	Tam×5 yr Tam×2 yr→Anas×2 yr	4 006	30	0.59(0.48～0.74) *P*=0.000 1	0.71(0.52～0.98) *P*=0.04
BIG1－98[134]	Tam×2 yr→Let×2 yr* Let×2 yr→Tam×2 yr** Let×5 yr	6 182	71	1.05(0.84～1.32)* 0.96(0.76～1.21)**	1.13(0.83～1.53)* 0.90(0.65～1.24)**
延长内分泌治疗					
MA-17[137]	Tam×5 yr→ Let×5 yr后无病生存 Tam×5 yr→ 安慰剂×5 yr后无病生存	5 187	30	0.52(0.45～0.76) *P*=0.001	0.82 (0.57～1.19) 所有患者*P*=0.3 0.61(0.38～0.98)淋巴结阳性患者*P*=0.04

注：Anas，阿那曲唑；CI，置信区间；DFS，无病生存率；Exe，依西美坦；HR，风险比；Let，来曲唑；RFS，无复发生存率；Tam，他莫昔芬；*，他莫昔芬2年序贯来曲唑3年与来曲唑5年的比较；**，来曲唑2年序贯他莫昔芬3年与来曲唑5年的比较。

经的患者，随机分组为他莫昔芬、OFS联合他莫昔芬、OFS联合阿那曲唑，一共治疗5年时间。TEXT试验纳入绝经前患者，随机分组为OFS加他莫昔芬或依西美坦。PERCHE试验目的是为了确定化疗联合激素治疗的作用，纳入患者随机分为OFS联合他莫昔芬或依西美坦，或化疗加OFS联合他莫昔芬或依西美坦。这些临床试验结果的解读，将有助于我们确定绝经前患者的最佳内分泌治疗策略。

生物制剂

Her-2/neu靶向治疗

晚期、激素受体阴性、Her-2/neu过表达的浸润性乳腺癌患者，其DFS和OS较差，且内脏和骨髓微转移风险较高。Her-2/neu在恶性肿瘤组织中的高表达，以及在原发和转移性肿瘤中的高表达，使其成为靶向治疗中一个令人关注的治疗靶点。曲妥珠单抗是一种人源化小鼠的单克隆抗体，直接作用于Her-2/neu跨膜受体的胞外区域，与紫杉烷类、铂类药物和其他几种化疗药物具有协同效应。对转移性乳腺癌的早期研究表明，曲妥珠单抗和紫杉醇或阿霉素/环磷酰胺联合治疗的缓解率更高，OS临床获益[154]。与单克隆抗体给药相关的最常见毒性为发热、寒战、恶心和厌食，但也观察到有潜在的心脏毒性，因此禁止同时给予曲妥珠单抗和多柔比星。

这些试验结果提供了有力证据，证实曲妥珠单抗联合辅助化疗具有显著的DFS和OS获益[155-158]。NSABP B-31试验仅纳入淋巴结阳性乳腺癌患者，而北方中心癌症治疗组N9831试验纳入淋巴结阳性或淋巴结阴性乳腺癌患者(定义为激素受体阳性肿瘤最大直径2 cm或激素受体阴性肿瘤最大直径1 cm)。两项临床试验均评估了联合基于蒽环类和紫杉烷类药物的辅助化疗方案下使用1年曲妥珠单抗的疗效[156]。乳腺国际组01-01赫赛汀辅助治疗试验，纳入淋巴结阳性或淋巴结阴性乳腺癌(肿瘤限定为最大直径1 cm)的可手术患者，这些患者接受4个或4个以上疗程的辅助或新辅助化疗，随后进行1年的曲妥珠单抗或2年的曲妥珠单抗治疗；目前尚未公布接受2年曲妥珠单抗治疗受试者的队列研究结果[155,158]。相比之下，乳腺癌国际研究组006试验纳入淋巴结阳性和高危淋巴结阴性患者，并评估曲妥珠单抗联合蒽环类和紫杉烷类药物，与非蒽环类药物(多西他赛和卡铂)化疗方案的疗效。虽然两个含曲妥珠单抗治疗组的生存率均优于对照组[157]，但顾虑也在所难免。即使用曲妥珠单抗联合阿霉素治疗Her-2/neu阳性乳腺癌中的部分患者，可能并不会从多柔比星的辅助治疗中真正获益。这是因为，虽然在使用的患者中发生率非常低，但与曲妥珠单抗给药相关的长期毒性，主要就是心脏射血分数的下降(表18.3)。

关于曲妥珠单抗辅助治疗的最佳持续时间仍有争议，至少有一项小样本研究证实了治疗时间不足1年，也有潜在获益[159]。其他Her-2/neu靶向治疗试验也在研究中，如曲妥珠单抗替代治疗、与曲妥珠单抗合用或序贯使用。拉帕替尼就是其中一种药物，它是Her-2/neu和Her1(也称表皮生长因子受体)的双重酪氨酸激酶抑制剂。拉帕替尼适用于与卡培他滨联合，用于曲妥珠单抗治疗后出现疾病进展、Her-2/neu阳性转移性疾病患者[160]，辅助治疗相关的临床试验正在进行中。

治疗推荐

只有一小部分早期乳腺癌患者，能够入组临床试验。因此，对于患者个体来说，制订治疗决策不是进行随机临床研究。在这种情况下，临床决策取决于对预估的复发率或死亡率、治疗获益、副作用和治疗费用的仔细分析。临床实践指南已有相关标准，以明确哪些患者需要接受辅助治疗。然而，与其治疗严格遵循指南和标准而言，更重要的是我们需要与每位患者一起，共同了解治疗的相关风险/获益比，并在讨论后作出治疗的合理决定。

表18.3 Her-2阳性，淋巴结阳性或高危淋巴结阴性的早期乳腺癌含曲妥珠单抗化疗方案

试验	方案	例数	DFS	OS	Ⅲ/ⅣCHF
NSABP B-31	AC→P AC→P+H→H	3 351	67.1% at 4 yr 85.3% at 4 yr (*HR*=0.48; *P*=0.000 1)	86.6% at 4 yr 91.4% at 4 yr (*HR*=0.67; *P*=0.015)	0.8%;0%[a] 4.1%;2.9%[a] (3年累积发病率)
HERA	CT→观察 CT→H×1 yr CT→H×2 yr	5 090	74.3% at 3 yr 80.6% at 3 yr 未报道 (*HR*=0.64; *P*=0.000 1)	89.7% at 3 yr 92.4% at 3 yr 未报道 (*HR*=0.66; *P*=0.011 5)	0% 0.6% 未报道 (23.5个月中位随访)
BCIRG 006[157]	AC→T AC→T+H→H TCaH→H	3 222	77% at 4 yr 83% at 4 yr* 82% at 4 yr** (*HR*=0.61; *P*<0.000 1)* (*HR*=0.67; *P*=0.000 3)**	86% at 4 yr 92% at 4 yr* 91% at 4 yr** (*HR*=0.58; *P*=0.002 4)* (*HR*=0.66; *P*=0.018 2)**	0.3% at 3 yr 1.9% at 3 yr 0.4% at 3 yr (3年累积发病率)

注：A，多柔比星；C，环磷酰胺；Ca，卡铂；CHF，充血性心力衰竭；CT，化疗；H，曲妥珠单抗；HR，风险比；P，紫杉醇；T，多西他赛。a，这两个试验中的数据是分开报告的，这些试验报告的发病率包括心源性死亡；*，表示AC→T+H→H与AC→T的比较；**，表示TCaH→H与AC→T的比较。

淋巴结阳性乳腺癌

鉴于该患者人群复发率高，且辅助治疗的疗效已得到证实，建议所有这些患者均接受辅助治疗。激素受体阳性或阴性绝经前淋巴结阳性患者，应接受辅助化疗作为标准治疗。曲妥珠单抗治疗必须包括在Her-2/neu阳性患者的治疗中。对于激素受体阳性的乳腺癌患者，应给予他莫昔芬内分泌治疗。当然在化疗和他莫昔芬治疗之外，也可以考虑卵巢抑制或灭活，尤其是对年轻的绝经前患者，化疗后可以不闭经。理想情况下，应该让此类患者，参加针对此类方法的大型国际随机临床试验（如SOFT、TEXT和PERCHE，如前所述），可能获益。

对于激素受体阳性的绝经后患者，建议在化疗的基础上加用辅助内分泌治疗。目前，芳香化酶抑制剂合适的选择包括：单用芳香化酶抑制剂、他莫昔芬序贯芳香化酶抑制剂、单用他莫昔芬（不耐受或不适合芳香化酶抑制剂治疗的患者）。正在进行的临床试验和最近完成研究的更多数据进一步阐明绝经后患者最佳的激素辅助治疗方案。对于激素受体阴性肿瘤的女性患者，仅需进行化疗。

表18.4是目前对淋巴结阳性和其他高危早期乳腺癌患者，可选化疗方案的数据汇总。

淋巴结阴性乳腺癌

淋巴结阴性患者的预后可能差异很大。具有良好预后特征、肿瘤直径1 cm大小的患者，估计10年复发率为10%，而那些肿瘤较大或预后不良的患者，其复发率超过40%。因此，在判定淋巴结阴性患者的治疗获益（尤其是化疗）时，必须按照风险类别对患者进行分层分析。一种方法是根据肿瘤大小、组织分化程度和激素受体状态，将患者

表18.4 淋巴结阴性、Her-2阴性患者的辅助全身治疗指南

	内分泌治疗	化疗
绝经前		
激素受体阴性		
≤0.5cm	–	–
0.6～1cm	–	±
＞1cm	–	+
激素受体阳性		
≤1cm，组织学等级为1级	+	–
0.6～1cm，组织学等级为2～3级[a]	+	±
＞1cm[a]	+	+
绝经后		
激素受体阴性		
≤1cm，组织学等级为1级	–	–
1～2cm，组织学等级为1～2级	–	±
＞2cm，或伴有组织学等级3级	–	+
激素受体阳性		
≤1cm，组织学等级为1级	+	–
1～2cm，组织学等级为1～2级	+	±
＞2cm，或伴有组织学等级3级	+	+

注：① 经允许引自National Comprehensive Cancer Network. Clinical Practice Guidelines in Oncology: Breast Cancer. 2009。
②关于是否在内分泌治疗中增加化疗应该做个体化决策，特别是对于≥60岁的女性，因为化疗的增量效益可能较小。
a，考虑使用21基因复发源来指导治疗决策。

分为不同的危险类别。其他方法还包括根据淋巴管浸润与否、Her-2/neu状态等因素分层。

目前,内分泌治疗被推荐用于所有激素受体阳性的患者,无论淋巴结状态如何。此外,曲妥珠单抗必须用于Her-2/neu阳性的乳腺癌患者,目前的标准治疗包括曲妥珠单抗与化疗联合使用。我们希望,通过使用诸如21基因复发评分或70基因表达谱这样的分子预测指标,我们能够更加准确地判断最有可能从辅助治疗中获益的患者,相关前瞻性随机研究的结果也令人期待。激素受体阳性、Her-2/neu阴性、淋巴结阴性患者的治疗指南见表18.4,对每例患者的风险/获益比的评估至关重要。

结论

随机临床试验和综述分析提供了有力证据,表明辅助治疗在绝经前和绝经后早期乳腺癌女性患者中,有适度但明确的DFS和OS获益。鉴于乳腺癌的高发病率,以及仅接受局部治疗患者中已知的高失败率,很明显,与辅助治疗相关的预后的改善,在美国每年挽救成千上万人的生命。关于选择最有可能从治疗中获益的患者的标准和最佳的治疗方案,仍然存在许多问题。目前研究的领域包括新的预后和预测指标、新的化疗药物、新一代的Her-2/neu靶向治疗、抗血管生成药物(如贝伐单抗)和双磷酸盐。增加临床三联疗法的参与度有助于回答这些问题并改善乳腺癌的治疗。

编者评论

作者呈现给我们一篇关于辅助性系统治疗的综述,其内容丰富、可读性甚佳。事实上,随着新的化疗药物不断涌现,关于不同给药周期和剂量方案的临床研究也越来越多,临床上辅助化疗和内分泌治疗的选择也因此变得越来越复杂。最初的肿瘤咨询,对临床医生来说,已变成一项耗时的工作。而对患者来说,选择如此之多,又让人难以置信,无所适从。对淋巴结阳性的绝经前患者而言,化疗的临床获益不可忽视。然而在其他亚组的患者中,化疗获益可能难以证明。

尽管目前几乎所有的治疗方案都对患者群体的生存率有经文献验证的改善,但我们必须考虑发病率、治疗费用、患者的愿望和期待等多因素,来权衡生存率的改善。基于人群的研究并不能预测个体从特定化疗方案中的临床获益。基因表达(Oncotype DX)的组合分析现已被批准用于分析预后并预测那些早期乳腺癌患者转移的风险,从而筛选出那些最有可能受益于全身化疗的患者。一些较新的化疗药物,长期使用下来非常昂贵,这就提出了成本/效益比的问题。这也涉及我们的卫生保健系统,是否能够支持那些只会略微提高生存率的治疗。

服用他莫昔芬患者的生存率改善是令人鼓舞的,尤其考虑到它是一种具有良好安全性、单一口服的药物。早期的芳香化酶抑制剂研究表明,绝经后患者的生存率更高。目前进一步深入的研究,以及对患者更长时间的随访,将阐明这些药物中的一种是否优于另一种,最佳治疗维持时间,以及是否应该对不同的内分泌药物进行序贯治疗。必须仔细监测已处于骨质疏松高风险、绝经后患者人群发生骨质疏松及其并发症的发生率,并且进行改善骨密度的干预措施。

通过前瞻性随机临床试验来研究乳腺癌化疗方案,是最佳循证医学范例。乳腺癌的高患病率,使得大量患者可入选多个治疗组。通过应用新药、给药方案或用药顺序调整,已知的最佳治疗组也可能获得额外的治疗结果改善。乳腺癌是一种异质性疾病,治疗有如此多的选择,以至于没有标准的治疗清单可用。目前的治疗趋势是对转移性乳腺癌的风险进行分层,并制订个性化的推荐方案。

(*S.C.W.*)

参考文献

[1] Early Breast Cancer Trialists' Collaborative Group (EBCTCG). Effects of chemotherapy and hormonal therapy for early breast cancer on recurrence and 15-year survival: an overview of the randomised trials. *Lancet* 2005;365(9472):1687-1717.

[2] Tamoxifen for early breast cancer: an overview of the randomised trials. Early Breast Cancer Trialists' Collaborative Group. *Lancet* 1998;351(9114):1451-1467.

[3] Polychemotherapy for early breast cancer: an overview of the randomised trials. Early Breast Cancer Trialists' Collaborative Group. *Lancet* 1998;352(9132):930-942.

[4] Carter CL, Allen C, Henson DE. Relation of tumor size, lymph node status, and survival in 24,740 breast cancer cases. *Cancer* 1989;63(1):181-187.

[5] Clark GM. Prognostic and predictive factors. In: Harris JR, Lippman ME, Morrow M, et al., eds. *Diseases of the Breast*. Philadelphia, PA: Lippincott Williams & Wilkins; 2000:489-514.

[6] Rosen PP, Groshen S, Kinne DW, et al. Factors influencing prognosis in node- negative breast carcinoma: analysis of 767 T1N0M0/T2N0M0 patients with long-term follow-up. *J Clin Oncol* 1993;11(11):2090-2100.

[7] Simpson JF, Page DL. Status of breast cancer prognostication based on histopathologic data. *Am J Clin Pathol*1994;102(4, Suppl 1):S3-S8.

[8] Le Doussal V, Tubiana-Hulin M, Friedman S, et al. Prognostic value of histologic grade nuclear components of Scarff-Bloom-Richardson (SBR). An improved score modification based on a multivariate analysis of 1262 invasive ductal breast carcinomas. *Cancer* 1989;64(9):1914-1921.

[9] Elston CW, Ellis IO. Pathological prognostic factors in breast cancer. I. The value of histological grade in breast cancer: experience from a large study with long- term follow- up. *Histopathology* 1991;19(5):403-410.

[10] Genestie C, Zafrani B, Asselain B, et al. Comparison of the prognostic value of Scarff- Bloom- Richardson and Nottingham histological grades in a series of 825 cases of breast cancer: major importance of the mitotic count as a component of both grading systems. *Anticancer Res* 1998;18(1B):571-576.

[11] Kollias J, Murphy CA, Elston CW, et al. The prognosis of small primary breast cancers. *Eur J Cancer* 1999;35(6):908-912.

[12] Reed W, Hannisdal E, Boehler PJ, et al. The prognostic value of p53 and c-erb B-2 immunostaining is overrated for patients with lymph node negative breast carcinoma: a multivariate analysis of prognostic factors in 613 patients with a follow-up of 14-30 years. *Cancer* 2000;88(4):804-813.

[13] Fisher B, Redmond C, Fisher ER, et al. Relative worth of estrogen or progesterone receptor and pathologic characteristics of differentiation as indicators of prognosis in node negative breast cancer patients: findings from National Surgical Adjuvant Breast and Bowel Project Protocol B-06. *J Clin Oncol* 1988;6(7):1076-1087.

[14] Benner SE, Clark GM, McGuire WL. Steroid receptors, cellular kinetics, and lymph node status as prognostic factors in breast cancer. *Am J Med Sci* 1988;296(1):59-66.

[15] McGuire WL, Clark GM, Dressler LG, et al. Role of steroid hormone receptors as prognostic factors in primary breast cancer. *NCI Monogr* 1986;(1):19-23.

[16] Bardou VJ, Arpino G, Elledge RM, et al. Progesterone receptor status significantly improves outcome prediction over estrogen receptor status alone for adjuvant endocrine therapy in two large breast cancer databases. *J Clin Oncol*. 2003;21(10):1973-1979.

[17] Neville AM, Bettelheim R, Gelber RD, et al. Factors predicting treatment responsiveness and prognosis in node- negative breast cancer. The International (Ludwig) Breast Cancer Study Group. *J Clin Oncol*. 1992;10(5):696-705.

[18] Gasparini G, Harris AL. Clinical importance of the determination of tumor angiogenesis in breast carcinoma: much more than a new prognostic tool. *J Clin Oncol*. 1995;13(3):765-782.

[19] Lee AK, DeLellis RA, Silverman ML, et al. Prognostic significance of peritumoral lymphatic and blood vessel invasion in node-negative carcinoma of the breast. *J Clin Oncol*. 1990;8(9):1457-1465.

[20] Lauria R, Perrone F, Carlomagno C, et al. The prognostic value of lymphatic and blood vessel invasion in operable breast cancer. *Cancer* 1995;76(10):1772-1778.

[21] Rosen PP, Groshen S, Saigo PE, et al. Pathological prognostic factors in stage I (T1N0M0) and stage II (T1N1M0) breast carcinoma: a study of 644 patients with median follow-up of 18 years. *J Clin Oncol* 1989;7(9):1239-1251.

[22] Wenger CR, Clark GM. S-phase fraction and breast cancer—a decade of experience. *Breast Cancer Res Treat* 1998;51(3):255-265.

[23] Silvestrini R, Daidone MG, Luisi A, et al. Biologic and clinicopathologic factors as indicators of specific relapse types in node-negative breast cancer. *J Clin Oncol* 1995;13(3):697-704.

[24] Brown RW, Allred CD, Clark GM, et al. Prognostic value of Ki-67 compared to S-phase fraction in axillary node-negative breast cancer. *Clin Cancer Res* 1996;2(3):585-592.

[25] Seshadri R, Leong AS, McCaul K, et al. Relationship between p53 gene abnormalities and other tumour characteristics in breast-cancer prognosis. *Int J Cancer* 1996;69(2):135-141.

[26] Rudolph P, Olsson H, Bonatz G, et al. Correlation between p53, c-erbB-2, and topoisomerase II alpha expression, DNA ploidy, hormonal receptor status and proliferation in 356 node- negative breast carcinomas: prognostic implications. *J Pathol* 1999;187(2):207-216.

[27] Schechter AL, Stern DF, Vaidyanathan L, et al. The neu oncogene: an erb-B-related gene encoding a 185,000-Mr tumour antigen. *Nature* 1984;312(5994):513-516.

[28] Wolff AC, Hammond ME, Schwartz JN, et al. American Society of Clinical Oncology/College of American Pathologists Guideline Recommendations for Human Epidermal Growth Factor Receptor 2 Testing in Breast Cancer. *J Clin Oncol* 2007;25(1):118-145.

[29] DiGiovanna MP. Clinical significance of HER-2/neu overexpression: Part I. In: Rosenberg SA, ed. *Updates: Principles and Practice of Oncology*. Cedar Knolls, NJ: Lippincott Williams & Wilkins Healthcare; 1999:1-10.

[30] Harris L, Fritsche H, Mennel R, et al. American Society of Clinical Oncology 2007 Update of Recommendations for the Use of Tumor Markers in Breast Cancer. *J Clin Oncol* 2007;25(33):5287-5312.

[31] Joensuu H, Isola J, Lundin M, et al. Amplification of erbB2 and erbB2 expression are superior to estrogen receptor status as risk factors for distant recurrence in pT1N0M0 breast cancer: a nationwide population- based study. *Clin Cancer Res* 2003;9(3):923-930.

[32] Press MF, Bernstein L, Thomas PA, et al. HER-2/neu gene amplification characterized by fluorescence in situ hybridization: poor prognosis in node-negative breast carcinomas. *J Clin Oncol* 1997;15(8):2894-2904.

[33] Rilke F, Colnaghi MI, Cascinelli N, et al. Prognostic significance

of HER-2/neu expression in breast cancer and its relationship to other prognostic factors. *Int J Cancer* 1991;49(1):44-49.

[34] Rosen PP, Lesser ML, Arroyo CD, et al. Immunohistochemical detection of HER2/neu in patients with axillary lymph node negative breast carcinoma. A study of epidemiologic risk factors, histologic features, and prognosis. *Cancer.* 1995;75(6):1320-1326.

[35] Ross JS, Slodkowska EA, Symmans WF, et al. The HER-2 receptor and breast cancer: ten years of targeted anti-HER-2 therapy and personalized medicine. *Oncologist* 2009;14(4):320-368.

[36] Rakkhit R, Broglio K, Peintinger F, et al. Significant increased recurrence rates among breast cancer patients with HER2-positive, T1a,bN0M0 tumors. *Cancer Res* 2008;69(suppl 2): 96s.

[37] Muss HB, Thor AD, Berry DA, et al. c-erbB-2 expression and response to adjuvant therapy in women with node-positive early breast cancer. *N Engl J Med* 1994;330(18):1260-1266.

[38] Paik S, Bryant J, Tan-Chiu E, et al. HER2 and choice of adjuvant chemotherapy for invasive breast cancer: National Surgical Adjuvant Breast and Bowel Project Protocol B-15. *J Natl Cancer Inst* 2000;92(24):1991-1998.

[39] Harbeck N, Schmitt M, Meisner C, et al; and Chemo N0 Study Group. Final 10-year analysis of prospective multicenter Chemo N0 trial for validation of ASCO-recommended biomarkers uPA/PAI-1 for therapy decision making in node-negative breast cancer. *Proc Am Soc Clin Oncol* 2009;27:9s.

[40] Harbeck N, Thomssen C, Berger U, et al. Invasion marker PAI-1 remains a strong prognostic factor after long-term follow-up both for primary breast cancer and following first relapse. *Breast Cancer Res Treat* 1999;54(2):147-157.

[41] Janicke F, Prechtl A, Thomssen C, et al. Randomized adjuvant chemotherapy trial in high-risk, lymph node-negative breast cancer patients identified by urokinase-type plasminogen activator and plasminogen activator inhibitor type 1. *J Natl Cancer Inst* 2001;93(12):913-920.

[42] Look MP, van Putten WL, Duffy MJ, et al. Pooled analysis of prognostic impact of urokinase-type plasminogen activator and its inhibitor PAI-1 in 8377 breast cancer patients. *J Natl Cancer Inst* 2002;94(2):116-128.

[43] Ravdin PM, Siminoff LA, Davis GJ, et al. Computer program to assist in making decisions about adjuvant therapy for women with early breast cancer. *J Clin Oncol* 2001;19(4):980-991.

[44] Olivotto IA, Bajdik CD, Ravdin PM, et al. Population-based validation of the prognostic model ADJUVANT! for early breast cancer. *J Clin Oncol* 2005;23(12):2716-2725.

[45] Cobleigh MA, Tabesh B, Bitterman P, et al. Tumor gene expression and prognosis in breast cancer patients with 10 or more positive lymph nodes. *Clin Cancer Res* 2005;11(24):8623-8631.

[46] Cronin M, Pho M, Dutta D, et al. Measurement of gene expression in archival paraffin-embedded tissues: development and performance of a 92-gene reverse transcriptase-polymerase chain reaction assay. *Am J Pathol* 2004;164(1):35-42.

[47] Paik S, Shak S, Tang G, et al. A multigene assay to predict recurrence of tamoxifen-treated, node-negative breast cancer. *N Engl J Med* 2004;351(27):2817-2826.

[48] Paik S, Tang G, Shak S, et al. Gene expression and benefit of chemotherapy in women with node-negative, estrogen receptor-positive breast cancer. *J Clin Oncol* 2006;24(23):3726-3734.

[49] Goldstein LJ, Gray R, Badve S, et al. Prognostic utility of the 21-gene assay in hormone receptor-positive operable breast cancer compared with classical clinicopathologic features. *J Clin Oncol* 2008;26(25):4063-4071.

[50] van't Veer LJ, Dai H, van de Vijver MJ, et al. Gene expression profiling predicts clinical outcome of breast cancer. *Nature* 2002; 415(6871):530-536.

[51] van de Vijver MJ, He YD, van't Veer LJ, et al. A gene-expression signature as a predictor of survival in breast cancer. *N Engl J Med* 2002;347(25):1999-2009.

[52] Buyse M, Loi S, van't Veer L, et al. Validation and clinical utility of a 70-gene prognostic signature for women with node-negative breast cancer. *J Natl Cancer Inst* 2006;98(17):1183-1192.

[53] Prognostic importance of occult axillary lymph node micrometastases from breast cancers. International (Ludwig) Breast Cancer Study Group. *Lancet* 1990;335(8705):1565-1568.

[54] Braun S, Cevatli BS, Assemi C, et al. Comparative analysis of micrometastasis to the bone marrow and lymph nodes of node-negative breast cancer patients receiving no adjuvant therapy. *J Clin Oncol* 2001;19(5):1468-1475.

[55] Cote RJ, Peterson HF, Chaiwun B, et al. Role of immunohistochemical detection of lymph-node metastases in management of breast cancer. International Breast Cancer Study Group. *Lancet* 1999;354(9182):896-900.

[56] Tjan-Heijnen VC, Buit P, Widt-Evert LM, et al. Micro-metastases in axillary lymph nodes: an increasing classification and treatment dilemma in breast cancer due to the introduction of the sentinel lymph node procedure. *Breast Cancer Res Treat* 2001;70(2): 81-88.

[57] Lugo TG, Braun S, Cote RJ, et al. Detection and measurement of occult disease for the prognosis of solid tumors. *J Clin Oncol* 2003;21(13):2609-2615.

[58] Braun S, Pantel K, Muller P, et al. Cytokeratin-positive cells in the bone marrow and survival of patients with stage I, II, or III breast cancer. *N Engl J Med* 2000;342(8):525-533.

[59] Braun S, Vogl FD, Naume B, et al. A pooled analysis of bone marrow micrometastasis in breast cancer. *N Engl J Med* 2005;353(8): 793-802.

[60] Gebauer G, Fehm T, Merkle E, et al. Epithelial cells in bone marrow of breast cancer patients at time of primary surgery: clinical outcome during long-term follow-up. *J Clin Oncol* 2001;19(16): 3669-3674.

[61] Mansi JL, Gogas H, Bliss JM, et al. Outcome of primary-breast-cancer patients with micrometastases: a long-term follow-up study. *Lancet* 1999;354(9174):197-202.

[62] Wiedswang G, Borgen E, Karesen R, et al. Detection of isolated tumor cells in bone marrow is an independent prognostic factor in breast cancer. *J Clin Oncol* 2003;21(18):3469-3478.

[63] Bonadonna G, Valagussa P, Moliterni A, et al. Adjuvant cyclophosphamide, methotrexate, and fluorouracil in node-positive breast cancer: the results of 20 years of follow-up. *N Engl J Med* 1995;332(14):901-906.

[64] Fisher B, Fisher ER, Redmond C. Ten-year results from the National Surgical Adjuvant Breast and Bowel Project (NSABP) clinical trial evaluating the use of L-phenylalanine mustard (L-PAM) in the management of primary breast cancer. *J Clin Oncol* 1986;4 (6):929-941.

[65] Fisher B, Jeong JH, Dignam J, et al. Findings from recent National Surgical Adjuvant Breast and Bowel Project adjuvant studies in stage I breast cancer. *J Natl Cancer Inst Monogr* 2001;(30):62-66.

[66] Fisher B, Dignam J, Mamounas EP, et al. Sequential methotrexate and fluorouracil for the treatment of node-negative breast cancer patients with estrogen receptor-negative tumors: eight-year results from National Surgical Adjuvant Breast and Bowel Project (NSABP) B-13 and first report of findings from NSABP B-19 comparing methotrexate and fluorouracil with conventional cyclo-

phosphamide, methotrexate, and fluorouracil. *J Clin Oncol* 1996; 14(7):1982-1992.

[67] Mansour EG, Gray R, Shatila AH, et al. Efficacy of adjuvant chemotherapy in high-risk node-negative breast cancer. An intergroup study. *N Engl J Med* 1989;320(8):485-490.

[68] Fisher B, Brown AM, Dimitrov NV, et al. Two months of doxorubicin-cyclophosphamide with and without interval reinduction therapy compared with 6 months of cyclophosphamide, methotrexate, and fluorouracil in positive-node breast cancer patients with tamoxifen-nonresponsive tumors: results from the National Surgical Adjuvant Breast and Bowel Project B-15. *J Clin Oncol* 1990;8(9):1483-1496.

[69] Fisher B, Anderson S, Tan-Chiu E, et al. Tamoxifen and chemotherapy for axillary node-negative, estrogen receptor-negative breast cancer: findings from National Surgical Adjuvant Breast and Bowel Project B-23. *J Clin Oncol* 2001;19(4):931-942.

[70] Levine MN, Pritchard KI, Bramwell VH, et al. Randomized trial comparing cyclophosphamide, epirubicin, and fluorouracil with cyclophosphamide, methotrexate, and fluorouracil in premenopausal women with node-positive breast cancer: update of National Cancer Institute of Canada Clinical Trials Group Trial MA5. *J Clin Oncol* 2005;23(22):5166-5170.

[71] Hutchins LF, Green SJ, Ravdin PM, et al. Randomized, controlled trial of cyclophosphamide, methotrexate, and fluorouracil versus cyclophosphamide, doxorubicin, and fluorouracil with and without tamoxifen for high-risk, node-negative breast cancer: treatment results of Intergroup Protocol INT-0102. *J Clin Oncol* 2005; 23(33):8313-8321.

[72] Henderson IC, Berry DA, Demetri GD, et al. Improved outcomes from adding sequential paclitaxel but not from escalating doxorubicin dose in an adjuvant chemotherapy regimen for patients with node-positive primary breast cancer. *J Clin Oncol* 2003;21(6):976-983.

[73] Mamounas EP, Bryant J, Lembersky B, et al. Paclitaxel after doxorubicin plus cyclophosphamide as adjuvant chemotherapy for node-positive breast cancer: results from NSABP B-28. *J Clin Oncol* 2005;23(16):3686-3696.

[74] Citron ML, Berry DA, Cirrincione C, et al. Randomized trial of dose-dense versus conventionally scheduled and sequential versus concurrent combination chemotherapy as postoperative adjuvant treatment of node-positive primary breast cancer: first report of Intergroup Trial C9741/Cancer and Leukemia Group B Trial 9741. *J Clin Oncol* 2003;21(8):1431-1439.

[75] Sparano JA, Wang M, Martino S, et al. Weekly paclitaxel in the adjuvant treatment of breast cancer. *N Engl J Med* 2008;358(16): 1663-1671.

[76] Swain SM, Jeong JH, Geyer CE, et al. NSABP B-30: definitive analysis of patient outcome from a randomized trial evaluating different schedules and combinations of adjuvant therapy containing doxorubicin, docetaxel and cyclophosphamide in women with operable, node-positive breast cancer. *Cancer Res* 2009;69(suppl): 81s.

[77] Martin M, Pienkowski T, Mackey J, et al. Adjuvant docetaxel for node-positive breast cancer. *N Engl J Med* 2005;352(22):2302-2313.

[78] Roche H, Fumoleau P, Spielmann M, et al. Sequential adjuvant epirubicin-based and docetaxel chemotherapy for node-positive breast cancer patients: the FNCLCC PACS 01 Trial. *J Clin Oncol* 2006;24(36):5664-5671.

[79] Piccart M. The role of taxanes in the adjuvant treatment of early stage breast cancer. *Breast Cancer Res Treat* 2003;79(suppl 1): S25-S34.

[80] Ferguson T, Wilcken N, Vagg R, et al. Taxanes for adjuvant treatment of early breast cancer. *Cochrane Database Syst Rev* 2007; (4):CD004421.

[81] Bria E, Nistico C, Cuppone F, et al. Benefit of taxanes as adjuvant chemotherapy for early breast cancer: pooled analysis of 15,500 patients. *Cancer* 2006;106(11):2337-2344.

[82] Jones S, Holmes F, O'Shaughnessy J, et al. Extended follow-up and analysis by age of the US Oncology Adjuvant trial 9735: docetaxel/cyclophosphamide is associated with an overall survival benefit compared to doxorubicin/cyclophosphamide and is well-tolerated in women 65 or older. *Breast Cancer Res Treat* 2007;106 (suppl 1):S5.

[83] Jones SE, Savin MA, Holmes FA, et al. Phase III trial comparing doxorubicin plus cyclophosphamide with docetaxel plus cyclophosphamide as adjuvant therapy for operable breast cancer. *J Clin Oncol* 2006;24(34):5381-5387.

[84] Wood WC, Budman DR, Korzun AH, et al. Dose and dose intensity of adjuvant chemotherapy for stage II, node-positive breast carcinoma. *N Engl J Med* 1994;330(18): 1253-1259.

[85] Fisher B, Anderson S, Wickerham DL, et al. Increased intensification and total dose of cyclophosphamide in a doxorubicin-cyclophosphamide regimen for the treatment of primary breast cancer: findings from National Surgical Adjuvant Breast and Bowel Project B-22. *J Clin Oncol* 1997;15(5):1858-1869.

[86] Fisher B, Anderson S, DeCillis A, et al. Further evaluation of intensified and increased total dose of cyclophosphamide for the treatment of primary breast cancer: findings from National Surgical Adjuvant Breast and Bowel Project B-25. *J Clin Oncol* 1999; 17(11): 3374-3388.

[87] Rodenhuis S, Bontenbal M, Beex LV, et al. High-dose chemotherapy with hematopoietic stem-cell rescue for high-risk breast cancer. *N Engl J Med* 2003;349(1):7-16.

[88] Tallman MS, Gray R, Robert NJ, et al. Conventional adjuvant chemotherapy with or without high-dose chemotherapy and autologous stem-cell transplantation in high-risk breast cancer. *N Engl J Med* 2003;349(1):17-26.

[89] Goodwin PJ, Ennis M, Pritchard KI, et al. Risk of menopause during the first year after breast cancer diagnosis. *J Clin Oncol* 1999; 17(8):2365-2370.

[90] Cobleigh MA, Bines J, Harris D, et al. Amenorrhea following adjuvant chemotherapy for breast cancer. *Proc Am Soc Clin Oncol* 1995;14:115.

[91] Bines J, Oleske DM, Cobleigh MA. Ovarian function in premenopausal women treated with adjuvant chemotherapy for breast cancer. *J Clin Oncol* 1996;14(5):1718-1729.

[92] Swain SM, Land SR, Ritter MW, et al. Amenorrhea in premenopausal women on the doxorubicin-and-cyclophosphamide-followed-by-docetaxel arm of NSABP B-30 trial. *Breast Cancer Res Treat* 2009;113(2):315-320.

[93] Stone ER, Slack RS, Novielli A, et al. Rate of chemotherapy related amenorrhea (CRA) associated with adjuvant Adriamycin and Cytoxan (AC) and Adriamycin and Cytoxan followed by Taxol (AC+T) in early stage breast cancer. *Breast Cancer Res Treat* 2000;64(1):61.

[94] Fornier MN, Modi S, Panageas KS, et al. Incidence of chemotherapy-induced, long-term amenorrhea in patients with breast carcinoma age 40 years and younger after adjuvant anthracycline and taxane. *Cancer* 2005;104(8):1575-1579.

[95] Curtis RE, Boice JD Jr, Stovall M, et al. Risk of leukemia after chemotherapy and radiation treatment for breast cancer. *N Engl J*

Med 1992;326(26):1745-1751.

[96] Smith RE, Bryant J, DeCillis A, Anderson S. Acute myeloid leukemia and myelodysplastic syndrome after doxorubicin-cyclophosphamide adjuvant therapy for operable breast cancer: the National Surgical Adjuvant Breast and Bowel Project Experience. *J Clin Oncol* 2003;21(7):1195-1204.

[97] Smith RE. Risk for the development of treatment-related acute myelocytic leukemia and myelodysplastic syndrome among patients with breast cancer: review of the literature and the National Surgical Adjuvant Breast and Bowel Project experience. *Clin Breast Cancer* 2003;4(4):273-279.

[98] Shapiro CL, Recht A. Side effects of adjuvant treatment of breast cancer. *N Engl J Med* 2001;344(26):1997-2008.

[99] Zambetti M, Moliterni A, Materazzo C, et al. Long-term cardiac sequelae in operable breast cancer patients given adjuvant chemotherapy with or without doxorubicin and breast irradiation. *J Clin Oncol* 2001;19(1):37-43.

[100] Shapiro CL, Hardenbergh PH, Gelman R, et al. Cardiac effects of adjuvant doxorubicin and radiation therapy in breast cancer patients. *J Clin Oncol* 1998;16(11):3493-3501.

[101] Valagussa P, Zambetti M, Biasi S, et al. Cardiac effects following adjuvant chemotherapy and breast irradiation in operable breast cancer. *Ann Oncol* 1994;5(3):209-216.

[102] Beatson GT. On the treatment of inoperable cases of carcinoma of the mamma: suggestions for a new method of treatment with illustrative cases. *Lancet* 1896;2:104-107.

[103] Love RR, Mazess RB, Barden HS, et al. Effects of tamoxifen on bone mineral density in postmenopausal women with breast cancer. *N Engl J Med* 1992;326(13):852-856.

[104] Powles TJ, Hickish T, Kanis JA, et al. Effect of tamoxifen on bone mineral density measured by dual-energy x-ray absorptiometry in healthy premenopausal and postmenopausal women. *J Clin Oncol* 1996;14(1):78-84.

[105] Bruning PF, Bonfrer JM, Hart AA, et al. Tamoxifen, serum lipoproteins and cardiovascular risk. *Br J Cancer* 1988;58(4):497-499.

[106] Love RR, Wiebe DA, Newcomb PA, et al. Effects of tamoxifen on cardiovascular risk factors in postmenopausal women. *Ann Intern Med* 1991;115(11):860-864.

[107] Rossner S, Wallgren A. Serum lipoproteins and proteins after breast cancer surgery and effects of tamoxifen. *Atherosclerosis.* 1984;52(3):339-346.

[108] McDonald CC, Stewart HJ. Fatal myocardial infarction in the Scottish adjuvant tamoxifen trial. The Scottish Breast Cancer Committee. *BMJ.* 1991;303(6800):435-437.

[109] McDonald CC, Alexander FE, Whyte BW, et al. Cardiac and vascular morbidity in women receiving adjuvant tamoxifen for breast cancer in a randomised trial. The Scottish Cancer Trials Breast Group. *BMJ.* 1995;311(7011):977-980.

[110] Fisher B, Jeong JH, Bryant J, et al. Treatment of lymph-node-negative, oestrogen-receptorpositive breast cancer: long-term findings from National Surgical Adjuvant Breast and Bowel Project randomised clinical trials. *Lancet* 2004;364(9437):858-868.

[111] Fisher B, Redmond C. New perspective on cancer of the contralateral breast: a marker for assessing tamoxifen as a preventive agent. *J Natl Cancer Inst* 1991;83(18):1278-1280.

[112] Fisher B, Dignam J, Bryant J, et al. Five versus more than five years of tamoxifen for lymph node-negative breast cancer: updated findings from the National Surgical Adjuvant Breast and Bowel Project B-14 randomized trial. *J Natl Cancer Inst* 2001;93(9):684-690.

[113] Stewart HJ. The Scottish trial of adjuvant tamoxifen in node-negative breast cancer. Scottish Cancer Trials Breast Group. *J Natl Cancer Inst Monogr* 1992;(11):117-120.

[114] Stewart HJ, Prescott RJ, Forrest AP. Scottish adjuvant tamoxifen trial: a randomized study updated to 15 years. *J Natl Cancer Inst* 2001;93(6):456-462.

[115] Preliminary results from the cancer research campaign trial evaluating tamoxifen duration in women aged fifty years or older with breast cancer. Current Trials working Party of the Cancer Research Campaign Breast Cancer Trials Group. *J Natl Cancer Inst* 1996;88(24):1834-1839.

[116] Randomized trial of two versus five years of adjuvant tamoxifen for postmenopausal early stage breast cancer. Swedish Breast Cancer Cooperative Group. *J Natl Cancer Inst* 1996;88(21):1543-1549.

[117] Stewart HJ, Forrest AP, Everington D, et al. Randomised comparison of 5 years of adjuvant tamoxifen with continuous therapy for operable breast cancer. The Scottish Cancer Trials Breast Group. *Br J Cancer* 1996;74(2):297-299.

[118] Tormey DC, Gray R, Falkson HC. Postchemotherapy adjuvant tamoxifen therapy beyond five years in patients with lymph node-positive breast cancer. Eastern Cooperative Oncology Group. *J Natl Cancer Inst* 1996;88(24):1828-1833.

[119] Peto R, Davies C. ATLAS (Adjuvant Tamoxifen, Longer Against Shorter): international randomized trial of 10 versus 5 years of adjuvant tamoxifen among 11,500 women—preliminary results. *Breast Cancer Res Treat* 2007;106(suppl 1):48.

[120] Gray RG, Rea DW, Handley K, et al. aTTOM (Adjuvant Tamoxifen—To Offer More?): randomized trial of 10 versus 5 years of adjuvant tamoxifen among 6934 women with estrogen receptor-positive (ER+) or ER untested breast cancer—preliminary results. *Proc Am Soc Clin Oncol* 2008;26:10s.-

[121] Albain KS, Green SJ, Ravdin PM, et al. Adjuvant chemohormonal therapy for primary breast cancer should be sequential instead of concurrent: initial results from intergroup trial 0100 (SWOG-8814). *Proc Am Soc Clin Oncol* 2002;21:37a.

[122] Fisher B, Costantino JP, Redmond CK, et al. Endometrial cancer in tamoxifen-treated breast cancer patients: findings from the National Surgical Adjuvant Breast and Bowel Project (NSABP) B-14. *J Natl Cancer Inst* 1994;86(7):527-537.

[123] Fornander T, Hellstrom AC, Moberger B. Descriptive clinicopathologic study of 17 patients with endometrial cancer during or after adjuvant tamoxifen in early breast cancer. *J Natl Cancer Inst* 1993;85(22):1850-1855.

[124] van Leeuwen FE, Benraadt J, Coebergh JW, et al. Risk of endometrial cancer after tamoxifen treatment of breast cancer. *Lancet* 1994;343(8895):448-452.

[125] Bergman L, Beelen ML, Gallee MP, et al. Risk and prognosis of endometrial cancer after tamoxifen for breast cancer. Comprehensive Cancer Centres' ALERT Group. Assessment of Liver and Endometrial cancer Risk following Tamoxifen. *Lancet* 2000;356(9233):881-887.

[126] Magriples U, Naftolin F, Schwartz PE, et al. High-grade endometrial carcinoma in tamoxifen-treated breast cancer patients. *J Clin Oncol* 1993;11(3):485-490.

[127] Wickerham DL, Fisher B, Wolmark N, et al. Association of tamoxifen and uterine sarcoma. *J Clin Oncol* 2002;20(11):2758-2760.

[128] Day R. Quality of life and tamoxifen in a breast cancer prevention trial: a summary of findings from the NSABP P-1 study. National Surgical Adjuvant Breast and Bowel Project. *Ann N Y Acad Sci*

2001;949:143-150.
[129] Demers LM. Effects of fadrozole (CGS 16949A) and letrozole (CGS 20267) on the inhibition of aromatase activity in breast cancer patients. *Breast Cancer Res Treat* 1994;30(1):95-102.
[130] Geisler J, King N, Dowsett M, et al. Influence of anastrozole (Arimidex), a selective, nonsteroidal aromatase inhibitor, on in vivo aromatisation and plasma oestrogen levels in postmenopausal women with breast cancer. *Br J Cancer* 1996;74(8):1286-1291.
[131] Geisler J, King N, Anker G, et al. In vivo inhibition of aromatization by exemestane, a novel irreversible aromatase inhibitor, in postmenopausal breast cancer patients. *Clin Cancer Res* 1998;4(9):2089-2093.
[132] Forbes JF, Cuzick J, Buzdar A, et al. Effect of anastrozole and tamoxifen as adjuvant treatment for early-stage breast cancer: 100-month analysis of the ATAC trial. *Lancet Oncol* 2008;9(1):45-53.
[133] Coates AS, Keshaviah A, Thurlimann B, et al. Five years of letrozole compared with tamoxifen as initial adjuvant therapy for postmenopausal women with endocrine-responsive early breast cancer: update of study BIG 1-98. *J Clin Oncol* 2007;25(5):486-492.
[134] The BIGI 1-98 Collaborative Group, Mouridsen H, Globbie Hurder A, et al. Letrozole therapy alone or in sequence with tamovifen in women with breast cancer. *N Engl Med* 2009;361(8):766-776.
[135] Coombes RC, Kilburn LS, Snowdon CF, et al. Survival and safety of exemestane versus tamoxifen after 2-3 years' tamoxifen treatment (Intergroup Exemestane Study): a randomised controlled trial. *Lancet* 2007;369(9561):559-570.
[136] Jakesz R, Jonat W, Gnant M, et al. Switching of postmenopausal women with endocrine-responsive early breast cancer to anastrozole after 2 years' adjuvant tamoxifen: combined results of ABC-SG trial 8 and ARNO 95 trial. *Lancet* 2005;366(9484):455-462.
[137] Goss PE, Ingle JN, Martino S, et al. Randomized trial of letrozole following tamoxifen as extended adjuvant therapy in receptor-positive breast cancer: updated findings from NCIC CTG MA.17. *J Natl Cancer Inst* 2005;97(17):1262-1271.
[138] Goss PE, Ingle JN, Pater JL, et al. Late extended adjuvant treatment with letrozole improves outcome in women with early-stage breast cancer who complete 5 years of tamoxifen. *J Clin Oncol* 2008;26(12):1948-1955.
[139] Mamounas EP, Jeong JH, Wickerham DL, et al. Benefit from exemestane as extended adjuvant therapy after 5 years of adjuvant tamoxifen: intention-to-treat analysis of the National Surgical Adjuvant Breast and Bowel Project B-33 trial. *J Clin Oncol* 2008;26(12):1965-1971.
[140] Jonat W, Gnant M, Boccardo F, et al. Effectiveness of switching from adjuvant tamoxifen to anastrozole in postmenopausal women with hormone-sensitive early-stage breast cancer: a meta-analysis. *Lancet Oncol* 2006;7(12):991-996.
[141] Buzdar A, Howell A, Cuzick J, et al. Comprehensive side-effect profile of anastrozole and tamoxifen as adjuvant treatment for early-stage breast cancer: long-term safety analysis of the ATAC trial. *Lancet Oncol* 2006;7(8):633-643.
[142] Coleman RE, Banks LM, Girgis SI, et al. Skeletal effects of exemestane on bone-mineral density, bone biomarkers, and fracture incidence in postmenopausal women with early breast cancer participating in the Intergroup Exemestane Study (IES): a randomised controlled study. *Lancet Oncol* 2007;8(2):119-127.
[143] Mouridsen H, Keshaviah A, Coates AS, et al. Cardiovascular adverse events during adjuvant endocrine therapy for early breast cancer using letrozole or tamoxifen: safety analysis of BIG 1-98 trial. *J Clin Oncol* 2007;25(36):5715-5722.
[144] Perez EA, Josse RG, Pritchard KI, et al. Effect of letrozole versus placebo on bone mineral density in women with primary breast cancer completing 5 or more years of adjuvant tamoxifen: a companion study to NCIC CTG MA.17. *J Clin Oncol* 2006;24(22):3629-3635.
[145] Wasan KM, Goss PE, Pritchard PH, et al. The influence of letrozole on serum lipid concentrations in postmenopausal women with primary breast cancer who have completed 5 years of adjuvant tamoxifen (NCIC CTG MA.17L). *Ann Oncol* 2005;16(5):707-715.
[146] Taylor CW, Green S, Dalton WS, et al. Multicenter randomized clinical trial of goserelin versus surgical ovariectomy in premenopausal patients with receptor-positive metastatic breast cancer: an intergroup study. *J Clin Oncol* 1998;16(3):994-999.
[147] Adjuvant ovarian ablation versus CMF chemotherapy in premenopausal women with pathological stage II breast carcinoma: the Scottish trial. Scottish Cancer Trials Breast Group and ICRF Breast Unit, Guy's Hospital, London. *Lancet* 1993;341(8856):1293-1298.
[148] Jonat W, Kaufmann M, Sauerbrei W, et al. Goserelin versus cyclophosphamide, methotrexate, and fluorouracil as adjuvant therapy in premenopausal patients with node-positive breast cancer: the Zoladex Early Breast Cancer Research Association Study. *J Clin Oncol* 2002;20(24):4628-4635.
[149] Thomson CS, Twelves CJ, Mallon EA, et al. Adjuvant ovarian ablation vs CMF chemotherapy in premenopausal breast cancer patients: trial update and impact of immunohistochemical assessment of ER status. *Breast* 2002;11(5):419-429.
[150] Boccardo F, Rubagotti A, Amoroso D, et al. Cyclophosphamide, methotrexate, and fluorouracil versus tamoxifen plus ovarian suppression as adjuvant treatment of estrogen receptor-positive pre-/perimenopausal breast cancer patients: results of the Italian Breast Cancer Adjuvant Study Group 02 randomized trial. *J Clin Oncol* 2000;18(14):2718-2727.
[151] Jakesz R, Hausmaninger H, Kubista E, et al. Randomized adjuvant trial of tamoxifen and goserelin versus cyclophosphamide, methotrexate, and fluorouracil: evidence for the superiority of treatment with endocrine blockade in premenopausal patients with hormone-responsive breast cancer—Austrian Breast and Colorectal Cancer Study Group Trial 5. *J Clin Oncol* 2002;20(24):4621-4627.
[152] Davidson NE, O'Neill AM, Vukov AM, et al. Chemoendocrine therapy for premenopausal women with axillary lymph node-positive, steroid hormone receptor-positive breast cancer: results from INT 0101 (E5188). *J Clin Oncol* 2005;23(25):5973-5982.
[153] Gnant M, Mlineritsch B, Schippinger W, et al. Endocrine therapy plus zoledronic acid in premenopausal breast cancer. *N Engl J Med* 2009;360(7):679-691.
[154] Slamon DJ, Leyland-Jones B, Shak S, et al. Use of chemotherapy plus a monoclonal antibody against HER2 for metastatic breast cancer that overexpresses HER2. *N Engl J Med* 2001;344(11):783-792.
[155] Piccart-Gebhart MJ, Procter M, Leyland-Jones B, et al. Trastuzumab after adjuvant chemotherapy in HER2-positive breast cancer. *N Engl J Med* 2005;353(16):1659-1672.
[156] Romond EH, Perez EA, Bryant J, et al. Trastuzumab plus adjuvant chemotherapy for operable HER2-positive breast cancer. *N Engl J Med* 2005;353(16):1673-1684.
[157] Slamon D, Eiermann W, Robert N, et al. BCIRG 006: 2nd interim analysis phase III randomized trial comparing doxorubicin and cyclophosphamide followed by docetaxel with doxorubicin and

cyclophosphamide followed by docetaxel and trastuzumab with docetaxel, carboplatin and trastuzumab in Her2neu positive early breast cancer patients [Abstract]. *Breast Cancer Res Treat* 2006; 100(suppl 1):S90.

[158] Smith I, Procter M, Gelber RD, et al. 2-year follow-up of trastuzumab after adjuvant chemotherapy in HER2-positive breast cancer: a randomised controlled trial. *Lancet* 2007;369(9555):29-36.

[159] Joensuu H, Kellokumpu- Lehtinen PL, Bono P, et al. Adjuvant docetaxel or vinorelbine with or without trastuzumab for breast cancer. *N Engl J Med* 2006;354(8):809-820.

[160] Geyer CE, Forster J, Lindquist D, et al. Lapatinib plus capecitabine for HER2-positive advanced breast cancer. *N Engl J Med* 2006; 355(26):2733-2743.

第19章

Laurie W. Cuttino　Frank A. Vicini

保乳术后的放射治疗

Radiation Therapy Following Breast-conserving Surgery

引言

2008年，超过25万名妇女被诊断为乳腺癌，使乳腺癌成为女性最常见的非皮肤恶性肿瘤[1]。放射治疗用于乳腺癌的治疗，距今已有一个多世纪的历史，最初用于治疗乳腺癌根治术后的复发或残留。随着外科技术从根治性乳腺切除（乳腺全切）发展到更趋保守的治疗方法，放射治疗已成为乳腺癌肿块切除术后治疗的关键部分，并已作为常规补充治疗手段应用于那些因为没有扩大切除范围而导致局部复发风险增高的病例。

在过去的几十年间进行的大量前瞻性临床试验证实了乳房非广泛性切除术与乳房根治性切除术的疗效等同。在乳房改良根治术显示出与乳房根治性切除疗效等同后[2]，开展了通过对比乳腺癌保乳术和全乳放疗在局部控制率和生存率方面的差异性研究。通过长期随访，这些试验并未显示乳腺癌保乳手术在生存率上存在显著差别[3-8]。由于乳房切除同时涉及生理和心理上的缺陷，在20世纪80年代末，保乳手术后序贯放疗成为了早期乳腺癌治疗的标准流程。

正如手术技术的不断改进，放疗技术也演变成为对患者实际解剖结构三维模型的高度精细的治疗。现代外科和放疗技术对局部病灶控制所能达到的水平，要远高于当初保乳治疗临床试验的水平。目前认为局部复发的风险约为0.5%/年[9-11]。新的放疗技术不仅能极好地控制病情，也能最大限度地提高美容效果和改善生活质量。更新的放疗方式，如加速部分乳腺照射（APBI）、加速全乳照射和调强放疗（IMRT）等正在研究。本章描述了在保乳手术后应用放疗的原理和依据，以及在其实施过程中使用的技术。

浸润性疾病

由Halsted和Meyer提出的乳腺癌根治术，是20世纪大部分时间内乳腺癌的外科治疗标准。1971年，美国乳腺和肠道外科治疗项目（NSABP）启动了B-04临床试验，以确定“腋淋巴结阴性或阳性、未行乳腺癌根治术的患者，接受局部或区域治疗后，是否会有与乳腺癌根治术相似的预后”。共有1 079例腋淋巴结阴性的女性患者，被随机分为乳腺癌根治术组和全乳切除术组（未行腋窝淋巴结清扫），伴或不伴放疗。共有586例腋窝淋巴结阳性的女性患者，被随机分为乳腺癌根治术组，全乳切除术组（未行腋窝淋巴结清扫）伴放疗。尽管该研究不能有效检验出各组间的细微差异，但在随访20年后的数据统计中显示乳腺癌根治术组在无病生存（DFS）或总生存（OS）方面无显著统计学优势[2]。

数据显示乳腺癌根治性手术在改善预后方面没有明显的优势后，一些研究者开始探索乳腺癌保乳治疗即行乳腺癌肿块切除术或象限切除术序贯全乳放疗。大量的前瞻性随机试验开始比较保乳术与乳房全切术的是否具有等效性。美国开展的，最大的保乳治疗试验NSABP B-06，将女性患者随机分为3组：乳房全切、单纯肿块切除、肿块切除后序贯放疗。经过20年以上的随访观察，乳房全切组和肿块切除加放疗组的患者，在局部控制和生存率方面没有显著差异。已经发表的6项当代试验的结果见表19.1，这些试验一致表明，与标准随访期内的乳房全切术相比，保乳术对生存率没有不利影响[3-8]。

在这些可行性试验结果出来后，美国国立卫生研究院召开了针对早期乳腺癌治疗的会议并制定了共识。专家小组认为，乳腺癌保乳术与乳房全切术的预后具有等效性，并且保乳术后联合放疗要优于乳房全切术,因为其在保留乳房的同时,减轻了患者生理和心理上的不健全[12]。

一些随机试验也研究了仅行保乳手术的早期乳腺癌患者是否得到充分治疗的问题[5,13-17]。表19.2总结了这些试验的长期随访结果。NSABP B-06试验,将患者随机分为乳房全切、单纯肿块切除、肿块切除加放疗三组。单纯肿块切除组在2年内局部复发率明显增高。联合放疗后可使保乳术后局部复发风险由39.2%降至14.3%[5]。米兰研究小组将567例患者,随机分为乳房象限切除联合或不联合放疗组。随10年,放疗使局部复发风险从23.5%降至5.8%[13]。这些试验的可知数据显示,切缘阳性和年龄(35~40岁),是局部复发的独立危险因素,但较年轻患者通过进行更高剂量放疗,可以有效地减少局部复发。没有证据表明乳腺小叶癌的患者,会比乳腺导管癌的患者,在保乳术及放疗后有更高的复发风险[18]。

这些临床试验清楚地表明,肿块切除联合放疗可以显著地控制局部复发。然而直到最近,人们才认识到,放疗与总生存期的改善有关。2005年,早期乳腺癌临床试验协作组(EBCTCG)公布了78个包括4.2万患者的随机对照试验的荟萃分析结果。这些患者来自10项试验,包括接受保乳手术(联合或不联合放疗)的7 300名女性。在这项分析中,放疗使5年局部复发率从26%降低到7%。无论年龄或肿瘤特性如何,放疗成比例地降低了所有女性患者的局部复发率。值得注意的是,联合放疗使15年乳腺癌死亡风险从35.9%降至30.5%,总体死亡率下降了5.3%。从本质上来说,每避免4例局部复发,就能预防1例乳腺癌死亡[19]。EBCTCG还报告了因放疗导致的对侧乳腺癌、心血管疾病和罹患其他癌症的风险虽小但却显著增加。虽然观察到非乳腺癌死亡率增加,但分析表明,这些临床试验都是在三维放疗时代之前进行的。上述风险可以通过现代放疗技术最大限度地降低或完全避免。

最近的临床试验进一步研究了,严格挑选的患者通过使用最现代的外科技术联合内分泌治疗后,是否可以安全地避免放疗。"癌症和白血病B组"纳入636例年龄大于70岁、T1N0、雌激素受体(ER)阳性的乳腺癌患者,随机分为肿块切除加他莫昔芬治疗,联合或不联合全乳放疗组。放疗的加入,改善了5年的局部复发率,复发率从4%降至1%(P=0.001)[20]。加拿大的一项研究,纳入769例年龄大于50岁、T1-2 N0、ER阳性的乳腺癌患者,随机分为两组,一组接受肿块切除加他莫昔芬治疗,另一组接受或不接受全乳放疗。结果发现,放疗使5年局部复发率从7.7%降至0.6%[21]。鉴于EBCTCG的荟萃分析,也证实了局部控制的重要性。保乳术后联合放疗,仍然是术后预期寿命≥5

表19.1 乳腺浸润性癌乳房切除与保乳的前瞻性随机临床试验

试验	例数	随访(年)	纳入标准(TNM)	局部复发率(%)		总生存率(%)	
				M	BCS+RT	M	BCS+RT
Gustave Roussy研究所(IGR),法国[3]	179	14.5	≤2 cm, N0-1, M0	18	13	65	73
癌症研究所(NTI),米兰,意大利[4]	701	20	≤2 cm, N0-1, M0	2.3	8.8	58.8	58.3
NSABP B-06[5]	1 444	20	≤4 cm, N0-1, M0	10.2	14.3	47	46
美国国立癌症研究所(NCI)[6]	237	10	≤5 cm, N0-1, M0	10	5[a]	75	77
EORTC[7]	868	8	≤5 cm, N0-1, M0	12.2	19.7	66	65
丹麦乳腺癌协作组(DBCG)[8]	731	20	任意大小, N0-1, M0	6.9	4.5	50.6	57.8

注:BCS+RT,保乳联合放疗;EORTC,欧洲癌症研究和治疗协作组;M,乳房切除术;NSABP,美国国家乳腺和大肠癌外科辅助协作组;TNM,根据原发肿瘤、淋巴结、远处转移定义的分期;M0,无远处转移证据;N0,无淋巴结转移;N1,临床可触及的腋窝淋巴结(在进入研究时进行分类)。[a]被乳房切除所挽救的局部复发需要在分析所审查。

表19.2 乳腺浸润性癌保乳术后放疗的前瞻性随机临床研究

试验	例数	随访（年）	局部复发率（%）		总生存率（%）	
			BCS	BCS+RT	BCS	BCS+RT
NSABP B-06[5]	1 137	20	39.2	14.3	46	46
癌症研究所（NTI），米兰，意大利[13]	567	10	23.5	5.8	76.9	82.4
安大略临床肿瘤小组，加拿大[14]	837	8	35	11	76	79
Uppsala-Orebro乳腺癌小组，瑞典[15]	381	10	24	8.5	78	77.5
Tampere-Helsinki，芬兰[16]	263	12	27.2	11.6	79.8	84.8
NSABP B-21[17]	668	8	16.5	2.8	94	93.4

注：BCS，乳腺癌保乳手术；NSABP，美国国家乳腺和大肠癌外科辅助协作组；RT，放疗。

年患者的标准治疗，即使是那些具有低风险特征的患者。

乳腺导管原位癌

与浸润性乳腺癌一样，导管原位癌（DCIS）最初是通过乳房全切来处理的。在发现浸润性乳腺癌患者行保乳术可行后，又开展了对DCIS行保乳治疗的临床研究。已经进行了四个大型前瞻性随机临床试验，以明确DCIS患者保乳术后联合放疗是否获益。这些试验结果一致显示，放疗显著减少了局部复发率（在表19.3中进行了相关总结）。在NSABP B-17的试验中，818例患者被随机分为保乳手术组和保乳手术加放疗组。接受放疗的患者组，其12年精确统计的局部复发风险为15.7%，而单纯手术治疗的患者为31.7%[22,23]。欧洲癌症研究和治疗组织（EORTC），将1 002例患者随机分配到相同的方案中，放疗使10年局部复发风险从26.4%降低到15.0%[24]。英国癌症研究协调委员会进行了一项试验，纳入肿块切除术后联合放疗和肿块切除后联合他莫昔芬的患者。采用两因子阶乘法分析，以确定放疗的效果。平均随访52.6个月，1 030例患者的统计数据分析表明，放疗组局部复发率从14%降低到6.0%（未额外加用他莫昔芬）[25]。在瑞典进行的试验中，1 046例患者被随机分为肿块切除加或不加放疗，中位随访5.2年，放疗将局部复发率从22.5%降至8.3%[26]。最近对这4个随机试验的荟萃分析表明，联合放疗可使局部复发的风险降低约60%[27]。尽管缺乏强有力的试验来证明放疗能显著改善总体生存（OS），但3个试验关于无事件生存或无疾病生存的报道均一致显示，无事件生存（EFS）或无疾病生存（DFS）可通过放疗获益[24,26,28]。

一些作者认为放疗对于DCIS患者是不必要的。1996年，南加州大学的研究人员引入了Van Nuys预后指数（Van Nuys Prognostic Index）。该文回顾性分析了333例DCIS患者，采用保乳手术治疗（195例单纯肿块切除，138例肿块切除后放疗）。手术标本的病理评估特别严格，组织以2～3 mm的间隔连续切片，并按切片顺序处理。多因素分析显示，肿瘤大小、切缘距离和病理分类是DCIS患者复发的预测因子。这份报告得出的结论是：低度恶性肿瘤直径<15 mm且无坏死，手术切缘距肿块至少10 mm以上，可以行单纯肿块切除[29]。该指数2003年更新时将年龄纳入在内，60岁以上的患者被认为复发风险较低[30]。自从引入该指数以来，有几位作者试图独立地验证Van Nuys指数判断预后的有效性。虽然一系列研究表明，在低风险患者中可以避免放疗，但多系列研究并未证实该指数是局部复发的可靠预测因子[31,32]。

哈佛大学丹娜法伯癌症中心的研究人员试图前瞻性地研究对于切缘距离肿块10 mm以上，直

表19.3 乳腺癌保乳术后放疗的前瞻性随机临床研究

试验	例数	随访(年)	复发的组织学类型	局部复发率(%)		无事件发生生存率(%)	
				BCS	BCS+RT	BCS	BCS+RT
NSABP B-17[23,28]	818	12	导管内癌	14.6	8.0	50.4	63.6
			浸润性癌	16.8	7.7		
			总共	31.7	15.7		
EORTC 10853[24]	1 002	10	导管内癌	13.3	7.1	70	76
			浸润性癌	13.1	7.9		
			总共	26.4	15.0		
UKCCCR[25]	1 030	4	导管内癌	7.0	3.0	NR	NR
			浸润性癌	6.0	3.0		
			总共	14.0	6.0		
SweDCIS[26]	1 046	5	导管内癌	13.3	4.3	72	85
			浸润性癌	9.2	4.0		
			总共	22.5	8.3		

注:BCS,乳腺癌保乳手术;EORTC,欧洲癌症研究和治疗组织;NR,未报道;NSABP,美国国家乳腺和大肠癌外科辅助协作组;RT,放疗;SweDCIS,瑞典放疗和导管内癌多中心临床试验;UKCCCR,英国癌症研究协助委员会。

径较小的、低级别肿瘤的患者,是否可以不需要放疗。2002年,在中期分析发现局部累积复发率异常增高后,这项研究被迫中止。该试验平均随访40个月,纳入158例患者,患侧局部复发率为2.4%/年,5年复发率为12%。其中局部复发中,有31%发展为为浸润性癌[33]。目前还没有前瞻性研究,可以确定安全筛选出不需要放疗、低风险的患者人群。因此,肿块切除术后的放疗,仍然是绝大多数DCIS患者的标准治疗。

全乳放疗技术

标准的术后放疗,其目标是整个患侧乳房。一般来说,乳房受到由线性加速器反向切向场产生的数以百万计的光子进行照射处理。照射范围包括整个乳房、胸壁和腋下。如果其他区域的淋巴结还有微转移的风险,则增加或调整区域来覆盖这些部位。治疗计划的过程,从患者的可重复固定化区域开始。一些中心使用基于患者身体定制的模具,而其他中心使用放置在诊疗床顶部的特殊设备(乳房板),允许乳房可复制的定位和同侧手臂外展。典型的患者设置如图19.1所示。固定后,在治疗位置进行CT扫描,然后将该CT数据集中导入放疗计划系统中。从本质上说,放疗计划系统基于CT数据构建了患者身体的三维模型,允许放射肿瘤学家精准地定位乳腺(必要时包括区域淋巴结),最大限度地降低对同侧肺部的剂量,以及在大多数患者中完全避免对侧乳房和心脏照射。整个过程,被称为三维适形放疗(3D-CRT)。

乳房是一个高度个性化、形状不规则的物体。由于乳腺组织的厚度在上下和内外两个平面上有明显不同,旧的放疗技术容易导致剂量明显不均匀,或在某些区域存在"热点",由于剂量分布得不均匀,容易导致急性毒性反应,从而发生放射性皮炎,并有可能影响长期的美容效果。因而,有必要引入几种技术来改进放射剂量的分布。最初的放疗规划采用二维技术,只测量乳房最大厚度,这显然容易导致放疗过程中的剂量不均一。最早的改进措施之一,是引入物理补偿改善整体剂量的均匀性。这种方法就是在组织厚度最小的区域,将金属器件插入到放疗照射路径中,以达到降低局部放疗强度的目的,使其达到一致性。随着20世纪90年代末3D-CRT的广泛应用,更复杂的补偿技术被用于优化剂量的均匀性。现代治疗机器大多都配备了多叶准直器,准直器通过多个钨

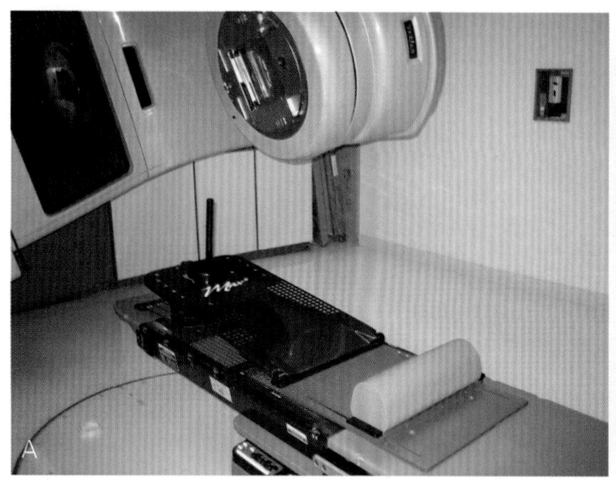

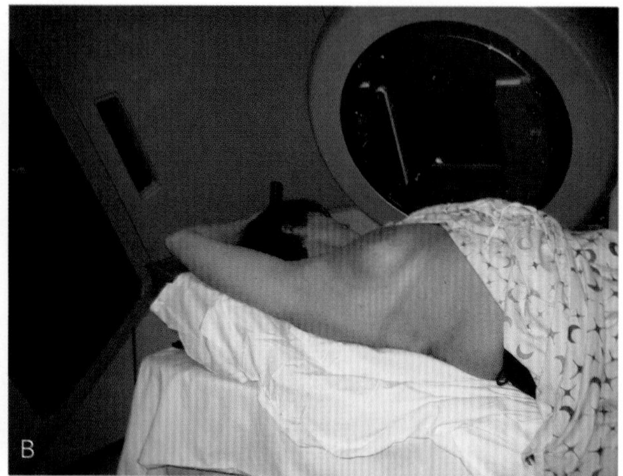

图19.1 A、B. 患者固定装置(A)和患者摆放体位(B)。

合金叶片来改变辐射束的形状。准直器叶片可在治疗过程中移动,并根据患者的个体治疗计划,改变射线治疗强度。上述利用准直器调整强度的这个过程,被称为调强放疗(IMRT),也是目前可实现的能使放射剂量最均匀分布的方案。IMRT治疗计划如图19.2所示。

几个随机临床试验已经评估了IMRT在乳腺癌治疗中的作用。英国皇家马斯登医院的研究人员随机纳入306例患者分为IMRT组或二维技术物理补偿组。在第5年时有240例患者,能提供照片以供研究分析。虽然在乳房不适或生活质量方面,两组没有发现显著差异,但在患者的乳房外观改变方面,二维技术治疗组约是前者的1.7倍[34]。加拿大的一项临床研究分析了331例随机接受IMRT或基于CT成像物理补偿治疗的女性患者。接受调强放疗的患者在治疗过程中或治疗后,立即出现湿性脱皮的发生率较低(调强放疗组31.2%,补偿组47.8%,$P=0.002$)。虽然在多元统计分析中,使用IMRT与疼痛或生活质量无关,但湿性脱屑的存在,确实与疼痛($P=0.002$)和生活质量($P=0.003$)显著相关[35]。上述这两项研究都表明,改进剂量的均匀性可以转化为改善患者的预后。基于这个原因,大多数中心现在常规使用先进技术来实施治疗规划和优化剂量分布。

NSABP B-06试验证实,肿块切除术后25次总剂量为50Gy的全乳放疗,可与乳房全切术临床预后等效。来自法国里昂的研究人员随机纳入1 024例早期乳腺癌(肿瘤直径3 cm内)、手术切缘阴性、术后给予总剂量50Gy全乳放疗的患者,一组使用"正面"电子场对瘤床额外给予10Gy"增大"剂量照射,一组瘤床不给予。5年局部复发风险,未照射组为4.5%,而瘤床"增大"剂量照射组为3.6%($P=0.044$),没有报道乳房外观有严重的损害[36]。EORTC纳入5 318例T1-2 N0-1、切缘阴性、术后给予50Gy总剂量全乳放疗的乳腺癌患者,随机分为瘤床加或不加16Gy电子场照射。平均随访10.8年,乳腺癌瘤床加"增大"剂量电子场照射后,其局部复发风险从10.2%降低到6.2%($P<0.000\,1$)。然而试验也报道,"增大"剂量电子场照射组患者4.4%发生严重纤维化,而对照组仅为1.6%($P<0.000\,1$)[37]。在这些试验的结果发表后,在肿块切除术后瘤床的"增大"剂量成为了大多数患者的标准选择。在美国,最常见的治疗计划或分割方案,是50Gy总剂量的全乳照射,然后向瘤床增加10Gy剂量。治疗周期30天,每周治疗5天,共计需6~7周时间。

最近也开展了对全乳放疗进行其他规划的研究。加速大剂量分割是指在较短的间隔内,使用比正常的每日分割剂量更大的放射治疗疗程。加拿大一项临床试验随机纳入1 234例早期淋巴结阴性乳腺癌患者,手术切缘阴性、25次总剂量50Gy或16次总剂量42.5Gy(加速亚分割治疗),不使用增强照射。10年随访标准治疗组局部复发风险为6.7%,接受亚分割治疗的患者局部复发风险

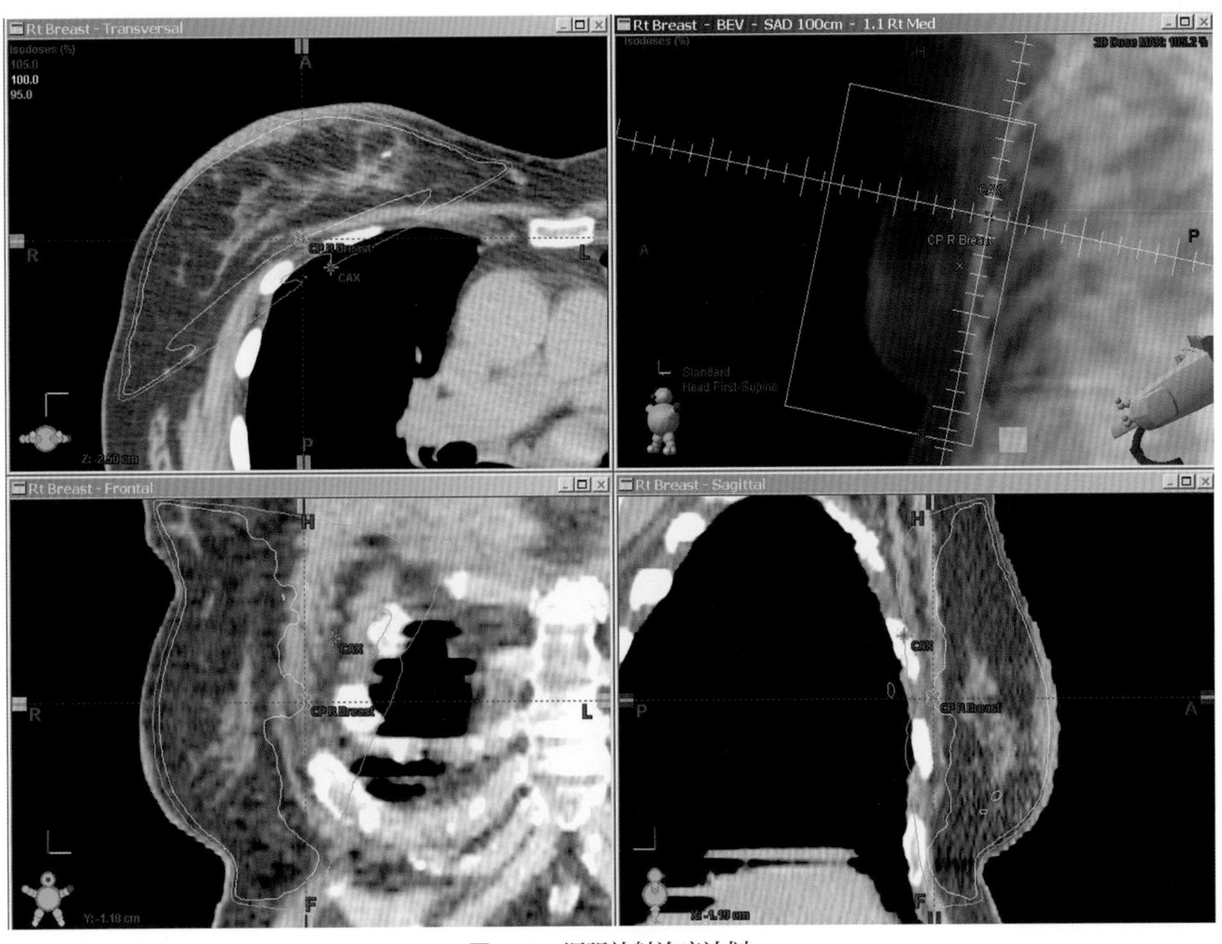

图19.2 调强放射治疗计划。

为6.2%。美观或治疗相关并发症无明显差异[38,39]。在英国"乳腺放射治疗试验B"纳入2 215例患有早期乳腺癌(T1-3a N0-1)患者,随机分为25次总剂量50Gy或15次总剂量40Gy组。平均随访6年,50Gy组局部复发率为3.3%,加速大剂量分割组局部复发率为2.2%。有趣的是,照片和患者自我评估表明,在加速大剂量分割组中[40],不良反应(皮肤变化、乳房受累总体改变、乳房受累皱缩程度)的发生率更低。鉴于这些临床研究结果,加速大剂量分割的全乳放疗方案在其他国家被广泛使用,也在美国越来越受欢迎。

乳房局部加速放疗

已有多个临床试验表明,单纯的保乳术局部复发风险较高,但仍有15%~20%的女性患者并未接受放疗[41-43]。病休的时间太长,距离治疗中心太远,以及交通不便等问题,被认为是导致未充分接受放疗的原因。标准的全乳放疗是基于过去病理研究结果,也就是微转移可能出现在距原发病灶几厘米的远处[44,45]。这些既往的研究,使用了乳房全切的标本,"模拟"肿块切除术并测量了残余的病灶。当然这并不能代表用穿刺针或超声定位下现代外科的肿块切除手术。这项研究中的患者是在25年前接受治疗的,大多数患者都有明显可扪及的肿瘤,按照现代标准,许多患者不具备接受保乳治疗的条件。因此,这些临床数据不适用于通过乳腺钼靶检查或MRI诊断,以及使用当前外科技术治疗的患者。当今研究表明,微转移病灶仅延伸到肿瘤切除腔外1~2 cm[46,47]。此外,乳腺癌保乳术后复发模式的研究表明,绝大多数的复发在靠近原发肿瘤的位置,并且新原发灶的发生率似乎并没有因为全乳放疗而减少[48-50]。因此,只针对肿块切除术后残腔周围区域的治疗,可能更适合谨慎筛选的患者。

自20世纪90年代初以来，在特定的早期乳腺癌患者中，开展了对乳房局部加速放疗（APBI）的临床研究[51]。具体计划是：对肿块切除残腔周围的区域，并将总体治疗时间从大约6周减少到5天。最常见的治疗方案是10次，每次3.4Gy，每天2次，连续5天，2次治疗间隔至少6小时。

APBI技术最初是采用多管短距离放疗来实现的。短距离放疗是指将放射源放置在目标组织内的递送方法，而多管技术就是将负荷放射源的多根导管，放置入乳房和肿块切除残腔周围，导管由放射肿瘤学家在超声或CT定位下置入。导管正确定位必须对短距离放疗物理学充分了解。与外照射疗法一样，多管置入治疗也是利用三维软件进行规划，并使用高剂量负载铱-192源进行治疗。多管置入实例见图19.3所示。

尽管技术复杂，但多导管植入的放疗剂量可测可控且具有高度的灵活性，能用于治疗任何形状或部位的靶点，而无须考虑乳房大小。

多管短距离放疗是目前拥有最长随访数据结

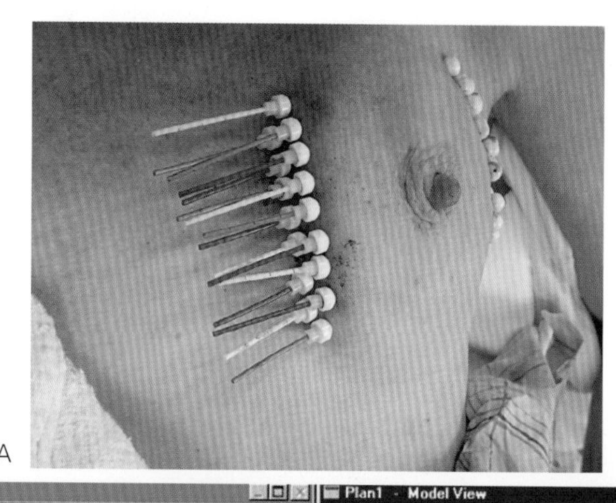

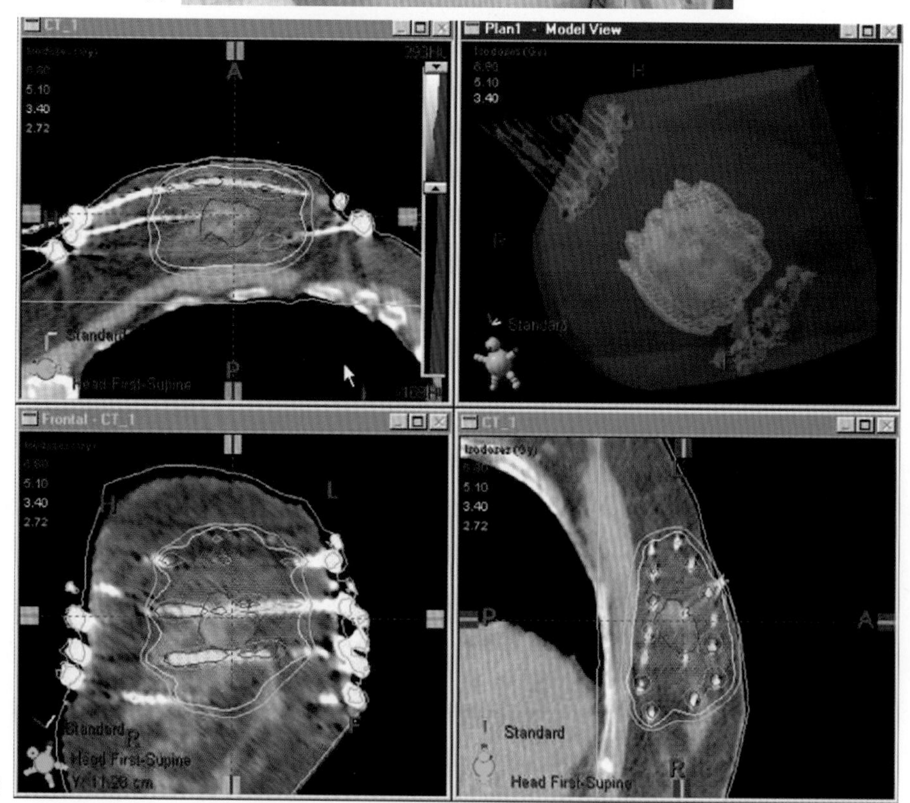

图19.3 A、B. 多导管植入物（A）和治疗方案（B）。

表19.4　多导管近距离放射治疗进行加速部分乳房照射

系列研究	例数	随访(年)	局部复发(%)	美学效果良好(%)
William Beaumont Hospital[52,53]	199	8	1.6	92
Massachusetts General Hospital[54]	48	7	2	68
Tufts/Brown Universities[55]	33	7	6.1	88
RTOG 95－17[56]	99	5	4	NR
NIOH phase Ⅰ/Ⅱ[57]	45	7	6.7	84
NIOH phase Ⅲ[58]	127	5	4.7	81
Ochsner Clinic[59]	51	6	3	75
German-Austrian trial[60]	274	3	0.7	95
Texas Tech/University of Miami[61]	168	5	3.6	88

注:NIOH,匈牙利国家肿瘤研究所;NR,未报道;RTOG,美国肿瘤放射治疗协作组。

果的APBI相关技术,几个单中心一系列试验结果的数据现已发表[52-61]。放射治疗肿瘤组(RTOG)进行了一项前瞻性多中心临床Ⅱ期试验,在早期乳腺癌肿块切除术后仅使用短距离放疗(RTOG 95-17)。试验一共分析了99例患者,入组标准包括肿瘤3 cm内、手术切缘阴性、无腔外浸润、腋窝阳性淋巴结0～3个。5年随访乳房内局部复发率为4%[56]。匈牙利国家肿瘤研究所进行了一项前瞻性随机试验,比较APBI和标准全乳放疗,共分析了258例患者。经过平均5年以上随访,两组在局部控制或总体生存率方面未观察到有显著差异。使用较好质量控制标准的多管近距离放疗技术,其系列相关试验结果见表19.4。

MammoSite乳房近距离放疗敷贴器(Hologic Inc., Bedford, MA),是为了降低多管近距离放疗技术的复杂性而开发的。这种敷贴器相当于置入多导管计量传输器,从而简化了导管的置入、治疗的规划和剂量传输。该设备最初在一项多中心试验进行准入研究,并于2002年最终得到美国食品和药物管理局的临床使用批准[62]。该装置导管内包含高剂量负载铱-192源的单个治疗腔。虽然该装置可以在肿块切除时放置(开放技术),但建议术后在超声或CT引导下放置(闭合技术)[63]。置入后,用水或盐水溶液注射气囊,以及2～5 mL的造影剂,以便通过CT扫描评估导管置入部位。再评估导管是否有足够的皮肤间距(最好为6 mm)、球囊不对称(以导管为中心两侧半径的误差在2 mm内),以及球囊外形与肿块切除残腔的一致性(90%以上)。MammoSite的处理示意图如图19.4所示。

几个使用MammoSite的临床试验已发表并总结在表19.5[64-78]。通常,该装置局部控制率超过95%,大多数患者也会获得很好的美容效果。美国乳腺外科医师学会(ASBR)注册试验迄今为止发布了最多的数据。对早期乳腺癌患者1 440例(87%浸润性癌,13%例导管原位癌)进行MammoSite治疗。3年同侧乳房的复发率为2.15%。观察前400例连续病例,并进行平均44个月的随访,在这些患者中,局部的4年复发率为2.65%[66]。弗吉尼亚联邦大学研究者为确定哪些治疗参数可能会影响毒性,进行了回顾性多中心研究共483例,平均随访24个月,局部复发率为1.2%。91%的患者有良好的美容效果。在多变量分析中,几个参数与改善结局有关:皮肤间隔6 mm、使用封闭腔技术(肿瘤切除后放置球囊,而不是手术时)、预防性使用抗生素,以及治疗期间使用多部位置入导管,可以降低急性和慢性毒性反应的发生率[63]。球囊近距离放疗后,远期美容效

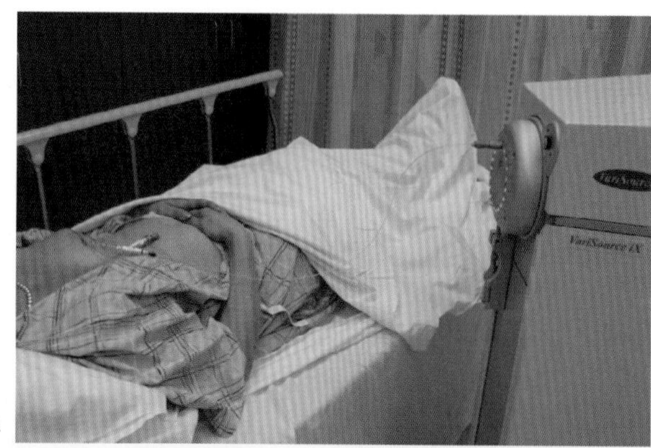

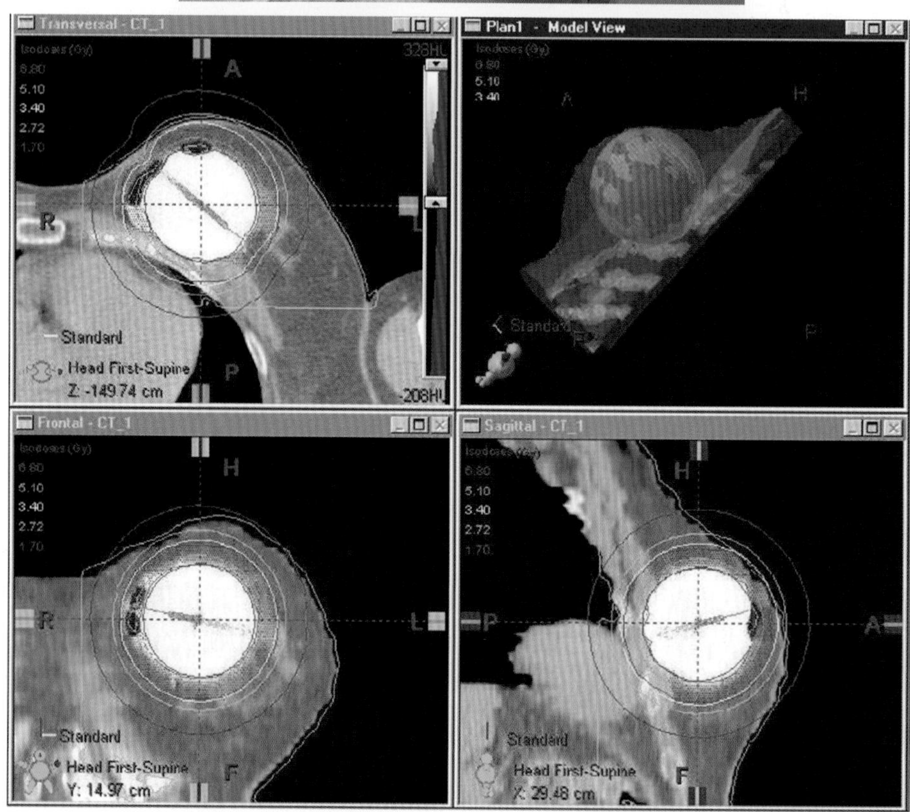

图19.4　A、B. MammoSite置入(A)和治疗计划(B)。

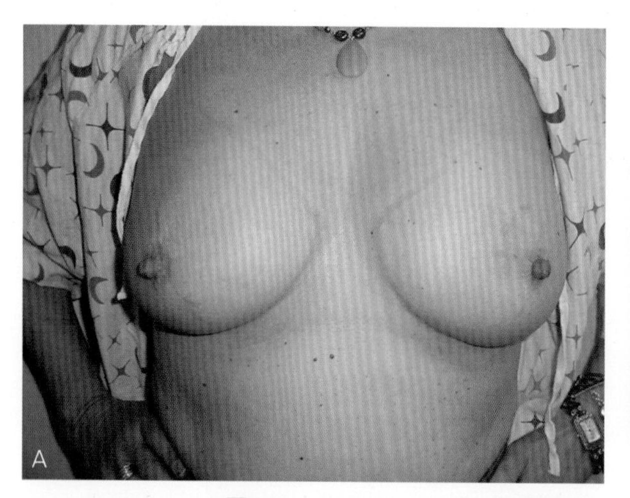

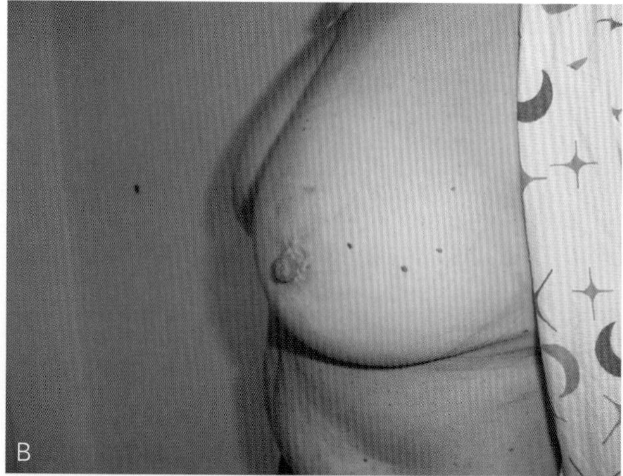

图19.5　A、B. MammoSite治疗后18个月的美容结果，正面观(A)和侧面观(B)。

表19.5 球囊导管(Mammosite)放疗系统实施加速部分乳房照射(APBI)

研究机构	例数	随访(年)	局部复发(%)	美学效果良好(%)
FDA trial (updated) [64]	43	39	0	85
ASBS Registry trial [65,66]	1 440	36	2.1	93
Virginia Commonwealth University compilation [63]	483	24	1.2	91
William Beaumont Hospital [68]	80	22	2.5	88
Tufts-New England Medical Center [69]	28	19	0	93
St. Vincent's Comprehensive Cancer Center [70]	32	11	0	86
Rush University Medical Center [71,72]	70	26	5.7	93
Medical University of South Carolina [73,74]	104	48	3.1	NR
Kaiser Permanente Los Angeles Medical Center [75]	51	16	0	96
ASBS Registry trial (DCIS) [76]	158	7	0	NR
Multicenter phase II DCIS trial [77]	100	9.5	2	98
European phase II trial [78]	23	20	NR	NR

注:ASBS,美国乳腺外科医师协会;DCIS,导管内癌;FDA,美国食品药品监督管理局;NR,未报道。

果的实例如图19.5所示。

MammoSite的急性毒性反应不常见,但可能包括放射性皮炎和感染。正确的置入技术和皮肤护理不太可能发生感染(5%概率)[63]。色素沉着、纤维化和毛细血管扩张症可在治疗后数月乃至数年内发生[68]。已有文献报道形成持续性或有症状的血肿在术中球囊置入治疗后似乎更常见。有症状或具有临床意义的血肿,在闭合技术下的发生率为10%[65,79,80]。

广泛使用MammoSite后,治疗传递已变得相对简单,因此其他关于实施APBI的导管装置也得到了发展。这些装置包括Contura多腔辐射球囊(Senorx, Aliso Viejo, CA)、可调节支柱植入物(Cianna Medical, Aliso Viejo, CA)、"路径加速"部分乳腺照射系统(North American Scientific, Chatsworth, CA)及阿克森特电子近距离放疗系统(Xoft, Inc., Fremont, CA)。但如何使用这些新设备,目前的资料非常有限。

在近距离放疗剂量递送方面,虽然多管技术和MammoSite系统高度协调,但它们同时也造成不同程度的乳腺放疗损伤。标准的直线加速器可以向接受近距离放疗的目标体积提供剂量,外加上考虑呼吸运动等不确定性所设置的余量,这种技术称为三维适形乳房局部加速放疗(3D-

表19.6 三维适形放疗实施加速部分乳房照射

研究机构	例数	随访(年)	局部复发(%)	美学效果良好(%)
William Beaumont Hospital [85,86]	91	3	1	90
RTOG 03-19 [87]	53	3	6	NR
New York University [88]	78	2	0	92
Massachusetts General Hospital [89,90]	99	3	2	97

注:RTOG,美国放射治疗协作组。

CRT APBI)。患者在仰卧位或俯卧位进行治疗，并通常采用多射线束最大限度地确保全覆盖[81]。该技术最初在英国进行探索，但没有纳入现代放射治疗技术和质量标准控制措施(检查手术切缘)。早期经验表明，这种技术局部复发风险高得离谱[82]。这项技术后来被纽约大学威廉·博蒙特医院和马萨诸塞州综合医院的小组改进[83,84]，2～3年后的随访发现，这些现代放射治疗技术降低了局部复发风险。表19.6总结了已发表的关于3D-CRT APBI的文献。3D-CRT治疗的实例如图19.6所示。

乳房局部加速放疗的患者选择

APBI的合理应用，从严格选择患者开始。远离肿瘤残腔还有明显镜下转移风险的患者，不是APBI的最佳候选者。基于曾经最成功治疗系列的临床经验，美国近距离放疗学会[91]和ASBS已发布了有关保乳患者的选择标准。最近，美国放疗和肿瘤学会(ASTRO)发布了患者选择的共识

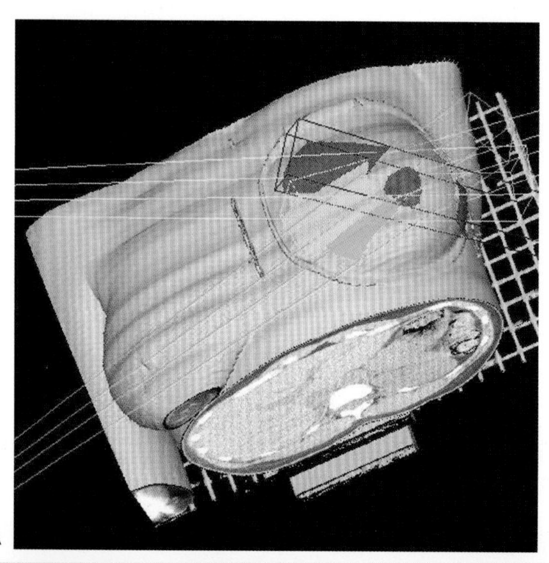
A

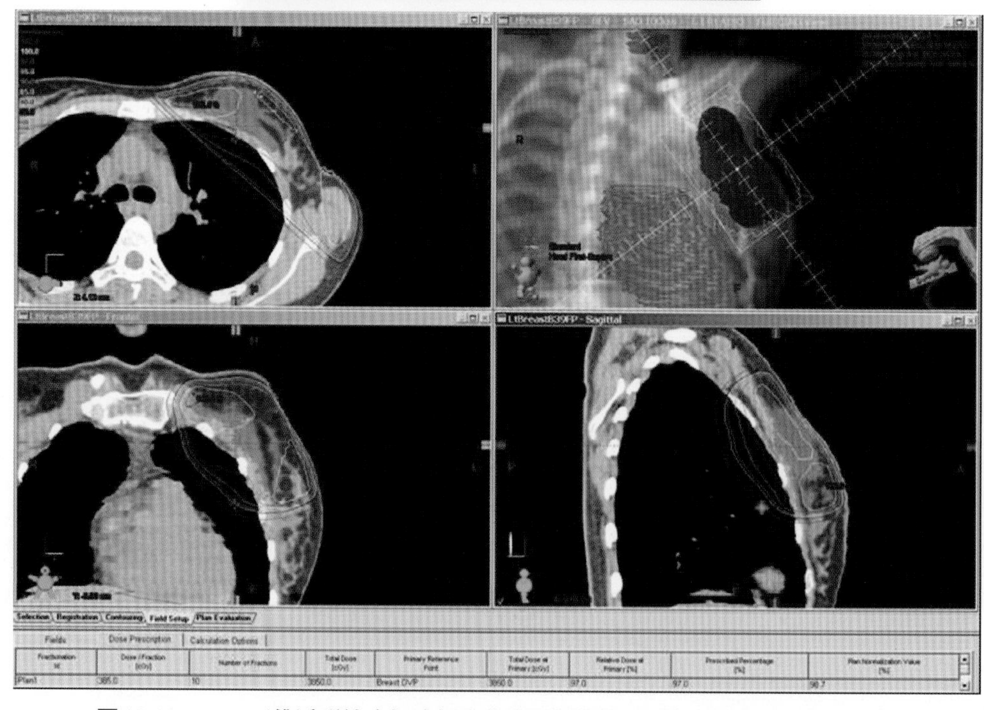
B

图19.6 A、B. 三维适形放疗加速部分乳腺照射的效果图(A)和治疗方案(B)。

表19.7　美国放射肿瘤学会(ASTRO)关于APBI指南

适用患者组	谨慎使用组	仅临床试验组
年龄≥60岁	年龄50～59岁	<50岁
浸润性导管癌(和能获益的亚型)	浸润性小叶癌	BRCA1/2突变
≤2 cm	纯DCIS≤3 cm	>3 cm
切缘≥2 mm	2.1～3 cm	腋窝淋巴结阳性
腋窝淋巴结阴性	切缘<2 mm	EIC>3 cm
雌激素受体阳性肿瘤	EIC<3 cm	广泛LVSI
无EIC	局灶性LVSI	新辅助治疗化疗后
无LVSI		

注:DCIS,导管内癌;EIC,广泛导管内癌成分;LVSI,淋巴血管间隙浸润。

指南[92]。

一般来说,年龄超过60岁、肿瘤直径2 cm以内、腋窝淋巴结阴性的浸润性导管癌患者,在未参加临床试验的情况下,适合应用APBI治疗,表19.7总结了ASTRO的指南。目前,美国、加拿大和欧洲,至少有6个试验在招募患者,这6个试验是前瞻性随机临床Ⅲ期试验,对比标准全乳放疗和APBI应用于早期乳腺癌女性患者。这些临床试验,将最终确定APBI与标准全乳放疗的疗效,并确定哪些患者最适合相应的治疗。在得到这些试验的结果之前,应该采用严格的患者选择标准。

结论

与乳腺癌改良根治术相比,保乳术后联合放疗在局部控制和生存率上具有等效性。没有一组患者可以在单独保乳手术后,因局部复发的风险足够低而被可靠地甄别出来并安全地避免放疗。所以术后放疗仍然是保乳治疗的重要组成部分。现代外照射技术采用了先进技术,以减少或消除肺和心脏毒性。乳房局部加速放疗代表了一种有希望的治疗模式,目前正在几个随机对照试验中,与标准全乳放疗进行比较。随着我们对早期乳腺癌生物学认识的提高,术后放疗的靶区仍可能会发生变化。

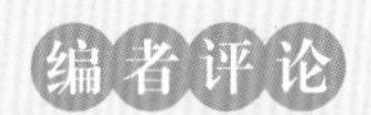

感谢Cuttino博士和Vicini博士对保乳房术后辅助放疗问题的出色回顾。

关于"全乳放疗是否必要""对特定乳腺癌患者来说,乳房局部放疗是否适当",目前争论激烈。从来没有一组患者,可以确定完全避免乳房放疗!即使是采用现代全乳放疗技术,复发率也是每年0.5%。我们可能需要调整期望值,来确定一个可以避免放疗和放疗毒性的群体。放疗的毒性,通常是根据乳房的外形和美观度等级来评判的。然而,患者会告知放疗后她们有疼痛、麻木、皮肤变化和水肿。很难量化这些毒副反应的程度,也很难准确预测谁将经历这些改变。放疗后改变并不总是即时的,可能会随着时间的推移而发展。有时很难将它们与癌症复发区分开来,必要时要进行活检才能明确。肿瘤外科医生和乳房重建外科医生敏锐地意识到放疗对组织永久性的影响，以及无法预测的组织放疗后将如何愈合和对重建的影响。

乳房局部放疗(PBI)对于乳腺癌患者来说，是激动人心的进展。APBI将乳腺癌治疗的个性化，提升到了一个新的水平。个体化治疗的棘手之处在于如何避免过度治疗和治疗不足。所有数据都支持这样一个理念，即对于特定的患者，PBI治疗是合理的。对PBI持否定态度的人听起来很像是20世纪80年代对保乳手术持否定态度的人。我预计患者和医生都会继续对PBI感兴趣，目前正在对新型导管和术中放射进行研究，我们都在等待这些临床试验的结果。

切缘阳性永远都是不可接受的，正如Cuttino博士和Vicini博士所指出的那样，切缘阳性是复发的主要危险因素。外科医生当然有责任确保每例患者都能获得明确的阴性边缘。但在最终的病理报告中发现阳性切缘时，外科医生往往感到失望，同时患者也很难接受再切除。不幸的是，处理放疗后的复发，则是一个更加困难的情况。

随着越来越多的患者接受PBI治疗，新复发癌的治疗将需要进一步个体化。如果在用MammoSite系统导管治疗的乳房区域有局部复发，乳房再手术是可行的吗？乳房其他部位的新病灶将如何治疗？再切除和另一个疗程的PBI是可行的吗？乳房全切永远是乳房局部复发的标准建议吗？由于复发率只有个位数，我们往往需要很长时间，才能累积经验来回答这些问题。

(S.C.W.)

参考文献

[1] American Cancer Society. *Cancer Facts and Figures 2008*. Atlanta: American Cancer Society; 2008.

[2] Fisher B, Jeong JH, Anderson S, et al. Twenty-five-year follow-up of a randomized trial comparing radical mastectomy, total mastectomy, and total mastectomy followed by irradiation. *N Engl J Med* 2002;347:567-575.

[3] Arriagada R, Le MG, Rochard F, et al. Conservative treatment versus mastectomy in early breast cancer: patterns of failure with 15 years of follow-up data. Institut Gustave Roussy Breast Cancer Group. *J Clin Oncol* 1996;14:1558-1564.

[4] Veronesi U, Cascinelli N, Mariani L, et al. Twenty-year follow-up of a randomized study comparing breast-conserving surgery with radical mastectomy for early breast cancer. *N Engl J Med* 2002;347:1227-1232.

[5] Fisher B, Anderson S, Bryant J, et al. Twenty-year follow-up of a randomized trial comparing total mastectomy, lumpectomy, and lumpectomy plus irradiation for the treatment of invasive breast cancer. *N Engl J Med* 2002;347:1233-1241.

[6] Jacobson JA, Danforth DN, Cowan KH, et al. Ten-year results of a comparison of conservation with mastectomy in the treatment of stage I and II breast cancer. *N Engl J Med* 1995;332:907-911.

[7] van Dongen JA, Voogd AC, Fentiman IS, et al. Long-term results of a randomized trial comparing breast-conserving therapy with mastectomy: European Organization for Research and Treatment of Cancer 10801 trial. *J Natl Cancer Inst* 2000;92:1143-1150.

[8] Blichert-Toft M, Nielsen M, During M, et al. Long-term results of breast conserving surgery vs. mastectomy for early stage invasive breast cancer: 20-year follow-up of the Danish randomized DBCG-82TM protocol. *Acta Oncol* 2008;47:672-681.

[9] Buchholz TA, Tucker SL, Erwin J, et al. Impact of systemic treatment on local control for patients with lymph node-negative breast cancer treated with breast-conservation therapy. *J Clin Oncol* 2001;19:2240-2246.

[10] Cabioglu N, Hunt KK, Buchholz TA, et al. Improving local control with breast-conserving therapy: a 27-year single-institution experience. *Cancer* 2005;104:20-29.

[11] Fisher B, Jeong JH, Dignam J, et al. Findings from recent National Surgical Adjuvant Breast and Bowel Project adjuvant studies in stage I breast cancer. *J Natl Cancer Inst* Monogr 2001;(30):62-66.

[12] Consensus statement: treatment of early-stage breast cancer. National Institutes of Health Consensus Development Panel. *J Natl Cancer Inst Monogr* 1992;(11):1-5.

[13] Veronesi U, Marubini E, Mariani L, et al. Radiotherapy after breast-conserving surgery in small breast carcinoma: long-term results of a randomized trial. *Ann Oncol* 2001;12:997-1003.

[14] Clark RM, Whelan T, Levine M, et al. Randomized clinical trial of breast irradiation following lumpectomy and axillary dissection for node-negative breast cancer: an update. Ontario Clinical Oncology Group. *J Natl Cancer Inst* 1996;88:1659-1664.

[15] Liljegren G, Holmberg L, Bergh J, et al. 10-Year results after sector resection with or without postoperative radiotherapy for stage I breast cancer: a randomized trial. *J Clin Oncol* 1999;17:2326-2333.

[16] Holli K, Hietanen P, Saaristo R, et al. Radiotherapy after segmental resection of breast cancer with favorable prognostic features: 12-year follow-up results of a randomized trial. *J Clin Oncol* 2009;27:927-932.

[17] Fisher B, Bryant J, Dignam JJ, et al. Tamoxifen, radiation therapy, or both for prevention of ipsilateral breast tumor recurrence after lumpectomy in women with invasive breast cancers of one centimeter or less. *J Clin Oncol* 2002;20:4141-4149.

[18] Poortmans P. Evidence based radiation oncology: breast cancer. *Ra-*

diother Oncol 2007;84:84-101.

[19] Clarke M, Collins R, Darby S, et al. Effects of radiotherapy and of differences in the extent of surgery for early breast cancer on local recurrence and 15-year survival: an overview of the randomised trials. *Lancet* 2005;366:2087-2106.

[20] Hughes KS, Schnaper LA, Berry D, et al. Lumpectomy plus tamoxifen with or without irradiation in women 70 years of age or older with early breast cancer. *N Engl J Med* 2004;351:971-977.

[21] Fyles AW, McCready DR, Manchul LA, et al. Tamoxifen with or without breast irradiation in women 50 years of age or older with early breast cancer. *N Engl J Med* 2004;351:963-970.

[22] Fisher B, Costantino J, Redmond C, et al. Lumpectomy compared with lumpectomy and radiation therapy for the treatment of intraductal breast cancer. *N Engl J Med* 1993;328:1581-1586.

[23] Fisher B, Dignam J, Wolmark N, et al. Lumpectomy and radiation therapy for the treatment of intraductal breast cancer: findings from National Surgical Adjuvant Breast and Bowel Project B-17. *J Clin Oncol* 1998;16:441-452.

[24] Bijker N, Meijnen P, Peterse JL, et al. Breast-conserving treatment with or without radiotherapy in ductal carcinoma-in-situ: ten-year results of European Organisation for Research and Treatment of Cancer randomized phase III trial 10853—a study by the EORTC Breast Cancer Cooperative Group and EORTC Radiotherapy Group. *J Clin Oncol* 2006;24:3381-3387.

[25] Houghton J, George WD, Cuzick J, et al. Radiotherapy and tamoxifen in women with completely excised ductal carcinoma in situ of the breast in the UK, Australia, and New Zealand: randomised controlled trial. *Lancet* 2003;362:95-102.

[26] Emdin SO, Granstrand B, Ringberg A, et al. SweDCIS: Radiotherapy after sector resection for ductal carcinoma in situ of the breast. Results of a randomised trial in a population offered mammography screening. *Acta Oncol* 2006;45:536-543.

[27] Viani GA, Stefano EJ, Afonso SL, et al. Breast-conserving surgery with or without radiotherapy in women with ductal carcinoma in situ: a meta-analysis of randomized trials. *Radiat Oncol* 2007;2:28.

[28] Fisher B, Land S, Mamounas E, et al. Prevention of invasive breast cancer in women with ductal carcinoma in situ: an update of the national surgical adjuvant breast and bowel project experience. *Semin Oncol* 2001;28:400-418.

[29] Silverstein MJ, Lagios MD, Craig PH, et al. A prognostic index for ductal carcinoma in situ of the breast. *Cancer* 1996;77:2267-2274.

[30] Silverstein MJ. The University of Southern California/Van Nuys prognostic index for ductal carcinoma in situ of the breast. *Am J Surg* 2003;186:337-343.

[31] de Mascarel I, Bonichon F, MacGrogan G, et al. Application of the Van Nuys Prognostic Index in a retrospective series of 367 ductal carcinomas in situ of the breast examined by serial macroscopic sectioning: practical considerations. *Breast Cancer Res Treat* 2000; 61:151-159.

[32] Boland GP, Chan KC, Knox WF, et al. Value of the Van Nuys Prognostic Index in prediction of recurrence of ductal carcinoma in situ after breast-conserving surgery. *Br J Surg* 2003;90:426-432.

[33] Wong JS, Kaelin CM, Troyan SL, et al. Prospective study of wide excision alone for ductal carcinoma in situ of the breast. *J Clin Oncol* 2006;24:1031-1036.

[34] Donovan E, Bleakley N, Denholm E, et al. Randomised trial of standard 2D radiotherapy (RT) versus intensity modulated radiotherapy (IMRT) in patients prescribed breast radiotherapy. *Radiother Oncol* 2007;82:254-264.

[35] Pignol JP, Olivotto I, Rakovitch E, et al. A multicenter randomized trial of breast intensitymodulated radiation therapy to reduce acute radiation dermatitis. *J Clin Oncol* 2008;26:2085-2092.

[36] Romestaing P, Lehingue Y, Carrie C, et al. Role of a 10-Gy boost in the conservative treatment of early breast cancer: results of a randomized clinical trial in Lyon, France. *J Clin Oncol* 1997;15:963-968.

[37] Bartelink H, Horiot JC, Poortmans PM, et al. Impact of a higher radiation dose on local control and survival in breast-conserving therapy of early breast cancer: 10-year results of the randomized boost versus no boost EORTC 22881-10882 trial. *J Clin Oncol* 2007;25: 3259-3265.

[38] Whelan T, MacKenzie R, Julian J, et al. Randomized trial of breast irradiation schedules after lumpectomy for women with lymph node- negative breast cancer. *J Natl Cancer Inst* 2002;94:1143-1150.

[39] Whelan TJ, Pignol J, Julian J, et al. Long-term results of a randomized trial of accelerated hypofractionated whole breast irradiation following breast conserving surgery in women with node-negative breast cancer. *Int J Radiat Oncol Biol Phys* 2008;72:S28.

[40] Bentzen SM, Agrawal RK, Aird EG, et al. The UK Standardisation of Breast Radiotherapy (START) Trial B of radiotherapy hypofractionation for treatment of early breast cancer: a randomised trial. *Lancet* 2008;371:1098-1107.

[41] Lazovich D, Solomon CC, Thomas DB, et al. Breast conservation therapy in the United States following the 1990 National Institutes of Health Consensus Development Conference on the treatment of patients with early stage invasive breast carcinoma. *Cancer* 1999; 86:628-637.

[42] Morrow M, White J, Moughan J, et al. Factors predicting the use of breast-conserving therapy in stage I and II breast carcinoma. *J Clin Oncol* 2001;19:2254-2262.

[43] Polednak AP. Trends in, and predictors of, breast-conserving surgery and radiotherapy for breast cancer in Connecticut, 1988-1997. *Int J Radiat Oncol Biol Phys* 2002;53:157-163.

[44] Holland R, Veling SH, Mravunac M, et al. Histologic multifocality of Tis, T1-2 breast carcinomas. Implications for clinical trials of breast-conserving surgery. *Cancer* 1985;56:979-990.

[45] Faverly DR, Hendriks JH, Holland R. Breast carcinomas of limited extent: frequency, radiologic-pathologic characteristics, and surgical margin requirements. *Cancer* 2001;91:647-659.

[46] Haffty BG, Carter D, Flynn SD, et al. Local recurrence versus new primary: clinical analysis of 82 breast relapses and potential applications for genetic fingerprinting. *Int J Radiat Oncol Biol Phys* 1993;27:575-583.

[47] Vicini FA, Kestin LL, Goldstein NS. Defining the clinical target volume for patients with early- stage breast cancer treated with lumpectomy and accelerated partial breast irradiation: a pathologic analysis. *Int J Radiat Oncol Biol Phys* 2004;60:722-730.

[48] Smith TE, Lee D, Turner BC, et al. True recurrence vs. new primary ipsilateral breast tumor relapse: an analysis of clinical and pathologic differences and their implications in natural history, prognoses, and therapeutic management. *Int J Radiat Oncol Biol Phys* 2000;48:1281-1289.

[49] Huang E, Buchholz TA, Meric F, et al. Classifying local disease recurrences after breast conservation therapy based on location and histology: new primary tumors have more favorable outcomes than true local disease recurrences. *Cancer* 2002;95:2059-2067.

[50] Fowble B, Solin LJ, Schultz DJ, et al. Breast recurrence following conservative surgery and radiation: patterns of failure, prognosis, and pathologic findings from mastectomy specimens with implications for treatment. *Int J Radiat Oncol Biol Phys* 1990;19:833-842.

[51] Arthur DW, Vicini FA. Accelerated partial breast irradiation as a

part of breast conservation therapy. *J Clin Oncol* 2005;23:1726-1735.

[52] Vicini FA, Kestin L, Chen P, et al. Limited-field radiation therapy in the management of early-stage breast cancer. *J Natl Cancer Inst* 2003;95:1205-1210.

[53] Vicini FA, Antonucci JV, Wallace M, et al. Long-term efficacy and patterns of failure after accelerated partial breast irradiation: a molecular assay-based clonality evaluation. *Int J Radiat Oncol Biol Phys* 2007;68:341-346.

[54] MacDonald SM, Alm El-Din MA, Smith BL, et al. Low-dose-rate interstitial implants for early stage breast cancer: outcomes and late toxicity of a dose escalation trial. *Int J Radiat Oncol Biol Phys* 2007;69:S144.

[55] Kaufman SA, DiPetrillo TA, Price LL, et al. Long-term outcome and toxicity in a phase I/II trial using high-dose-rate multicatheter interstitial brachytherapy for T1/T2 breast cancer. *Brachytherapy* 2007;6:286-292.

[56] Arthur DW, Winter K, Kuske RR, et al. A Phase II trial of brachytherapy alone after lumpectomy for select breast cancer: tumor control and survival outcomes of RTOG 95-17. *Int J Radiat Oncol Biol Phys* 2008;72:467-473.

[57] Polgar C, Major T, Fodor J, et al. High-dose-rate brachytherapy alone versus whole breast radiotherapy with or without tumor bed boost after breast-conserving surgery: seven-year results of a comparative study. *Int J Radiat Oncol Biol Phys* 2004;60:1173-1181.

[58] Polgar C, Fodor J, Major T, et al. Breast-conserving treatment with partial or whole breast irradiation for low-risk invasive breast carcinoma—5-year results of a randomized trial. *Int J Radiat Oncol Biol Phys* 2007;69:694-702.

[59] King TA, Bolton JS, Kuske RR, et al. Long-term results of wide-field brachytherapy as the sole method of radiation therapy after segmental mastectomy for T(is,1,2) breast cancer. *Am J Surg* 2000;180:299-304.

[60] Ott OJ, Hildebrandt G, Potter R, et al. Accelerated partial breast irradiation with multicatheter brachytherapy: local control, side effects and cosmetic outcome for 274 patients. Results of the German- Austrian multi- centre trial. *Radiother Oncol* 2007;82:281-286.

[61] Anderson PJ, Mark RJ, Neumann TR, et al. Interstitial high dose rate (HDR) brachytherapy for early stage breast cancer: five year follow-up of 168 cases using multi-catheter technique. *Int J Radiat Oncol Biol Phys* 2008;72:S517.

[62] Keisch M, Vicini F, Kuske RR, et al. Initial clinical experience with the MammoSite breast brachytherapy applicator in women with early-stage breast cancer treated with breast-conserving therapy. *Int J Radiat Oncol Biol Phys* 2003;55:289-293.

[63] Cuttino LW, Keisch M, Jenrette JM, et al. Multi-institutional experience using the MammoSite radiation therapy system in the treatment of early-stage breast cancer: 2-year results. *Int J Radiat Oncol Biol Phys* 2008;71:107-114.

[64] Benitez PR, Keisch ME, Vicini F, et al. Five-year results: the initial clinical trial of MammoSite balloon brachytherapy for partial breast irradiation in early-stage breast cancer. *Am J Surg* 2007;194:456-462.

[65] Vicini F, Beitsch PD, Quiet CA, et al. Three-year analysis of treatment efficacy, cosmesis, and toxicity by the American Society of Breast Surgeons MammoSite Breast Brachytherapy Registry Trial in patients treated with accelerated partial breast irradiation (APBI). *Cancer* 2008;112:758-766.

[66] Beitsch PD, Vicini F, Zannis V, et al. Recurrence and survival in the American Society of Breast Surgeons (ASBS) MammoSite RTS registry trial. *Int J Radiat Oncol Biol Phys* 2008;72:S2-S3.

[67] Cuttino LW, Keisch M, Jenrette JM, et al. Multi-institutional experience using the MammoSite radiation therapy system in the treatment of early-stage breast cancer: 2-year results. *Int J Radiat Oncol Biol Phys* 2008;71:107-114.

[68] Chao KK, Vicini FA, Wallace M, et al. Analysis of treatment efficacy, cosmesis, and toxicity using the MammoSite breast brachytherapy catheter to deliver accelerated partialbreast irradiation: The William Beaumont Hospital experience. *Int J Radiat Oncol Biol Phys* 2007;69:32-40.

[69] Shah NM, Tenenholz T, Arthur D, et al. MammoSite and interstitial brachytherapy for accelerated partial breast irradiation: factors that affect toxicity and cosmesis. *Cancer* 2004;101:727-734.

[70] Richards GM, Berson AM, Rescigno J, et al. Acute toxicity of high-dose-rate intracavitary brachytherapy with the MammoSite applicator in patients with early-stage breast cancer. *Ann Surg Oncol* 2004;11:739-746.

[71] Dickler A, Kirk MC, Choo J, et al. Cosmetic outcome and incidence of infection with the MammoSite breast brachytherapy applicator. *Breast J* 2005;11:306-310.

[72] Chen S, Dickler A, Kirk M, et al. Patterns of failure after MammoSite brachytherapy partial breast irradiation: a detailed analysis. *Int J Radiat Oncol Biol Phys* 2007;69:25-31.

[73] Harper JL, Jenrette JM, Vanek KN, et al. Acute complications of MammoSite brachytherapy: a single institution's initial clinical experience. *Int J Radiat Oncol Biol Phys* 2005;61:169-174.

[74] Watkins JM, Herrin AE, Ruppert B, et al. Prognostic factors for ipsilateral breast and overall disease failure in MammoSite brachytherapy (MBT). *Int J Radiat Oncol Biol Phys* 2008;72:S174-S175.

[75] Tsai PI, Ryan M, Meek K, et al. Accelerated partial breast irradiation using the MammoSite device: early technical experience and short-term clinical follow-up. *Am Surg* 2006;72:929-934.

[76] Jeruss JS, Vicini FA, Beitsch PD, et al. Initial outcomes for patients treated on the American Society of Breast Surgeons MammoSite clinical trial for ductal carcinoma-in-situ of the breast. *Ann Surg Oncol* 2006;13:967-976.

[77] Benitez PR, Streeter O, Vicini F, et al. Preliminary results and evaluation of MammoSite balloon brachytherapy for partial breast irradiation for pure ductal carcinoma in situ: a phase II clinical study. *Am J Surg* 2006;192:427-433.

[78] Niehoff P, Polgar C, Ostertag H, et al. Clinical experience with the MammoSite radiation therapy system for brachytherapy of breast cancer: results from an international phase II trial. *Radiother Oncol* 2006;79:316-320.

[79] Evans SB, Kaufman SA, Price LL, et al. Persistent seroma after intraoperative placement of MammoSite for accelerated partial breast irradiation: incidence, pathologic anatomy, and contributing factors. *Int J Radiat Oncol Biol Phys* 2006;65:333-339.

[80] Watkins JM, Harper JL, Dragun AE, et al. Incidence and prognostic factors for seroma development following MammoSite breast brachytherapy (MBT): the Medical University of South Carolina experience. *Int J Radiat Oncol Biol Phys* 2007;69:S143-S144.

[81] Kozak KR, Katz A, Adams J, et al. Dosimetric comparison of proton and photon three-dimensional, conformal, external beam accelerated partial breast irradiation techniques. *Int J Radiat Oncol Biol Phys* 2006;65:1572-1578.

[82] Ribeiro GG, Magee B, Swindell R, et al. The Christie Hospital breast conservation trial: an update at 8 years from inception. *Clin Oncol (R Coll Radiol)* 1993;5:278-283.

[83] Baglan KL, Sharpe MB, Jaffray D, et al. Accelerated partial breast irradiation using 3D conformal radiation therapy (3D-CRT). *Int J*

Radiat Oncol Biol Phys 2003;55:302-311.

[84] Formenti SC, Rosenstein B, Skinner KA, et al. T1 stage breast cancer: adjuvant hypofractionated conformal radiation therapy to tumor bed in selected postmenopausal breast cancer patients—pilot feasibility study. *Radiology* 2002;222:171-178.

[85] Vicini FA, Chen P, Wallace M, et al. Interim cosmetic results and toxicity using 3D conformal external beam radiotherapy to deliver accelerated partial breast irradiation in patients with early-stage breast cancer treated with breast-conserving therapy. *Int J Radiat Oncol Biol Phys* 2007;69:1124-1130.

[86] Chen P, Gustafson G, Mitchell C, et al. Three-year clinical experience utilizing 3D-conformal radiation therapy to deliver accelerated partial breast irradiation (APBI). *Int J Radiat Oncol Biol Phys* 2008;72:S3-S4.

[87] Vicini F, Winter K, Straube W, et al. Initial efficacy results of RTOG 0319: three dimensional conformal radiation therapy (3D-CRT) confined to the region of the lumpectomy cavity for stage I/II breast carcinoma. *Int J Radiat Oncol Biol Phys* 2008;72:S3.

[88] Wernicke AG, Gidea-Addeo D, Magnolfi C, et al. External beam partial breast irradiation following breast-conserving surgery: preliminary results of cosmetic outcome of NYU 00-23. *Int J Radiat Oncol Biol Phys* 2006;66:S32.

[89] Taghian AG, Kozak KR, Doppke KP, et al. Initial dosimetric experience using simple three-dimensional conformal external-beam accelerated partial-breast irradiation. *Int J Radiat Oncol Biol Phys* 2006;64:1092-1099.

[90] Taghian AG, Alm El-Din MA, Smith BL, et al. Interim results of a phase I/II trial of 3D-conformal external beam accelerated partial breast irradiation in patients with early breast cancer. *Int J Radiat Oncol Biol Phys* 2008;72:S4.

[91] Arthur DW, Vicini FA, Kuske RR, et al. Accelerated partial breast irradiation: an updated report from the American Brachytherapy Society. *Brachytherapy* 2002;1:184-190.

[92] Smith BD, Arthur D, Buchholz TA, et al. Accelerated partial breast irradiation consensus statement from the American Society for Radiation Oncology. *Int J Radiat Oncol Biol Phys* 2009;209:269-277.

第20章

Jefferson E.C. Moulds

浸润性乳腺癌：乳房切除术后放疗

Invasive Carcinoma: Radiation Therapy After Mastectomy

引言

乳腺癌乳房切除术后的辅助放疗，可将胸壁和区域淋巴结的肿瘤复发风险降低约2/3。在过去的50年里，进行了30多个随机临床试验，共纳入超过1.6万名患者。在这些试验中，胸壁和区域淋巴结局部复发风险的降低，具有显著的统计学意义，并呈现出高度的一致性[1,2]，且这种降低与局部复发风险、乳房切除手术方式和放疗技术不相关。

乳房切除术后放疗对总生存期的影响

尽管放疗对降低局部复发有显著的疗效（图20.1），但是直到现在，才证明其对总生存期（OS）的影响。关于局部治疗的重要性，在20世纪众说纷纭。Halsted[3]认为需强调早期积极局部治疗，已经让位于Fisher[4]等提出的对疾病的系统性进行关注的理论。目前已认可Hellman的观点，认为乳腺癌是一种异质性疾病，在局部治疗不足的情况下，可残留持续进展的亚临床局部病灶，导致某些患者发生远处转移[5]。

在进行多项大样本量患者的临床试验之后，经过长时间的随访，确定局部治疗对总生存的影响仍然比较困难，主要有以下原因。首先，相比系统治疗明显影响生存而言，局部治疗对生存的影响是相对较小的，虽然近期减少复发的效应被观察到，但它对总生存的影响要在多年后才能看到。第二就是毒副反应，尤其是对心脏毒性大的早期放疗技术，对总生存率会产生不利影响，部分抵消了乳腺癌患者在放疗中的获益。许多早期临床试验包括了一些淋巴结阴性的乳腺癌患者，这些患者根本不可能从辅助放疗中得到生存获益。

确定哪种患者群体从放疗中获益程度最大是有争议的。如果某患者在乳房切除术后，残留局部隐匿性病灶，通过放疗能完全杀灭，增加辅助放疗就可以获益。当然患者在诊断时没有亚临床远处转移，而且转移也不能通过后期系统辅助治疗被完全消除，此时增加辅助放疗也可以获益。这就意味着，从乳房切除术后放疗中，最有可能得到生存获益的乳腺癌群体，可能存在局部复发的中度风险。如果局部复发风险很低，那么放疗的绝对获益将相当微小。如果局部复发的风险很高，那么未被发现但确实存在的远处病灶，最终出现无法控制的风险概率也很高，此时局部治疗措施对生存率的影响可能也最小。有趣的是，随着系统治疗对转移病灶疗效的不断提高，可能有更多的患者能从放疗中获益。当然，如果系统治疗能够完全根除所有病灶，那么就不再需要放疗或手术。显然，如乳腺癌这样的实体性肿瘤的系统性治疗不太可能发展到如此程度[7,8]。应该承认，化疗和内分泌治疗对局部控制确实有利[6]，但其控制程度不如放疗。

已证实，放疗有引起后期的心脏疾病的潜在可能性[9-13]。牛津大学的荟萃分析，从所有随机试验（发表和未发表）中获得了最新的患者个体数据，并评估了乳腺癌根治术后可能增加放疗的情况。这项系统的回顾显示，20年随访时，乳腺癌特定生存率略有增加，为4.1%（$P=0.006$），非乳腺癌特定生存率下降，导致放疗的绝对获益为3.1%，未达到传统统计学显著性差异的水平（$P=0.1$）（图20.1）。对于淋巴结阴性、局部控制获益较低的患者，乳腺癌切除术后放疗似乎对总生存不利（图20.2）。对于淋巴结阳性的患者，15年17.1%的局部复发率转化为4.4%的总体生存获益，这在统计

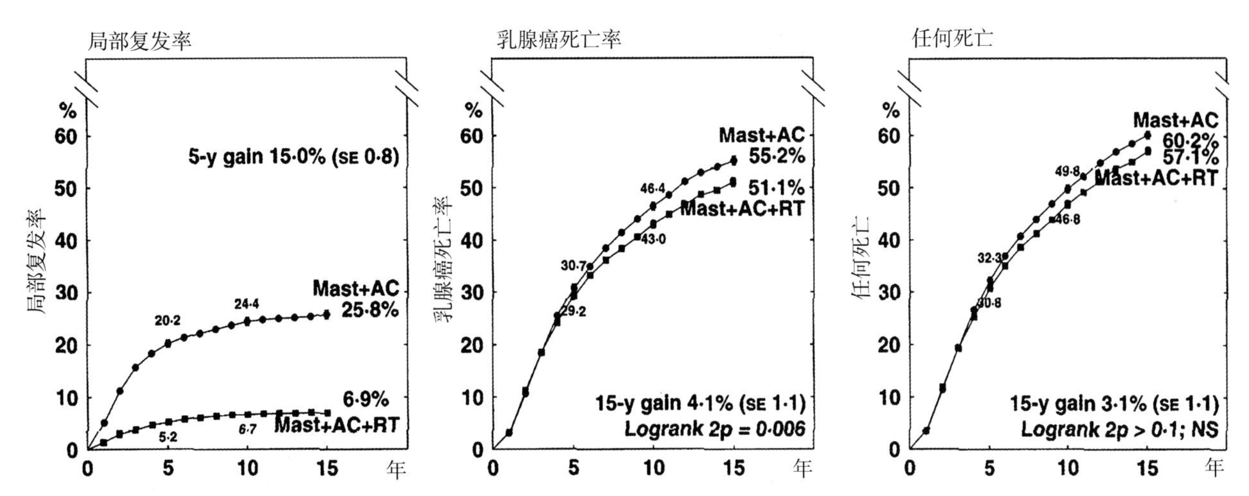

图20.1 所有女性乳腺切除术后腋窝清扫接受放射治疗[经许可转载自 Early Breast Cancer Trialists' Collaborative Group (EBCTCTG). Effects of radiotherapy and of differences in the extent of surgery for early breast cancer on local recurrence and 15-year survival: an overview of the randomised trials. *Lancet* 2005;366:2087 – 2106, Webfigure2a (http://www.ctsu.ox.ac.uk/projects/ebctcg)]。

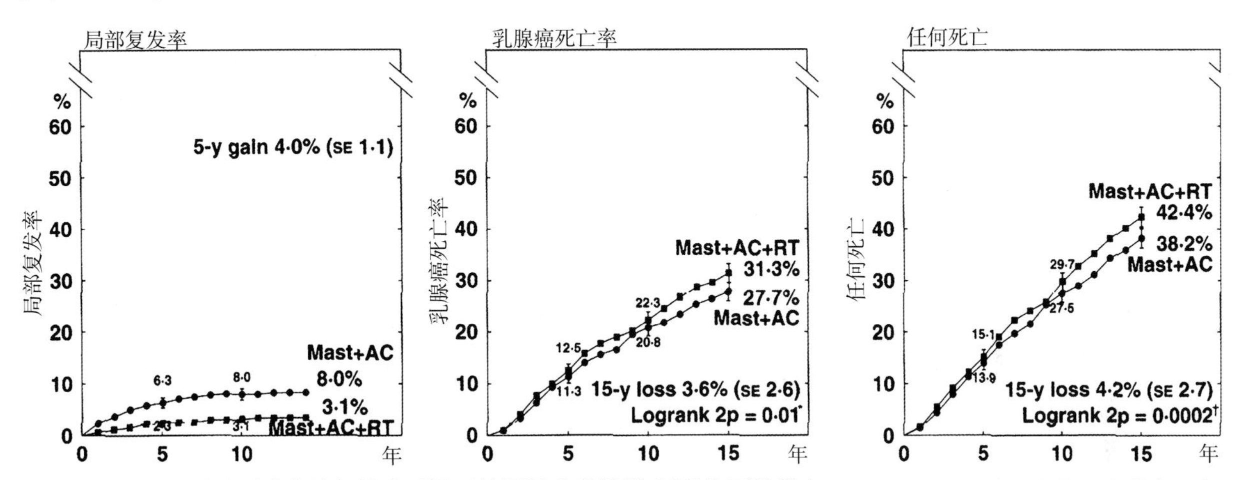

图20.2 乳腺切除术后腋窝清扫放疗对淋巴结阴性患者的影响[经许可转载自 Early Breast Cancer Trialists' Collaborative Group (EBCTCTG). Effects of radiotherapy and of differences in the extent of surgery for early breast cancer on local recurrence and 15-year survival: an overview of the randomised trials. *Lancet* 2005;366:2087 – 2106]。

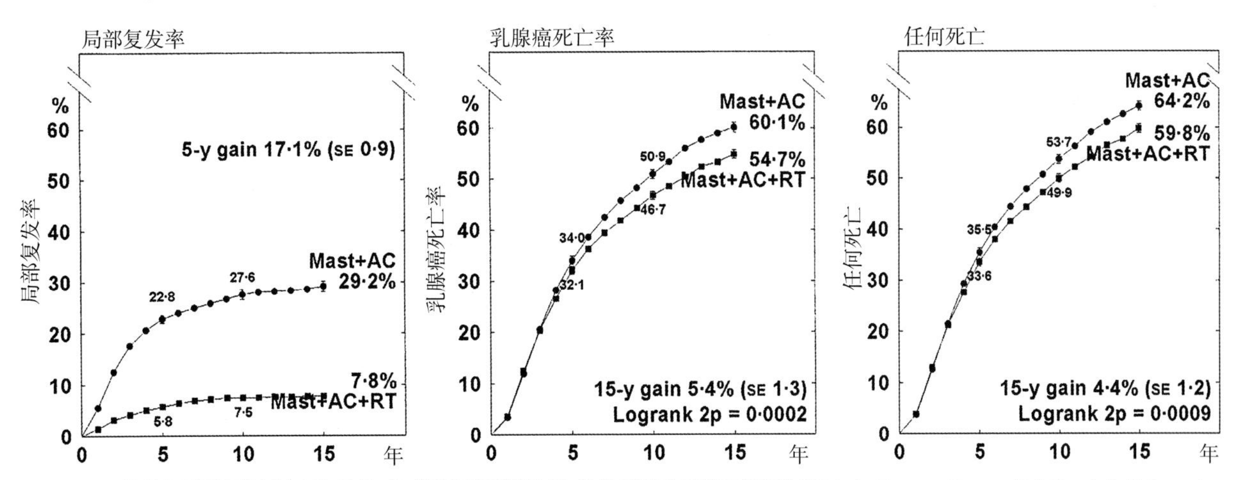

图20.3 乳腺切除腋窝清扫术后放疗对淋巴结阳性患者的影响[经许可转载自 Early Breast Cancer Trialists' Collaborative Group(EBCTCTG). Effects of radiotherapy and of differences in the extent of surgery for early breast cancer on local recurrence and 15-year survival: an overview of the randomised trials. *Lancet* 2005;366:2087 – 2106]。

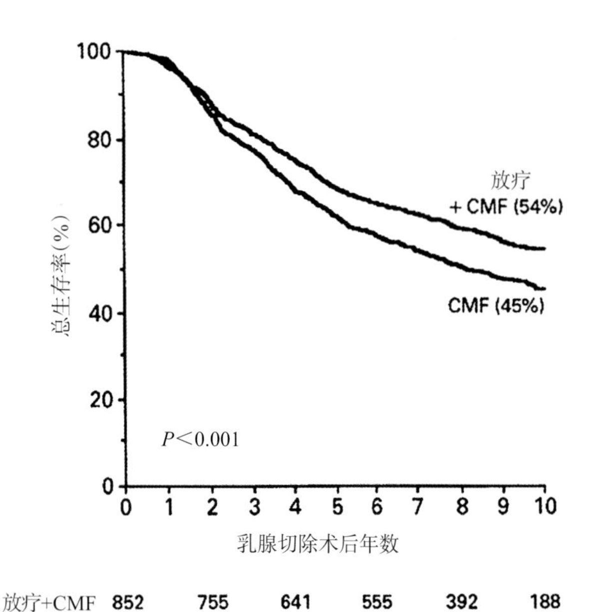

放疗+CMF	852	755	641	555	392	188
CMF	856	738	587	494	329	163

图20.4 丹麦乳腺癌合作组82b。绝经前患者放射治疗的生存受益（经许可转载自 Overgaard M, Hansen PS, Overgaard J, et al. Postoperative radiotherapy in high-risk premenopausal women with breast cancer who receive adjuvant chemotherapy. *N Engl J Med* 1997;337:953）。

学上是有显著性差异的（$P=0.000\ 9$）（图20.3）。

大多数关于乳房切除术后放疗的随机试验样本小且有效性不足，也没有采用系统辅助治疗；在治疗过程中，相当大的心脏体积经受高剂量照射，并且没有充分治疗最大复发风险的区域。因此，这些试验不会被期望揭示出放疗对生存的获益。最近的乳房切除术后放疗的试验，确实显示了生存获益。丹麦乳腺癌合作小组（DBCG），随机纳入3 083名Ⅱ或Ⅲ期的乳腺癌患者。1 708例绝经前患者，接受8个周期的环磷酰胺、甲氨蝶呤和5-氟尿嘧啶（CMF）加放疗，而对照组则单独接受9个周期CMF治疗。1 375例绝经后患者均接受他莫昔芬治疗，精准放疗技术被用来治疗胸壁、锁骨上以及内乳淋巴区域，并同时尽量减少对心脏的暴露，一组入选的患者还进行包括腋窝的放射治疗。在10年随访时，接受放疗组有9%的生存优势[14,15]（图20.4和图20.5）。在绝经前患者中生存率提高，组间对比为54% vs. 45%（$P=0.001$）。绝经后患者生存率提高，组间对比为45% vs. 36%（$P=0.03$）。随机接受放疗的右乳腺癌患者和左乳腺癌患者，两者患缺血性心脏病的概率都没有增加[16]。加拿大不列颠哥伦比亚省的一项临床试验随机纳入了318例淋巴结阳性的绝经前乳腺癌患者，她们都接受了乳房切除和CMF化疗。经过15年的随访，总体生存率的差异几乎与丹麦的试验相同，分别为54% vs. 46%（$P=0.07$）[17]。到第17年时，这种差异已经达到了通常具有统计学意义的水平（$P=0.02$）[18]。

对丹麦临床试验的反思

关于乳房切除术后放疗，丹麦的临床试验受到了批判，因为其局部复发率高、手术范围不足以及系统治疗的落后，被质疑并不适用于美国当前的治疗决策。腋窝平均送检仅有7枚淋巴结，255例患者腋窝淋巴结再检少于4枚。试验中的化疗方案不是“经典”的CMF，当然更不像现代方案那样具有杀伤性，如包括蒽环类、紫杉烷类药物和适当的内分泌治疗以及曲妥珠单抗（如果适用）。这些试验引发我们关注的是，如果采用更像美国目前实践的手术方式（及系统治疗），放疗的获益可能会小得多，从而所有试验组就不必承担放疗毒性的风险。即使这个论点是正确的，我们仍然需要承认这一根本改变：局部治疗可以影响生存，因为这是完全符合乳腺癌系统治疗理论的。

乳房切除术后辅助放疗的患者选择

在美国已经达成共识，局部复发高风险的患者应该接受乳房切除术后放疗，以减少局部复发的风险[19-21]。

虽然部分局部复发可通过解救治疗缓解，但与后期的局部补救措施相比，早期辅助放疗确实降低了最终无法控制的局部复发或多处复发的风险[22]。如果在没有放疗的情况下，有≥4个腋窝淋巴结阳性、接受现代化疗的患者，其局部复发成为首个复发灶的概率至少为19%，并且概率随着肿瘤体积增大而显著增加[23-26]。此外，局部复发的

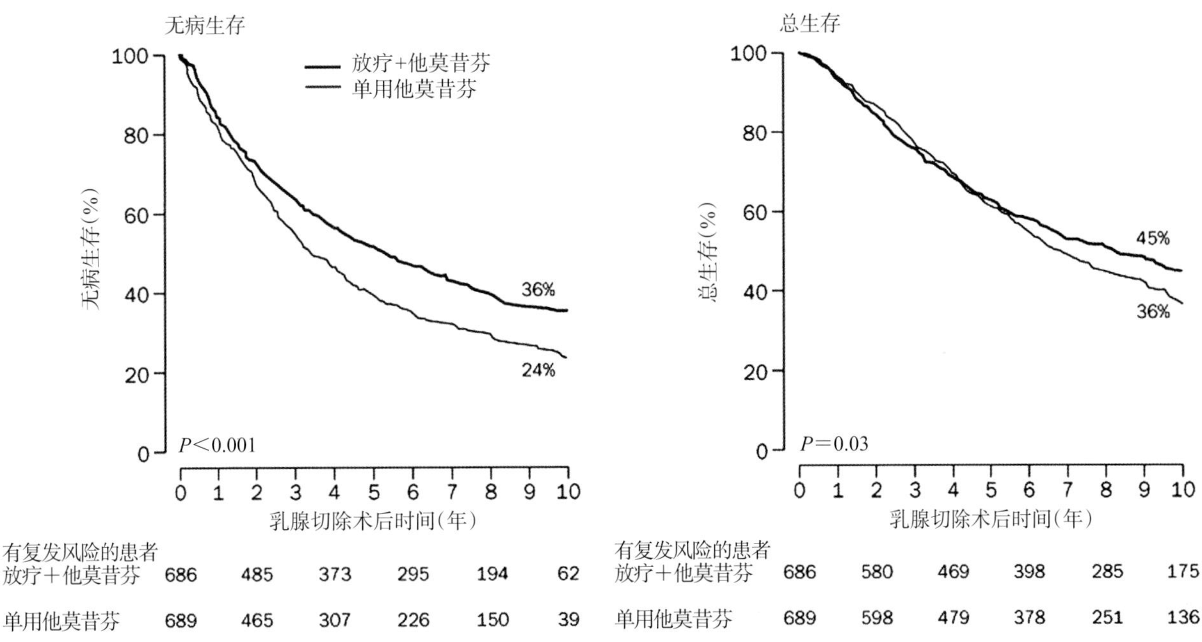

图20.5　丹麦乳腺癌合作组 82c。**绝经后患者放疗的生存率（经许可转载自** Overgaard M, Jensen MB, Overgaard J, et al. Postoperative radiotherapy in high-risk postmenopausal breast cancer patients given adjuvant tamoxifen: Danish Breast Cancer Cooperative Group DBCG 82c randomised trial. *Lancet* 1999;353:1643）。

最终累积率是相当大的，一般很少见到报道。原发肿瘤>5 cm的患者，也有类似的局部高复发风险，一般应接受放疗。

对于局部复发中度风险的患者，目前尚无共识。关于乳房切除术后放疗，美国一项组间随机试验，纳入1～3枚腋窝淋巴结阳性及肿瘤<5 cm的患者，由于获益太低而中止。英国医学研究委员会最近启动了乳房切除术后的放疗的选择性应用试验（SUPREMO），该试验纳入乳房切除术后1～3枚淋巴结阳性的患者，或淋巴结阴性的患者但肿瘤>2 cm且组织学分级为Ⅲ级或伴淋巴血管间隙侵犯。主要的研究终点是总生存期，因此至少需要随访10年，才能获得有意义的临床数据。丹麦试验分析了1 152例，有≥8枚的腋窝淋巴结被切除（手术规范的最低要求）的患者，结果表明，尽管那些1～3枚腋窝淋巴结阳性的患者，在局部控制上有更多的绝对获益，但与≥4个腋窝淋巴结阳性的患者相比，两组从放疗得到的总体生存获益均为9%[27]（图20.6）。

预测局部复发风险的主要指标，是受累腋窝淋巴结的数目和肿瘤总体的大小。其他可能影响局部复发风险的因素也经常被考虑，包括淋巴结外侵犯、淋巴管受累、患者年龄、多中心病灶、手术范围、激素受体状态、胸肌筋膜受累、可疑阳性或阳性的切缘、肿瘤分级和有丝分裂指数[28]。乳房切除术后复发率见表20.1。在比较各个试验的复发率时，必须注意这些报道中指标之间的差异，如随访时间的长短，是否局部孤立性复发作为首发部位，是否局部复发同时伴有远处复发，以及是否为累积局部复发率等。

乳房切除术、化疗、内分泌治疗及放疗的顺序

经典的治疗顺序是乳房切除术、化疗、放疗。对于大多数非炎性癌患者，新辅助化疗的生存率与辅助化疗相当，但新辅助化疗可能会更好，因为它能提供更高的保乳率[29]。比较乳腺癌乳房切除术前放疗与术后放疗，结果发现两者局部控制的效果相同，但目前很少对可手术的乳腺癌患者进行术前放疗。对于局部晚期或炎性乳腺癌是否需要切除乳房，过去一直存在争议。肿瘤和白血病

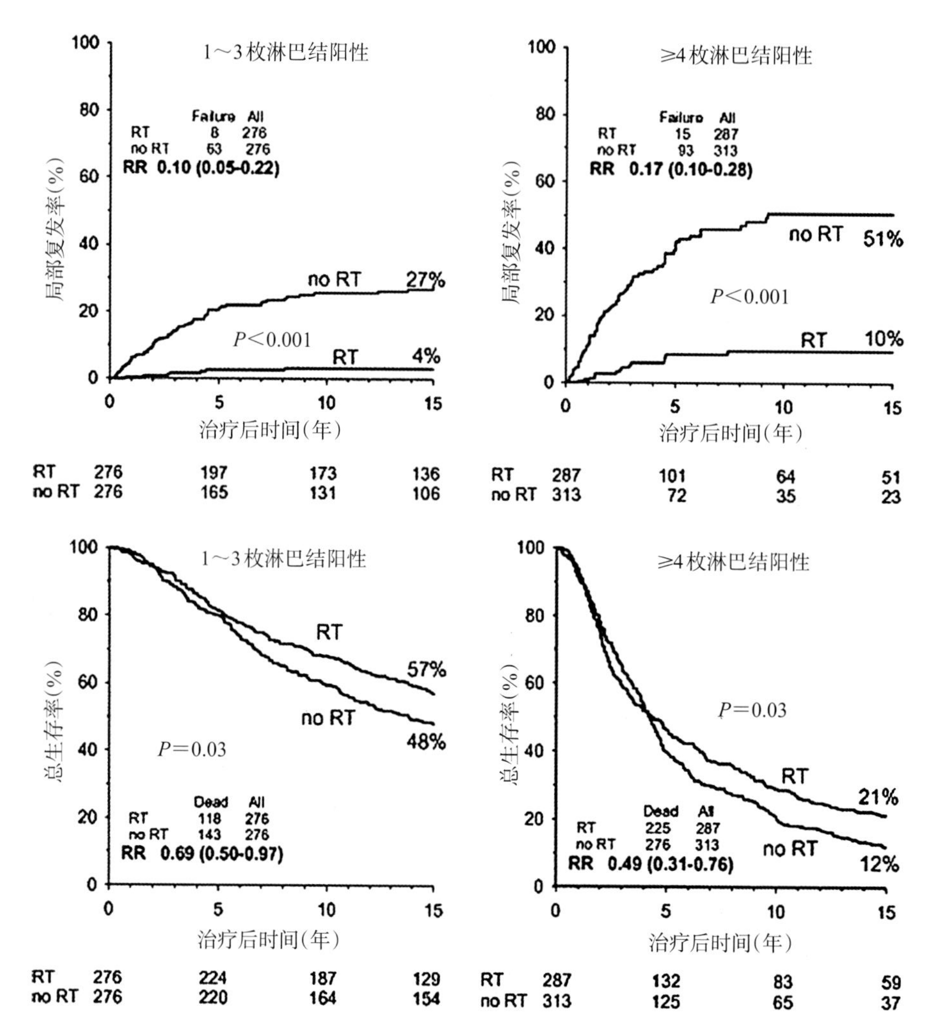

图20.6 充分腋窝手术(切除≥8个淋巴结)患者局部复发和生存率与阳性淋巴结数目的关系(经许可转载自 Overgaard M, Neilsen HM, Overgaard J. Is the benefit of postmastectomy irradiation limited to patients with four or more positive nodes, as recommended in international consensus reports? A subgroup analysis of the DBCG 83 b&c randomized trials. *Radiother Oncol* 2007;82:250)。

B组(CALGB)进行了放疗和乳房切除术的随机试验,对象为最初用化疗治疗的局部晚期、非炎性乳腺癌患者。两组的局部控制率和存活率相同[30]。乳房切除联合放疗的临床试验虽然未获批准,但同时接受联合治疗的患者比只接受一种治疗方式的患者有更好的局部控制率。由哈佛联合放射治疗中心进行的"Upfront－Outback"试验,将乳腺癌保乳术后患者随机纳入分组,一组为化疗(阿霉素和环磷酰胺4个周期)序贯放疗,对照组为放疗后再进行相同的化疗。最初发表的文献表明,化疗序贯放疗有巨大的无远处转移的生存优势,但其代价是同时存在较高的乳房内复发率[31]。虽然这是一项对接受保乳治疗患者进行的试验,但其结果也被外推延伸到接受乳房切除术的患者身上,当然随着随访时间的延长,这些差异不再明显[32]。但一般情况下,没有人愿意推迟化疗,而首先去完成6～7周的放疗疗程。

在丹麦和加拿大不列颠哥伦比亚的试验中,放疗被放在CMF化疗周期之间,考虑到现在对化疗剂量和周期密集度的新理解,这种方案似乎不再有吸引力[33]。当紫杉醇(泰素)被纳入辅助化疗方案中后,有这样的担心,也就是在开始放疗前有约12周的额外延迟,这可能会对局部控制产生不利影响。但最近对CALGB 9344试验的分析证实,至少在手术有明确阴性切缘的情况下,这种延迟是可以接受的。对于那些接受保乳手术、接受阿霉素/环磷酰胺治疗,又随机序贯紫杉醇治疗的患者,尽管在近3个月后才开始放疗,其乳房内的复发率实际也是比较低的。

对于那些接受乳房切除术的患者,无论是那些在主治医师的指导下接受乳房切除术后放疗的,还是没有接受放疗的患者,紫杉醇都有更好局

表20.1 乳房切除术后系统治疗后的局部区域复发率

临床试验	例数	局部区域复发率		
		无放疗	放疗	
ECOG[22]	2 016	N1－3: 13	N/A	
		N>3: 29	N/A	
IBCSG[24]	5 352	21(粗略估计)	N/A	10～19.5年
			N/A	孤立的
MD Anderson[23]	1 031	N1－3: 10	N/A	
		N>3: 21	N/A	
NSABP[25]	5 758	N1－3: 6～11	N/A	孤立的
		N3: 14.4～25	N/A	
DBCG 82b[13]	1 708	N1－3: 30	7	
		N>3: 42	14	
DBCG 82c[14]	1 375	N1－3: 31	6	
		N>3: 46	11	
British Columbia[16]	318	N1－3: 16	10	
		N>3: 41	21	

注:所有的试验统计10年局部区域复发率,包括同时存在的远处转移,除非另有说明。ECOG,东部肿瘤协作组;IBCSG,国际乳腺癌研究小组;NSABP,美国国家乳腺和大肠癌外科辅助协作组;DBCG,丹麦乳腺癌合作小组;N/A,未报道。

部控制的趋势。与许多实体肿瘤情况不同,乳腺癌通常不同时进行放疗和化疗,尽管在放疗期间经常使用曲妥珠单抗(赫赛汀)。放疗与多柔比星(阿霉素)等蒽环类药物同时进行,可导致严重的皮肤和软组织毒性。放疗与CMF或紫杉烷类药物(如紫杉醇)联合,导致肺炎的发病率比序贯治疗略高,尤其是在进行区域淋巴链放疗的情况下[34]。然而,如果非常担心局部复发,尤其是怀疑存在残留的大体病灶时,那么同时应用非蒽环类药物的放化疗可能是合适的。

关于内分泌治疗是应该与放疗同时开始,还是应该等到放疗结束后才开始,目前尚无共识。有数据表明,他莫昔芬应在化疗结束后开始使用[35]。

新辅助化疗和乳房切除术后辅助放疗的适应证

随着术前化疗的应用,在确定是否需要术后放疗时,经常会出现这样的问题:是在化疗前放疗,还是在化疗后放疗？虽然术前化疗那些"降期"的部分,能对预后产生一些重要影响。但美国安德森癌症中心研究发现,化疗前肿瘤>5 cm的患者,无论化疗后淋巴结病理状况如何,乳房切除术后如果不进行放疗,其5年局部复发率超过34%。局部复发风险较低的唯一队列,是临床Ⅰ～Ⅱ期的患者,其临床和腋窝淋巴结病理均为阴性[36]。建议多学科治疗组的所有成员,在开始任何治疗之前须仔细评估每个患者,以防丢失来自体格检查的重要信息,并共同商订一个完整的治疗计划,最终提交给患者。

放疗的靶区

乳腺癌乳房切除术后辅助放疗靶区应常规包括胸壁,因为胸壁是局部复发的最常见部位。有≥4枚淋巴结受累的患者,其锁骨上/锁骨下区域应予以照射。如果涉及1～3枚淋巴结受累者,通常也会照射此区域。在腋窝手术充分规范的情况下,如果有1～3枚腋窝淋巴结阳性且无淋巴结结外侵犯,通常不用对整个腋窝进行放疗。对完成Ⅰ～Ⅱ站腋窝淋巴结清扫,发现≥4枚腋窝淋巴结阳性的患者,其全腋窝放疗的作用存在争议。由于淋巴水肿的风险增加,如果没有可疑的大体残留病灶，在完成Ⅰ～Ⅱ站淋巴清扫后，一般不推荐完全腋窝放疗。

腋窝放疗，对临床上淋巴结阴性、未行腋窝清扫的患者，有很好的预防腋窝复发的作用，是腋窝清扫的一种替代方法。两项随机试验比较了腋窝清扫和腋窝放疗。NSABP B-4试验和法国居里研究所的试验表明，腋窝照射后15年腋窝复发率为3%，相比之下，全腋窝清除术后的腋窝复发率在1%～1.4%[37,38]。单纯放疗在控制临床淋巴结阳性的腋窝方面，不如单纯的手术有效。NSABP B-4试验中淋巴结阳性的患者，在全乳房切除术后接受放疗的腋窝复发率为12%，而接受根治性切除的患者为1%。

内乳(IM)淋巴结的治疗是一个热点话题。日本一项随机试验对150例经活检证实发生内乳转移的患者进行了研究，结果显示，无内乳治疗、手术内乳切除及内乳放疗对患者的生存率没有影响，尽管接受放疗后，内乳和锁骨上淋巴结的临床复发率最低(观察组8/50、手术组6/50、放疗组0/50)[39]。乳腺癌扩大根治术和乳腺癌根治术的两项大型随机试验显示，切除内乳淋巴结后在生存率上没有差异，但是在亚组分析上，腋窝淋巴结阳性且位置在内侧或中央区T1～T2肿瘤具有优势。芝加哥大学的一项小样本试验也显示，乳腺癌扩大根治术对治疗中央/内侧肿瘤的优势[40-42]。临床上内乳淋巴结局部复发的概率非常低，以至于很难证明为了减少复发而对内乳链进行预防性治疗是合理的。对内乳淋巴结的选择性治疗，仅能从总体生存角度进行论证。如果不加以治疗，尽管没有明显的进展，但它们可能成为远处转移和隐匿性播散的来源。丹麦和加拿大不列颠哥伦比亚省的临床试验包括了内乳淋巴结的治疗，美国的亚组间临床试验也是如此，这些试验都因获益不佳而中止。欧洲癌症研究和治疗组织正在进行内乳淋巴结放疗的随机试验[43]，加拿大国家癌症研究所最近完成了MA20临床试验，该试验随机纳入乳腺癌保乳术后淋巴结阳性和高危淋巴结阴性的患者，一组只对乳房进行放疗，对照组则对乳房和包括内乳淋巴结在内的全部区域淋巴链进行放疗[44]。当前，美国对内乳淋巴结的选择性治疗尚无共识。

放疗技术

乳房切除术后放疗采用多种技术，而所有这些技术的实施，都离不开精准定位及其相关操作，以确保每天治疗规划的可重复性。与传统的X线成像模拟器相比，现代大孔径的CT模拟器大大减少了模拟所花费的时间，提高了可重复性。小孔径的CT模拟器，由于需将手臂向上和外侧伸展，严重影响乳腺癌治疗规划的进行，可能更适用于身体其他部位；而且通过小孔径CT的观测孔，来调节手臂位置或乳房板高度，其可重复性也差。

锁骨上野用光子(X线)前场治疗。这里需向对侧倾斜5°～15°，以避免射线通过脊髓发散。锁骨上区的下边界位于锁骨头的底部，如果需治疗整个腋窝，则外侧边界延伸到肩锁关节以外，以包括腋窝周侧。根据患者的组织厚度，可以增加后场X线的放疗。

在没有乳房重建的前提下，胸壁可以用切线光子(X线)或直接(正面)电子治疗。重建后，必须使用切线。由于射线重叠可导致纤维化或臂丛神经病变，应采用多种方法来避免胸壁场与锁骨上/腋窝场的重叠。单等中心光子技术降低了重叠的风险，正成为许多中心的首选方法。一般而言，胸壁场的内侧边界一般位于皮肤的矢状面中部。如果要治疗内乳淋巴结，只要将切线的内侧界向中线的对侧稍延伸几厘米，就可以将内乳淋巴结包括在“深度切线”内。这些切线场上宽下窄，因为通常只有前3～4个肋间隙的内乳淋巴结是治疗目标，并且心脏需要被屏蔽和保护。如果这些“部分过宽的切线”，导致下内侧胸壁覆盖不足，可以匹配一个小的电子场来治疗心脏上方的胸壁屏蔽区域。另外，内乳淋巴结也可以单独用电子场来治疗，在这种情况下，胸壁场的内侧必须向中线的对侧移动几厘米。如果胸壁和内乳淋巴结都用电子场治疗，就像丹麦的随机试验一样，那么内乳区域必须使用高能电子。单等中心光子技术的实例见图20.7。

治疗通常为每天1.8～2.0Gy，每周5天，总剂量为45～50.4Gy。锁骨上野用6 mV或更高的X线治疗。淋巴结放疗的传统规范，仅要求在距表面3 cm的深度时再给予剂量。然而在基于CT的现代放疗规划中，已经可以勾勒出淋巴结轮廓，并根据它们的实际深度来调整剂量。如果是治疗整个腋窝，通常会添加后部高能射线场，并充分包围腋窝轮廓，然后再给予计划剂量。胸壁用6MV X射线治疗，较大分割应增加更高的能量。如果使用电子，则胸壁选择6～9 MeV的能量，内乳淋巴结选择9～12 MeV的能量。在治疗过程中，为了确保在皮肤表面有足够的剂量，通常在一些治疗过程中进行剂量补偿，特别是胸壁上的自然皮肤（不包括锁骨上野或单独的内乳区域）。然而，剂量补偿的使用越广泛，皮肤表面剂量就会越高。有研究者认为，补偿剂量越大，对重建美观度的不利影响就越大[45]。胸壁瘢痕是复发风险最高的区域，可以用小的电子场“增强”到60Gy或更高来治疗。内乳淋巴链残留大体病灶未切除或高风险腋窝，应进行剂量补偿。过去，用一个简单的金属楔子遮挡来改善胸壁场的剂量均匀性。现代补偿技术，在使用传统切线角的前提下，可使整个胸壁有更均匀的三维剂量分布，并减少了对侧乳房的散射剂量。逆计划调强放射治疗（IMRT）技术额外使用非传统切线角，可以更好地覆盖内乳淋巴结，并且可以减少对心脏区域补偿电子束的需要。但该技术导致低到中等剂量辐射到对侧肺和乳房，

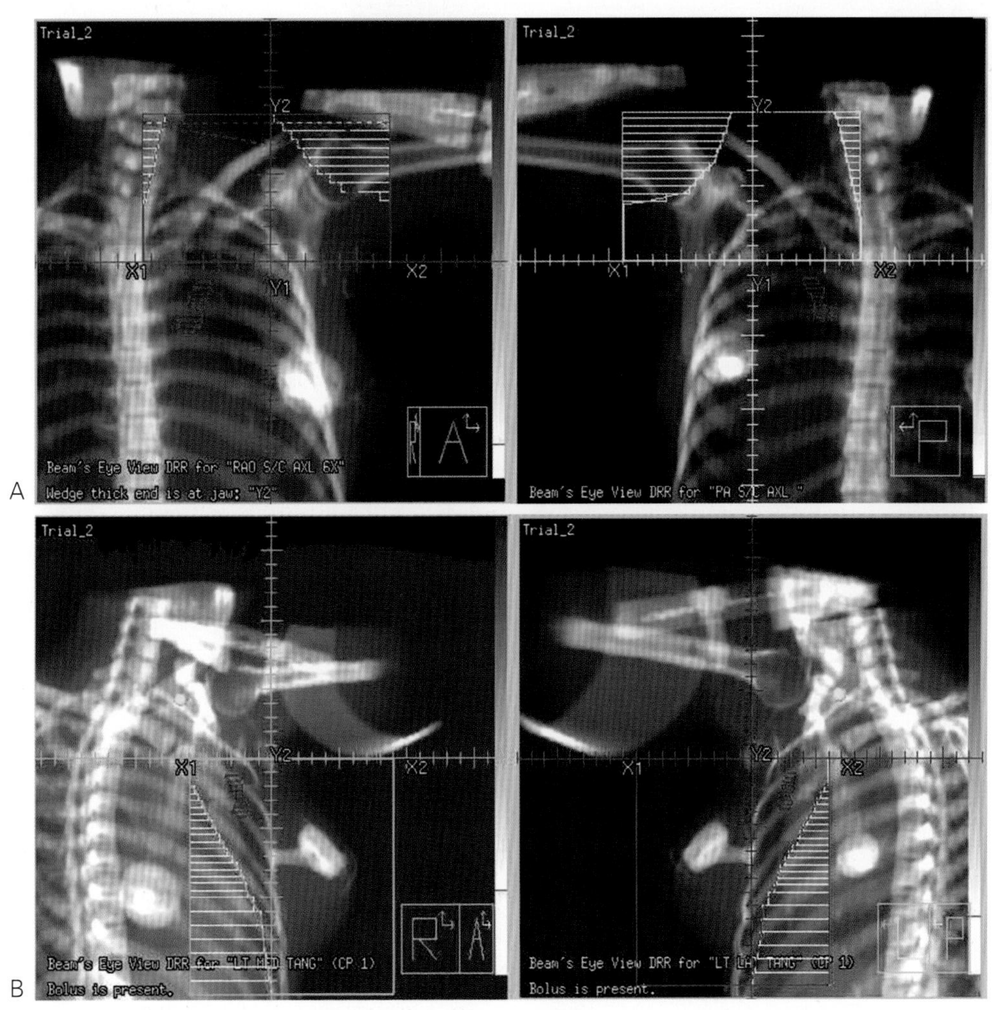

图20.7 应用单等中心光子（X线）技术的术后放射治疗技术。A. 锁骨上和腋窝淋巴结区。B. 切向场重建乳腺及乳腺内淋巴结区。注意，受累的内乳结节被完全包括在内，心脏被排除在外。

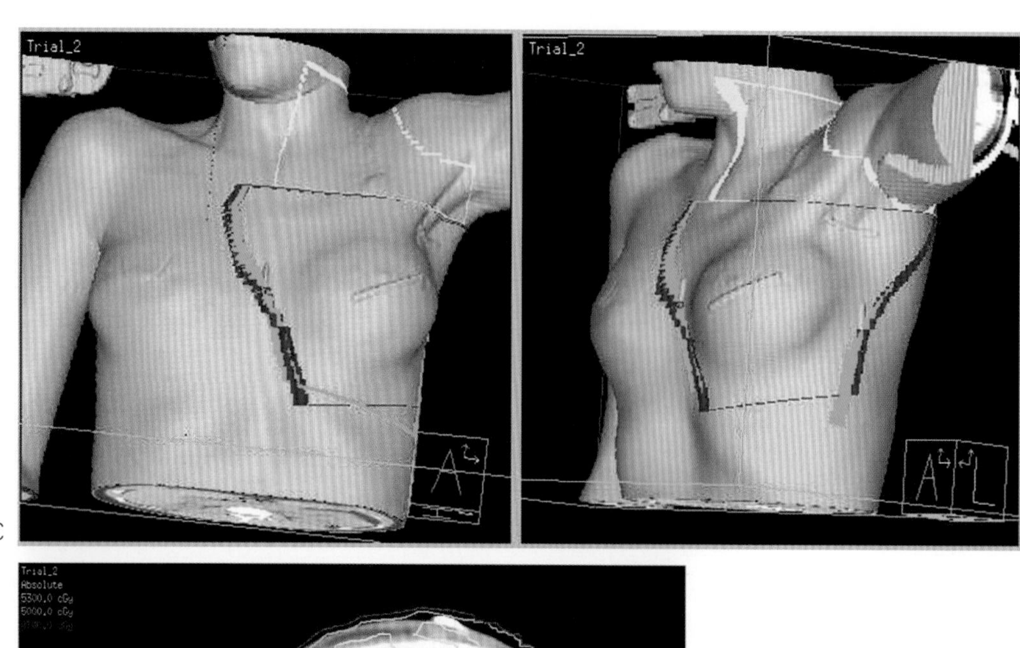

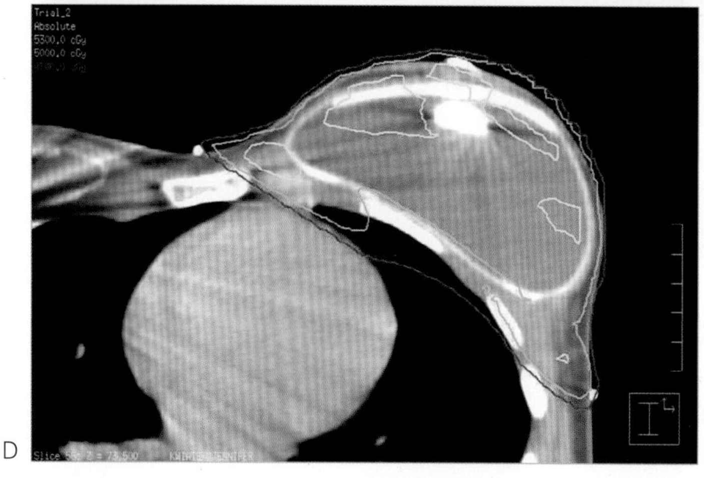

图20.7(续) C. 在皮肤上呈现场。D. 切向场的等剂量分布。

而这些区域除了散射之外原本不会再接受辐射剂量[46],因而使用这些IMRT技术时应格外小心。

结论

乳房切除术后放疗,可使局部复发相对风险减少约2/3。对于复发风险高的患者,局部区域控制的绝对获益最大。对于复发风险较高的患者,如有≥4个腋窝淋巴结阳性的患者,可以推荐乳房切除术后放疗以达局部控制的目的。就生存期而言,可能有部分患者能从现代放疗中获益。对于接受过充分手术、1~3枚腋窝淋巴结阳性的患者,是否应接受乳房切除术后放疗,目前尚无共识。目前有一项针对这类患者的国际随机试验正在进行中,但数据和结果尚待时日。当然在该项试验结果出来之前,其他国际试验也有可能证明区域放疗能得到临床获益。对于有中度复发风险的患者,在接受乳房切除术后放疗时,必须特别注意将后期毒性降至最低。

编者评论

按照本章定义和美国国立卫生研究院2000年会议共识，通常建议具有局部高复发风险的患者亚组(T3～T4，≥4枚淋巴结阳性)，在乳房切除术后给予放疗。而局部区域复发中度风险的亚组(Ⅱ期伴1～3枚淋巴结阳性)的患者，放疗的临床地位非常尴尬，因为已发表的临床研究结果常彼此矛盾。针对该问题而设计的临床研究，由于获益太少而关闭。由于对替代方案的希望不大，这一中度风险组乳房切除术后放射指南，是从其他研究中推论出来的，那些研究也没有专门回答这个问题。

乳房切除术后放疗在考虑乳房重建时具有额外的重要性。虽然很难预测乳房切除术后放疗的局部改变，但肿瘤外科医生必须评估这些改变的可能性，并与整形外科医生进行沟通。最好的结果首先是控制癌症，其次才考虑美容。自体组织和扩张器都不能很好地耐受放疗。当扩张器受到照射时，包囊挛缩更为常见；而自体组织暴露于射线下，它会出现挛缩、纤维化以及色素沉着，所有这些都是不可预测的。除了放疗对重建乳房有影响外，还应考虑重建乳房的构造如何影响放疗射野的规划。

如果乳房切除术后放疗有可能进行，或者在最终病理报告出来之前无法确定，则自体组织的重建应该被推迟，直到最后做出放疗的决定。对于最初不愿意放弃重建的患者，可在乳房切除术时留置扩张器，直到获得明确的病理报告结果，或者有必要的话直至放疗全部完成。以这种方式放置扩张器，可以进行保留皮肤的乳房切除术(皮下腺体全切)，从而保留皮肤和自然标志，如乳房下皱褶。患者从麻醉中苏醒过来，辅助治疗就可在一期重建、隆起的乳房处完成。如果置入物不能很好地耐受放疗，或者患者有需要的话，将来任何时候还可以用自体组织，进行延迟的二期重建。放疗后置入的组织扩张器，不是最佳的重建选择，因为此时组织弹性低，伤口愈合延迟。利用非放疗组织进行重建，可获得更好、更可靠的美容效果，并改善伤口愈合，这是有意义的。二期自体组织重建，可在乳房切除术后的几天或者术后的其他时间进行。

放疗对组织有永久性的影响，有一个可累积的多阶段、最大终身剂量。除了纤维化、血管减少和色素沉着，腋窝放疗还会增加淋巴水肿的发生率，由于患者往往需要接受几周的放疗，而放疗又可能会产生并发症和后期不良反应，我们应该只向那些预期有生存获益的患者推荐乳房切除术后放疗。

(*S.C.W.*)

参考文献

[1] Early Breast Cancer Trialists' Collaborative Group (EBCTCG). Favourable and unfavourable effects on long-term survival of radiotherapy for early breast cancer: an overview of the randomized trials. *Lancet* 2000;355:1757-1770.

[2] Early Breast Cancer Trialists' Collaborative Group (EBCTCG). Effects of radiotherapy and of differences in the extent of surgery for early breast cancer on local recurrence and 15-year survival: an overview of randomized trials. *Lancet* 2005;366:2087-2106.

[3] Halsted WS. The results of operations for the cure of cancer of the breast performed at the Johns Hopkins Hospital from June, 1889 to January, 1894. *Johns Hopkins Bull* 1894-1895;4:197.

[4] Fisher B. Laboratory and clinical research in breast cancer—a personal adventure: the David A. Karnofsky Memorial Lecture. *Cancer Res* 1980;40:3863-3874.

[5] Hellman S. Natural history of small breast cancers: Karnofsky Memorial Lecture. *J Clin Oncol* 1994;12:2229-2234.

[6] Sartor CI, Fitzgerald TJ, Laurie F, et al. Effect of addition of adjuvant paclitaxel on radiotherapy delivery and locoregional control for node positive breast cancer in CALGB 9344 [abstract 38]. *Proc ASCO* 2003;22:10.

[7] McArdle CS, Crawford D, Dykes EH, et al. Adjuvant radiotherapy and chemotherapy in breast cancer. *Br J Surg* 1994;73:264-266.

[8] Rutqvist LE, Cedermark B, Glas U, et al. Radiotherapy, chemotherapy and tamoxifen as adjuncts to surgery in early breast cancer: a summary of three randomized trials. *Int J Radiat Oncol Biol Phys* 1989;16:629-639.

[9] Rutqvist LE, Lax I Fornander T, et al. Cardiovascular mortality in a randomized trial of adjuvant radiation therapy versus surgery alone in primary breast cancer. *Int J Radiat Oncol Biol Phys* 1992;22: 887-896.

[10] Host H, Brennhovd IO, Loeb M. Postoperative radiotherapy in breast cancer: long-term results from the Oslo study. *Int J Radiat Oncol Biol Phys* 1986;12:727-732.

[11] Haybittle JL, Brinkley D, Houghton J, et al. Postoperative radiotherapy and late mortality: evidence from the Cancer Research Campaign trial for early breast cancer. *BMJ* 1989;298:1611-1614.

[12] Jones JM, Ribeiro GG. Mortality patterns over 34 years of breast cancer patients in a clinical trial of post-operative radiotherapy. *Clin Radiol* 1989;40:204-208.

[13] Rutqvist LE, Johansson H. Mortality by laterality of the primary tumour among 55,000 breast cancer patients from the Swedish Cancer Registry. *Br J Cancer* 1990;61:866-868.

[14] Overgaard M, Hansen PS, Overgaard J, et al. Postoperative radiotherapy in high-risk premenopausal women with breast cancer who receive adjuvant chemotherapy. *N Engl J Med* 1997;337:949-955.

[15] Overgaard M, Jensen MB, Overgaard J, et al. Postoperative radiotherapy in high-risk postmenopausal breast cancer patients given adjuvant tamoxifen: Danish Breast Cancer Cooperative Group DBCG 82c randomised trial. *Lancet* 1999;353:1641-1648.

[16] Højris I, Overgaard M, Christensen JJ, et al. Morbidity and mortality of ischaemic heart disease in high-risk breast-cancer patients after adjuvant postmastectomy systemic treatment with or without radiotherapy: analysis of DBCG 82b and 82c randomised trials. *Lancet* 1999;354:1425-1430.

[17] Ragaz J, Jackson SM, Le N, et al. Adjuvant radiotherapy and chemotherapy in node positive premenopausal women with breast cancer. *N Engl J Med* 1997;337:956-962.

[18] Ragaz J, Jackson SM, Le N, et al. Postmastectomy radiation (RT) outcome in node (N) positive breast cancer patients among N 1-3 versus N 4+ subset: impact of extracapsular spread (ES). Update of the British Columbia Randomized trial [abstract 274]. *Proc ASCO* 1999;18:73a.

[19] NIH Consensus Development Panel. National Institutes of Health Consensus Development Conference statement: adjuvant therapy for breast cancer. *J Natl Cancer Inst* 2001;93: 979-989.

[20] Harris JR, Halpin-Murphy P, McNeese M, et al. Consensus statement on postmastectomy therapy. *Int J Radiat Oncol Biol Phys* 1999;44:989-990.

[21] Recht A, Edge SB, Solin LJ, et al. Postmastectomy radiotherapy: clinical practice guidelines of the American Society of Clinical Oncology. *J Clin Oncol* 2001;19:1539-1569.

[22] Rutqvist LE, Pettersson D, Johansson H. Adjuvant radiation therapy versus surgery alone in operable breast cancer: long-term follow-up of a randomized clinical trial. *Radiother Oncol* 1993;26: 104-110.

[23] Recht A, Gray R, Davidson NE, et al. Locoregional failure 10 years after mastectomy and adjuvant chemotherapy with or without tamoxifen without irradiation: experience of the East Cooperative Oncology Group. *J Clin Oncol* 1999;17:1689-1700.

[24] Katz A, Strom EA, Buchholz TA, et al. Locoregional recurrence patterns after mastectomy and doxorubicin-based chemotherapy: implications for postoperative irradiation. *J Clin Oncol* 2000;18: 2817-2827.

[25] Wallgren A, Bonetti M, Gelber RD, et al. Risk factors for locoregional recurrence among breast cancer patients: results from International Breast Cancer Study Group trials I through VII. *J Clin Oncol* 2003;21:1205-1213.

[26] Taghian AG, Jeong JH, Anderson S, et al. Pattern of loco-regional and distant failure in patients with breast cancer treated with mastectomy and chemotherapy (+/− tamoxifen) without radiation: results from five NSABP randomized trials [abstract 191]. *Int J Radiat Oncol Biol Phys* 2001;51(suppl 1):106a-107a.

[27] Overgaard M, Neilsen HM, Overgaard J. Is the benefit of postmastectomy irradiation limited to patients with four or more positive nodes, as recommended in international consensus reports? A subgroup analysis of the DBCG 83 b&c randomized trials. *Radiother Oncol* 2007;82:247-253.

[28] Katz A, Strom EA, Buchholz TA, et al. The influence of pathologic tumor characteristics on locoregional recurrence rates following mastectomy. *Int J Radiat Oncol Biol Phys* 2001;50:735-742.

[29] Fisher B, Brown A, Mamounas E, et al. Effect of preoperative chemotherapy on localregional disease in women with operable breast cancer: findings from the National Surgical Adjuvant Breast and Bowl Project B-18. *J Clin Oncol* 1997;15:2483-2493.

[30] Perloff M, Lesnick GJ, Korzun A, et al. Combination chemotherapy with mastectomy or radiotherapy for stage III breast carcinoma: a Cancer and Leukemia Group B study. *J Clin Oncol* 1988;6:261-269.

[31] Recht A, Come SE, Henderson C, et al. The sequencing of chemotherapy and radiation therapy after conservative surgery for early-stage breast cancer. *N Engl J Med* 1996;334:1356-1361.

[32] Bellon JR, Come SE, Gelman RS, et al. Sequencing of chemotherapy and radiation therapy after conservative surgery for early-stage breast cancer: updated results of a prospective randomized trial [abstract 4]. *Int J Radiat Oncol Biol Phys* 2001;51(suppl l):2a-3a.

[33] Citron ML, Berry DA, Cirrincione C, et al. Randomized trial of dose-dense versus conventionally scheduled and sequential versus concurrent combination chemotherapy as postoperative adjuvant treatment of node-positive primary breast cancer: first report of Intergroup trial C9741/Cancer and Leukemia Group B trial 9741. *J Clin Oncol* 2003;21:1431-1439.

[34] Lingos TI, Recht A, Vicini F, et al. Radiation pneumonitis in breast cancer patients treated with conservative surgery and radiation therapy. *Int J Radiat Oncol Biol Phys* 1991;21:355-360.

[35] Albain KS, Green SJ, Ravdin PM, et al. Adjuvant chemohormonal therapy for primary breast cancer should be sequential instead of concurrent: initial results from Intergroup trial 0100 (SWOG-8814) [abstract 143]. *Proc ASCO* 2002;21:37a.

[36] Buchholz TA, Tuckert SL, Masullo L, et al. Predictors of local-regional recurrence after neoadjuvant chemotherapy and mastectomy without radiation. *J Clin Oncol* 2001;20:17-23.

[37] Fisher B, Jeong J-H, Anderson S, et al. Twenty-five year follow-up of a randomized trial comparing radical mastectomy, total mastectomy, and total mastectomy followed by irradiation. *N Eng J Med* 2002;347:567-575.

[38] Louis-Sylvestre C, Clugh K, Asselain B, et al. Axillary treatment in conservative management of operable breast cancer: dissection or radiotherapy? Results of a randomized study with 15 years of follow-up. *J Clin Oncol* 2004;22:97-101.

[39] Yamashita T, Hurukawa M, Sekiguchi K, et al. Efficacy of loco-regional lymph nodes irradiation after mastectomy for breast cancer with biopsy proven parasternal lymph nodes metastases: a randomized study [abstract 1066]. *Int J Radiat Oncol Biol Phys* 1996;36 (suppl 1):277.

[40] Lacour J, Bucalossi P, Cacers E, et al. Radical mastectomy versus radical mastectomy plus internal mammary dissection. *Cancer* 1976;37:206-214.

[41] Veronesi U, Marubini E, Mariani L, et al. The dissection of internal

mammary nodes does not improve the survival of breast cancer patients. 30-year results of a randomised trial. *Eur J Cancer* 1999;35: 1320-1325.

[42] Meier P, Ferguson DJ, Karrison T. A controlled trial of extended radical versus radical mastectomy. Ten-year results. *Cancer* 1989; 63:188-195.

[43] Poortmans PMP, Venselaar JLM, Struikmans H, et al. The potential impact of treatment variations on the results of radiotherapy of the internal mammary lymph node chain: a quality-assurance report on the dummy run of EORTC phase III randomized trial 22922/10925 in stage I-III breast cancer. *Int J Radiat Oncol Biol Phys* 2001;49: 1399-1408.

[44] Pritchard K, Whelan T. Clinical trial update: National Cancer Institute of Canada. *Breast Cancer Res* 2005;7:48-51.

[45] Moulds JEC, Berg C. Radiation therapy and breast reconstruction. *Radiat Oncol Invest* 1998;6:81-89.

[46] Krueger EA, Fraass BA, McShan DL, et al. Potential gains for irradiation of chest wall and regional nodes with intensity modulated radiotherapy. *Int J Radiat Oncol Biol Phys* 2003;56:1023-1037.

第21章

Beth N. Peshkin

遗传性乳腺癌：风险评估、基因检测和管理措施

Hereditary Breast Cancer: Risk Assessment, Genetic Testing, and Management Options

一级亲属有乳腺癌家族史，尤其是在绝经前诊断为乳腺癌，是罹患乳腺癌的高危风险因素[1]。鉴于其高发病率，尤其在西方国家，妇女有乳腺癌家族史的情况并不少见。然而，遗传性乳腺癌只占所有女性乳腺癌的一小部分。因此，对绝大多数患有乳腺癌的或有乳腺癌家族史的女性，并没有乳腺癌遗传易感性。本章回顾了以下内容：遗传性乳腺癌的遗传流行病学研究，基于家族史采集的遗传性乳腺癌的诊断，遗传性乳腺癌风险的评估，遗传咨询和检测的作用，以及高风险女性的管理。

遗传性乳腺癌综合征与相关癌症风险

遗传性乳腺癌/卵巢癌 *BRCA1* 和 *BRCA2* 基因(*BRCA1/2*)

普通人群罹患乳腺癌的患者，有约7%是家族遗传[2]。这些病例大部分是由于*BRCA1*和*BRCA2*基因的突变，此基因在20世纪90年代中期被发现。例如，一项研究显示，在有4个或以上乳腺癌患者但没有卵巢癌病史的家族中，28%是由于*BRCA1*突变，37%是由于*BRCA2*基因突变，35%是由于其他基因突变[3]。然而，80%有多个乳腺癌和卵巢癌病例的家族，可归咎于*BRCA1*基因突变，只有15%与*BRCA2*基因突变相关[3]。因此，一般来说，在没有卵巢癌和(或)乳腺癌病例的家族中，发现*BRCA1*或*BRCA2*基因突变的可能性减少。此外，没有家族史的个体在临床实践中检测出阳性*BRCA1/2*结果的比例也较低。

与*BRCA1*和*BRCA2*基因突变相关的癌症风险大体是相似的，但也有一些重要的差异。从22项研究合并的谱系分析表明，年龄70岁、*BRCA1*基因突变的女性患乳腺癌的平均累积风险为65%(95%*CI*为51%～75%)，而对于*BRCA2*突变基因携带者，这种风险是45%(95% *CI*为33%～54%)[4]。相比而言，普通人群乳腺癌的患病风险至少是7%[5]。50岁之前*BRCA1*基因携带者比*BRCA2*携带者患病风险更高，但是两种携带者在绝经前乳腺癌的风险都明显升高[6]。

*BRCA1*突变也导致卵巢癌的风险增加39%(95%*CI*为22%～51%)，而*BRCA2*基因突变则患病风险相对较低，为11%(95% *CI*为4%～18%)[4]。相对比而言，卵巢癌在正常人群70岁之前的患病风险不到1%[5]。虽然携带者的卵巢癌多发生在50岁以后，但是50岁之前风险也是升高的，尤其是*BRCA1*基因突变携带者，在35～40岁后，其风险便急剧上升[4]。值得注意的是，在携带者中确诊的卵巢癌均是上皮细胞来源，通常是浆液性乳头状腺癌[7]。另外，输卵管癌是*BRCA1/2*相关肿瘤谱的一部分[8]。另外，使用口服避孕药可降低*BRCA1/2*携带者患卵巢癌的风险，但是这可能会增加其患乳腺癌的风险[9,10]。

一个基于10项关于*BRCA1/2*外显率研究的荟萃分析[6]得到关于乳腺癌和卵巢癌风险的数据和既往已有的数据相似[4]。另外，这些研究还提供了年龄相关风险，这在临床咨询中有助于患者做出关于降低风险的手术时机的决策。例如，因为对一个30岁的*BRCA2*携带者患乳腺癌的中位风险到40岁是6.6%，到50岁是20%，到60岁是35%，到70岁是45%[6]，她可能会因此更倾向将预防性乳房切除术延迟到50岁进行。

已有乳腺癌病史的基因突变携带者对侧乳腺发生第二原发乳腺癌风险也会升高，终生风险约

为40%～65%[8,11,12]。一个纳入了491例*BRCA1/2*携带者的研究显示，其10年内患对侧乳腺癌的风险高达40%；然而，对于部分携带者，这一风险相对较低，例如*BRCA2*携带者，第一原发乳腺癌诊断时年龄在50岁或以上，并有他莫昔芬服用史和(或)卵巢切除史等[13]。对于散发乳腺癌患者，对侧患癌风险仅在每年0.5%～1%之间(20年内约20%)[14]。对于携带者同侧第二原发乳腺癌发病率是否也升高尚未明确，尤其对于曾有卵巢切除手术史的女性[15-17]。由于携带者具有第二原发性乳腺癌的风险，因此对于新确诊乳腺癌的高危女性，进行*BRCA1/2*检测可以提供有价值的信息来协助其进行外科治疗的决策[18]。

*BRCA1*和*BRCA2*携带者肿瘤谱也包括男性乳腺癌、前列腺癌和胰腺癌[8,11,19]。携带者前列腺癌的风险可能高达40%，其他的相关恶性肿瘤发生风险则较低，但是整体仍然高于正常人群[8,11,19]。

关于*BRCA1/2*携带者相关癌症的风险的医学文献数据具有不一致性。除了研究方法的因素如确认偏倚以外，其他可能相关遗传性或非遗传性的因素也会对产生的数据造成影响，后者包括生殖相关因素，如妊娠和哺乳等[20]。关于这些因素的数据相对较少，但将来有可能被综合应用，从而对携带者可以进行更加个性化的风险评估。

无*BRCA1/2*突变的高发家族

临床上常见，家族中有几个女性患乳腺癌，但均未检出*BRCA1/2*基因突变。这种家族中的其他女性成员患乳腺癌的风险仍显著升高[21,22]。例如，Metcalfe等的研究显示：有对于未检出家族性*BRCA1/2*基因突变，但有3个及以上乳腺癌病例，或者2个及以上在50岁之前确诊乳腺癌病例的家族中，女性患乳腺癌的风险增加至4倍，但对卵巢癌或其他癌症的发病风险则未增加[23]。同样，这些来自这类*BRCA1/2*阴性家族的女性乳腺癌患者对侧乳腺癌发病率也较高，其发病率在诊断后15年内高达40%[24]。

除了*BRCA1/2*基因突变，其他基因突变占所有遗传性乳腺癌不到1%。下面的小节中描述的遗传性乳腺癌综合征较罕见，往往除了乳腺癌还有其他相关特征。现在临床上可以进行检测，且阳性结果也有相关的临床处理推荐。后面将介绍其他可能诱发乳腺癌的基因突变，但对其进行临床检测的有效性尚不明确。

Li-Fraumeni综合征：*TP53*

*TP53*基因突变引起的综合征称为Li-Fraumeni综合征(LFS)。LFS为常染色体显性遗传，定义是多发的早发性恶性肿瘤，包括软组织肉瘤和骨肉瘤、乳腺癌、脑肿瘤、白血病及肾上腺皮质肿瘤[25]。这些癌症(除了乳腺癌)大多在儿童时期被确诊。当使用严格的诊断标准(包括对45岁之前确诊为肉瘤的个体进行检测)，50%以上的家族会发现有*TP53*基因突变，少数家族存在*CHEK2*基因突变。在LFS家族中的女性患癌的终生风险接近100%，这在很大程度上归因于乳腺癌的高危性[25]。另外其相关早发性乳腺癌(发病年龄在45岁以前)和第二原发性乳腺癌已被报道[26]。虽然*TP53*突变导致家族中出现早发性乳腺癌，而没有其他LFS相关的癌症出现的情况是非常少见的，但是在*BRCA1/2*基因突变已被排除的年轻乳腺患者(例如30岁)中，应该考虑进行*TP53*基因的检测[27]。此外，*TP53*突变可能引起放射治疗后第二原发癌的发生，这一风险可能影响LFS女性的外科治疗方式的决策[27]。

Cowden综合征：*PTEN*

Cowden综合征(CS)较少被确诊，原因是其影响的肿瘤的范围较广，而且临床特征不太明显。正式诊断标准包括特定的“主要”和“次要”临床表现[28,29]。最常见的5个特征中3个恶性肿瘤是乳腺癌、甲状腺癌(通常为滤泡性的，而非髓样癌)与子宫内膜癌[28,29]。CS女性有25%～50%的乳腺癌风险，平均诊断年龄为38～46岁[28,29]。高达67%的CS女性患有乳腺良性疾病，包括错构瘤性组织、硬化性腺病、乳腺小叶萎缩和纤维腺瘤[28,29]。其他相关疾病包括巨脑畸形(97%)、脂肪瘤、纤维瘤、错构瘤样肠息肉、甲状腺病变如甲状腺肿或滤泡性腺瘤[28,29]。特征性皮肤疾病包括面部毛根鞘瘤，面部、嘴唇、舌头或口腔黏膜的乳头状瘤，肢端角化病等[28,29]。符合CS诊断标准的患者至少80%有*PTEN*基因突变[28,29]。虽然这些突变是一种常染色体显性遗传，但是受累患者通常并没有CS家族史，这显示其相关发病可能与另一个新的突变相关[28,29]。

Peutz-Jeghers综合征: *STK11*

Peutz-Jeghers综合征是一种罕见的常染色体显性遗传疾病，其特征性表现为：多发于小肠的胃肠道错构瘤性息肉；皮肤黏膜色素过度沉着，如嘴唇、双手、颊黏膜或其他部位；小肠息肉病等[30]。癌症的终生风险是至少80%，这在很大程度上是由于胃肠道(例如结肠、胃和胰腺)恶性肿瘤风险的显著升高，以及乳腺癌(往往是早发型)和妇科癌症[30]。当符合此综合征临床表现时，几乎所有患病家族均可检出*STK11*基因突变[30]。

遗传性弥漫型胃癌: *CDH1*(E-钙黏蛋白)

遗传性弥漫型胃癌是一种罕见的癌症易感综合征，其特征为印戒细胞癌或分离细胞型胃癌，除此之外女性易患小叶型乳腺癌[31]。其男性患者和女性患者胃癌的终生风险分别超过67%和83%，乳腺癌的终生风险接近40%[31]。这些癌症往往在40岁之前发病(31岁)。大约30%的这类患者可检出*CDH1*基因突变[31]。

基因突变的中间产物和降低乳腺癌的风险

DNA修复基因如*CHEK2*、*ATM*、*BRIP1*、*RAD50*和*PALB2*较少发生突变，其突变会导致患乳腺癌的风险增加约2～4倍[32,33]。虽然*ATM*和*CHEK2*突变在临床上可检测，但是现在仍较难解读其阳性检测结果，因为其相关癌症风险仍不精确，相应的风险管理措施也不明确[32,34]。

全基因组研究已经发现了几种常见的低风险的等位基因突变及单核苷酸多态性，这类突变导致乳腺癌风险的增加，但增加的比率不大(发生比在0.88～1.26之间)[32-34]。根据女性的等位基因数，风险似乎是叠加的，但看起来最多与那些有一个或两个一级亲属患乳腺癌的女性患乳腺癌的风险相当[34]。现有研究正在寻找其他增高风险的单核苷酸多态性，以期更好地评估癌症的风险，特别是在有家族史的情况下。现在仍不推荐进行单核苷酸多态性的临床检测；然而，人们仍可以通过互联网找到提供检测的方式，但是应注意这些信息的有效性和临床实用性仍不确定。

风险评估

遗传咨询

担心自己患乳腺癌风险增高以及想知道如何应对这些风险的女性可以向以下医生寻求咨询，包括妇科医生、初级保健医生、外科医生、肿瘤科医生和遗传学方面的专家。由于风险评估和基因测试的复杂性，这些咨询往往需要至少1～2小时的深入讨论。因此，高风险女性和那些有意愿进行基因检测的女性应当向遗传咨询师或其他遗传学专家进行全面的遗传咨询[35]。遗传咨询的目标是通过解决患者对信息、心理、社会和家庭方面的担忧，让其知情和做出相关决策。遗传咨询需要在进行之前进行知情同意[35]。以下内容介绍了风险评估的内容和方法。

收集和整理家族史

用遗传系谱图来记录家族史是比较简便并易于快速检索家族中的疾病特征来提示遗传性癌症存在的方式(图21.1)。最好是系谱包含关于至少三代的母系和父系的亲属的信息。重要的是要记录所有发生的癌症和癌前状态和诊断年龄。因为远亲报告信息的准确性较低，如果可能的话，应该核实病理报告或者获取医疗记录，特别关于“腹部”肿瘤或卵巢癌的记录[36]。此外，所有的亲属的年龄或死亡年龄及死因(包括未患癌症的亲属)也应标示，癌症治疗与外科手术史[例如子宫切除术和(或)卵巢切除术]，相关暴露史和其他慢性疾病均应记录。最后，应注意患者家族双方的种族背景和祖先的起源。

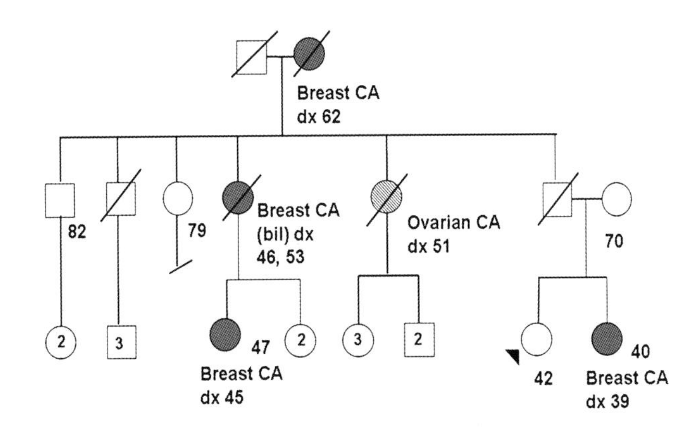

图21.1　遗传性乳腺癌/卵巢癌家族的简略系谱。这名42岁患者的家系包含与遗传性乳腺癌/卵巢癌一致的特征，其原因是*BRCA1*或*BRCA2*突变。注意早发乳腺癌、双侧乳腺癌和卵巢癌，以及通过男性（患者父亲）传播的易感性。圆圈代表女性；正方形代表男性；穿过符号的一条线表示已故个体。显示了目前各种类型癌症（CA）的诊断年龄（dx）。

遗传性乳腺癌的特征

遗传性乳腺癌的标志性特征，是几位亲属患乳腺癌和（或）卵巢癌，而且通常是来自母系或父系家族中两代或两代以上的亲属。通常以早发性乳腺癌病例为主（即诊断年龄50岁之前）。双侧乳腺癌或同时具有乳腺癌和卵巢癌病史的女性均提示遗传性肿瘤潜在可能。具有东欧和中欧（德系犹太人）犹太人祖籍背景的家族，即使较少人患乳腺癌和卵巢癌，可能仍然提示遗传易感性，这部分内容将在之后详述。其他*BRCA1/2*相关恶性肿瘤的发生也应重视，如前列腺癌、胰腺癌、男性乳腺癌以及之前所描述的罕见综合征相关的肿瘤（例如肉瘤、甲状腺癌）。鉴别高危个体的标准如表21.1所示[37,38]。

符合这些标准的个人应该进行遗传咨询。虽然家族谱系图是一个重要及实用的风险评估工具，但它仍具有局限性，并可能影响临床医生对遗传性乳腺癌的鉴别。这其中包括家庭规模小，女性人数少，高危亲属没有到发病的高危年龄，卵巢切除，家族病史信息不详等。生物学方面的因素包括表现变异性和导致遗传性乳腺癌基因突变的不完全外显性等。

表21.1　适合基因咨询和风险评估的对象[a,b]

• 个人史患有乳腺癌和上皮性卵巢癌
• 个人史患有乳腺癌，诊断年龄＜40岁
• 个人史患有乳腺癌，诊断年龄＜50岁和Ashkenazi Jewish血统
• 个人史患有乳腺癌，诊断年龄＜50岁和至少1个第一代或第二代血亲＜50岁诊断为乳腺癌和上皮性卵巢癌
• 个人史患有双侧乳腺癌和至少1个第一代或第二代血亲＜50岁诊断为乳腺癌和上皮性卵巢癌
• 个人史患有乳腺癌和≥2个同一边的家族亲属患者有乳腺癌和（或）上皮性卵巢癌
• 个人史患有任意年龄诊断的上皮性卵巢癌，尤其是有Ashkenazi Jewish血统
• 个人史患有男性乳腺癌，尤其是至少1个第一代或第二代血亲患者有乳腺癌和（或）上皮性卵巢癌
• 个人史患有乳腺癌，尤其是年龄＜50岁或卵巢癌，患或不患但有以下癌的家族史，尤其是≥2个亲属有：前列腺癌、胰腺癌、男性乳腺癌或黑色素瘤
• 个人和家族史包括以下综合征：Li-Fraumeni, Cowden, Peutz-Jeghers和遗传性弥漫性胃癌[c]
• 个体生物学相关的*BRCA1*或*BRCA2*或像*TP53*和*PTEN*的其他基因的有害突变[c]

注：[a]分别评估母系和父系血统。上述个人的一级亲属（如女儿、姐妹）和二级亲属（如侄女、孙女）也是遗传咨询的合适人选。如果可能的话，在检测高危亲属之前，应对受癌症影响的个体（如早发乳腺癌或卵巢癌）进行基因检测。

[b]经允许引自Hampel H, Sweet K, Westman JA, et al. Referral for cancer genetics consultation: a review and compilation of risk assessment criteria. *J Med Genet* 2004;41:81–91，以及National Comprehensive Cancer Center. NCCN Clinical Practice Guidelines in Oncology–v.1.2008. Genetic/familial high-risk assessment: Breast and ovarian. Available at: http://www.nccn.org/professionals/physician_gls/PDF/genetics_screening.pdf. Accessed April 7, 2009。

[c]详见正文。

风险评估的模型

德系犹太女性的特殊性

确定高危患者的种族背景的重要性不能被忽视。虽然在*BRCA1*和*BRCA2*基因上有成百上千的突变发生的可能，但是频发突变或“原始”突变仅在几个种族发生，包括法裔加拿大人、冰岛人、挪威人和荷兰人血统[39]。此外，因为3个频发突变（即*BRCA1*基因的187delAG和5385insC, *BRCA2*基因的6174delT）占德系犹太人所确定突变的95%，因此对其进行全基因的测试通常是不必要的[40-42]。在一般人群中，*BRCA1*和*BRCA2*基因突变的频率估计为1/1250；然而，在德系犹太人群基因突变的频率是1/77[43]。因此，对无家族史的早发性乳腺癌或卵巢癌的犹太女性进行*BRCA1/2*检测仍是推荐的。而对于未发病但具有任何乳腺癌或卵巢癌家族史的犹太女性进行*BRCA1/2*检测也具有一定的意义。

乳腺癌风险评估

对于那些没有患乳腺癌但是担心患病风险的女性，风险评估应该从其家族史的收集来看是否有遗传性的可能。如果提示遗传风险，患乳腺癌的风险可以用携带易感基因如*BRCA1*或*BRCA2*突变为背景的概率来估算。如果可能的话，最好是从患者的患病亲属开始进行遗传咨询，再选择可能的基因检测方法。

家族史匮乏或者无明显提示遗传性乳腺癌的女性可通过经验模型来预测其乳腺癌风险。最常用的两种模型是Gail模型和Claus模型，这两种模型在软件程序Cancer Gene中可应用[44]。Gail模型是建立在美国乳腺癌调查组的乳腺癌筛查计划（BCDDP）[45]的病例资料上。随后进行了修改，并用于确定乳腺癌预防试验的入组筛选[46,47]。Gail模型可在线访问[48]，其根据以下风险因素：初潮年龄、首次分娩年龄、乳腺组织活检次数（包括是否存在不典型增生）、患乳腺癌的一级亲属数和种族背景，计算浸润性乳腺癌在不同年龄分组的风险。Gail模型联合乳腺密度检查很有前景，但仍需要进一步的验证；此外，乳腺密度报告必须规范[49,50]。针对这个模型有几个问题必须考虑：①尽管改进后的Gail模型预测女性群体乳腺癌风险相当有效，但是它评估女性个体乳腺癌风险时辨别准确性低[51,52]，且明显低估了有不典型乳腺增生的女性的风险[53]；②活检病史的纳入可能会错误地提高预测风险，遗漏二级亲属（包括所有父系亲属）可能低估风险；③该模型不能用于35岁以下或没有年度乳腺钼靶X线检查的年轻女性。最近，Gail等报道了数据来源于女性避孕与生殖研究的一个相似模型，更适用于非裔美籍女性[54]。

Claus模型的数据来源于癌症和类固醇激素研究[2]。Claus和他的同事应用多种遗传学模型计算乳腺癌患者的一级亲属乳腺癌在不同年龄分组的风险。由此产生的模型以易感基因为常染色体显性遗传作为观察乳腺癌发病率的基础。风险表可用于临床医生评估10年内患乳腺癌的绝对风险的增量，根据患者年龄，发病亲属的诊断年龄，以及她们与这些亲属的关系（即一级或二级亲属，母系或父系亲属）。该模型仅适用于有乳腺癌家族史的女性。Claus模型不包含可能影响发病风险的Gail模型所采用的其他因素。

虽然Claus模型并没有以女性人群为基础进行验证，但是经常用于与Gail模型相比较以评估一致性。果然，这两种方法在一部分患者评估结果较一致，而对于另一部分患者则存在较大的差异[55,56]。这是由于模型建立在不同的假设上，而且并没有应用相同的参数。

虽然Gail模型和Claus模型在评估乳腺癌的风险时均考虑了家族史，但是有些模型，如BRCAPRO模型和Tyrer-Cuzick模型，还考虑*BRCA1/2*携带率和*BRCA1/2*外显率。下面讨论的便是BRCAPRO模型，因为它更常用于评估*BRCA1/2*携带率，特别是已经有乳腺癌或卵巢癌的女性。而Tyrer-Cuzick模型（又称IBIS模型，它的数据来源于国际乳腺癌干预研究）则专门设计用于评估普通女性乳腺癌风险和*BRCA1/2*基因携带率[57]。Tyrer-Cuzick模型纳入了个人因素，如年龄、初潮年龄、绝经状态、激素使用、体重指数、产次、和乳腺不典型增生、小叶原位癌（LCIS），或卵巢癌病史。此外，全面的乳腺癌和卵巢癌家族史以及基因检测结果也纳入了评估因素。并且，此模型可以于电脑上免费使用[58]。由于其综合考虑了多个家族因素和个人因素，Tyrer-Cuzick 模型对女性乳腺癌风险评估是非常有用的。一项 1 933 名女性参加的乳腺癌风险评估和临床筛查研究证明该模型与 Gail 模型、Claus 模型和 BRCAPRO 模型[59]相比，预测乳腺癌风险的准确性最高的。根据 kConFab 提供的家族性乳腺癌研究数据，表明该模型预测 *BRCA1/2* 突变阳性的家族患乳腺癌风险的准确性高于 *BRCA1/2* 阴性家族[60]。

评估 *BRCA1* 或 *BRCA2* 基因突变的概率

研究表明，预测基因突变的概率在 10%以上是考虑基因检测的合理阈值[37,61]。然而，在遗传咨询中，几种常用的风险预测模型都可以考虑应用，通过对定性系谱分析并结合个人意愿来决定进行基因检测是否合理[62,63]。下面对最常见的和使用简便的一些模型进行了简要回顾。一般来说，家族中有卵巢癌病史是存在 *BRCA1/2* 突变的强烈预测因子，另外，德系犹太人后裔通常会比非犹太血统出生的人检测呈阳性率更高。此外，还有许多模型可能低估了女性突变携带的风险，因此，个体化风险评估显得非常重要[64]。

癌症基因项目包含了几个常用的预测 *BRCA1/2* 携带率的模型[44]。例如，Myriad 模型是基于在其实验室完成的 10 000 个基因测试结果的经验性观察[40]。该信息定期更新（目前包括超过 180 000 个基因测试结果），并可下载到个人数字助理[65]。这些信息包括患者诊断乳腺癌或卵巢癌的年龄（如果还有其他病史），癌症家族史和是否有德系犹太血统。这些数据的局限性包括族史报告不完善，而且大部分的家族史都没有医学报告验证其准确性。

CancerGene 上有一个更全面的模型叫 BRCAPRO[66]。该模型应用 Bayesian 理论和家族史信息来计算 *BRCA1/2* 携带率，根据流行病学数据和一系列外显率估计值不断更新，并经过广泛的验证[66-68]。最近新增的内容包括整合之前 *BRCA1/2* 的测试结果，是否行卵巢切除，和乳腺癌肿瘤标记物，包括雌激素和孕激素受体和细胞因子（即提示基底细胞样表型，并与 *BRCA1* 突变相关）[69]。虽然乳腺导管原位癌（DCIS）是 *BRCA1/2* 相关肿瘤谱的一部分[70]，但是 BRCAPRO 评估只考虑浸润性乳腺癌。因此，可以将 DCIS 以浸润性乳腺癌输入系统，以免低估基因突变携带率。此外，系统没有录入三级亲属（例如表姐妹）以外的信息，因此，如果远亲有卵巢癌病史，*BRCA1/2* 携带率可能会被低估。这种情况下，基于不同的先证者（先证病例）的计算可能是必要的，其次是按孟德尔法则计算风险。

最后，另一个非常便于应用的工具是 Penn Ⅱ 风险模型[71]。这种模型使用逻辑回归分析，它是以前预测模型的更新版本[72]。仅需输入有关家族史方面的数据，而不用绘制系谱图。加拿大多伦多的一个家族性癌症诊所使用该模型来确定合适的基因检测人选[73]。

乳腺癌风险和 *BRCA1/2* 携带率评估模型的应用与理解

图 21.1 和图 21.2 分别描述了有高危和中危家族史女性的家族系谱。两个家族系谱中的 42 岁白种人女性均有相同的个人史，13 岁初潮，36 岁足月妊娠，既往有一次乳腺活检（结果阴性，没有发现不典型增生或小叶原位癌），高 66 英寸（约 1.68 m），

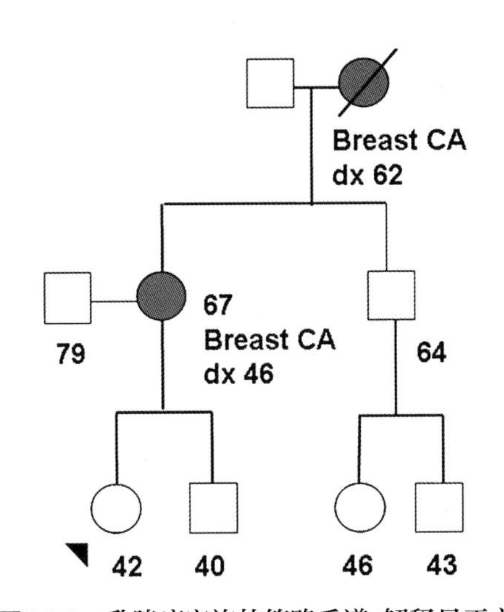

图21.2　乳腺癌家族的简略系谱，解释见正文。

表21.2 42岁未受影响的先证者*BRCA1/2*突变率和终生乳腺癌风险

模型	系谱1(图20.1)(%)				系谱2(图20.2)(%)			
	犹太人		非犹太人		犹太人		非犹太人	
	Mut	*BC*	*Mut*	*BC*	*Mut*	*BC*	*Mut*	*BC*
BRCAPRO[a]	42	28	38	28	11	15	1	12
Myriad[a]	28	N/A	12	N/A	14	N/A	5	N/A
Penn Ⅱ	31	N/A	16	N/A	11	N/A	4	N/A
Tyrer-Cuzick[b]	39	51	32	48	18	39	3	30
Gail[a]	N/A	25	N/A	25	N/A	25	N/A	25
Claus[a]	N/A	14	N/A	14	N/A	21	N/A	21

注:BC,患乳腺癌的终生风险;Mut,*BRCA1*或*BRCA2*有害突变检测阳性的概率(即综合概率);N/A,不可用。[a]来自Cancer Gene的数据[44]。[b]来自IBIS乳腺癌评估工具的数据[58]。

重130磅(约59.0 kg),绝经前。如表21.2所示,根据这四种模型(Gail、Claus、BRCAPRO和Tyrer-Cuzick)计算乳腺癌终生风险,图21.1中患者获得的评估结果为14%～51%不等。因为后两个模型专门考虑了患者携带*BRCA1/2*突变的可能性和这些相关基因突变的外显率,所以他们得出的估计值最高。Gail模型和Claus模型只考虑较少的家族史,忽略了患者姑姑患卵巢癌。因此,携带风险被低估。评估这些患者乳腺癌风险的最佳方法是根据她们*BRCA1/2*突变检测阳性的可能性(见后文)。

另一方面,图21.2中所示的42岁患者,同图21.1有相同的危险因素,预计其乳腺癌终生风险范围为12%～39%。为什么根据Gail模型她的风险和图21.1中的女人一样?这是因为Gail模型只考虑了一级亲属中患乳腺癌的人数(图21.1妹妹和图21.2母亲),这也突出了Gail模型的一个重要缺陷。显然,这个患者进行基因检测是合理的,但是她的家族很可能没有*BRCA1/2*突变。事实上,如果这个犹太患者的母亲*BRCA1/2*突变检测为阴性的话,根据BRCAPRO和Tyrer-Cuzick模型,调整后的乳腺癌风险分别降低到13%和29%。这个风险可能提示这个家族中存在其他低外显率基因突变的可能。因此,这类患者会被告知,她患乳腺癌的风险仍是升高的,可以考虑更密集的乳腺癌筛查和减少风险的干预措施。

确定*BRCA1*或*BRCA2*携带率时,计算突变在家族中分布的概率是非常有用的,例如,可以计算出最有可能测试阳性的亲属(如患卵巢癌而不是乳腺癌的女性)。例如,如图21.1所示,如果42岁的健康患者想知道她携带突变基因的可能性,她妹妹39岁确诊乳腺癌,那么就可以先确定她妹妹*BRCA1*或*BRCA2*基因突变检测呈阳性的可能性。患者的携带率即她妹妹的一半,符合常染色体显性遗传(我们假设她父亲是相关突变的携带者)。同样,当*BRCA1*或*BRCA2*基因突变在一个家族中已证实,患者携带的概率可运用相同的原理推导;即,如果父母有基因突变,那么孩子携带突变基因的风险是50%。

表21.2显示了两个家族*BRCA1/2*突变概率。相比非犹太血统,起源于犹太血统的家族每个模型的预测概率都更高。各模型的估计值基本一致;因此,与患者讨论时,这可作为定性概括或粗略的数值估计。值得注意的是如果计算先证者发病的妹妹携带突变的概率,概率将上升50%。例如,如图21.1所示,如果她是犹太血统,患病妹妹的*BRCA1/2*突变检测阳性概率是51%～86%,如果她是非犹太血统,阳性概率是32%～79%。推荐对家族中已患病者进行基因检测,再针对家族谱预计家族中其他人携带风险[38]。虽然基因检测

对图 21.1 中的患者/家族显然是必要的，但对图 21.2 中的患者/家族进行检测也是合理的，即使可能出现阴性结果。

基因检测

详细了解患者的医疗记录和家族史后，便可以确定基因测试是否可能更好地量化其乳腺癌的风险。对于大多数高风险的患者，家族史往往提示不是先前描述的罕见的遗传性乳腺综合征。因此，在大多数情况下，检测 *BRCA1/2* 是首选。临床上 *BRCA1/2* 检测价格从几百美元的靶向基因突变检测到约 3 000 美元的综合基因分析不等。美国的许多保险公司将支付全部或部分高风险女性的基因检测费用，但是，在某些情况下，仍需证明有检测必要或符合一定标准。

鉴于 *BRCA1/2* 检测的有效性和患者可接触到遗传学专业人士越来越多，有适应证的人应该进行遗传咨询。此外，考虑接受药物预防或预防性手术的任何女性应进行正式的风险评估和基因检测。

BRCA1/2 检测可以得到两种大体结果：确定的和不确定的[74]。前者是"阳性"的结果，意味着检测到有害的或者导致发病风险增加的突变。绝大多数突变导致蛋白质编码中断，所以基因功能损害是明确无疑的。此外，如果排除遗传性突变，那么检测结果可以被认为是"真阴性"，其 *BRCA1/2* 相关癌症风险将降到和普通人群相似，除非其他危险因素存在（如不典型增生，家族中不携带 *BRCA1/2* 突变一方中有癌症家族史）。例如，参考图 21.1 中那位 42 岁的患者，如果她患乳腺癌的妹妹 *BRCA1* 基因突变检测呈阳性，那么她就需要检测是否也存在该特定突变。如果父母双方均有犹太血统，基因检测应包括 3 个原始突变[38]。

如果家族中第一个接受基因检测的先证者不含有害突变，其结果仍是不明确的。例如，图 21.2 中，假设患者患有乳腺癌的母亲进行了 *BRCA1/2* 全长测序和 BRCA1 重排（缺失或插入）检测，并未发现异常。这样的检测排除了每个基因几百个可能的突变。对于接受检测的母亲，结果可能意味着：①存在一个未被检测到的基因突变，虽然这种突变的遗传风险很小[75]；②她的突变存在于罕见的和（或）未被发现的基因上；③最有可能的是，她属于由遗传和非遗传因素所致的乳腺癌散发病例。换句话说，该检测结果不能排除这个家族仍有乳腺癌遗传易感的可能性，但是可能意味着卵巢癌发病风险增加的可能性降低了[23]。基于母亲的不确定的结果，未发病的女性则不需要接受 *BRCA1/2* 的检测，不过应该考虑增加乳腺癌筛查频率，以及其他降低风险的策略。

最后，在大约 7%的情况下，*BRCA1/2* 检测也揭示了意义未明的点突变[76]。这些点突变往往是不会明显影响基因产物的错义突变。研究已经证明，一些突变是良性改变，一些突变则是有害突变[76]。除非特定突变后来被重新分类，否则这些结果都应被视为不确定的，并且预测检测不应该延伸到高危亲属。基因检测结果的复杂性提示了女性在基因检测之前和之后均应接受个体化的遗传咨询的重要性。

乳腺癌高危个体的管理方案

乳腺癌发病风险升高的女性有几项医疗管理策略可选，包括早期发现和降低发病风险。下面将讨论关于存在已知的乳腺癌遗传风险（例如，由于 *BRCA1* 或 *BRCA2* 基因突变）的女性以及由于家族史发病风险显著增加的女性的风险管理问题。对于有乳腺癌遗传易感性的女性，管理建议多借鉴临床经验和统一共识而非循证数据[38,77,78]。

乳腺癌筛查

关于乳腺癌筛查的最佳方式和频率非常重要，因为最常见的遗传性乳腺癌（*BRCA1/2* 突变）高危女性没有选择进行降低风险的乳房切除术，并且在美国手术接受度低于其他国家[79]。美国国家综合癌症网络（NCCN）建议有乳腺癌遗传风险的女性，如有 *BRCA1* 或 *BRCA2* 基因突变的女性，从 18 岁开始每月一次进行乳房自查，并且从 25 岁开始每 6 个月一次接受临床检查[38]。此外，还推荐从25岁开始每年进行乳房X线检查和乳腺MRI筛查，起始年龄可以根据家族最早发病年龄而个性化决定[38]。与其他遗传性癌症综合征筛查的方式有所不同，乳腺癌筛查可以通过基因检测网站获取相关信息[80]。

虽然超声可作为乳房X线摄影的有用辅助，但是对于已接受MRI检查的女性获益是很低的[77]。事实上，根据最近的涉及约4 000例高危女性的前瞻性研究回顾，其中900例以上是*BRCA1/2*突变携带者，乳房X线摄影和超声对172例已确诊患者的检出率只有16%～40%[77]。乳房X线摄影敏感性降低，尤其是在年轻的突变携带者，可能与乳腺密度增加和复查间期癌发生率升高相关[77]。对于高危女性，乳腺MRI比乳房X线检查具有更高的灵敏度，虽然其特异性较低[77]。在前瞻性研究中，MRI发现的乳腺癌是乳腺钼靶摄影和超声检查的两倍多[77]。具体而言，MRI检出64%～100%的乳腺癌，包括导管原位癌（12%～27%）和小的（2 cm以下）浸润性乳腺癌（75%～94%）[77]。然而，因为有12%的乳腺癌，无论是非浸润性还是浸润性，可以被乳房X线检查而被MRI漏诊，所以利用这两种检查共同进行监测是很重要的[77]。虽然人们已经对钼靶X线辐射诱发乳腺癌表示担忧，特别是35岁以下的*BRCA1/2*突变携带者，但是相关数据并不支持这种关系[81,82]。

一个核心问题是这些筛查措施如何降低乳腺癌死亡率。虽然乳腺钼靶摄影筛查已证明可以降低普通人群的乳腺癌死亡率，但是对于*BRCA1/2*突变携带人群并没有相关数据[77,83]。同样，虽然没有关于MRI筛查可以降低*BRCA1/2*突变携带人群乳腺癌死亡率的数据，但是最近的决策分析表明，乳腺X线摄影和MRI筛查使*BRCA1*基因携带人群的预期寿命延长和乳腺癌死亡率下降[84]。毫无疑问，这些数据表明MRI筛查是一种乳腺癌风险管理不可或缺的一部分。然而，高质量的MRI检查需要有一个专门的乳腺线圈，可以完成MRI引导下穿刺活检，还需要相关的影像学专家阅片并给出检查报告[38]。

建议*BRCA1/2*相关乳腺癌高危男性患者进行乳房自我检查，并每6个月接受一次专业临床医生体格检查，如果他们有乳腺发育或乳腺实质/腺体密度增加，需要首先进行一次基线乳腺X线检查，再进行每年一次乳房X线检查[38]。

在临床实践中，很多女性的*BRCA1/2*检测结果是不确定的（即她们或她们的家族是否存在有害突变并不确定）。对这些女性的乳腺癌筛查应根据家族史和个人风险水平定制。美国癌症协会推荐，根据乳腺癌风险预测模型如BRCAPRO，乳腺癌终生风险高于20%的女性应每年进行乳腺MRI和乳腺钼靶筛查[85]。然而，需要注意的是，在一定程度上由于风险评估模型的局限性，一些携带*BRCA1/2*突变风险升高的女性预测值可能仍然没有达到20%[86]。一般来说，对于来自风险增高家族的女性，筛查建议可参照于已知的突变携带者的推荐。对于风险相对较小患者，MRI筛查可以从40岁开始，或比家族中最小发病年龄早10年开始，同时应辅以每半年一次的临床乳腺检查[78]。

化学预防

NSABP P-1乳腺癌预防试验，国际乳腺癌干预研究（IBIS-Ⅰ）和他莫昔芬和雷洛昔芬研究（STAR）三大研究数据表明健康女性服用他莫昔芬或雷洛昔芬5年使雌激素受体（ER）阳性乳腺癌降低约30%～45%[87-89]。此外，雷洛昔芬导致子宫内膜癌、静脉血栓栓塞症和白内障的风险低于他莫昔芬[89]。参与这些试验的女性乳腺癌风险高于普通人群，风险因素主要由于年龄、家族史以及其他风险因素如非典型增生或LCIS（小叶原位癌）。为期20年的皇家马斯登乳腺癌预防试验包括了比其他相关研究更年轻的女性，其入选条件是根据家族史相关风险，所以她们有较高的乳腺癌风险[90]。在这个小的研究中，只有经过8年治疗期他莫昔芬降低乳腺癌风险的效果才能显现（HR=0.48，95% CI 为 0.29～0.79，P=0.004）[90]。然而，这些研究中的绝大多数女性乳腺癌风险只是稍有增加，不同于BRCA1/2突变携带者。因此，关于*BRCA1/2*突变携带者的数据是有限的[91,92]。例如，在NSABP-P1试验中，风险最高的一组参与者进行了基因分型，经鉴定总共只有19个*BRCA1*和*BRCA2*突变携带者[91]。而且研究结果显示，接受他莫昔芬预防的*BRCA2*突变携带者乳腺癌风险降低，但*BRCA1*携带者没有降低[91]。这个结果很有意思，但是在生物学上也似乎合理（因为*BRCA1*突变女性往往易患ER阴性乳腺癌，而*BRCA2*突变女性往往易患ER阳性乳腺癌）。但是这些研究结果无统计学意义，因为样本量非常小[91]。

*BRCA1*突变携带者多发生ER阴性乳腺癌，但是关于*BRCA1*突变阳性乳腺癌患者口服他莫昔芬治疗的相关数据表明，他莫昔芬仍然降低了约50%的乳腺癌风险（*95% CI*为0.30～0.85），而且*BRCA2*携带者获益更大（风险降低了约58%；*95% CI*为0.17～1.02）[93]。以上数据来源的这个研究中，*BRCA1/2*突变携带者中的285例双侧乳腺癌，与751例单侧乳腺癌做了比较[93]。值得注意的是，他莫昔芬对接受过卵巢切除术的女性对侧乳腺癌的风险没有影响，虽然这个观察组中只有26名女性；然而，他莫昔芬确实减少绝经前女性或自然绝经的女性的乳腺癌发病风险（*OR*=0.44；*95%CI*为0.27～0.65）[93]。相反，Metcalfe等研究了491名患有早期乳腺癌的突变携带者，观察发现其中50岁以下的携带者，使用他莫昔芬或接受卵巢切除术使乳腺癌风险降低了91%（*HR*=0.09；*95% CI*为0.01～0.68；*P*=0.02）[13]。因此，这种效应应该是协同的，因为无论是口服他莫昔芬还是接受卵巢切除术乳腺癌风险降低（相对于两种治疗均没有接受者）均为59%（*HR*=0.41；*95% CI*为0.24～0.70；*P*=0.001）[13]。

鉴于以上提到的一些研究结果缺乏一致性，所以特别是对于未发病的基因突变携带者，需要更多关于他莫昔芬及卵巢切除术获益的数据。此外，现在暂时缺乏雷洛昔芬、芳香酶抑制剂或其他化学预防药物对于突变携带者作用的数据。也许是因为用于指引临床决策的数据较少，一项针对尚未发病的1 135名突变携带者的国际研究表明，只有约8%选择了他莫昔芬或雷洛昔芬进行化学预防[79]。包括*BRCA1/2*携带者在内的临床试验正在进行[94]或正在筹划。在更多研究结果公布前，应根据每位女性的风险水平，告知她们化学预防相比于其他早期检测及降低风险的方法的潜在获益及风险。

降低风险的乳房切除术（RRM）

对于乳腺癌发病风险高较高的女性双侧RRM是值得考虑的，尤其是那些携带高度外显率基因突变（如*BRCA1*、*BRCA2*和*TP53*突变）而确定有乳腺癌遗传易感性的女性。纳入不同风险水平女性的多项研究一致表明双侧乳房切除能大幅降低乳腺癌风险。例如，一项有639名中到高风险患乳腺癌女性的回顾性队列研究，表明RRM降低至少90%乳腺癌的风险[95]。荷兰研究员追踪随访了358名高危女性，其中包括236名接受了RRM的*BRCA1/2*突变携带者，入组时间在1994—2004年期间[96]。研究中位随访时间为4.5年，期间未有原发性乳腺发生；但是，一位先前未确诊为乳腺癌的患者发生了转移性乳腺癌。PROSE研究组报道了一项病例对照研究，105名接受双侧RRM的*BRCA1/2*携带者对比184名没有接受该手术的对照组（平均随访时间6.4年）[97]；105名进行过RRM的女性只有2人患上乳腺癌。双侧卵巢切除的女性，接受双侧RRM乳腺癌风险降低95%（校正*HR*=0.05，*95%CI*为0.01～0.22），然而，未进行卵巢切除的女性，风险降低幅度小一点，约90%（校正*HR*=0.09，*95%CI*为0.02～0.38）[97]。至于预防性对侧乳房切除术（CPM）的获益，在针对*BRCA1/2*突变携带者的相关研究表明，其风险降低程度接近RRM，在91%～97%之间[98,99]。虽然先前研究报道CPM可降低未经筛选的乳腺癌患者的全因死亡率和乳腺癌死亡率，但是这种获益并没有在*BRCA1/2*突变携带者或高风险家族女性中得到证实[98-100]。随着时间的推移，预防性乳房切除对患病和未患病的高风险女性的获益将会有陆续报道。

基于皮下RRM术后的女性仍会发生乳腺癌，更多医生或患者选择全乳切除或保留皮肤的乳腺切除，目的是为了尽可能多地切除乳腺组织。切除乳房后经常同时行乳房重建，以达到较好的美容效果[97],但是也存在有争议[101,102]。对RRM标本具体细致的病理分析对检测隐匿性恶性肿瘤至关重要。隐匿性病灶尽管不全是,但仍以非浸润性肿瘤(例如DCIS)为主。而且即使在影像学表现正常的情况下也有可能存在隐匿性肿瘤[96,103-108]。高危女性包括*BRCA1/2*突变携带者的RRM标本,可能检出一系列癌前病变,包括LCIS和非典型增生[96,103-106,108]。那么问题在于,对突变携带者在RRM之前是否应进行乳腺MRI检查,手术时是否行前哨淋巴结活检。虽然目前这些操作不常规推荐,但也应对患者进行个体化的选择[109-111]。

在RRM之前提供正规的风险评估和遗传咨询是很重要的,这可以消除患者对发病风险的误解,评估和疏导其对癌症的恐惧焦虑心理[112,113]。*BRCA1/2*检测对考虑RRM的女性是必要的。然而,RRM的选择不限于突变携带者,其他原因导致发病风险增加的女性可能也会选择这种手术,例如*BRCA1/2*检测结果不确定,显著乳腺癌家族史,或有其他风险因素如LCIS,又或者对于已患乳腺癌的女性,其诊断为浸润性小叶癌、同侧多中心乳腺癌、中至高风险病理类型的乳腺癌[18,114,115]。虽然在乳房X线摄影的基础上加上乳腺MRI筛查对于乳腺癌的早期检测很有效,但是仍然不能保证后续发现新发乳腺癌时都处于早期阶段。而且许多早期浸润性乳腺癌女性仍需要接受辅助化疗[116],因此促使女性接受RRM的一个因素就是她们想避免诊断乳腺癌及后续相关的治疗[117]。此外,对假阴性和假阳性筛查结果的担心,也可能会影响手术决策。现有几项研究报告表明,高风险女性,包括*BRCA1/2*突变携带者,她们接受RRM后对患乳腺癌的恐惧大大减少,并且术后一般没有明显的负面心理影响,她们对自己做手术的决定也基本满意,尽管手术可能会带来一些副作用(例如性功能和体形的变化)[118,119]。医生在提供基因咨询时应详细告知患者手术的潜在风险和RRM术后重建的并发症,而且有需要进一步后续治疗的可能性,以及完全恢复所需的时间为多长。也应告知患者有关乳房重建的可选方式,植入物的外观和感觉。术后外观的相应照片,潜在并发症及术后支持治疗等详细信息有助于提高对患者关于手术及术后结果期望的判断[120]。评估女性术前焦虑并了解其应对方式,予以随访和心理咨询也是很重要的[119,121]。

新诊断的高危乳腺癌患者的手术决策

一个一直以来都受到关注的问题是快速遗传咨询和*BRCA1/2*检测对新诊断的高危乳腺癌患者的作用[122]。早期乳腺癌女性(例如预后良好的女性)可以行保乳治疗(BCT)或单侧乳房切除术,但如果她们*BRCA1*或*BRCA2*突变检测阳性,考虑到对侧或同侧再发乳腺癌的风险,其便有可能最终选择行双侧乳房切除术(BLM)[18,123]。BCT可能是许多突变携带者的局部治疗的合理选择。然而,无论是BCT或单侧乳房切除术都可能面临第二原发乳腺癌的风险,因此为了减低风险,可以考虑BLM。选择直接BLM的女性可能避免辅助放射治疗,也可避免二次手术的痛苦。此外,如果患者已经接受过放射治疗或自体重建手术完成后再接受CPM,那么她们接受重建的选择将受限。新诊断的患者,如果在决定接受放疗还是BLM之前她们需要接受辅助化疗,那么她们将有较长的时间考虑是否选择基因检测。然而,基因检测的潜在缺点,是在诊断为乳腺癌之后短时间内便要承担遗传咨询和基因检测的额外压力,而且手术治疗也可能由于等待检测结果而延迟[18,124]。此外,女性可能得到不明临床意义的检测结果,这将使治疗决策进一步复杂化,尤其是对于高危女性,因为基因检测结果并不能明确排除乳腺癌遗传易感性[24]。

一些研究表明,*BRCA1/2*检测结果可能影响新诊断的乳腺癌患者的手术决策[18,125,126]。在入组量最大的一个相关研究,Schwartz等随访了194名术前接受遗传咨询和检测的高危患者,其中167名(86%)选择接受*BRCA1/2*检测[18]。其中,31名*BRCA1*或*BRCA2*检测阳性,136名的检测结果不确定(即没有检测出突变)[18]。检测结果阳性患者有48%选择了立即BLM,而检测结果不确定的只有24%。医生推荐及*BRCA1/2*检测结果是患者选择BLM的重要因素。许多患者虽然基因检测结果未发现临床意义的突变，却仍选择了BLM，这往往是由于有其他危险因素如明显的家族史、诊断为小叶癌，或既往对侧乳腺活检史等[18]。相对于选择BCT或单侧乳房切除的女性，选择BLM的患者生活质量并未下降，也没有感觉更痛苦[127]。

总之，最新的临床经验表明高危患者考虑术前基因检测是合理的，患者在确诊后马上接受基因检测也是可行的，尤其是随着商业*BRCA1/2*检测出具报告时间的缩短，基因检测结果将改变最终治疗决策，而且也不会造成不良影响[122]。然而，由于基因检测将来可能指导新诊断患者的其他治疗决策（如针对*BRCA1/2*突变携带者使用聚ADP-核糖聚合酶抑制剂[128]），所以除了长期随访以评估疗效和心理状态以外[122]，进一步研究有关基因检测的最佳方式、方法和不同临床情况中患者的教育是必要的。

降低风险的双侧输卵管卵巢切除术

鉴于卵巢癌风险的大，筛查效果有限，且卵巢癌的高死亡率，建议*BRCA1/2*携带者在35～40岁之前进行双侧输卵管卵巢切除术[38]。最近的荟萃分析表明降低风险的双侧输卵管卵巢切除术（RRSO）能降低*BRCA1/2*携带者约80%卵巢癌或输卵管癌风险（*HR*＝0.21，*95% CI*为0.12～0.39）[129]。RRSO术后腹膜转移癌的发生也值得关注。此外，对RRSO标本细致的病理分析很重要，因为2%～10%的突变携带者可检出隐匿性卵巢癌或输卵管癌[38,130]。

另外，该荟萃分析也表明，*BRCA1/2*携带者切除卵巢（即一般在50岁之前）也能使乳腺癌风险降低50%（*HR*＝0.49，*95%CI*为0.37～0.65）[129]。新的数据表明，RRSO可使基因突变携带者总死亡率，乳腺癌和卵巢癌死亡率显著下降[131]。

在突变携带者RRSO比率通常比RRM比率高很多，尤其是了解*BRCA1/2*检测结果阳性后的第一年[79,132]。关于是否应该在RRSO术同时进行子宫切除存在争议，女性患者需要了解这个术式的潜在风险和益处[130]。虽然对于大多数女性RRSO通常是腹腔镜下进行的，但是仍有潜在并发症[133]。然而，对于选择卵巢切除术的年轻女性，最关心的问题往往与手术后导致绝经，继而对心血管疾病和骨骼疾病发病风险的影响和更年期症状如潮热和阴道干燥的管理等。虽然数据显示，RRSO术后短期使用激素替代疗法，并不影响其对乳腺癌的保护作用[134,135]，但是需要更多的研究数据来指导临床实践。详细告知患者治疗更年期症状及后遗症的相关激素疗法和非激素疗法，这是很重要的。

虽然在检测早期卵巢癌方面卵巢癌筛查效果有限，但是对选择不进行RRSO的*BRCA1/2*突变携带者仍是推荐的[38]。推荐携带者每6个月一次进行经阴道超声和血液CA-125检验，筛查应自35岁或比家族中卵巢癌最小发病年龄早5～10年开始，对绝经前女性应在月经周期的第1～10天进行筛查[38]。相关研究正在评估连续CA-125检查还是联合其他血清标志物检查对高危女性卵巢癌筛查更有用[136,137]。

最后，在没有检测出*BRCA1*或*BRCA2*基因突变也没有卵巢癌存在的家族中，卵巢癌的筛查和RRSO获益目前还不清楚，虽然50岁之前RRSO似乎仍然与乳腺癌风险降低相关[138]。但对*BRCA1/2*检测结果不确定和有明显相关癌症家族史包括卵巢癌的女性，卵巢癌筛查和降低风险的策略可能仍然值得考虑。

结论

外科医生在乳腺癌风险升高的女性的管理中有着至关重要的作用[139]。涉及范围从确定高风险女性（包括确定需进行基因检测的病例），提供风险评估，到根据患者的风险水平和意愿制订管理计划[140,141]。遗传学专家是接受过专门训练而为患者提供全面的遗传咨询的，因为其本身的复杂性，因此在基因检测前后接受遗传学专家的遗传咨询是至关重要的。

重要的是，关于包括*BRCA1/2*携带者在内的高危女性的各种管理策略有效性的数据正在积累。我们也将学习更多关于*BRCA1/2*状态如何影响手术和辅助治疗的决定。女性可能面临许多关于早期检测方法,降低风险和乳腺癌治疗方案的复杂决定。因此,所有的女性应该充分了解她们正在考虑的治疗方法中潜在的获益,局限性及风险。由专家组成的多学科团队的咨询可以更好实现这一目标。

致谢

本项工作由Jess和Mildred Fisher家族性癌症研究中心资助。感谢Susan Marx协助准备手稿。

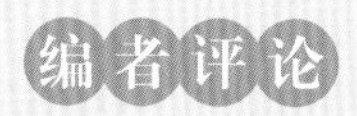

作者对遗传性乳腺癌高危患者评估,管理和建议的现状进行了全面回顾。虽然部分乳腺癌的遗传性长期以来存在疑问,但在1994年*BRCA1*基因被发现。此后,许多显著增加乳腺癌发病风险的突变被检测出来。在少数家族中,一种被称为BRAC分析重组检测(BART)的新技术,可以检测出罕见的与癌症相关的*BRCA1*和*BRCA2*基因的DNA重排,这是以前标准的基因检测所不能发现的。其他对乳腺癌风险"意义不明"的突变也被发现。随着越来越多的女性进行基因检测并进行后续风险评估,有关这些突变的更多信息将被收集和记录。

在接诊这些患者时,医生必须面对复杂的医疗和情感因素。是否应该进行预防性手术,如果要的话,什么时候做?一个合格的遗传咨询师的作用是非常重要的。他必须有足够的时间和专业知识来解释患者的检测结果,考虑到诸多因素的影响,并制订相应的管理计划。患者关心的有关死亡风险、社会经济因素、保险、歧视和家庭关系,以及对其决策过程的辅助等问题都必须解决。

一部分患者将直接受益于正在进行的临床研究。因为许多以人群为基础的研究结果最终将应用于个人。对于这些患者,进一步细化其风险非常有益的,因为这有助于他们决定具体的干预措施和干预的时机。

任何接诊乳腺疾病患者的医生都应了解本章内容,并帮助患者制订基因检测计划及介绍遗传咨询师。此外,追踪这些患者的所有癌症的发生发展史以及各种干预措施对癌症风险和死亡率的影响,将给我们以后对这个群体进行咨询和管理提供重要的信息。

(*S.C.W.*)

参考文献

[1] Houlston RS, McCarter E, Parbhoo S, et al. Family history and risk of breast cancer. *J Med Genet* 1992;29:154-157.

[2] Claus EB, Schildkraut JM, Thompson WD, et al. The genetic attributable risk of breast and ovarian cancer. *Cancer* 1996;77:2318-2324.

[3] Ford D, Easton DF, Stratton M, et al. Genetic heterogeneity and penetrance analysis of the BRCA1 and BRCA2 genes in breast cancer families. The Breast Cancer Linkage Consortium. *Am J Hum Genet* 1998;62:676-689.

[4] Antoniou A, Pharoah PD, Narod S, et al. Average risks of breast and ovarian cancer associated with BRCA1 or BRCA2 mutations detected in case series unselected for family history: a combined analysis of 22 studies. *Am J Hum Genet* 2003;72:1117-1130.

[5] National Cancer Institute, U.S. National Institutes of Health. SEER. Surveillance Epidemiology and End Results. Fast Stats. Available at: http://seer.cancer.gov/faststats/. Accessed April 7, 2009.

[6] Chen S, Parmigiani G. Meta-analysis of BRCA1 and BRCA2 penetrance. *J Clin Oncol* 2007;25:1329-1333.

[7] Boyd J, Sonoda Y, Federici MG, et al. Clinicopathologic features of BRCA-linked and sporadic ovarian cancer. *JAMA* 2000;283:2260-2265.

[8] Brose MS, Rebbeck TR, Calzone KA, et al. Cancer risk estimates for BRCA1 mutation carriers identified in a risk evaluation program. *J Natl Cancer Inst* 2002;94:1365-1372.

[9] McLaughlin JR, Risch HA, Lubinski J, et al. Reproductive risk factors for ovarian cancer in carriers of BRCA1 or BRCA2 mutations: a case-control study. *Lancet Oncol* 2007;8:26-34.

[10] Brohet RM, Goldgar DE, Easton DF, et al. Oral contraceptives and breast cancer risk in the international BRCA1/2 carrier cohort study: a report from EMBRACE, GENEPSO, GEO-HEBON, and the IBCCS Collaborating Group. *J Clin Oncol* 2007;25:3831-3836.

[11] Breast Cancer Linkage Consortium. Cancer risks in BRCA2 mutation carriers. The Breast Cancer Linkage Consortium. *J Natl Cancer Inst* 1999;91:1310-1316.

[12] Easton DF, Ford D, Bishop DT. Breast and ovarian cancer incidence in BRCA1-mutation carriers. Breast Cancer Linkage Consortium. *Am J Hum Genet* 1995;56:265-271.

[13] Metcalfe K, Lynch HT, Ghadirian P, et al. Contralateral breast cancer in BRCA1 and BRCA2 mutation carriers. *J Clin Oncol* 2004; 22:2328-2335.

[14] Dawson LA, Chow E, Goss PE. Evolving perspectives in contralateral breast cancer. *Eur J Cancer* 1998;34:2000-2009.

[15] Haffty BG, Harrold E, Khan AJ, et al. Outcome of conservatively managed early-onset breast cancer by BRCA1/2 status. *Lancet* 2002;359:1471-1477.

[16] Kirova YM, Stoppa-Lyonnet D, Savignoni A, et al. Risk of breast cancer recurrence and contralateral breast cancer in relation to BRCA1 and BRCA2 mutation status following breast-conserving surgery and radiotherapy. *Eur J Cancer* 2005;41:2304-2311.

[17] Pierce LJ, Levin AM, Rebbeck TR, et al. Ten-year multi-institutional results of breast-conserving surgery and radiotherapy in BRCA1/2-associated stage I/II breast cancer. *J Clin Oncol* 2006; 24:2437-2443.

[18] Schwartz MD, Lerman C, Brogan B, et al. Impact of BRCA1/BRCA2 counseling and testing on newly diagnosed breast cancer patients. *J Clin Oncol* 2004;22:1823-1829.

[19] Mohamad HB, Apffelstaedt JP. Counseling for male BRCA mutation carriers: a review. *Breast* 2008;17:441-450.

[20] Narod SA. Modifiers of risk of hereditary breast cancer. *Oncogene* 2006;25:5832-5836.

[21] Eerola H, Pukkala E, Pyrhonen S, et al. Risk of cancer in BRCA1 and BRCA2 mutationpositive and -negative breast cancer families (Finland). *Cancer Causes Control* 2001;12:739-746.

[22] Kauff ND, Mitra N, Robson ME, et al. Risk of ovarian cancer in BRCA1 and BRCA2 mutation-negative hereditary breast cancer families. *J Natl Cancer Inst* 2005;97:1382-1384.

[23] Metcalfe KA, Finch A, Poll A, et al. Breast cancer risks in women with a family history of breast or ovarian cancer who have tested negative for a BRCA1 or BRCA2 mutation. *Br J Cancer* 2009; 100:421-425.

[24] Shahedi K, Emanuelsson M, Wiklund F, et al. High risk of contralateral breast carcinoma in women with hereditary/familial non-BRCA1/BRCA2 breast carcinoma. *Cancer* 2006;106:1237-1242.

[25] Schneider KA, Garber J. Li-Fraumeni syndrome. Available at: http://www.ncbi.nlm.nih.gov/bookshelf/br.fcgi?book=gene&part=li-fraumeni. Accessed April 16, 2010.

[26] Hisada M, Garber JE, Fung CY, et al. Multiple primary cancers in families with Li-Fraumeni syndrome. *J Natl Cancer Inst* 1998;90: 606-611.

[27] Salmon A, Amikam D, Sodha N, et al. Rapid development of post-radiotherapy sarcoma and breast cancer in a patient with a novel germline "de-novo" TP53 mutation. *Clin Oncol (R Coll Radiol)* 2007;19:490-493.

[28] Pilarski R. Cowden syndrome: a critical review of the clinical literature. *J Genet Couns* 2009;18:13-27.

[29] Eng C. *PTEN* hamartoma syndrome (PHTS). Available at: http://www.ncbi.nlm.nih.gov/bookshelf/br.fcgi?book=ene&part=phts#phts. Accessed April 16, 2010.

[30] Amos CI, Frazier ML, McGarrity TJ. Peutz-Jeghers syndrome. Availableat: http://www.ncbi.nlm.nih.gov/bookshelf/br.fcgi?book=gene&part=pjs. Accessed January 30, 2009.

[31] Kaurah P, Huntsman DG. Hereditary diffuse gastric cancer. Availableat: http://www.ncbi.nlm.nih.gov/bookshelf/br.fcgi?book=gene&part=hgc. Accessed January 30, 2009.

[32] Ripperger T, Gadzicki D, Meindl A, et al. Breast cancer susceptibility: current knowledge and implications for genetic counselling. *Eur J Hum Genet* 2009;17:722-731.

[33] Turnbull C, Rahman N. Genetic predisposition to breast cancer: past, present, and future. *Ann Rev Genomics Hum Genet* 2008;9: 321-345.

[34] Freisinger F, Domchek SM. Clinical implications of low-penetrance breast cancer susceptibility alleles. *Curr Oncol Rep* 2009; 11:8-14.

[35] Trepanier A, Ahrens M, McKinnon W, et al. Genetic cancer risk assessment and counseling: recommendations of the National Society of Genetic Counselors. *J Genet Couns* 2004;13:83-114.

[36] Douglas FS, O'Dair LC, Robinson M, et al. The accuracy of diagnoses as reported in families with cancer: a retrospective study. *J Med Genet* 1999;36:309-312.

[37] Hampel H, Sweet K, Westman JA, et al. Referral for cancer genetics consultation: a review and compilation of risk assessment criteria. *J Med Genet* 2004;41:81-91.

[38] National Comprehensive Cancer Center. NCCN Clinical Practice Guidelines in Oncology- v.1.2008. Genetic/familial high-risk assessment: Breast and ovarian. Available at: http://www.nccn.org/professionals/physician_gls/PDF/genetics_screening.pdf. Accessed April 7, 2009.

[39] Ferla R, Calo V, Cascio S, et al. Founder mutations in BRCA1 and BRCA2 genes. *Ann Oncol* 2007;18(suppl 6):vi93-vi98.

[40] Frank TS, Deffenbaugh AM, Reid JE, et al. Clinical characteristics of individuals with germline mutations in BRCA1 and BRCA2: analysis of 10,000 individuals. *J Clin Oncol* 2002;20: 1480-1490.

[41] Kauff ND, Perez-Segura P, Robson ME, et al. Incidence of non-founder BRCA1 and BRCA2 mutations in high risk Ashkenazi breast and ovarian cancer families. *J Med Genet* 2002;39:611-614.

[42] Palma MD, Domchek SM, Stopfer J, et al. The relative contribution of point mutations and genomic rearrangements in BRCA1 and BRCA2 in high-risk breast cancer families. *Cancer Res* 2008; 68:7006-7014.

[43] Chen S, Iversen ES, Friebel T, et al. Characterization of BRCA1 and BRCA2 mutations in a large United States sample. *J Clin Oncol* 2006;24:863-871.

[44] University of Texas Southwestern Medical Center at Dallas. CancerGene- Version 5. Available at: http://www.utsouthwestern.edu/utsw/cda/dept47829/files/65844.html. Accessed March 30, 2009.

[45] Gail MH, Brinton LA, Byar DP, et al. Projecting individualized probabilities of developing breast cancer for white females who are being examined annually. *J Natl Cancer Inst* 1989;81:1879-1886.

[46] Costantino JP, Gail MH, Pee D, et al. Validation studies for models projecting the risk of invasive and total breast cancer incidence. *J Natl Cancer Inst* 1999;91:1541-1548.

[47] Fisher B, Costantino JP, Wickerham DL, et al. Tamoxifen for prevention of breast cancer: report of the National Surgical Adjuvant Breast and Bowel Project P-1 Study. *J Natl Cancer Inst* 1998;90: 1371-1388.

[48] National Cancer Institute, U.S. National Institutes of Health. Breast cancer risk assessment tool. Available at: http://www.cancer.gov/bcrisktool/. Accessed April 2, 2009.
[49] Bondy ML, Newman LA. Assessing breast cancer risk: evolution of the Gail model. *J Natl Cancer Inst* 2006;98:1172-1173.
[50] Chen J, Pee D, Ayyagari R, et al. Projecting absolute invasive breast cancer risk in white women with a model that includes mammographic density. *J Natl Cancer Inst* 2006;98:1215-1226.
[51] Rockhill B, Spiegelman D, Byrne C, et al. Validation of the Gail et al. model of breast cancer risk prediction and implications for chemoprevention. *J Natl Cancer Inst* 2001;93:358-366.
[52] Tchou J, Morrow M. Available models for breast cancer risk assessment: how accurate are they? *J Am Coll Surg*. 2003;197:1029-1035.
[53] Pankratz VS, Hartmann LC, Degnim AC, et al. Assessment of the accuracy of the Gail model in women with atypical hyperplasia. *J Clin Oncol* 2008;26:5374-5379.
[54] Gail MH, Costantino JP, Pee D, et al. Projecting individualized absolute invasive breast cancer risk in African American women. *J Natl Cancer Inst* 2007;99:1782-1792.
[55] Jacobi CE, de Bock GH, Siegerink B, et al. Differences and similarities in breast cancer risk assessment models in clinical practice: which model to choose? *Breast Cancer Res Treat* 2009;115:381-390.
[56] McTiernan A, Gilligan MA, Redmond C. Assessing individual risk for breast cancer: risky business. *J Clin Epidemiol* 1997;50:547-556.
[57] Tyrer J, Duffy SW, Cuzick J A breast cancer prediction model incorporating familial and personal risk factors. *Stat Med* 2004;23:1111-1130.
[58] IBIS Breast Cancer Evaluation Tool. Available at: http://www.ems-trials.org/riskevaluator/. Accessed March 30, 2009.
[59] Amir E, Evans DG, Shenton A, et al. Evaluation of breast cancer risk assessment packages in the family history evaluation and screening programme. *J Med Genet* 2003;40:807-814.
[60] Mann GJ, Thorne H, Balleine RL, et al. Analysis of cancer risk and BRCA1 and BRCA2 mutation prevalence in the kConFab familial breast cancer resource. *Breast Cancer Res* 2006;8:R12.
[61] Statement of the American Society of Clinical Oncology: genetic testing for cancer susceptibility, Adopted on February 20, 1996. *J Clin Oncol* 1996;14:1730-1736.
[62] American Society of Clinical Oncology. American Society of Clinical Oncology policy statement update: genetic testing for cancer susceptibility. *J Clin Oncol* 2003;21:2397-2406.
[63] Domchek SM, Eisen A, Calzone K, et al. Application of breast cancer risk prediction models in clinical practice. *J Clin Oncol* 2003;21:593-601.
[64] Antoniou AC, Hardy R, Walker L, et al. Predicting the likelihood of carrying a BRCA1 or BRCA2 mutation: validation of BOADICEA, BRCAPRO, IBIS, Myriad and the Manchester scoring system using data from UK genetics clinics. *J Med Genet* 2008;45:425-431.
[65] Myriad Genetic Laboratories. BRCA risk calculator. Available at: http://www.myriadtests. com/provider/brca- risk- calculator.htm. Accessed May 22, 2010.
[66] Parmigiani G, Berry D, Aguilar O. Determining carrier probabilities for breast cancer-susceptibility genes BRCA1 and BRCA2. *Am J Hum Genet* 1998;62:145-158.
[67] Berry DA, Iversen ES Jr, Gudbjartsson DF, et al. BRCAPRO validation, sensitivity of genetic testing of BRCA1/BRCA2, and prevalence of other breast cancer susceptibility genes. *J Clin Oncol* 2002;20:2701-2712.
[68] Parmigiani G, Chen S, Iversen ES Jr, et al. Validity of models for predicting BRCA1 and BRCA2 mutations. *Ann Intern Med* 2007;147:441-450.
[69] Lakhani SR, Reis-Filho JS, Fulford L, et al. Prediction of BRCA1 status in patients with breast cancer using estrogen receptor and basal phenotype. *Clin Cancer Res* 2005;11:5175-5180.
[70] Hwang ES, McLennan JL, Moore DH, et al. Ductal carcinoma in situ in BRCA mutation carriers. *J Clin Oncol* 2007;25:642-647.
[71] University of Pennsylvania Abramson Cancer Center. The Penn II BRCA1 and BRCA2 mutation risk evaluation model. Available at: http://www.afcri.upenn.edu/itacc/penn2/. Accessed March 30, 2009.
[72] Couch FJ, DeShano ML, Blackwood MA, et al. BRCA1 mutations in women attending clinics that evaluate the risk of breast cancer. *N Engl J Med* 1997;336:1409-1415.
[73] Panchal SM, Ennis M, Canon S, et al. Selecting a BRCA risk assessment model for use in a familial cancer clinic. *BMC Med Genet* 2008;9:116.
[74] Peshkin BN, DeMarco TA, Brogan BM, et al. BRCA1/2 testing: complex themes in result interpretation. *J Clin Oncol* 2001;19:2555-2565.
[75] Myriad Genetic Laboratories. BRACAnalysis technical specifications. Available at: http://www.myriadtests.com/provider/doc/BRACAnalysis- Technical- Specifications.pdf. Accessed April 2, 2009.
[76] Spearman AD, Sweet K, Zhou XP, et al. Clinically applicable models to characterize BRCA1 and BRCA2 variants of uncertain significance. *J Clin Oncol* 2008;26:5393-5400.
[77] Robson M, Offit K. Clinical practice. Management of an inherited predisposition to breast cancer. *N Engl J Med* 2007;357:154-162.
[78] Schwartz GF, Hughes KS, Lynch HT, et al. Proceedings of the International Consensus Conference On Breast Cancer Risk, Genetics, and Risk Management, April, 2007. *Breast J* 2009;15:4-16.
[79] Metcalfe KA, Birenbaum-Carmeli D, Lubinski J, et al. International variation in rates of uptake of preventive options in BRCA1 and BRCA2 mutation carriers. *Int J Cancer* 2008;122:2017-2022.
[80] *GeneReviews*. Available at: http://www.ncbi.nlm.nih.gov/sites/GeneTests/review?db=genetests. Accessed February 16, 2009.
[81] Berrington de GA, Berg CD, Visvanathan K, et al. Estimated risk of radiation-induced breast cancer from mammographic screening for young BRCA mutation carriers. *J Natl Cancer Inst* 2009;101:205-209.
[82] Narod SA, Lubinski J, Ghadirian P, et al. Screening mammography and risk of breast cancer in BRCA1 and BRCA2 mutation carriers: a case-control study. *Lancet Oncol* 2006;7:402-406.
[83] Humphrey LL, Helfand M, Chan BK, et al. Breast cancer screening: a summary of the evidence for the U.S. Preventive Services Task Force. *Ann Intern Med* 2002;137:347-360.
[84] Lee JM, Kopans DB, McMahon PM, et al. Breast cancer screening in BRCA1 mutation carriers: effectiveness of MR imaging-Markov Monte Carlo decision analysis. *Radiology* 2008;246:763-771.
[85] Saslow D, Boetes C, Burke W, et al. American Cancer Society guidelines for breast screening with MRI as an adjunct to mammography. *CA: Cancer J Clin* 2007;57:75-89.
[86] Murphy CD, Lee JM, Drohan B, et al. The American Cancer Society guidelines for breast screening with magnetic resonance imaging: an argument for genetic testing. *Cancer* 2008;113:3116-3120.
[87] Cuzick J, Forbes JF, Sestak I, et al. Long-term results of tamoxifen prophylaxis for breast cancer-96-month follow-up of the ran-

domized IBIS-I trial. *J Natl Cancer Inst* 2007;99:272-282.

[88] Fisher B, Costantino JP, Wickerham DL, et al. Tamoxifen for the prevention of breast cancer: current status of the National Surgical Adjuvant Breast and Bowel Project P-1 study. *J Natl Cancer Inst* 2005;97:1652-1662.

[89] Vogel VG, Costantino JP, Wickerham DL, et al. Effects of tamoxifen vs raloxifene on the risk of developing invasive breast cancer and other disease outcomes: the NSABP Study of Tamoxifen and Raloxifene (STAR) P-2 trial. *JAMA* 2006;295:2727-2741.

[90] Powles TJ, Ashley S, Tidy A, et al. Twenty-year follow-up of the Royal Marsden randomized, double-blinded tamoxifen breast cancer prevention trial. *J Natl Cancer Inst* 2007;99:283-290.

[91] King MC, Wieand S, Hale K, et al. Tamoxifen and breast cancer incidence among women with inherited mutations in BRCA1 and BRCA2: National Surgical Adjuvant Breast and Bowel Project (NSABP-P1) Breast Cancer Prevention Trial. *JAMA* 2001;286: 2251-2256.

[92] Kote-Jarai Z, Powles TJ, Mitchell G, et al. BRCA1/BRCA2 mutation status and analysis of cancer family history in participants of the Royal Marsden Hospital tamoxifen chemoprevention trial. *Cancer Lett* 2007;247:259-265.

[93] Gronwald J, Tung N, Foulkes WD, et al. Tamoxifen and contralateral breast cancer in BRCA1 and BRCA2 carriers: an update. *Int J Cancer* 2006;118:2281-2284.

[94] Marchetti P, Di Rocco CZ, Ricevuto E, et al. Reducing breast cancer incidence in familial breast cancer: overlooking the present panorama. *Ann Oncol* 2004;15(suppl 1):I27-I34.

[95] Hartmann LC, Schaid DJ, Woods JE, et al. Efficacy of bilateral prophylactic mastectomy in women with a family history of breast cancer. *N Engl J Med* 1999;340:77-84.

[96] Heemskerk-Gerritsen BA, Brekelmans CT, Menke-Pluymers MB, et al. Prophylactic mastectomy in BRCA1/2 mutation carriers and women at risk of hereditary breast cancer: long-term experiences at the Rotterdam Family Cancer Clinic. *Ann Surg Oncol* 2007;14: 3335-3344.

[97] Rebbeck TR, Friebel T, Lynch HT, et al. Bilateral prophylactic mastectomy reduces breast cancer risk in BRCA1 and BRCA2 mutation carriers: the PROSE Study Group. *J Clin Oncol* 2004;22: 1055-1062.

[98] Herrinton LJ, Barlow WE, Yu O, et al. Efficacy of prophylactic mastectomy in women with unilateral breast cancer: a cancer research network project. *J Clin Oncol* 2005;23:4275-4286.

[99] van Sprundel TC, Schmidt MK, Rookus MA, et al. Risk reduction of contralateral breast cancer and survival after contralateral prophylactic mastectomy in BRCA1 or BRCA2 mutation carriers. *Br J Cancer* 2005;93:287-292.

[100] Tilanus-Linthorst MM, Alves C, Seynaeve C, et al. Contralateral recurrence and prognostic factors in familial non-BRCA1/2-associated breast cancer. *Br J Surg* 2006;93:961-968.

[101] Metcalfe KA, Semple JL, Narod SA. Time to reconsider subcutaneous mastectomy for breast-cancer prevention? *Lancet Oncol* 2005;6:431-434.

[102] Stolier AJ, Wang J Terminal duct lobular units are scarce in the nipple: implications for prophylactic nipple-sparing mastectomy: terminal duct lobular units in the nipple. *Ann Surg Oncol* 2008;15: 438-442.

[103] Hoogerbrugge N, Bult P, Widt-Levert LM, et al. High prevalence of premalignant lesions in prophylactically removed breasts from women at hereditary risk for breast cancer. *J Clin Oncol* 2003;21: 41-45.

[104] Hoogerbrugge N, Bult P, Bonenkamp JJ, et al. Numerous high-risk epithelial lesions in familial breast cancer. *Eur J Cancer* 2006; 42:2492-2498.

[105] Kauff ND, Brogi E, Scheuer L, et al. Epithelial lesions in prophylactic mastectomy specimens from women with BRCA mutations. *Cancer* 2003;97:1601-1608.

[106] Kroiss R, Winkler V, Kalteis K, et al. Prevalence of pre-malignant and malignant lesions in prophylactic mastectomy specimens of BRCA1 mutation carriers: comparison with a control group. *J Cancer Res Clin Oncol* 2008;134:1113-1121.

[107] Leunen K, Drijkoningen M, Neven P, et al. Prophylactic mastectomy in familial breast carcinoma. What do the pathologic findings learn us? *Breast Cancer Res Treat* 2008;107:79-86.

[108] Scott CI, Iorgulescu DG, Thorne HJ, et al. Clinical, pathological and genetic features of women at high familial risk of breast cancer undergoing prophylactic mastectomy. *Clin Genet* 2003;64:111-121.

[109] Black D, Specht M, Lee JM, et al. Detecting occult malignancy in prophylactic mastectomy: preoperative MRI versus sentinel lymph node biopsy. *Ann Surg Oncol* 2007;14:2477-2484.

[110] Boughey JC, Khakpour N, Meric-Bernstam F, et al. Selective use of sentinel lymph node surgery during prophylactic mastectomy. *Cancer* 2006;107:1440-1447.

[111] Boughey JC, Cormier JN, Xing Y, et al. Decision analysis to assess the efficacy of routine sentinel lymphadenectomy in patients undergoing prophylactic mastectomy. *Cancer* 2007;110:2542-2550.

[112] Haas JS, Kaplan CP, Des JG, et al. Perceived risk of breast cancer among women at average and increased risk. *J Womens Health* 2005;14:845-851.

[113] Price MA, Butow PN, Lo SK, et al. Predictors of cancer worry in unaffected women from high risk breast cancer families: risk perception is not the primary issue. *J Genet Couns* 2007;16:635-644.

[114] Frost MH, Schaid DJ, Sellers TA, et al. Long-term satisfaction and psychological and social function following bilateral prophylactic mastectomy. *JAMA* 2000;284:319-324.

[115] Yi M, Meric-Bernstam F, Middleton LP, et al. Predictors of contralateral breast cancer in patients with unilateral breast cancer undergoing contralateral prophylactic mastectomy. *Cancer* 2009;115: 962-971.

[116] National Comprehensive Cancer Network. NCCN Clinical Practice Guidelines in Oncology-v.1.2009. Breast cancer. Available at: http://www.nccn.org/professionals/physician_gls/PDF/breast.pdf. Accessed April 7, 2009.

[117] van Dijk S, van Roosmalen MS, Otten W, et al. Decision making regarding prophylactic mastectomy: stability of preferences and the impact of anticipated feelings of regret. *J Clin Oncol* 2008;26: 2358-2363.

[118] Bresser PJ, Seynaeve C, van Gool AR, et al. Satisfaction with prophylactic mastectomy and breast reconstruction in genetically predisposed women. *Plast Reconstr Surg* 2006;117:1675-1682.

[119] van Oostrom I, Meijers-Heijboer H, Lodder LN, et al. Long-term psychological impact of carrying a BRCA1/2 mutation and prophylactic surgery: a 5-year follow-up study. *J Clin Oncol* 2003;21: 3867-3874.

[120] Rolnick SJ, Altschuler A, Nekhlyudov L, et al. What women wish they knew before prophylactic mastectomy. *Cancer Nurs* 2007;30: 285-291.

[121] Bresser PJ, van Gool AR, Seynaeve C, et al. Who is prone to high levels of distress after prophylactic mastectomy and/or salpingo-ovariectomy? *Ann Oncol* 2007;18:1641-1645.

[122] Meiser B, Tucker K, Friedlander M, et al. Genetic counselling

and testing for inherited gene mutations in newly diagnosed patients with breast cancer: a review of the existing literature and a proposed research agenda. *Breast Cancer Res* 2008;10:216.

[123] Eisinger F, Huiart L, Sobol H. The choice of bilateral prophylactic mastectomy. *J Clin Oncol* 2005;23:1330-1331.

[124] Ardern-Jones A, Kenen R, Eeles R. Too much, too soon? Patients and health professionals' views concerning the impact of genetic testing at the time of breast cancer diagnosis in women under the age of 40. *Eur J Cancer Care* 2005;14:272-281.

[125] Blazer KR, Grant M, Sand SR, et al. Effects of a cancer genetics education programme on clinician knowledge and practice. *J Med Genet* 2004;41:518-522.

[126] Evans DG, Lalloo F, Hopwood P, et al. Surgical decisions made by 158 women with hereditary breast cancer aged<50 years. *Eur J Surg Oncol* 2005;31:1112-1118.

[127] Tercyak KP, Peshkin BN, Brogan BM, et al. Quality of life after contralateral prophylactic mastectomy in newly diagnosed high-risk breast cancer patients who underwent BRCA1/2 gene testing. *J Clin Oncol* 2007;25:285-291.

[128] De Soto JA, Deng CX. PARP-1 inhibitors: are they the long-sought genetically specific drugs for BRCA1/2-associated breast cancers? *Int J Med Sci* 2006;3:117-123.

[129] Rebbeck TR, Kauff ND, Domchek SM. Meta-analysis of risk reduction estimates associated with risk-reducing salpingo-oophorectomy in BRCA1 or BRCA2 mutation carriers. *J Natl Cancer Inst* 2009;101:80-87.

[130] Kauff ND, Barakat RR. Risk-reducing salpingo-oophorectomy in patients with germline mutations in BRCA1 or BRCA2. *J Clin Oncol* 2007;25:2921-2927.

[131] Domchek SM, Friebel TM, Neuhausen SL, et al. Mortality after bilateral salpingooophorectomy in BRCA1 and BRCA2 mutation carriers: a prospective cohort study. *Lancet Oncol* 2006;7:223-229.

[132] Schwartz MD, Kaufman E, Peshkin BN, et al. Bilateral prophylactic oophorectomy and ovarian cancer screening following BRCA1/BRCA2 mutation testing. *J Clin Oncol* 2003;21:4034-4041.

[133] Kauff ND, Satagopan JM, Robson ME, et al. Risk-reducing salpingo-oophorectomy in women with a BRCA1 or BRCA2 mutation. *N Engl J Med* 2002;346:1609-1615.

[134] Eisen A, Lubinski J, Gronwald J, et al. Hormone therapy and the risk of breast cancer in BRCA1 mutation carriers. *J Natl Cancer Inst* 2008;100:1361-1367.

[135] Rebbeck TR, Friebel T, Wagner T, et al. Effect of short-term hormone replacement therapy on breast cancer risk reduction after bilateral prophylactic oophorectomy in BRCA1 and BRCA2 mutation carriers: the PROSE Study Group. *J Clin Oncol* 2005;23:7804-7810.

[136] Menon U, Skates SJ, Lewis S, et al. Prospective study using the risk of ovarian cancer algorithm to screen for ovarian cancer. *J Clin Oncol* 2005;23:7919-7926.

[137] Zhang Z, Yu Y, Xu F, et al. Combining multiple serum tumor markers improves detection of stage I epithelial ovarian cancer. *Gynecol Oncol* 2007;107:526-531.

[138] Olson JE, Sellers TA, Iturria SJ, et al. Bilateral oophorectomy and breast cancer risk reduction among women with a family history. *Cancer Detect Prev* 2004;28:357-360.

[139] Society of Surgical Oncology. Position statement on prophylactic mastectomy. Available at: http://www.surgonc.org/default.aspx?id+47. Accessed April 9, 2009.

[140] Gronau KA, Semple JL. A guide to establishing the risk for breast cancer in the plastic surgery patient. *Ann Plast Surg* 2000;45:554-559.

[141] Newman LA, Kuerer HM, Hunt KK, et al. Educational review: role of the surgeon in hereditary breast cancer. *Ann Surg Oncol* 2001;8:368-378.

第 22 章

Dennis C. Hammond

预防性单纯乳房切除及重建术，包括假体植入、背阔肌肌皮瓣技术和横行腹直肌肌皮瓣技术

Prophylactic Simple Mastectomy and Reconstruction, Including Prosthetic, Latissimus, and Transverse Rectus Abdominus Myocutaneous Flap Techniques

引言

预防性乳房切除术后的乳房再造重建向整形外科医生提出了巨大挑战。要为这些患者提供成功的治疗，无论是在术前决策的过程中还是在应用合理的手术方案的过程中，都会涉及方方面面的问题。然而，如果手术能完美地完成，术后效果对于患者和医生而言都是令人叹为观止和满意的。本章重点介绍术后美学效果最佳且并发症最少的手术技术。

术前评估

本章不涉及普通患者行预防性乳房切除术的确切的科学证据。讨论预防性乳房切除术所涉及的影响因素甚多，因此，该讨论仅对小部分患者有意义。相关的术前危险因素包括一级亲属的乳腺癌家族史、乳腺癌遗传易感基因检测阳性、病理组织学证实的乳腺增生性疾病及个人乳腺癌病史。可能导致一些患者考虑预防性乳腺切除术的其他情况包括：由于囊性乳腺病、钼靶检查显示不清的致密性乳房所致的检查困难、之前反复乳腺活检均为阴性的病史、难以忍受的乳痛症及慢性乳腺炎。此外还包括一些特殊患者，如乳房肿物切除及放疗导致乳房疼痛，或难以接受外观表现。这些患者也可能选择全乳房预防性切除术联合乳房重建。关于预防性乳房切除术讨论的要点在于，应该由患者本人来决定是否行预防性乳房切除术。尽管外科医生、肿瘤学家、遗传学家和放射治疗师都能提供各式各样的治疗效益和可能的结果，但能做到的最好的一点是对任何患者未来乳腺癌发展的风险进行有根据的估计。这种风险评估必须考虑患者对乳腺癌发生风险的关注程度。由于不同的原因，对某些患者而言，即使风险评估为轻微的阳性，即单侧或双侧乳腺癌发病风险非常低，她们也无法接受这种风险，而会选择预防性乳房切除术。然而，对于其他患者而言，即使面临严重的危险因素，她们也非常抵触预防性乳房切除术的想法。无论在何种情况下，外科医生都有责任正确评估患者，评估其发生乳腺癌的潜在风险，然后提供合适的重建方案。之后如何选择进一步治疗则是患者的责任[1-6]。

有一个必须强调的讨论要点，许多患者之所以会选择预防性乳房切除术，特别是预防性皮下乳房切除术，是因为期望重建手术既使之恢复健康，且乳房外观与术前相比基本保持不变或甚至有所提升。在某种意义上说，她们依据重建的效果决定是否接受预防性乳房切除术。这种心理预期是不切实际的，因此，必须予以避免。由于各种原因，几乎所有重建乳房都不如术前的乳房。除了可能出现明显的外观缺陷，即使完美重建的乳房也会有感觉障碍。如果这些潜在的并发症以任何方式影响了最终效果，那么患者对整个治疗过程不满意的可能性就会明显升高。鉴于此，笔者的做法是，确保患者对预防性乳房切除术的心态，无论是否进行重建手术，切除乳腺组织已经达到了尽可能降低乳腺癌发病风险的治疗目的。患者

及其重要亲属接受这个治疗观念后，重建手术成功进行的概率更大，因为患者的满意度更高。

手术计划

对于拟行单纯预防性乳房切除联合重建手术的患者，需考虑诸多因素。也许要考虑的最重要的变量是乳房切除术缺损的程度。为进行本章讨论，我们假定在行乳房全切除术时乳头-乳晕也被一并切除。这就完全消除了例如在行皮下乳房切除术时，乳头或乳晕内残存有乳腺导管组织的担忧。然而，在那之后，有许多皮肤切口供选择，以减少瘢痕并保留尽可能多的乳房皮肤包囊。为此，我们采用了和乳腺癌改良根治术后传统重建术一样的保留皮肤的乳房切除的方法[7,8]。这就要求乳房切除术后留下的皮瓣是可存活的。熟悉肿瘤外科医生行乳房切除的手术技巧，可以帮助整形外科医生预料可能出现的影响皮瓣存活的潜在问题，并且可以相应地调整皮肤切口的设计。皮肤切口方式确定后，必须决定明确的重建方法。包括患者的身体状态、术前乳房的大小、预期的皮瓣活力、对侧乳房采用的手术方式以及患者和手术医生的期望等在内的多种因素都会影响到这个决定。通常，如果一侧进行了乳腺癌改良根治术，那么缺损的程度就决定了重建的手术方式。一般来说，所选择的手术方式同样适用于预防性切除的一侧。

切口模式

现在使用的乳房切除与重建的切口模式与以往的大相径庭。以前所有的患者千篇一律都是椭圆形皮肤切口，不仅切除乳头和乳晕，而且还切除不少皮肤，这样的日子已经一去不复返了。虽然在肿瘤靠近皮肤的情况下，这种切口有其肿瘤学理论依据，椭圆形切口的一个主要优点是乳房切除术后遗留手术切口对合良好，没有多余的皮瓣，可平贴于胸壁。然而，当进行即时乳房重建时，由于乳房重建可恢复乳房的容积，这就消除了对皮瓣冗余的担忧。因此，出现了一系列保留皮肤的乳房切除术，可以把乳房切除的瘢痕设计在理想的位置，从而改善整体外观。

确定切口模式的最重要因素是术前乳房的大小。肿瘤位置、活检切口的位置、术前瘢痕的存在和患者的预期目标也都是影响切口选择的因素。最简单的情况，即乳房没有肿瘤和瘢痕存在，常用的是丰胸及丰胸乳房固定术所使用的切口。对于没有下垂的小到中等大小的乳房，一个简单的环乳晕切口就可以完整切除乳头-乳晕复合体（NAC）以及乳腺。在大多数情况下，笔者习惯于增加一个外侧的水平延长切口，为乳房切除提供入路，也为重建手术暴露提供便利（图22.1）。在这个模式中，需要皮岛代替NAC切除产生的缺损。因此，这个模式最好结合背阔肌肌皮瓣（LD）或者横行腹直肌肌皮瓣（TRAM）使用，因为此两者都可以毫无困难地提供圆形皮岛。当单独使用组织扩张器或假体时，圆形缺损可以沿横向延长切口轴线像椭圆形切口一样简单缝合。这种策略仍然保留了皮肤但是也留下了在第二阶段重建NAC时必须要处理的一条横向乳房切除术瘢痕。如果存在任何程度的乳房下垂，就可以围绕下垂的NAC设计一个偏心椭圆形的切口来切除NAC上方的部分皮肤。如果形成的缺损不够大，不便于切除乳房，就可以简单地进行侧向切口延伸。重建过程如上述，扩大的乳晕切口采用荷包缝合的手法。在重建完成后，这种策略可以起到提高NAC的位置和真正改善乳房外观的作用。再次说明，这种切口模式最好结合LD皮瓣或TRAM皮瓣使用，所提供皮岛刚好位于NAC缺损处。当单独使用组织扩张器或假体时，NAC缺损沿水平延伸切口轴向和椭圆形切口一样关闭。在乳房下垂更严重的情况下，需要将偏心椭圆切口与下方纵向皮肤切除切口联用。这环－直切口模式是处理术前乳房显著下垂的患者的乳房皮肤包囊的有效方法。该模式不仅可以提升NAC，还可以增加乳房凸度，缩小乳房底盘直径。重建完成后，患者乳房外观往往改善显著（图22.2）。最后，对于巨乳患者，环－直切口模式同样适用；只是环乳晕切口和垂直切口尺寸较大。这种切口模式不仅使乳房切除和重建时术野暴露充分，并且在一定程度上完成了“缩乳”重建。该模式另一个好处在于切除了术后最可能出现缺血和坏死的部分皮肤。另外，也可以采用倒T形的Wise切口模式。无论采用何种减少皮肤切口的模式，巨乳症患者往往会在取得美容效果的同时获得减小乳房体积的额外收获，这通常也会减轻巨乳症相关上身躯干症状（图22.3）。

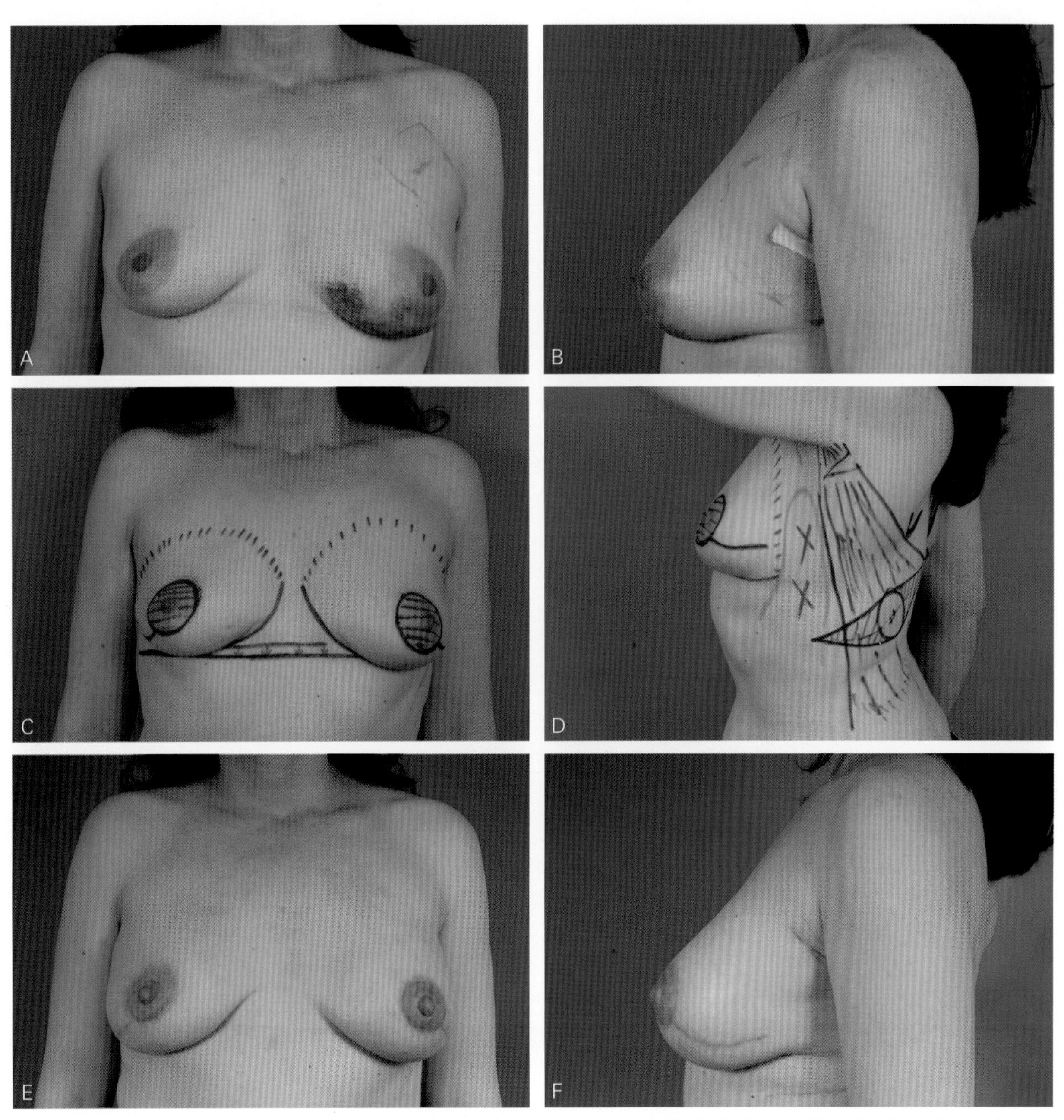

图22.1 A、B. 43岁女性，左乳3级导管原位癌的术前外观。她选择了双侧单纯乳房切除术作为她的初始治疗方案。C、D. 术前标记显示双侧保留皮肤的乳晕周围切口和侧向延伸切口，为即刻放置组织扩张器的双侧背阔肌肌皮瓣乳房重建做准备。侧向延伸切口有利于乳房切除术的显露，并有助于置入背阔肌肌皮瓣和组织扩张器。E、F. 最终结果显示重建乳房的尺寸和轮廓非常好，乳晕周围有一道难以察觉的瘢痕。重建乳晕文身有助于掩盖瘢痕。侧向延伸切口愈合良好，且位于乳房外下极不显眼的位置。

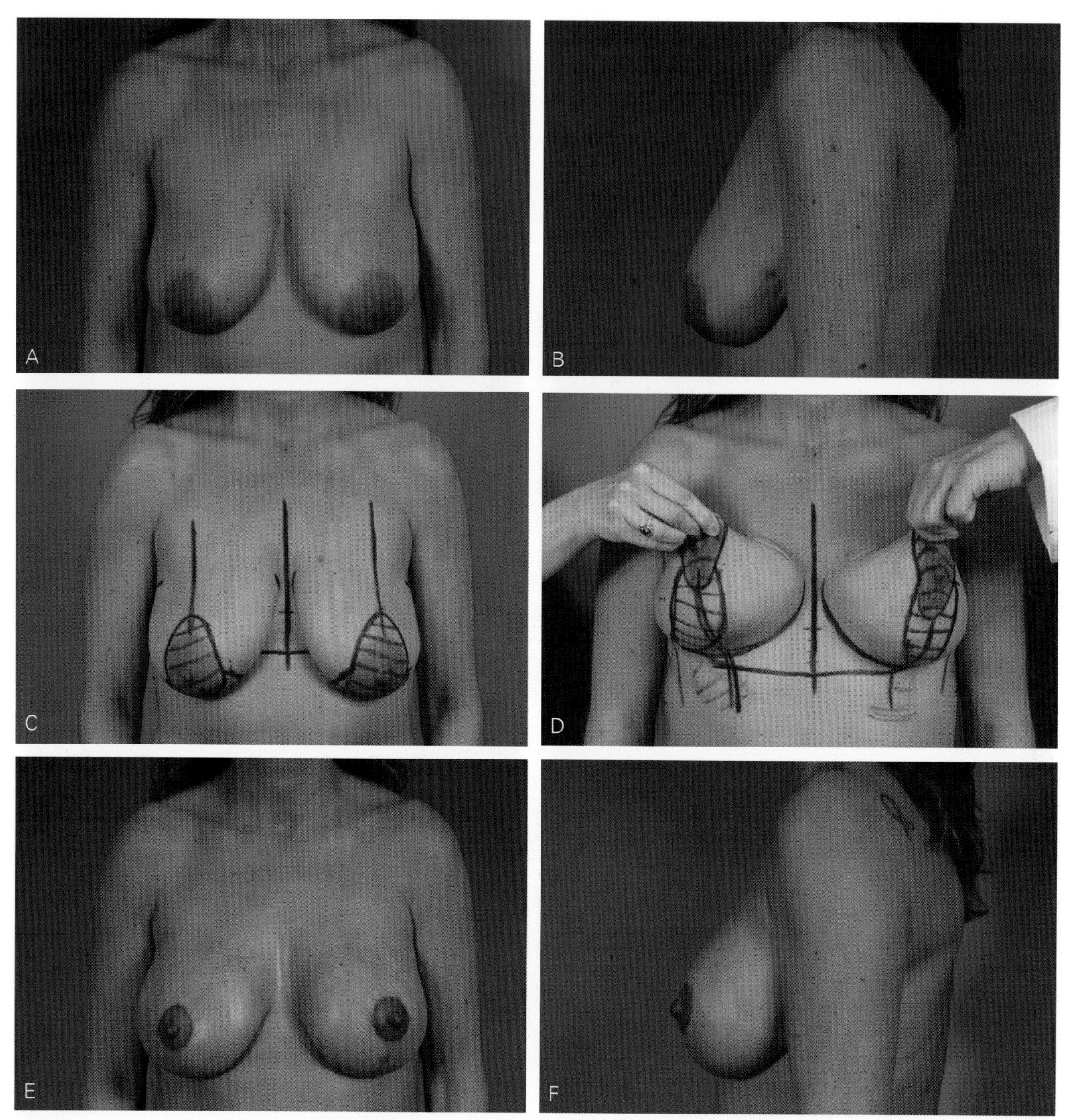

图22.2　A、B. 女性，37岁，左乳小叶原位癌，术前外观。她选择首先接受双侧单纯乳房切除术。C、D. 术前标记显示双侧环形皮肤保留切口，包括用于提升乳头-乳晕复合体的乳晕周围偏心切口，及用于缩小乳房基底径和增加乳房投影的下垂直延伸切口。E、F. 双侧背阔肌肌皮瓣乳房重建术后外观。乳房被抬高，乳晕直径减小，显示乳房整体美感改善。

重建技术

假体重建

即刻假体植入重建，不仅是最简单的乳房重建方法，而且，从许多方面看，却也是要获得优质结果的最难的方法。小到中等大小乳房的患者，乳房切除术后皮肤包囊血运良好，用小椭圆形切口切除NAC不形成明显的皮肤缺损。在这种情况下，简单地植入假体重塑乳房形态是可行的。创建胸肌后间隙包囊和植入塑形的硅凝胶假体可以显著提高再造乳房的安全性和整体美观性。

皮肤扩张器/假体重建

在椭圆形皮肤切口导致皮肤包囊紧张时，可

置入组织扩张器以形成足够的空间容纳假体。依据乳房切除术后上盖皮瓣的质量，扩张器可置于完全或部分胸肌后间隙。每2周进行一次扩张直到达到所期望的乳房体积。如果希望在假体植入时能有更松弛的皮肤包囊，可以采用过度扩张的策略。达到所期望乳房的大小后，取出扩张器，并置换永久假体。需要再次说明的是，因为乳房切除术后遗留皮瓣通常是相当薄的，塑性硅凝胶假体可能是植入物的最佳选择，当然，圆形硅胶假体和生理盐水袋假体使用效果也不错（图22.4）。

背阔肌肌皮瓣重建

将其他部位的软组织填充到乳房切除的缺损处，可以使重建乳房的轮廓明显柔化，相比于单纯的假体重建外观更加自然。背阔肌肌皮瓣是软组织的极佳来源。背阔肌肌皮瓣血供良好，易于旋转到乳房缺损处，并且对供区影响小。笔者喜欢利用皮瓣连同深层皮下脂肪一起来增加移植软组织的体积。皮瓣转移到乳房切除的缺损处后，将皮瓣的上侧、内侧和外侧边缘与乳房缺损的边缘缝合。虽然即刻植入假体从而完成重建的第一阶

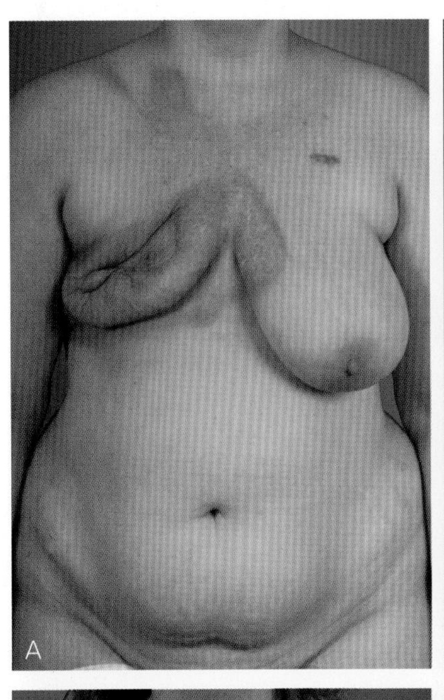

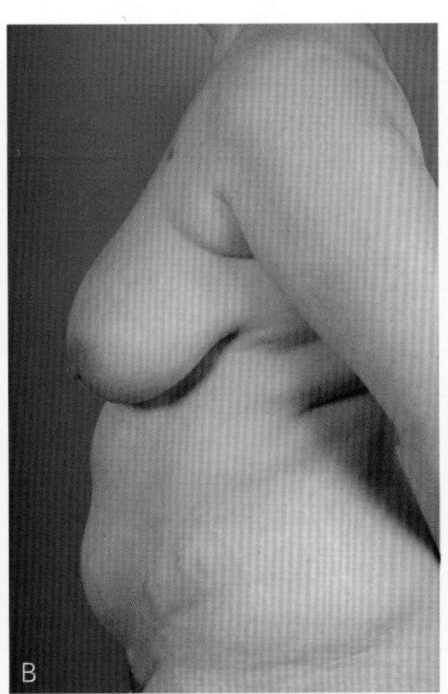

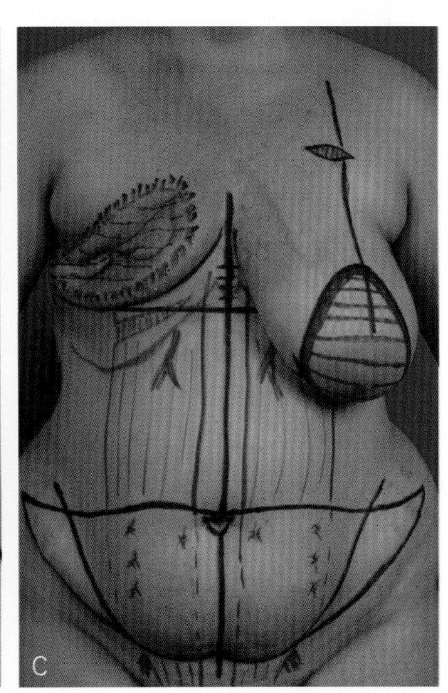

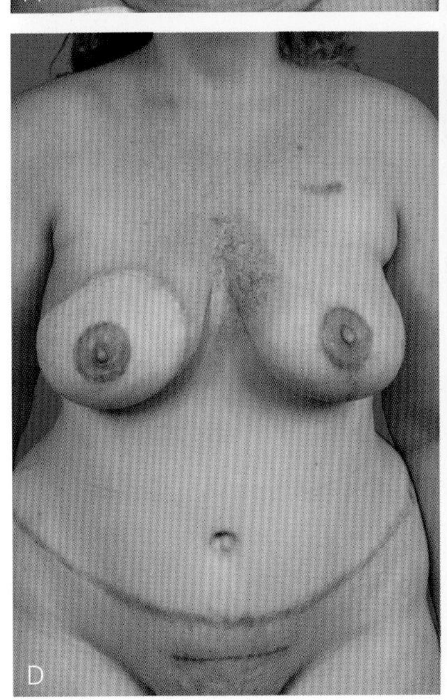

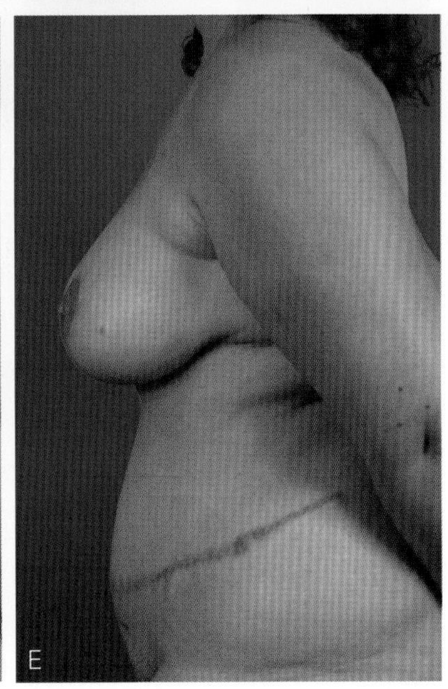

图22.3 A、B. 一例44岁女性患者的术前外观，其右乳有浸润性导管癌病史，经乳房切除术、化疗和放疗。她决定进行预防性左乳腺切除术及双侧横行腹直肌肌皮瓣（TRAM）再造乳房。C. 术前标记显示左侧乳房拟行TRAM皮瓣乳房重建及环垂直切口SPAIR乳房成形术。D、E. 最终效果显示良好的对称性，重建的双侧乳房的整体轮廓令人满意。比较右侧重建乳房的瘢痕位置和皮肤补片与左侧局限且有策略性的瘢痕，可以看出保留皮肤的乳腺切除术的益处。左乳房更像缩小的乳房，而非重建的乳房。

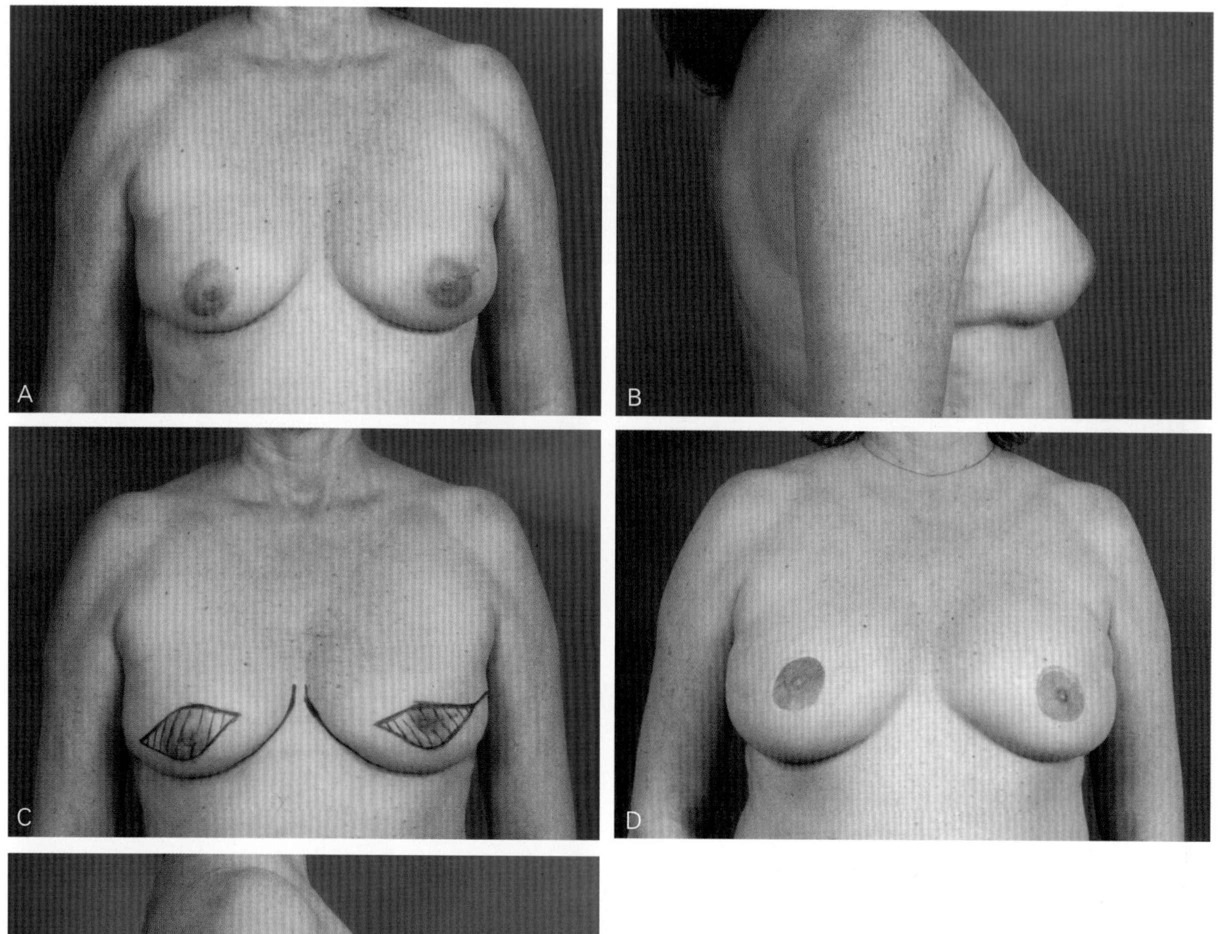

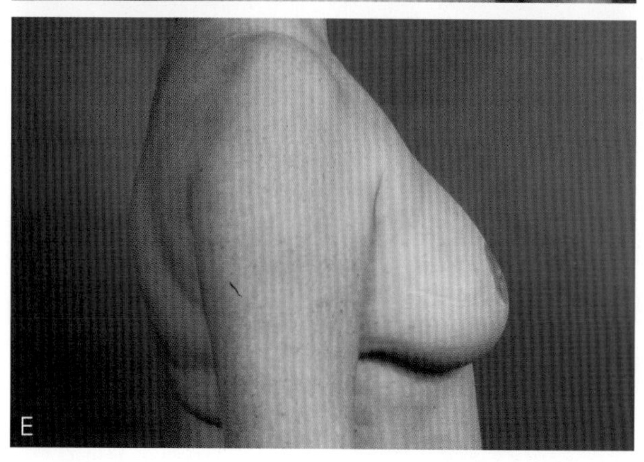

图22.4　A、B. 52岁女性，左乳腺浸润性小叶癌，术前外观。她决定首先接受左乳改良根治术和右乳预防性单纯乳房切除术。C. 术前标记显示局限的椭圆形切口，为立即进行双侧组织扩张器重建乳房做准备。D、E. 双侧655 mL解剖型黏性硅胶乳房假体植入后的最终效果。

段很容易，但是笔者习惯在第一次手术时先置入组织扩张器。手术后通过使用可调节的组织扩张器，改变乳房体积，尽可能实现双侧乳房对称。此外，在第二次手术移除扩张器时，可以根据需要行包囊刻痕或切除以重塑乳房。无论在第一次手术中使用的是何种植入物，可将背阔肌肌皮瓣缝至乳房下皱襞，以闭合乳腺包囊，进而形成完整的肌下间隙来保护这个植入物。当乳房体积较大，而背阔肌肌皮瓣的表皮面积不足以填充皮肤包囊时，可游离胸大肌用于覆盖该乳房缺损区上极，用背阔肌肌皮瓣覆盖下极。切除背阔肌肌皮瓣上椭圆形皮岛多余的两极皮肤后，将圆形皮岛嵌入切除NAC产生的缺损处。

术后，根据需要扩充扩张器，重建乳房允许调节时间长达6个月。术后水肿消散后，进行第二阶段手术。此时，移除扩张器替换为永久性假体，并且通过吸脂、包膜成形术或切除术来重塑乳房外形，同时重建乳头和乳晕。由于背部真皮较厚，由背阔肌皮岛重建的乳头有着极佳的大小和凸度，且可以长期保持良好外形。最后对再造NAC进行纹绣完成重建手术(图 22.5)。

横行腹直肌肌皮瓣(TRAM)重建

TRAM 皮瓣重建有可能是预防性乳房切除术后的最佳选择。在治疗患者的疾病的同时，通过完全自体组织的重建避免了潜在的假体相关并发症。再造乳房的外观和触感接近正常乳房，并且腹部曲线的改善被许多患者看作是一个明显的优势。该术式的缺点主要是手术创伤过大，一些患者皮瓣血供不确切和对腹部供体区的潜在不良影响。从实际操作上讲，这个手术可以分为两个独立的步骤。首先，乳房的整个体积和形状是通过对 TRAM 皮瓣艺术性的嵌入塑形创造的。大体形状确定后，将由皮肤切口形成的游离皮肤瓣包裹在肌皮瓣周围，这可以使再造乳房轮廓的轮廓更加圆润。嵌入圆形皮岛后就完成了第一阶段的手

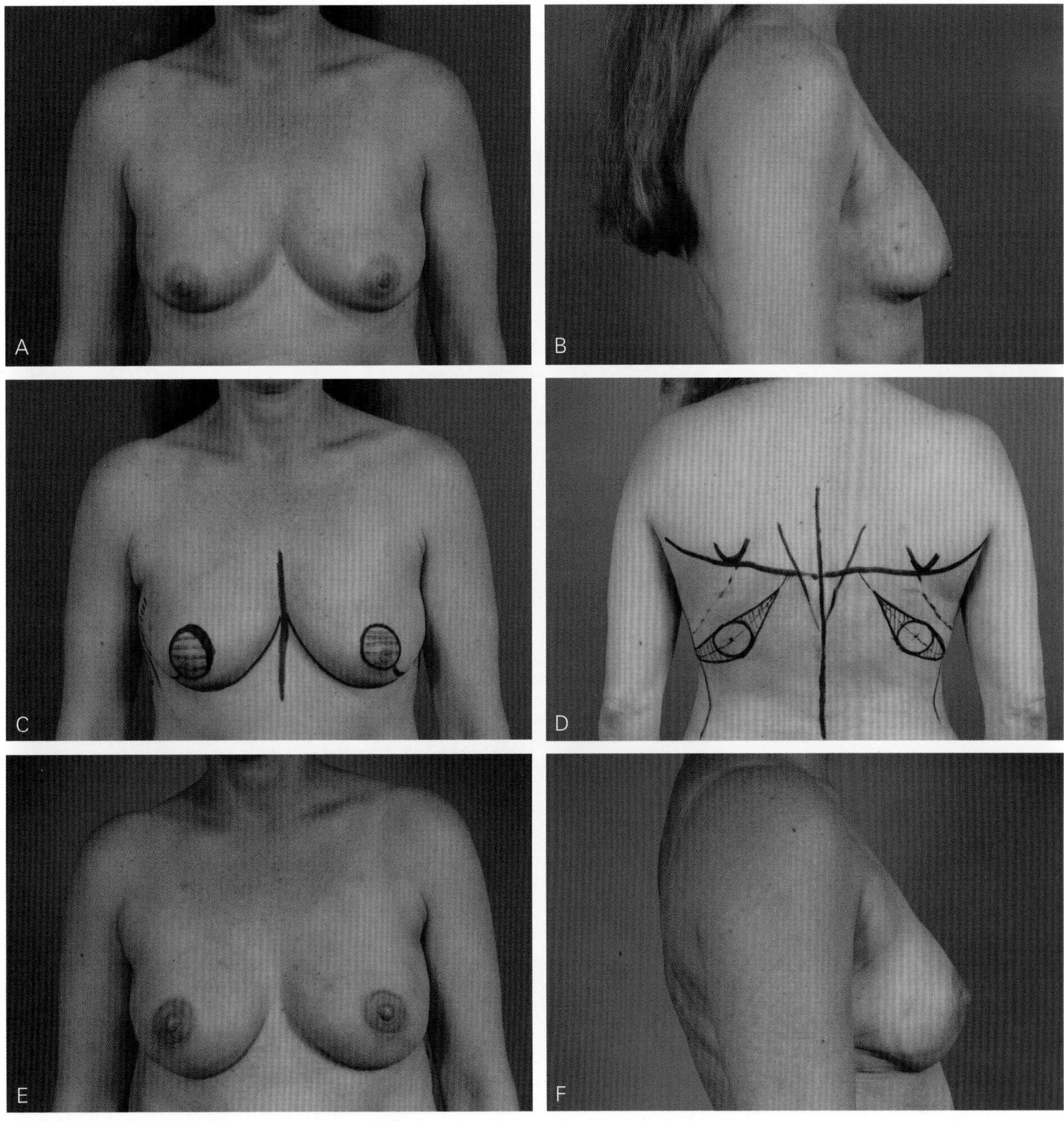

图22.5 A、B. 48 岁女性，右乳 3 级导管原位癌，术前外观。她决定首先接受双侧单纯乳房切除术。C、D. 术前标记提示拟经环乳晕切口放置组织扩张器联合背阔肌肌皮瓣以重建乳房。E、F. 最终效果：双侧 250 mL 光滑圆形硅胶假体植入，同乳头-乳晕复合物重建一并进行。

术。通常约6个月,肿胀完全消退后,开始第二阶段手术。这通常涉及通过吸脂进行乳房形状和轮廓的调整,必要时可再进行皮肤修剪。NAC重建也在这个阶段。笔者认为,保留皮肤的预防性乳房切除术和TRAM皮瓣乳房重建相结合,重建效果最好(图22.6)。

保留乳晕的乳房切除术

不同于之前描述的可用于预防性乳房切除术的手术方式,本术式旨在切除病变的乳腺及其自然延伸的乳腺导管系统直至其止点——乳头。然而,乳晕是得以保留的,在切除乳房时,用来源于LD皮瓣或TRAM皮瓣的皮岛行即刻乳头重建。使用三叶皮瓣技术重建所期望大小和凸度的乳头,并从乳头缺损处牵出。乳丘的重建方法如前所述。使用这种方法显然需要自体肌皮瓣,因为需要使用肌皮瓣上的皮岛来重建乳头。在行乳房切除术时,为了切除所有附着的乳腺组织,乳晕下组织会变得很薄。形成的乳晕皮瓣很薄,外观接

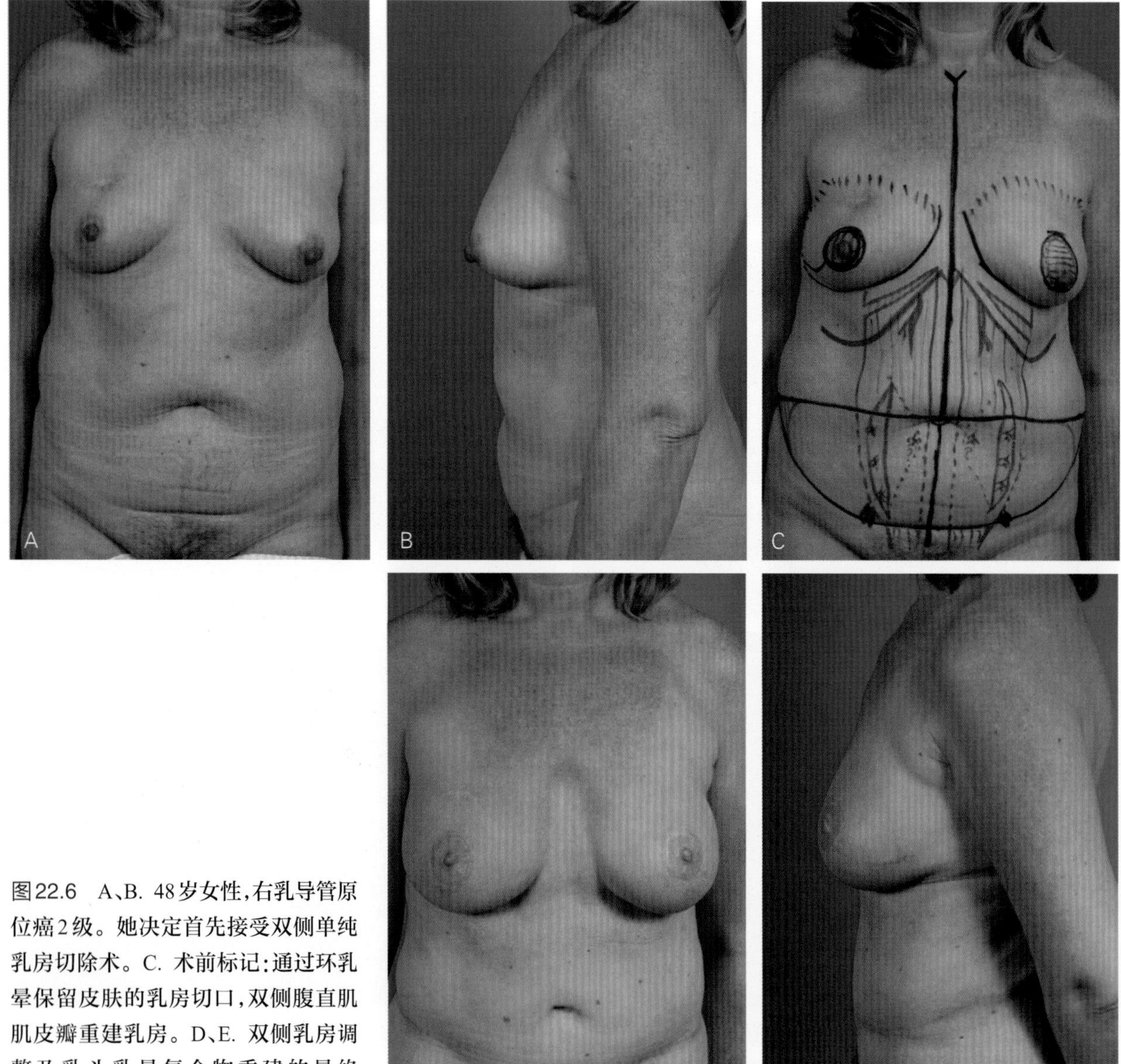

图22.6 A、B. 48岁女性,右乳导管原位癌2级。她决定首先接受双侧单纯乳房切除术。C. 术前标记:通过环乳晕保留皮肤的乳房切口,双侧腹直肌肌皮瓣重建乳房。D、E. 双侧乳房调整及乳头乳晕复合物重建的最终效果。

近于全厚皮瓣。乳晕范围以外的皮瓣游离方法和常规乳房切除术时一样。乳晕皮肤有独特的纹理和颜色，使用任何乳晕重建技术也难以复制。保持这个高度特异化结构的完整性，可以为重建乳房增添极大的真实感。重建乳头的外观往往更接近自然乳头，一经文身后，重建乳头和原本的乳晕往往能成为和原始NAC几乎完全一样的复制品。当与良好的乳房重建相结合，其术后效果便很完美(图22.7)。使用这种技术的风险在于在乳晕残留的导管细胞。鉴于任何乳房切除术都可能将乳腺导管和乳腺小叶组织散在残存于乳腺切除后的皮瓣内，再考虑到切除乳晕明显的美学缺陷，这似乎是一个风险回报合理的策略[9,10]。

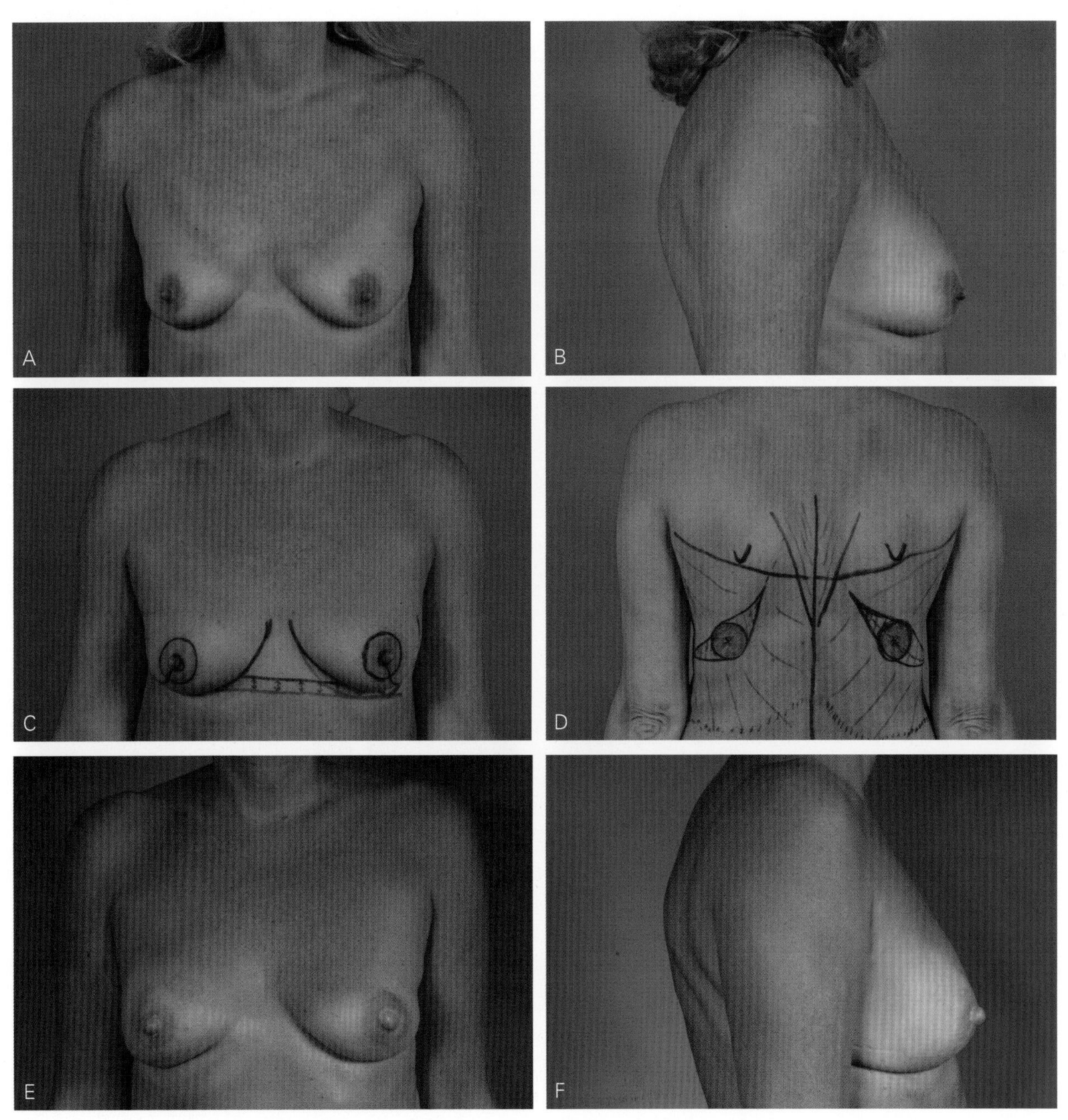

图22.7 A、B. 47岁女性，右乳导管原位癌，术前外观。她决定首先接受双侧乳房切除术。C、D. 术前标记：拟行双侧保留乳晕的乳房切除术联合背阔肌肌皮瓣乳房再造，利用背阔肌肌皮瓣的皮岛，三叶皮瓣技术重建乳头。然后将皮瓣向前旋转，经乳头缺损处提出乳头。E、F. 双侧175 mL光滑圆形硅胶假体植入及再造乳头纹绣的最终效果。

结论

预防性乳房切除术后乳房重建向重建外科医生提出了巨大挑战。通过结合保留皮肤的乳腺切除策略与精湛的乳房重建技术，可以获得良好的术后效果，虽然复杂但有益于患者。

编者评论

帮助患者决定是否进行预防性乳房切除术的过程是耗时的。医学、心理、性及经济方面的问题都必须讨论到。当患者决定接受预防性乳房切除术后，她又面临着术后乳房重建方式的选择，往往也很难决定。虽然在决策过程中临床医生可以指导患者，但最终，正如一些研究表明，最满意的患者是自己做出决定的患者。

并不是所有选择预防性乳房切除术的患者想要重建乳房，这一决定经常困扰整形外科医生。虽然应该始终鼓励患者咨询整形外科，使她们充分了解自己的选择，但有些患者根本就不想经历与重建相关的额外的治疗和并发症，因此也不向整形外科咨询。预防性乳房切除术及术后即时重建的最佳效果源自肿瘤外科医生和整形外科医生之间的默契协作，也源自两个团队对细节的注重。外科医生进行乳房切除术时随心所欲所导致的恶果，即使是最好的整形外科医生也无法弥补。通过仅NAC大小的切口行保留皮肤的乳房切除手术，完整切除整个乳房且不影响皮瓣，在技术上具有挑战性。

对既往没有乳腺癌诊断的患者行预防性乳房切除术时的一个特别的挑战是如何获得保险的报销。这些治疗都是很昂贵的，尤其是行即刻重建时，很少患者可以自费支付全部费用。我们必须为那些渴望得到这些治疗的患者发起倡议，并推动保险来覆盖这可能挽救生命的手术，这也可能会降低未来的医疗费用。

(*S.C.W.*)

参考文献

[1] Maclennan SE. Bilateral breast reconstruction and the role of prophylactic mastectomy. *Breast Dis* 2002;16:23-29.

[2] Spear SL, Carter ME, Schwarz K. Prophylactic mastectomy: indications, options, and reconstructive alternatives. *Plast Reconstr Surg* 2005;115:891-909.

[3] Rhei E, Nixon AJ, Iglehart JD. Surgical management of high-risk patients. *Breast Dis* 2001;12:3-12.

[4] Calderon-Margalit R, Paltiel O. Prevention of breast cancer in women who carry BRCA 1 or BRCA 2 mutations: a critical review of the literature. *Int J Cancer* 2004;112:357-364.

[5] Ghosh K, Hartmann LC. Current status of prophylactic mastectomy. *Oncology* 2002;16:1319-1325.

[6] Anderson BO. Prophylactic surgery to reduce breast cancer risk: a brief literature review. *Breast J* 2001;7:321-330.

[7] Fersis N, Hoenig A, Relakis K et al. Skin sparing mastectomy and immediate breast reconstruction: incidence of recurrence in patients with invasive breast cancer. *Breast* 2004;13:488-493.

[8] Cunnick GH, Mokbel K. Skin-sparing mastectomy. *Am J Surg* 2004;188:78.

[9] Mustonen P, Lepisto J, Papp A et al. The surgical and oncologic safety of immediate breast reconstruction. *Eur J Oncol* 2004;30:817-823.

[10] Simmons RM, Hollenbeck ST, Latrenta GS. Areola-sparing mastectomy with immediate reconstruction. *Ann Plast Surg* 2003;51:547-551.

第 23 章

Scott L. Spear　Shawna C. Willey
Catherine M. Hannan　Costanza Cocilovo

保留乳头的乳房切除术和重建：适应证、技术和效果

Nipple- sparing Mastectomy and Reconstruction: Indications, Techniques, and Outcomes

导言

保留乳头的乳房切除术（NSM），或称皮下乳房切除术，是保留皮肤的乳房切除术的终极形式，因为它包括保存乳头等待对邻近组织的病理评估结果。与全乳切除术后相比，保留乳头的乳房切除术后即刻重建可以获得更好的美容效果，且并发症的风险更低。然而，该手术的肿瘤安全性仍在研究之中。

皮下乳房切除术治疗原发性乳腺癌或降低患癌风险的作用已经有几十年历史了。1962 年，Freeman 首先开创了这种手术方法[1]，但是该术式最终遭到质疑，原因是其含糊不清的选择标准、很差的美容效果、较高的并发症发生率以及对其肿瘤安全性或有效性的疑问悬而未决[2]。

在 20 世纪的大多数时间里，切除乳头-乳晕复合体（NAC）一直是乳房切除术的标准部分，尽管事实上，乳头是一个相对不常见的乳腺癌发生部位[3]。最常见的原发于乳头的肿瘤是 Paget 病（乳头的表皮内肿瘤细胞），它是一种罕见的乳腺恶性肿瘤，占所有乳腺肿瘤的 1%～3%[4]。根据美国最大的乳腺癌人群数据的参考资料——国家癌症研究所的监测、流行病学和最终结果（SEER）登记——1973—1987 年期间，有 157 546 名妇女患有浸润性乳腺癌，仅有 1 763 名妇女（1.1%）在组织学上确认为 Paget 病[3]。早期报告表明，美国 Paget 病的发病率一直在上升，尽管这些发现是根据 1973—1987 年的 SEER 数据得出的。Paget 病可与浸润性癌、导管原位癌（DCIS）一起发生在乳头部，也可单独发生而没有任何潜在的浸润性乳腺癌或 DCIS。相关的潜在的癌灶可能位于乳房中央区邻近乳头，也可能位于乳房的外周。早先的报道称单独发生的、不伴发乳腺内潜在癌灶的 Paget 病很罕见，最多占 Paget 病患者的 8%。因此，幸运的是乳头癌是非常罕见的。同时，由于筛查使得乳腺癌在更早期的阶段得以检出，即更小的、分期更低的乳腺肿瘤被发现，这就吸引大家保留越来越多的乳房自身皮肤，从公认的“保留皮肤的乳房切除术”的概念转变为完全的乳房皮肤包膜保留。

随着人们对乳房再造改善美容效果的期望越来越高，很自然地，保留乳头的乳房切除术将成为下一个考虑选项。它有望像其他乳房切除一样去除几乎所有的腺体组织，但又像乳腺癌保乳治疗一样保留了乳头 - 乳晕复合体。然而，需要强调的是，无论采用何种乳房切除技术，包括改良根治术，都不太可能切除 100%的乳腺组织。

如果担心 NSM 可能增加乳头区域局部复发风险，那么在预防性治疗中，这种手术可能更容易接受。已经证实预防性 NSM 能显著降低高危患者的乳腺癌发病率[5]。

适应证

降低风险的乳房切除术

20 世纪 60～70 年代，NSM 的概念首次作为皮下乳腺切除术而推广[1]。这种旨在降低患癌风险的手术很快就失去了人们的青睐，原因有很多。最重要的是，没有基于证据的选择标准，因此也不可能证明其有效性。其次，当时的重建技术相对

粗糙，术后效果参差不齐，即使最好的术后效果没有给人留下深刻印象，术后并发症发生率高，而且有大量乳腺组织常常被有意地留在了体内。

所有这一切都被Hartmann等[6,7]于1999年在*New England Journal of Medicine*上发表的开创性报告而改变。在过去的20年或更长时间里，梅奥诊所是进行各式预防性乳房切除手术的中心，所采用的大部分方法是历史悠久的皮下乳腺切除术。从梅奥诊所接受该手术的639名女性患者的回顾性研究表明，预防性乳房切除术确实有很好的保护获益，将乳腺癌高危人群和中危人群的乳腺癌发病风险分别降低了81%和94%。该组女性90%接受的是保留乳头的乳房切除术。7名女性在预防性乳房切除术后发生了乳腺癌，其中6例在诊断时确定局限于胸壁，而不是特定在乳头-乳晕复合体区域。1例高危组患者出现腺癌骨转移，但未发现乳腺癌证据。无论是切除乳头还是保留乳头，对于乳腺癌的预防效果无统计学差异[8]。

在降低乳腺癌发病风险方面，其他研究也报道了相似的经验。2001年，同样来自梅奥诊所的McDonnell等在*Journal of Clinical Oncology*上报道了在1960—1993年之间，首诊为乳腺癌、接受了对侧乳房单侧预防性乳房切除术的745例女性患者，她们都有明显的乳腺癌家族史，结果其发病风险比预计降低了94%～96%[9]。整组患者预计156例发生乳腺癌，实际只有8例。41%的手术为保留乳头的乳房切除术，而59%的患者没有保留乳头。术后发病的8例乳腺癌病例在保留乳头-乳晕组和切除乳头-乳晕组两组间均匀分布，保留乳头-乳晕组和切除乳头-乳晕组均为4例，此8个病例中没有一例肿瘤发生在乳头附近。

2004年，Crowe报道了2001—2003年之间完成的17例保留乳头的预防性乳房切除术[10]。Crowe推荐采用外侧切口，以提高乳头-乳晕的存活率。在冰冻或石蜡病理检查中均没有发现乳头下方的隐匿性癌，且术后也没有肿瘤复发。

2006年，Sacchini在*Journal of the American College of Surgeons*发表了一项大型的多中心经验，包括来自纽约纪念斯隆-凯特琳癌症中心以及巴西圣保罗、意大利的米兰和帕多瓦等主要癌症中心的结果，共有55例患者施行了保留乳头的预防性乳房切除术[2]。中位随访了24个月，没有在乳头处发现复发或新发肿瘤。有2例患者在行预防性乳房切除术后发生乳腺癌，一例患者于术后24个月发生于腋尾部，另一例于术后62个月发生于外上象限。大部分保留乳头的手术是经环乳晕切口完成的，包括切除乳头芯部。192例患者中有22例(其中包括治疗性乳房切除术)出现了不同程度的乳头坏死，其中有9例患者丧失了超过1/3的乳头-乳晕复合体。

Rebbeck[11]等发表了一篇来自Prose研究小组的研究，它结合了多家治疗中心的经验，在483例*BRCA1*和*BRCA2*阳性的女性患者中，有105例施行了双侧预防性乳房切除术，其中29例患者保留了乳头[11]。在这105名患者中有2例患者术后发生乳腺癌，对照组378例患者中有184例发生了乳腺癌，发病风险降低了90%或更高。2例术后发生癌症的患者包括一例在腋窝和另一例在乳房。保留乳头组和不保留乳头组的乳腺癌发生率无统计学差异。

保留乳头的乳房切除术在乳腺癌治疗中的应用

如果外科医生一直不愿接受NSM应用于在降低乳腺癌发病风险，那么他们就更不愿意应用于乳腺癌的治疗了。在过去的20～30年中，关于同侧乳腺癌乳头受累的可能性有许多不一致的报道。乳腺癌乳头受累的报道相差很大，从0%～58%不等[2]。这些数据大部分来自20世纪70年代和80年代，当时肿瘤诊断较晚或晚期患者居多，基于乳房全切术后的标本检查。此外，这些研究的组织检查方法和描述“累及”乳头的标准也不一致。

随着对保留皮肤的乳房切除术甚至NSM兴趣的增长，近年来进行了更多的相关研究。1999年，来自MD安德森癌症中心的Laronga等报道了326例乳腺癌患者保留皮肤的乳房切除术的乳房标本检查结果[12]。他们研究了隐匿性乳头-乳晕复合体(NAC)受侵高危因素，即原发肿瘤接近乳头-乳晕复合体、>2 cm、低分化、腋窝淋巴结阳性等。他们在标本中发现16例(5.6%)有隐匿性肿瘤侵袭。他们相信如果进行冰冻切片检查的话，其中4例能够证实肿瘤侵犯。肿瘤位置(乳晕下或多中心)和腋窝淋巴结状态是乳头受累预测因素。作者推测，他们发现的隐匿性乳头-乳晕复合体受累率相对较低，这可能反映了当初他们术前选择NSM标准的正确性。他们认为，对腋窝淋巴结阴性、肿瘤位于乳腺周边的患者行保留乳头-乳晕复合体的手术是合适的。他们估计，在这一组中，遗漏在乳头-乳晕复合体中的隐匿性肿瘤的可能性<2%。

2002年，Jensen分析了DCIS患者中能否保存乳头-乳晕复合体，认为这取决于获得至少10 mm手术切缘的能力[13]。他引用Silverstein等的话说，当DCIS的切缘为10 mm时，在保留的乳房中复发的概率与我们没有进行额外放射治疗的患者情况相同，他认为无论DCIS的大小或病理特征如何，在这种情况下复发的概率约为2%[14]。虽然这些数据来自乳房肿块切除术(保乳)病例，但Jensen认为，只要冰冻切片或永久性病理切片显示有10 mm的乳房组织将乳头－乳晕复合体与下面的乳房实质组织分离，这一数据就可以外推用于乳房切除术患者。如果这个病理切缘是阴性的，那么他认为完整保留乳头－乳晕复合体是合理的。

Jensen继续说，如果我们仔细分析来自NSABP B-06的数据[15-17]，关于Ⅰ期和Ⅱ期乳腺癌治疗的权威性研究，保留乳头和(或)乳晕的术式可延伸到谨慎选择的浸润性乳腺癌患者。在该研究中，腋窝淋巴结阴性或阳性且肿瘤直径<4 cm的女性被随机分为3组：乳房全切除术、单纯乳房肿瘤切除术或乳房肿瘤切除术加放疗。B-06方案的一个重要标准是明确的手术切缘：定义为没有肿瘤出现在切缘处(单细胞宽度被认为是干净的边缘)。在这3组中有2组(单纯乳房肿瘤切除组和肿瘤切除联合放疗组)，乳头-乳晕复合体是保留的。随访12年，单纯乳房肿瘤切除组同侧乳腺肿瘤复发的累积发生率为35%，肿瘤切除联合放疗组是10%(P<0.001)。然而，生存率无统计学差异。即使随访20年，乳房切除组与单纯肿瘤切除组或肿瘤切除联合放疗组相比，无病生存率(P=0.26)、无远处转移生存率(P=0.34)，或总生存率(P=0.57)均无明显差异。因此，Jensen认为，当手术边缘干净无瘤时，切除乳头－乳晕复合体没有明显的生存优势。他进一步假设，如果在乳头－乳晕复合体的下方有至少1 cm的乳房组织没有肿瘤，然后在仔细筛选的符合适当的选择标准的患者中，保留乳头是合理的。需要告知患者，基于这样的大数据研究，乳腺癌保留乳头会增加复发风险，但它不会降低生存率。

最近，Simmons等回顾性检查了200余例乳腺全切除标本，发现恶性乳头受累率为10.6%[18]。在肿瘤长径<2 cm、肿瘤位于乳腺外周、阳性淋巴结≤2个的亚组患者中，乳头受累的发生率为6.7%。所有乳晕受累的患者均为Ⅲ期乳腺癌，且肿瘤位于乳房中央。

2003年，来自德国Rostock的Gerber和Krause在*Annals of Surgery*上报道了保留乳头的乳房切除术和保留皮肤的乳房切除术的临床经验[19]。在59个月的随访中，112例保留乳头的乳房切除术中有6例(5.4%)复发：2例在胸壁，2例在乳腺上部，1例在乳房下皱襞处，1例非浸润性癌位于乳头。134例切除乳头的妇女中有11例(8.2%)复发。作者发现乳头-乳晕复合体是否被肿瘤侵犯主要取决于肿瘤与乳头-乳晕复合体的距离。他们认为，他们的数据证明，至少在术前接受评估的患者中，如满足以下条件，则保留乳头-乳晕复合体是合理的：肿瘤距离乳头≥2 cm；没有广泛的导管内成分(广泛定义为>25%)；术中证实切缘阴性。

2001年9月至2003年6月，Cleveland Clinic的Crowe在尝试为54名女性进行了保留乳头的乳房切除术[10]。其中6例因冰冻切片发现乳头累及而中止NSM。在48例行NSM的女性患者中，3例有乳头部分缺失。肿瘤直径≥3.5 cm、肿瘤位于中央区、患者接受过新辅助化疗、炎性乳腺癌或Paget病等应排除在外，不能行NSM。总体上，只要有可能，笔者推荐选择外侧切口。值得注意的是，即使遵循排除标准选择的患者，37例因乳腺癌接受NSM治疗的患者中仍然有6例(16%)冰冻切片证实有肿瘤累及。

Sacchini发表了一项多中心、多国参与的研究报道中，有68例行NSM的乳腺癌患者，特大乳房、严重下垂乳房、肿瘤距离乳晕＜1 cm的患者被排除在外[2]。在最初的82例患者中，14例因为石蜡病理检查发现乳头有肿瘤累而被排除，剩下68例纳入该研究。Sacchini在这个研究中没有使用冰冻切片，因此只有在石蜡病理检查中才可能发现隐匿乳头肿瘤累及。

最近，来自旧金山的Wijayanayagam等报道了完全保留皮肤的乳房切除术(保留乳头的乳房切除术)的经验，共43名女性64个乳房，其中29个乳房为预防性手术，24个是浸润性乳腺癌，11个是导管原位癌[20]。作者建议应用高分辨率MRI脂肪抑制技术来排除距离乳头2 cm内的肿瘤。然而，即使经过MRI筛选，冰冻切片仍发现了2例隐匿性肿瘤。因此，对于肿瘤较大、位于中央区、肿瘤累及皮肤或MRI提示肿瘤距离乳头≤2 cm的患者，他们不推荐选择NSM。

同样令人感兴趣的是，来自英国Bristol的Govindarajulu等推荐：通过术前超声引导下的Mammotome评估来筛选有可能进行NSM的患者[21]。33名女性进行了36次乳腺活检术，其中7次活检为阳性。乳腺切除术后标本的病理组织学结果与Mammotome活检结果100%符合。

表23.1总结了有关保留乳头的乳房切除术的最新文献，包括肿瘤复发和保留乳头的标准。

讨论：手术方法和最优结果

回顾过去15年的文献可以清楚地看到，NSM复杂而又在不断发展。它可以分为两部分：风险预防和治疗性乳房切除。现在看来，作为一种预防性乳房切除术，NSM是一种安全的肿瘤外科手术，这一点毫无疑问的。为此，适当的患者选择和技术仍然是悬而未决的问题。在预防性乳房切除的情况下，问题不在于NSM在肿瘤学上是否安全，而是手术怎么做，以及为哪些患者做。乳房越大或者越下垂，制订手术计划就越复杂。在这些更具挑战性的病例中，保留乳头的手术策略应当包括在乳房切除术前减少皮肤包囊包膜、移位乳头-乳晕复合体，或者在乳房切除的同时行乳房上提固定术。

在用于治疗性乳房切除术时，保留乳头的乳房切除术仍然是比较有争议的。那些对NSM感兴趣的人正在形成共识，认为对于满足某些标准的女性，NSM提供了作为一种治疗性乳房切除术的可能性。在临床评估上，符合NSM标准的理想情况应该是：肿瘤直径≤3 cm，距离乳头中心≥2 cm，临床上腋窝淋巴结阴性或前哨淋巴结阴性，无皮肤受累，非炎性乳腺癌。如果可能的话，术前应该进行乳房的MRI检查来进一步排除乳头受累。另外，也可以从乳头下组织的术前活检中获益(图23.1)。在任何情况下，保留乳头的最终决定必须

表23.1 保留乳头的乳房切除术的文献总结

作者	肿瘤大小	距乳头距离	肿瘤特征	其他
Laronga等(1999)[12]	＜2 cm	外缘	分化良好	淋巴结阴性
Laronga等(1999)[12]		＞2 cm		＜25%导管内成分，冰冻切片阴性
Crowe(2004)[10]		＞1 cm		严重下垂或巨大的乳房除外
Crowe(2004)[10]	＜3.5 cm	非中心	没有炎性癌症或Paget病	无新辅助化疗
Wijayanayagam等(2008)[20]	没有“大”肿瘤	＞2 cm	没有皮肤受累	乳头术前MRI评估肿瘤

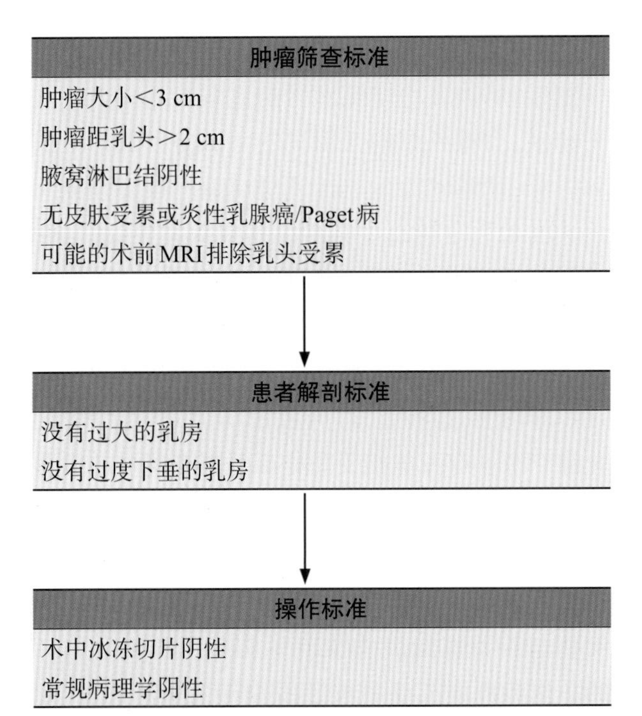

图 23.1　保留乳头的乳房切除术的 Georgetown 大学流程图。

等待冰冻病理和最终的病理报告。同时还要警惕冰冻病理存在假阴性可能，在这种情况下，将推迟移除乳头和(或)乳晕的决定，直到更准确的最终病理结果回报。

假设一个乳腺癌患者符合所有的肿瘤学选择标准，那么问题又回到了患者的选择和手术技术。在这方面，治疗性乳房切除术的答案与预防性乳房切除术相同或类似。显然，在评估患者的肿瘤学指标时，NSM并不是适合所有患者的理想解决方案，因为据报道，隐匿性肿瘤侵犯乳头的风险总体上高达50%。然而，这个50%的数字是指所有的乳腺癌患者，没有排除低风险患者。仔细地分析最近的一些相关研究可以看到，一些基本的术前选择标准可以大大降低乳头隐匿性肿瘤累及的风险。现有数据表明，使用先前描述的标准可使乳头隐匿性肿瘤累及的风险降低到不超过5%～15%。此外，乳头基底部的冰冻切片检查会识别出很多的隐匿性肿瘤。最后，在冰冻切片检查阴性的患者中，隐匿性肿瘤累及的风险较低，冰冻切片的假阴性率约为4%[22]。

一些检查(如增强MRI、改进的钼靶摄影)可以把乳腺癌更早期地诊断出来，疾病分期更准确，允许外科医生筛选合适的患者并更有信心地提供NSM，而不用担心乳头隐匿性肿瘤侵犯。如果在冷冻或最终病理检查中发现隐匿性肿瘤，则应在手术时切除乳头，如果冰冻切片为假阴性，则应择期切除乳头。

尽管选择标准可以用来确定乳头隐匿性肿瘤风险较低的患者，但不应推断其他有意愿的患者不能考虑该术式。这只是意味着她们在乳头内有隐匿性癌的风险较高，导致有可能在乳房切除的同时或术后不久需要切除乳头。

NSM并不意味着只是不适合行保乳术的患者的解决方案，因为很多这类患者也不适合NSM。相反，它是那些想保留乳房所有的体表标志和规避放疗的患者的一种选择。

除了肿瘤问题之外，NSM的选择标准还必须包括乳房的解剖。在大多数情况下，NSM不需要切除皮肤，或切除极少量的皮肤。因此，越大或下垂越严重的乳房，就越可能出现乳头或皮瓣坏死，或两者皆坏死。整形外科医生应该筛选出可能的行NSM的患者，以确保在技术上是可行的。在皮瓣过长时，可先切除乳头-乳晕复合体，然后把它再移植到皮瓣上，最好是背阔肌或腹直肌肌皮瓣[8]。或者分阶段进行，先做乳房固定术或缩乳术，然后再做第二阶段的乳房切除术。然而，这种皮瓣和乳头-乳晕复合体移植组合是非常复杂的工作，最好由经验非常丰富的团队来完成。

关于手术技巧，首先最近的报告建议，最好的切口是外侧、放射状、乳房外侧皱襞(ILF)或乳房下侧襞(IMF)切口，且在任何情况下都不要横贯超过乳晕周长的一半(图23.2)。除了非常小的乳房外，不建议使用IMF切口，因为使用IMF切口存在诸多顾虑，其中包括能否安全进入乳房上部。第二，在我们的医疗机构，在乳房切除术开始时，切取乳头底部的一小片"钮扣"样的组织，然后送到术中冷冻切片或永久切片检查(图23.3)。如果病理结果为阳性，乳头和(或)乳晕就会像标准的保留皮肤的手术方式一样被切除。

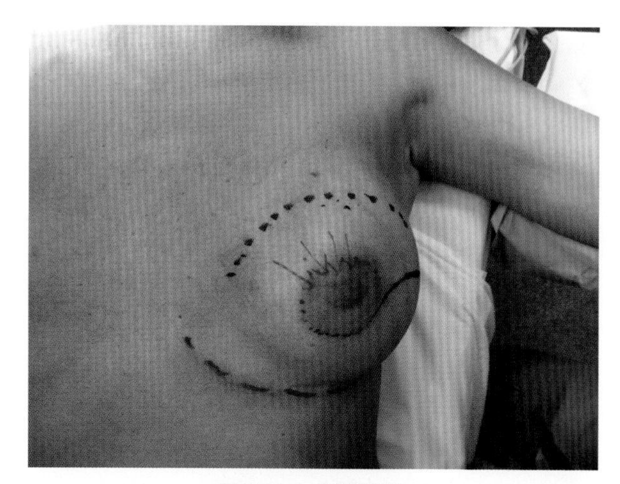

图23.2 术前标记。

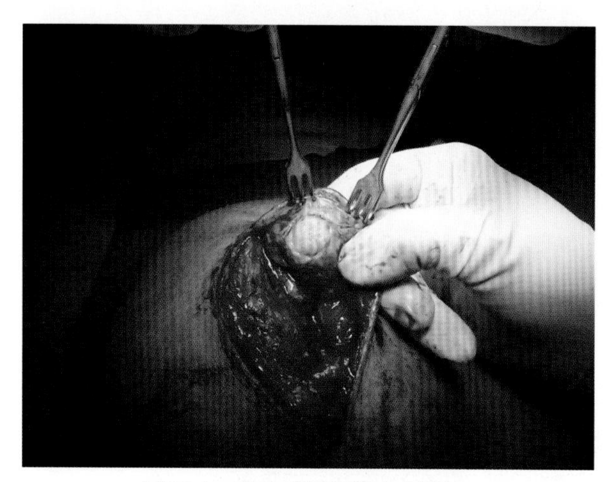

图23.3 乳头后组织的术中活检。

并发症

本手术最常见的潜在并发症是部分或完全乳头缺失、乳头异位、延迟发现的癌累及乳头。鉴于冰冻切片存在可接受的假阴性率，如果永久性病理检查回报乳头的基底部有癌瘤侵犯，就应该切除乳头和(或)整个乳头-乳晕复合体。在迄今为止的系列报道中，乳头坏死的发生率并没有明显高于其他已知的乳房切除和重建的并发症，如血清肿、感染、血肿或脂肪坏死[2,10]。术前精心设计手术切口、术中轻柔操作皮瓣，可以防止这些潜在的严重后遗症。

2008年，Spear等比较了预防性与治疗性乳房切除术的并发症和效果[23]。平均随访31个月，28个接受NSM的乳房中只有1个出现了乳房局部的并发症：单侧乳房切除术后的皮瓣坏死。更有意义的是，当将所有的保留皮肤的乳房切除术一起分析时，乳腺癌的治疗性乳房切除比预防性乳房切除的术后重建有更多的乳房局部并发症，尽管这一差异尚不具有统计学意义。此外，对患者的美容效果进行分级时发现，预防性乳房切除术后重建的美容效果比治疗性乳房切除术后重建的要好。理论上，这些差异可能归因于这样一个事实：乳腺癌患者有可能接受化疗而且越来越多的患者还需要术后的放射治疗。再者，预防性乳房切除术本质上可以认为是自主的有更多的选择性。手术时机可以选择，重建手术方法是完全任选的，手术切口以及保留乳头或乳晕都是可以自由选择的。作为自主选择手术，其优势是在会诊患者、选择合适的患者、设计切口、选择重建方法时提供了尽可能广的范围。这种选择的自由使我们有机会改善结果，降低风险，从而得到更高的满意度[23]。

现在，我们的机构已经进行了超过150例预防性NSM和接近50例治疗性NSM。虽然乳晕后方组织在术中冰冻切片检查时没有阳性报告，但是有2例切缘已接近乳头-乳晕复合体。1例患者接受了延迟单纯乳头切除治疗，随后利用部分对侧乳头进行重建。第2例患者要求完全切除乳头-乳晕复合体。我们的数据正在审阅中并将在此后发表。

结论

多项研究表明适当筛选的患者局部复发风险低，复发很少发生在乳头，而且乳头的局部复发可以通过切除乳头予以解决[9]。

NSM的目标是在不牺牲肿瘤学或手术安全性的同时产生卓越的美容效果。为了使这个概念对患者来说是有价值的，她必须同意为了改善美容效果而进行额外的筛查、评估和检查，并接受可能的肿瘤学风险，尽管我们认为风险很小。

病例如图23.4～23.10所示。

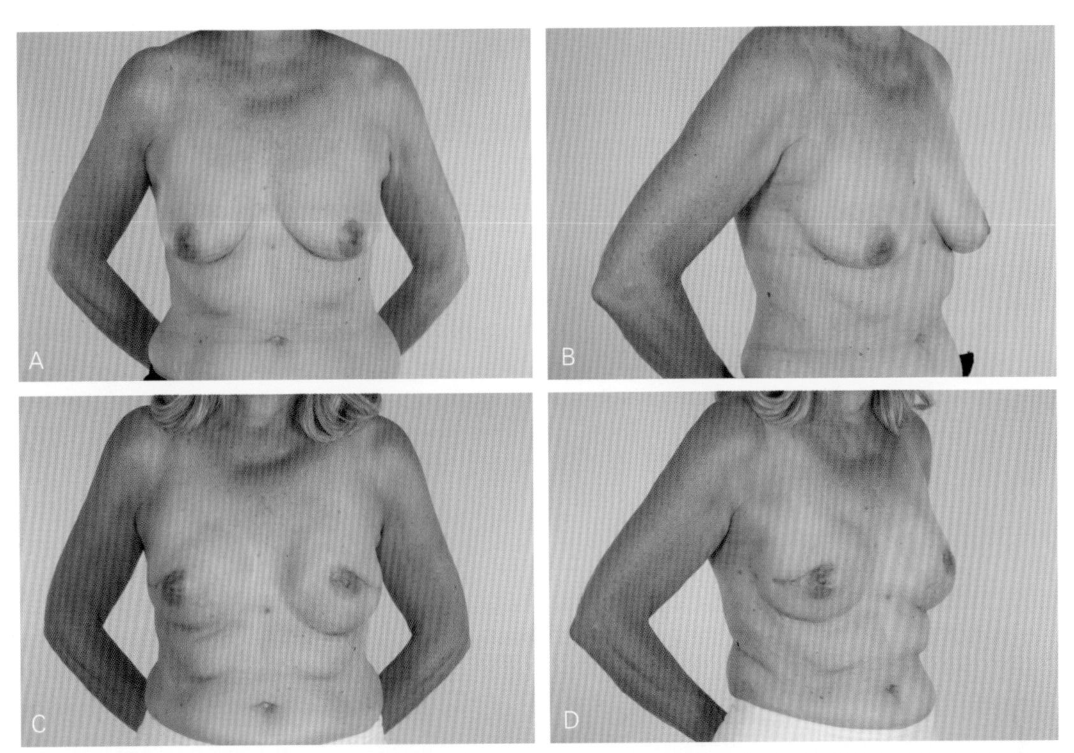

图23.4　患者1：60岁女性，*BRCA1*基因阳性，伴可触及肿块，选择行双侧预防性保留乳头的乳房切除术（最终病理提示恶性肿瘤阴性）。A、B. 术前视图。C、D. 即刻重建术后6个月外观，使用Allergan 133 MV组织扩张器和Strattice，然后置换为Allergan 410 MF假体。

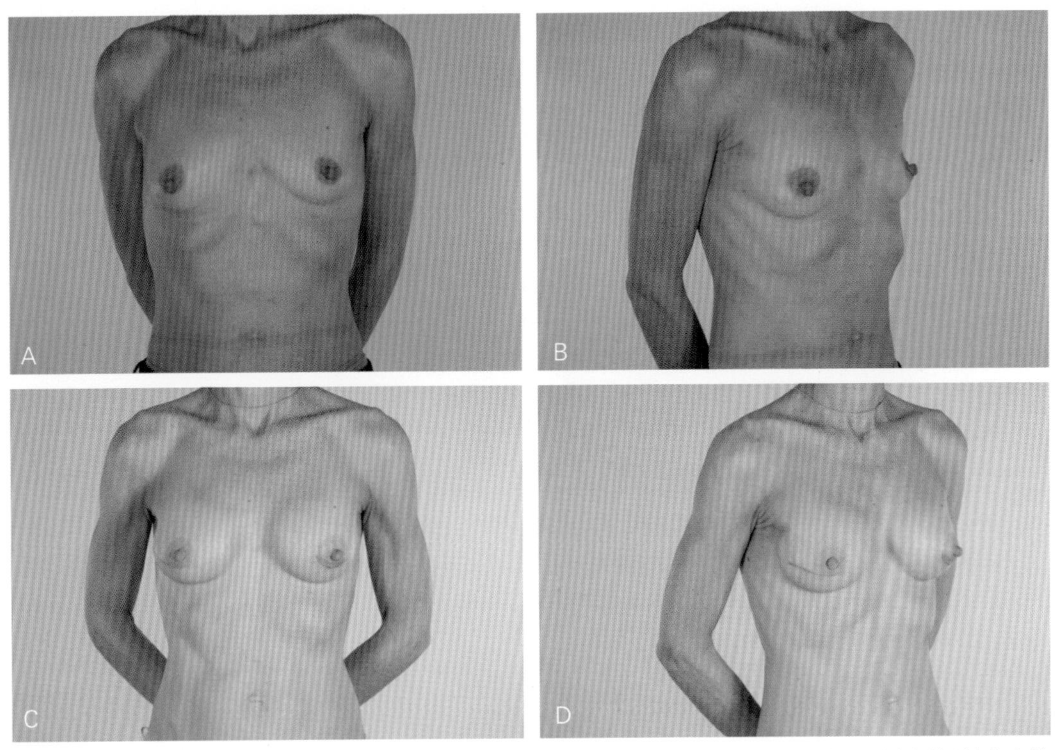

图23.5　患者2：46岁女性，右乳下外象限1.5 cm的小叶癌。A、B. 术前视图。患者接受右侧保留乳头的乳房切除术，用200 mL的Allergan 363 LF生理盐水假体和人工皮肤进行即刻重建。C、D. 二期重建术后12个月外观，患侧采用200 mL的Allergan 410 MF假体，对侧使用215 mL的Allergan 410 MF假体。

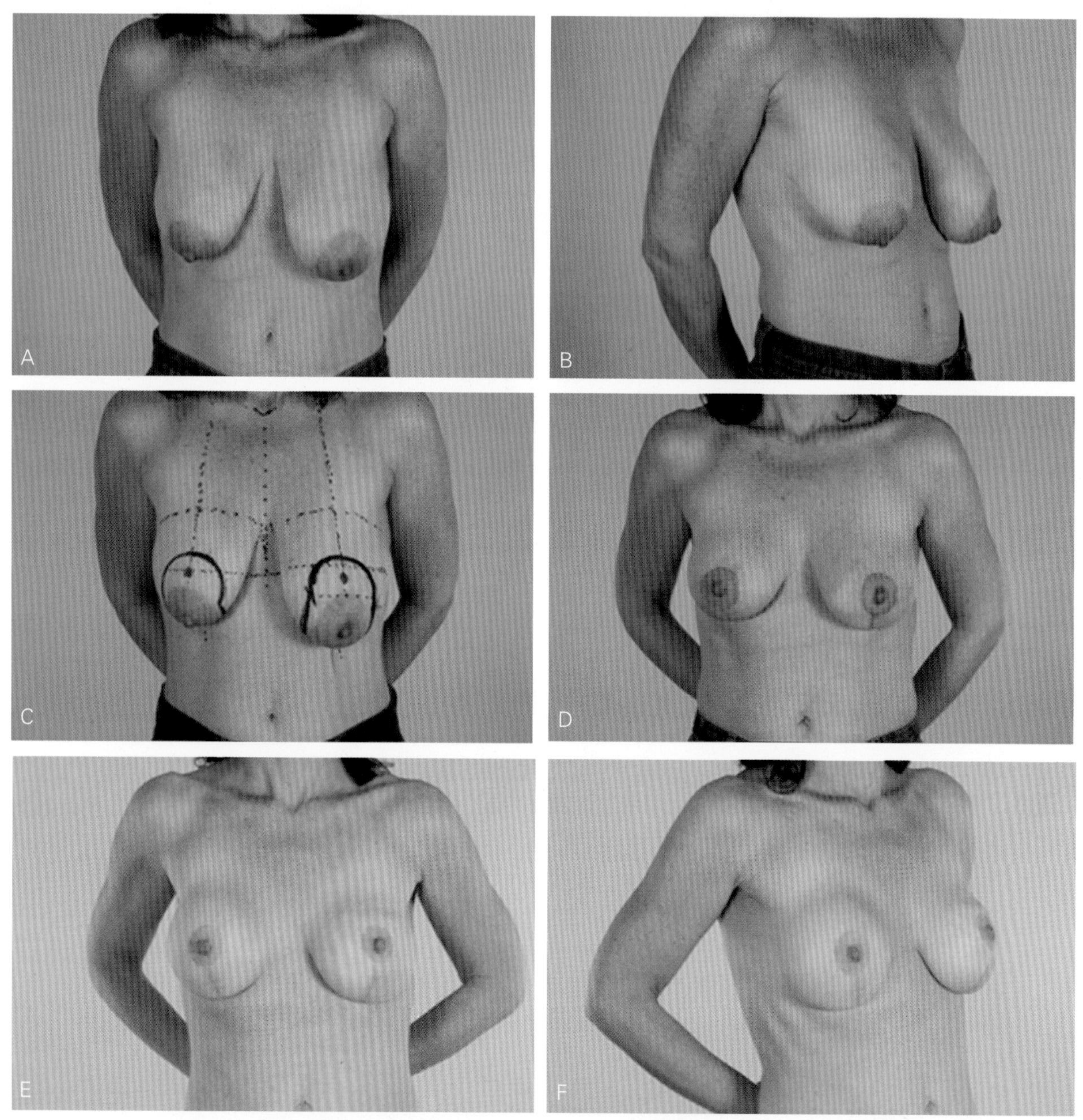

图23.6　患者3:42岁女性，伴明显的乳腺癌家族史，其*BRCA1*基因突变检测呈阳性。她选择双侧预防性保留乳头的乳房切除术。A、B. 术前视图。C. 第一阶段左侧缩乳术和右侧乳房固定术的标记。D. 术后4周。12个月后，患者接受双侧保留乳头的乳房切除术，250 mL的Allergan 133 MV扩张器和人工皮肤进行即刻重建，10个月后最终更换为375 mL的Allergan 20硅胶假体。E、F. 置换硅胶假体后16个月的外观。

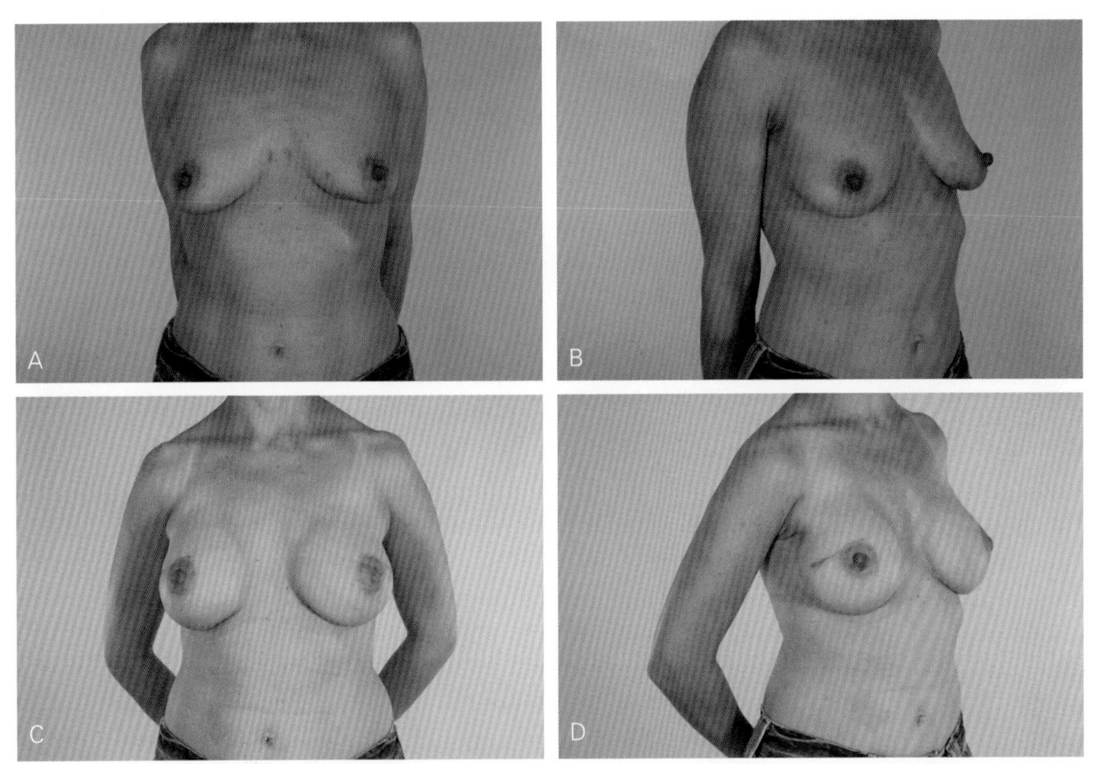

图23.7 患者4：44岁女性，左乳内下象限，1.9 cm导管原位癌伴小叶原位癌。患者选择双侧保留乳头的乳房切除术。A、B. 术前视图。双侧保留乳头的乳房切除术后，用400 mL的Allergan 133 MV扩张器和双侧Strattice即刻重建，她接受了492 mL的Allergan 15硅胶假体置换术。C、D. 最终置换术后7个月的外观。

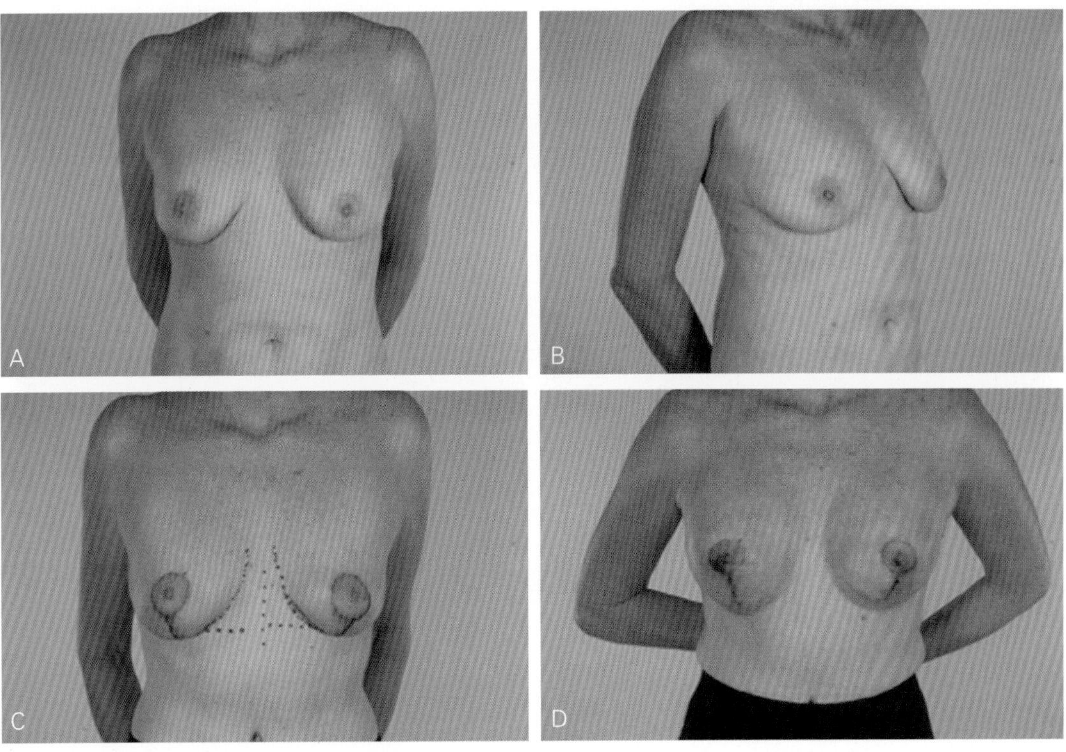

图23.8 患者5：56岁女性，*BRCA1*基因阳性。为准备双侧预防性保留乳头的乳房切除术，第一阶段患者接受了双侧乳房皮肤切除术，以获得更好的乳头位置。A、B. 术前视图。C. 乳房皮肤切除术后2个月行保留乳头的乳房切除术。D. 双侧保留乳头的乳房切除术后两周，用397 mL的Allergan 15硅胶假体和人工皮肤即刻重建。

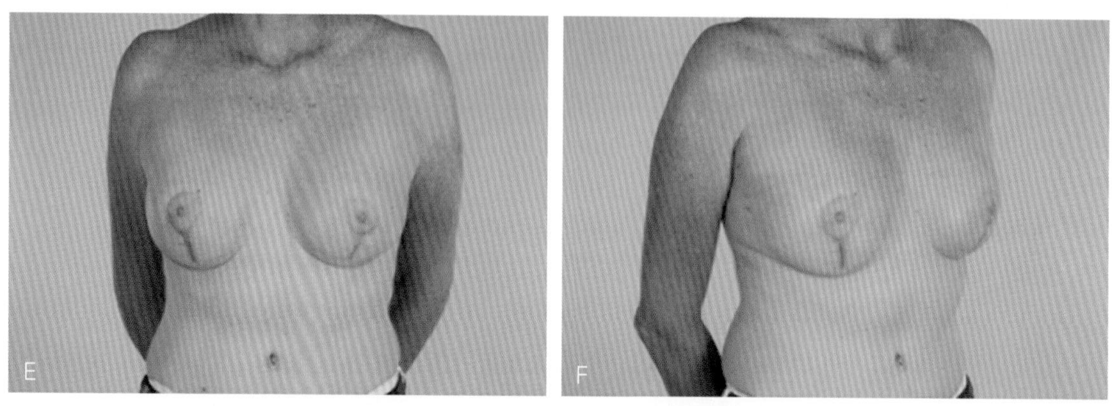

图23.8(续) E、F. 重建后6个月的结果。

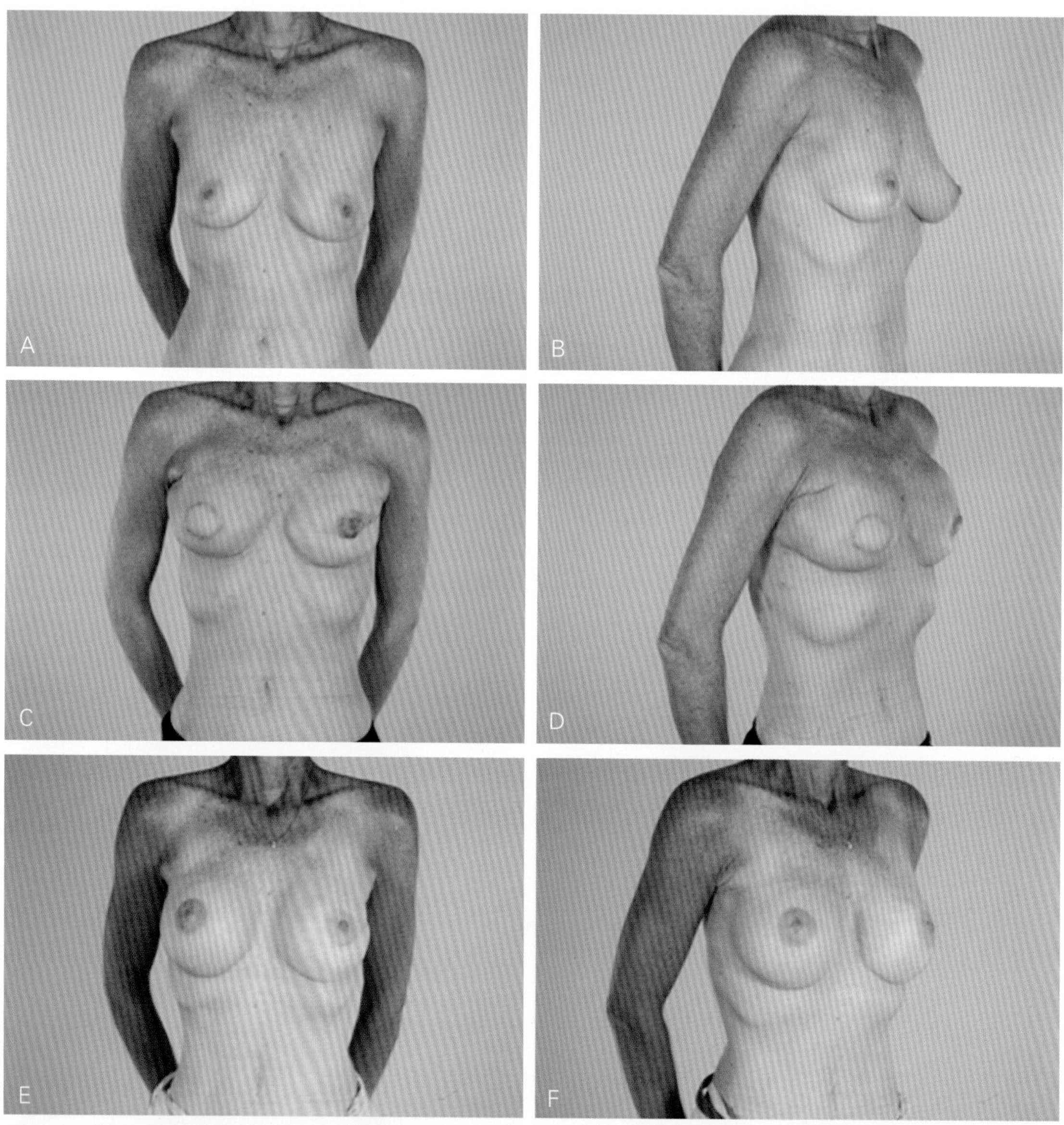

图23.9 患者6;52岁女性,右乳房上外象限0.8 cm浸润性导管癌,之前同侧乳房有肿物切除史。A、B. 术前视图。C、D. 术后2个月外观。右乳保留皮肤的乳房切除,联合用背阔肌瓣和400 mL的Allergan 133 MV组织扩张器即刻重建;左乳保留皮肤的乳房切除术,联合AlloDerm和Allergan 133 MV 400即刻重建。4个月后,患者双侧乳房均置换为永久性假体(397 mL的Allergan 15硅胶假体),联合右乳头重建。E、F. 最终置换术后6个月的外观。

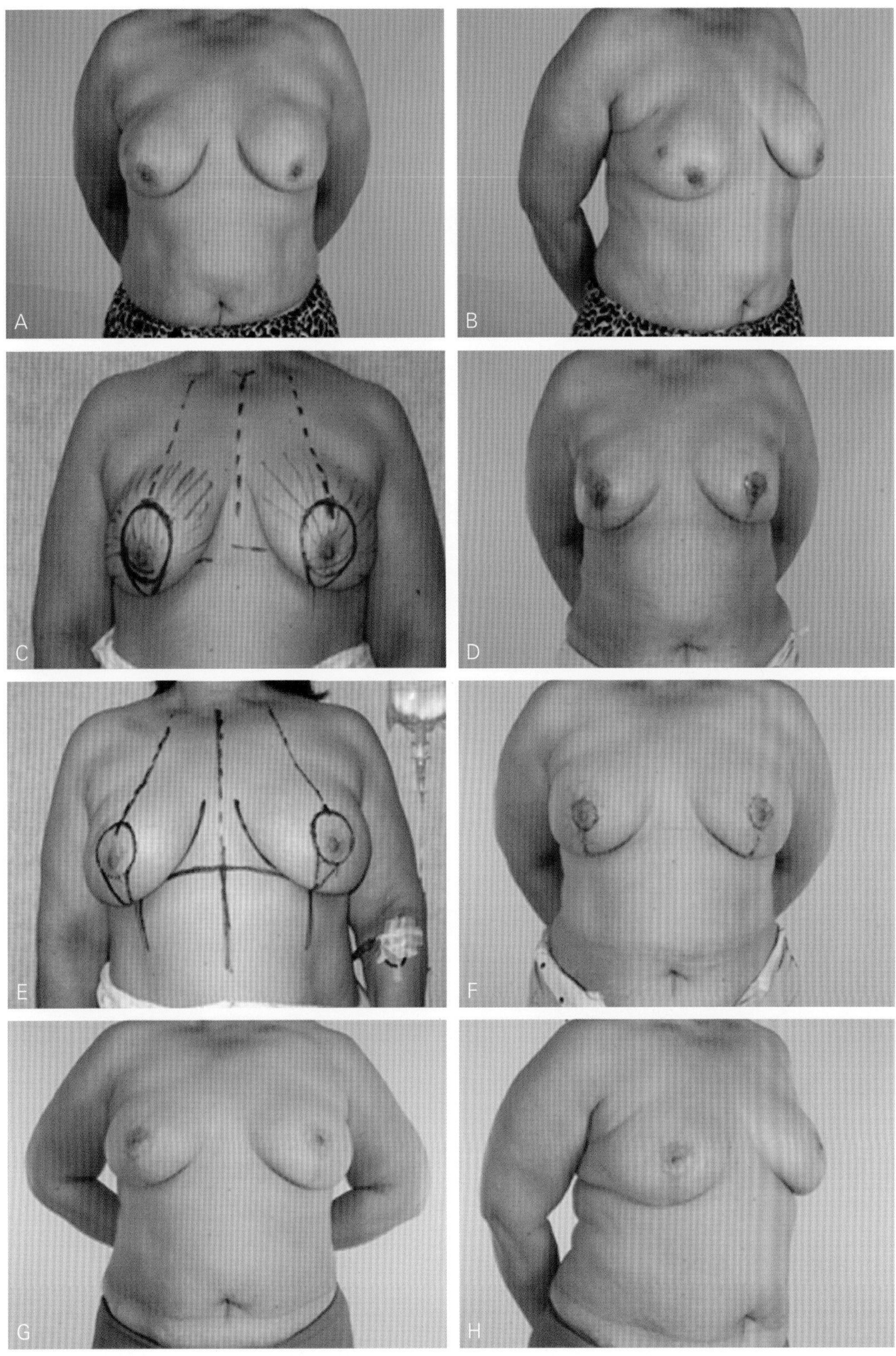

图23.10　患者7：48岁女性，既往双侧隆胸史，右乳腋尾部的1.2 cm的乳腺导管原位癌。患者决定进行双侧保留乳头的乳房切除术，及双侧保留皮肤的乳房固定术。A、B. 术前视图。C. 术前用红线标记乳晕区切口，备保留乳头的乳房切除术。D. 术后2个月外观：双侧保留乳头的乳房切除，同时行单纯乳房皮肤切除术，随后Allergan 133mv 600 mL扩张器和人工皮肤即刻重建。E. 在拟置换永久假体时，发现患者的皮肤仍然过剩，置换Allergan 20 700 mL硅胶假体的同时，再次行乳房皮肤固定术。F. 术后2周外观。G、H. 置换术后10个月外观。

编者评论

本章作者对保留乳头的乳房切除术的适应证和技术作了一个很好的概述，包括预防和治疗性乳房切除术。在许多人的心目中，这可能是为肿瘤整形医生提供的一个最新的技术补充。尽管最初不愿意向我的患者推荐保留乳头的乳房切除术，但是我已经接受了这种技术，并且利用假体和自体组织为许多女性进行了NSM手术。我最初的一些保留意见主要集中在肿瘤的安全性和美容效果上。肿瘤学方面的担忧包括乳房实质组织切除不足。大部分NSM的切口长度有限，可能无法确保充分切除腺体组织。然而，这并不是问题。目前，我们的外科医生通过基于外侧底部的环乳晕90°～180°的切口，可以毫无困难地切除乳房。

美学关注的焦点集中在乳房的轮廓和乳头-乳晕复合体(NAC)的特征上。重要的是认识到要将乳房的皮肤包囊重新包裹在重建的乳房周围，以确保NAC的位置正常。考虑到重建的乳丘很少与切除的乳腺实质相同，NAC几乎不可能保持对称。另一个问题是确保NAC的活力和感觉。根据我的经验，NSM术后大约50%的女性NAC感觉丧失。虽然这看起来很高，但绝大多数患者的满意度仍然很高。约有25%的妇女的NAC会有某种程度的延迟愈合。通常是浅表的，经过局部伤口护理将自然愈合。对于选择合适的患者，NAC的完全坏死是罕见的。

这引导我进入下一个重要的话题，那就是患者的选择。作者们强调了这一点的重要性，我想谈谈自己的想法。要根据肿瘤特点和乳房特点，来选择患者。如果让我推荐NSM，肿瘤距离NAC应该≥3 cm，肿瘤长径＜2.5 cm。对于大乳房和严重下垂的女性，不推荐NSM。这是因为NAC的血液供应是不固定的，大的乳房切除术后其血供可能会严重受损。一般来说，我推荐NSM应用于A或B罩杯乳房的女性。偶尔，C罩杯的乳房也可以考虑。Spear医生有时会建议先行乳房固定术然后再行NSM。我没有尝试过。另一个与患者选择有关的因素是放射治疗。一般情况下，如果患者术前已经接受过放疗或者我们事先知道他们需要术后放疗，我不推荐NSM。我的感觉是这种情况下NAC的活力和外观将受到严重损害。

综上所述，本章回顾了有关NSM的安全性和有效性数据。作者们因这一全面和公正的综述而值得祝贺。

(*M.Y.N.*)

参考文献

[1] Freeman BS. Subcutaneous mastectomy. *Plast Reconstr Surg* 1962;30:676.

[2] Sacchini V. Nipple-sparing mastectomy for breast cancer and risk reduction: oncologic or technical problem? *J Am Coll Surg* 2006;203(5):704-714.

[3] Chen C, Sun L, Anderson B. Paget disease of the breast: changing patterns of incidence, clinical presentation, and treatment in the U.S. *Cancer* 2006;107(7):1448-1458.

[4] Caliskan M, Gatti G, Sosnovskikh I, et al. Paget's disease of the breast: the experience of the European institute of oncology and review of the literature. *Breast Cancer Res Treat* 2008;112:513-521.

[5] Hartmann LC, Sellers TA, Schaid DJ, et al. Efficacy of bilateral prophylactic mastectomy in BRCA1 and BRCA2 gene mutation carriers. *J Natl Cancer Inst* 2001;93:1633-1637.

[6] Hartmann LC, Schaid DJ, Woods JE, et al. Efficacy of bilateral prophylactic mastectomy in women with a family history of breast cancer. *N Engl J Med* 1999;340(2):77-84.

[7] Hartmann LC, Sellers TA, Schaid DJ, et al. Efficacy of bilateral prophylactic mastectomy in BRCA1 and BRCA2 gene mutation carriers. *J Natl Cancer Inst* 2001;93(21):1633-1637.

[8] Spear S, Carter ME, Schwarz K. Prophylactic mastectomy: indications, options, and reconstructive alternatives. *Plast Reconstr Surg* 2005;115(3):891-909.

[9] McDonnell SK, Schaid DJ, Myers JL, et al. Efficacy of contralateral prophylactic mastectomy in women with a personal and family history of breast cancer. *J Clin Oncol* 2001;19(19):3938-3943.

[10] Crowe JP. Nipple-sparing mastectomy. Technique and results of 54 procedures. *Arch Surg* 2004;139(2):148-150.

[11] Rebbeck TR, Friebel T, Lynch HT, et al. Bilateral prophylactic mastectomy reduces breast cancer risk in BRCA1 or BRCA2 mutation carriers: the PROSE Study Group. *J Clin Oncol* 2004;22:1055.

[12] Laronga C, Kemp B, Johnston D, et al. The incidence of occult nipple-areola complex involvement in breast cancer patients receiving a skin-sparing mastectomy. *Ann Surg Oncol* 1999;6(6):609-613.

[13] Jensen A. When can the nipple-areola complex be spared during mastectomy? *Plast Reconstr Surg* 2002;109(2):805-807.

[14] Silverstein MJ, Lagios MD, Groshen S. The influence of margin width on local control of DCIS in the breast. *N Engl J Med* 1999; 340:1455-1461.

[15] Fisher B, Jong-Hyeon J, Anderson S, et al. Twenty-five year follow-up of a randomized trial comparing radical mastectomy, total mastectomy, and total mastectomy followed by irradiation. *N Engl J Med* 2002;347(8):567-575.

[16] Fisher B, Anderson S, Bryant J, et al. Twenty-year follow-up of a randomized trial comparing total mastectomy, lumpectomy, and lumpectomy plus irradiation for the treatment of invasive breast cancer. *N Engl J Med* 2002;347(16):1233-1241.

[17] Fisher B, Anderson S, Redmond C, et al. Reanalysis and results after 12 years of follow up in a randomized clinical trial comparing total mastectomy with lumpectomy with or without irradiation in the treatment of breast cancer. *N Engl J Med* 1995;333(22):1456-1461.

[18] Simmons RM, Brennan M, Christos P, et al. Analysis of nipple/areolar involvement with mastectomy: can the areola be preserved? *Ann Surg Oncol* 2002;92(2):165-168.

[19] Gerber B, Krause A. Skin-sparing mastectomy with conservation on the nipple-areola complex and autologous reconstruction is an oncologically safe procedure. *Ann Surg* 2003;238(1):120-127.

[20] Wijayanayagam A, Kumar AS, Foster RD, et al. Optimizing the total skin-sparing mastectomy. *Arch Surg* 2008;143(1):38-45.

[21] Govindarajulu S, Narreddy S, Shere MH, et al. Preoperative mammotome biopsy of ducts beneath the nipple areola complex. *Eur J Surg Oncol* 2006;32(4):410-412.

[22] Vlajcic Z, Zic R, Stanec S, et al. Nipple-areola complex preservation predictive factors of neoplastic nipple-areola complex invasion. *Ann Plast Surg* 2005;55:240-244.

[23] Spear S, Shwarz K, Venturi M, et al. Prophylactic mastectomy and reconstruction: clinical outcomes and patient satisfaction. *Plast Reconstr Surg* 2008;122(1):1-9.

第24章

G. Patrick Maxwell Pat Whitworth Allen Gabriel

保留乳头的乳房切除术

Nipple-sparing Mastectomy

引言

在过去的一个世纪里，乳房重建已经从一个很少进行的外科冒险发展到一个每天都在发生的事件，它已经成为乳房切除术或肿块切除术后康复过程中的一个重要部分。由技术进步所带来的重建效果，已经使重建乳房由最初看起来像畸形的局部隆起，到接近于正常乳房外观。然而，目前乳房重建还很难做到双乳的完全对称，这也是我们现在努力的目标。相似的情况是，乳腺癌的外科治疗也经历了从激进的乳房切除，到损伤性较小的保乳治疗，又到现在保留乳头－乳晕复合体（NAC）的乳房切除术（NSM）的演变。NSM是一种将保留皮肤的乳房切除术与NAC保留相结合的手术。几项研究正在展开，以证明该术式的有效性和安全性。

有人可能会问，既然我们有先进的乳房重建技术可以达到类似的目的，为什么还要考虑保留乳头？NAC重建，代表着乳房重建的最终完成。因为与患者健侧乳房相比，只有具有乳头状凸起结构，才能使重建乳房具有最大的真实感。基本上所有的乳房切除术后患者，都充满着确诊为乳腺癌所带来的痛苦，以及由身体形象严重受损所产生的不良心理后果[1]。保留NAC可能成为她们康复过程中极其重要的一部分。因为在乳房切除残留的皮肤表面，只要还留有乳头的话，对患者视觉感受而言这还是乳房。作为外科医生，我们要努力实现对最美观乳房形态的追求。如果可能的话，还要加上对NAC的保留。保留乳头的乳房切除术在20世纪80年代曾尝试过，但由于肿瘤学安全性方面的争议，未能获得普及[2]。随着技术的进步，对术前分期以及病灶与NAC的距离有了更精准的评估，为保留NAC这一概念的回归创造了条件。

历史

20世纪60年代，Freeman报道了历史上经典的保留NAC的皮下乳房切除术。他将该术式用于良性乳腺病变，但未用于乳腺癌，也没有把它作为一种降低乳腺癌患病风险的手术[3,4]。近年来，用于预防或治疗乳腺癌的NSM系列报道突然增多，这表明人们对这项技术重新产生了兴趣。在最近发表文献中，共有1 868例的乳腺癌患者接受了NSM[5-27]，NAC内的局部复发仅为3例[10,11,13,16]，提示保留NAC后局部复发率仅为0.16%。但值得注意的是，这些研究大多数随访时间都很短，因此现在还不能得出明确的结论。

乳头-乳晕复合体解剖

在乳腺癌治疗和降低患病风险方面，NSM的应用日益增加，但目前还没有保留乳头的乳房切除术与标准乳房切除术相比较的随机试验数据。因此，要处理该术式所面临的争议，就必须熟练掌握NAC显微解剖的详尽信息。有证据表明，乳腺导管癌和乳腺小叶癌发生在终末导管/小叶单位（TDLU）[28]。Stolier等检查了32个乳头并得出结论，所有TDLU都位于乳头的基底部，没有一个靠近乳头尖端[28]。其他研究也表明，大多数乳腺肿瘤起源于TDLU[29-31]。当讨论用于降低风险的手术（包括*BRCA1/2*基因突变的女性患者）——保留乳头的乳房切除术时，此信息是有用的。

在Rusby等的研究之前，人们对乳头中导管的数量、空间位置、大小及它们与表面开口的关系都知之甚少，并且文献报道也不尽一致。Rusby等对129例乳房切除术的乳头标本进行连续切片，发现许多导管在乳头表面上共享几个共同的开口，这就是观察到的导管数量和孔口数量不一致的原因。无论是导管直径还是位置，都不能预测管道系统是否会终止于乳头或更深地进入乳房[32]。也有人担心剜除导管芯后的乳头尖的活力。Rusby等探索了导管和乳头内血管系统之间的精细解剖关系，认为可以切除导管。因为虽然切除了导管，但保留的乳头组织边缘内含有大量的微血管[33]。最后，同一研究小组还发布了最重要的建议，强调实施这些保留乳头的步骤前，外科医生必须充分理解上述信息并获得详尽的技术支持。作者基于术前信息建立了一个预测模型，包括肿瘤的大小和距乳头的距离，以更好地选择真正适合保留乳头的乳房切除术的候选病例[34]。

Rusby的一系列离体研究有利于改进保留乳头的乳房切除术的手术技术和病理技术[35]。一旦乳腺导管束被剜除，在乳头下方再进行导管切缘的病理判断就会变得困难。在他们的系列研究中，为了成功判断乳晕后切缘，需要在显露乳管束后，用无创伤镊抓住乳管束，并在镊子下方和上方予以切断，以形成一个完整的乳管横截切缘面。技术的不断改进，使乳头内的导管组织切除更加完整[35]。这些关于NAC显微解剖的详细信息对于理解保留NAC时所面临的问题至关重要。

降低风险的乳房切除术

乳腺癌高危女性的管理，对医务人员及高危女性而言都是一个进退维谷的问题。目前的选择包括监测、预防性手术[乳房切除术和(或)卵巢切除术]和(或)化学预防[36]。这些患者可分为3组：①*BRAC1*/*BRCA2*基因阳性；②有因乳癌行单侧乳房切除的个人史，或有乳腺癌家族史；③严重纤维囊性疾病并有很强的乳腺癌家族史。Hartmann等研究表明，根据乳腺癌家族史被确定为高风险的女性，和已知的*BRCA1*/*BRCA2*突变携带者，通过预防性乳房切除，两者后续乳腺癌的发病率可以显著降低[37]。McDonnell等评估了1960—1993年间745名有乳腺癌个人史和家族史的女性行对侧预防性乳房切除的疗效。在745名女性中，388名绝经前(<50岁)，357名绝经后。作者认为，对于有乳腺癌个人史和家族史的女性，对侧乳房预防性切除术似乎能显著降低对侧乳腺癌发病率[38]。

Hartmann开展了一项中高危女性预防性皮下乳房切除术的大型研究，发现NAC内发生原发侵袭性肿瘤的风险非常低[39]。他比较皮下乳腺切除术和NSM，发现两组乳腺癌的发生率无显著性差异。在预防性乳房切除术的背景下，在排除恶性肿瘤并与患者讨论所有降低风险的策略后，实际上在所有病例中都可以考虑行NSM。NSM的术前评估应包括完整的影像学检查，首要是乳腺MRI。

治疗性的乳房切除术

保留乳头的乳房切除术已经开展了很多年，对于整形外科医生和肿瘤科医生来说，如何筛选患者并选出最合适的患者来进行手术是至关重要的。所有乳腺癌患者，最重要的目标是治疗肿瘤，以及进行肿瘤学上最安全的手术和重建。如果一个患者不适合进行保乳治疗(BCT)，那么这个患者也可能不是NSM的最佳候选者。保留乳头的乳房切除术并不是要取代BCT。然而，对于那些可能不希望接受放射治疗或可能只有少量乳房组织的患者来说，NSM也是一种选择。因为对于小乳房患者来说，仅行肿块切除术，就可能切除超过50%的乳腺组织。

NSM患者的筛选和任何其他重建患者的筛选一样重要，患者应该是适合的候选者。切口的选择，无论是横行切口还是纵向切口，乳房下皱襞切口、以前的活检部位切口，还是减体积方式切口，都不应影响肿瘤学上的切除效果(图24.1)。所有切口都应作为选项，以便从中选择出最好的切口，实现最大限度上的安全切除并尽量兼顾美观。

可以根据不断积累的经验，来提出并逐渐完善NSM的选择标准。NSM的适应证需要考虑临床分期和肿瘤生物学之间的平衡，可对满足以下最低标准的乳腺癌患者[27,34]，提出选择建议：

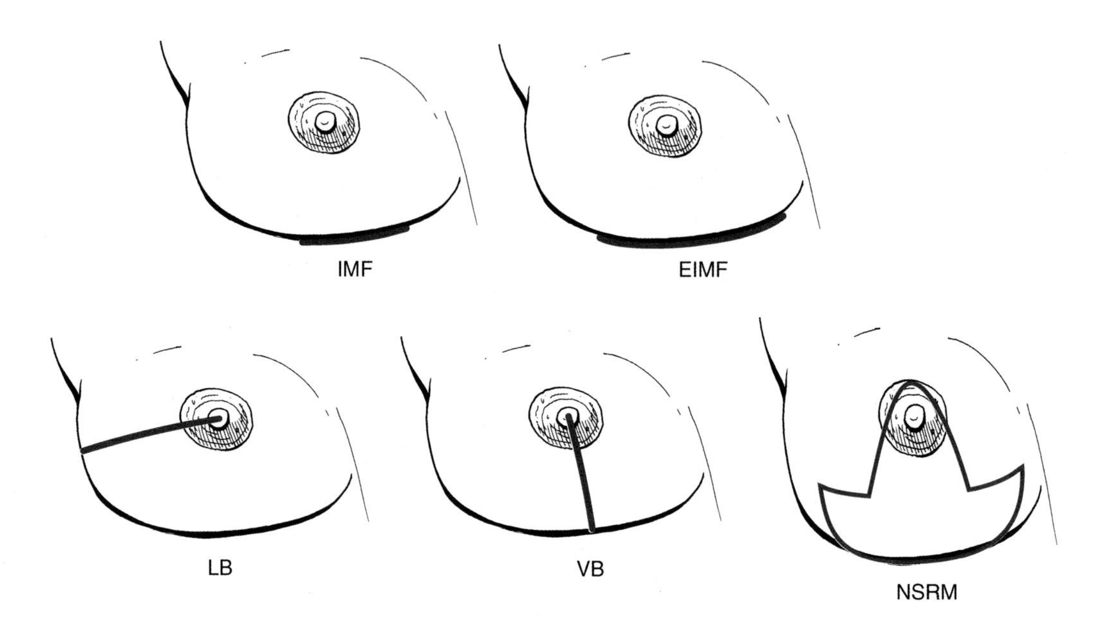

图24.1 切口选择。EIMF，乳房下皱襞延长线；IMF，乳房下皱襞；LB，侧乳；NSRM，保留乳头的乳房切除术；VB，垂直乳房。

- 没有临床NAC的受累(包括乳头溢液)。
- 肿瘤≤3 cm(腋窝淋巴结状态待定)。
- 肿瘤距乳头至少2 cm以上。

还应使用附加标准来评估NSM的候选资格，如有任何的皮肤受累、炎性乳腺癌或多中心病灶，则不应接受此手术。我们的目标是延长患者的生存时间并提高生活质量。因此更好的肿瘤管理，已成为首要的治疗措施。有人也许会提出异议，认为这些标准可能比其他发布的标准稍微保守了一些。虽然阳性的腋窝状态与乳头受累的风险并不一致，但对于广泛的腋窝淋巴结转移的患者，不宜提倡这种手术。此外，那些适合保乳却倾向于乳房切除术的患者，大多数可考虑经评估后施行NSM[27]。

为了获得合适的NSM候选者，有必要回顾淋巴结受累的危险因素。腋窝淋巴结接受来自乳房所有象限的85%的淋巴引流；其余淋巴液的引流到内乳(IM)链。腋窝淋巴结受累的可能性与肿瘤的大小和位置、组织学分级以及是否有淋巴管浸润有关[40,41]。

肿瘤大小和边缘

腋窝淋巴结受累的可能性，随着原发肿瘤的体积增大而增加[42-44]。在2 282例浸润性乳腺癌或导管原位癌的患者中，腋窝淋巴结受累的发生率如下[42]：

- Tis, 0.8%。
- T1a, 5%。
- T1b, 16%。
- T1c, 28%。
- T2, 47%。
- T3, 68%。
- T4, 86%。

组织学特征

低级别(1级)肿瘤的腋窝淋巴结转移率，明显低于2级或3级肿瘤[45,46]。例如，来自SEER数据库的数据显示，大小相似的1级和3级肿瘤，其淋巴结转移率分别为3.4%和21%[45,46]。腋窝淋巴结转移风险＜5%的肿瘤，包括微浸润的单灶肿瘤[47,48]、无淋巴管浸润的5 mm的1级肿瘤及1 cm的纯管状癌[49,50]。

肿瘤的位置

与乳房内侧的肿瘤相比，乳房外侧的肿瘤更容易发生腋窝淋巴结转移[51]。这种差异最有可能的解释，是一些乳房内侧肿瘤优先引流到内乳淋巴结[51]。

目前的证据表明，局部复发与保留NAC无关，而是肿瘤生物学的表现，因此，选择治疗方案时应该考虑到肿瘤的特性[26]。对于具有上述不良特征和广泛淋巴结受累的病例，以及三阴性患者（ER/PR阴性和Her-2阴性），不应提倡实施NSM。另一方面，前哨淋巴结免疫组化（IHC）阳性的患者，却有可能是NSM的候选者。这部分患者的腋窝不需要额外处理，而是应根据个人/家族史以及可用的肿瘤数据库，来进行个体化的治疗。

评估

评估整个患者并了解癌症治疗的长期计划，以及了解要求行预防性乳房切除术的原因是至关重要的。如果患者希望行乳房二期重建，则应讨论对健侧乳房的规划以及预防性手术的候选情况。对所有患者评估包括以下因素：

- 肿瘤分期、状态、治疗计划或既往辅助治疗。
- 肿瘤大小、组织学分级和位置。
- 乳房大小和下垂程度。
- 功能状态（活动度、体重、体重指数）。
- 病史，特别是糖尿病、血管疾病、吸烟及其他合并症。
- 剩余组织的数量和质量（松弛度、厚度以及胸大肌和前锯肌的状况）。
- 身体和乳房形态（乳房生物尺寸分析）。
- 乳房的大小和患者对乳房大小/计划的需求。
  - 采用自体组织或扩张器重建的预防性乳房切除术。
  - 乳房缩乳术。
  - 乳房固定术（乳房提升）。
  - 隆胸（丰胸）。
  - 乳房固定术联合隆胸。
- 可用的皮瓣供区（评估瘢痕，如相邻腋窝淋巴结清扫）。
- 康复所需时间和生活注意事项。

在重建会诊过程中，我们需要讨论健侧乳房的所有选择。这些选择包括保持健侧乳房原样，通过自体乳房成形[缩乳术、乳房固定和（或）隆乳术]或植入物重建与重建侧相匹配，最后才选择行预防性乳房切除。令人惊讶的是，与5年前相比，越来越多的患者现在要求行预防性乳房切除术。预防性乳房切除术最常见的适应证，包括具有已知乳腺癌遗传易感性的女性和那些患有单侧乳腺癌的女性需要健侧行预防性乳房切除[52–56]。肿瘤外科学会起草了一份立场声明，阐述了考虑预防性乳房切除的适应证[52–56]。在目前保乳手术时代，一些患者和外科医生难以接受预防性乳房切除术，因为它是对那些没有癌症的患者，采用一种比早期乳腺癌患者常规治疗（肿块切除和放射治疗）更为激进的手段。然而，对于那些乳腺实质内容易发生多癌灶的体质，不允许像现在乳腺特定节段中的孤立浸润性癌那样去保留乳腺组织。

尽管有上述提到的因素，但选择的底线其实还是患者自己的意愿。在不影响肿瘤全程管理的情况下，使其在可用选项中选择出她最满意的术式。

当选择做切口时，乳房大小和下垂度是最重要的两个因素。不管乳房下垂原因是什么，外科医生可以根据下垂的程度进行分类。重要的是要在这个时候，向患者解释清楚在乳房的最终外观方面，她们能达成什么目标。Regnault（雷格诺）分类系统，可用于对下垂外向程度进行分级[57,58]。术前乳房下垂度的测量，可用于指导所需的操作，以完成校正和实现对称化（图24.2）。

对于中小型非下垂乳房的患者，可以安全地选择乳房下皱襞（IMF）切口（图24.3和表24.1）。另一个极端是乳房较大和明显下垂的患者，可以对其进行保留乳头的缩乳切除术（NSRM），来切除所有的乳腺组织。这里有两个因素需要考虑，首先，对于较大的乳房，IMF切口可能不能够完全切除，因此应计划备用切口。其次，对于乳房下垂明确且有缩乳愿望的患者，则必须切除部分皮肤

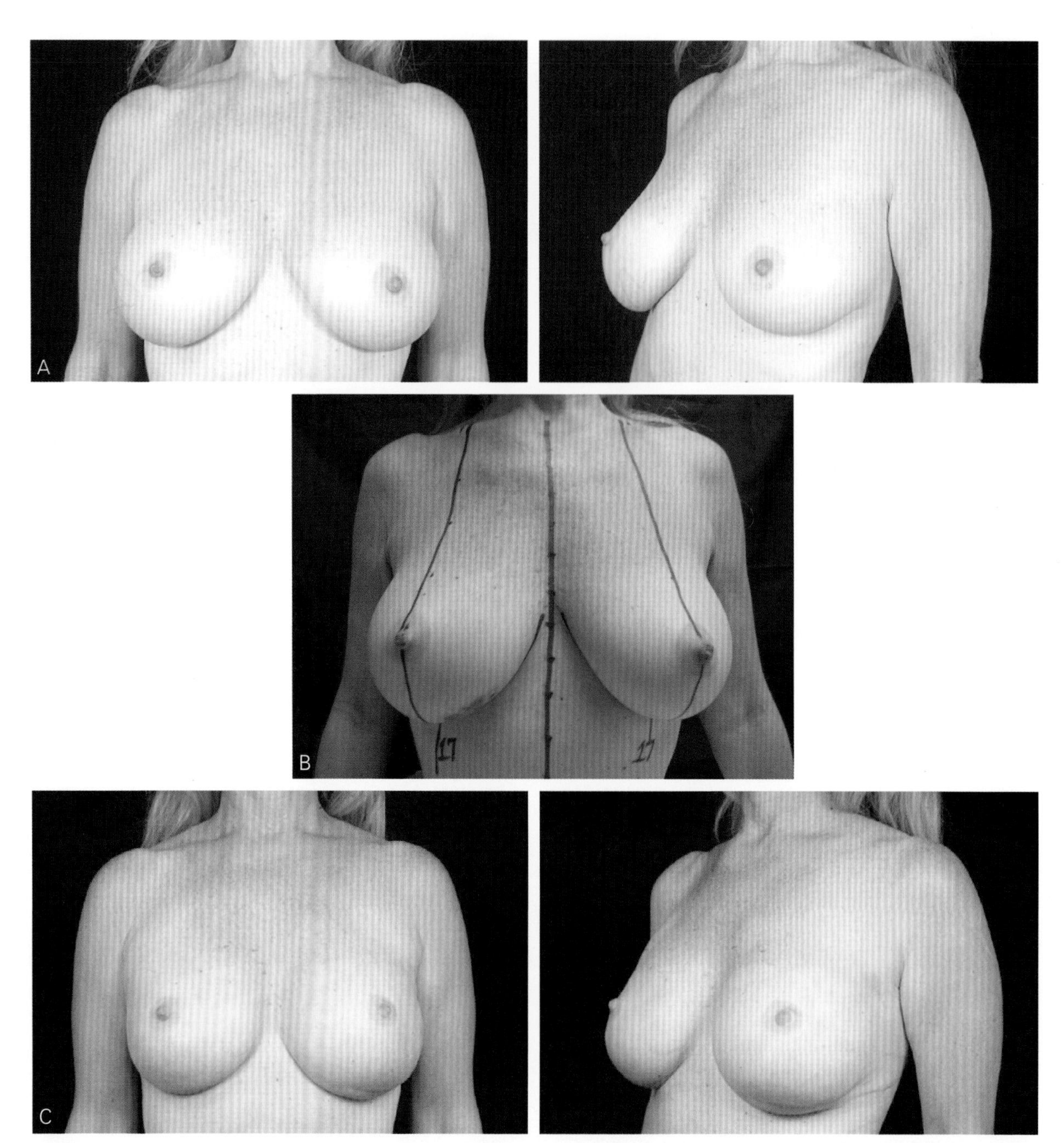

图24.2　A. 一例43岁女性，左乳Ⅰ期导管癌的术前外观。B. 乳房内侧延长切口入路的术前标记。C. 保留乳头的乳房切除术后18个月，前哨淋巴结活检和二期乳房重建（使用形态稳定、高黏性凝胶植入物、脱细胞真皮基质和脂肪注射）。

以减少乳房皮肤包囊。这可以仅在乳房垂直部分中完成，也可以结合尺寸可变的乳房水平部分使用（表24.1）。我们更喜欢使用乳房垂直和水平部分的组合来减少皮肤包囊，因为它比仅用垂直部分更具可预测性。行NSRM时，NAC被切除并移植在乳房切除残留皮瓣上。如果同时施行自体重建，则可以将其移植在新的组织上。乳房切除皮瓣的精确解剖和血供保留，对移植物完全替代残留皮瓣建立新血供至关重要。如果对乳房切除皮瓣血供有顾虑，可以将NAC移植在另一部位，直到能确认乳房切除残留皮瓣血供分布。其他切口的选择，还是基于乳房大小和下垂程度，如表24.1和图24.4所示。

表24.1 外科技术

	非完全性	假性下垂	1级下垂	2级下垂	3级下垂
小乳房	IMF	IMF, EIMF	IMF, EIMF, LB	EIMF, LB, NSRM	NSRM
中等丰胸	IMF	IMF, EIMF	IMF, EIMF, LB, NSRM	EIMF, LB, NSRM	NSRM
丰胸	IMF, EIMF, LB, VB	IMF, EIMF, LV, VB	EIMF, LB, VB, NSRM	NSRM	NSRM

注:EIMF,扩大乳房下皱褶;IMF,乳房下皱褶;LB,侧乳;NSRM,保留乳头的乳房切除术;VB,垂直乳房。

讨论

虽然全乳切除加或不加一期重建,已被确立为降低乳癌风险的标准治疗方法,其局部复发率也可接受,但NSM现已发展成为一种能提高女性整体生活质量的替代技术。毫无疑问,降低乳癌风险的全乳切除术提供了最低的局部复发率[59]。然而,令人惊讶的是,大量的患者对传统乳房全切后重建乳头的效果并不满意,而NSM却可以提供一个更美观、自然呈现的乳头。根据目前报道的结果,施行NSM不仅仅可以降低患癌风险,而且应将其考虑作为乳腺癌患者的一种治疗选择。

保乳治疗(BCT)的出现改变了乳腺癌患者的治疗理念,使乳腺癌女性患者能够保留她们的形体外观。BCT自出现后逐步取代了乳房全切术,成为乳腺癌最常见的标准治疗方法。然而,BCT仍然有局部复发的风险,长期随访提示其局部复发率从8.8%～20%不等[59]。对于不适合保乳治疗

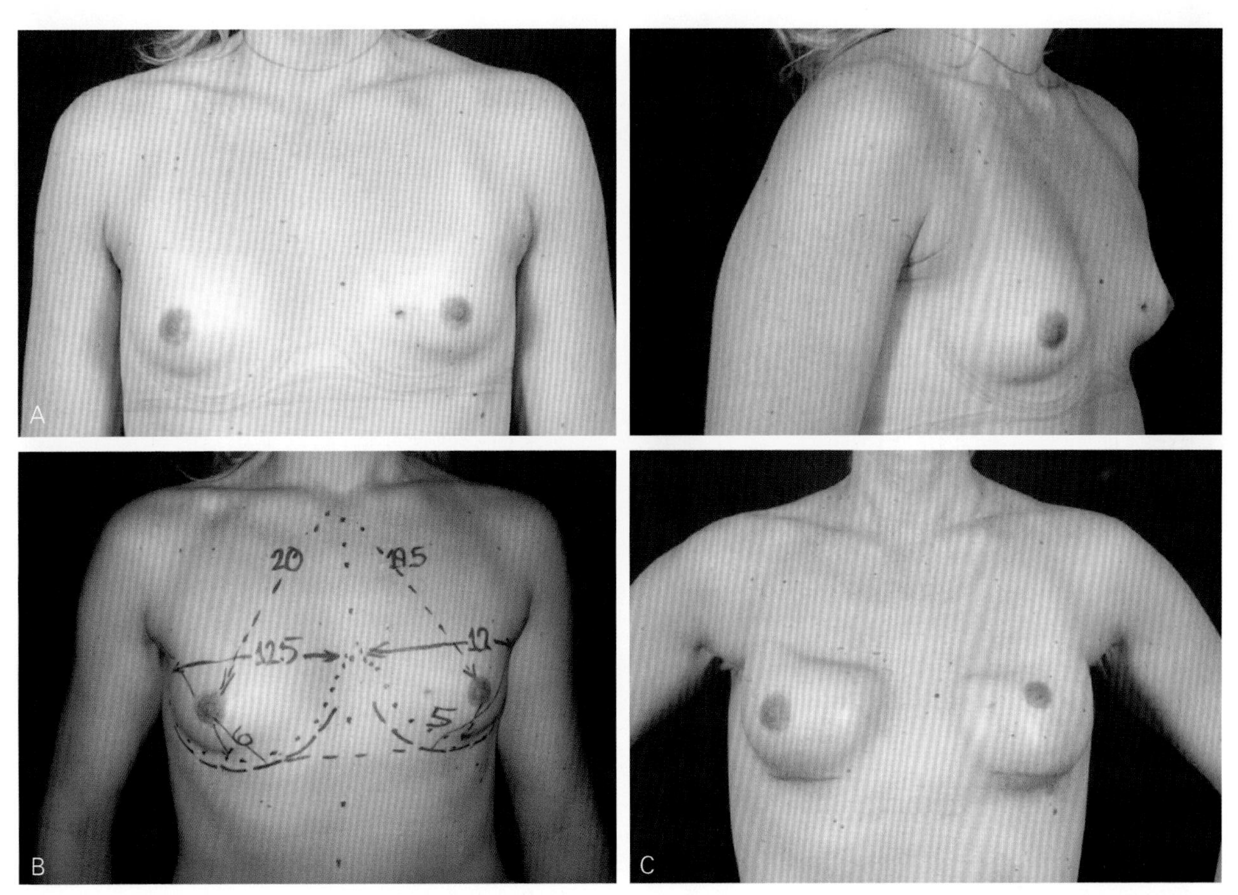

图24.3 A. 31岁女性,左乳导管原位癌的术前观察。B. 乳腺下切口入路的术前标记。C. 双侧保留乳头的乳房切除+前哨淋巴结活检+133LV扩张器置入术,术后8周外观。

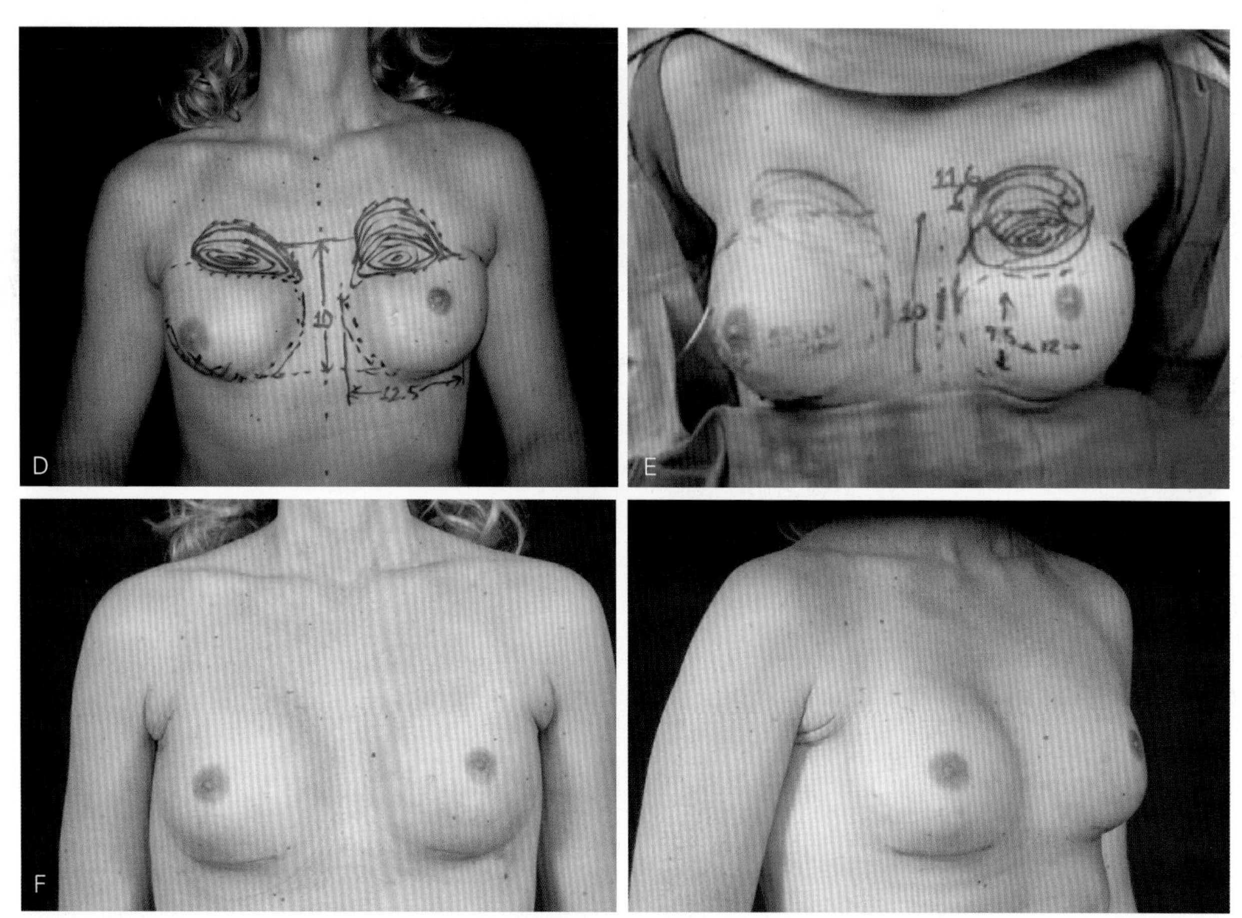

图24.3(续) D. 二期重建的术前标记。E. 右乳假体植入术中外观。F. 保留乳头乳房切除术+前哨淋巴结活检+二期乳房重建术,使用形态稳定、高黏性凝胶解剖植入物、脱细胞真皮基质和脂肪注射,术后14个月外观。

的患者,NSM是一种很好的替代方案。NSM并不是为了取代BCT,而是作为患者知情的一种选择,特别是在她们选择乳房全切而不是BCT,或者因为BCT的预后不良(如小乳房、闭合性肿块切除切缘阳性)而需要进行乳房全切时[68]。随着有关BCT长期复发风险新数据的不断积累,这就提出了质问:在年轻女性中,尤其是在那些高危女性中,是否应该更强烈地推荐全乳切除手术?此外,鉴于我们不断提高整形技能,NSM这种保留包含NAC在内以及乳房包囊的手术方式,可能成为这部分患者群体的一种可行替代方案[69]。

与任何外科手术一样,充分的筛查是NSM成功的关键,这将减少以后的并发症和局部复发率。与隐匿性乳头受累相关的因素有:肿瘤的大小和位置(乳晕下或周围多病灶)、肿瘤与乳头间的距离、腋窝淋巴结阳性以及是否有淋巴脉管侵犯[2,60-67]。然而不同的研究其结论却不尽一致。样本上的差异和试验设计的不同,阻碍了它们之间的对比。此外,在术前评估NSM候选者时,这些信息也不总是能得到的。

术前影像学评估(包括采用MRI评估,或超声引导下麦默通活检乳管及乳头后组织)在筛查中起着重要作用。在我们的医疗机构中,所有患者都接受MRI评估乳房和腋窝。这提供了NSM候选者所需的几个方面的信息,包括肿瘤大小、与NAC的距离以及乳房和腋窝是否存在其他可疑肿块。当然,是否保留乳头的最终决定,将在术中根据冰冻切片的结果和最终的石蜡病理做出。有时,冰冻切片提示良性,而石蜡病理提示阳性。我们通常等待3～4周,在患者恢复和组织愈合后,再去手术室完全切除乳头。

最近的文献支持我们的经验,下面的标准,被

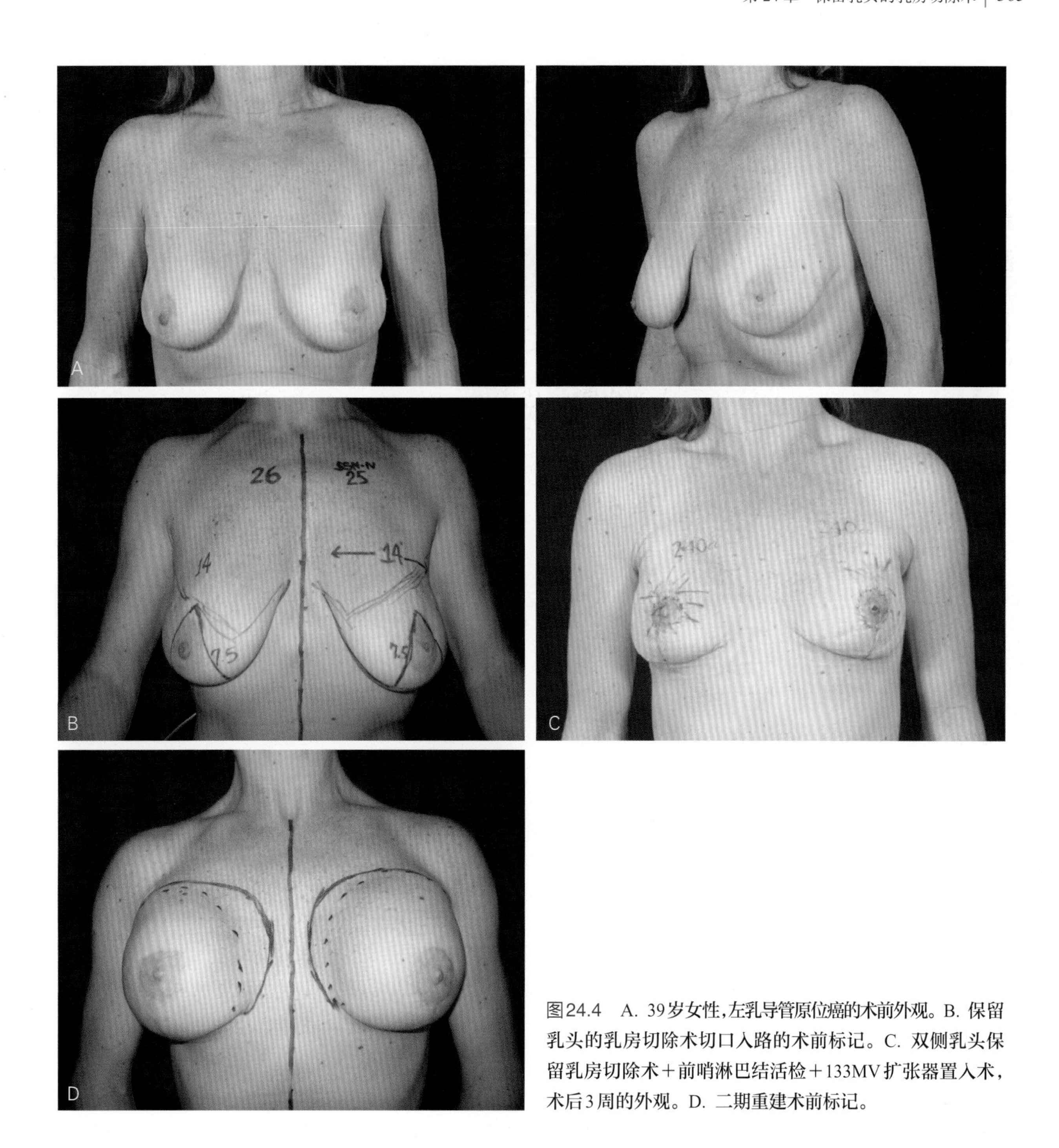

图24.4　A. 39岁女性，左乳导管原位癌的术前外观。B. 保留乳头的乳房切除术切口入路的术前标记。C. 双侧乳头保留乳房切除术＋前哨淋巴结活检＋133MV扩张器置入术，术后3周的外观。D. 二期重建术前标记。

用来评判NSM的候选资格。建议肿瘤≤3 cm，距离乳头中心≥2 cm。患者临床上腋窝淋巴结阴性和前哨淋巴结阴性，也很重要。此外，任何皮肤受累、炎性乳腺癌或多中心病灶的患者都不应接受NSM。我们的目标，是延长患者的生存时间并提高生活质量。因此，肿瘤治疗优先一直应该是首要的治疗策略。

如前所述，NSM术后容易发生乳头坏死，为减少并发症，一定要了解乳房的血供。超过60%的血供来自胸廓内穿支，如果过度切除并切断与胸骨侧缘交叉汇合点，将损害这至关重要的血液供应。因此应避免所有的内下方和内上方切口。有一些关键要点，可以用来最大限度避免乳头坏死。避免乳晕周围切口，特别是从6～12点的位置。减少在胸骨缘内侧和背阔肌缘内侧的解剖操作，从而最大限度地保留乳房切除残留皮瓣的血

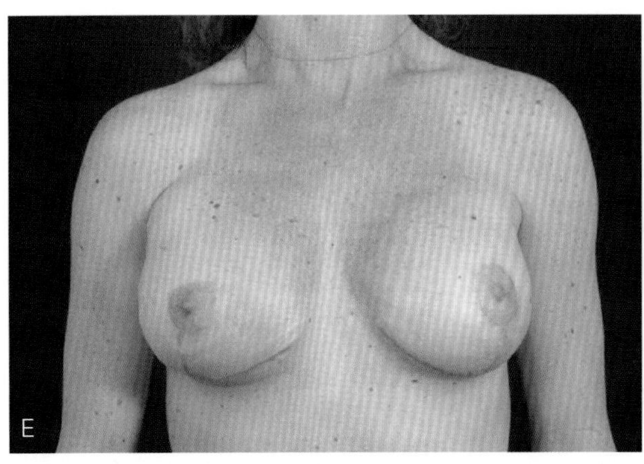

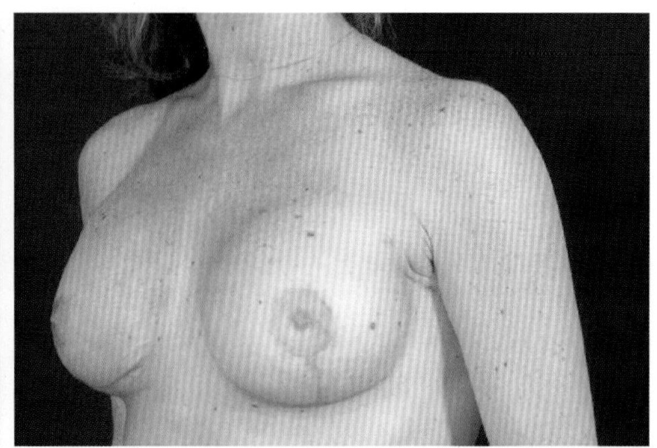

图24.4(续) E. 保留乳头的乳房切除术+前哨淋巴结活检+二期乳房重建术，采用形态稳定、高黏性凝胶解剖植入物、脱细胞真皮基质和脂肪注射，术后18个月的外观。

液供应。用整形剪刀或手术刀片在乳头-乳晕周围仔细解剖，最大限度地保证血液供应。

结论

作为特定患者群体可选的一种乳房切除手术方式，保留乳头的乳房切除术正不断发展。本章所述的指导方针，并不是为了取代良好的临床判断来作为选择标准。所有这些都应该被考虑到：尽责的术前患者选择，多学科合作和NAC内芯的病理分析，以及注意到患者NSM切口位置的个性化选择。我们关注的始终是安全问题，我们的经验在不断地增长，但患者的教育、知情同意和随访却仍然很重要。

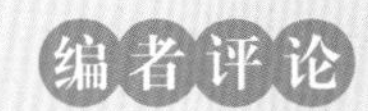

作者与我们分享了文献回顾，以及他们施行NSM降低乳腺癌风险和适应证选择方面的经验。这些理念代表了对乳腺癌患者或高危女性所能提供的现代医疗治疗突破。虽然在10年前，NSM未能获得广泛的接受，但随着更多权威机构和临床医生在肿瘤学安全性和手术效果方面积累了确凿证据后，NSM又重新获得了关注和重视，从而大大改善了乳房术后的美观效果。

手术效果可能前所未有地好，但我们面临的挑战是，如何选择合适的患者、正确的手术策略，以及开发能够显著降低短期并发症和肿瘤远期复发风险的手术技术。这其中的关键是了解乳头和乳房皮肤的血供情况、适当限制解剖，并尽可能使用非创伤性的手术技术。不管是放疗还是手术导致的副作用，都应该越来越不可接受。

在我们的医疗机构，为避免乳癌治疗后出现乳房外观不良，NSM已经成为这些女性的可行选择。从这方面来说，保留乳头的乳房切除术不仅仅适合那些非保乳的患者，对其他患者也是一种有吸引力的现有替代方案，它避免了放疗，也允许这些患者有选择性地避开以后的复查选项，如无穷无尽的乳腺钼靶、超声、MRI和活检。

与作者略有分歧的一个方面是：除了在特殊情况下，如先前利用乳房下皱襞(IMF)切口进行隆乳或乳房非常小的患者。绝大多数乳房切除术，我们更倾向于采用侧方或其他乳房中心切口，而不是IMF入路。在治疗性乳房全切时尤其如此。当乳头边缘发现残留病灶需要再次切除时，这在侧方入路的情况下很容易做到，但在IMF切口中却很困难。另一方面，随着有关IMF与横向法数据的积累，如果IMF切口导致较少的并发症，那么该分歧则另当别论。

我们关于NSM乳房切除术的经验，也反映了作者的经验。在我们实际运用中，这种理念带来以下改变：第一，NSM使我们能够更可靠地恢复或在实际上改善这些患者的乳房外观。第二，NSM达到改善结果的同时，还能减少手术次数。通常不需要对皮瓣采用更多的侵袭性操作，也不需要长时间的住院和康复。最重要的是，NSM使许多原本深感不快的患者的脸上又露出了笑容。

(*S.L.S.*)

一些人认为，过去10年预防性乳房切除术比例上升的原因之一，是因为有了更好的乳房重建方案，而保留乳头的乳房切除术就属于这一类。在许多方面，乳头-乳晕复合体就意味着乳房，二者基本同义。因为如果没有乳头-乳晕的话，乳房本身只是像肉丘而已。当我们第一次施行保留乳头的乳房切除术时，我们的病理医生误以为这仅仅是病灶切除标本，因为标本上没有乳头。

在NSM术前，对患者提供咨询的重要性怎么强调也不过分。首先需要告知患者有这种选择的存在，这是很重要的，尽管许多女性已经在网上做过查询，并且知道有这种选择。同时必须告知患者，目前还无法以前瞻性的方式获得关于复发率的长期数据。对部分患者来说，该项告知可能会阻碍她作出保留乳头的决定。而对另外的患者来说，当听到有保留乳头的可能时，她们会眼前一亮，显然，乳头是她们女性气质的决定性部分。重要的是，一定要确保患者明白，虽然她的乳房外观可以恢复(在许多情况下，很难判断患者是否做过乳房切除术)，但她不能期望可以保留她的乳头感觉。

我们在乔治敦的做法，与温哥华和纳什维尔研究组的不同。我们不做乳晕下组织的冰冻切片，因为我们担心组织冷冻造成的伪影。由于这是一小块整体冷冻的组织，因此没有未冷冻的组织可用作对照。我们的病理医生更喜欢使用石蜡切片和固定组织的切片，而不是冒险在可能有伪影的冰冻切片上进行诊断。在少数病例中，如果最终组织病理学为癌或不典型增生，我们可以延期进行乳头切除。最近就有病例，在进行扩张器更换时，我们同时切除了乳头。到目前为止，我们还没有任何受到浸润性癌侵袭的乳晕下标本。因为如果按照本章推荐的选择标准和术前检查，这种情况确实应该是非常罕见的。我们很少使用乳房下皱襞切口，而是更倾向于乳晕周围切口并侧向延长。这样的切口有助于避免长条皮瓣，并为乳晕下剥离提供良好的暴露。

通过多年的手术实践，我明白了一点，那就是我们的患者是一个需求多样化的群体，她们所做的选择是无法预测的。NSM手术并不适合所有人，一种常见的情况是，一侧有癌的患者选择了对侧预防性乳房切除术。有人可能会认为，如果患者不得已要切除一侧乳头，她也不会想要挽救对侧乳头。相反，我有很多患者，当让其选择时，她们会保留对侧的乳头。

(*S.C.W.*)

参考文献

[1] Wellisch DK, Schain WS, Noone RB, et al. The psychological contribution of nipple addition in breast reconstruction. *Plast Reconstr Surg* 1987;80(5):699-704.

[2] Kissin MW, Kark AE. Nipple preservation during mastectomy. *Br J Surg* 1987;74(1):58-61.

[3] Freeman BS. Subcutaneous mastectomy for benign breast lesion with immediate or delayed prosthetic replacement. *Plast Reconstr Surg* 1962;30:676-680.

[4] Freeman BS. Complications of subcutaneous mastectomy with prosthetic replacement, immediate or delayed. *South Med J* 1967;60(12):1277-1280.

[5] Petit JY, Veronesi U, Orecchia R, et al. The nipple-sparing mastec-

tomy: early results of a feasibility study of a new application of perioperative radiotherapy (ELIOT) in the treatment of breast cancer when mastectomy is indicated. *Tumori* 2003;89(3):288-291.

[6] Petit JY, Veronesi U, Luini A, et al. When mastectomy becomes inevitable: the nipple-sparing approach. *Breast* 2005;14(6):527-531.

[7] Petit JY, Veronesi U, Orecchia R, et al. Nipple-sparing mastectomy in association with intra operative radiotherapy (ELIOT): a new type of mastectomy for breast cancer treatment. *Breast Cancer Res Treat* 2006;96(1):47-51.

[8] Petit JY, Veronesi U, Rey P, et al. Nipple-sparing mastectomy: risk of nipple-areolar recurrences in a series of 579 cases. *Breast Cancer Res Treat* 2009;114(1):97-101.

[9] Petit JY, Veronesi U, Orecchia R, et al. Nipple sparing mastectomy with nipple areola intraoperative radiotherapy: one thousand and one cases of a five years experience at the European Institute of Oncology of Milan (EIO). *Breast Cancer Res Treat* 2009;117(2):333-338.

[10] Gerber B, Krause A, Reimer T, et al. Skin-sparing mastectomy with conservation of the nipple-areola complex and autologous reconstruction is an oncologically safe procedure. *Ann Surg* 2003;238(1):120-127.

[11] Gerber B, Krause A, Dieterich M, et al. The oncological safety of skin sparing mastectomy with conservation of the nipple-areola complex and autologous reconstruction: an extended follow-up study. *Ann Surg* 2009;249(3):461-468.

[12] Crowe JP Jr, Kim JA, Yetman R, et al. Nipple-sparing mastectomy: technique and results of 54 procedures. *Arch Surg* 2004;139(2):148-150.

[13] Crowe JP, Patrick RJ, Yetman RJ, et al. Nipple-sparing mastectomy update: one hundred forty-nine procedures and clinical outcomes. *Arch Surg* 2008;143(11):1106-1110; discussion 1110.

[14] Margulies AG, Hochberg J, Kepple J, et al. Total skin-sparing mastectomy without preservation of the nipple-areola complex. *Am J Surg* 2005;190(6):907-912.

[15] Nahabedian MY, Tsangaris TN. Breast reconstruction following subcutaneous mastectomy for cancer: a critical appraisal of the nipple-areola complex. *Plast Reconstr Surg* 2006;117(4):1083-1090.

[16] Caruso F, Ferrara M, Castiglione G, et al. Nipple sparing subcutaneous mastectomy: sixty-six months follow-up. *Eur J Surg Oncol* 2006;32(9):937-940.

[17] Sacchini V, Pinotti JA, Barros AC, et al. Nipple-sparing mastectomy for breast cancer and risk reduction: oncologic or technical problem? *J Am Coll Surg* 2006;203(5):704-714.

[18] Bistoni G, Rulli A, Izzo L, et al. Nipple-sparing mastectomy. Preliminary results. *J Exp Clin Cancer Res* 2006;25(4):495-497.

[19] Missana MC, Germain MA, Spielman M, et al. Nipple areola complex conservation in immediate breast reconstruction: prospective study of 66 cases [in French]. *J Chir* (Paris) 2007;144(6):516-521.

[20] Benediktsson KP, Perbeck L. Survival in breast cancer after nipple-sparing subcutaneous mastectomy and immediate reconstruction with implants: a prospective trial with 13 years median follow-up in 216 patients. *Eur J Surg Oncol* 2008;34(2):143-148.

[21] Regolo L, Ballardini B, Gallarotti E, et al. Nipple sparing mastectomy: an innovative skin incision for an alternative approach. *Breast* 2008;17(1):8-11.

[22] Wijayanayagam A, Kumar AS, Foster RD, et al. Optimizing the total skin-sparing mastectomy. *Arch Surg* 2008;143(1):38-45; discussion 45.

[23] Stolier AJ, Sullivan SK, Dellacroce FJ. Technical considerations in nipple-sparing mastectomy: 82 consecutive cases without necrosis. *Ann Surg Oncol* 2008;15(5):1341-1347.

[24] Kiluk JV, Santillan AA, Kaur P, et al. Feasibility of sentinel lymph node biopsy through an inframammary incision for a nipple-sparing mastectomy. *Ann Surg Oncol* 2008;15(12):3402-3406.

[25] Sookhan N, Boughey JC, Walsh MF, et al. Nipple-sparing mastectomy—initial experience at a tertiary center. *Am J Surg* 2008;196(4):575-577.

[26] Voltura AM, Tsangaris TN, Rosson GD, et al. Nipple-sparing mastectomy: critical assessment of 51 procedures and implications for selection criteria. *Ann Surg Oncol* 2008;15(12):3396-3401.

[27] Garcia-Etienne CA, Cody HS 3rd, Disa JJ, et al. Nipple-sparing mastectomy: initial experience at the Memorial Sloan-Kettering Cancer Center and a comprehensive review of literature. *Breast J* 2009;15(4):440-449.

[28] Stolier AJ, Wang J. Terminal duct lobular units are scarce in the nipple: implications for prophylactic nipple-sparing mastectomy: terminal duct lobular units in the nipple. *Ann Surg Oncol* 2008;15(2):438-442.

[29] Jensen HM, Rice JR, Wellings SR. Preneoplastic lesions in the human breast. *Science* 1976;191(4224):295-297.

[30] Wellings SR, Jensen HM, Marcum RG. An atlas of subgross pathology of the human breast with special reference to possible precancerous lesions. *J Natl Cancer Inst* 1975;55(2):231-273.

[31] Wellings SR, Jensen HM. On the origin and progression of ductal carcinoma in the human breast. *J Natl Cancer Inst* 1973;50(5):1111-1118.

[32] Rusby JE, Brachtel EF, Michaelson JS, et al. Breast duct anatomy in the human nipple: three-dimensional patterns and clinical implications. *Breast Cancer Res Treat* 2007;106(2):171-179.

[33] Rusby JE, Brachtel EF, Taghian A, et al. George Peters Award. Microscopic anatomy within the nipple: implications for nipple-sparing mastectomy. *Am J Surg* 2007;194(4):433-437.

[34] Rusby JE, Brachtel EF, Othus M, et al. Development and validation of a model predictive of occult nipple involvement in women undergoing mastectomy. *Br J Surg* 2008;95(11):1356-1361.

[35] Rusby JE, Kirstein LJ, Brachtel EF, et al. Nipple-sparing mastectomy: lessons from ex vivo procedures. *Breast J* 2008;14(5):464-470.

[36] Blanchard DK, Hartmann LC. Prophylactic surgery for women at high risk for breast cancer. *Clin Breast Cancer* 2000;1(2):127-134; discussion 135.

[37] Hartmann LC, Sellers TA, Schaid DJ, et al. Efficacy of bilateral prophylactic mastectomy in BRCA1 and BRCA2 gene mutation carriers. *J Natl Cancer Inst* 2001;93(21):1633-1637.

[38] McDonnell SK, Schaid DJ, Myers JL, et al. Efficacy of contralateral prophylactic mastectomy in women with a personal and family history of breast cancer. *J Clin Oncol* 2001;19(19):3938-3943.

[39] Hartmann LC, Schaid DJ, Woods JE, et al. Efficacy of bilateral prophylactic mastectomy in women with a family history of breast cancer. *N Engl J Med* 1999;340(2):77-84.

[40] McGee JM, Youmans R, Clingan F, et al. The value of axillary dissection in T1a breast cancer. *Am J Surg* 1996;172(5):501-504; discussion 504-505.

[41] Fein DA, Fowble BL, Hanlon AL, et al. Identification of women with T1-T2 breast cancer at low risk of positive axillary nodes. *J Surg Oncol* 1997;65(1):34-39.

[42] Silverstein MJ, Skinner KA, Lomis TJ. Predicting axillary nodal positivity in 2282 patients with breast carcinoma. *World J Surg* 2001;25(6):767-772.

[43] Nemoto T, Vana J, Bedwani RN, et al. Management and survival of female breast cancer: results of a national survey by the American College of Surgeons. *Cancer* 1980;45(12):2917-2924.

[44] Carter CL, Allen C, Henson DE. Relation of tumor size, lymph node status, and survival in 24,740 breast cancer cases. *Cancer* 1989;63(1):181-187.

[45] Ravdin PM, De Laurentiis M, Vendely T, et al. Prediction of axillary lymph node status in breast cancer patients by use of prognostic indicators. *J Natl Cancer Inst* 1994;86(23):1771-1775.

[46] Ravdin PM. Can patient and tumor characteristics allow prediction of axillary lymph node status? *Semin Breast Dis* 1998;1:141-150.

[47] Wong JH, Kopald KH, Morton DL. The impact of microinvasion on axillary node metastases and survival in patients with intraductal breast cancer. *Arch Surg* 1990;125(10):1298- 1301; discussion 1301-1302.

[48] Solin LJ, Fowble BL, Yeh IT, et al. Microinvasive ductal carcinoma of the breast treated with breast-conserving surgery and definitive irradiation. *Int J Radiat Oncol Biol Phys* 1992;23(5):961-968.

[49] Peters GN, Wolff M, Haagensen CD. Tubular carcinoma of the breast. Clinical pathologic correlations based on 100 cases. *Ann Surg* 1981;193(2):138-149.

[50] McDivitt RW, Boyce W, Gersell D. Tubular carcinoma of the breast. Clinical and pathological observations concerning 135 cases. *Am J Surg Pathol* 1982;6(5):401-411.

[51] Colleoni M, Zahrieh D, Gelber RD, et al. Site of primary tumor has a prognostic role in operable breast cancer: the International Breast Cancer Study Group experience. *J Clin Oncol* 2005;23(7):1390-1400.

[52] Lostumbo L, Carbine N, Wallace J, et al. Prophylactic mastectomy for the prevention of breast cancer. *Cochrane Database Syst Rev* 2004;(4):CD002748.

[53] Spear SL, Carter ME, Schwarz K. Prophylactic mastectomy: indications, options, and reconstructive alternatives. *Plast Reconstr Surg* 2005;115(3):891-909.

[54] Garcia-Etienne CA, Borgen PI. Update on the indications for nipple-sparing mastectomy. *J Support Oncol* 2006;4(5):225-230.

[55] Leunen K, Drijkoningen M, Neven P, et al. Prophylactic mastectomy in familial breast carcinoma. What do the pathologic findings learn us? *Breast Cancer Res Treat* 2008;107(1):79-86.

[56] Scheufler O, Fritschen U. Prophylactic mastectomy in women at high risk for breast cancer: indications and options. *Handchir Mikrochir Plast Chir* 2008;40(4):239-247.

[57] Regnault P. Breast ptosis. Definition and treatment. *Clin Plast Surg* 1976;3(2):193-203.

[58] Regnault P. The hypoplastic and ptotic breast: a combined operation with prosthetic augmentation. *Plast Reconstr Surg* 1966;37(1):31-37.

[59] Chung AP, Sacchini V. Nipple-sparing mastectomy: where are we now? *Surg Oncol* 2008;17(4):261-266.

[60] Vlajcic Z, Rado Z, Stanec S, et al. Nipple-areola complex preservation. *Plast Reconstr Surg* 2006;118(6):1493- 1495; author reply 1495-1496.

[61] Vlajcic Z, Zic R, Stanec S, et al. Nipple-areola complex preservation: predictive factors of neoplastic nipple- areola complex invasion. *Ann Plast Surg* 2005;55(3):240-244.

[62] Smith J, Payne WS, Carney JA. Involvement of the nipple and areola in carcinoma of the breast. *Surg Gynecol Obstet* 1976;143(4):546-548.

[63] Smith DM Jr, Peters TG, Donegan WL. Montgomery's areolar tubercle. A light microscopic study. *Arch Pathol Lab Med* 1982;106(2):60-63.

[64] Wertheim U, Ozzello L. Neoplastic involvement of nipple and skin flap in carcinoma of the breast. *Am J Surg Pathol* 1980;4(6):543-549.

[65] Laronga C, Kemp B, Johnston D, et al. The incidence of occult nipple-areola complex involvement in breast cancer patients receiving a skin-sparing mastectomy. *Ann Surg Oncol* 1999;6(6):609-613.

[66] Santini D, Taffurelli M, Gelli MC, et al. Neoplastic involvement of nipple-areolar complex in invasive breast cancer. *Am J Surg* 1989;158(5):399-403.

[67] Simmons RM, Brennan M, Christos P, et al. Analysis of nipple/areolar involvement with mastectomy: can the areola be preserved? *Ann Surg Oncol* 2002;9(2):165-168.

[68] Jensen JA. Breast cancer: should we investigate margins or redesign the surgical approach? *J Am Coll Surg* 2010;210(6):1012.

[69] Clarke M, Collins R, Darby S, et al. Effects of radiotherapy and of differences in the extent of surgery for early breast cancer on local recurrence and 15-year survival: an overview of the randomised trials. *Lancet* 2005;366(9503):2087-106.

第25章

Maurice Y. Nahabedian

男性乳腺癌：肿瘤学和重建的思考

Breast Cancer in Men: Oncologic and Reconstructive Considerations

引言

男性乳腺癌是一种罕见的疾病，约占所有乳腺癌的1%[1]。由于罕见，很难确定那些诱发男性乳腺癌的特殊因素。在女性乳癌患者中，开展大规模临床试验是确实可行的，并且也很普遍，但男性乳腺癌则不同，关于其生物学、风险因素、诊断和治疗的相关数据很少。大多数评估程序都是基于针对女性的管理策略。本章对当前男性乳腺癌治疗相关理念进行了概述，重点讨论了手术治疗后重建的选择。

流行病学

如前所述，男性乳腺癌是极为罕见的，然而，其发病率似乎呈上升趋势。2005年，预计美国新发男性乳腺癌患者约1 690例，约460例男性死于本病[2]。在过去的25年中，男性乳腺癌发病率增加了26%[3]。男性乳腺癌的平均发病年龄为67岁，但鉴于本病在年轻和老年男性中都有报道，因此似乎没有男性乳癌可能发生的特定年龄范围。男性乳腺癌可能与家族史、Klinefelter综合征、放射线暴露和*BRCA2*基因突变有关，但危险因素尚不明确[4]。其他因素，如睾丸疾病、肝脏疾病、肥胖和雌激素暴露也有影响[4-6]。尽管男性乳腺癌和男性乳房发育确实有一些共同的风险因素，但两者的相关性尚未得到证实[4,6]。在俄亥俄州辛辛那提市退伍军人医院最近的一项研究中，确定了男性乳腺癌(n=612)与女性乳腺癌(n=2 413)的比例，并细分为两个种族群体：白种人和非洲裔美国人[7]。值得注意的是，非裔美国人患者的乳腺癌比例中，男性高于女性(23% vs. 16%)。这与白种人患者的情况形成了对比，白种人患者中女性的比例更高(81% vs. 75%)。

临床表现

大多数男性乳腺癌，都会出现乳房的无痛性肿块。其他体征包括乳头内陷和出血。大约75%的病例，肿块通常位于乳房的中央或乳晕下部分。在25%的病例中，肿块位于乳腺外周区域[4]。瘙痒和疼痛并不常见，但大约75%的病例表现出乳头溢液[4,6,8]。男性乳房较小，并且男性乳腺癌在诊断时常常是浸润性癌，因此大约50%～60%的患者会被发现有区域播散，并表现为无痛的腋窝肿块[5,8]。

组织学特点

男性乳腺癌多为浸润性导管癌[4,5]。这主要是因为男性乳房的小叶组织很少，而导管成分则很丰富。导管原位癌是一种罕见的小叶癌，占所有男性乳腺恶性肿瘤的10%[8]。超过80%的男性乳腺肿瘤有雌激素和孕激素受体表达[4,6,9]。

诊断

男性乳腺癌的诊断方法与女性相似，包括乳腺影像学检查和组织活检。影像学检查如乳腺钼靶X线和超声，最有临床诊断价值。已有研究表明，男性乳腺钼靶X线的敏感性为92%[4,6]。最常见的乳房钼靶X线发现是一个可疑的乳房肿块而不是微钙化[10]。超声检查也能发现大多数患者的肿块。男性乳腺癌的筛查研究，几乎没有价值，因为其发病率非常低。

组织诊断最好采用细针穿刺或空芯针(粗

针）活检。由于这些病变是可触及的，乳房体积相对较小，因此很容易通过这些技术获得病变标本。

治疗及预后

男性乳腺癌的治疗，包括全身治疗和局部治疗。研究表明，影响预后和生存的因素似乎与TNM分期早晚及合并疾病最相关[11]，倍体状态、S期细胞比例和erbB-2/p53状态等因素似乎并不影响预后。全身治疗通常包括化疗和内分泌治疗。化疗经常是必要的，因为有高比例的患者存在局部区域播散或远处转移。MD安德森癌症中心回顾了57年（1944—2001年）的病例，发现男性乳腺癌患者共156例，其中32例男性（21%）接受了化疗，38例男性（24%）接受了内分泌治疗[12]。化疗方案包括蒽环类药物、紫杉烷类药物、环磷酰胺、甲氨蝶呤和（或）5-氟尿嘧啶。主要的激素治疗是他莫昔芬。淋巴结阴性的患者5年和10年生存率分别为86%和75%，而淋巴结阳性患者的5年和10年生存率分别仅为70%和43%。辅助化疗可以降低淋巴结阳性患者的死亡率，而内分泌治疗可以改善全体患者的生存率（$P=0.01$）。这一结论，已经在美国国家癌症研究所的一项研究中得到了验证。该研究对淋巴结阳性的患者，在辅助化疗后进行了20年的随访，患者10年生存率为64.5%，15年生存率为51.6%，20年生存率为42.4%[13]。

男性乳腺癌的局部治疗，通常包括改良根治术加腋窝淋巴结清扫或前哨淋巴结活检。包括肾上腺切除、睾丸切除和垂体切除在内的外科治疗曾一度施行，但自从内分泌辅助治疗出现后就不再推荐了。通常认为男性乳腺癌的预后比女性乳腺癌差。然而，有研究表明，当疾病分期相同时，手术治疗后男性和女性乳腺癌的预后是相同的[14]。

重建

关于男性乳腺癌切除术后乳房重建的资料和材料很少。大多数治疗方案衍生于现有关于治疗Poland综合征的文献，因Poland综合征也可发生于男性。目前男性乳房重建的选择包括自体组织再造和假体再造。对于Poland综合征，文献报道最常见的选择是背阔肌肌皮瓣，然而胸背动脉穿支皮瓣或胸外侧皮瓣也是一种选择[15,16]。由于重建只需要少量的组织，通常较少考虑选择诸如横行腹直肌肌皮瓣或腹壁下动脉深穿支皮瓣，因为存在相关供区并发症以及组织超量的问题。

使用假体可能是最常见的重建模式。假体包括固体硅胶植入物、硅凝胶植入物和生理盐水植入物[15–21]。男性乳房再造通常不考虑使用组织扩张器，因为男性乳房体积较小，几乎不需扩张。以下的案例将突出展示利用固体硅胶植入物，进行男性乳腺癌切除术后的乳房重建。

患者男，41岁，右乳可触及小结节（图25.1）。该患者无潜在风险因素，否认乳腺癌家族史以及任何放射线暴露史。查体：无痛性结节位于乳房外上象限，距离乳头-乳晕复合体约2 cm，未发现腋窝淋巴结肿大。实验室检查提示睾丸激素和雌激素水平正常。乳腺钼靶X线检查提示一可疑肿块，超声检查提示实性肿块，细针穿刺活检证实为浸润性导管癌。

与肿瘤科和整形外科医生讨论后，患者决定行乳房切除术加前哨淋巴结活检，同时希望进行乳房重建。乳房切除术将保留乳头-乳晕复合体，利用固体硅胶假体进行重建。在准备该手术时，

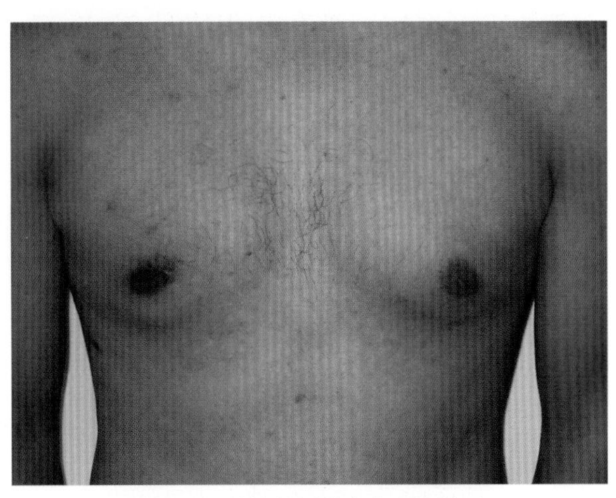

图25.1 男性右侧乳腺癌术前外观。

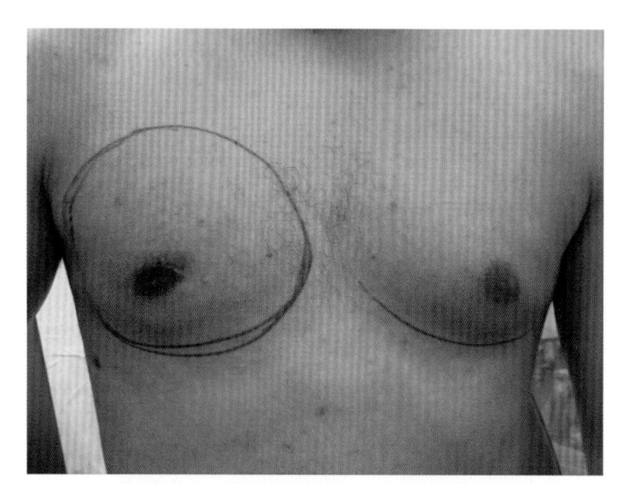

图25.2　勾画乳房轮廓,备乳房印模用。

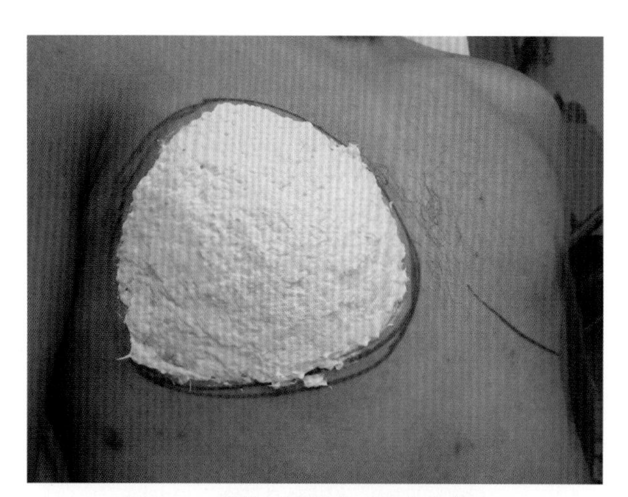

图25.3　将熟石膏贴在乳房和胸壁上。

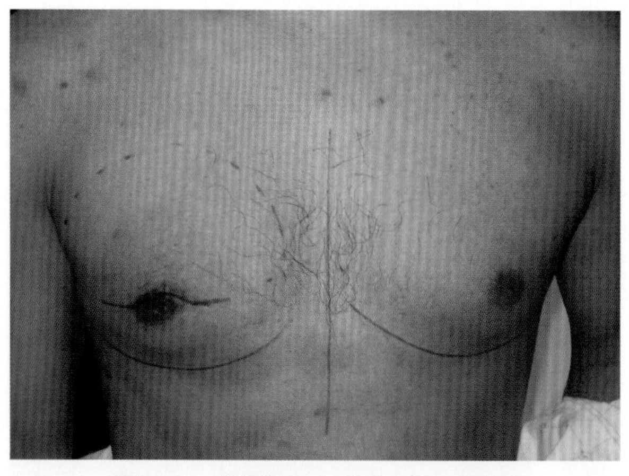

图25.4　术前标记。乳晕上切口标记。

需要对右侧乳房进行印模,以确定预制硅胶植入体(Specialty Surgical Products, Victor, MT)的尺寸和厚度。勾勒乳房轮廓(图25.2),制作熟石膏浆并贴在胸壁上(图25.3),待其干燥后取出。印模作为生产模板送到公司,以备固体硅胶假体的制作。

在手术中,描画乳房轮廓和胸骨中线(图25.4),将保留乳头-乳晕复合体。乳房切口是基于一种朝上"Ω"(欧米伽)形的切口,乳房切除标本重量98 g,前哨淋巴结活检阴性。重建计划是将假体逐步置入胸大肌后间隙。分离胸大肌下缘,进入胸大肌后间隙平面,并游离此间隙以容纳假体。胸大肌侧方附着筋膜应保持完好,以防止假体植入后发生侧向移动。

取出无菌假体(图25.5),为了使假体能适合胸大肌后间隙空间大小,须略微修正胸大肌后间隙的分离范围和形状,并使用锋利的手术刀对胸大肌后间隙边缘进行斜面处理。然后将固体硅胶假体植入胸大肌后间隙(图25.6和图25.7),植入之前该间隙空间已用抗生素溶液预先彻底冲洗。留置闭式引流管,将胸大肌边缘缝合到乳房切除后的下方剩余皮瓣的皮下脂肪上以避免形成窗帘征。进一步使用可吸收缝线缝合皮肤。

窗帘征:胸大肌内侧在胸骨的附着点被完全切断,导致肌肉收缩的时候,肌肉断端外侧收缩,连带着表面的皮肤,就像窗帘打开一样。

术后发现,切口外侧边缘和乳晕愈合延迟(图25.8)。乳腺切缘和前哨淋巴结的最终病理为阴性,不需要化疗或放疗。6个月的随访检查显示切口愈合良好,无复发迹象,且乳房外观对称(图25.9)。术后监测将包括患者自检、外科医生检查和定期影像学检查。

结论

男性乳腺癌相对较少见,但有时可能需要整形外科医生的关注。在肿瘤治疗方面,及时和尽早的处理至关重要。重建的选择是有限的,但可以提供良好的结果。

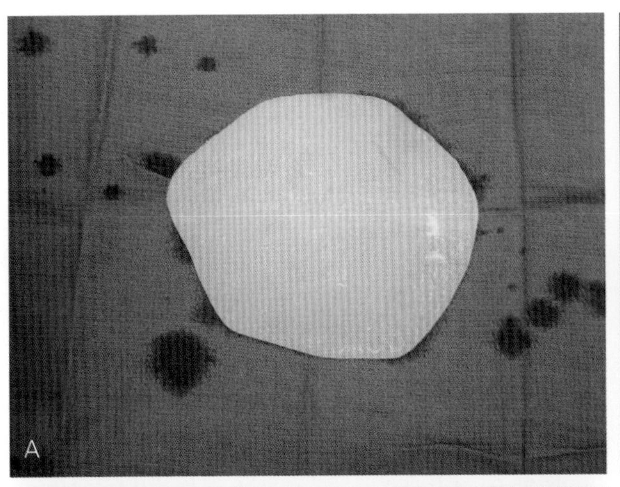

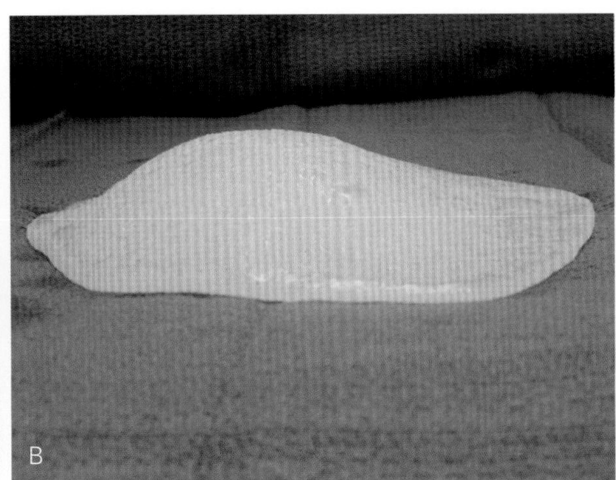

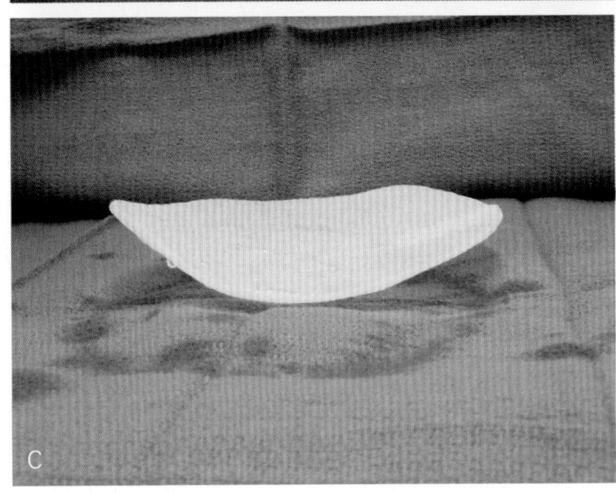

图 25.5 A. 固体硅胶假体的俯视图。B. 固体硅胶假体的侧视图显示其向前凸起。C. 假体的侧视图，显示后方凹陷。

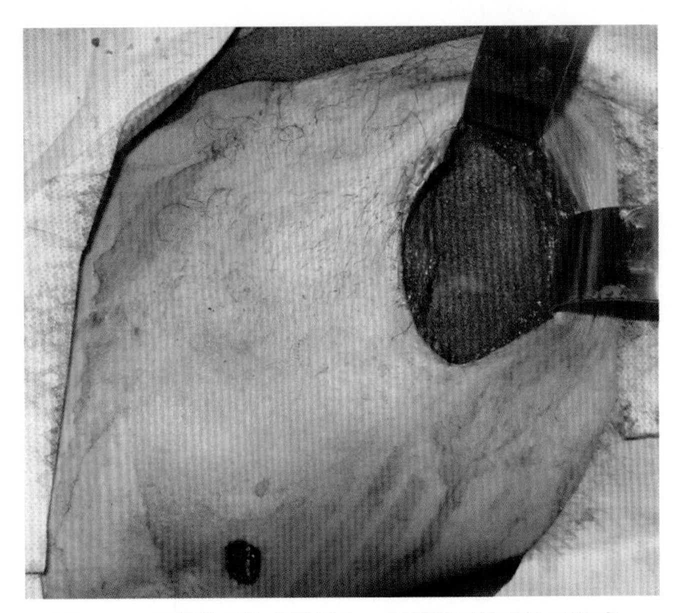

图 25.6 假体位于胸大肌后方。前哨淋巴结活检已完成。

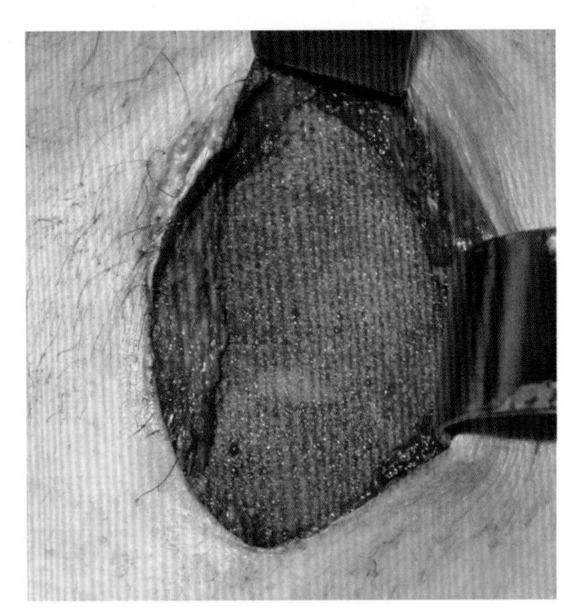

图 25.7 假体近视图：显示表面的粗糙纹理。

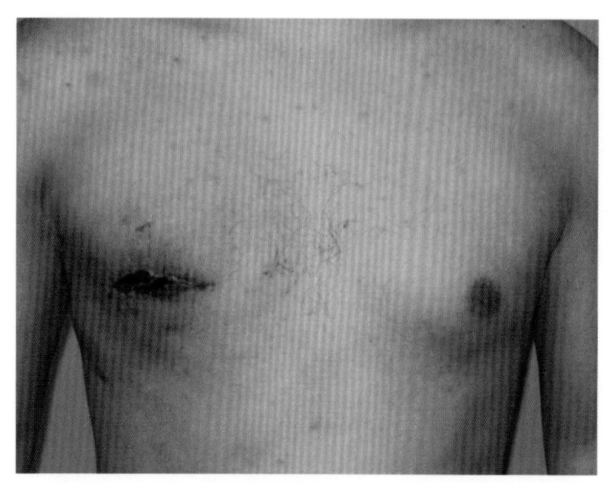

图25.8 术后早期外观显示延迟愈合(术后1周)。

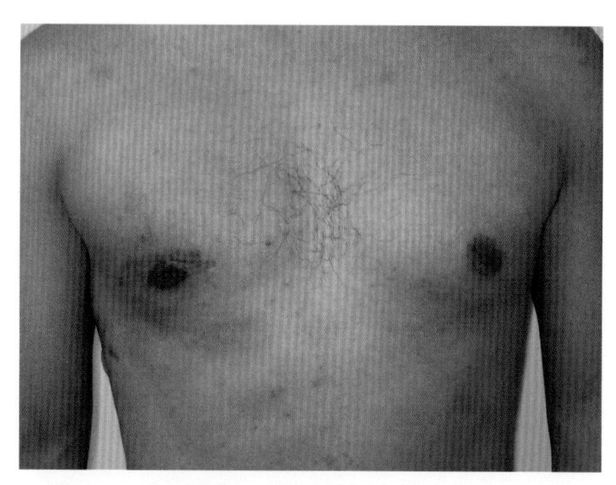

图25.9 术后图像显示轮廓良好、对称,切口已愈合。

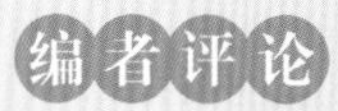

编者评论

由于男性乳腺癌并不常见,因此没有一个有组织的筛查计划,这可能是为什么男性乳腺癌比女性乳腺癌诊断晚的原因之一。对于乳头溢液或可触及肿块,尤其是远离乳头的肿块,则必须评估是否为恶性肿瘤。男性进行乳腺钼靶X线检查和超声检查的效果都非常好。乳房发育症,是男性另一最常见有症状的乳房疾病。一般可通过影像学表现来区分男性乳腺癌和男性乳房发育症。

男性乳腺癌的治疗方法,与女性乳腺癌的治疗方法相同。正如Nahabedian博士指出的那样,男性乳腺癌与女性乳腺癌具有相同的预后、分级分期。前哨淋巴结的检出率和准确率均与女性相同。当临床医生遇到男性乳腺癌时,应该采集家族史,并转介遗传咨询。男性乳腺癌通常与*BRCA2*基因的有害突变相关,也可能与其他遗传性疾病相关。

Nahabedian描述了一个有趣的乳房重建案例,为完成该患者的乳房重建,还进行了个体化的量身定制。

(*S.C.W.*)

参考文献

[1] Weiss JR, Moysich KB, Swede H. Epidemiology of male breast cancer. *Cancer Epidemiol Biomarkers Prev* 2005;14:20-26.

[2] Jemal A, Murray T, Ward E, et al. Cancer statistics, 2005. *CA Cancer J Clin* 2005;55:10-30.

[3] Giordano SH. A review of the diagnosis and management of male breast cancer. *Oncologist* 2005;10:471-479.

[4] Fentiman IS, Fourquet A, Hortobagyi GN. Male breast cancer. *Lancet* 2006;367(9510):595-604.

[5] Nahleh Z, Girnius S. Male breast cancer: a gender issue. *Nat Clin Pract Oncol* 2006;3:428-437.

[6] Lanitis S, Alexandra JR, Vaughan A, et al. Diagnosis and management of male breast cancer. *World J Surg* 2008;32:2471-2476.

[7] Nahleh ZA, Srikantiah R, Safa M, et al. Male breast cancer in the Veterans Affairs population: a comparative analysis. *Cancer* 2007;109:1471-1477.

[8] Agrawal A, Ayantunde AA, Rampaul R, et al. Male breast cancer: a review of clinical management. *Breast Cancer Res Treat* 2007;103:11-21.

[9] Nahleh ZA. Hormonal therapy for male breast cancer: a different approach for a different disease. *Cancer Treat Rev* 2006;32:101-105.

[10] Meguerditchian AN, Falardeau M, Martin G. Male breast carcinoma. *Can J Surg* 2002;45:296-302.

[11] Clark JL, Nguyen PL, Jaszcz WB, et al. Prognostic variables in male breast cancer. *Am Surg* 2000;66(5):502-511.

[12] Giordano SH, Perkins GH, Broglio K, et al. Adjuvant systemic therapy for male breast carcinoma. *Cancer* 2005;104:2359-2364.

[13] Walshe JM, Berman AW, Vatas U, et al. A prospective study of adjuvant CMF in males with node positive breast cancer: 20-year follow-up. *Breast Cancer Res Treat* 2007;103(2):177-183.

[14] La Pinta M, Fabi A, Ascarelli A, et al. Male breast cancer: 6-year experience. *Minerva Chir* 2008;63:71-78.

[15] Freitas Rda S, o Tolazzi AR, Martins VD, et al. Poland's syndrome: different clinical presentations and surgical reconstructions in 18 cases. *Aesthetic Plast Surg* 2007;31(2):140-146.
[16] Borschel GH, Izenberg PH, Cederna PS. Endoscopically assisted reconstruction of male and female Poland syndrome. *Plast Reconstr Surg* 2002;109:1536.
[17] Gatti JE. Poland's deformity reconstructions with a customized, extra soft silicone prosthesis. *Ann Plast Surg* 1997;39(2):122-130.
[18] Foucras L, Grolleau-Raoux JL, Chavoin JP. Poland's syndrome: clinic series and thoracomammary reconstruction. Report of 27 cases. *Ann Chir Plast Esthet* 2003;48(2):54-66.
[19] Avci G, Misirlioglu A, Eker G, et al. Mild degree of Poland's syndrome reconstruction with customized silicone prosthesis. *Aesthetic Plast Surg* 2003;27(2):112-115.
[20] Marks MW, Iacobucci J. Reconstruction of congenital chest wall deformities using solid silicone onlay prostheses. *Chest Surg Clin N Am* 2000;10(2):341-355.
[21] Pereira LH, Sabatovich O, Santana KP, et al. Surgical correction of Poland's syndrome in males—a purposely designed implant. *J Plast Reconstr Aesthet Surg* 2008;61(4):393-399.

第26章

Julia H. Rowland

乳腺癌治疗的心理影响

Psychological Impact of Treatments for Breast Cancer[a]

对于乳腺癌产生的社会心理影响，比其他任何部位的肿瘤研究得都要广泛[1,2]。从某种程度上来说，这是因为它是女性中最常见的恶性肿瘤，女性终生乳腺癌发病累计风险高达1/8[3]。然而更重要的是，乳腺癌威胁着乳房，而乳房与自尊、性、女性气质有关，这也是患者和健康女性最关心的问题。此外，乳腺癌诊治进展开始关注社会心理因素在检测、治疗和结果中的关键作用[4]。乳腺钼靶X线筛查的改进和更广泛的应用，不仅导致早期乳腺癌女性患者的数量明显增加，而且也带来了应该对那些群体进行筛查的问题。手术治疗的更多选择[例如保乳与使用假体和(或)自体组织，进行重建或不重建的全乳切除]，增大了女性在决策过程中的自主作用。更广泛地使用积极的多模式治疗方案，增加了对医患沟通和家庭沟通问题的敏感性以及患者的依从性。最后，检测乳腺癌风险的遗传标记和对预防乳腺癌的化疗药物的评估，提高了那些未患病但存在高患病风险的女性对乳腺癌的忧患意识，有时称其为"疑病症"[5]。

所有这些变化，都发生在一个患者越来越主动参与的氛围中。患者对参与疾病管理的需求，对治疗预后的生活质量评估的关注，以及最近对医疗成本效益的强调这些变化的结果是，医务工作者越来越需要认识并处理整个乳腺癌诊治过程女性的社会心理影响。

对于女人来说，几乎没有比"你得了乳腺癌"更为可怕的话了。许多女性表示，听到这句话以后，她们就不记得医生再对她们说过什么别的了。然而，研究表明，大多数女性在确诊后1年恢复良好。但是，女性对诊断和治疗的反应差异很大。对于医学专业人员来说，重要的是要了解正常的情绪反应及其影响，异常反应的范围、性质和类型，以及那些导致女性适应不良的风险特征。

本章阐述了导致心理反应的主要因素，以及那些可能增加女性适应不良风险的因素，也讨论了重要性与日俱增的家庭，特别是丈夫和伴侣在女性适应性方面的作用，以及与性功能有关的特殊问题。

影响心理作用的因素

影响心理反应的因素有3组：癌症诊治的社会文化背景，患者的个人特征及其支持网络状况，以及影响她治疗的医学因素(例如疾病分期、治疗方案、康复选择及临床治疗周期)(表26.1)。

社会文化背景与决策

社会和医学方面发生了许多重大的变化，这导致公众对癌症(特别是对乳腺癌)的看法也发生了翻天覆地的变化。其中最主要的是，患者在整个治疗过程中的决策作用逐渐受到重视。与过去较少的治疗选项、较少的共享决策以及更广泛地使用"统一方法"相比，今天的女性乳腺癌患者已经了解到关于原发性乳腺癌治疗的多种观点。美国有18个州的法律要求外科医生告知患者可以选择二期进行手术(将确诊手术与最终手术分开)，并探讨乳房切除术或肿块切除术加放疗这两种治疗的方案[6]。如何做到或在多大程度上做到这一点，因各州和临床实践的不同而有很大差异。然而研究表明，这些法律还是起到了作用。在那些强制提供此类信息的州，接受保乳治疗的女性患者更多[7,8]。

女性患者已逐步了解到，在某些情况下没有"最佳"治疗，但她们可以选择，个人喜好可能是选

注：[a] 本章改编自Holland JC, et al., eds. *Textbook of Psycho-oncology*. New York, NY: Oxford University Press; 1998。

表26.1　影响女性乳腺癌心理反应的因素

- 当前社会文化背景、治疗方案和决策
  - 从统一的方法到手术管理的变化
  - 保乳管理；不确定性增加
  - 社会态度
  - 公众人物透露曾患过乳腺癌
  - 大众媒体对乳腺癌治疗的自述和"如何治疗"的指南
  - 让患者参与治疗具体事项的道德义务；使患者了解治疗方案的法律要求
  - 护理的种族、地点及年龄差异
  - 公众对治疗方法和研究争议的认识；倡导提供更多资金并进行监督
- 个人心理和社会心理因素
  - 乳腺癌导致的生命周期任务中断的类型和程度（如婚姻、生育）
  - 心理稳定性和应对压力的能力
  - 既往精神病史
  - 提供心理和社会支持（伴侣、家人、朋友）
- 医学因素
  - 癌症确诊时的阶段
  - 接受的治疗：乳房切除术/肿块切除术和放疗、辅助化疗、激素治疗、骨髓移植
  - 可获得康复的机会
  - 心理支持（同伴支持、支持小组）
  - 物理治疗（重建）
  - 医生和工作人员提供的心理支持

注：经许可转载自 Rowland JH, Massie MJ. Psychological aspects of breast cancer. In: Holland JC, Breitbart W, Jacobsen P et al., eds. Textbook of Psycho-Oncology. New York, NY: Oxford University Press, 1998。

择治疗方案的重要因素。绝大多数患者，感谢有机会与她们的外科医生开诚布公地讨论疾病管理，也感谢在参与这一过程中给予她们的照顾和尊重。一般情况下，这些对话和沟通有助于减少女性对涉及治疗方案的焦虑。然而，因为重要的信息可能会被遗漏或被误解，所以大多数信息应该以多种方式（例如口头上的、文字书写、录音带或录像带）传达，必要时可予以重复。鼓励女性更多地了解她们的选择，可以帮助她们更好地规划自己的需求和最终康复。然而，上述这些原本有益的改变，也有两个潜在的不利方面。首先，是女性责任感增加所带来的心理负担，以及伴随而来的焦虑——要做"正确的选择"。女性经常谈论她们的经历，她们认为自己"必须一夜之间，成为一名乳腺癌专家"。一些女性在面对自己的诊断时，情感上陷入瘫痪状态。她们被确诊为乳腺癌的信息和它对生命的潜在威胁吓倒了，这些女性将从精神科转诊咨询中受益。

第二个不利方面是，在医患共同决策的新时代，患者在寻求更多的建议和信息的过程中可能会收到相互矛盾的建议。这可能会让她面临一项艰难的选择，即决定信任哪位医生以及接受哪一种治疗方案；同时，也可能会浪费相当多的时间。对于外科医生来说，看到一个已经拜访过其他多个医疗顾问的患者，让其停止无休止的信息收集可能是重要的。而且可以非常具体地做到这一点，如建议她设定一个日期并在此之后停止信息搜索，或者应该在什么时间之前安排她进行手术。在这种情况下，推荐进行决策咨询也是有帮助的。

在确诊过程中，女性必须面对这样的情况：对乳腺癌这一潜在致死性疾病，她在做出关于治疗方面的艰难决定的同时，还要将焦虑和恐惧的痛苦情绪控制在可承受范围内。要做到这一点，她必须吸收新的医学信息，而这些信息本身就令人焦虑。一项研究表明，乳腺活检前后，焦虑和信息过载会使一些女性的决策能力无法得到保证，最好的情况下也会使相关决策变得困难[9]。Valanis 和 Rumpler 指出，患者以前的经历、个性特征、人口特征及她的社会支持网络（家庭和朋友）和她的医生，会影响她的治疗选择[10]。研究和临床观察表明，从确诊到治疗前的时间，是乳腺癌诊疗过程中压力最大的时期，紧随其后就是等待手术或其他检查结果的时期。

最近，美国各地的一些癌症中心，包括乔治敦大学的隆巴迪癌症中心，都设立了多学科的乳房疾病科，以满足女性寻求不同专家意见的需要。在这些中心，女性在初次活检后通常会见到外科

医生、肿瘤内科医生和放疗科医生，在一些中心还会见到其他临床专家，包括病理医生、放射科医生、整形外科医生、心理医生和临床研究护士。这种一站式就诊背后的理念，是向女性提供关于综合治疗中所有治疗选项的信息，同时可以根据她的肿瘤特点和个人需求，概述所定制的治疗方案。临床经验表明，这些项目有助于减轻女性在决策过程中的压力，并促进信息收集。

尽管许多女性报告说决策压力很大，但研究表明，被给予治疗选项的女性比未被给予治疗选项的女性表现得更好[11-14]。此外，让丈夫或伴侣参与这一过程，似乎有助于随后两者的适应过程[15]。另有研究报道，医患关系的好坏是乳腺癌患者后期心理健康的重要决定因素[16]。最后，尽管大多数女性面对癌症时希望获得有关疾病的信息，但并不是所有的女性都希望对治疗做出最终决定[17]。迫切需要外科医生认识到这些个体的差异，并据此定制相关讨论和建议，以满足患者个性化的需求。有时，这可能意味着医生或亲人暂缓回应患者那些不切实际的治疗要求，并同意其暂不做出决定的想法。或者在某些情况下让女性放心，她有时间重新审视自己的选择，做出对她最好的决定。更多关于女性反应类型和医患沟通方式的回顾，见参考文献所述[18-21]。

个性特征

每位女性在面对疾病时，其个人经历、期望值、应对技能和支持资源都不尽一致。就每个人而言，其应对方式往往十分稳定。评估某位女性如何应对乳腺癌危机，一种快速且往往富有洞察力的方法，就是明确她过去是如何处理应激情况的。然而，应对方式可通过训练而改变。如果证实旧的或常规的应对技能是不合适的，就可以学习新的应对技能。为了帮助女性适应乳腺癌，已经开发了许多干预措施，包括积极应对方面的培训。

对乳腺癌患者的研究表明，使用积极的、解决问题的方法来应对疾病压力的女性，表现出更少的痛苦情绪和更好的适应能力[22,23]。此外，因为适应疾病必然是一个动态的过程，那些在努力中表现出灵活性的女性能更好地应对。例如，Glanz和Lerman指出，虽然查询信息和解决问题的技能在治疗规划中可能是至关重要的。但在积极的化疗或放疗期间，使用拒绝和回避应对策略，可能更有助于减少或最大限度地减少治疗副作用[4]。因此，每种类型应对方式的相对有效性可能因情况而异[24]。最后，能够利用和使用可及的社会资源和支持的女性，也能更好地适应[25,26]。相反，那些在疾病面前表现出消极、无助、绝望或悲观的态度，在应对策略的使用上僵化，并且在提供帮助时倾向于与社会隔绝或拒绝帮助的女性，其应对反应不佳。进一步的研究表明，对自己的疾病表现出积极、“有战斗精神”的女性，不仅有更好的生活质量，而且可能比“看起来已经放弃了”的女性活得更长[27]。

在任何关于应对反应的讨论中，重要的是要注意，态度与患者生存率及肿瘤风险之间的关系，已经成为公众关注和肿瘤心理学研究日益增长的领域[28,29]。因为乳腺癌是一种常见的肿瘤，并且具有很大的心理影响，心理变量在风险和生存中的可能作用，已经得到了广泛的研究。情感在易患乳腺癌及其在癌进展中的潜在作用，这一问题受到了大众媒体的广泛关注。许多女性表示担心是她们“自找”的，或者她们的态度不好，或者她们的生活方式可能会使癌症恶化。在一项关于女性乳腺癌病因自我认定的研究中，Taylor等发现，受过良好教育的受试者中，有41%认为她们对疾病的发展负有责任，压力是导致疾病发展的主要因素[22]。我们在乔治敦大学对淋巴结阴性乳腺癌治疗4～12个月的女性进行了研究。151名接受采访的女性中有44名(29%)表示，她们认为压力和(或)情绪导致了她们的疾病；21%认为这些因素在疾病发病中起到了重要作用[30]。

对于许多女性乳腺癌患者来说，认为她们可能对自己的疾病及其结果负责的想法，已经成为一种额外的心理负担。事实上，对于那些还没有开始治疗或停止常规治疗的患者来说，基于这些信念去寻求有问题的和未经证明的治疗方法，并将其作为乳腺癌的主要治疗方法，这是十分危险的。在大众媒体上发表有关乳腺癌情感方面的不成熟的和有争议的研究结果，是一个令人日益担忧的问题。基于这些原因，外科医生必须熟悉心理学在乳腺癌风险与生存方面研究的现状，并在此基础上回答患者关于乳腺癌风险的问题，并提供澄清和安抚。

获得社会支持是一个重要缓冲方法。大量文献记录了社会支持对压力缓冲和健康的促进效应[31-33]。研究证实社会支持对一般癌症，特别是对乳腺癌康复所产生的作用[25,34,35]。根据我们的临床经验，很少有女性能在孤立状态下处理好乳腺癌危机。那些独自承受的女性往往最后会产生更多问题。就像大多数乳腺癌都是由临床团队治疗一样，女性当然也会期望并需要有自己的社会支持团队。此外可以预计的是，在整个病程中、疾病缓解阶段及治疗相关的各个方面，支持需求都会有所不同。对这个支持网络的可用性和质量，进行护理过程中的早期评估以及随后的定期评估，是很重要的。由于她们在女性适应过程中的特殊作用，乳腺癌对伴侣和家庭的影响，在本章后面将进行更详细的讨论。

女性过去关于乳腺癌的经历，也可能是应对的有力缓冲。母亲、姐妹或阿姨死于乳腺癌的记忆，或亲密朋友死于乳腺癌，使诊断看起来更加不祥，并可能在治疗期间和治疗后导致更大程度的心理痛苦。相反，看到其他人在这种疾病上表现良好的女性，可能在面对自己的诊断时不那么惊慌。一些热衷于形体美观建设的女性，甚至不能容忍乳房缺失或受损。当症状出现时，她们可能会延迟就诊；她们也可能会在治疗后出现适应问题，特别是在乳房美观保留程度的希望低于她的预期，或因为疾病的严重程度而不能保留乳房时。

最后，乳腺癌发病的时间节点、受到威胁或中断的社会性活动是最重要的。对生命和未来健康的威胁的担忧，以及对潜在的毁容、残疾以及治疗相关的痛苦的恐惧，是所有女性乳腺癌患者面临的共同问题。然而，这些问题在年轻女性中更加普遍[36]。Mor等发现，年轻女性可能在适应性上存在更大的风险，具体有以下几个因素[37]，包括：癌症使得年轻女性在生活中“脱节”；很大程度上，女性作为“养家糊口”和照顾者这一角色受到了破坏；她们感觉失去了很多东西，包括职业发展、看到孩子长大的机会，或者实现预期的活动(例如退休、旅行、家庭所有权、额外的教育)。一些研究人员认为，年龄较大的患者，可能会因为对医疗环境更熟悉而经历较少的痛苦[38]。但随着越来越多女性进入老年，而这些女性又没有很多住院史或严重疾病病史，这种模式可能会发生改变。在另一个极端，70岁以上女性的乳腺癌可能是在其他重大生活改变(例如退休、搬迁、配偶死亡、严重的合并症)的背景下经历的，这些变化可能会损害其适应性。此外，最近的一份报道表明，老年女性接受适当的外科护理或康复的可能性大大降低[39]。因此，处于年龄谱两端的女性，在癌症适应性方面都面临着特别的心理社会问题和风险。尽管对形体美观、女性气质和自尊心的威胁，在年轻女性中可能更大，尤其是那些单身或没有伴侣的女性；但需要注意的是，这些威胁也可能是老年女性的担忧。随着“年轻老年”人口的不断增长，这种情况也越来越严重。

必须明确的是，长期的焦虑或抑郁不是一个对癌症诊断的预期反应[40]。伴随诊断和初始治疗的常见应激反应，可以很容易地由医生、护士或指定的癌症医疗顾问进行评估和管理。然而，当这些症状持续存在，或存在其他心理危险因素，转介精神科或心理咨询是有帮助的。这些危险因素包括焦虑或抑郁的病史、药物滥用、其他精神疾病、性虐待或攻击的病史、无法作出治疗决定、与工作人员发生冲突或无法遵守医院的规定，或存在其他主要压力来源(如严重的婚姻问题或父母问题、近期流产、怀孕、强烈的乳腺癌家族史)。虽然在评估和治疗阶段很少遇到这些情况，但如果存在自杀意愿，应要求进行正式的精神科评估。

医疗变量：局部治疗

乳腺癌的诊断、所需治疗和预后，以及可获得的康复机会，构成影响心理调整的医学变量。女性与支持网络中外科医生或初级保健医生的关系是其中的关键，这表明医生的建议对患者治疗的选择具有至关重要的作用。重要的是，还要认识到外科医生的建议，在女性选择局部治疗方面继续发挥着关键作用。此外，尽管很多女性会在她们的癌症治疗过程中与多个医生接触，但大多数女性都愿意遵循一个外科医生的指导。许多女性都报告说，外科医生对她们的后续随访最令人放心。更长的治疗时间和更大的治疗强度，以及对接受乳腺癌治疗女性必须终身随访的认识，都给医生带来了额外的负担。他们预计会在整个治疗过程中提供支持，通常涉及多年的随访。在这个治疗时间延长的新时代，办公室工作人员、诊所护士和治疗团队经常成为患者的"家人"。

在过去15年来，乳腺癌治疗方法和康复治疗方案的变化极大地改变了妇女的经验，因此，乳腺切除术（特别是根治性乳腺切除术）应用得越来越少。相反，越来越多的研究集中于范围更小的手术和乳房切除联合重建手术。对其中每一种术式的反应，都将进行更详细的讨论。

乳房切除术

长期以来，乳房切除术一直都是乳腺癌的标准治疗方法，至今仍被广泛推荐用于许多女性。大量研究表明，失去一侧或双侧乳房对女性的身体、社会和情感功能可产生明显的影响。文献记录的影响包括肢体残缺和身体形象改变的感觉，自我价值感的降低，女性气质的丧失，性吸引力和性功能下降，焦虑、抑郁、绝望、内疚、羞愧，以及对肿瘤复发、被遗弃和死亡的恐惧[2,41]。虽然哀悼失去珍爱的身体部位和感到生命威胁是普遍的，但其他后遗症的经历程度则各不相同。早期的研究表明，10%～56%的女性在乳房切除术后1～2年，经历了一定程度的社会或情感障碍[42,43]。然而，一项大型的前瞻性研究发现，在接受乳房切除术之前适应良好的女性，其疾病处于早期阶段，可以期望在一年后，拥有与未受影响同龄人同等的生活质量，这一发现已经在其他对照研究中得到了证实[44,45]。在这项研究中，适应能力较差的预测因子，除了疾病分期更晚外，还包括额外的并发症或压力，担心缺乏他人帮助，以及将生活事件视为自己无法控制的倾向。最近研究表明，随着时间的推移，尽管大多数女性在情感和身体健康方面有所改善，但有相当一部分人（20%～25%）的问题可能会在治疗后2年仍继续存在[46]。这些问题，大部分都与形体美观和性功能方面的困难有关。然而在大多数长期随访研究都缺少健康的、配对的对照组。在一项包括一组没有经历过乳房切除术女性的研究中，研究人员发现，乳房切除术后女性的形体美观、总体自我形象和自尊得分实际上高于对照组[47]。这些数据再次强调了乳腺癌治疗后女性普遍存在的高水平的适应能力。他们还强调，在解释任何疾病状态对心理、社会和身体健康的影响时，需要考虑人群在年龄谱跨度上的差异。

预防性乳房切除术

如果不对预防性乳房切除术的作用，以及女性对预防性乳房切除术的反应，一起来进行简短的述评，那么就不足以讨论乳房切除术对心理的影响。长期以来，预防性乳房切除术一直被用于预防对侧乳腺癌复发，尤其是对于那些恶性肿瘤复发风险较高的女性。然而，预防性乳房切除术在乳腺癌患者中的应用频率尚不明确。一项针对马里兰州外科医生的调查报告中提到，大约3%的乳房切除术的目的是预防乳腺癌复发[48]。虽然85%的整形外科医生同意"双侧预防性乳房切除术在管理乳腺癌高危女性中能发挥作用"的说法，但只有47%的普外科医生和38%的妇科医生表示赞同。这项调查中有一项数据尚不明确，就是接受预防性乳房切除术的女性中，那些已经被诊断为乳腺癌或目前没有疾病但认为自己处于高风险状态的女性的具体比例。随着乳腺癌遗传高风险基因的发现，人们对预防性乳房切除术的兴趣越来越浓厚。在一项关于遗传性乳腺癌－卵巢癌家族成员基因检测的研究中，Lerman等发现，12例女性中有2例（17%）为*BRCA1*基因携带者，并且拟进行乳房切除术[49]。尽管预计在未来几年内，越来越多的妇女可能会要求并接受预防性乳房切除术,但目前对接受这种治疗的女性群体中乳腺癌的实际发生率(或复发率)知之甚少[50]。很明显,这仍然是一项极具争议的手术方式[51,52]。

关于该术式的生理和心理社会结果的信息相对缺乏,使得在决定是否预防性术式的决策时非常困难。一些数据表明,接受预防性乳房切除术的女性患者,其心理和生理问题,与罹患癌症患者的问题是相似的[53,54]。在我们中心,外科医生通常会考虑为接受预防性乳房切除的女性患者提供心理咨询。这些心理咨询的目的,不是为了明确谁应该或不应该做手术,而是确保患者有机会考虑以及询问预防性乳房切除手术对社会、情感和性功能及身体外观和幸福感的潜在影响。这样的访谈有助于女性了解,那些对癌症或复发的恐惧以及对个人风险的理解,可能会影响她们作出正确的决定。如果适当的话,访谈还有助于进一步澄清实际的风险状况和阐明预防性手术的替代方案。至少有一项研究表明,接受预防性乳房切除手术的女性中,那些有患癌高风险的女性,对这一决定是感到满意的[55]。这项研究发现,影响手术选择的因素包括对乳腺癌的担忧、是否有乳腺活检史和乳腺癌高风险。我们的临床经验表明,大多数女性在选择预防性乳房切除术时,很少是仓促的决定,特别是那些将这种选择作为一级或二级预防手段的女性中。然而,与其他手术方式的选择一样,为了确保对选择和结果的满意度,其家庭重要成员的支持可能非常重要。显然,这是一个需要对接受治疗的妇女的决策和结果进行进一步仔细研究的领域。

保乳治疗(肿块切除术和放疗)

科学证据表明,与更广泛的局部处理相比,系统性的全身治疗对生存的影响更关键,因此,乳腺癌的手术范围变得越来越小[56]。因而我们希望,通过保留乳房组织,可以降低乳腺癌相关的心理-社会疾病的发病率。自1980年以来,已有超过36项研究,调查了接受乳房切除术或保乳治疗(BCT)的女性,在社会、情感和性功能方面的差异[57]。尽管研究方法存在差异,但早期调查的结果是非常一致的:接受保乳手术的女性的自我意识较好,身体形象更好,对性功能的满意度更高,并且整体调节能力某种程度上更好[58-60],与接受乳房切除术的女性相比,接受保乳术的女性认为她们的性压抑程度较低,性生活更频繁,并且报告说她们的丈夫更性感和更深情。

尽管总体数据表明,接受保乳术的女性作为一个群体,在社会上适应得很好[61,62],但这项研究还是受到了三个重要的质疑。首先,这些研究大多是在第一年内评估女性,通常是在她们治疗的最初几个月。因此,尚不清楚这些早期的差异是否会随着时间的推移而持续存在。事实上有一些证据表明,从长远来看,接受保乳术的女性与接受乳房切除术的女性没有什么不同[63-65],甚至可能比接受乳房切除术的女性表现得更差[66]。其次,在大多数研究中,接受每种手术的女性都是自主选择的,这引起了对存在潜在术前差异或选择性偏倚的担忧。只有少数研究例外,如Schain等[59,67]、Haes和Welvaart[68]、Fallowfield等[69]和Lasry等[70]的研究。在这些研究中,这些女性被随机纳入接受乳房切除术或乳房肿块切除术加放疗。Schain等以及Haes和Welvaart[68]的研究数据表明,乳房肿块切除术加放疗组的女性对自己身体形象的评价更加积极,但测量的其他几个指标差别不大。与此相反,Fallowfield等发现两组之间没有明显的差异,如果有的话,乳房肿块切除组的情况似乎更差。Lairy等的数据介于两者之间:接受乳房肿块切除术的女性比那些乳房切除术的女性,对自己的身体形象评价更高,但接受放疗的女性则表现出更严重的抑郁倾向。最后,对已发表研究结果的进一步解释是,由于存在年龄和发育阶段的干扰因素,年轻女性在应对乳腺癌过程中,出现心理社会问题的风险已经增加,她们更倾向于选择行保乳手术。

尽管挽救乳房可能为女性带来巨大的情感收益,但实际观察到的情感收益却是要小于预期的[71,72]。在某些情况下,尽管数据具有统计学显著性,但观察到的差异似乎不具有临床意义。重要的是要意识到,保乳并不是一种心理上的灵丹妙药[66];事实上,它只是为患者在诊疗过程中提供了选择,并可能有助于患者的个体化适应。

持续影响手术决策的两个关键因素,是对于癌症和放疗的态度,一些女性觉得乳房切除术更安全,因为在乳房中留下肿瘤细胞是无法容忍的。其他女性害怕放疗,或由于经济、家庭或工作需求,或与治疗中心的距离相冲突,而无法花费6～7周时间进行每日放疗。研究发现,性格特征也影响女性的决定。目前认为接受保乳手术的女性更担心身体形象受到侮辱,也更依赖于乳房外观以维持自尊,她们相信自己很难适应乳房切除后失去乳房的情况[11,73,74]。与之相反,选择乳房切除术的患者,认为有癌的乳房是一个有问题的部分,应该被切除,她们更怕放疗的副作用。尽管有人认为,老年女性更有可能选择乳房切除术[74],但也有担心,这可能反映出在治疗方案的选择上,存在着个人的偏见[75]。虽然目前尚不清楚,全国有多少比例的女性可以选择保乳治疗,但数据表明,大约50%的早期乳腺癌患者选择进行保乳手术[76]。然而,这可能低估了目前接受保乳手术患者的真实比例。此外,由钼靶筛查的广泛应用,诊断为早期乳腺癌以及乳腺原位癌的患者的数量日益增多,加上新辅助或术前化疗的使用也在增长,这可能会增加将来几年适合并接受保乳术女性的数量。

重要的是要记住,只有在过去的十年里,美国妇女才可以在乳房肿块切除术和乳房切除术之间进行选择。令人沮丧的是,人们对女性如何做出决定仍然知之甚少,很可能有相当一部分的决定,是在现有的治疗基础上做出的[7,8,39]。对于在主要医疗中心外的社区医院就诊的女性,乳房切除术可能是一个更实用和更安全的选择。可高质量的放疗的可及性可能是另一个影响手术方式选择的因素。各种植入物获取困难,以及具有腹直肌肌皮瓣(TRAM)重建经验丰富整形外科医生数量的缺少,已经限制了乳房重建手术的可及性。文化和民族价值观,也可能指导甚至支配选择。尽管人们对这些价值观的作用知之甚少,但所有这些问题都值得进一步研究。

临床经验表明,许多接受保乳手术的女性在开始日常的放疗之前,可能不会感受到这种治疗带来的情感体验。因为乳房还得以保留,这些女性往往认为她们应该感激而不是抱怨,她们也可能会觉得,自己比接受了乳房切除术的同龄人更幸运。有证据表明,与接受乳房切除术的女性相比,接受保乳手术的女性至少认为,自己接受的来自他人的情感支持较少[66]。这些女性中的一些人可能只在放疗开始时,才会有痛苦的反应,伴随着每天去诊所就诊、留置永久文身、接触其他癌症患者,以及经历与治疗相关的症状。在这个敏感时期,对她们所经历事件的各种认知,可能会让女性不知所措、不堪重负。有研究表明,接受放疗的女性有更高的心理障碍风险,尤其是抑郁症状[70,77],这些心理障碍可能是由于放疗的副作用所致。放疗的副作用对于不同的人,在产生的不适感和疲劳程度上可能差异很大,但仍需要监测患者的情绪状态。医生和工作人员应该意识到这些延迟反应,因为他们也可能认为这些女性的心理创伤较轻。

接受放疗的女性,最初会出现焦虑,但通常会在几次治疗后缓解。然而,随着治疗即将结束,由于担心治疗结束后肿瘤会再次生长,以及预期将失去医生及工作人员的密切观察和随访,焦虑会再次出现。为了缓解这种改变所导致的焦虑,应让患者了解治疗何时结束,并认识到这种常见的矛盾心理只会徒增个人的苦恼。因此,工作人员应通过电话联系和系统安排后续的随访,为患者提供保障以打消其顾虑。许多女性会非常恐惧疾病复发,甚至达到了令人痛苦的水平,特别是在随访、扫描检查以及在等待检测结果之前。在发现复查结果正常后,焦虑又恢复到正常水平。

当讨论女性对放疗的反应时,另一个需要考虑的重要因素是淋巴水肿。由于根治性淋巴结清扫的应用比例下降,常规鼓励患者进行手臂康复锻炼,强化了皮肤预防措施,因此,受此问题影响的女性比例已显著下降。尽管与20年前相比,淋巴水肿的风险确实降低了,但乳腺癌治疗后,淋巴水肿对一些女性来说仍然是一个问题[78]。接受放疗和手术切除腋窝淋巴结的女性,发生上肢淋巴水肿(UEL)的风险最高[79-81]。治疗后可能立即出现,或几年后再出现这些问题[82]。实际发生上肢淋巴水肿的女性的比例仍然不清楚,估计值从4%到高达72%[83]。出现了这一问题的女性,淋巴水肿对其情感、社会和生理功能的影响是深远的。一些在这一领域的研究报告,显示出现淋巴水肿的女性,存在高水平的焦虑、抑郁、社交障碍、性功能障碍甚至是残疾[83-86]。至少有一项研究表明,上肢淋巴水肿的严重性、持续性,与心理上的痛苦之间无关[83]。然而,已经发现上肢淋巴水肿可增加女性出现其它功能问题风险的变量,包括疼痛、缺少社会支持以及采取回避的应对方式。此外,在惯用手发生UEL,往往比非惯用手发生UEL造成更多的困难[83],对于存在手臂肿胀的问题,及时干预措施不仅包括物理康复,而且还包括进行教育,考虑使用止痛药物,加强情感支持和咨询。并在适当的情况下,转介进行性相关问题的咨询也是有必要的。

乳腺癌术后乳房重建

美国食品和药品管理局于1991年11月召开听证会,讨论乳房硅凝胶填充植入物的安全性时,引起公众和医学界的关注,并提出了几个重要问题:有多少女性寻求重建?其使用的益处是什么?以及与这些装置相关的医疗风险是什么?在大约50万有植入物的乳腺癌患者人群中,没有人能比她们更能够深切地感受到这些问题。Winer等表示,在这些听证会之后进行了一项研究,发现55%经历了乳房重建并有着硅胶假体的女性,在较早的时期(1985—1990年)仍担心这些植入物的安全[87]。然而,重要的是,76%的女性也报告说,重建是帮助她们应对癌症的重要方式。

虽然有些临床医生认为这些医学问题已经得到了解答[88],但其他人却并不这么认为。例如,在那些选择或接受乳房全切的患者中,有多少比例是为了寻求重建而这样做的,目前尚不清楚。在植入物听证会之前的10年里,国家数据显示,多达30%的符合条件的患者,可能追求乳房重建[89]。美国整形外科医师协会报告说,他们的3 000名会员在1990年总共进行了42 888次乳房重建手术,这比1988年收集的数字增加了25%,比1981年增加了114%[90]。尽管存在争议,乳房切除术后乳房重建,对乳房切除术的患者而言,仍然是一个重要的美容和康复的手段。在我们自己对大华盛顿特区和洛杉矶地区,接受早期乳腺癌治疗的女性进行的持续研究中,38%的患者接受乳房切除术后继续进行乳房重建[91]。

虽然乳腺癌乳房重建的手术方式比保乳术出现得更早,但很少有研究能系统地探讨,单纯乳房切除术与乳房切除加重建术对心理社会的影响,这与大量有关乳房切除与保乳预后的研究形成了对比。到目前为止,仅有4项研究比较了3种不同手术方式选择(乳房肿块切除术、乳房切除术与乳房切除加重建术)[11,62,92,93]。在涉及有植入物人群的这项研究中,只有一项指标是对女性接受乳房切除术与乳房重建分开评估的。在后一项仅关注患者身体形象和自尊的研究中,与乳房切除组或即刻重建组相比,保乳组的身体形象更为积极[93]。有趣的是,这种差异对于延迟重建组来说并不显著,表明这些女性可能使用不同的标准进行比较。各组的自尊心都非常高,组间无统计学差异。

有3个研究比较了接受保乳术和乳房切除加乳房重建术的女性。第一项研究包括一个非常小的样本($N=9$),发现两组在术后1年的生活质量、情绪、婚姻满意度或性满意度方面没有差异[94]。日本的一项研究,比较了42例保乳的女性与48例接受肌皮瓣即刻重建的女性[95],在术后平均3年内,两组之间的性满意度或对复发的恐惧无差异。保乳组的女性更少介意自己的外观。与重建组女性相比,保乳组女性表示她们更有可能再次选择同样的术式。在最近的一项回顾性研究中,比较了72例接受部分乳房切除术与146例即刻重建的女性(主要是假体)。在手术平均4年后[96],在对疾病的总体心理社会适应、身体形象、对人际关系或性生活的满意度方面,两组间无统计学差异。然而,来自接受乳房重建术女性的报道称,乳房爱抚的频率较低，对这种活动的快感损失较大。她们因而不太可能通过非性交的性刺激，来达到性高潮。出现更大心理社会困扰的预测因素，包括婚姻矛盾、缺乏吸引力、性生活不满意、受教育程度较低以及化疗。

在迄今为止最大规模的前瞻性研究中，对于寻求或不寻求乳房重建的相关心理变量，以及女性对重建的反应都进行了调查。对150例乳房切除术后寻求重建咨询的女性，根据手术和心理参数进行了评估；对接受重建的117例女性中的83名进行了术后再评估[97]。此外，对50例未寻求重建的女性，配对对照样本进行了研究[98]。该研究的结果总结如下：首先，寻求重建咨询的女性在心理上适应良好，内心强大。重要的是，与不寻求这种手术的同龄人相比，看起来没有什么不同。第二，对于进行乳房重建的女性，接受重建手术后增加了其对心理、社会和性功能水平的满意度。超过80%的女性表示她们对整体结果感到满意，大多数人表示手术效果达到或超过了她们的预期。然而，进行重建手术的目的只是为了取悦他人，或者期望改善性关系和社会关系的女性，有面临失望的风险。乳房切除手术后的时间长短，也改变了女性对乳房重建的反应。因而术后时间越长，患者对整体效果的满意度就越高。第三，对咨询并继续进行重建的女性以及寻求咨询但未选择额外重建术的女性进行比较研究表明，那些在重建术后出现情绪不良或对手术失望风险增加的女性，可能会在咨询时选择退出。

其他研究也报道了类似的结果[99-104]。这项研究，有助于消除一些关于谁寻求重建以及为什么寻求重建的不实描述。正如受访女性的年龄范围(28～68岁)所反映的那样，这也引起了人们对以下事实的关注：不只是年轻女性所关心吸引力的问题，年纪较大的女性对乳房丢失的反应可能与年轻女性一样强烈。

应当指出的是，由于在接受重建的妇女中进行的早期研究大多是在乳房切除术仍然是首选的主要治疗方法的时候进行的，因此不清楚如果这些妇女能够得到保乳手术，她们中有多少人可能选择了保乳手术。即使在今天有报道的研究中，还不清楚在已经接受乳房切除术的女性中，即使不是合适的候选者(即没有选择)，还有多大的比例仍希望接受保乳手术。但同时，今天许多女性可能会有意地选择乳房切除术，因为她们认为重建手术不止将提供一种可接受的美观效果，同时也能让她们摆脱所有癌细胞的困扰。显然这些研究需要在最近的治疗变化的背景下重新进行研究，包括转为使用生理盐水假体而不是硅胶植入物，以及使用自体组织重建[105]。我们还需要扩大研究范围，以解决文化和种族问题。因为很显然，文化信仰和习俗将会影响女性的选择和预后[106-108]。

还需要对功能的影响进行进一步的研究，并限定所进行手术的范围。只有一项研究，调查了乳头-乳晕重建对结果满意度的影响[109]。在这份报告中，33例女性被纳入乳头重建组，26例女性被纳入无乳头组，整体乳房再造满意度、乳房再造大小、柔软度和性敏感度方面，乳头重建组都明显更高，并且对裸体外观的满意度也更高，同时，她们还在精神窘迫量表上的症状评分更高。正如作者所指出的，需要谨慎地解释这些数据。这些评估是在完成手术后进行的。在乳头重建组中更高的满意度，也可能是反映她们对整体重建效果的满意而不只是针对单纯的乳头重建。此外，由于乳头重建组患者比无乳头组更为年轻，使她们发生情绪问题的风险增加，而可能不是手术效果导致的。很少有研究具体说明，为了获得良好的对称性，需进行多少次额外的手术。

除了局部治疗选择(例如，乳房肿块切除术加或不加乳房重建)，还探讨了重建时机，以及最近进行的重建类型，对心理社会功能的影响。

重建的时机：即刻(一期)与延迟(二期)

医生对即刻(一期)重建的支持(而延迟则为在乳房切除术后超过1周进行的重建)，是基于认为即刻重建没有医学禁忌证，并预期在减轻女性由乳房切除所致毁损和痛苦方面会有重大获益[110]。美国整形和重建学会报告说，在1990年由学会外科医生进行的重建中，有38%为即刻重建而62%为延迟重建[90]。最近，在两个大城市地区（洛杉矶和华盛顿特区）接受治疗的女性回顾性样本中，75%的重建是即刻进行的[91]。

研究表明，接受即刻重建的女性，不仅患者对手术效果的满意度更高，而且与仅接受乳房切除术的患者相比，其心理社会疾病也明显较少[110-115]。

与延迟重建或未寻求重建的同龄人相比，接受即刻重建的患者压力较小，且其女性意识、自我意识和性吸引力的受损较少。然而，与对乳房肿块切除术与乳房切除术比较的研究结果一样，研究人员指出，最初的改善程度上的差异可能极小，并且随时间消失[113]。此外，至少有一项研究表明，与延迟重建相比，接受早期重建的女性，对重建效果技术方面的满意度可能略低[97]。这可能反映了这样一个事实，就是即刻重建的女性将重建效果与原始乳房进行比较，而延迟重建的女性将乳房切除后的局部外观作为比较的基础。此外，虽然Schain等提出即刻重建并不会影响那些因生命受到威胁和乳房丢失而产生的悲伤情绪[113]，但临床医生在这些患者的长期随访中却报道了的确有不良影响。这个问题，值得进一步研究。

重建类型：假体植入与腹直肌横向肌皮瓣

评估使用腹部皮瓣（TRAM手术）进行重建的女性社会心理预后研究，才刚刚开始。McCraw等的一项早期研究报告称，与接受植入物的患者相比，TRAM皮瓣患者的并发症更少、总体满意度更高，疼痛、不对称或不便的投诉更少[116]。在一项比较TRAM（$n=8$）与植入体（$n=14$）组的小样本研究中，Ceder等发现，经历TRAM皮瓣重建的女性，更满意她们的乳房感觉和美观效果[117]。然而，TRAM皮瓣组也由于她们的手术而经历了更大的心理、社会和生理损伤。这些研究者指出，由于公众对TRAM手术的不熟悉，以及手术更为复杂的特性，可能给这些患者造成社会问题。具体来说，女性可能担心别人对她们做出这种选择的看法，或者担心别人对她身体外观所做的反应（例如在更衣室里换衣服）。当被问及时，87%的TRAM组和71%的植入组表示，如果她们不得不再次选择，她们将接受同样的重建手术。在我们自己的研究中，我们观察了146例正在接受重建的女性，94例（64%）有假体植入物，51例行自体组织重建（TRAM瓣）[91]。虽然有一致的趋势表明，TRAM重建组报告有更大的舒适度和满意度。两组之间在乳房外观或感觉满意度，或在乳腺癌对他们的性生活的影响上，不存在差异。此外，有假体植入物的女性，更加担心未来会出现重建问题。25%的假体植入女性，表示他们对于未来相当担心，而在TRAM重建组中只有8%。

使用自体组织重建摆脱了许多与假体植入重建的缺点，如医学问题（例如排斥、包膜形成、乳房成像改变）和内容物的问题（例如破裂、挛缩、泄漏）。其美观结果，也可以与用假体植入物获得的效果一样好或更好。但从消极的方面来看，这些手术都需要长时间暴露于麻醉、腹部的大手术中，尽管报道手术失败的风险低，但仍然存在着失败的风险。由于与此类重建相关的资料，如关于美观和身体后遗症的长期随访数据仍然有限，很难为女性提供做出决策的相关信息。

无论提出或选择哪种类型的重建手术，女性都需要对预期的情况有充分的了解。女性对重建的关切，主要包括手术费用、麻醉时间长度、需要的手术次数、该技术的安全性、假体植入物掩盖癌症复发或促进发生自身免疫疾病的风险及重建手术达到的美观结果[118]。外科医生对于后者——美观度的关注方法不同，一些人喜欢只使用书面材料，而其他人偏向于显示重建乳房的图片，另外许多人使用这些方法的组合，有时还可能会让患者去向既往完成重建的患者了解详细信息。有趣的是，医疗经济学分析研究开始表明，虽然最初更便宜，但随着时间的流逝，假体植入物重建的资源成本，可能实际上高于使用TRAM瓣自体乳房重建的资源成本[119]。在我们自己的研究和其他人的研究中，在对正在考虑或正在接受这些程序的妇女进行咨询时，出现了一些额外的重要问题[120,121]，这些包括需要讨论手术步骤的所有方面（包括住院次数和时间，以及可能恢复“完全”功能的时间），对计划实现乳房对称性和重建乳头的外科程序进行彻底审查,以及考虑手术的时间。

医学变量:全身治疗

本章不涉及女性对第二部分治疗的反应以及全身治疗的需求。然而,鉴于进行全身治疗后,对随访的手术患者产生广泛作用和具有潜在影响,因此需要对相关突出的社会心理社会问题进行一些讨论。

辅助化疗

辅助化疗,要求心理状态调整到另一种治疗方式。这包括延长治疗周期,以及意识到全身治疗可能导致的生命危险。需要接受辅助化疗的一些患者,描述了她们最初几周的治疗特点,是“一个接一个的坏消息”。决定是否行辅助化疗,如果存在不止一种的方案或药物,确定使用哪种药物或方案,构成了癌症治疗过程中的第三个决策点。

预测化疗可能是困难的。女性对副作用的恐惧源于对化疗痛苦后遗症的了解。由于许多淋巴结阴性的早期乳腺癌患者,正在接受某种形式的辅助治疗,这些治疗的副作用相对较轻。预期和接受辅助治疗时,患者会被告知她们将接受的具体药物和药物副作用,尽管有恐惧,但很少有女性拒绝治疗,大多数人遵守她们的治疗方案[122]。识别出的反应性焦虑和抑郁都应予以治疗,以协助女性完成适应过程。

Meyerowitz等研究了在化疗期间和完成化疗后2年的乳腺癌患者[123]。在那些2年无复发女性中,23%的人报告在治疗过程中个人和家庭关系存在困难。44%的人在化疗结束2年后,仍有身体问题。然而,89%的受访者表示,她们仍会在类似情况下推荐朋友进行辅助化疗。许多患者报告说,她们通过“保持忙碌”“获得有关治疗的信息”“保持积极的,有希望的展望”来应对治疗。在这项研究中,41%的女性报告说,治疗比她们预期的简单。临床经验表明,一些女性通过关注延迟获益来应对短期不良心理影响(例如,确信她们已尽一切可能来根除其疾病)。

恶心和呕吐,曾经是患者担心和恐惧的辅助化疗的常见副作用,现在通过药物(例如止吐药物)和行为干预得到了很好的控制。简单的行为干预,如催眠、可视化、分心和放松练习,提供了一种重新获得对症状自我控制的方法,同时也减少了焦虑。预期的恶心和呕吐,特别容易受到这些手段的控制。

辅助治疗的3个额外副作用,包括脱发、体重增加和注意力不集中,可引发不良心理后果,但其受到的关注较少。虽然已是预料之中,但脱发的影响对许多女性来说还是毁灭性的。一些女性报告说,这比乳房手术本身更令人痛苦,部分原因不仅是因为它是疾病的一个明显标志,而且还因为它造成公然毁容。在我们自己的研究中,女性认为脱发和得知她们的诊断结果一样令人痛苦。早期讨论预期的变化,关于假发的信息,以及推荐参与美国癌症协会赞助的“看起来很好、感觉更好”计划,都可以帮助减少脱发造成的痛苦[124]。

体重增加的原因仍然不清楚[125]。亨廷顿的一项研究显示,50%的患者增重超过4.5 kg[126]。不同的治疗方案如环磷酰胺、甲氨蝶呤和氟尿嘧啶(CMF),与CMF加长春新碱和泼尼松,没有差异。雌激素受体状态、年龄或绝经状况,也没有发现差异,但是在那些体重增加的人中,发现活动水平的降低。至少有一项研究显示,体重可能与死亡率呈负相关[127]。体重显著增加,给自尊带来的雪上加霜,我们应该更多地关注这个问题。在化疗期间引入运动计划以及营养指导正日益受到重视。

许多接受化疗的患者,也报告了难以集中注意力和记忆困难。由于缺乏很好的研究或清楚的记录,这些症状可能与疾病的压力、止吐药物、化疗本身及化疗导致更年期继发激素改变有关[128]。

化疗对年轻女性的最后一个麻烦是过早绝经[129]。在辅助治疗中,在诊断时还处于绝经前的女性,由于预期的威胁或实际生育能力的丧失,以及绝经的迅速出现,通常会引发痛苦。化疗引起潮热、盗汗、阴道干涩和萎缩等更年期改变,导致严重不适。阴道干涩和萎缩的症状,可能导致性交疼痛，虽然使用阴道润滑剂有所缓解，但阴道黏膜变薄仍可能引发性交不适。化疗的另一个作用是性欲减退，可能与循环雄激素的减少有关[130]。对于很多女性来说，性欲减退是最难治疗的后遗症。在这些情况下，可以考虑使用雄激素补充剂[130,131]。

虽然缺乏纵向数据，但可以预期，卵巢功能的早期丧失，也增加了这些年轻患者后期骨质疏松症和心血管疾病的风险[132,133]。在一项随机选择的对224例乳腺癌幸存者的调查中，女性对绝经期这些健康问题的担忧存在差异[134]。绝经前女性更关心骨质疏松症（82% vs. 绝经后66%）和心脏病（92% vs. 73%），而激素替代疗法（HRT）可能会导致癌症复发（98% vs. 73%）。同时，她们更愿意在医疗监督下考虑HRT（59% vs. 40%）。在护理和转介风险评估和干预过程中，应当尽早讨论这些问题。尽管这些女性的雌激素替代治疗仍有争议，但目前已有相关研究正在进行之中[135]。

化疗的心理准备是必不可少的，应包括患者的教育材料、护理投入、医生对疾病的概述和与治疗的期望。同样重要的是，应该预测到化疗结束时患者对复发的恐惧达到顶峰，并有所应对，放疗结束时也是一样。我们的临床经验表明，与早期阶段相比，女性在这部分治疗过程中，经历了更严重的反应性焦虑和抑郁，这可能是因为她们对预后的觉察意识更强。特别是在治疗结束后很久，患者仍可能出现的一个症状就是疲劳。临床上虽已注意到，但关于治疗后疲劳的患病率和病因，才刚刚成为研究的焦点[136]。在一个60例女性的样本中，87.5%的人报告疲乏是化疗的严重和非预期副作用[137]。尽管有必要进行仔细的检查，以排除潜在的抑郁症或任何导致持续性疲劳的医学原因，但许多女性受益于忠告，她们可能需要几个月而不是几周的时间，才能感到自己的精力水平恢复到患病前的水平。

辅助内分泌治疗

在辅助治疗中他莫昔芬的使用越来越广泛，引起了人们对激素治疗的心理和性影响的关注。他莫昔芬虽然更常用于绝经后患者，但有时也作为辅助治疗的一部分，用于绝经前女性。尽管他莫昔芬是一种抗雌激素药物，但研究表明，他莫昔芬对阴道黏膜有微弱的雌激素样作用。一些老年女性发现使用该药引起潮热增加，这是限制该药应用的副作用。相反，我们有一些年轻患者报告，他莫昔芬可以缓解化疗引发过早绝经导致的阴道干燥和性欲减退。与他莫昔芬相关的子宫癌，死亡的报道虽少，但却出人意料。而且对长期使用这种药物的眼部毒性的担忧，使许多患者和医生对这种药物的持续或长期使用感到焦虑[138,139]。因此，许多临床医生提倡进行细致的妇产科监测。然而，这是否应该包括子宫内膜活检和（或）经阴道超声，以及需在什么时间间隔进行，目前仍不清楚[140]。目前对复发性疾病经常给予多种激素，包括他莫昔芬、醋酸甲地孕酮、孕激素、氨鲁米特、促黄体激素释放激素类似物和雌激素。但氨基鲁米特与严重的阴道萎缩有关[141]。甲地孕酮可增加食欲，并导致许多女性体重显著增加。如前所述，激素治疗引发的外貌改变，可能会导致患者感到尴尬和丧失自尊。因此围绕预期改变，进行相关咨询就变得很重要。

骨髓移植

骨髓移植（BMT）在局部晚期乳腺癌的治疗中，发挥着越来越重要的作用。关于心理分期和患者对BMT的适应性，已经写了很多内容但该项研究，主要集中在接受异基因移植的血液病癌症患者的人群中[142-144]。对骨髓移植患者的长期随访表明，尽管大多数患者情况良好，但15%～20%的患者可能会继续经历痛苦，并可能从心理或精神干预中获益。至少有一项研究报道，BMT可能存在额外的应激反应和较长时间的住院治疗，但BMT幸存者与仅接受常规化疗的患者之间，在心理或社会功能方面没有差异[145]。目前尚不清楚乳腺癌患者能在多大程度上适用于这些治疗，虽然这些手段的好处是拥有生长因子支持、有效的止吐药物和更短的住院时间。显而易见的是，和其他强化治疗措施一样，该方法对生活质量的损害往往很高。在移植和随访过程中，确保能提供心理支持至关重要。无论精神问题是否改变生存率，它们都可以极大地影响生存质量，所以应该迅速地进行诊断和治疗[146]。

特殊问题

家庭的作用与关怀

对社会支持和健康影响的研究在过去十年中蓬勃发展。社会支持与健康或疾病结果之间存在正相关，这是一个一致性的发现[147]。这一点，在乳腺癌的背景下得到了很好的说明，已证实充分的社会支持是积极适应[148]和生存期[149,150]不可或缺的因素，甚至可能影响治疗选择[151]。对大多数患者来说，主要的支持来自家庭。然而，与此同时，新的压力已经加重了这种支持资源家庭的负担。对家庭决策的更高要求，使用更积极的治疗方法延长疗程，以及将护理转移到门诊环境，这些都有助于在护理管理中，重新将关注重点放在家庭上。

当人们生病的时候，他们往往会感到失去控制、不那么强大、更自卑，特别是当他们必须依赖他人的时候。与此同时，任何形式的严重疾病，都会增加病人与他人亲近的需要，以抵消不安全和脆弱的感觉。随着时间的推移，患者对爱和支持的需求往往也会增加，这既是对疾病和治疗影响的一种反应，也是对他们不再被爱或被照顾的恐惧的反应。癌症患者经常敏感地体验到，其他重症患者所经历的对遗弃和拒绝的恐惧。缺乏社会支持，或在患病期间被身边重要的人遗弃，这将成为一种额外的压力来源，可能比疾病本身在情感上更令人感到痛苦[152]。

家庭的积极参与，显然是为患者的一系列需求服务的。从最基本的——即提供情感支持（维持患者生存的“精神燃料”），到实用的（例如前往治疗会见的交通和支持这些服务），再到更抽象的（例如提供有意义的角色，从而提供患者可以努力实现的功能目标）。就他们而言，肿瘤科团队可能会指望家庭成员充当倡导者、护理员，以及代表患者的啦啦队员。

尽管人们认识到伴侣和家庭的重要性，但很少有研究关注伴侣和家庭在照顾乳腺癌患者方面的作用。Wellisch等的研究表明，丈夫在参与决策、医院探访、早期观察瘢痕和早期恢复性活动方面的参与，对维持最佳夫妻关系非常重要[15]。开始沟通对这个过程至关重要。Sabo等发现，一些男性倾向于采取“保护性的监护人”姿态，有时会阻碍有效和开放的沟通[153]。Maguire发现，接受乳房切除手术的丈夫，比对照组那些因妻子患有良性乳房疾病而手术的丈夫[154]，1年后更为痛苦。类似地，Baider和KaplanDeNour也报道，患者和伴侣都报告了与乳房切除相关的中度情绪困扰[155]。此外，他们还发现，患者和丈夫的适应性水平存在显著相关；如果一方正在经历调整的困难，另一方也可能有问题。Northouse报告称，当被问及是什么帮助他们在住院期间和1个月后应对疾病时，患者和丈夫都认为情感支持、信息、态度和宗教是重要因素[156]。在她的研究中报道，社会支持水平较高的患者和伴侣，在术后3天和30天的适应性困难都较少。然而，年轻的夫妇可能特别容易出现问题[157]。

当这个支持系统出错时，配偶、伴侣和家庭关系对患者健康的重要性和复杂性，就明显表现出来了。当这种情况发生时，重要的是要记住，支持是双向的。问题的根源可能出现在支持的提供者（家庭成员）和接受人身上，通常两者都涉及[158]。癌症的影响，对家庭成员和患者本人都是毁灭性的。配偶可能会感到愤怒、羞愧，而且自己也容易生病。与癌症患者家属一起工作的临床医生提议，他们有时可能需要被视为二级患者。此外他们的需求，在疾病治疗和康复过程中可能有所不同[159]。家人和伴侣拥有自己的支持网络，并有机会去宣泄那些冲突的情绪，对患者来说也是至关重要的。只有这样，才能确保患者在需要他们支持时不会出现问题。为达此目的，工作人员应意识到家庭成员所面临着的艰巨任务。工作人员应该为他们提供单独的机会，或者与患者在一起，对问题畅所欲言并予以积极回应。同时，还要能确保为家庭成员提供后援支持及相关医疗救助，特别是需要在复杂或长期护理的情况下。对于家庭成员而言，仅在他们力所能及的范围和擅长的领域内进行护理。

当母亲患上乳腺癌时，对孩子(包括儿子和女儿)的创伤及其影响是巨大的。在父母患病期间，儿童行为障碍、与父母的冲突，以及退行性行为都是增加的[160-164]。Lichtman等注意到，在他们研究的乳腺癌病例中，12%的患者出现母子关系恶化[165]。在母亲预后不良、手术范围大、心理适应性差，甚至难以适应化疗或放疗的情况下，更有可能出现问题。在母亲生病期间，先前的亲子冲突史也使这种关系处于危险之中。母亲与女儿的关系比与儿子的关系更为紧张。女儿更有可能表现出恐惧、退缩和敌意的迹象，也许是因为她们更加害怕患上乳腺癌，以及患者对女儿提出了更多的要求。这些发现与Litman[161]和Wellisch[166]报道的结果相似，他们指出，母亲在患病期间更多地依赖女儿而不是儿子，并且青春期的女儿可能特别容易受到生活中断的影响。

对所有儿童的监测，特别是当母亲的乳腺癌为晚期时，是很重要的。在早期的护理过程中，父母选择合适的时机，向孩子讲述母亲的病情，这一点也很重要。至于如何说以及说什么，建议按照符合子女健康成长的要求，适当地调整相关谈话内容。Fine[167]和LeShan[168]的2本书，以及美国国立癌症研究所出版的一本出版物——*When Someone in Your Family Has Cancer*——可能在这个过程中是有用的。

最后，对乳腺癌可能会对母亲生存产生什么影响的担忧，可能会因为担心其对后代产生不利影响而变得复杂。因为70%的乳腺癌女性患者并没有已知患乳腺癌的危险因素，所以她们将是家庭中第一个患这种疾病的人。这些女性中的许多人报告说，自己对“将疾病带入家庭”感到内疚。同时，成年子女特别是女儿，可能会对母亲生病对她们患病风险的潜在影响感到愤怒或害怕。最近研究的注意力聚焦于，患者女性一级亲属的整体心理调整和生活质量上。女性家庭成员的这些反应模式，值得特别关注，因为过度的心理困扰可能不仅与家庭状况有关，而且还与后续乳腺癌筛查的依从性有关[169-171]。

现在有一些图书，可能有助于患者和她们的家庭，来应对乳腺癌带来的挑战。包括Kathy LaTour写的*Breast Cancer Companion,* Wendy Harpham写的*After Cancer,* Andy Murcia和Bob Stewart写的*Man to Man*。每一本书都是经过深思熟虑写好的，着重突出了那些预计会出现的家庭问题，并提供了处理这些问题的方案。此外，位于马里兰州银泉市的“全国癌症幸存者联盟”，制作了一本有用的“消费者报告”，命名为“绘制旅程图”。顾名思义，这本书探讨了从癌症的诊断到最后无病生存，各个环节所产生的实际问题，以及每个问题的解决方案。

生活质量与性功能

虽然对乳腺癌的心理社会预后进行了广泛的研究，但这项工作很少涉及疾病和治疗对性功能的影响。早期研究的重点，是乳房的丧失及其对性关系的影响。这些较老的纵向研究，是在施行乳癌根治术或改良根治术的患者中进行。在评估的样本中，30%～40%报告有严重的性问题[42,43]。然而，最近的研究表明，发生的性紊乱，与手术治疗的类型无关[61,66,75]。

在关于对乳腺癌的性行为、身体形象和亲密关系的回顾性研究中，Schover指出，关于乳腺癌治疗后性行为的现有数据，缺乏细节和特异性；大多数研究将评估仅局限于总体满意度或性交频率的信息[172]。她发现，系统性治疗导致更年期提前，以及更严重的更年期反应，可能是“导致性功能障碍的最常见的罪魁祸首”。如前所述，随着越来越多的妇女接受化疗或激素治疗，这一较少探索的性疾病领域需要引起重视。

在他们对女性性行为和癌症的回顾中，Schultz等描述了威胁性功能癌症的一系列心理反应：

- 对性身份和自尊的威胁，例如情绪、性别、性身份和身体形象的障碍。
- 对个人身体功能控制的威胁，如干扰或抑制性功能的与疾病相关的症状(如疼痛、疲劳、恶心)。

- 对亲密关系的威胁,例如失去可以进行亲密身体表达的社交联系,或既有实现身体愉悦和亲密模式的瓦解,或与癌症传染有关的不实传言。
- 对生殖功能的威胁,例如生育能力的直接损害或害怕怀孕导致复发[173]。

除了这些心理反应之外,一些女性体验到的性快乐和活力较少,感觉自己有潜在的健康不确定性,以及在面对再次攻击时身体的脆弱性[174]。这些因素,也影响着乳腺癌幸存者的性反应。

在Ganz等进行的研究中,对227例早期乳腺癌患者,在手术后第一年内的四个时间点进行了评估,并对其中一些在手术2年($n=69$)或3年后($n=70$)[175,176]进行了重新评估。他们的数据表明,一小部分女性在治疗后可能有患精神性痛苦的风险。具体来说,高危人群1年内出现的问题,包括没有性吸引力(54%),没有性生活的兴趣(44%),性交频率降低(58%),性唤醒困难(42%),润滑困难(50%)和难以达到性高潮(41%低风险和56%风险)。在3年后评估的70名女性中,43%仍对身体变化感到不适,47%报告对性不感兴趣。许多人继续经历特定的性功能障碍,包括性唤醒困难(48%),润滑困难(64%)和难以达到性高潮(52%)。在他们的研究中,重要的是发现生存者似乎在术后1年内,从身体和情感创伤中,获得最大程度的恢复。此外,尽管身体和情感得到相对较好的恢复,但性恢复的问题则持续超过一年,特别是那些与性康复相关的问题。

由乳腺癌诊断和治疗引起的情感困扰、疼痛、疲劳及对病人身体形象和自尊的羞辱,可能会损害性功能。即使是对那些在患病之前具有强烈和令人满意的性关系的个人,也是如此。当疾病发生在已有问题的背景下或在关系完全建立之前,结果可能是毁灭性的。尽管对性问题的关注度提高了,但在实践上,提供有效的性干预措施仍然有限,部分原因是工作人员的回避。

本章并不涉及可能发生的特殊类型的问题或其处理方法。然而,重要的是要认识到在理想情况下,性治疗应该在治疗前就开始[177]。尽早提出性功能的话题,让患者知道它是一个适当的关注焦点。并且医疗保健提供者也愿意讨论它,这就为这个领域的未来对话打开了大门,并有助于确保性功能问题得到解决。在不断增长的癌症患者性康复领域,有许多优秀的资源[178-180]。通过美国癌症协会可以获得一份为患者准备的,名为《"性行为"与"患有癌症的女性及其伴侣"》的手册。此外,在美国各地也有一小部分专业培训性咨询师和治疗师的项目。对于有更多性困难问题的女性,或长期存在的问题经治疗进一步复杂化,应考虑转介她们到合格的性治疗师。可从总部位于华盛顿特区的"美国性教育家、咨询师和治疗师协会",获得受过培训的专业人员的姓名,以供推荐或研讨会之用。

心理社会干预

在审查乳腺癌及其治疗对女性功能影响的背景下,建议采取一些社会和心理干预措施。然而,在本章结束之前,有必要在癌症护理的背景下,对一般心理社会干预的作用进行简短的讨论。在过去10年中,在一般的癌症治疗中,特别是乳腺癌护理中,治疗中应用的心理社会干预的使用和种类迅速增长。虽然根据类型(例如,个体与群体)、取向(例如,行为与认知与支持)、持续时间(例如,时间受限制与开放)、时间(例如,治疗之前、期间或之后)及服务的目标人群(早期与晚期,年龄<40岁与老年、伴侣与单身或混合),变化和差异很大,但制订干预措施的基本目的却是相同的:为每个女性,提供应对疾病和提高她生活质量所需的技能资源。在乳腺癌背景下,对目前一般癌症中使用的各种教育和支持干预措施,有部分文献进行了回顾[181,182]。然而,关于这些措施在乳腺癌患者和家庭的整体护理中的应用,需要提出3点意见。

第一,从整体上看,研究人员发现,接受旨在提高知识或应对能力或减少痛苦的干预措施的患者,比不接受干预的患者表现更好。具体地说,提供或随机接受某种形式的个人或团体干预的患者,经历较少的焦虑和抑郁[183,184],且控制感增强[185]，有更大的满意度[187]，有更好的性功能[188,189]，并表现出药物依从性改善[190]。重要的是，在迄今为止的研究中，没有发现接受额外帮助的女性比“标准护理”的同龄人做得更差。

第二，社会心理干预的使用正在增加[191,192]。这不仅反映了患者对支持性治疗的需求，而且也反映了人们逐渐认识到解决心理社会问题可能会改善患者的结果。在他们的开创性研究中，Spiegel 等发现，与对照组(n=36)相比，参加每周一次支持小组疗法，配合自我催眠治疗疼痛的转移性乳腺癌患者(n=50)，从随机纳入开始计算存活时间，平均延长了 18 个月[193]。

第三，虽然有人可能会提出异议，个体定制的干预应该能让特定患者出现最佳结果，这可能并不是在所有情况下都是合适的，甚至不是可取的。但是绝大多数的癌症患者，都会拒绝被单独挑出来治疗，因为任何可能暗示她们患有精神疾病而不仅仅是医学疾病的标签，会让他们感到不堪重负。此外，越来越多的证据表明，参与群体活动为许多癌症患者提供了独特的支持和正常化体验，这些患者正在努力适应癌症幸存者新身份或继续身份的现实。专门比较个体与群体干预措施的研究表明，群体在减少患者痛苦方面与个体咨询或支持一样有效[186,187]。Krupnick 等开发了一个模型，该模型使用小组在整个护理过程中教育和支持患者，这些模型可以根据所服务的肿瘤社区的需求进行定制[194]。

制订有效干预措施的关键，是认识到癌症对许多女性来说是一过性的事件。正如 Andrykowski 等所定义的，这是“一种改变个人假想世界的创伤事件，有可能产生积极或消极的长期变化”[195]。因此，任何干预的主要目标，就是利用这个可教可学的时刻，以帮助患者最大限度地减少疾病对康复和福祉的负面影响，并增强其正面影响。

结论

乳腺癌仍然是女性最常见的肿瘤，它具有独特的、有时是复杂的心理影响。但是心理健康的女性，对此反应良好，并不会出现严重的心理问题。越来越多将保乳和乳房重建作为首选治疗方法，已经减轻了乳腺癌对自我形象和身体形象的负面影响。然而，目前与治疗选择有关的道德和法律限制，大大加剧了决策难度和对复发的恐惧，而且这种恐惧可能会持续很长时间。当应用较新的外科手术(例如，用自体组织瓣进行乳房重建，术前新辅助化疗)或对既往手术进行干预时(例如，用非盐水或硅胶填充假体替换原植入物，并为有遗传风险的女性应用预防性乳房切除术)，则需要研究其即刻和延迟的心理社会影响。更广泛地获取现有治疗方案的心理研究信息，将有助于制订满足患者生理和情感需要的最佳治疗方案。目前，已有足够的数据表明，满足乳腺癌患者的心理社会和性心理需求，可以提高生存质量，甚至可能延长生存时间。外科医生可以促进这一过程并发挥关键作用。最后，随着乳腺癌患者的直系亲属，参与护理的需求日益增加，必须特别关注这些亲属的心理健康，尤其是患者的伴侣和子女。

编者评论

作为经常向乳腺癌患者提供第二(或第三，或第四、第五)参考意见的人，我对医生和其他护理人员的言语和肢体语言，可能对乳腺癌新患产生的特殊影响印象深刻。罗兰博士在她精彩的章节中，确定了患者自身的身份特征的 3 组关键因素：患者的社会、文化和经济背景，以及客观上决定她疾病阶段、预后和治疗的特定医学因素——都在医生与患者接触时就位。医生的态度、信念、风格及行为，可以深刻地影响特定患者的体验。我相信，患者的一些最极端的反应，从抑郁到愤怒的诉讼，至少部分是患者与医生互动方式不良所产生的后果。虽然本章强调治疗对患者的影响，但我们理应将自己也纳入治疗的标题下。本章可以提供较大帮助，帮助我们去改善患者的状况（以及间接改善我们自己）。很高兴能够时不时地看到患者正在和某个同事交流，特别是这个同事还是同行，而不是实习生。有机会要求同事来评判自己的表现，能让你开阔眼界，并且非常实用。我还认为，对患者以及与她一道而来的陪同人员，进行仔细观察是至关重要的。一个有用的格言是，我们永远不会一次得到一个患者。并且，对随行的家人和朋友的仔细观察，几乎和对患者本身的观察一样重要。很明显，没有一种风格、形式或信息的处理方式，是适合所有患者的。我们对一个带着录音机来录取参考意见的患者的反应，与一个对医生信任、通常年纪较大的患者，显然不同。因为后者从一开始就声明，她想让你告诉她该做什么。通过对患者个体的尊重和观察，我们有最大的可能性，去减少治疗对患者的心理影响，从而确保能有更好的依从性，并且几乎肯定也会有更好的预后。

(*M.E.L.*)

参考文献

[1] Moyer A, Salovey P. Psychosocial sequelae of breast cancer and its treatment. *Ann Behav Med* 1996;18:10.

[2] Meyerowitz BE. Psychosocial correlates of breast cancer and its treatment. *Psychol Bull* 1980;87:108.

[3] Parker SL, Tong T, Bolden F et al. Cancer statistics, 1996. *CA Cancer J Clin* 1996;46:5.

[4] Glanz K, Lerman C. Psychosocial impact of breast cancer. A critical review. *Ann Behav Med* 1992;14:204.

[5] Lerman C, Rimer BK, Engstrom PF. Cancer risk notification: psychosocial and ethical implications. *J Clin Oncol* 1991;9:1275.

[6] Nayfield SG, Bongiovanni CG, Alciati MH et al. Statutory requirements for disclosure of breast cancer treatment alternatives. *J Natl Cancer Inst* 1994;86:1202.

[7] Nattinger AB, Gottlieb MS, Veum J et al. Geographic variation in the use of breast-conserving treatment for breast cancer. *N Engl J Med* 1992;326:1102.

[8] Farrow DC, Hunt WC, Samet JM. Geographic variation in the treatment of localized breast cancer. *N Engl J Med* 1992;326:1097.

[9] Scott DW. Anxiety, critical thinking and information processing during and after breast biopsy. *Nurs Res* 1983;32:24.

[10] Valanis BG, Rumpler CH. Helping women to choose breast cancer treatment alternatives. *Cancer Nurs* 1985;8:167.

[11] Ashcroft JJ, Leinster SJ, Slade PA. Breast cancer-patient choice of treatment: preliminary communication. *J R Soc Med* 1985;78:43.

[12] Morris J, Royle GT. Offering patients a choice of surgery for early breast cancer: a reduction in anxiety and depression in patients and their husbands. *Soc Sci Med* 1988;26:583.

[13] Glynn Owens R, Ashcroft JJ, Leinster SJ et al. Informal decision analysis with breast cancer patients: an aid to psychological preparation for surgery. *J Psychosoc Oncol* 1987;5:23.

[14] Fallowfield LJ, Hall A, Maguire GP et al. Psychological outcomes of different treatment policies in women with early breast cancer outside a clinical trial. *Br Med J* 1990;301:575.

[15] Wellisch DK, Jamison KR, Pasnau RO. Psychosocial aspects of mastectomy. II. The man's perspective. *Am J Psychiatry* 1978;135:543.

[16] Lerman C, Daly M, Walsh WP et al. Communication between patients with breast cancer and health care providers. Determinants and implications. *Cancer* 1993;72:2612.

[17] Cassileth BR, Zupkis RV, Sutton-Smith K et al. Information and participation preferences among cancer patients. *Ann Intern Med* 1980;92:832.

[18] Hack TF, Degner LF, Dyck DG. Relationship between preferences for decisional control and illness information among women with breast cancer:a quantitative and qualitative analysis. *Soc Sci Med* 1994;39:249.

[19] Emanuel EJ, Emanuel LL. Four models of the physician-patient relationship. *JAMA* 1992;267:2221.

[20] Siminoff LA. Cancer patient and physician communication: progress and continuing problems. *Ann Behav Med* 1989;11:108.

[21] Butow PN, Kazemi JN, Beeney LJ et al. When the diagnosis is cancer. Patient communication experiences and preferences. *Cancer* 1996;77:2630.

[22] Taylor SE, Lichtman RR, Wood JV et al. Illness-related and treatment-related factors in psychological adjustment to breast cancer. *Cancer* 1985;55:2506.

[23] Hilton BA. The relationship of uncertainty, control, commitment, and threat of recurrence to coping strategies used by women diagnosed with breast cancer. *J Behav Med* 1989;12:39.

[24] Suls J, Fletcher B. The relative efficacy of avoidant and non-avoidant coping strategies: a meta-analysis. *Health Psychol* 1985;4:249.

[25] Rowland JH. Interpersonal resources:social support. In: Holland JC, Rowland JH, eds. Handbook of Psychooncology: Psychological Care of the Patient With Cancer. New York, NY: Oxford University Press;1989:58.

[26] Funch DP, Mettlin C. The role of support in relation to recovery from breast surgery. *Soc Sci Med* 1982;54:416.

[27] Pettingale KW, Morris T, Greer S et al. Mental attitudes to cancer:

an additional prognostic factor. *Lancet* 1985;1:750.
[28] Levenson JL, Bemis C. The role of psychological factors in cancer onset and progression. *Psychosomatics* 1991;32:124.
[29] Mulder CL, Van der Pompe G, Spiegel D et al. Do psychosocial factors influence the course of breast cancer? A review of recent literature, methodologic problems and future directions. *Psychooncology* 1992;1:155.
[30] Green BL, Rowland JH, Krupnick JL et al. PTSD symptoms after diagnosis and treatment of breast cancer [Abstract]. *Psychosomatics* 1996;37:197.
[31] House J, Landis NR, Umberson D. Social relationships and health. *Science* 1988;241:540.
[32] Cohen S, Syme SL, eds. Social Support and Health. New York, NY: Academic Press, 1985.
[33] Reifman A. Social relationships, recovering from illness, and survival: a literature review. *Ann Behav Med* 1995;17:124.
[34] Wortman CB. Social support and the cancer patient. Conceptual and methodologic issues. *Cancer* 1984;53:2339.
[35] Peters-Golden H. Breast cancer: varied perceptions of social support in the illness experience. *Soc Sci Med* 1982;16:483.
[36] Harrison J, Maguire P. Influence of age on psychological adjustment to cancer. *Psychooncology* 1995;4:33.
[37] Mor V, Malin M, Allen S. Age differences in the psychosocial problems encountered by breast cancer patients. *Monogr Natl Cancer Inst* 1994;16:191.
[38] Ganz PA, Schag CC, Heinrich RL. The psychosocial impact of cancer in the elderly: a comparison with younger patients. *J Am Geriatr Soc* 1985;33:429.
[39] Hynes DM. The quality of breast cancer care in local communities: implications for health care reform. *Med Care* 1994;32:328.
[40] McDaniel JS, Musselman DL, Porter MR et al. Depression in patients with cancer. Diagnosis, biology and treatment. *Arch Gen Psychiatry* 1995;52:89.
[41] Lewis FM, Bloom JR. Psychosocial adjustment to breast cancer: a review of selected literature. *Int J Psychiatry Med* 1978-1979;9:1.
[42] Maguire GP, Lee EG, Bevington DJ et al. Psychiatric problems in the first year after mastectomy. *Br Med J* 1978;279:963.
[43] Morris T, Greer HS, White P. Psychological and social adjustment to mastectomy: a two-year follow-up study. *Cancer* 1977;77:2381.
[44] Psychological Aspects of Breast Cancer Study Group. Psychological response to mastectomy: a prospective comparison study. *Cancer* 1987;59:189.
[45] Hughson AV, Cooper AF, McArdle CS et al. Psychosocial consequences of mastectomy: levels of morbidity and associated factors. *J Psychosom Med* 1988;32:383.
[46] Irvine D, Brown B, Crooks D et al. Psychosocial adjustment in women with breast cancer. *Cancer* 1991;67:1097.
[47] Reaby LL, Hort LK, Vandervord J. Body image, self-concept, and self-esteem in women who had a mastectomy and either wore an external breast prosthesis or had breast reconstruction and women who had not experienced mastectomy. *Health Care Women Int* 1994;15:361.
[48] Houn F, Helzlsouer K, Friedman N et al. The practice of prophylactic mastectomy: a survey of Maryland surgeons. *Am J Public Health* 1995;85:801.
[49] Lerman C, Narod S, Schulman K et al. BRCA1 testing in families with hereditary breast-ovarian cancer. A prospective study of patient decision making and outcomes. *JAMA* 1996;275:1885.
[50] Zieger LD, Kroll SS. Primary breast cancer after prophylactic mastectomy. *Am J Clin Oncol* 1991;14:451.
[51] Wapnir IL, Rabinowitz R, Greco RS. A reappraisal of prophylactic mastectomy. *Surgery* 1990;171:171.
[52] Lopez MJ, Porter KA. The current role of prophylactic mastectomy. *Surg Clin North Am* 1996;76:231.
[53] Meyer L, Ringberg A. A prospective study of psychiatric and psychosocial sequelae of bilateral subcutaneous mastectomy. *Scand J Plast Reconstr Surg* 1986;20:101.
[54] Gyllenskold K, Glaumann B. A pilot study of some psychological aspects of subcutaneous mastectomy. *Scand J Plast Reconstr Surg* 1985;19:283.
[55] Stefanek ME, Helzlsouer KJ, Wilcox PM et al. Predictors of and satisfaction with bilateral prophylactic mastectomy. *Prev Med* 1995;24:412.
[56] General Accounting Office. Breast Conservation Versus Mastectomy: Patient Survival in Day-to-day Medical Practice and in Randomized Studies. Washington, DC: Nov 15, 1994.
[57] Moyer A. Psychosocial outcomes of breast-conserving surgery versus mastectomy: a metaanalytic review. *Health Psychol* 1997;16:284.
[58] Sanger CK, Reznikoff M. A comparison of the psychological effects of breast-saving procedures with the modified mastectomy. *Cancer* 1981;48:2341.
[59] Schain W, Edwards BK, Gorrell EV et al. Psychosocial and physical outcomes of primary breast cancer therapy: mastectomy vs. excisional biopsy and irradiation. *Breast Cancer Res Treat* 1983;3:377.
[60] Steinberg MD, Juliano MA, Wise L. Psychological outcome of lumpectomy versus mastectomy in the treatment of breast cancer. *Am J Psychiatry* 1985;142:34.
[61] Keibert GM, de Haes JCJM, van de Velde CJH. The impact of breast-conserving treatment and mastectomy on the quality-of-life of early-stage breast cancer patients: a review. *J Clin Oncol* 1991;9:1059.
[62] Fallowfield LJ. Psychosocial adjustment after treatment for early breast cancer. *Oncology* 1990;4:89.
[63] Maunsell E, Brisson J, Deschenes L. Psychological distress after initial treatment for breast cancer: a comparison of partial and total mastectomy. *J Clin Epidemiol* 1989;42:765.
[64] Omne-Ponten M, Holmberg L, Sjoden P-O. Psychosocial adjustment among women with breast cancer stages I and II: six-year follow-up of consecutive patients. *J Clin Oncol* 1994;12:1778.
[65] Ganz PA, Schag AC, Lee J et al. Breast conservation versus mastectomy. Is there a difference in psychological adjustment or quality of life in the year after surgery? *Cancer* 1992;69:1729.
[66] Levy SM, Haynes LT, Herberman RB et al. Mastectomy versus breast conservation surgery: mental health effects at long-term follow-up. *Health Psychol* 1992;11:349.
[67] Schain WS, d'Angelo TM, Dunn ME et al. Mastectomy versus conservative surgery and radiation therapy: psychosocial consequences. *Cancer* 1994;73:1221.
[68] de Haes JCJM, Welvaart K. Quality of life after breast cancer surgery. *J Surg Oncol* 1985;28:123.
[69] Fallowfield LJ, Baum M, Maguire GP. Effects of breast conservation on psychological morbidity associated with diagnosis and treatment of early breast cancer. *Br Med J* 1986;293:1331.
[70] Lasry J-CM, Margolese RG, Poisson R et al. Depression and body image following mastectomy and lumpectomy. *J Chronic Dis* 1987;40:529.
[71] Zevon MA, Rounds JB, Karr J. Psychological outcomes associated with breast conserving surgery: a meta-analysis. Paper presented at: Eighth annual meeting of the Society of Behavioral Medi-

cine; March 1987; Washington, DC.

[72] Fallowfield LJ, Hall A. Psychosocial and sexual impact of diagnosis and treatment of breast cancer. *Br Med Bull* 1991;47:388.

[73] Margolis GJ, Goodman RL, Rubin A et al. Psychological factors in the choice of treatment for breast cancer. *Psychosomatics* 1989; 30:192.

[74] Wolberg WH, Tanner MA, Romsaas EP et al. Factors influencing options in primary breast cancer treatment. *J Clin Oncol* 1987;5: 68.

[75] Ganz PA. Treatment options for breast cancer—beyond survival. *N Engl J Med* 1992;326:1147.

[76] Wolberg WH. Surgical options in 424 patients with primary breast cancer without systemic metastases. *Arch Surg* 1991;126:817.

[77] Monroe AJ, Biruls R, Griffin AV et al. Distress associated with radiotherapy for malignant disease: a quantitative analysis based on patients' perceptions. *Br J Cancer* 1989;60:370.

[78] Farncombe M, Daniels G, Gross L. Lymphedema: the seemingly forgotten complication. *J Pain Symptom Mgmt* 1994;9:269.

[79] Markowksi J, Wilcox JP, Helm PA. Lymphedema incidence after specific postmastectomy therapy. *Arch Phys Med Rehabil* 1981; 62:449.

[80] Kissin MW, Della Rovere GQ, Easton D et al. Risk of lymphoedema following the treatment of breast cancer. *Br J Surg* 1986;73: 580.

[81] Larson D, Weinstein M, Goldberg I et al. Edema of the arm as a function of the extent of axillary surgery in patients with stage I-II carcinoma of the breast treated with primary radiotherapy. *Int J Radiat Oncol Biol Phys* 1986;12:1575.

[82] Brennan MJ, Weitz J. Lymphedema thirty years after radical mastectomy. *Am J Phys Med Rehabil* 1992;71:12.

[83] Passik SD, Newman ML, Brennan M et al. Predictors of psychological distress, sexual dysfunction and physical functioning among women with upper extremity lymphedema related to breast cancer. *Psychooncology* 1995;4:255.

[84] Passik SD, Newman ML, Brennan M et al. Psychiatric consultation for women undergoing rehabilitation for upper- extremity lymphedema following breast cancer treatment. *J Pain Symptom Mgmt* 1993;8:1.

[85] Maunsell E, Brisson J, Deschenes L. Arm problems and psychological distress after surgery for breast cancer. *Can J Surg* 1993; 36:315.

[86] Tobin M, Lacey HJ, Meyer L et al. The psychological morbidity of breast cancer-related arm swelling. *Cancer* 1993;72:3248.

[87] Winer EP, Fee-Fulkerson K, Fulkerson CC et al. Silicone controversy: a survey of women with breast cancer and silicone implants. *J Natl Cancer Inst* 1993;85:1407.

[88] Angell M. Shattuck Lecture: evaluating the health risks of breast implants: the interplay of medical science, the law, and public opinion. *N Engl J Med* 1996;334:1513.

[89] Miller BA, Ries LAG, Hankey BF et al, eds. Cancer statistics review: 1973- 1989. NIH Publication No. 92- 2789. Bethesda, MD: National Cancer Institute, 1992.

[90] American Society of Plastic and Reconstructive Surgeons (ASPRS). American Society of Plastic and Reconstructive Surgeons 1990 statistics. Arlington Heights, IL: SPRS, 1991.

[91] Rowland J, Meyerowitz B, Ganz PA et al. Body image and sexual functioning following reconstructive surgery in breast cancer survivors [Abstract]. *Proc ASCO* 1996;15:124.

[92] Margolis G, Goodman RL, Rubin A. Psychological effects of breast- conserving cancer treatment and mastectomy. *Psychosomatics* 1990;31:33.

[93] Mock V. Body image in women treated for breast cancer. *Nurs Res* 1993;42:153.

[94] Pozo C, Carver CS, Noriega V et al. Effects of mastectomy versus lumpectomy on emotional adjustment to breast cancer: a prospective study of the first year postsurgery. *J Clin Oncol* 1992;10: 1292.

[95] Noguchi M, Kitagawa H, Kinoshita K et al. Psychologic and cosmetic self- assessments of breast conserving therapy compared with mastectomy and immediate breast reconstruction. *J Surg Oncol* 1993;54:260.

[96] Schover LR, Yetman RJ, Tuason LJ et al. Partial mastectomy and breast reconstruction: a comparison of their effects on psychosocial adjustment, body image, and sexuality. *Cancer* 1995;75:54.

[97] Rowland JH, Holland JC, Chaglassian T et al. Psychological response to breast reconstruction. Expectations for and impact on postmastectomy functioning. *Psychosomatics* 1993;34:241.

[98] Rowland JH, Dioso J, Holland JC et al. Breast reconstruction after mastectomy: who seeks it, who refuses? *Plast Reconstr Surg* 1995;95:812.

[99] Goin JM, Goin MK. Breast reconstruction after mastectomy. In: Goin JM, Goin MK, eds. Changing the Body: Psychological Effects of Plastic Surgery. Baltimore, MD: Williams & Wilkins, 1981:163.

[100] Clifford E. The reconstruction experience: the search for restitution. In: Georgiade NG, ed. Breast Reconstruction Following Mastectomy. St. Louis, MO:Mosby, 1979:22.

[101] Houpt P, Dijkstra R, Storm van Leeuwen JB. The result of breast reconstruction after mastectomy for breast cancer in 109 patients. *Ann Plast Surg* 1988;21:517.

[102] Gilboa D, Borenstein A, Floro S et al. Emotional and psychosocial adjustment of women to breast reconstruction and detection of subgroups at risk for psychological morbidity. *Ann Plast Surg* 1990;25:397.

[103] Teimourian B, Adham M. Survey of patients' response to breast reconstruction. *Ann Plast Surg* 1982;9:321-325.

[104] Gerard D. Sexual functioning after mastectomy: life vs. lab. *J Sex Marital Ther* 1982;8:305-315.

[105] Fee-Fulkerson K, Conaway MR, Winer EP et al. Factors contributing to patient satisfaction with breast reconstruction using silicone implants. *Plast Reconstr Surg* 1996;97:1420.

[106] Filiberti A, Tamburini M, Murru L et al. Psychologic effects and esthetic results of breast reconstruction after mastectomy. *Tumori* 1986;72:585.

[107] Mueller SC, Cioroiu M, LaRaja RD et al. Postmastectomy breast reconstruction: a survey of general and plastic surgeons. *Plast Reconstr Surg* 1988;82:555.

[108] van Dam FSAM, Bergman RB. Psychosocial and surgical aspects of breast reconstruction. *Eur J Surg Oncol* 1988;14:141.

[109] Wellisch DK, Schain WS, Noone RB et al. The psychological contribution of nipple addition in breast reconstruction. *Plast Reconstr Surg* 1987;80:699.

[110] Noone RB, Frazier TG, Hayward CZ et al. Patient acceptance of immediate reconstruction following mastectomy. *Plast Reconstr Surg* 1982;69:632-640.

[111] Dean C, Chetty U, Forrest APM. Effects of immediate breast reconstruction on psychosocial morbidity after mastectomy. *Lancet* 1983;1:459-462.

[112] Stevens LA, McGrath MH, Druss RG et al. The psychological impact of immediate breast reconstruction for women with early breast cancer. *Plast Reconstr Surg* 1984;73:619.

[113] Schain WS, Wellisch DK, Pasnau RO et al. The sooner the better:

a study of psychological factors in women undergoing immediate versus delayed breast reconstruction. *Am J Psychiatry* 1985;142: 40.

[114] Wellisch DK, Schain WS, Noone BR et al. Psychosocial correlates of immediate versus delayed reconstruction of the breast. *Plast Reconstr Surg* 1985;76:713.

[115] Franchelli S, Leone MS, Berrino P et al. Psychological evaluation of patients undergoing breast reconstruction using two different methods: autologous tissues versus prostheses. *Plast Reconstr Surg* 1995;95:1213.

[116] McCraw JB, Horton CE, Grossman JAI et al. An early appraisal of the methods of tissue expansion and the transverse rectus abdominis musculocutaneous flap in reconstruction of the breast following mastectomy. *Ann Plast Surg* 1987;18:93.

[117] Cederna PS, Yates WR, Chang P et al. Postmastectomy reconstruction: comparative analysis of the psychosocial, and cosmetic effects of transverse rectus abdominus musculocutaneous flap versus breast implant reconstruction. *Ann Plast Surg* 1995;35:458.

[118] Schain WS, Jacobs E, Wellisch DK. Psychosocial issues in breast reconstruction: intrapsychic, interpersonal, and practical concerns. *Clin Plast Surg* 1984;11:237.

[119] Kroll SS, Evans GR, Reece GP et al. Comparison of resource costs between implant-based and TRAM flap breast reconstruction. *Plast Reconstr Surg* 1996;97:364.

[120] Winder AE, Winder BD. Patient counseling. Clarifying a woman's choice for breast reconstruction. *Patient Educ Counsel* 1985;7:65.

[121] Matheson G, Drever JM. Psychological preparation of the patient for breast reconstruction. *Ann Plast Surg* 1990;24:238.

[122] Taylor SE, Lichtman RR, Wood JV. Compliance with chemotherapy among breast cancer patients. *Health Psychol* 1984;3:553.

[123] Meyerowitz BE, Watkins IK, Sparks FC. Psychosocial implications of adjuvant chemotherapy: a two year follow-up. *Cancer* 1983;52:1541.

[124] Manne SL, Girasek D, Ambrosino J. An evaluation of the impact of a cosmetics class on breast cancer patients. *J Psychosoc Oncol* 1994;12:83.

[125] Denmark-Wahnefried W, Winer EP, Rimer BK. Why women gain weight with adjuvant chemotherapy for breast cancer. *J Clin Oncol* 1993;11:1418.

[126] Huntington M. Weight gain in patients receiving adjuvant chemotherapy for carcinoma of the breast. *Cancer* 1985;65:572.

[127] Senie RT, Rosen PP, Rhodes P et al. Obesity at diagnosis of breast carcinoma influences duration of disease-free survival. *Ann Intern Med* 1992;116:26.

[128] Wieneke MH, Dienst ER. Neuropsychologic assessment of cognitive functioning following chemotherapy for breast cancer. *Psychooncology* 1995;4:61.

[129] Schover LR. Sexuality and body image in younger women with breast cancer. *Monogr Natl Cancer Inst* 1994;16:177.

[130] Kaplan JS. A neglected issue: the sexual side effects of current treatments for breast cancer. *J Sex Marital Ther* 1992;18:3.

[131] Sherwin BB. A comparative analysis of the role of androgen in human male and female sexual behavior: behavioral specificity, critical thresholds, and sensitivity. *Psychobiology* 1988;16:416.

[132] Henderson BE, Paganini-Hill A, Ross RK. Decreased mortality in users of estrogen replacement therapy. *Arch Intern Med* 1991;151: 75.

[133] Dupont WD, Page DL. Menopausal estrogen replacement therapy and breast cancer. *Arch Intern Med* 1991;151:67.

[134] Vassilopoulou-Sellin R, Zolinski C. Estrogen replacement therapy in women with breast cancer: a survey of patient attitudes. *Am J Med Sci* 1992;304:145.

[135] Vassilopoulou-Sellin R, Theriault RL. Randomized prospective trial of estrogen replacement therapy in women with a history of breast cancer. *Monogr Natl Cancer Inst* 1994;16:153.

[136] Smets EM, Garssen B, Schuster-Uitterhoeve AL et al. Fatigue in cancer patients. *Br J Cancer* 1993;68:220.

[137] Tierney A, Leonard R, Taylor J et al. Side effects expected and experienced by women receiving chemotherapy for breast cancer. *Br Med J* 1991;302:272.

[138] van Leeuwen FE, Benraadt J, Coebergh JW et al. Risk of endometrial cancer after tamoxifen treatment of breast cancer. *Lancet* 1994;343:448.

[139] Pavlidis NA, Petris C, Briassoulis E et al. Clear evidence that long-term, low-dose tamoxifen treatment can induce ocular toxicity. *Cancer* 1992;69:2961-2964.

[140] Uziely B, Lewin A, Brufman G et al. The effect of tamoxifen on the endometrium. *Breast Cancer Res Treat* 1993;26:101.

[141] Physician's Desk Reference. 49th ed. Oradell, NJ: Medical Economics, 1995:878.

[142] Wolcott DL, Fawzy FI, Wellisch DK. Psychiatric aspects of bone marrow transplantation: a review and current issues. *Psychiatr Med* 1987;4:299.

[143] Andrykowski MA. Psychosocial factors in bone marrow transplantation: a review and recommendations for research. *Bone Marrow Transplant* 1994;13:357.

[144] Ahles TA, Tope DM, Furstenberg C et al. Psychologic and neuropsychologic impact of autologous bone marrow transplantation. *J Clin Oncol* 1996;14:1457.

[145] Lesko LM, Ostroff JS, Mumma GH et al. Long-term psychological adjustment of acute leukemia survivors: impact of bone marrow transplantation versus conventional chemotherapy. *Psychosom Med* 1992;54:30.

[146] Jenkins PL, Lester H, Alexander J et al. A prospective study of psychosocial morbidity in adult bone marrow transplant recipients. *Psychosomatics* 1994;35:361.

[147] Wallston BS, Alagna SW, DeVellis BM et al. Social support and physical health. *Health Psychol* 1983;2:367.

[148] Nelles WB, McCaffrey RJ, Blanchard CG et al. Social supports and breast cancer: a review. *J Psychosoc Oncol* 1991;9:21.

[149] Funch DP, Marshall J. The role of stress, social support and age in survival from breast cancer. *J Psychosom Res* 1983;27:77.

[150] Waxler-Morrison N, Hislop TG, Mears B et al. Effects of social relationships on survival for women with breast cancer: a prospective study. *Soc Sci Med* 1991;33:177.

[151] Yellen SB, Cella DF. Someone to live for: social well-being, parenthood status, and decision-making in oncology. *J Clin Oncol* 1995;13:1255.

[152] Dunkel-Schetter C, Wortman C. The interpersonal dynamics of cancer: problems in social relationships and their impact on the patients. In: Friedman JS, DiMatteo RM, eds. Interpersonal Issues in Health Care. New York, NY: Academic Press, 1982:69.

[153] Sabo D, Brown J, Smith C. The male role and mastectomy: support groups and men's adjustment. *J Psychosoc Oncol* 1986;4:19.

[154] Maguire P. The repercussions of mastectomy on the family. *Int J Family Psychiatry* 1981;1:485.

[155] Baider L, Kaplan-DeNour A. Couples' reactions and adjustment to mastectomy: a preliminary report. *Int J Psychiatry Med* 1984; 14:265.

[156] Northouse LL. The impact of breast cancer on patients and husbands. *Cancer Nurs* 1989;12:276-284.

[157] Northouse LL. Breast cancer in younger women: effects on inter-

personal and family relations. *Monogr Natl Cancer Inst* 1994;16:183.

[158] Fisher JD, Nadler A, Whitcher-Alagna S. Recipient reactions to aid. *Psychol Bull* 1982;91:27.

[159] Hoskins CN, Baker S, Budin W et al. Adjustment among husbands of women with breast cancer. *J Psychosoc Oncol* 1996;14:41.

[160] Wellisch DK. Family relationships of the mastectomy patient: interactions with the spouse and children. *Isr J Med Sci* 1981;17:993.

[161] Litman TJ. The family as a basic unit in health and medical care: a social behavioral overview. *Soc Sci Med* 1974;8:495.

[162] Lewis FM. The impact of cancer on the family: a critical analysis of the research literature. *Patient Educ Counsel* 1986;11:269.

[163] Howes MJ, Hoke L, Winterbottom M et al. Psychosocial effects of breast cancer on a patient's children. *J Psychosoc Oncol* 1994;12:1.

[164] Lewis FM, Hammond MA, Woods NF. The family's functioning with newly diagnosed breast cancer in the mother: the development of an explanatory model. *J Behav Med* 1993;16:351.

[165] Lichtman RR, Taylor SE, Wood JV et al. Relations with children after breast cancer: the mother-daughter relationship at risk. *J Psychosoc Oncol* 1984;2:1.

[166] Wellisch DK. Adolescent acting out when a parent has cancer. *Int J Family Ther* 1979;1: 238.

[167] Fine J. Afraid to Ask: A Book for Families to Share About Cancer. New York, NY: Lothrop, Lee & Shepard, 1984.

[168] Leshan E. When a Parent Is Very Sick. Boston, MA: Little, Brown, 1986.

[169] Kash KM, Holland JC, Halper MS et al. Psychological distress and surveillance behaviors of women with a family history of breast cancer. *J Natl Cancer Inst* 1992;84:24.

[170] Epstein SA, Lin TH, Audrain J et al. Excessive breast self-examination among first-degree relatives of newly diagnosed breast cancer patients. *Psychosomatics* 1997;38:253.

[171] Croyle RT, Smith KR, Botkin JR et al. Psychological responses to BRCA1 mutation testing: preliminary findings. *Health Psychol* 1997;16:63.

[172] Schover LR. The impact of breast cancer on sexuality, body image, and intimate relationships. *CA Cancer J Clin* 1991;41:112.

[173] Schultz WCMW, Van de Wiel HBM, Hahn DEE et al. Sexuality and cancer in women. *Ann Rev Sexual Res* 1992;3:151.

[174] Quigley KM. The adult cancer survivor: psychosocial consequences of cure. *Semin Oncol Nurs* 1989;5:63.

[175] Ganz PA, Hirji K, Sim M-S et al. Predicting psychosocial risk in patients with breast cancer. *Med Care* 1993;31:419.

[176] Ganz PA, Coscarelli A, Fred C et al. Breast cancer survivors: psychosocial concerns and quality of life. *Breast Cancer Res Treat* 1996;38:183.

[177] Auchincloss SS. Sexual dysfunction in cancer patients: issues in evaluation and treatment. In: Holland JC, Rowland JH, eds. Handbook of Psychooncology: Psychological Care of the Patient With Cancer. New York, NY: Oxford University Press, 1989:383.

[178] Schover LR, Jensen SB. Sexuality and Chronic Illness: A Comprehensive Approach. New York, NY: Guilford Press, 1988.

[179] Vaeth JM, ed. Body Image, Self-Esteem, and Sexuality in Cancer Patients. 2nd ed. Basel, Switzerland: Karger, 1986.

[180] Anderson BL, Cyranowski JM. Women's sexuality: behaviors, responses, and individual differences. *J Consult Clin Psychol* 1995;63:891.

[181] Andersen BL. Psychological interventions for cancer patients to enhance the quality of life. *J Consult Clin Psychol* 1992;60:552.

[182] Fawzy FI, Fawzy NW, Arndt LA et al. Critical review of psychosocial interventions in cancer care. *Arch Gen Psychiatry* 1995;52:100.

[183] Maguire P, Tait A, Brooke M et al. The effects of counseling on the psychiatric morbidity associated with mastectomy. *Br Med J* 1980;281:1454.

[184] Spiegel D, Bloom JR, Yalom I. Group support for patients with metastatic cancer. *Arch Gen Psychiatry* 1981;38:527.

[185] Bloom JR, Ross RD, Burnell G. The effect of social support on patient adjustment after breast surgery. *Patient Counsel Health Educ* 1978;1:50.

[186] Farash JL. Effects of counseling on resolution of loss and body image disturbance following mastectomy. *Dissertation Abstr Int* 1979;39:4027.

[187] Cain EN, Kohorn EI, Quinlan DM et al. Psychosocial benefits of a cancer support group. *Cancer* 1986;57:183.

[188] Capone MA, Good RS, Westie KS et al. Psychosocial rehabilitation of gynecologic oncology patients. *Arch Phys Med Rehabil* 1980;61:128.

[189] Telch CF, Telch MJ. Group coping skills instruction and supportive group therapy for cancer patients: a comparison of strategies. *J Consult Clin Psychol* 1986;54:802.

[190] Richardson JL, Shelton DR, Krailo M et al. The effect of compliance with treatment on survival among patients with hematologic malignancies. *J Clin Oncol* 1990;8:356.

[191] Pressberg BA, Levenson JL. A survey of cancer support groups provided by National Cancer Institute clinical and comprehensive centers. *Psychooncology* 1993;2:215.

[192] Coluzzi PH, Grant M, Doroshow JH et al. Survey of the provision of supportive care services at National Cancer Institute-designated cancer centers. *J Clin Oncol* 1995;13:756.

[193] Spiegel DS, Bloom JR, Kraemer HC et al. Effect of psychosocial treatment on survival of patients with metastatic breast cancer. *Lancet* 1989;2:888.

[194] Krupnick JL, Rowland JH, Goldberg RL et al. Professionally-led support groups for cancer patients: an intervention in search of a model. *Int J Psychiatry Med* 1993;23:275.

[195] Andrykowski MA, Curran SL, Studts JL et al. Psychosocial adjustment and quality of life in women with breast cancer and benign breast problems: a controlled comparison. *J Clin Epidemiol* 1996;49:827.